妇幼健康"三基"
训 练 题 解

江苏省妇幼保健协会　编

东南大学出版社
SOUTHEAST UNIVERSITY PRESS
·南京·

图书在版编目(CIP)数据

妇幼健康"三基"训练题解/ 江苏省妇幼保健协会
编. —南京:东南大学出版社,2016.5(2016.9 重印)
ISBN 978 - 7 - 5641 - 6477 - 5

Ⅰ.①妇… Ⅱ.①江… Ⅲ.①妇幼保健-资格考试-
习题集 Ⅳ.①R17 - 44

中国版本图书馆 CIP 数据核字(2016)第 093270 号

妇幼健康"三基"训练题解

出版发行	东南大学出版社
出 版 人	江建中
社 址	南京市四牌楼 2 号(邮编 210096)
印 刷	扬中市印刷有限公司
经 销	全国各地新华书店
开 本	787 mm×1092 mm 1/16
印 张	34.5
字 数	1000 千字
版 次	2016 年 9 月第 1 版第 3 次印刷
书 号	ISBN 978 - 7 - 5641 - 6477 - 5
定 价	80.00 元

* 本社图书若有印装质量问题,请直接与营销部联系,电话:025 - 83791830。

序

　　妇幼健康事业肩负着保护妇女劳动力和提高未来劳动者素质的双重使命,是立足现代、面向未来的事业。保护妇女儿童的健康,是卫生计生工作的重要任务,是改善民生、提高人民生活质量的重要保障,是社会主义精神文明的体现。长期以来,在各级党委和政府的关怀下,经过妇幼健康战线广大干部职工的共同努力,我省的妇幼健康事业取得了较大的进步,孕产妇和婴儿死亡率控制水平进入全国先进行列。

　　在新的历史时期,我省妇幼健康事业改革与发展的任务十分繁重。党的十八大提出实现中华民族伟大复兴中国梦"两个一百年"的宏伟目标,作出了推进健康中国建设和实施全面两孩政策、促进人口长期均衡发展的战略决策。省委、省政府按照党中央的战略部署,根据本省实际,提出了全面建成更高水平的小康社会,率先基本实现现代化的奋斗目标,并制订了建设现代医疗卫生体系的规划,明确了我省妇幼健康事业发展的具体目标和任务。

　　面对新的形势,我省妇幼健康工作在依法执业、扩大供给、改善质量以及控制孕产妇和婴儿死亡率等方面都面临一些新情况、新问题,需要妇幼健康战线广大医务人员付出更多的努力和辛劳。

　　为了适应广大妇幼健康医务人员基础理论、基本知识、基本技能的训练需要,帮助大家练好基本功,增强业务素质,提高医疗保健技术水平和服务质量,江苏省妇幼保健协会组织有关专家编写了这本

《妇幼健康"三基"训练题解》。该书更新和完善了以往的妇幼健康"三基"内容，吸收了近年来涌现出的妇幼健康新理论、新知识、新技术，使内容更系统、更全面，更注重培养医务人员解决问题的实际工作能力，是各级医疗机构妇幼健康医务人员"三基"训练的一本指导书，也是妇幼健康医务人员规范化培训、在职教育的参考书。相信它能成为大家的良师益友。

由于"三基"内容涉及面广，该书的编写工作又是初次尝试，存在不足在所难免。感谢参加编写工作的各位专家的辛勤劳动。希望妇幼健康同仁与编者一道努力探索，共同推进我省妇幼健康事业的发展，更好地为广大妇女儿童的健康服务。

江苏省卫生和计划生育委员会主任　王咏红

2016 年 1 月 18 日

前　言

我省作为全国经济最发达的省份之一,妇幼健康事业一直走在全国前列。妇女儿童健康状况持续改善,全省孕产妇死亡率降至4.64/10万,婴儿死亡率降至3.30‰,达到中等发达国家平均水平。妇幼健康服务均等化水平持续提高,孕产妇和0—6岁儿童健康管理率达到95％以上,实施农村孕产妇住院分娩补助、农村妇女"两癌"检查等重大公共卫生项目,有效地缩小了城乡之间、地区之间妇幼健康服务公平性和可及性的差距。妇幼健康服务能力持续增强,建成省、市、县三级妇幼保健机构112家以及计划生育技术服务机构1.6万家,为提供优质服务构建了完善的机构网络。妇幼健康体制机制改革持续深化,有力地推动了政府增加财政投入,加快妇幼保健和计划生育技术服务资源整合,促进了妇幼保健机构管理模式改革、妇幼健康项目基层首诊、分级服务制度建设,妇幼健康服务内涵逐步拓展,服务数量不断增加,充分发挥了妇幼健康服务对于增强全民健康素质的基础性保障作用。

"十三五"期间,是实施全面两孩政策的关键阶段,也是深化医改、建设健康江苏和现代医疗卫生体系的攻坚阶段。在新的历史时期,我省妇幼健康事业既有难得的发展机遇和外部条件,又面临诸多新情况、新问题,特别是在扩大妇幼健康服务供给、持续改善服务质量、不断提高技术水平和服务水平以及控制孕产妇和婴儿死亡率等方面都需要我们付出更多的努力。我们必须坚持"儿童优先、母亲安全"的服务宗旨,以妇女儿童健康需求为导向,提供更优质、更人性化的妇幼健康服务,满足新时期妇女儿童对健康的诉求和期盼,尤其要提高妊娠风险评估、高危孕产妇和高危儿的服务管理和救治水平,切实保障母婴安全,有效控制孕产妇和婴儿死亡率。

基础理论、基本知识和基本技能(简称"三基")是医务人员为患者服务的基本功,是增强整体业务素质,提高妇幼保健和临床医疗质量的基础条件。随着医学的快速发展,各学科的新理论、新知识、新技能不断涌现,妇幼健康服务"三基"亟待更新和完善。为此,我们组织省内部分专家编写了这本《妇幼健康"三基"训练题解》,以供各地深入开展"三基"训练之用。

由于妇幼健康"三基"内容涉及面广,该书的编写工作又是初次尝试,加之我们专业水平和理论知识的局限,存在不足在所难免。希望广大医务人员在学习和使用过程中与我们一道探索,注意积累资料,以便进一步修订和完善。该书的编写时间短、任务重,感谢徐柏荣、蒋小青、王春宁、许波群等编写人员付出的辛勤劳动和汗水。

江苏省妇幼保健协会

2016 年 1 月 18 日

目　录

第一章 妇女保健

一、判断题

1.《中国妇女发展纲要(2011—2020)》提到,妇女儿童优先是国家的基本国策。 （　）

2. 患者 55 岁,绝经 5 年,3 天前开始少量阴道出血,少于月经量。妇检:宫颈重度糜烂,颗粒状,宫体略小,活动。此时应首选的辅助检查方法是分段诊断性刮宫。 （　）

3. 卵泡结构从外到内依次为卵泡外膜、卵泡内膜、卵泡腔、颗粒细胞、卵丘、放射冠、透明带。 （　）

4. 女性,33 岁,因接触性出血就诊,查:宫颈中度糜烂,易出血,宫颈刮片有核异质,进一步检查最佳应为阴道镜检查。 （　）

5. 县级母婴保健医学技术鉴定委员会成员应当具有主治医师以上专业技术职务。 （　）

6. 遗传方式遵循孟德尔法则,可以推算出子女发病风险的遗传性疾病是伴性遗传病。 （　）

7. 月经周期内排卵前 8 小时雌激素出现峰式分泌。 （　）

8. 出生缺陷人群监测期限为妊娠满 28 周至生后 7 天。 （　）

9.《中华人民共和国母婴保健法》由八届全国人大常务委员会第十次会议于 1994 年 10 月 27 日通过,自 1995 年 6 月 1 日起施行。 （　）

10. 青春期以第二性征迅速发育为特点,多数女孩出现月经初潮。 （　）

11. 婚前医学检查进行女性生殖器官检查时,应注意处女膜有无闭锁、筛状,并对处女膜是否破裂进行描述。 （　）

12. 淋病奈瑟菌感染的扩散途径是沿生殖器黏膜上行蔓延。 （　）

13. TBS 描述性诊断报告中 LSIL 表示高度鳞状上皮内病变。 （　）

14. Manchester 手术适用于年龄较大、无需考虑生育功能的子宫脱垂患者。 （　）

15. 雌激素使宫颈黏液分泌减少,性状变稠。 （　）

16. 闭经时行卵巢功能检查,包括基础体温测定、阴道脱落细胞检查、宫颈黏液结晶检查及血甾体激素(雌激素、孕激素)测定。 （　）

17. 低骨量及骨质疏松症是绝经后激素补充治疗的适应证。 （　）

18. 严重的 X 连锁隐性遗传病女性携带者与正常男性婚配,应做产前诊断,判定胎儿性别,保留男胎,选择流产女胎。 （　）

19. 青春期延迟指超过正常青春期开始平均年龄 1.5 个标准差以上尚无性成熟表现者,又称性延迟。 （　）

20. 男女一方或双方患有性传播疾病如衣原体、淋病、梅毒、尖锐湿疣等时,最合适的避孕方法为复方短效口服避孕药。 （　）

21. 目前急性宫颈炎最常见的病原体为淋病奈瑟菌和溶血性链球菌。 （　）

22. 宫颈细胞学结果为 ASC-H、HSIL、AGC 者,即使阴道镜检查未发现异常,也必须取宫颈活检。 （　）

23. 膀胱阴道瘘最常用而简单的辅助诊断方法是亚甲蓝试验。 （　）

24. 当血清催乳素＞1.14 nmol/L(25 μg/L)时,应行垂体 MRI 检查,明确是否存在垂体微腺瘤或腺瘤。 （　）

25. 绝经后肾上腺雄激素和硫酸脱氢表雄酮明显上升,但肾上腺糖皮质激素与盐皮质激素在绝经前后不发生变化。 （　）

26. 因多数 CIN I 可自然消退,不治自愈,故对 CIN I 目前不提倡治疗。 （　）

27. 怀孕女职工在劳动时间内进行产前检查,所需时间计入年休假。 （　）

28. 乙型肝炎、丙型肝炎、丁型肝炎主要传播途径为血液传播、母婴传播、性接触传播、粪-口途径。 （　）

29. 妇女常见病筛查对象为 20～69 岁妇女,重点为 35～64 岁妇女。 （　）

30. CIN 分为 3 级,反映了 CIN 发生的连续病理过程。 （　）

31. WHO 规定,青春期的年龄范围从 10 岁开始到 17 岁末。 （　）

32. 原发性痛经与生殖器官器质性病变有关。
（ ）

33. 既往有过妊娠史，而后无避孕未孕者，称为继发不孕。
（ ）

34. 盆底肌锻炼可用于轻、中度压力性尿失禁治疗和手术治疗前后的辅助治疗。
（ ）

35. 骨质疏松的发生与骨骼钙含量有关，男性骨质疏松发生较女性早且严重。
（ ）

36. 从事婚前医学检查的医疗、保健机构和人员，须经县级人民政府卫生行政部门许可。
（ ）

37. 假性性早熟指下丘脑—垂体—卵巢轴功能尚未发育和建立，仅部分激素过多所致。
（ ）

38. 男女双方或任何一方确诊为重型精神病，应建议暂缓结婚。
（ ）

39. 盆腔脓肿的首选治疗是手术治疗。
（ ）

40. 子宫内膜癌的病理分型主要为浆液性癌。
（ ）

41. 压力性尿失禁患者大多伴有阴道膨出。
（ ）

42. 多囊卵巢综合征时，血清睾酮和雄烯二酮水平降低。
（ ）

43. ICSI 技术可以用于 X-性连锁疾病的胚胎性别选择。
（ ）

44. 进入更年期后胰岛的功能下降，对葡萄糖的耐受量增强。
（ ）

45. 《中国妇女发展纲要（2011—2020 年）》中妇女常见病定期筛查率要求达到 80％以上。提高宫颈癌和乳腺癌的早诊早治率，降低死亡率。
（ ）

46. 垂体微腺瘤引起的青春期女性闭经，治疗首选的药物为达英-35。
（ ）

47. 细菌性阴道病的诊断标准之一是阴道分泌物 pH＞4.5。
（ ）

48. 在维持阴道生态平衡方面，乳杆菌、雌激素及阴道 pH 起重要作用。
（ ）

49. 低危型 HPV 的持续性感染是导致 CINⅡ、CINⅢ 和宫颈浸润癌的病因。
（ ）

50. 预防子宫脱垂的主要措施是推行科学接生和产后保健。
（ ）

51. 雌激素通过钙调激素如甲状旁腺素、降钙素等对骨代谢产生影响。
（ ）

52. 男性不育的因素有精液异常、性功能异常、免疫因素等。
（ ）

53. 绝经后期 HRT 中，对于已切除子宫的妇女，通常加用孕激素。
（ ）

54. 当事人对婚前医学检查、遗传病诊断、产前诊断鉴定意见有异议的，可以自接到鉴定意见通知书之日起 30 日内向上一级母婴保健医学鉴定委员会申请再鉴定。
（ ）

55. Turner 综合征是一种 X 染色体数目和结构异常的先天性疾病。
（ ）

56. 子宫颈炎症有急性和慢性宫颈炎两种。
（ ）

57. 子宫发育畸形包括双子宫、双角子宫、纵隔子宫、单角子宫和残角子宫。
（ ）

58. 原发性输卵管癌的治疗原则，以手术为主，辅以化疗、放疗的综合治疗。
（ ）

59. 固定宫颈的主要韧带是宫骶韧带。
（ ）

60. 垂体兴奋试验用于鉴别卵巢性与垂体性闭经。
（ ）

61. 雌激素水平下降使高密度脂蛋白上升。
（ ）

62. 绝经后妇女第二性征逐渐退化，乳房逐渐萎缩下垂。少数妇女声音变低沉或有多毛现象。
（ ）

63. 任何医疗保健机构均可根据群众需求提供婚前保健服务。
（ ）

64. 国家实行孕产妇和婴儿死亡及出生缺陷的监测、报告制度。
（ ）

65. 妇产科临床医生取得执业医师或执业助理医师资格即可从事助产技术服务。
（ ）

66. 母乳代用品产品包装标签应在显著位置标明母乳喂养的优越性。
（ ）

67. 初产妇年龄超过 35 周岁是进行产前诊断的条件之一。
（ ）

68. 我省实行住院分娩制度，但允许个体接生员为产妇进行消毒接生。
（ ）

69. 家属有要求时，医疗保健机构可以采用技术手段对胎儿进行性别鉴定。
（ ）

70. 医疗保健机构开展母婴保健技术服务只要具备相应的条件即可，不需要经过专门的许可。
（ ）

71. 产前诊断是指对胎儿进行先天性缺陷和遗传性疾病的诊断。
（ ）

72. 因妊娠各期的意外死亡和外省因病来江苏省就诊而死于江苏境内的孕产妇不列为孕产妇死亡监测的对象。
（ ）

73. 《计划生育技术服务管理条例》只有专门的计划生育服务机构才需执行。
（ ）

74. 孕妇自行提出进行产前诊断的，经治医生

认为不必要则不进行产前诊断。　　（　）

75. 从事新生儿疾病筛查工作的检验人员不需取得相应的《母婴保健技术考核合格证书》。　　（　）

76. 医疗保健机构不得向孕产妇和婴儿家庭宣传、推荐母乳代用品。　　（　）

77. 计算某地孕产妇死亡率时分母用的是当年本地区的产妇总数。　　（　）

78. 已取得《母婴保健技术考核合格证》的医务人员可以在任何医疗保健机构从事相关的母婴保健技术服务。　　（　）

79. 创建爱婴医院的唯一目的是支持和促进母乳喂养。　　（　）

80. 一般妇女生育期有 30 年以上。　　（　）

81. 血缘关系越近携带有相同等位基因的概率越高。　　（　）

82. 三级亲属的亲缘系数为 1/16，包括表叔与侄子、侄女，表舅与外甥、外甥女。　　（　）

83. 若夫妇双方之一的同胞中有常染色体显性遗传病患者，而夫妇双方是正常的，则子女患病危险率与一般人患病率相同，可以生育。　　（　）

84. 正常人的智商是在 110～85 之间。　（　）

85. 染色体数目异常患者，子代患病风险率高，约为 1/2，应做产前诊断。无条件做产前诊断者则不宜结婚。　　（　）

86. 先天性聋（哑）人不能与非遗传性后天聋（哑）人（已明确诊断）或正常人结婚并生育。　　（　）

87. 精神分裂症患者处于发病期，原则上待病情缓解多年后也不能结婚。　　（　）

88. 对于情感性精神障碍患者在躁狂发作或抑郁发作期应积极治疗，建议不宜生育。　（　）

89. 初次性交时单纯以是否出血作为判断处女的唯一标志是不科学的。　　（　）

90. 经量增多及经期延长是子宫肌瘤最常见的症状。　　（　）

91. 男性生殖器检查时，应重点检查影响婚育的生殖器发育异常以及肿块，有无尿道下裂、包茎、隐睾等。　　（　）

92. 在婚前医学检查中发现有对婚育有影响的疾病，原则上由主检医生负责提出医学建议，不需转上级医疗机构会诊。　　（　）

93. 绝大多数即 85% 的婚前保健对象的结果为未发现影响婚育的疾病或异常情况。　（　）

94. 一方或双方为重度、极重度智力低下，不具有婚姻意识能力者禁止结婚。　　（　）

95. 对已知女方为血友病携带者，若与正常男性婚配，应在受孕后适时作产前诊断以判定胎儿性别，控制生女而不生男。　　（　）

96. 婚前卫生咨询的基本步骤：问候—询问—交谈—提供信息、讲述知识—帮助做出选择—讲解使用方法—预约随访。　　（　）

97. 定期评价婚前卫生指导是科学管理的重要标志。　　（　）

98. 细胞遗传学检查包括染色体检查和性染色质检查，是染色体病确诊的主要方法。（　）

99. 基因诊断是以 DNA 和 RNA 为诊断材料，应用分子生物学技术，检查基因的结构及其表达功能来诊断疾病的方法和过程。　　（　）

100. 先天愚型又称唐氏综合征，临床上以明显智力低下和生长发育障碍、特殊面容及多发性畸形为特征，它是最早被确定的单基因病。（　）

101. 唐氏综合征属于常染色体显性遗传病，后代再发风险率高达 75%。　　（　）

102. 高度近视多数为常染色体隐性遗传，在隐性遗传家系中，如夫妻双方均为患者，其子女发病率是 100%。　　（　）

103. 先天性唇腭裂是多因素遗传病，遗传与环境有共同作用，影响婚育。　　（　）

104. 艾滋病是一种传染性强、病死率高且不可治愈性的疾病。　　（　）

105. 婚前或孕期发现艾滋病感染者，应尊重HIV 病毒感染者或艾滋病人对婚育的选择，但要对其讲明该病的危害及对后代的影响。（　）

106. 当抑郁症患者治愈半年以上未发病，可以生育，但孕期应注意调整心态。　　（　）

107. 孕妇患尖锐湿疣，由于受雌激素影响，疣体可增大、增多，甚至可发展为巨大型尖锐湿疣，具有复发和恶性变性质。　　（　）

108. 处在肺结核活动期的男女青年不宜结婚，应该早期、积极治疗。　　（　）

109. 潜伏梅毒未经正规治疗前应暂缓结婚。　　（　）

110. 出生时就有的疾病等于是遗传病。　　（　）

111. 遗传病不一定都有家族史，有家族史的疾病一定都是遗传病。　　（　）

112. 先天性卵巢发育不全综合征又称 Turner 综合征，是染色体异常引起卵巢发育不全的一种疾病，为较常见的性染色体异常。　　（　）

113. 多基因遗传病的患者后代的患病风险远比单基因遗传病为低。　　（　）

114. X 连锁隐性遗传病女性携带者与正常男性结婚，后代中女性都不发病，可以通过测胎儿性别进行选择，保留女胎。 （　）

115. 妇女病普查率＝期内（次）实查人数/期内（次）应查人数。 （　）

116. 产前检查覆盖率＝期内接受一次及以上产前检查的孕妇数/期内孕妇总数×100％。 （　）

117. 妇女病患病率＝期内患病人数/期内受检查人数×100％。 （　）

118. 妇女病治愈率＝治愈例数/期内受检查人数×100％。 （　）

119. 围生儿死亡率＝（孕 28 足周以上死胎、死产数＋生后 7 日内新生儿死亡数）/（孕 28 足周以上死胎、死产数＋活产数）×100％。 （　）

120. 妇女保健的服务范围，从服务性质考虑，除身体保健外，还包括心理社会方面保健。 （　）

121. 生育期保健应以加强三级预防为重点，提高对高危孕产妇的处理水平。 （　）

122. 国际老年学会规定 60 岁以上为老年期。 （　）

123. 母乳含丰富抗体、活性细胞和其他免疫活性物质，能增加婴儿抵抗力。 （　）

124. 哺乳期是指产后产妇用自己乳汁喂养婴儿的时期，通常为 10 个月。 （　）

125. 健全妇女防癌保健网，35 岁以上妇女每 5 年普查一次。 （　）

126. 子宫体与子宫颈之间形成最狭窄的部分称子宫狭部。 （　）

127. 未产妇的子宫颈外口呈"一"字形。 （　）

128. 黄体需经 2～3 周方能完成其退化全过程。 （　）

129. 卵巢动脉自腹主动脉分出，右侧可来自右肾动脉。 （　）

130. 孕激素有促进钠、水排泄的作用。 （　）

131. 雌激素能促进骨中钙的沉积。 （　）

132. 雄激素是合成孕激素的前体，且是维持女性正常生殖功能的重要激素。 （　）

133. 按蜕膜与受精卵的部位关系，蜕膜分为底蜕膜、包蜕膜和真蜕膜 3 部分。 （　）

134. 妊娠期间容易出现宫颈假性糜烂。 （　）

135. 孕妇在妊娠后期出现踝部及小腿下半部轻度水肿，经休息后消退，属正常现象。 （　）

136. 新生儿生理性黄疸在生后 2～3 日出现，5～6 日达高峰，10～14 日消退，不需处理。 （　）

137. 妊娠晚期出现阴道流血的疾病有前置胎盘和胎盘早剥。 （　）

138. 慢性宫颈炎的病理包括慢性子宫颈管黏膜炎、宫颈肥大、子宫颈息肉 3 种类型。 （　）

139. 艾滋病的病原体是人类免疫缺陷病毒（HIV）。 （　）

140. 外阴上皮内瘤变可以逆转自然消失，也可发展为原位癌，再进展为浸润癌。 （　）

141. 卵巢肿瘤蒂扭转的典型症状是突然一侧下腹剧痛，常伴恶心、呕吐甚至休克。 （　）

142. 葡萄胎时切除子宫并不能防止恶变。 （　）

143. 更年期无排卵性功血的治疗，在止血后以调整月经周期和减少经量为原则。 （　）

144. 经前期紧张综合征多见于 20～30 岁妇女，症状出现在月经前 5 日，月经来潮后症状明显减轻至消失，主要症状有精神行为改变和水钠潴留症状。 （　）

145. 分娩损伤和产褥早期体力劳动是发生子宫脱垂最主要的原因。 （　）

146. 外阴局部白化病无自觉症状，也不癌变，无需治疗。 （　）

147. 念珠菌阴道炎久治不愈需查尿糖及血糖，警惕有糖尿病。 （　）

148. 发现外阴有尖锐湿疣病灶，应注意检查阴道和宫颈有无相同病灶。 （　）

149. 骨盆出口平面后三角的尖端为骶尾关节，两侧为骶结节韧带。 （　）

150. 根据输卵管的形态分为间质部、狭部、壶腹部及漏斗部。 （　）

151. 子宫动脉、阴道动脉及阴部内动脉均为髂内动脉前干的分支。 （　）

152. 女性卵巢合成与分泌少量雄激素，肾上腺皮质分泌少量雌激素和孕激素。 （　）

153. 由孕烯醇酮合成雄烯二酮，是经过 17α-羟孕酮转变而成的，是芳香化酶途径。 （　）

154. 孕酮主要在身体外周其他组织灭活。 （　）

155. 子宫内膜增殖期中期，约在月经周期的第 8～10 日。 （　）

156. 卵泡雌激素和黄体生成激素直接控制卵巢的周期性变化。 （　）

157. 母胎界面是由合体滋养细胞、绒毛间质、毛细血管基底膜和毛细血管内皮细胞 4 层组成的

薄膜。（　）

158. 母亲血液与胎儿血液并不直接相通，隔着绒毛毛细血管壁、绒毛间质和绒毛滋养细胞层。（　）

159. 绒毛膜促性腺激素有黄体生成激素相似的生物活性。（　）

160. 妊娠期间血液处于高凝状态，凝血因子Ⅺ、Ⅻ增加。（　）

161. 含胎儿血红蛋白的红细胞，对氧的亲和力较低。（　）

162. 位于肺动脉与主动脉弓之间的动脉导管生后闭锁成为动脉韧带。（　）

163. 阴道脱落细胞检查见舟状细胞极少，有外底层细胞出现，嗜酸性细胞指数＞10%，致密核多，提示阴道鳞状上皮分化不成熟。（　）

164. 羊膜腔胎儿造影能诊断胎儿体表畸形和消化管畸形。（　）

165. 新生儿消化淀粉的能力较好，消化蛋白质的能力较差。（　）

166. 女婴生后5～7日出现少量阴道流血，持续7～10日自止。（　）

167. 早产儿易发生低血糖，且生理性体重下降幅度较大。（　）

168. 胎儿给药的方式之一是羊膜腔内注药。在分娩前24～48小时单次注入地塞米松10 mg，可预防早产儿呼吸窘迫综合征。（　）

169. 发生在妊娠13周末之前的流产为早期流产，发生在14周至不足28周的流产为晚期流产。（　）

170. 妊娠剧吐伴高温39℃持续2日，应考虑终止妊娠。（　）

171. 妊娠已达36周者，确诊羊水过少，在除外胎儿畸形后，应选择终止妊娠。（　）

172. 胎儿在子宫内死亡后，多在2～3周自然娩出。若胎死宫内超过4周，发生DIC的机会明显增多。（　）

173. 妊娠肝内胆汁淤积症的主要临产表现是出现全身瘙痒，随后发生黄疸，产后迅速消退，再次妊娠复发。（　）

174. 新生儿头颅血肿的特点在：在骨膜下，不超过骨缝，产后2～3日出现，历经3～8周才吸收消失，触之有波动感。（　）

175. 中期妊娠合并卵巢肿瘤，肿瘤容易发生蒂扭转。（　）

176. 葡萄胎分为完全性葡萄胎和部分性葡萄胎两类。（　）

177. 绒毛膜癌的转移部位，以肺转移最多，其他部位依次为阴道、脑、肝。（　）

178. 闭经时的辅助检查方法——子宫性闭经检查，包括诊断性刮宫、子宫输卵管碘油造影、子宫镜检查和药物撤退试验（孕激素试验和雌激素试验）。（　）

179. 闭经时的辅助检查方法——垂体功能检查，包括血FSH、LH、PRL放免测定，垂体兴奋试验、蝶鞍X线检查，染色体核型分析等。（　）

180. 更年期综合征是由于一系列性激素减少所致的症状，表现为月经紊乱、精神神经症状、泌尿生殖道改变、心血管系统变化以及骨质疏松。（　）

181. HELLP综合征孕妇乳酸脱氢酶升高最早出现。（　）

182. 胎儿巨大时，若肩径及胸径大于头径者，发生肩难产的概率较高。（　）

183. 患早期潜伏梅毒的孕妇对胎儿没有传染性。（　）

184. 胎儿染色体非整倍体异常多数没有超声可诊断的结构畸形。（　）

185. 复合先露在临床上以胎头与胎手最常见，不能阴道试产。（　）

186. 胎儿脑积水时，羊水甲胎蛋白呈高值。（　）

187. 妊娠期高血压疾病患者降压药物治疗后理想降压至收缩压130～140 mmHg。（　）

188. 前不均倾位：当胎头以枕横位入盆，前顶骨先下降时，称前不均倾位。（　）

189. 妊娠期糖尿病：妊娠前糖代谢是正常的，妊娠期才出现或发现糖尿病称为妊娠期糖尿病。（　）

190. 孕产妇保健是指为孕妇、产妇提供卫生、营养、心理等方面的咨询和指导。（　）

191. 不完全性子宫破裂：指子宫肌层全部破裂，但浆膜层完整，宫腔与腹腔不相通，胎儿及其附属物仍在宫腔内。腹部检查在子宫处有明显压痛。（　）

192. 初产妇见红多在分娩前48～72小时，同时常伴有宫缩。（　）

193. 没有定期孕期检查者，初诊时已在妊娠28周后，首次就诊就应进行75 g OGTT或FPG检查。（　）

194. 产褥期抑郁症预后不良，再次妊娠易复发。（　）

195. 胎传梅毒：又称先天梅毒，可致流产、早

产、死胎或分娩先天梅毒儿。　　　（　）

196. 妊娠 10 周末，胚胎初具人形。　（　）

197. 胎儿发育指数＝子宫高度(cm)－3×(月份＋1)。　　　　　　　　　　　　（　）

198. 子痫治疗中硫酸镁血镁离子有效治疗浓度为 1.8～3.0 mmol/L，超过 3.0 mmol/L 即可出现中毒症状。　　　　　　　　　　（　）

199. 枕先露肛查胎头下降程度为"＋2"，是指胎头颅骨最低点在坐骨结节平面下 2 cm。（　）

200. 初乳是指产后 14 天内分泌的乳汁。　　　　　　　　　　　　　　（　）

201. 妊娠期糖尿病对新生儿的影响，是容易发生新生儿高血糖。　　　　　　（　）

202. 臀位牵引术是指胎儿全部由接产者牵拉娩出，一旦胎足脱落出阴道口应立即进行牵引。　　　　　　　　　　　　　　　（　）

203. 骨盆内测量的操作测量时期宜在妊娠 30～37 周。　　　　　　　　　（　）

204. 产后出血发生凝血功能障碍时，如有明显出血倾向或纤溶亢进时，应迅速应用肝素缓解病情。　　　　　　　　　　　　（　）

205. 妊娠期糖尿病的诊断筛查，首选的方法是 50 g OGTT。　　　　　　　（　）

206. 过期妊娠的处理中，如无引产禁忌证，宫颈 Bishop 评分≥7 分者，可直接引产。（　）

207. 胎盘的屏障功能中，弓形虫、螺旋体不能通过胎盘屏障。　　　　　　（　）

208. 受精卵着床必须透明带消失有足够的孕酮，囊胚和子宫内膜发育同步，同时有细胞滋养层细胞。　　　　　　　　　　　（　）

209. 卵巢雌激素的合成是由卵泡膜细胞与颗粒细胞在 FSH 与 LH 的共同作用下完成的。　　　　　　　　　　　　（　）

210. 坐骨棘和骶棘韧带宽度是判断骨盆出口平面是否狭窄的重要指示点。　（　）

211. 胎儿的胎儿血红蛋白在妊娠最后 4～6 周逐渐下降，出生时仅占 25％。（　）

212. 早产临产判断的条件之一是宫颈扩张 2 cm 以上。　　　　　　　　　（　）

213. 严重的胎儿生长受限是指胎儿的体重小于第 3 百分位，同时伴有多普勒血流的异常。　　　　　　　　　　　　　（　）

214. 骨盆出口横径是指坐骨结节前端外侧缘之间的距离。　　　　　　　（　）

215. HIV 感染的孕产妇如在产前、产时和产后正确应用抗病毒药物治疗，其新生儿 HIV 感染

率有可能显著下降。　　　　　　　（　）

216. 停经 18 周，不觉胎动。产科检查：宫底高度在脐耻之间，胎方位及胎心不清。监测宫内胎儿情况首选的方法是多普勒超声检查。（　）

217. 初产妇，25 岁，妊娠 39 周，LOA、自然临产，胎膜未破，胎动后宫缩时胎心突然减慢，宫缩间期恢复。此时首选处理正确的是吸氧、抬高臀部、或改变体位。　　　　　　　　　　（　）

218. L/S＜2 和 BPD＞8.0 cm 不是胎儿成熟指标。　　　　　　　　　　　（　）

219. 胎儿超声心动图检查可以发现 99％的先天性心脏病。　　　　　　　（　）

220. 艾滋病患者 CD4 细胞计数 ＜200/μL 时易继发各种机会性感染。　　（　）

221. 某青年在婚前医学检查时发现患有淋病，医生出具暂缓结婚意见。　（　）

222. 妇幼卫生调查表中的出生医学信息报告卡须经保密途径上报。　　　（　）

223. 制定人口与计划生育实施方案的主要依据是人口发展规划。　　　　（　）

224. G_2P_1，孕 39 周，LSA。孕妇要求剖宫产，医生则建议结合产前检查结果选择分娩方式。　　　　　　　　　　　（　）

225. 地中海贫血属于多基因遗传病。（　）

226. 为预防和早期发现产后出血，在胎儿娩出后，应正确估计出血量，及早使用缩宫素。　　　　　　　　　　　　　（　）

227. 按照增补叶酸预防出生缺陷项目方案要求，对高危待孕妇女服用叶酸进行随访的间隔时间村医为每月随访 1 次。　　　　　（　）

228. 婚前医学检查表保存年限一般不少于 20 年。　　　　　　　　　　（　）

229. 会阴裂伤分 3 度。　　　　　（　）

230. 平均动脉压的计算公式是：MAP＝(收缩压＋舒张压)/2。　　　　　　　（　）

231. 输卵管妊娠的典型临床表现是停经后腹痛和阴道出血。　　　　　　（　）

232. 凡不宜妊娠的心脏病孕妇，应该在妊娠 12 周前行人工流产终止妊娠。（　）

233. 绒毛穿刺产前诊断取材的时机是妊娠 16～22 周。　　　　　　　　（　）

234. 孕期神经管畸形的筛查，绝大部分患者的血清和羊水中的 AFP 水平升高。（　）

235. 新生儿出生时，羊水胎粪污染，婴儿有活力时，应该行气管插管清理气道。（　）

236. 孕产妇死亡率定义为从妊娠开始到产后

42 天内,因各种原因(除意外事故外)造成的孕产妇死亡,每十万例活产中孕产妇的死亡数。(　)

237. 宫内感染为 HIV 垂直传播的主要方式,无论剖宫产还是经阴道分娩的新生儿,受 HIV 感染的风险一样高。(　)

238. 产前筛查试验不是确诊试验,筛查阳性结果意味着患病风险增高,需要进一步进行确诊实验,筛查阴性结果意味着患病风险低。(　)

239. 软产道损伤分为 4 度,撕裂伤向下扩展,肛门外括约肌已撕裂为 Ⅱ 度。(　)

240. 产褥期感染的外源性感染的主要致病菌是需氧性链球菌。(　)

241. 臀先露是最常见的异常胎位,多见于初产妇。(　)

242. 双子宫、双宫颈可以阴道试产。(　)

243. 臀位胎儿脐部娩出后,一般应在 2～3 分钟娩出胎头,最长不能超过 8 分钟。(　)

244. 四部触诊在 20 周后可区分胎头、胎背、胎臀和胎儿肢体。(　)

245. 经产妇,产后 2 小时,其常规观察内容包括血压、体温、脉搏、宫缩和阴道出血。(　)

246. 氯霉素属于 C 类药,可导致灰婴综合征,妊娠期妇女应避免应用。(　)

247. 产后出血率＝年内产后出血人数/年内产妇总数×100％。(　)

248. 胎儿体内无纯动脉血,而是动静脉混合血。(　)

249. 约 60％的早孕妇女在停经 4 周左右出现早孕反应。(　)

250. 孕妇于妊娠早期初诊时,应行双合诊检查。(　)

251. 产程的积极处理是为了降低剖宫产率。(　)

252. 初产妇临产后 4 小时胎头仍未入盆,此时应测量对角径。(　)

253. 轻度头盆不称可给予试产机会。(　)

254. 着床前期用药对胚胎影响不大,在囊胚着床后至妊娠 12 周,不宜使用 C、D、X 级药物。(　)

255. 孕妇膳食中硒缺乏,会引起胎儿原发性心肌炎和孕妇围产期心肌炎。(　)

256. 产后雌孕激素水平急剧下降,至产后 2 周时降至未孕水平。(　)

257. 自然流产应与异位妊娠、葡萄胎、功能性子宫出血及子宫肌瘤鉴别。(　)

258. 在前置胎盘的诊断中,胎盘下缘与宫颈口的关系,可因宫颈管消失、宫口扩张而改变,通常按处理前最后一次检查来决定其分类。(　)

259. 胎儿生长受限是多胎妊娠时胎儿最常见的并发症。(　)

260. 新生儿复苏时胃管应插入 22 mm。(　)

261. 新生儿有活力的定义是 Apgar 10 分。(　)

262. 肩先露时最容易发生肩难产。(　)

263. 30％孕妇阴道分泌物中可培养出假丝酵母菌,如临床症状明显,应给予治疗。(　)

264. 产后抑郁症多于产后 1 周发病,产后 4～6 周症状明显。(　)

二、单项选择题

1. 原《卫生部贯彻 2011—2020 年中国妇女儿童发展纲要实施方案》基本原则不包括哪个(　)

A. 坚持以人为本,以维护妇女儿童健康权益为目的,以需求为导向,为妇女儿童提供规范的医疗保健服务

B. 坚持儿童优先、母亲安全的宗旨

C. 坚持以保健为中心,以保障生殖健康为目的,保健与临床相结合,面向群体、面向基层和预防为主的妇幼卫生工作方针

D. 坚持统筹协调,分类指导,努力缩小城乡之间、地区之间、人群之间的妇女儿童健康差距,促进妇幼卫生事业与经济社会协调发展

E. 坚持中西医并重,充分发挥中医药(民族医药)在妇女儿童医疗保健服务中的作用

2.《农村妇女"两癌"检查项目管理方案》中要求宫颈癌检查的流程哪项是错误(　)

A. 乡镇卫生院或社区卫生服务机构(或指定的初检医疗机构)负责对受检妇女进行妇科盆腔检查、阴道/宫颈分泌物湿片显微镜检查/革兰染色检查和宫颈脱落细胞检查的取材、涂片、固定(或宫颈醋酸染色检查/复方碘染色检查),并填写相关个案登记表

B. 县级及以上医疗卫生机构负责进行宫颈脱落细胞巴氏检查涂片染色及 TBS 描述性报告,并

填写宫颈细胞学检查表格

C. 乡级及以上医疗卫生机构负责对宫颈细胞学检查及宫颈醋酸染色检查/复方碘染色检查结果为可疑或异常的妇女提供阴道镜检查

D. 乡镇卫生院或社区卫生服务机构(或指定的初检医疗机构)负责对可疑或确诊患者进行追访,并将追访结果记录在个案登记表内

E. 阴道镜有异常需行病理组织学检查

3. 遗传咨询的主要步骤不包括哪些　　(　　)

A. 明确诊断

B. 确定遗传方式

C. 近亲结婚对遗传性疾病的影响

D. 对于产前不能够作出准确诊断或植入前诊断的遗传病,可在获取确诊报告后对健康胎儿作选择性生育

E. 提出医学建议

4. 婚前保健服务机构基本标准中房屋具体要求错误的是　　　　　　　　　(　　)

A. 不需分别设置专用的男、女婚前医学检查室

B. 设置专用综合检查室(有条件的地区)

C. 婚前卫生宣传教育室

D. 婚前卫生咨询室

E. 检验室及其他相关辅助科室(可与医院其他科室共用)

5. 《女职工劳动保护特别规定》的女职工保护内容不包括有哪些　　　　　　(　　)

A. 用人单位应当加强女职工劳动保护,采取措施改善女职工劳动安全卫生条件,对女职工进行劳动安全卫生知识培训

B. 用人单位应当遵守女职工禁忌从事的劳动范围的规定。用人单位应当将本单位属于女职工禁忌从事的劳动范围的岗位书面告知女职工

C. 用人单位不得因女职工怀孕、生育、哺乳降低其工资、予以辞退、与其解除劳动或者聘用合同

D. 女职工在孕期不能适应原劳动的,用人单位应当根据医疗机构的证明,予以减轻劳动量或者安排其他能够适应的劳动

E. 女职工生育享受 100 天产假,其中产前可以休假 15 天;难产的,增加产假 15 天;生育多胞胎的,每多生育 1 个婴儿,增加产假 15 天

6. 女职工,30 岁,月经来潮第二天,按照《女职工劳动保护特别规定》,该女职工可以从事的劳动范围有哪些　　　　　　　　　(　　)

A. 冷水作业分级标准中规定的第二级、第三级、第四级冷水作业

B. 低温作业分级标准中规定的第二级、第三级、第四级低温作业

C. 体力劳动强度分级标准中规定的第三级、第四级体力劳动强度的作业

D. 体力劳动强度分级标准中规定的第一级、第二级体力劳动强度的作业

E. 高处作业分级标准中规定的第三级、第四级高处作业

7. 《女职工劳动保护特别规定》的监管部门不包括哪个部门　　　　　　　　(　　)

A. 县级以上人民政府人力资源社会保障行政部门负责对用人单位遵守本规定的情况进行监督检查

B. 安全生产监督管理部门按照各自职责负责对用人单位遵守本规定的情况进行监督检查

C. 工会组织依法对用人单位遵守本规定的情况进行监督

D. 县、乡级妇幼保健机构依法对用人单位遵守本规定的情况进行监督

E. 妇女组织依法对用人单位遵守本规定的情况进行监督

8. 《农村妇女"两癌"检查项目管理方案》中要求乳腺癌检查流程错误的是哪一项(　　)

A. 乡镇卫生院或社区卫生服务机构负责对妇女进行初筛。由专业人员对受检对象进行登记建档并填写相关个案登记表,同时进行乳腺癌健康宣教及高危人群评估

B. 乡镇卫生院或社区卫生服务机构负责对高危人群及手诊结果可疑或异常者进行彩超检查

C. 指定的县级及以上医疗卫生机构负责对超声检查结果为可疑或异常的妇女提供乳腺钼靶 X 线检查

D. 乡镇卫生院或社区卫生服务机构负责对可疑或确诊患者的检查、诊断和治疗情况进行追访,并将追访结果记录在个案登记表内

E. 指定的县级及以上医疗卫生机构负责对可疑或确诊患者的检查、诊断和治疗情况进行追访,并将追访结果记录在个案登记表内

9. 隐私保密的义务并不是绝对的,在有下列情况之一时,公开隐私既合理又合法,但除外(　　)

A. 患者有可能实施危害他人或者危害社会的行为时

B. 患者有可能实施危害自身的行为时

C. 司法部门取证时

D. 患者对其疾病无自知力时

E. 高度责任性工作的患者因精神症状影响而对事物的判断和控制能力明显受损时

10.《中华人民共和国母婴保健法》一共有多少章、多少条 （　　）

A. 一共有七章、三十九条

B. 一共有八章、四十五条

C. 一共有七章、四十五条

D. 一共有八章、三十九条

E. 一共有八章、三十五条

11. 母婴保健法及实施办法所称的医疗、保健机构,是指依照以下哪项取得卫生行政部门医疗机构执业许可的各级各类医疗机构 （　　）

A.《中华人民共和执业医师法》

B.《医疗机构管理条例》

C.《医院工作条例》

D.《医疗机构管理办法》

E.《全国医院管理办法》

12.《中华人民共和国母婴保健法》的立法依据是什么 （　　）

A.《民法通则》　　　　B.《行政法》

C.《宪法》　　　　　　D.《刑法》

E.《中国共产党章程》

13. 母婴保健医学技术鉴定组织的组成人员,由卫生行政部门提名,哪一级人民政府聘任（　　）

A. 县级　　　　　　　B. 市级

C. 省级　　　　　　　D. 国家卫生和计生委

E. 同级

14. 关于住院分娩说法错误的是 （　　）

A. 国家提倡住院分娩

B. 没有条件住院分娩的,应当经县级地方人民政府卫生行政部门许可并取得家庭接生员技术证书的人员接生

C. 医疗、保健机构应当按照国务院卫生行政部门制定的技术操作规范,实施消毒接生和新生儿复苏,预防产伤及产后出血等产科并发症,降低孕产妇及围产儿发病率、死亡率

D. 高危孕妇应当在医疗、保健机构住院分娩

E. 对于经济困难的农村孕产妇,提倡家庭接生,国家给予补助

15. 某青年在筹备结婚过程中,因多日劳累,患化脓性扁桃体炎。医生在为其诊察中同时发现患有淋病。患者住院四天,扁桃体炎痊愈出院,医生嘱其充分休息。按照母婴保健法,若该青年进行婚前医学检查,医生应当出具以下哪项意见（　　）

A. 不能结婚

B. 应当暂缓结婚

C. 可以结婚,但不能生育

D. 可以结婚,治愈后可生育

E. 建议采取医学措施,尊重受检者意愿

16. 下列属于《母婴保健法》规定可以申请医学技术鉴定的是 （　　）

A. 对孕妇、产妇保健服务有异议的

B. 对婚前医学检查结果有异议的

C. 对婚前卫生咨询有异议的

D. 对孕产期保健服务有异议的

E. 对医学指导意见有异议的

17. 从事婚前保健服务机构应是 （　　）

A. 设区的市级以上医疗、保健机构

B. 县级以上医疗、保健机构

C. 省级以上医疗、保健机构

D. 乡级以上医疗、保健机构

E. 以上均可

18. 根据《中国妇女发展纲要》(2011—2020年),至2020年,孕产妇系统管理率达到下列哪项以上 （　　）

A. 70%　　　　　　　B. 80%

C. 85%　　　　　　　D. 90%

E. 95%

19.《国家基本公共卫生服务规范(2011年版)——孕产妇健康管理服务规范》规定,乡镇卫生院、村卫生室和社区卫生服务中心(站)在收到分娩医院转来的产妇分娩信息后,应于几天内到产妇家中进行产后访视,进行产褥期健康管理,加强母乳喂养和新生儿护理指导,同时进行新生儿访视 （　　）

A. 1～3 天　　　　　　B. 1～7 天

C. 3～7 天　　　　　　D. 3～10 天

E. 30 天

20. 制定人口与计划生育实施方案的主要依据是 （　　）

A. 国民经济和社会发展计划

B. 人口发展规划

C. 计划生育管理条例

D. 计划生育技术服务管理条例

E. 人口与计划生育事业发展规划

21.《母婴保健技术服务执业许可证》有效期为几年 （　　）

A. 三年　　　　　　　B. 五年

C. 十年　　　　　　　D. 十五年

E. 与医疗机构执业许可证年限一样

22. 孕产期保健是指各级各类医疗保健机构为准备妊娠至产后多少天的妇女及胎婴儿提供全

程系列的医疗保健服务 （ ）

A. 21 天   B. 36 天

C. 42 天   D. 56 天

E. 60 天

23. 未取得国家颁发的有关合格证书,施行终止妊娠手术或者采取其他方法终止妊娠,致人死亡、残疾、丧失或者基本丧失劳动力的,依照刑法追究刑事责任的罪名是 （ ）

A. 非法行医罪   B. 非法节育手术罪

C. 医疗事故罪   D. 故意杀人罪

E. 故意伤害罪

24. 李某是某医疗机构执业医师,利用超声技术为他人进行非医学需要的胎儿性别鉴定,且情节严重,应由什么部门吊销其执业证书 （ ）

A. 国家卫生和计生委   B. 省级卫生和计生委

C. 发证的机关   D. 上级主管部门

E. 同级人民政府

25. 根据《中国妇女发展纲要》(2011—2020年),感染艾滋病和梅毒的孕产妇及所生儿童采取预防母婴传播干预措施比例均达到多少以上 （ ）

A. 70%   B. 80%

C. 85%   D. 90%

E. 95%

26.《中国妇女发展纲要(2011—2020)》提到,什么是国家的基本国策 （ ）

A. 保障妇女合法权益   B. 提高妇女社会地位

C. 依法行使民主权利   D. 实行男女平等

E. 妇女儿童优先

27.《卫生部关于印发贯彻 2011—2020 年中国妇女儿童发展纲要实施方案》提出控制妇女艾滋病和性病新发感染。至 2020 年,孕产妇艾滋病检测率达到 （ ）

A. 60%   B. 70%

C. 80%   D. 90%

E. 100%

28.《母婴保健法实施办法》第五条中,母婴保健工作的方针指 （ ）

A. 母婴保健工作以保健为中心,实行保健与临床相结合,面向群体、面向基层和预防为主的方针

B. 母婴保健工作实行保健与临床相结合,面向群体、面向基层和预防为主的方针

C. 母婴保健工作实行保健与临床相结合和中西医结合的方针

D. 母婴保健工作以保健为中心,以保障生殖健康为目的,实行保健与临床相结合,面向群体、面向基层和预防为主的方针

E. 母婴保健工作以保健为中心,实行保健与临床相结合,面向群体和预防为主的方针

29. 孕产妇系统保健管理人数是指本地区年内妊娠至产后 28 天内有过早孕检查、产前检查且次数_____的产妇人数 （ ）

A. 城市≥8 次、农村≥5 次

B. 城市≥5 次、农村≥3 次

C. 城市农村均≥5 次

D. 城市农村均≥8 次

E. 城市农村均≥6 次

30. 关于母婴保健医学技术鉴定的规定,不正确的是 （ ）

A. 对婚前医学检查结果有异议的,可以申请进行母婴保健医学技术鉴定

B. 母婴保健医学技术鉴定委员会委员由卫生行政部门提名

C. 母婴保健医学技术鉴定组织为母婴保健医学技术鉴定委员会

D. 母婴保健医学技术鉴定委员会成员必须具有主任医师的专业技术职务

E. 母婴保健医学技术鉴定委员会成员必须具有主治医师以上的专业技术职务

31. 在孕产期保健过程中,医疗、保健机构应当为育龄妇女提供 （ ）

A. 有关避孕、节育、生育和生殖健康的咨询和医疗保健服务

B. 医师发现或者怀疑育龄妇女患有严重遗传疾病的,应当提出医学意见

C. 限于现有医疗技术水平难于确诊的,应当向当事人说明情况

D. 筛查危险因素

E. 以上都是

32. 根据《母婴保健法实施办法》要求,从业人员出具虚假医学证明的,可依法给予行政处理,有下列情形之一,由原发证部门吊销相应的母婴保健技术资格及医师执业证书 （ ）

A. 因延误诊治,造成严重后果的

B. 给当事人身心造成严重后果的

C. 造成其他严重后果的

D. 以上都对

E. 造成不良后果的

33. 接受婚前医学检查的人员对检查结果持有异议的,可以申请 （ ）

A. 行政复议   B. 仲裁

C. 医学鉴定　　　　D. 行政裁决

E. 技术鉴定

34. 妇女保健工作的基本内容是　（　）

A. 五期保健　　　　B. 妇女病普查普治

C. 劳动保护　　　　D. 计划生育指导

E. 以上都是

35. 医学技术鉴定实行回避制度,下列哪一类关系可不回避　（　）

A. 父母　　　　　　B. 岳父母

C. 兄妹　　　　　　D. 同学

E. 夫妇

36. 预防艾滋病、梅毒、乙肝母婴阻断项目中要求接产医院对乙肝表面抗原阳性孕产妇所生新生儿,在出生后几个小时内注射乙肝免疫球蛋白和乙肝疫苗　（　）

A. 24　　　　　　　B. 36

C. 48　　　　　　　D. 72

E. 10

37. 制定人口与计划生育实施方案的主要依据是　（　）

A. 国民经济和社会发展计划

B. 人口发展规划

C. 计划生育管理条例

D. 计划生育技术服务管理条例

E. 人口与计划生育事业发展规划

38. 一社区医生,39 岁,未取得国家颁发的有关合格证书,为计划内妊娠的陆某施行"中期妊娠引产术"终止妊娠,陆某产后因"产后大出血"处理不及时死亡,依照刑法应追究社区医生的罪名是
　（　）

A. 非法行医罪　　　B. 非法节育手术罪

C. 医疗事故罪　　　D. 故意杀人罪

E. 故意伤害罪

39. 卫生部农村"两癌"检查中,关于乳腺癌检查的项目内容错误的是

A. 乳腺的自查:接受检查的妇女均需定期进行乳腺的自查

B. 乳腺临床检查:对接受检查的妇女均进行乳腺的视诊、触诊

C. 乳腺彩超检查:对乳腺临床检查可疑和高危人群进行乳腺彩超检查

D. 钼靶 X 线检查:对乳腺彩超检查可疑或阳性者,进行钼靶 X 线检查

E. MRI 检查:对乳腺彩超检查可疑或阳性者,进行 MRI 检查

40. 下列哪项说法是错误的　（　）

A. 医疗机构及相关人员未取得母婴保健技术服务执业许可不得评为爱婴医院

B. 乡镇卫生院可自行开展剖宫产手术

C. 我省规定产前检查必须由执业医师承担

D. 爱婴医院应按规定开展新生儿疾病筛查

E. 基层医疗保健机构应当做好孕产期保健服务

41. 孕产期保健工作管理办法制定依据不包括下列哪项　（　）

A.《中华人民共和国母婴保健法》

B.《中国妇女发展纲要》

C.《中国儿童发展纲要》

D.《孕前保健服务工作规范(试行)》

E.《中华人民共和国母婴保健法》实施办法

42. 为落实《艾滋病防治条例》,实现中国遏制与防治艾滋病行动计划实施年限　（　）

A. 2010—2015 年　　B. 2011—2015 年

C. 2012—2016 年　　D. 2013—2015 年

E. 2012—2015 年

43. 艾滋病感染孕产妇所生儿童提倡哪种喂养方式　（　）

A. 母乳喂养　　　　B. 人工喂养

C. 混合喂养　　　　D. 按需哺乳

E. 定时喂养

44. 艾滋病病毒侵入人体后,主要破坏人体的什么系统　（　）

A. 神经系统　　　　B. 免疫系统

C. 运动系统　　　　D. 呼吸系统

E. 血液系统

45. 对于孕期发现的梅毒感染孕妇,抗梅毒治疗错误的是　（　）

A. 孕早期发现的,应在孕早期与孕晚期各提供 1 个疗程的抗梅毒治疗

B. 孕中晚期发现的感染孕妇,应立刻给予 2 个疗程的抗梅毒治疗

C. 2 个疗程抗梅毒治疗间隔一个月

D. 孕晚期发现的感染孕妇,应立刻给予 1 个疗程的抗梅毒治疗

E. 抗梅毒治疗距分娩一月内效果不佳

46. 梅毒感染孕产妇登记卡,应于梅毒感染孕产妇确诊感染后的几天内填写完成

A. 1 天　　　　　　B. 2 天

C. 3 天　　　　　　D. 5 天

E. 4 天

47. 梅毒感染孕产妇所生儿童进行预防性治疗中,对出生时梅毒螺旋体抗体试验阳性、滴度不

高于母亲分娩前滴度的多少倍且没有临床表现的儿童也需要进行预防性治疗　　　　　　（　　）

　　A. 1倍　　　　　　　　B. 2倍

　　C. 3倍　　　　　　　　D. 4倍

　　E. 5倍

48. 孕妇,29岁,现孕12+4周,产前检查时,诉其孕50天左右曾患"上呼吸道感染",无发热,未治疗,该孕妇目前的保健重点是　　　（　　）

　　A. 按照初诊要求进行问诊和检查

　　B. 进行保健指导,包括讲解孕期检查的内容和意义,给予营养、心理、卫生(包括口腔卫生等)和避免致畸因素的指导,提供疾病预防知识,告知出生缺陷产前筛查及产前诊断的意义和最佳时间等

　　C. 筛查孕期危险因素,发现高危孕妇,并进行专案管理。对有合并症、并发症的孕妇及时诊治或转诊,必要时请专科医生会诊,评估是否适于继续妊娠

　　D. 建议做唐氏筛查和NT检查

　　E. 孕12周前内由孕妇居住地的乡镇卫生院及社区卫生服务中心建立孕产妇保健手册

49. 妇女享有国家规定的产假,对不满多大婴儿的妇女,所在单位应当在劳动时间内为其安排一定的哺乳时间　　　　　　　（　　）

　　A. 三个月　　　　　　B. 半岁

　　C. 1周岁　　　　　　D. 1岁半

　　E. 2周岁

50. 社区卫生服务中心为正常产妇做产后42天健康检查,异常产妇到哪级分娩医疗卫生机构检查　　　　　　　　　　（　　）

　　A. 县级医疗保健机构　B. 村卫生室

　　C. 乡镇卫生院　　　　D. 三甲医院

　　E. 二级医院

51. 《中国妇女发展纲要》目标中明确提出要预防和控制什么疾病传播　　　　（　　）

　　A. 艾滋病、性病　　　B. 肝炎、结核

　　C. 性病、生殖道感染　D. 艾滋病、梅毒、乙肝

　　E. 淋病、尖锐湿疣、梅毒

52. 有关出生监测下列哪项是错的　　（　　）

　　A. 监测方法有医院监测和人群监测

　　B. 出生缺陷分为体表和内脏缺陷

　　C. CT和MRI等影像学检查有助于出生缺陷诊断

　　D. 医院监测以医院为现场

　　E. 人群监测以人群为现场

53. 《出生医学证明》的补发只适用于哪年以后出生的新生儿　　　　　　（　　）

　　A. 1995年1月1日　B. 1995年12月31日

　　C. 1996年1月1日　D. 1996年12月31日

　　E. 1995年6月1日

54. 关于母婴保健工作方针,以下说法错误的是　　　　　　　　　　（　　）

　　A. 以保健为中心

　　B. 以保障生殖健康为目的

　　C. 实行保健和预防相结合

　　D. 面向群体

　　E. 面向基层

55. 关于孕期的劳动保护,下列哪项正确　（　　）

　　A. 妊娠满3个月后不要延长劳动时间

　　B. 临近预产期不要从事夜班劳动

　　C. 妊娠满7个月后不要从事夜班劳动

　　D. 妊娠女职工在劳动时间不得进行产前检查

　　E. 妊娠期可以降低基本工资

56. 夫妻一方或者双方经县级以上医疗保健机构诊断胎儿可能患有伴性遗传性疾病需要进行胎儿性别鉴定的,应由下列哪一级机构进行（　　）

　　A. 县卫生行政部门指定的医疗、保健机构进行

　　B. 市卫生行政部门指定的医疗、保健机构进行

　　C. 三级医疗、保健机构进行

　　D. 省卫生行政部门指定的医疗、保健机构进行

　　E. 省级医疗、保健机构进行

57. 根据《中华人民共和国母婴保健法》规定,下面哪项不正确　　　　　（　　）

　　A. 除医学上确有需要外,严禁采用技术手段对胎儿进行性别鉴定

　　B. 医师根据医学检查提出医学意见,当事人必须无条件执行

　　C. 医师依法施行终止妊娠手术或者结扎手术需经当事人同意并签署意见

　　D. 有产妇死亡及新生儿出生缺陷情况应向卫生行政部门报告

　　E. 医师产前检查怀疑胎儿异常的,应当对孕妇进行产前诊断

58. 目前,我省出生缺陷医院监测的对象是　　　　　　　　　　　（　　）

　　A. 妊娠满20周至出生后7天的围产儿

　　B. 妊娠满28周至出生后42天的围产儿

　　C. 妊娠满28周至出生后7天的围产儿

　　D. 妊娠满20周至出生后42天的围产儿

E. 所有围产儿以及 0～5 岁儿童

59. 区域规划指定的新生儿遗传代谢病筛查中心实验室的筛查检测量应达到（　　）

A. 2 万人次　　　　　B. 3 万人次

C. 4 万人次　　　　　D. 5 万人次

E. 6 万人次

60. 医学技术鉴定中,哪一类人需回避（　　）

A. 兼任行政公职

B. 认识当事人

C. 与当事人有利害关系

D. 专业人员已退休

E. 在民营机构执业

61. 国家基本公共卫生服务规范(2011 版)中孕产妇健康管理服务对象是（　　）

A. 辖区内所有妇女

B. 辖区内育龄期妇女

C. 辖区内具有本地户口的孕产妇

D. 辖区内哺乳期妇女

E. 辖区内居住的孕产妇

62. 产后检查胎盘时不对的是（　　）

A. 如有少许小块胎膜残留,可用宫缩剂期待自然排出

B. 如发现有副胎盘时,观察与正常胎盘是否有血管相连

C. 注意胎盘母体面有无缺损

D. 如仅一小部分胎盘残留,可用宫缩剂期待自然排出

E. 如有较多胎膜,应刮宫取出

63. 哪项是 20～23 孕周产前检查的备查项目（　　）

A. 宫颈评估　　　　B. GBS 筛查

C. 心电图复查　　　D. 宫颈细胞学检查

E. fFN 检测

64. 以下关于青春期社会心理特点的描述,错误的是（　　）

A. 独立意识增强　　B. 注意力集中

C. 情绪不稳定　　　D. 闭锁心理

E. 判断力增强

65. 在青春期中,关于垂体激素的作用,错误的是（　　）

A. FSH 刺激卵泡发育并分泌雌激素

B. LH 刺激卵泡分泌雌激素

C. FSH 和 LH 刺激女孩卵巢发育逐渐成熟

D. LH 促进卵巢黄体的形成而分泌孕酮

E. 促性腺激素刺激卵巢主要生成雌激素和孕酮

66. 以下关于吸烟对青少年的危害说法,错误的是（　　）

A. 导致精神颓废、人格缺失

B. 导致呼吸系统疾患

C. 少女吸烟者日后宫颈癌发病率增高

D. 影响生殖能力

E. 影响生长

67. 青春期发育约需几年时间（　　）

A. 8 年　　　　　　B. 9 年

C. 10 年　　　　　D. 11 年

E. 12 年

68. 甲状腺激素正确的是（　　）

A. 受垂体分泌的甲状腺素抑制激素控制

B. 促进机体新陈代谢

C. 由甲状腺产生,由甲状旁腺分泌

D. 儿童期甲状腺功能亢进者,软骨骨化和牙齿生长受阻

E. 与生长激素协同,促使破骨细胞肥大

69. 青春期生殖官的发育,错误的是（　　）

A. 输卵管口径变小

B. 输卵管管腔黏膜逐渐纤维化

C. 阴道黏膜增厚

D. 阴阜隆起,阴毛出现

E. 小阴唇变大且有色素沉着

70. 关于青春期功血,错误的是（　　）

A. 一般伴有痛经

B. 临床最常见症状为子宫不规则出血,周期紊乱,经期长短不一

C. 雌激素对垂体促性腺激素的正负反馈均存在

D. 多数属于无排卵性功血

E. 特点是子宫内膜不规则剥脱

71. 非淋菌性尿道炎的婚育医学意见,错误的是（　　）

A. 婚后男方确诊为非淋菌性尿道炎者在未治愈前建议不宜妊娠

B. 女方在分娩时感染尖锐湿疣已治愈者,应考虑剖宫产分娩

C. 男女双方确诊为非淋菌性尿道炎者在未治愈前建议暂缓结婚

D. 妊娠期感染非淋菌性尿道炎者应按照正规方案治疗

E. 男女任何一方确诊为非淋菌性尿道炎在未治愈前建议暂缓结婚

72. 梅毒的婚育医学意见错误的是（　　）

A. 男女双方确诊为梅毒在未治愈前建议暂缓

结婚

B. 男女任何一方确诊为梅毒在未治愈前建议暂缓结婚

C. 一方未感染但与感染方有性接触,梅毒血清试验为阴性,不需进行抗梅毒治疗,待感染方临床治愈后可以结婚

D. 结婚后,男女双方或一方确诊感染梅毒,必须经过治疗临床治愈才可以生育

E. 妊娠早期孕妇确诊感染梅毒应在孕早期和孕晚期各进行一个疗程的治疗

73. 一女患者,24 岁,停经 2 个月,腹痛、阴道流血量多于月经量,子宫如两个月妊娠大,宫口有胚囊膨出,宫颈无举痛,临床诊断　　( )

A. 异位妊娠　　　　B. 先兆流产

C. 不全流产　　　　D. 难免流产

E. 过期流产

74. 苯丙酮尿症属于　　　　( )

A. X 连锁隐性遗传病

B. 常染色体显性遗传病

C. 常染色体隐性遗传病

D. 多基因遗传病

E. X 连锁显性遗传病

75. 多数是在妊娠晚期通过胎儿超声检查诊断的先天畸形有　　　　( )

A. 开放性神经管缺陷　B. 全前脑

C. 肾盂积水　　　　D. 单腔心

E. 无脑儿

76. 产前诊断的对象不包括　　　　( )

A. 孕妇为乙型肝炎病毒携带者

B. 夫妇一方有染色体平衡易位

C. 本次妊娠有羊水过多或羊水过少、胎儿发育受限的孕妇

D. 35 岁以上高龄孕妇

E. 有分娩染色体异常儿史

77. 我国《传染病防治法》中规定的医学上认为影响婚育的传染病,不包括　　　　( )

A. 滴虫阴道炎　　　B. 麻风病

C. 淋病　　　　　　D. 梅毒

E. 生殖器疱疹

78. 关于婚前保健的描述错误的是　　( )

A. 是对即将婚配的男女双方的健康检查

B. 是对即将婚配的男女双方的保健指导

C. 防止各种疾病,特别是遗传性疾病和各种慢性疾病的延续

D. 避免有血缘关系和遗传病之间的人结婚和生育

E. 目的在于保障男女青年健康的婚配

79. 尖锐湿疣的婚育医学意见,错误的是　　　　　　　　　　　　( )

A. 妊娠期感染尖锐湿疣者应按照正规方案治疗

B. 女方在分娩时仍然感染尖锐湿疣者,应考虑剖宫产分娩

C. 男女双方确诊为尖锐湿疣者在未治愈前建议暂缓结婚

D. 婚后男方确诊为尖锐湿疣者在未治愈前可以妊娠

E. 男女任何一方确诊为尖锐湿疣在未治愈前建议暂缓结婚

80. 关于 Tanner 的青春期女孩乳房发育分期错误的是　　　　　　　　　( )

A. 乳房和乳晕突起,未融合

B. Ⅱ 期乳房与乳头微隆起

C. Ⅰ 期青春期前乳头突起

D. 乳晕、乳头突出乳房之上

E. 乳头增大突出,性成熟

81. 结婚后的最佳受孕期为　　　　( )

A. 结婚 1 个月以后　B. 结婚 3 个月以后

C. 结婚 6 个月以后　D. 结婚 12 个月以后

E. 结婚当月

82. 国家孕前优生健康检查服务不包括下述哪项内容　　　　　　　　　　　( )

A. TORCH 检查　　B. 艾滋病病毒

C. 梅毒螺旋体　　　D. 甲状腺疾病

E. 精液常规

83. 关于产前筛查的结果,判断正确的是

( )

A. 筛查结果低风险,提示胎儿正常

B. 筛查结果高风险,提示胎儿异常

C. 筛查结果高风险,提示胎儿患病风险升高

D. 筛查结果低风险,提示胎儿患病风险为零

E. 筛查结果是确诊结果

84. 产前诊断的疾病种类不包括　　( )

A. 染色体疾病

B. 遗传性代谢缺陷病

C. 精神障碍

D. 非染色体性先天畸形

E. 单基因遗传病

85. 孕前保健服务内容包括　　　　( )

A. 优生与遗传咨询、健康状况检查、健康指导

B. 健康教育与咨询、健康状况检查、优生指导

C. 优生指导、健康状况检查、健康指导

D. 健康教育与咨询、健康状况检查、健康指导

E. 优生指导、健康状况检查、健康教育与咨询

86. 我国规定统计上报的性传播疾病不包括
（　）

A. 软下疳　　　　　　B. 梅毒

C. 淋病　　　　　　　D. 艾滋病

E. 滴虫阴道炎

87. 婚后较长期避孕的描述错误的是（　）

A. 可选用各种外用工具

B. 女用口服短效避孕药

C. 探亲避孕药

D. 短效口服避孕药停药第 2 个月即可受孕

E. 探亲避孕药应在停药后 3～6 个月才能受孕

88. 青春期功血最主要的发病原因是（　）

A. 学习压力大，精神紧张

B. 下丘脑—垂体—卵巢轴发育尚不成熟

C. 营养不良

D. 活动量大

E. 生理卫生知识未掌握

89. 青春晚期特征错误的是（　）

A. 性腺发育接近成熟　B. 具有生殖能力

C. 进入成人期　　　　D. 第二性征迅速发育

E. 体格生长缓慢到逐渐停止

90. 关于青春期体格发育的"第一次交叉"错误的是（　）

A. 女孩的生长突增起始年龄比男孩早 1～2 年

B. 女孩的生长突增约在 10～12 岁之间开始

C. 女孩 12～13 岁时达到突增高峰

D. 青春期生长突增的起止早晚存在着性别差异

E. 青春期生长突增的幅度没有明显的性别差异

91. 关于青春期功血，正确的是（　）

A. 初潮后 5 年内基本为排卵月经

B. 初潮后 1 年内大部分为无排卵月经

C. 月经初潮为有排卵的象征

D. 青春期 HPO 轴正常功能的建立需经过一段时间

E. 初潮后 5 年仍有部分月经周期无排卵

92. 痛经的分级，错误的是（　）

A. Akerlund 提出了痛经的分级标准

B. 轻度痛经很少用止痛药

C. 中度痛经日常活动受影响

D. 重度痛经止痛药效果好

E. 重度痛经全身症状明显

93. 关于青春延迟病因正确的是（　）

A. 体质性青春发育延迟由于先天或出生后的发育缺陷

B. 低促性腺激素性性腺功能低下多有家族史

C. 特发性青春发育延迟由于下丘脑 GnRH 脉冲式分泌功能延迟发动

D. 低促性腺激素性性腺功能低下典型病例为 Turner 综合征

E. 高促性腺激素性性腺功能低下常见病因包括中枢神经系统疾病和功能性促性腺激素低下

94. 青春期保健内容错误的是（　）

A. 营养卫生指导　　B. 个人卫生指导

C. 排卵期卫生指导　D. 青春期性教育

E. 心理卫生指导

95. 青春期的年龄范围正确的是（　）

A. 7～16 岁　　　　B. 10～19 岁

C. 9～18 岁　　　　D. 12～20 岁

E. 8～12 岁

96. 关于女性一生的生理阶段错误的是
（　）

A. 分为 8 个生理阶段

B. 性染色体决定胎儿性别

C. 新生儿期出现少量阴道流血应警惕

D. 儿童早期下丘脑—垂体—卵巢轴功能处于抑制状态

E. 儿童后期乳房开始发育，开始显现女性特质

97. 艾滋病病毒感染孕产妇适宜的助产服务是
（　）

A. 阴道侧切术

B. 使用胎头吸引器或产钳助产

C. 人工破膜

D. 择期剖宫产和阴道分娩术

E. 自然分娩不得干预

98. 关于多基因遗传病，以下说法错误的是
（　）

A. 多基因遗传病的遗传基础是两对或两对以上的致病基因

B. 与环境因素的作用无关

C. 其遗传特点常有性别差异

D. 其病情越重，说明有越多的基因缺陷

E. 有一定家族史

99. 外阴阴道假丝酵母菌病临床表现不包括
（　）

A. 外阴瘙痒　　　　B. 性交痛

C. 分泌物增多　　　D. 豆渣样白带

E. 泡沫样白带

100. 孕产期保健服务的内容不包括　　（　　）

A. 母婴保健指导　　B. 孕产妇保健

C. 婚前医学检查　　D. 胎儿保健

E. 新生儿保健

101. 可以在妊娠早期通过胎儿超声检查诊断的先天畸形是　　（　　）

A. 脑积水　　　　　B. 肾盂积水

C. 多囊肾　　　　　D. 连体双胎

E. 先天性膈疝

102. 唐氏综合征的筛查方式很多,根据筛查时间可以分为　　（　　）

A. 孕早期筛查和孕中期筛查

B. 孕早期筛查和孕晚期筛查

C. 孕中期筛查和孕晚期筛查

D. 血清学筛查和超声筛查

E. 孕前筛查和孕期筛查

103. 关于婚前卫生咨询,错误的是　　（　　）

A. 婚前卫生咨询是面对面、个人的咨询

B. 应包括婚育问题的咨询

C. 与咨询的方法和技巧关系不大

D. 应对服务对象做好保密工作

E. 改变不利于健康的行为

104. 青年甲在筹备结婚过程中,连续多日劳累,患化脓性扁桃腺炎。医生在为其诊治中同时发现患有淋病。患者住院 4 天,扁桃腺炎痊愈出院,医生嘱其充分休息。按照《中华人民共和国母婴保健法》,青年甲　　（　　）

A. 可以结婚,但不能生育

B. 应当暂缓结婚

C. 不准结婚

D. 不影响结婚生育

E. 尊重受检者意愿

105. 关于青春期女性多囊卵巢综合征的临床表现,错误的是　　（　　）

A. 多毛

B. 肥胖

C. 月经稀发

D. B超发现卵巢体积变小

E. 痤疮

106. 关于 Tanner 的青春期女孩阴毛发育分期错误的是　　（　　）

A. Ⅰ期无阴毛

B. Ⅱ期阴毛稀,长,微着色

C. 较深色,粗,弯曲,覆盖阴唇

D. 阴毛向两侧阴唇分布

E. 典型倒三角形

107. 青春期功血止血治疗错误的是　　（　　）

A. 要求性激素治疗 3 天内见效

B. 青春期功血常用性激素止血

C. 止血方法有孕激素和雌激素两种方法

D. 孕激素内膜脱落法即"药物性刮宫"

E. 雌激素内膜生长法适用于体内雌激素水平偏低的青春期功血患者

108. 青春期的体格生长规律是　　（　　）

A. 体格生长出现生后的第二个突增阶段

B. 男孩的身高增长高峰早于女孩 2 年

C. 不论男、女孩在青春期前的 1～2 年中生长速度明显减慢

D. 青春期体重的增长与身高不平行,同时内脏器官增长

E. 青春期发育约需 5 年时间

109. 正常青春发育期是指　　（　　）

A. 儿童转入成人的过渡时期

B. 在乳房开始发育一年后

C. 出现腋毛阴毛生长及声音低沉、胡须等

D. 小儿身高和体重增长加速

E. 女孩出现月经初潮

110. 正常青春期发育女孩表现是　　（　　）

A. 阴道黏膜和小阴唇增厚—乳房发育—阴毛—外生殖器的改变—月经来潮—腋毛

B. 乳房发育—阴道黏膜和小阴唇增厚—阴毛—外生殖器的改变—月经来潮—腋毛

C. 乳房发育—阴毛—阴道黏膜和小阴唇增厚—外生殖器的改变—月经来潮—腋毛

D. 乳房发育—阴道黏膜和小阴唇增厚—外生殖器的改变—腋毛—月经来潮—腋毛

E. 乳房发育—阴道黏膜和小阴唇增厚—腋毛—外生殖器的改变—月经来潮—阴毛

111. 女性性发育应包括　　（　　）

A. 生殖器官发育、乳房发育

B. 主要是外生殖器官发育和乳房发育

C. 内生殖器官发育及月经初潮

D. 生殖器官发育、月经初潮和第二性征发育

E. 内外生殖器官发育和乳房发育

112. 女性进入青春期最先出现的第二性征是　　（　　）

A. 阴毛长出　　　　B. 腋毛长出

C. 变声　　　　　　D. 月经初潮

E. 乳房发育

113. 青春期最显著的特征是　　（　　）

A. 萌发性意识　　　B. 闭锁心理

C. 情绪不稳定　　　D. 青春幻想

E. 对性发育困惑不解

114. 卵泡结构从外到内依次为 （　　）

A. 颗粒细胞、卵泡外膜、卵泡内膜、放射冠、透明带、卵泡腔、卵丘

B. 颗粒细胞、卵泡外膜、卵泡内膜、卵丘、放射冠、透明带、卵泡腔

C. 卵泡外膜、卵泡内膜、卵泡腔、颗粒细胞、卵丘、放射冠、透明带

D. 卵泡外膜、卵泡内膜、颗粒细胞、卵泡腔、卵丘、放射冠、透明带

E. 卵泡外膜、卵泡内膜、卵泡腔、颗粒细胞、透明带、卵丘、放射冠

115. 婚前卫生指导宣教时间不少于多长时间 （　　）

A. 40 分钟　　　　B. 1 小时

C. 90 分钟　　　　D. 2 小时

E. 30 分钟

116. 男女双方性反应差异错误的是 （　　）

A. 女性性唤起缓慢

B. 女性视触觉比男性敏感

C. 男性达到性高潮较快

D. 女性需要有主观性唤起才出现性欲

E. 女性拥有连续性高潮能力

117. 产前诊断是指 （　　）

A. 对胎儿进行先天性缺陷和遗传性疾病的诊断，包括相应筛查。技术项目包括遗传咨询、医学影像、生化免疫、细胞遗传和分子遗传

B. 对胎儿进行先天性缺陷和遗传性疾病的诊断，包括相应筛查。技术项目包括优生咨询、医学影像、生化免疫、细胞遗传和分子遗传

C. 对胎儿进行先天性缺陷和遗传性疾病的诊断，包括相应筛查。技术项目包括优生咨询、医学影像、生物化学、细胞遗传和分子遗传

D. 对胎儿进行先天性缺陷和遗传性疾病的诊断，包括相应筛查。技术项目包括遗传咨询、医学影像、生物化学、细胞遗传和分子遗传

E. 对胎儿进行遗传性疾病的诊断，包括相应筛查。技术项目包括优生咨询、生化免疫、细胞遗传和分子遗传

118. 诊断胎儿染色体疾病，可采用的方法是 （　　）

A. 胎儿影像学检查

B. 胎儿染色体核型分析

C. 基因检测

D. 检测基因产物

E. 胎儿镜检查

119. 乙型肝炎病毒母婴传播主要途径（　　）

A. 宫内传播　　　B. 产时传播

C. 产后传播　　　D. 经乳汁传播

E. 经唾液传播

120. 遗传方式遵循孟德尔法则，可以推算出子女发病风险的遗传性疾病是 （　　）

A. 单基因遗传病　　B. 染色体疾病

C. 多基因遗传病　　D. 线粒体遗传病

E. 伴性遗传病

121. 以下情况中应该建议双方暂缓结婚的是 （　　）

A. 直系血亲和三代以内旁系血亲

B. 男女双方家系中患相同的遗传性疾病

C. 可以矫正的生殖器畸形

D. 多基因遗传病患者

E. 男女一方患严重的多基因遗传疾病又属于该病的高发家系

122. 唐氏综合征属于 （　　）

A. 染色体病

B. X 连锁隐性遗传病

C. 常染色体显性遗传病

D. 常染色体隐性遗传病

E. X 连锁显性遗传病

123. 孕前保健一般在计划受孕前几个月进行 （　　）

A. 1 月　　　　　B. 6 月

C. 9 月　　　　　D. 12 月

E. 8 月

124. 导致新生儿出生缺陷最常见的遗传性疾病是 （　　）

A. 染色体疾病　　B. 单基因遗传病

C. 多基因遗传病　　D. 体细胞遗传病

E. 代谢性疾病

125. 关于性传播感染的防治措施，错误的是 （　　）

A. 减少性伴侣数量

B. 减少性生活次数

C. 避免不洁性行为

D. 提高安全套具有双重保护的意识

E. 及时治疗感染者

126. 哪一项不是青春期第二性征发育特点 （　　）

A. 乳房发育增大

B. 乳晕增大，色素加深

C. 月经来潮

D. 腋毛发育

E. 肩部皮下脂肪增多

127. 青春早期特征错误的是 　　( )

A. 多数女孩出现月经初潮

B. 生长发育突增

C. 伴随性器官开始发育

D. 伴随第二性征开始发育

E. 为月经初潮前阶段

128. 青春期体格发育的"第二次交叉"正确的是 　　　　　　( )

A. 男孩平均身高大于同龄女孩

B. 女孩随着月经初潮的出现,生长迅速

C. 男孩的迅速生长期较早

D. 男孩增长幅度比女孩小

E. 最终男性身高比女性高 20 cm 左右

129. 关于青春期功血治疗错误的是 　( )

A. 治疗原则是止血,调整月经周期和促排卵

B. 青春期功血止血后可暂时观察下次月经情况

C. 止血治疗后常用雌孕激素序贯法建立正常的月经周期

D. 经过治疗后部分患者可自行恢复排卵

E. 孕激素内膜脱落法适用于体内有一定雌激素水平的患者

130. 关于闭经的分类正确的是 　　( )

A. Asherman 综合征属于中枢神经—下丘脑性闭经

B. 神经性厌食症属于中枢神经—下丘脑性闭经

C. Sheehan 综合征属于子宫性闭经

D. Turner 综合征属于垂体性闭经

E. Kallmann 综合征属于卵巢性闭经

131. 对于青春延迟的治疗正确的是 　( )

A. 体质性青春延迟不需特殊处理

B. 低促性腺激素性性腺功能低下应用雌激素替代治疗,一般主张骨龄 15 岁起应用,从小剂量开始

C. 应用生长激素时一般同时应用雌激素,以免影响最终身高

D. HMG 用于垂体对下丘脑反应良好的患者

E. LHRH 适用于垂体本身有功能障碍的患者

132. 青春延迟错误的是 　　　　( )

A. 女孩在 13 岁以后乳房尚未开始发育

B. 女孩 15 岁时仍无月经初潮

C. 超过正常青春期开始平均年龄 2 个标准差以上尚无性成熟表现

D. 病因可能为垂体或性腺功能低下

E. 病因可能是影响 GnRH 脉冲分泌的疾病

133. 关于盆腔炎的传染途径,下列哪项是正确的 　　　　　　　　　　( )

A. 产褥及流产后感染主要是血行性播散

B. 结核性盆腔炎主要是沿黏膜上行性感染

C. 沙眼衣原体是沿生殖道黏膜上行蔓延

D. 阑尾炎等消化道炎症可通过淋巴系统蔓延到内生殖器

E. 淋球菌是通过接触后先入侵泌尿系统后再蔓延到生殖道

134. 关于青少年性行为和少女妊娠的危害,错误的是 　　　　　　　　( )

A. 生殖器官损伤或感染

B. 严重影响身心健康

C. 影响学业和生活

D. 少女妊娠不增加妊娠期高血压疾病发生

E. 易导致不孕

135. 青春期开始后,最突出的变化是 ( )

A. 下丘脑—垂体—卵巢轴的成熟

B. E2 水平上升

C. FSH 和 LH 的增多

D. GnRHz 持续增多

E. 雄激素增加

136. 青春期体格发育的"第一次交叉",正确的是 　　　　　　　　　　( )

A. 男孩身高大于同龄女孩

B. 女孩生长突增约在 9～10 岁开始

C. 女孩 11～12 岁时达到突增高峰

D. 女孩生长突增起始年龄比男孩早 1～2 年

E. 青春期生长突增的幅度无明显性别差异

137. 关于青春期体格发育肌肉和脂肪,正确的是 　　　　　　　　　　( )

A. 青春期前男孩肌肉增长较快

B. 肌肉发育从 12 岁开始两性分化

C. 肌肉发育在身高突增高峰之前出现

D. 至青春期结束时,男性肌肉重量超过女性 10%

E. 青春期女孩体内脂肪量在青春期后期突增

138. 青春期的社会心理特点,错误的是

( )

A. 对性发育困惑不解

B. 具有一定的成熟感和寻求独立的强烈愿望,特别是经济上独立

C. 容易出现情绪不稳定

D. 青春期医学上称为"接近异性期"

E. 最显著的特征是闭锁性

139. 关于原发性痛经的病因,错误的是

（ ）

A. 青春期少女的痛经绝大多数是原发性痛经

B. 精神因素

C. 子宫肌肉和纤维组织比例失调

D. 痛经常发生在有排卵的月经周期

E. 子宫合成和释放前列腺素减少

140. 关于低促性腺激素性性腺功能低下常见原因错误的是 （ ）

A. 中枢神经系统疾病包括泌乳素瘤、Kallmann综合、颅咽管瘤

B. 孤立性促性腺激素缺乏包括松果体瘤

C. 特发性垂体功能低下矮小症

D. 功能性促性腺激素低下,如高强度训练

E. 肿瘤

141. 关于产前筛查,以下说法错误的是

（ ）

A. 被筛查疾病在人群中有较高发病率并严重影响健康

B. 产前筛查试验是确诊性试验

C. 产前筛查方法简便、可行、无创

D. 被筛查者应自愿参与,做到知情选择

E. 产前筛查试验高风险建议做产前诊断

142. 产前诊断的方法,不包括 （ ）

A. 羊水胎儿细胞染色体核型分析

B. 羊膜镜检查

C. 超声检查

D. 基因检测

E. 绒毛细胞染色体核型分析

143. 对于应劝阻婚育的情况错误的是（ ）

A. 女性心功能Ⅲ级

B. 病毒性肝炎发作期

C. 年龄35岁以上,心脏病病程较长者

D. 严重心律失常

E. 特发性血小板减少性紫癜

144. 滴虫阴道炎的临床表现不包括 （ ）

A. 阴道分泌物增多　　B. 外阴瘙痒

C. 泡沫样白带　　　　D. 脓性白带

E. 豆渣样白带

145. 受孕的必备条件错误的是 （ ）

A. 男方精子数量、功能、形态、活力正常

B. 原有疾病治愈后

C. 输卵管通畅

D. 子宫内膜适合受精卵种植和发育

E. 女方排卵正常

146. 婚前卫生咨询的重点对象错误的是

（ ）

A. 建议不宜结婚　　B. 建议暂缓结婚

C. 建议不宜生育　　D. 建议暂缓生育

E. 35岁以上结婚的妇女

147. 属于X连锁隐性遗传病的是 （ ）

A. 先天性全色盲　　B. 进行性肌营养不良

C. 成骨不全　　　　D. 先天性心脏病

E. 无脑儿

148. 女孩的青春期开始时间与男孩相比

（ ）

A. 晚2~4年　　　B. 晚1~2年

C. 相同　　　　　D. 早2~4年

E. 早1~2年

149. 影响青春期生长发育的激素,正确的是

（ ）

A. 雄激素可促进子宫发育,参加月经初潮

B. 女童血清睾酮水平低于同龄男童的1/2

C. 雌激素可使阴蒂生长

D. 雌激素引起长骨干早期愈合,雌激素作用强于雄激素

E. 雄激素与糖皮质激素协同控制阴毛、腋毛生长

150. 关于青春期体格发育体重和瘦体重正确的是 （ ）

A. 体重增长也有突增高峰

B. 达到成年期后停止增长

C. 女孩的瘦体重比同体重男孩的小

D. 男孩的瘦体重增长迅速,18岁达高峰

E. 女孩的瘦体重增长缓慢,16岁达高峰

151. 有关青春期功能发育,正确的是 （ ）

A. 青春期女孩的心率及呼吸频率均随年龄的增长而增加

B. 血压和心排出量逐渐增加,脉搏变快

C. 青春期女性血中红细胞和白细胞增加均较多

D. 女孩最大耗氧量的绝对值各年龄均低于男孩

E. 女孩在12岁以后,男女性之间的差距变小

152. 青春期的不良嗜好吸烟的危害,错误的是 （ ）

A. 女孩的吸烟人数在逐渐增加

B. 吸烟可引起宫颈癌发病率增高

C. 吸烟妇女易患不孕症和早绝经

D. 吸烟可影响中枢神经系统发育

E. 吸烟会影响生长和生殖能力

153. 关于少女妊娠错误的是 （　）

A. 指 15～19 岁少女的妊娠

B. 大部分是非意愿性妊娠

C. 少女怀孕呈现逐年上升和低龄化趋势

D. 青少年首次性交年龄显著提前

E. 少女妊娠是一个"全球化"问题

154. Kallmann 综合征,错误的是 （　）

A. 为垂体性闭经

B. 是一种先天性遗传性疾病

C. 为原发性闭经

D. 性征发育缺如

E. 伴嗅觉减退或丧失

155. 婚前卫生咨询的方式和原则错误的是

（　）

A. 指令性咨询是咨询者为服务对象做出相关决定并直接告诉服务对象

B. 应遵循知情同意原则

C. 临床咨询工作中多数咨询是指令性咨询

D. 参与和互动原则

E. 负责原则

156. 婚前卫生咨询的对象不包括 （　）

A. 夫妇双方或家系成员患有某些遗传病或先天畸形者

B. 曾生育过遗传病患儿或不明原因智力低下先天畸形儿的

C. 曾有不明原因的反复流产或有死胎死产等情况

D. 长期接触不良环境因素的青年男女

E. 常规检查或常见遗传病筛查发现患有乙肝者

157. 对于婚前医学意见中建议不宜结婚的说法正确的是 （　）

A. 一级亲属指一个人和他的祖父母.外祖父母、叔、伯、姑、舅、姨之间

B. 二级亲属指一个人与其表(堂)兄弟姐妹之间及曾祖父母与曾孙子女之间

C. 直系血亲指祖父母—父母—自己

D. 三代以内的旁系血亲指与自己有同一曾祖父母或外曾祖父母的非直系血亲

E. 重型精神病在病情平稳期仍建议不宜结婚

158. 建议暂缓结婚的情况错误的是 （　）

A. 指定传染病在传染期内

B. 精神分裂症发作期

C. 躁狂抑郁性精神病发作期

D. 无法矫治的生殖器官畸形

E. 艾滋病病情平稳期

159. 可以结婚,但不宜生育的情况错误为

（　）

A. 男女任何一方患有严重的常染色体显性遗传病,无产前诊断条件者

B. 男女双方均患有不同的严重常染色体隐性遗传病

C. X 连锁显性遗传病女性患者,所患疾病不能做产前诊断者

D. 男女任何一方患有严重的多基因遗传病,并为高发家系患者

E. 同源染色体易位携带者和复杂性染色体易位患者

160. 关于淋病的婚育医学意见,错误的是

（　）

A. 男女双方确诊为淋病者在未治愈前建议暂缓结婚

B. 女方在分娩时仍然感染淋病者,应考虑阴道分娩

C. 婚后男女双方或任何一方确诊为淋病者在未治愈前建议不宜妊娠

D. 妊娠期感染淋病应按照正规方案治疗

E. 男女任何一方确诊为淋病者在未治愈前建议暂缓结婚

161. 下列染色体疾病建议不宜生育的是

（　）

A. Turner 综合征 B. Klinefelter 综合征

C. Edwards 综合征 D. Patau Syndrome

E. 同源染色体平衡异位携带

162. 子宫肌瘤的症状与下述何项关系密切

（　）

A. 肌瘤的大小

B. 肌瘤生长的部位(宫体、宫颈)

C. 发生年龄

D. 肌瘤与肌层的关系(黏膜下、浆膜下、壁间)

E. 肌瘤之数目

163. 可以结婚,可以生育,但需控制后代性别的描述错误的是 （　）

A. 严重的 X 连锁隐性遗传病女性携带者

B. X 连锁隐性遗传病男性携带者

C. X 连锁隐性遗传病女性携带者与正常男性婚配,应保留女胎

D. X 连锁显性遗传病女性携带者与正常男性婚配,应保留男胎

E. X 连锁显性遗传病男性携带者与正常女性

婚配,应保留男胎

164. 下列哪项与阴道的自净作用无关（   ）

A. 雌激素　　　　　B. 阴道内乳酸杆菌

C. 阴道 pH　　　　　D. 宫颈黏液

E. 阴道上皮细胞内糖原含量

165. 29 岁,已婚女性,脓性白带 1 周,检查外阴(－),阴道(－),子宫颈充血、触血(＋),宫颈口有脓性分泌物,宫腔(－)。最可能的诊断是（   ）

A. 滴虫阴道炎

B. 真菌性阴道炎

C. 细菌性阴道炎

D. 子宫颈沙眼衣原体感染

E. 子宫颈厌氧菌感染

166. 关于雄激素不敏感综合征描述错误的是（   ）

A. 属于第二性征存在的原发性闭经

B. 男性假两性畸形,染色体核型 46XY

C. 表型为女性,阴毛、腋毛分布女性化,阴道发育正常,子宫及输卵管缺如

D. X 染色体上雄激素受体基因缺陷

E. 性腺为睾丸

167. 关于青春期性教育,说法错误的是（   ）

A. 青春期性教育包括性生理、性心理和性道德

B. 以性生理知识为起点

C. 以性心理指导为特点

D. 性道德教育为辅

E. 体检筛查健康问题

168. 下述哪个不是淋病的好发部位（   ）

A. 子宫内膜　　　　　B. 尿道旁腺

C. 前庭大腺　　　　　D. 子宫颈管

E. 尿道

169. 女性 25 岁,阴道分泌物增多伴外阴瘙痒 1 周来诊,妇科检查:阴道黏膜充血,阴道内大量块状分泌物,化验滴虫(－),清洁度Ⅰ,真菌(＋),下列哪项错误（   ）

A. 该病多见于孕妇及近期应用抗生素者

B. 糖尿病患者治疗

C. 此病可由口腔、肠道真菌交叉感染所致

D. 先用酸性液体冲洗阴道

E. 阴道炎治疗

170. 青春期痛经发病的主要原因是（   ）

A. 前列腺素的合成和释放增加

B. 精神因素

C. 子宫发育不良

D. 经血引流不畅

E. 生冷饮食过多

171. 关于青春期与围绝经期无排卵功血的治疗原则哪一项是不同的（   ）

A. 止血　　　　　B. 调整周期

C. 改善全身状况　　　　　D. 恢复卵巢功能

E. 药物治疗

172. 青春期的发动最主要是由哪一激素启动（   ）

A. 生长激素　　　　　B. 性激素

C. 甲状腺素　　　　　D. 肾上腺素

E. 下丘脑激素

173. 以下哪项不是青春期性教育的内容（   ）

A. 性生理教育

B. 性心理教育

C. 预防性传播疾病的知识

D. 对女青年疾病的治疗

E. 认识自慰

174. 以下关于青少年性行为和少女妊娠的原因,错误的是（   ）

A. 性道德观念误导

B. 交友不慎,受社会上坏人引诱

C. 文化程度高,知识面广泛

D. 性生理、性心理成熟提前

E. 预防意外妊娠的知识缺乏

175. 新婚夫妇婚后短期避孕方法首选（   ）

A. 口服长效避孕药　　　　　B. IUD

C. 避孕套　　　　　D. 紧急避孕药

E. 安全期避孕法

176. 下列哪一项不是老年人患阴道炎的主要病因（   ）

A. 卵巢功能衰退,雌激素水平降低

B. 阴道内乳酸杆菌减少而其他细菌大量繁殖

C. 阴道壁萎缩、黏膜变薄

D. 上皮细胞内糖原含量减少

E. 阴道内 pH 值上升,局部抵抗力降低

177. 下列哪项不属于影响婚育的法定传染病（   ）

A. 尖锐性湿疣　　　　　B. 风疹

C. 梅毒　　　　　D. 淋病

E. 麻风病

178. 婚前医学检查实行何种制度（   ）

A. 公示制度　　　　　B. 复核制度

C. 逐级送检　　　　　D. 逐级转诊

E. 随机抽查

179. 婚前卫生指导不包括 （　　）
A. 女性生殖器官解剖　B. 常见的妊娠合并症
C. 孕前指导　　　　　D. 避孕节育指导
E. 性保健

180. 婚前医学检查中患严重遗传性疾病是指
（　　）
A. 多基因遗传病　　　B. 常染色体显性遗传
C. 常染色体隐性遗传　D. 伴性遗传病
E. 因遗传病而生活不能自理,后代再发风险高者

181. 早期梅毒(包括一期、二期及早期潜伏梅毒)推荐普鲁卡因青霉素 G,治疗总量(一疗程)
应是 （　　）
A. 1 500 万 U
B. 600 万 U
C. 800 万～1 200 万 U
D. 1 200 万～1 800 万 U
E. 2 400 万 U

182. 目前性传播疾病范围扩大,由衣原体感染的疾病中包括 （　　）
A. 衣原体引起的沙眼
B. 性病性淋巴肉芽肿
C. 腹股沟肉芽肿
D. 硬下疳
E. 非特异性阴道炎

183. 艾滋病的传播途径,错误的是 （　　）
A. 粪口途径传播　　　B. 性接触传播
C. 母婴传播　　　　　D. 接触感染者黏液
E. 血液转播

184. 社区妇女保健的服务主体是 （　　）
A. 全科/执业医师　　　B. 社区卫生服务中心
C. 社区(或村)卫生室　D. 区妇幼保健所
E. 街道(乡镇)妇保医生

185. 妇女定期进行疾病普查目的是 （　　）
A. 以保健为主
B. 以预防妇科恶性肿瘤为主
C. 以预防性传播疾病为主
D. 以发现和治疗妇女常见病、多发病
E. 以查环查孕为主

186. 先天性梅毒常应用普鲁卡因青霉素 G 治疗,用量是 （　　）
A. 2 万 U/(kg·d)
B. 3 万 U/(kg·d)
C. 4 万 U/(kg·d)
D. 5 万 U/(kg·d)
E. 6 万 U/(kg·d)

187. 下列哪些检查不是婚前医学检查的常规检查项目 （　　）
A. 胸部透视　　　　　B. 梅毒筛查
C. 血常规　　　　　　D. 真菌检查
E. 淋病

188. 妇女生理性白带的来源描述不正确的是
（　　）
A. 阴道黏膜渗出液
B. 阴道上皮腺体分泌液
C. 宫颈管腺体分泌液
D. 子宫内膜腺体分泌液
E. 宫颈及阴道的脱落细胞

189. 化脓菌引起的急性输卵管炎症病变,不受累或受累最轻的部位是 （　　）
A. 浆膜层　　　　　　B. 肌层
C. 黏膜层　　　　　　D. 输卵管间质
E. 输卵管周围

190. 女性,42 岁,已婚,因体检发现宫颈 2/3 柱状上皮外翻,分泌物增多,咨询物理治疗事宜,下列描述正确的是 （　　）
A. 非月经期均可以治疗
B. 妇科检查见柱状上皮外翻即可做激光治疗
C. 治疗后创面须 4～8 周愈合
D. 治疗后若有大量阴道黄水,可用高锰酸钾溶液冲洗阴道
E. 治疗后禁止性生活一周

191. 关于生殖道感染的病原体,不正确的是
（　　）
A. 沙眼衣原体
B. 流行性腮腺炎病毒
C. 淋球菌
D. 需氧菌不引起盆腔炎症
E. 厌氧菌引起盆腔炎症

192. 生理性柱状上皮异位很少发生于下列哪种人群 （　　）
A. 青春期　　　　　　B. 生育年龄女性
C. 围绝经期　　　　　D. 口服避孕药
E. 妊娠期

193. 关于宫颈的描述下列哪项不正确 （　　）
A. 宫颈阴道部为复层鳞状上皮覆盖
B. 宫颈管黏膜上皮细胞呈单层高柱状
C. 宫颈管黏液栓呈碱性
D. 宫颈鳞柱状交界处是宫颈癌好发部位
E. 宫颈黏膜不受性激素影响

194. 高危型 HPV 检查不适用于下列哪项情况
（　　）

A. 子宫颈癌筛查　　B. ASCUS

C. AIS　　　　　　D. AGC

E. 30 岁以后的女性

195. 不属于阴道内正常菌群的是　　（　　）

A. 乳酸杆菌　　　　B. 葡萄球菌

C. 沙眼衣原体　　　D. 支原体

E. 大肠埃希菌

196. 关于婴幼儿外阴炎,下列哪项不正确

（　　）

A. 外阴发育差,不能遮盖尿道口及阴道前庭

B. 阴道环境与成人相同,pH 值 3.8~4.4

C. 主要表现为阴道脓性分泌物及外阴瘙痒

D. 蛲虫感染

E. 久治不愈者应排除阴道异物

197. 关于淋病奈瑟菌,下列描述正确的是

（　　）

A. 革兰阳性双球菌

B. 喜潮湿,对外界理化因素抵抗力强

C. 青霉素是首选治疗药物

D. 以侵犯单层柱状上皮及移行上皮细胞为主

E. 不会继发宫外孕和男女不育不孕症

198. 女性,35 岁,因盆腔炎应用广谱抗生素治疗 2 周,出现白带增多,外阴奇痒,阴道内见凝乳样白带,其诊断为　　（　　）

A. 滴虫性外阴阴道炎　B. 真菌性外阴阴道炎

C. 淋球菌感染　　　　D. 细菌性外阴阴道炎

E. 非特异性外阴阴道炎

199. 关于非淋菌性尿道炎的治疗原则,不正确的是　　（　　）

A. 早期诊断,早期治疗

B. 及时、足量、规则治疗

C. 不同病性采用不同的治疗方案

D. 同时治疗性伴

E. 抗衣原体、支原体、真菌联合用药

200. 关于宫颈细胞学刮片检查,正确的是

（　　）

A. 是发现宫颈癌前病变的首筛方法

B. 可区分原位癌与浸润癌

C. 临床分期越晚,宫颈刮片细胞学检查阳性率越高

D. 阴道镜检查,可以取代宫颈刮片细胞学检查

E. 宫颈刮片巴氏为Ⅲ级以上,宫颈活检为阴性时,则无需进一步检查

201. 慢性宫颈炎与子宫颈癌早期外观上难以鉴别,确诊方法是　　（　　）

A. 宫颈刮片细胞学检查

B. 碘试验

C. 宫颈活组织检查

D. 阴道镜检查

E. 宫颈椎形切除

202. 滴虫阴道炎阴道分泌物的特征　（　　）

A. 白色豆渣样　　　B. 黄色水样

C. 稀薄泡沫样　　　D. 黄色黏液脓性

E. 白色浆液性

203. 关于淋病的描述错误的是　　（　　）

A. 淋病奈瑟菌可侵犯泌尿生殖道的黏膜和外阴皮肤

B. 淋病是当前发生率最高的 STD

C. 淋病奈瑟菌离体后在干燥条件下 2 小时即可灭活

D. 淋病奈瑟菌适于在 35.5~36.5℃,pH 7.2~7.6 条件下生长

E. 属于革兰氏阴性双球菌

204. 关于盆腔炎的传播途径,正确的是

（　　）

A. 流产后感染主要是经血液循环传播

B. 沙眼衣原体是沿生殖道黏膜上行感染

C. 阑尾炎等消化道炎症可通过淋巴系统蔓延到内生殖器

D. 淋病奈瑟菌是通过性接触后先侵入泌尿系统后再蔓延到生殖道

E. 产褥感染是沿生殖道黏膜上行感染

205. 关于慢性子宫颈炎物理治疗描述错误的是　　（　　）

A. 治疗前应常规进行宫颈癌筛查

B. 急性生殖道炎症期禁止进行物理治疗

C. 治疗时间应选在禁性生活 3 日,月经中期进行

D. 物理治疗术后 1 周脱痂时可有少许出血

E. 术后禁盆浴、性生活及阴道盥洗 4~8 周

206. 确诊唐氏综合征主要根据　　（　　）

A. 染色体分析

B. 体表特征

C. 孕母 AFP、hCG 等血清学筛查

D. X 线检查

E. 超声诊断

207. 确定子宫颈癌最可靠的依据是　（　　）

A. 子宫颈细胞学检查　B. HPV 检查

C. 阴道镜检查　　　　D. 子宫颈碘着色实验

E. 宫颈活组织病检

208. 慢性盆腔炎病变,最主要存在于 （　　）
A. 子宫肌层及输卵管
B. 子宫内膜及输卵管
C. 子宫旁结缔组织及输卵管
D. 子宫旁结缔组织及输卵管、卵巢
E. 盆腔腹膜及卵巢,输卵管

209. 宫颈糜烂哪项是最正确的 （　　）
A. 宫颈鳞状上皮脱落,由柱状上皮覆盖
B. 宫颈上皮缺如
C. 宫颈溃疡
D. 宫颈鳞状上皮化
E. 宫颈旧裂外翻

210. 女性上生殖道感染的防御机制,哪一项最重要 （　　）
A. 阴道自净
B. 盆底肌肉的作用:保持阴道口闭合,阴道前后壁紧贴
C. 双大阴唇自然闭合
D. 子宫颈黏液栓
E. 子宫内膜周期性脱落

211. 对于念珠菌阴道炎描述不正确的是 （　　）
A. 条件致病菌
B. 对日光、干燥、紫外线及化学制剂抵抗力强
C. 适宜在 pH<4.5 酸性环境中生存
D. 对热抵抗力强
E. 10%～20%非孕妇女及 30%孕妇阴道中有此菌寄生

212. 以下关于盆腔炎性疾病描述正确的为 （　　）
A. RTI 是指由性接触、类似性行为及间接接触所感染的一组传染性疾病
B. STD 是指原本正常存在于生殖道微生物,或经性接触或医疗操作过程中由外界进入生殖道的微生物引起的一组感染性疾病
C. 生殖道外源性感染常见真菌及厌氧菌
D. 内源性病原体常见沙眼衣原体等
E. 指女性上生殖道的一组感染性疾病

213. 不属于 2010 年美国 CDC 关于 PID 诊断标准中附加标准为 （　　）
A. 体温超过 38.3℃(口表)
B. 宫颈或阴道异常黏液脓性分泌物
C. C-反应蛋白升高
D. 子宫内膜活检证实子宫内膜炎
E. 实验室证实的宫颈淋病奈瑟菌或沙眼衣原体阳性

214. 关于子宫颈细胞学检查描述错误的是 （　　）
A. 是 CIN 及早期子宫颈癌筛查的基本方法
B. 是 CIN 及早期子宫颈癌诊断的必需步骤
C. 女性有性生活当年即应进行筛查
D. 21 岁以上有性行为的女性开始筛查,并定期复查
E. 报告形式有巴氏 5 级分类法及 TBS 系统分类

215. 不属于鳞状上皮细胞异常宫颈细胞学检查的报告是 （　　）
A. AGC
B. ASCUS
C. ASC
D. LSILs
E. SCC

216. 淋球菌涂片检查描述正确的是 （　　）
A. 具有简便、有效、快速、经济等特点
B. 不是诊断淋病的主要手段
C. 淋球菌涂片阴性可排除淋球菌感染
D. 润滑窥器暴露宫颈后,棉拭子轻拭宫颈口脓液涂于载玻片上,进行革兰染色
E. 淋球菌为革兰阳性菌,菌体较其他寄生菌大,容易识别

217. 淋病判愈标准及预后不正确描述 （　　）
A. 需在治疗结束后 1 周内,无性生活史情况下进行检查
B. 症状和体征全部消失
C. 治疗结束后 4～7 天作淋球菌复查呈阴性
D. 淋病患者可发展为播散性淋病,甚至危及生命
E. 为预防新生儿眼炎,应在出生后半小时内用抗生素或硝酸银眼药水滴眼

218. 哪种人群不是生殖道感染的易感人群 （　　）
A. 孕妇和口服使用避孕药者
B. 长期使用抗生素和类固醇激素类药物
C. 糖尿病患者
D. 哺乳期产妇
E. 经常阴道冲洗或盥洗者

219. 不属于妇女病普治范围的疾病是 （　　）
A. 阴道炎症
B. 尖锐湿疣
C. 子宫脱垂
D. 尿瘘
E. 先天性心脏病

220. 关于外阴阴道假丝酵母菌病的治疗,哪项是错误的 （　　）
A. 若有糖尿病应给予积极治疗
B. 及时停用广谱抗生素

C. 用过的内裤、盆及毛巾均应用开水烫洗

D. 对性伴侣进行常规治疗

E. 可以全身用药

221. PID 的合并症或后遗症极少见的是

（　）

A. 输卵管卵巢囊肿　　B. 输卵管积水

C. 粘连性子宫后屈　　D. 盆腔结缔组织炎

E. 弥漫性腹膜炎

222. 盆腔炎性疾病感染途径描述不正确为

（　）

A. 沿生殖道黏膜上行感染是非妊娠期、非产褥期盆腔炎性疾病的主要感染途径

B. 经淋巴系统蔓延是放置宫内节育器感染的主要途径

C. 经淋巴系统蔓延是产褥感染主要途径

D. 经血循环传播是结核菌感染主要途径

E. 直接蔓延是阑尾炎及流产后感染的主要传播途径

223. 36 岁已婚已育女性，淋漓阴道出血 2 个月。平素月经规律，经量多，持续时间长，就诊时阴道排出脓血性分泌物。对此患者为明确诊断，应采取下列何项措施

（　）

A. 抗生素治疗 3 天后行宫腔镜检查

B. 消毒条件下窥视阴道、宫颈，行双合诊（或三合诊）检查

C. 抗生素加止血药治疗后妇科检查

D. 抗生素治疗后三天刮宫

E. 性激素修复内膜，止血之后行妇科检查

224. 下列哪项是目前公认的宫颈癌的主要病因

（　）

A. HPV 感染　　　　B. 性生活过早

C. 免疫功能低下　　D. 多个性伴侣

E. 吸烟饮酒

225. 宫颈癌的癌前期病变最可能是　　（　）

A. 宫颈糜烂Ⅱ度　　B. 宫颈多发性息肉

C. 宫颈鳞状上皮化　D. 宫颈鳞状上皮化生

E. 宫颈上皮内病变

226. 多次宫颈刮片细胞学检查为阳性，而宫颈活检为阴性，为进一步诊断首先应

（　）

A. 分段诊刮　　　　B. 阴道镜检

C. 宫颈锥切活检　　D. 碘试验

E. 染色体检查

227. 下列哪类不是先天性心脏病　　（　）

A. 动脉导管未闭　　B. 房间隔缺损

C. 室间隔缺损　　　D. 法洛四联症

E. 风湿性心脏病

228. 关于宫颈细胞学刮片检查，正确的是

（　）

A. 是宫颈癌筛查的主要方法

B. 可区分原位癌与浸润癌

C. 临床分期越晚，宫颈刮片细胞学检查阳性率越高

D. 阴道镜检查，可以取代宫颈刮片细胞学检查

E. 是宫颈癌的有效诊断方法

229. 老年妇女患阴道炎的原因是　　（　）

A. 卵巢功能衰退，雌激素水平降低

B. 阴道壁萎缩，黏膜变薄

C. 上皮细胞内糖原含量减少

D. 阴道内 pH 值上升，局部抵抗力降低

E. 以上均是

230. 绝经期妇女已除外恶性肿瘤，出现血性白带最可能的是

（　）

A. 宫颈息肉　　　　B. 宫颈糜烂

C. 宫腔积液　　　　D. 萎缩性阴道炎

E. 更年期月经紊乱

231. 糖尿病合并阴道炎以下哪种最常见

（　）

A. 外阴阴道假丝酵母菌病

B. 滴虫阴道炎

C. 外阴瘙痒症

D. 外阴炎

E. 前庭大腺脓肿

232. 女性，25 岁，已婚，阴道分泌物涂片发现滴虫，其白带性状应为

（　）

A. 白色豆渣样白带　B. 血性白带

C. 脓白带　　　　　D. 黄色白带

E. 黄色泡沫状白带

233. 常见的宫颈癌病理类型是　　（　）

A. 鳞状细胞癌　　　B. 腺鳞癌

C. 黏液腺癌　　　　D. 恶性腺瘤

E. 黑色素瘤

234. 关于围绝经期保健不正确的是　（　）

A. 经期后出血应及时就诊

B. 定期检查

C. 防治围绝经期综合征

D. 重视蛋白质、维生素、微量元素的摄入

E. 积极激素补充治疗

235. 孕妇母胎 Rh 血型不合正确的是（　）

A. 若 Rh 抗体效价＞1∶32，胎儿可能发生溶血

B. 孕妇血型 Rh 阴性，配偶不需检查

C. Rh 血型不合往往起病晚

D. Rh 血型抗原共有 8 种抗原

E. Rh 血型不合往往在新生儿期起病

236. 最常见的盆腔炎症是 （　　）

A. 子宫内膜炎

B. 子宫肌炎

C. 输卵管炎及输卵管卵巢炎

D. 盆腔结缔组织炎

E. 盆腔腹膜炎

237. 关于梅毒,下列哪项正确 （　　）

A. 早期梅毒指一期梅毒

B. 早期梅毒指病期半年内的梅毒

C. 查血浆反应素（RPR）有诊断价值

D. 三期梅毒的传染性最强

E. 脑脊液检查主要用于诊断晚期潜伏梅毒

238. 以下哪项不适合用于慢性宫颈炎的治疗

（　　）

A. 激光治疗　　　　B. 微波治疗

C. 抗生素治疗　　　D. 药物治疗

E. 手术治疗

239. 淋病的首选治疗为 （　　）

A. 青霉素类抗生素　B. 头孢类抗生素

C. 抗厌氧菌类药物　D. 抗真菌类药物

E. 局部药物结合物理治疗

240. 妇女病普查普治一级机构的主要工作,

不包括 （　　）

A. 进行妇科常见病防治技术的研究及结果

分析

B. 负责掌握所属地区的妇女人数、年龄构成

及普查对象人数

C. 进行妇科常见病的流行病学调查研究

D. 向普查人群开展有针对性的健康教育

E. 普查的后续随访工作

241. 下列选项中,不符合细菌性阴道病诊断

的是 （　　）

A. 胺臭味试验阳性

B. 阴道 pH＜4.5

C. 匀质、稀薄的阴道分泌物

D. 阴道分泌物涂片中见大量线索细胞

E. 找到线索细胞＞20％

242. 治疗滴虫阴道炎,下列哪种说法是错误

的 （　　）

A. 常用药物为甲硝唑

B. 甲硝唑口服吸收好、疗效高

C. 甲硝唑不通过乳汁排泄,不影响哺乳

D. 性伴侣应同时治疗

E. 随访 3 月后重新进行筛查

243. 尖锐湿疣的病原体是 （　　）

A. 人免疫缺陷病毒　　B. 苍白螺旋体

C. 人乳头瘤病毒　　　D. 淋病奈瑟菌

E. 白色念珠菌

244. 下列哪项是诊断淋病的金标准 （　　）

A. 分泌物涂片革兰染色

B. 核酸检测

C. 酶联免疫吸附试验

D. 病史和妇科检查

E. 淋病奈瑟菌培养

245. 萎缩性阴道炎的治疗原则,以下哪项是

正确的 （　　）

A. 口服或肌注抗生素以彻底治疗

B. 用碱性液冲洗阴道可提高疗效

C. 1％龙胆紫涂阴道

D. 阴道内补充雌激素

E. 阴道内用润滑栓剂即可

246. 关于外阴阴道假丝酵母菌病,正确的是

（　　）

A. 主要为外源性感染

B. 分泌物特点为脓性、泡沫样白带

C. 阴道黏膜有散在出血点

D. 选择局部或全身抗真菌药物治疗

E. 假丝酵母菌只寄生于口腔、肠道,条件适宜

可引起阴道感染

247. 检测沙眼衣原体临床常用的方法为

（　　）

A. 衣原体培养

B. 核酸杂交

C. 酶联免疫吸附试验

D. 核酸扩增

E. 以上均不是

248. 以下哪项不属于妊娠早期常见影响胎儿

发育的问题 （　　）

A. 主动或被动吸烟　B. 均小骨盆

C. 孕期宫内感染　　D. 孕期发热

E. 饮酒

249. 男女一方或双方患有性传播疾病如衣原

体、淋病、梅毒、尖锐湿疣等时,最合适的避孕方法

为 （　　）

A. 复方短效口服避孕药

B. 避孕套

C. 紧急避孕药

D. 宫内节育器

E. 避孕针

250. 慢性子宫颈炎的病理不包括 （　　）

A. 慢性子宫颈管黏膜炎

B. 宫颈肥大

C. 宫颈息肉

D. 宫颈 CIN

E. 子宫颈管腺体局限性增生

251. 关于盆腔炎性疾病，下列哪项不正确

（　　）

A. 可发生于产后或流产后感染

B. 急性期定期做盆腔检查，了解病情

C. 可有寒战、高热

D. 治疗应彻底，以免形成盆腔炎性疾病后遗症

E. 高发年龄为 15～25 岁

252. 老年女性，绝经 5 年后出现阴道流血，应首先排除 （　　）

A. 生殖道恶性肿瘤　　B. 子宫肌瘤

C. 阴道炎　　　　　　D. 宫颈息肉

E. 尿道肉阜

253. 中年妇女乳头血性溢液时应首先考虑

（　　）

A. 乳腺癌　　　　　　B. 乳腺脓肿

C. 乳腺囊性增生病　　D. 乳管内乳头状瘤

E. 乳腺纤维瘤

254. 确诊乳腺肿块良恶性病变的检查方法是

（　　）

A. 钼靶摄片　　　　　B. 超声检查

C. 近红外线扫描　　　D. 病理切片检查

E. 医生手检

255. 乳头鲜红色溢液最多见于 （　　）

A. 乳管内乳头状瘤　　B. 乳腺囊性增生病

C. 乳腺纤维瘤　　　　D. 早期妊娠

E. 急性乳腺炎

256. 妇女病普查普治的疾病，不包括 （　　）

A. 乳房肿块　　　　　B. 子宫肌瘤

C. 尖锐湿疣　　　　　D. 外阴白斑

E. 生殖道感染

257. 确诊早期宫颈癌的依据是 （　　）

A. 白带多，性交后偶有血性白带

B. 阴道镜检查

C. 宫颈及宫颈管活组织检查

D. 宫颈刮片细胞学检查

E. 阴道排液腥臭

258. 关于乳腺癌的预防，错误的是 （　　）

A. 积极乐观的生活态度

B. 健康的饮食结构

C. 定期自我检查乳房

D. 每月进行乳房钼钯检查

E. 参加妇女病普查

259. 宫颈癌发生的危险因素不包括 （　　）

A. 初潮年龄＜12 岁　　B. 初次性交年龄过早

C. 性伴侣过多　　　　D. 吸烟

E. 多产

260. 关于压力性尿失禁错误的是 （　　）

A. 分为解剖型和尿道内括约肌障碍型

B. 分为Ⅰ、Ⅱ、Ⅲ、Ⅳ度

C. 解剖型以盆底组织松弛引起

D. 尿道内括约肌障碍型少见

E. 无单一的压力性尿失禁的诊断性试验

261. 女性患者，外阴瘙痒、灼痛 2 天，坐卧不宁，痛苦非常，来院就诊，妇科检查见白带较多，呈白色稠厚豆渣样，小阴唇内侧附着有白色膜状物，擦除后露出红肿黏膜面，则其最可能的诊断为

（　　）

A. 滴虫阴道炎

B. 外阴阴道假丝酵母菌病

C. 细菌性阴道病

D. 淋病

E. 生殖器疱疹

262. 43 岁妇女，月经周期延长，约 2 个月来潮一次，经期 8～10 天，经量多。为确诊功能性子宫出血的类型，下列哪项辅助检查方法在月经来潮前 5 天检查最有价值 （　　）

A. 测基础体温

B. 阴道脱落细胞学检查

C. 宫颈黏液涂片干燥后镜下检查

D. 子宫内膜活组织检查

E. 盆腔 B 型超声检查

263. 宫颈癌中哪种癌所占比例最多 （　　）

A. 鳞状细胞癌　　　　B. 腺鳞癌

C. 黏液腺癌　　　　　D. 恶性腺瘤

E. 黑色素瘤

264. 50 岁妇女，细胞学已证实为子宫内膜癌，宫腔长 8 cm，宫颈无癌侵犯，腹腔冲洗液无癌细胞，应选用 （　　）

A. 单纯手术治疗　　　B. 放疗

C. 化疗　　　　　　　D. 孕激素治疗

E. 放疗＋手术

265. 尖锐湿疣在诊断时应依据下列项目，但是不包括 （　　）

A. 婚外性接触史或配偶感染史

B. 生殖器或肛门部位单个或多个乳头状增生

物,表面粗糙

  C. 血液病毒抗体检测

  D. 必要时组织病理检查

  E. 醋酸白试验阳性

266. 孕期保健初诊的基本检查项目不包括

            (　　)

  A. 肝功能

  B. 艾滋病病毒抗体检测

  C. 血糖测定

  D. 乙肝表面抗原

  E. 梅毒血清学检测

267. 阴道镜检查不正确的操作方法是(　　)

  A. 取膀胱截石位

  B. 用3%醋酸棉球浸湿宫颈表面

  C. 检查前24 h内避免双合诊

  D. 碘试验阳性区取多点活检送病理检查

  E. 用棉球擦净宫颈分泌物

268. 下列哪种生殖器炎症是经血行传播

            (　　)

  A. 梅毒   B. 盆腔结核

  C. 淋病   D. 滴虫阴道炎

  E. 输卵管炎

269. 淋病奈氏菌感染沿下列哪条途径扩散

            (　　)

  A. 经淋巴系统蔓延

  B. 经血液循环传播

  C. 直接蔓延

  D. 沿生殖器黏膜上行蔓延

  E. 盆腔供血途径

270. 在美国FDA对胎儿危害性的药物分级中,C级药指的是   (　　)

  A. 无临床对照试验,未得出有害结论

  B. 有足够证据证明对胎儿有害

  C. 动物试验证实对胎儿有致畸性但未获得人类试验证实

  D. 动物试验表明对胎儿有不良影响,需谨慎使用

  E. 抗肿瘤药物等,需谨慎使用

271. 关于梅毒的传播,下列说法不正确的是

            (　　)

  A. 梅毒病人是唯一的传染源

  B. 性接触是最主要的传播途径

  C. 病期越长,传染性越强

  D. 垂直传播是指通过胎盘进入胎儿体内

  E. 接触污染衣物偶可间接传染

272. 孕妇淋病治疗可以使用的药物是(　　)

  A. 氟嗪酸   B. 红霉素

  C. 美满霉素   D. 强力霉素

  E. 四环素

273. 宫颈与阴道黏膜可见散在的红色斑点,宫颈似"草莓样",应考虑的诊断为 (　　)

  A. 细菌性阴道病

  B. 外阴阴道假丝酵母菌病

  C. 链球菌性阴道炎

  D. 滴虫阴道炎

  E. 萎缩性阴道炎

274. 艾滋病的英文缩写是   (　　)

  A. ARDS   B. AIDS

  C. HIV   D. HBV

  E. HAV

275. 滴虫阴道炎的典型临床表现是   (　　)

  A. 血性白带,外阴瘙痒

  B. 脓性白带,阴道酸痛

  C. 灰黄色、脓性泡沫状白带伴外阴瘙痒

  D. 白色豆渣样白带,奇痒

  E. 外阴局部肿胀、灼热感

276. 艾滋病的传染源是   (　　)

  A. 猪   B. 蚊   C. 鼠   D. 人

  E. 螨

277. 某女,32岁,尿频、尿痛,排尿困难,阴道流出黄色脓性白带,伴有外阴烧灼感。检查:阴道口和尿道口红肿、充血,并有脓性分泌物,应考虑为   (　　)

  A. 急性泌尿系感染

  B. 细菌性阴道病

  C. 急性生殖和泌尿系感染

  D. 淋病

  E. 外阴阴道假丝酵母菌病

278. 在进行死亡孕产妇的死因诊断时,如出现衰竭体征,诊断时应明确   (　　)

  A. 呼吸衰竭或循环衰竭,不需搞清原发疾病

  B. 导致呼吸衰竭或循环衰竭的原发疾病

  C. 呼吸衰竭或循环衰竭的严重程度

  D. 呼吸衰竭或循环衰竭的分型

  E. 呼吸衰竭或循环衰竭的临床表现

279. 34岁女性,白带增多1年,外阴不痒,查体:阴道畅,宫颈下唇有2/3区域呈红色,颗粒状,初步诊断为慢性宫颈炎。下列哪项不符合慢性宫颈炎   (　　)

  A. 宫颈肥大   B. 宫颈糜烂

  C. 宫颈息肉   D. 宫颈腺囊肿

  E. 宫颈上皮内病变

280. 关于妇科检查基本要求,错误的是（　）

A. 态度严肃,语言亲切,检查仔细,动作轻柔

B. 检查前排空膀胱

C. 必要时需先排便或灌肠后检查

D. 阴道流血时均避免行妇科检查

E. 盆腔检查不满意时可改超声检查

281. 细菌性阴道病的病原体,不包括（　）

A. 加德纳杆菌　　　B. 厌氧菌

C. 衣原体　　　　　D. 人型支原体

E. 消化链球菌

282. 急性盆腔炎行妇科内诊检查时,不包括下列哪种体征（　）

A. 阴道内有脓性分泌物,后穹隆触痛明显

B. 宫颈充血,举拉痛明显

C. 宫体略大,有压痛,活动受限

D. 子宫两侧或一侧可扪及片状增厚

E. 盆壁增厚压痛,如"冰冻骨盆"

283. 关于宫颈 CIN Ⅲ级的描述哪项不正确（　）

A. CIN Ⅲ级包括重度异型和原位癌

B. 宫颈异型细胞侵犯上皮,基底膜穿透,间质无浸润

C. 病变占据 2/3 层以上或全部上皮层

D. 采用冷刀锥切术

E. 细胞核异常增大

284. 关于宫颈癌,下列哪项描述是错误的（　）

A. 主要组织学类型是鳞癌

B. 直接蔓延和血液转移是主要转移途径

C. 接触性出血是外生型子宫颈癌的早期症状

D. 病因明确,可以预防

E. 与之有关病毒有人类乳头瘤病毒

285. 下列哪项是 CIN 及早期子宫颈癌筛查的最基本方法（　）

A. 子宫颈细胞学检查

B. 高危型 HPVDNA 检测

C. 阴道镜检查

D. 子宫颈活组织检查

E. CA125

286. 关于子宫颈上皮内病变 CIN Ⅰ 的处理哪项错误（　）

A. 若细胞学检查为 LSIL 及以下,可观察随访

B. 在随访过程中病变发展或持续存在 2 年,宜进行治疗

C. 细胞学检查为 HSIL,应予治疗

D. 因会发展为宫颈癌,必须做锥切

E. 阴道镜检查满意者可采用激光治疗

287. 确定子宫内膜癌最可靠的依据是（　）

A. 病史

B. 体征

C. 分段诊断性刮宫病理性检查

D. 宫腔镜检查

E. 经宫颈取宫腔分泌物涂片找癌细胞

288. 符合卵巢恶性肿瘤的特点是（　）

A. 肿瘤生长迅速　　B. 肿瘤表面光滑

C. 活动度良好　　　D. 单侧居多

E. 多为囊性

289. 较早出现月经不规律的子宫肌瘤类型是（　）

A. 浆膜下肌瘤　　　B. 黏膜下肌瘤

C. 肌壁间肌瘤　　　D. 阔韧带肌瘤

E. 多发性肌瘤

290. 女,35 岁,体检时,发现乳房外上象限有一 15 mm 的结节,活动度尚好,采用如下哪种方法可以确诊乳腺肿块良恶性病变（　）

A. 超声检查　　　　B. 近红外线扫描

C. 病理切片检查　　D. 医生手检

E. 钼靶检查

291. 月经初潮意味着（　）

A. 垂体前叶开始分泌促性腺激素

B. 下丘脑中枢发育成熟

C. 卵巢开始排卵和性激素分泌

D. 甲状腺和肾上腺功能建立

E. 下丘脑—垂体—卵巢—子宫轴功能的建立

292. 女,28 岁,平素月经 4～5 天/32 天,进行孕前检查后,咨询其排卵日大约在月经来潮后的第几天（　）

A. 第 10 天　　　　B. 第 12 天

C. 第 14 天　　　　D. 第 18 天

E. 第 21 天

293. Sheehan 综合征指（　）

A. 刮宫过度导致宫腔粘连而闭经

B. 下丘脑 GnRH 先天性分泌缺乏

C. 性腺先天发育不全

D. 垂体柄受脑脊液压迫而使垂体和下丘脑间门脉循环受阻时,出现闭经和高泌乳素血症

E. 垂体促性腺激素分泌细胞缺血坏死,引起腺垂体功能低下而出现的闭经、无泌乳及第二性征衰退等

294. 属于子宫性闭经的疾病是（　）

A. MRKH 综合征

B. Sheehan 综合征

C. Asheman 综合征

D. 雄激素不敏感综合征

E. Turner 综合征

295. 治疗输卵管因素不孕,下列哪项措施是错误的 （　）

A. IVF-ET

B. 宫腔配子移植(GIUT)

C. IUI

D. 输卵管造口

E. ICSI

296. 子宫因素不孕不包括下列哪项疾病 （　）

A. 宫腔粘连　　　　B. 内膜息肉

C. 子宫纵隔　　　　D. 浆膜下肌瘤

E. 黏膜下肌瘤

297. 女,26 岁,结婚 2 年未孕,月经正常,激素测定未见异常,输卵管通畅试验正常。目前首选哪项检查 （　）

A. 卵巢功能检查　　B. B超监测卵泡发育

C. 宫腔镜检查　　　D. 腹腔镜检查

E. 三维超声检查

298. 正常精液在室温中完全液化的时间是 （　）

A. 5 分钟内　　　　B. 15 分钟内

C. 20 分钟内　　　　D. 30 分钟内

E. 1 小时内

299. 女性,27 岁,停经 3 月,微热,盗汗,结婚 2 年,未孕。月经 2～3/33～35 天,量少,痛经。妇检:子宫正常大小,双侧附件增厚。X线胸片:左侧胸膜肥厚。确诊方法首选为 （　）

A. 黄体酮试验

B. 诊断性刮宫

C. 血 β-hCG 放免法测定

D. 盆腔 B超

E. 胸部 CT

300. 女,35 岁,停经 50 天,突发下腹剧烈疼痛,血压下降,腹部检查移动性浊音可疑,应选何种方法确诊最简便迅速 （　）

A. 尿 hCG 测定　　　B. 诊断性刮宫

C. 超声检查　　　　D. 后穹隆穿刺

E. 腹腔镜检查

301. 30 岁,继发不孕 2 年,月经 3～4/25～28 天,末次月经 1 月 20 日,于 2 月 22 日突然感右下腹痛,检查血压,12/8 kPa(90/60 mmHg),下腹压痛,腹部移动性浊音可疑,子宫正常大,软,后穹隆饱满,下述何种疾病可能性最大 （　）

A. 急性阑尾炎　　　B. 输卵管妊娠

C. 流产　　　　　　D. 卵巢囊肿蒂扭转

E. 急性输卵管炎

302. 有关子宫腺肌病的临床表现下述正确的是 （　）

A. 多数合并外在性子宫内膜异位症

B. 多发生在初产妇

C. 30 岁以前年轻妇女好发

D. 子宫局限性隆起,呈非对称性增大

E. 子宫均匀增大和质较硬

303. 关于子宫肌瘤下述正确的是 （　）

A. 肌瘤组织中雌、孕激素受体含量正常

B. 肌瘤组织中雌、孕激素受体含量较低

C. 肌瘤组织中雌、孕激素受体含量较高

D. 肌瘤组织中仅雌激素受体含量较低

E. 肌瘤组织中仅孕激素受体含量较低

304. 早期宫颈癌筛选的最常用的方法为 （　）

A. 碘试验

B. 宫颈活检

C. 宫颈刮片细胞学检查

D. 阴道镜检

E. 宫颈锥切

305. 患者,女性,经产妇,55 岁,自觉阴部有肿物脱出一年,妇检:外阴经产式,阴道前壁膨出,宫颈中度糜烂,屏气后子宫颈及部分宫体脱出,两侧附件阴性,最恰当的处理为 （　）

A. 上子宫托

B. 曼氏手术

C. 阴道前、后壁修补术

D. 经阴道子宫全切及阴道前壁修补术

E. 阴道纵隔形成术

306. 患者,女,30 岁,人工流产后半年未来月经,基础体温双相,FSH 2.0 U/L,LH 8.51 U/L,尿 17 羟、17 酮正常,子宫大小正常,前倾,两侧附件正常,最可能的诊断是 （　）

A. 生理性闭经　　　B. 子宫性闭经

C. 卵巢性闭经　　　D. 垂体性闭经

E. 下丘脑性闭经

307. 卵泡内雌激素产生的主要参与激素为 （　）

A. 促甲状腺激素,促黄体素

B. 促肾上腺皮质激素,促卵泡素

C. 雄激素,促卵泡素

D. 促卵泡素,促黄体素

E. 催乳激素,黄体生成素

308. 生殖器结核的最主要传播途径是（　　）

A. 上行感染

B. 血行感染

C. 淋巴传播

D. 盆腔腹膜直接蔓延扩散

E. 病灶种植

309. 26 岁女性,婚后 3 年不孕,近 4 年出现经期腹痛而就诊,妇科检查:子宫后倾,正常大,宫骶韧带可触及痛性结节,为明确诊断还应询问哪种最常见症状（　　）

A. 有无性交痛

B. 有无发热

C. 痛经有无进行性加重

D. 有无不规则阴道流血

E. 既往有无结核病史

310. 女性患者,27 岁,住院,体检发现附件囊性肿物手拳大多年,未行治疗,两天前在劳动中突然左下腹持续性疼痛,较剧烈,拒按,体温 37.2℃,白细胞总数 10.08×10^9/L,血红蛋白 120 g/L。B超提示左附件区儿头大囊性肿物,内部回声不均匀,盆腔 2 cm×3 cm 液性暗区。这一征象提示（　　）

A. 卵巢囊肿破裂

B. 卵巢囊肿蒂扭转

C. 卵巢囊肿继发感染

D. 卵巢囊肿囊内出血

E. 卵巢囊肿恶变

311. 闭经时孕激素试验阳性不能说明（　　）

A. 排卵障碍

B. H-P-O 轴功能正常

C. 体内有一定的雌激素水平

D. 子宫内膜有功能

E. 生殖道通畅

312. 子宫脱垂的主要原因是（　　）

A. 圆韧带松弛　　　B. 子宫骶韧带松弛

C. 阔韧带松弛　　　D. 骨盆底组织松弛

E. 骨盆漏斗韧带松弛

313. 有关不孕症概念,错误的是（　　）

A. 是指女性无避孕性生活至少 12 个月未孕者,称为不孕症

B. 既往有过妊娠史而后无避孕未孕者为继发性不孕

C. 男性则称为不育症

D. 既往从未有过妊娠史,无避孕而从未妊娠者为原发性不孕

E. 我国不孕症发病率约为 7%～10%

314. 影响受精卵着床的有关因素,错误的是（　　）

A. 子宫纵隔　　　　B. 子宫内膜结核

C. 子宫黏膜下肌瘤　D. 宫颈肌瘤

E. 宫腔粘连

315. 关于围绝经期定义,下列哪项是正确的（　　）

A. 是指女性月经完全停止 1 年以上

B. 是指女性绝经前后的一段时期

C. 是指月经停止后至卵巢内分泌功能完全消失的时期

D. 是指女性卵巢功能开始衰退到绝经前的一段时间

E. 是指女性月经的停止

316. 下丘脑—垂体—卵巢轴的调节存在反馈作用,下面哪项是错误的（　　）

A. 下丘脑分泌促性腺素释放激素(GnRH)作用于垂体

B. 下丘脑通过门脉循环与垂体前叶密切联系

C. FSH 有刺激卵泡生长发育的功能

D. 卵泡期的雌激素高峰对下丘脑产生正反馈

E. 卵泡在 LH 分泌高峰时排卵

317. 女性,49 岁,月经紊乱 1 年,近 2 个月月经淋漓不净,量时多时少。应选用什么方法治疗（　　）

A. 雄激素　　　　　B. 孕激素

C. 诊断刮宫　　　　D. 三合激素

E. 止血剂

318. 输卵管妊娠最常见的原因是（　　）

A. 输卵管发育异常

B. 输卵管结扎术后

C. 盆腔肿块压迫或牵引输卵管

D. 宫内节育器的影响

E. 慢性输卵管炎

319. 下列哪项不是压力性尿失禁的非手术治疗方法（　　）

A. Kegel 锻炼　　　B. 盆底电刺激

C. 膀胱训练　　　　D. TVT

E. 阴道局部雌激素治疗

320. 粪瘘常见的病因不包括哪项（　　）

A. 产伤　　　　　　B. 盆腔手术损伤

C. 先天畸形　　　　D. 尿路感染

D. 生殖器肿瘤放疗

321. 下述哪项不是子宫脱垂的病因（　　）

A. 产伤

B. 产后较早参加体力劳动

C. 营养不良

D. 慢性咳嗽

E. 继发性闭经

322. 女性,51岁,宫颈刮片细胞学检查,为巴氏Ⅲ级,阴道镜下多点活检,为宫颈上皮重度非典型增生,住院治疗,应采取何种合适的治疗方法 ( )

A. 激光治疗

B. 宫颈锥形切除

C. 全子宫切除术

D. 次广泛性子宫切除术

E. 放射治疗(腔内)

323. 下列哪项不是盆腔器官脱垂的定量分度方法(POP-Q)常用的指示点 ( )

A. Aa点   B. Ba点

C. Ap点   D. TRL

E. D点

324. 子宫肌瘤月经增多的主要原因是 ( )

A. 子宫肌层肥厚

B. 子宫肌瘤数目多

C. 子宫内膜面积增大

D. 子宫肌瘤影响子宫收缩

E. 子宫肌瘤增大迅速

325. 有助于诊断无排卵性功血的辅助检查有 ( )

A. BBT 双相型

B. 宫颈黏液拉丝见椭圆小体

C. 月经后半期血孕酮 2 nmol/L

D. 阴道脱落细胞涂片为底层细胞

E. 宫腔镜检查见内膜多发息肉

326. 下列何种情况下应进行垂体兴奋试验,以区别病变在垂体或在下丘脑 ( )

A. FSH 升高,LH 正常

B. FSH 正常,LH 升高

C. FSH 正常,LH 降低

D. FSH、LH 均降低

E. FSH、LH 均升高

327. 对哺乳未满_____婴儿的女职工,用人单位不得延长劳动时间或者安排夜班劳动。 ( )

A. 4 个月   B. 6 个月

C. 9 个月   D. 1 周岁

E. 18 个月

328. 不属于下丘脑性闭经为 ( )

A. 精神应激   B. 神经性厌食

C. 颅咽管瘤   D. 空蝶鞍综合征

E. 运动性闭经

329. 支持盆底最主要的组织是 ( )

A. 泌尿生殖膈   B. 肛提肌及其筋膜

C. 会阴中心腱   D. 会阴深横肌

E. 会阴体

330. 对怀孕_____以上的女职工,用人单位不得延长劳动时间或者安排夜班劳动,并应当在劳动时间内安排一定的休息时间 ( )

A. 3 个月   B. 4 个月

C. 6 个月   D. 7 个月

E. 8 个月

331. 女性,62 岁,G_7P_5,均在家旧法接生,绝经 8 年,自述阴道内掉出一鸭卵大可复性肿块,最可能的诊断是 ( )

A. 子宫肌壁间肌瘤   B. 子宫脱垂

C. 子宫颈癌   D. 宫颈息肉

E. 子宫黏膜下肌瘤

332. 活产是指 ( )

A. 妊娠满 28 周,胎儿娩出后有心跳、呼吸、脐带搏动、随意肌收缩 4 项生命指标之一者

B. 妊娠满 28 周,胎儿娩出后有心跳、呼吸、脐带搏动、随意肌收缩 4 项生命指标者

C. 妊娠满 28 周,胎儿娩出后无心跳、呼吸、脐带搏动、随意肌收缩者

D. 胎儿娩出后只要具有心跳、呼吸、脐带搏动、随意肌收缩 4 项生命指标之一者

E. 胎儿娩出后具有心跳、呼吸、脐带搏动、随意肌收缩 4 项生命指标者

333. 对于子宫内膜异位症与不孕的关系,描述错误的是 ( )

A. 影响卵巢具备的激素调节

B. 引起盆腔粘连,干扰输卵管蠕动和受精卵运输

C. 部分患者发生 LUF 综合征

D. 影响生殖过程免疫因素

E. 微小的子宫内膜异位病灶不会引起不孕

334. 关于 OHSS 描述错误的是 ( )

A. ART 常见并发症

B. 接受促排卵药物的患者,20% 发生 OHSS,重症者约为 1%~4%

C. 主要病理改变为全身血管通透性增加,血液中水分进入体腔,血液浓缩

D. 治疗原则以增加胶体渗透压扩容为主,防止血栓形成

E. 妊娠后症状减轻

335. 疑为乳腺癌时确诊的检查方法是（   ）
    A. 细针穿刺细胞学检查或组织学检查
    B. 近红外线扫描
    C. 超声检查
    D. 钼靶照相
    E. 肿瘤标志物检测

336. 绝经后,关于卵巢的变化,哪项描述不正确（   ）
    A. 绝经后的卵巢仅为生育期重量的 50%左右
    B. 绝经后卵巢的重量约为 5～6 g
    C. 随着年龄的增长,卵巢表面变得凹凸不平
    D. 衰老的卵巢切面上未见或少见始基卵泡
    E. 随着年龄的增长,卵巢的重量和体积逐渐减轻和萎缩

337. 关于卵巢激素的特点,下面哪项是错误的（   ）
    A. 均属于甾体激素
    B. 基本结构均与胆固醇相似
    C. 孕烯酮是雌、孕激素和雄激素的前体
    D. 孕激素有促进骨沉积作用
    E. 雌激素有潴留水钠作用

338. 某女,49 岁,阴道不规则流血 3 个月,妇科检查子宫正常大,附件区正常,诊刮病理为子宫内膜复杂型增生过长,其诊断最可能应为（   ）
    A. 无排卵型功血   B. 有排卵型功血
    C. 子宫内膜炎   D. 子宫内膜癌
    E. 子宫内膜息肉

339. 女性,53 岁,绝经 4 年,体内性激素水平的变化应是（   ）
    A. FSH↑ LH↓ E↓ AMH↓
    B. FSH↓ LH↑ E↓ AMH↑
    C. FSH↓ LH↓ E↓ AMH↓
    D. FSH↑ LH↑ E↑ AMH↑
    E. FSH↑ LH↑ E↓ AMH↓

340. 围绝经期女性生理变化中,由于雌激素水平的降低,下列描述不正确的是（   ）
    A. 生殖系统各器官呈渐进性萎缩
    B. 泌尿系统出现膀胱、尿道黏膜萎缩变薄
    C. 引起血脂蛋白代谢功能紊乱,高密度脂蛋白及甘油三酯上升
    D. 自主神经系统功能紊乱
    E. 骨吸收、骨消融加速

341. 女性,45 岁,既往月经规律,闭经一年后,出现潮热、出汗,情绪易激动,外阴干燥、疼痛,下列哪项是正确的（   ）

    A. 应用雌激素可解除既往失眠、头痛、精力不集中等症状
    B. 雌激素替代治疗应持续终身
    C. 短期雌激素替代治疗,会导致子宫内膜癌
    D. 雌激素以能缓解症状的最小剂量为宜
    E. 雌激素治疗不会引起子宫内膜过度增生及胆石症

342. 以下项目中,哪些不属于产前诊断技术项目（   ）
    A. 遗传咨询   B. 医学影像
    C. 生化免疫   D. 细胞、分子遗传
    E. 临床诊断

343. 激素补充治疗的禁忌证不包括（   ）
    A. 已知或可疑妊娠
    B. 原因不明的阴道流血
    C. 最近 6 个月内患有活动性静脉或动脉血栓栓塞性疾病
    D. 潮热出汗
    E. 脑膜瘤

344. 女性,45 岁,因阴道多量出血 10 余天入院。患者 2 年来,月经周期不规则,经量时多时少。妇科检查未见明显异常,B 超检查,盆腔未见异常。经全面诊断性刮宫后,下一步应进行何种治疗（   ）
    A. 雌孕激素序贯治疗
    B. 绒毛膜促性腺激素应用
    C. 氯芪酚胺治疗
    D. 孕雄激素合并法
    E. 子宫切除手术治疗

345. 关于阴道,下列哪项最正确（   ）
    A. 阴道下端比上端宽
    B. 阴道后壁长 10～12 cm
    C. 黏膜覆以单层柱状上皮
    D. 阴道有腺体
    E. 黏膜受性激素影响不大

346. 在女性骨盆底中,起最重要支持作用的肌肉是（   ）
    A. 球海绵体肌   B. 会阴浅横肌
    C. 会阴深横肌   D. 坐骨海绵体肌
    E. 肛提肌

347. 下述哪项不是维持子宫正常位置的韧带（   ）
    A. 圆韧带   B. 阔韧带
    C. 骶棘韧带   D. 主韧带
    E. 宫骶韧带

348. 关于阴道后壁膨出的临床表现描述,不

正确的是 （　　）

    A. 轻者多无不适

    B. 部分患者有下坠感、腰酸痛

    C. 膨出重者排便困难

    D. 肛门检查可触及向阴道突出的直肠

    E. 阴道后壁位于后穹隆部的球形突出是直肠膨出

349. 女性,60 岁,G_2P_2,外阴有块状物脱出 1 年,妇检:用力屏气时,部分宫体脱出于阴道口外,宫颈距处女膜平面 4 cm,正确的 POP-Q 分度是 （　　）

    A. 子宫脱垂Ⅱ度　　B. 子宫脱垂Ⅱ度重

    C. 子宫脱垂Ⅲ度　　D. 子宫脱垂Ⅰ度

    E. 子宫脱垂Ⅳ度

350. 下列哪项不是尿瘘的主要病因 （　　）

    A. 产伤

    B. 妇科手术损伤

    C. 阴道炎

    D. 晚期生殖泌尿道肿瘤

    E. 膀胱结核

351. 阴道前壁膨出与下列哪些结构的损伤无关 （　　）

    A. 耻骨宫颈韧带　　B. 卵巢固有韧带

    C. 膀胱宫颈筋膜　　D. 泌尿生殖膈上筋膜

    E. 泌尿生殖膈下筋膜

352. 患者,女性,经产妇,55 岁,自觉阴部有肿物脱出一年,妇检:外阴经产式,阴道前壁膨出,宫颈中度糜烂,屏气后子宫颈及部分宫体脱出,宫颈距处女膜平面约 4 cm,两侧附件阴性,最恰当的处理为 （　　）

    A. 使用子宫托

    B. 曼氏手术

    C. 阴道前,后壁修补术

    D. 阴道子宫全切及阴道前壁修补术

    E. 阴道纵隔形成术

353. 下列哪项不是预防尿瘘发生的措施 （　　）

    A. 认真做好产前检查

    B. 正确处理异常分娩

    C. 防止滞产或第二产程延长

    D. 疑有膀胱损伤留置导尿管 8～12 天

    E. 产后常规应用抗生素

354. 卵巢肿瘤最常见的并发症是 （　　）

    A. 扭转　　　　　B. 破裂

    C. 感染　　　　　D. 出血

    E. 恶变

355. 54 岁,绝经 2 年,阴道流血 1 个月,外阴、阴道萎缩不明显,宫颈光滑,子宫正常大,右侧触及 8 cm×6 cm×4 cm 大小、韧性、椭圆形包块,稍活动,左附件正常,阴道细胞涂片提示雌激素水平高度影响,分段诊断性刮宫,为子宫内膜单纯型增生,颈管内膜未见异常,此病首先应考虑为 （　　）

    A. 功能失调性子宫出血

    B. 卵巢皮样囊肿

    C. 卵巢子宫内膜异位囊肿

    D. 卵巢颗粒细胞瘤

    E. 子宫内膜癌

356. 女性,26 岁,痛经 3 年逐渐加重,月经量增多,本次行经 10 日,血仍未止,2 年前因不孕做过输卵管通液治疗,子宫较正常略大,后位,不活动,右侧触及 4 cm×4 cm×3 cm 大的韧性包块与子宫粘连,左侧附件增厚,双宫骶韧带均及豆粒大痛性结节。本病首先考虑为 （　　）

    A. 陈旧性宫外孕　　B. 生殖器结核

    C. 慢性盆腔炎　　　D. 子宫内膜异位症

    E. 输卵管卵巢囊肿

357. 子宫肌瘤的临床症状与下述关系最密切的是哪一项 （　　）

    A. 肌瘤大小　　　B. 肌瘤生长部位

    C. 肌瘤生长速度　　D. 肌瘤囊性变

    E. 肌瘤数目

358. 孕产妇死亡率的计算公式中,分母采用的是 （　　）

    A. 当年育龄妇女数　　B. 当年活产数

    C. 当年妇女数　　　　D. 当年出生数

    E. 当年围产儿数

359. 患者 26 岁,已婚,以往月经规律,近 4～5 个月来经型为 8～11/28 天,量多,宫颈光滑,子宫正常大小,双附件正常,月经第 5 天诊刮宫内膜活检见少量分泌期宫内膜,初步诊断最可能为 （　　）

    A. 排卵型月经过多　　B. 正常月经

    C. 黄体功能不全　　　D. 子宫内膜脱落不全

    E. 子宫内膜炎

360. 28 岁妇女,停经 70 天,下腹阵痛伴阴道流血 3 天,查:宫口可容一指,见有胎膜样组织堵塞宫口,子宫大小如孕 10 周,诊断最可能为 （　　）

    A. 先兆流产　　　B. 不可避免流产

    C. 不全流产　　　D. 稽留流产

    E. 异位妊娠

361. 子宫脱垂最多见于 （　　）

    A. 肥胖者　　　　B. 不孕者

    C. 营养不良者　　D. 雌激素水平低下者

E. 雌激素水平增高者

362. 29 岁,患"慢性盆腔炎"两年,反复发作,此次因高热伴下腹痛 3 天入院,妇科检查:子宫正常大小,左侧可及 5 cm×6 cm×7 cm 包块,张力大,不活动,压痛明显,最适宜的处理原则是( )

A. 中药治疗

B. 中药及抗生素治疗

C. 给予足量抗生素下行开腹术

D. 抗生素及物理治疗

E. 后穹隆切开引流术

363. 子宫肌瘤继发贫血最常见于( )

A. 浆膜下子宫肌瘤　B. 黏膜下子宫肌瘤

C. 肌壁间子宫肌瘤　D. 肌瘤囊性变性

E. 肌瘤红色变性

364. 子宫内膜癌来源于( )

A. 子宫内膜各种组织

B. 子宫内膜血管内皮组织

C. 子宫内膜血管壁结缔组织

D. 子宫内膜上皮组织

E. 子宫内膜纤维结缔组织

365. 关于子宫肌瘤描述正确的是( )

A. 浆膜下肌瘤不易受孕

B. 黏膜下肌瘤受孕后易发生流产

C. 浆膜下肌瘤主要症状为月经过多

D. 黏膜下肌瘤常无症状

E. 带蒂的黏膜下肌瘤容易发生蒂扭转

366. 子宫内膜脱落不全功血患者描述正确的是( )

A. 经前宫颈黏液出现羊齿状结晶

B. 月经周期缩短,经期正常

C. BBT 呈双相型,但上升缓慢

D. 月经来潮前刮宫,示子宫内膜分泌反应不足

E. 于月经期第 5 天,子宫内膜仍能见呈分泌反应的腺体

367. 下列描述错误的是( )

A. FSH、LH 正常水平,E2 异常升高,可能为卵巢功能性肿瘤

B. FSH、LH 升高,E2 下降,为卵巢性闭经

C. 21 岁女性,不规则阴道出血 10 余天,测 P 低水平,为无排卵性闭经

D. FSH、LH、E2 均低水平,为下丘脑垂体性闭经

E. 经期第 3 天测 FSH>10 U/L,提示卵巢储备功能下降

368. 关于 MRKH 综合征描述正确的是( )

A. 属于第二性征缺乏的原发性闭经

B. 是由于副中肾管发育障碍引起的先天性畸形,约占 20% 青春期原发性闭经

C. 染色体核型异常,为 46XY

D. 促性腺激素水平异常

E. 25% 患者伴有肾异常,如肾缺如、盆腔肾及马蹄肾等

369. 萎缩性阴道炎的治疗可在阴道内放置少量( )

A. 孕激素　　　　B. 雌激素

C. 雄激素　　　　D. 糖皮质激素

E. 促性腺激素

370. 骨盆底组织有( )

A. 1 层　　　　　B. 2 层

C. 3 层　　　　　D. 4 层

E. 5 层

371. 关于子宫脱垂正确的描述是( )

A. 盆底组织及子宫韧带过度松弛是发病的重要原因

B. 初产妇居多

C. 子宫颈已达处女膜缘为Ⅰ度轻型

D. 子宫颈已脱出阴道口外为Ⅱ度重型

E. 子宫颈及部分宫体脱出阴道口外为Ⅲ度

372. 44 岁已婚已育女性,查体发现子宫颈外口距处女膜缘 2 cm,最合适的处理是( )

A. 子宫托　　　　B. Kegel 训练

C. 阴道封闭术　　D. 子宫切除

E. 曼氏手术

373. 受孕所具备的正常条件,错误的描述是( )

A. 精液正常,含有正常精子

B. 卵巢排出正常的卵子

C. 卵子及精子能够在输卵管峡部相遇结合成受精卵

D. 受精卵能顺利进入宫腔

E. 子宫内膜为受精卵着床做好充分准备

374. 关于 BBT 测定,哪项描述错误( )

A. 双相提示有排卵

B. 高温相持续 3 周以上早孕的可能性大

C. BBT 能够反映黄体功能

D. BBT 对助孕有利

E. BBT 能反映胚胎生长情况

375. 下列哪项不是 IVF-ET 的适应证( )

A. 双侧输卵管阻塞　B. 宫颈因素不孕

C. 子宫内膜异位症　　D. 不明原因不孕

E. 子宫内膜结核

376. 确诊不明原因性不孕最佳方法是（　　）

A. HSG 检查　　　　B. 宫腹腔镜联合检查

C. B 超检查　　　　D. 输卵管通液检查

E. 染色体检查

377. 关于围绝经期定义,正确的是　（　　）

A. 自最后 1 次月经到经后 1 年

B. 从卵巢有活动,到最后 1 次月经后 1 年

C. 从卵巢开始衰退到绝经前一段时期

D. 从卵巢开始衰退的征兆,到最后 1 次月经后 1 年

E. 指月经完全停止 1 年以上

378. 更年期主要临床症状不包括哪项（　　）

A. 血管舒缩失调症状　B. 神经精神症状

C. 肥胖　　　　　　D. 泌尿生殖系统症状

E. 肌肉关节疼痛

379. 下述哪种激素为蛋白激素　（　　）

A. 促卵泡素　　　　B. 黄体生成素

C. 垂体催乳素　　　D. 雌三醇

E. 孕激素

380. 下列有关月经周期内分泌变化错误的是（　　）

A. 雌激素对下丘脑和垂体有正反馈也有负反馈

B. 排卵前 LH 和 FSH 分泌达高峰

C. 月经前雌激素、孕激素共同作用对下丘脑和垂体产生抑制效果

D. 排卵前 8 小时雌激素出现峰式分泌

E. 更年期妇女 FSH 升高

381. 女性,38 岁,闭经两年,雌、孕激素序贯试验阳性,测血 FSH>40 U/L,最可能属哪种闭经（　　）

A. 子宫性　　　　　B. 卵巢性

C. 垂体性　　　　　D. 下丘脑性

E. 大脑皮质功能失调

382. 子宫内膜脱落不全的临床特征是哪项（　　）

A. 月经间隔时间不规则

B. 经期不延长

C. BBT 单相型

D. 月经量正常

E. 经期延长达 9~10 天

383. 女性,45 岁,阴道流血 2 月,经诊断为无排卵型功血,其子宫内膜病理类型,除了以下哪项都是正确的（　　）

A. 增殖期子宫内膜　B. 单纯型增生过长

C. 复杂型增生过长　D. 萎缩性子宫内膜

E. 内膜呈 A—S 反应

384. 可用于诊断和治疗不规则子宫出血的是（　　）

A. Laparoscopy　　B. Hysteroscopy

C. CoLposcopy　　D. ultrasound

E. CT

385. 女性,46 岁,近 4 个月月经周期紊乱,阴道大量流血 5 天,妇科检查无异常,Hb 70 g/L,首选的止血方法是（　　）

A. 分段诊刮　　　　B. 肌注雌激素

C. 肌注雄激素　　　D. 肌注孕激素

E. 肌注维生素 K

386. 女性,38 岁,G₂P₁,人流 1 次,继发闭经 2 年。查:无泌乳,血 FSH 2.5 U/L,妇检:子宫萎缩,此患者最佳处理方法是（　　）

A. 克罗米酚　　　　B. 绝经期促性腺激素

C. 绒毛膜促性腺激素　D. 雌孕激素序贯疗法

E. 溴隐亭

387. 女性,46 岁,因月经过多持续半月未止入院治疗。患者近 1 年,月经周期不规则,经量时多时少,妇科检查基本正常,诊刮病理检查为子宫内膜复杂型增生过长。最合适的处理是（　　）

A. 孕激素周期治疗

B. 雌、孕激素周期治疗

C. 雄激素治疗

D. 子宫切除术

E. 刮宫后观察 3 月

388. 关于女性骨盆平面,下列哪项最正确（　　）

A. 骨盆入口平面呈纵椭圆形

B. 骨盆最大平面呈横椭圆形

C. 骨盆最小平面呈椭圆形

D. 骨盆出口平面呈近似圆形

E. 骨盆最小平面后方为尾骨尖

389. 关于子宫峡部,下列哪项最正确（　　）

A. 为子宫颈的一部分

B. 妊娠期变软不明显

C. 上端为组织学内口

D. 非孕时长度约 1 cm

E. 妊娠末期形成子宫下段达脐平

390. 子宫脱垂的病因与下列哪些有关（　　）

A. 妊娠分娩　　　　B. 慢性咳嗽

C. 肥胖　　　　　　D. 医源性

E. 营养不良

391. 患者 50 岁，G_3P_3，慢性咳嗽数年，最近 2 年觉外阴部有块物堵塞，检查：宫颈常大、光滑、宫颈及部分宫体脱出阴道口外。用力屏气，宫颈距处女膜水平约 3 cm，其临床诊断最可能是 （ ）

A. 子宫脱垂 I 度　　B. 子宫脱垂 IV 度
C. 子宫脱垂 II 度　　D. 子宫脱垂 III 度
E. 膀胱膨出

392. 妇科手术在处理下列哪个韧带时最易损伤输尿管 （ ）

A. 骨盆漏斗韧带　　B. 主韧带
C. 子宫骶骨韧带　　D. 卵巢固有韧带
E. 圆韧带

393. 有关尿瘘下述哪项是正确的 （ ）

A. 主要由难产时胎头压迫过久引起，多在产后 3～7 天开始漏尿
B. 妇科手术损伤者输尿管阴道瘘多于膀胱阴道瘘
C. 本病对育龄妇女的月经无影响
D. 瘘孔小者 2 月后可能自愈
E. 疑有膀胱损伤者，产后保留导尿管 8～12 天

394. 乳腺癌钼靶 X 线的表现为 （ ）

A. 密度均匀的肿物，可见圆圈及小斑片钙化
B. 片状或致密影，和周围腺体组织密度类似
C. 密度均匀的肿物，边界较清晰、整齐
D. 高密度影肿物，边缘呈毛刺状，可见小簇状、沙砾样钙化
E. 孤立丛状微小钙化，每平方厘米内不超过 5 枚

395. 乳腺癌最早的表现为 （ ）

A. 乳房"酒窝征"
B. 无痛、单发的小肿块
C. 乳房皮肤"橘皮征"
D. 乳头内陷
E. 局部红肿

396. 女性，45 岁，近 3 个月来月经周期缩短，经期 6 天，流血量增多。应选用什么药物或方法治疗 （ ）

A. 雌激素　　B. 孕激素
C. 雄激素　　D. 三合激素
E. 诊断刮宫

397. 患者 25 岁，因停经 3 个半月，阴道断续流血伴腹痛 10 天。妇科检查宫体增大如孕 4 个月大小，软，左侧附件区触及一手拳大小的囊性肿物，活动性良好，其主要的辅助检查方法是 （ ）

A. hCG 测定　　B. B 型超声

C. 多普勒胎心测定　　D. X 线检查
E. CT 检查

398. 女性，44 岁，病理诊断为宫颈鳞状细胞癌。左侧穹隆有浸润。手术最好应选 （ ）

A. 宫颈锥形切除术
B. 全子宫切除术
C. 改良广泛性全子宫切除术＋盆腔淋巴结清除术
D. 子宫根治术
E. 广泛性子宫切除术加盆腔淋巴结清除术＋腹主淋巴结取样

399. 女青年，20 岁。18 岁初潮。月经周期不规律。2～3 个月一次，经期延长。持续 10 余日，量多，但无痛经。最恰当的诊断为 （ ）

A. 排卵型月经过多　　B. 黄体功能不全
C. 子宫内膜脱落不全　D. 无排卵型功血
E. 子宫内膜息肉

400. 患者 30 岁，第一胎自然分娩。产后出血约 800 mL。经输血输液、促进宫缩等措施，产后即无奶。现产后 2 年仍未来月经，自觉消瘦，周身无力。最正确的诊断为 （ ）

A. 子宫性闭经　　B. 卵巢性闭经
C. 垂体性闭经　　D. 丘脑下部性闭经
E. 多囊性卵巢综合征

401. 患者 50 岁，因月经周期缩短、经期延长、经量增多一年。妇科检查：宫颈光滑，宫体增大如孕 2 个月大小。表面凹凸不平，质硬，最恰当的处理 （ ）

A. 随访观察　　B. 雄激素治疗
C. 肌瘤摘除术　　D. 全子宫切除术
E. 扩大性子宫切除术

402. 女性，49 岁，月经周期缩短，经期延长一年余。此次月经量极多，已持续 10 日。检查子宫稍大，软。本病例采取的止血措施最好应为（ ）

A. 用止血芳酸　　B. 用大剂量孕激素
C. 用大剂量雌激素　D. 诊断性刮宫术
E. 用大剂量雄激素

403. 闭经患者，行雌孕激素序贯试验阴性说明 （ ）

A. 病变在甲状腺　　B. 病变在子宫内膜
C. 病变在卵巢　　D. 病变在垂体
E. 病变在下丘脑

404. 与子宫肌瘤关系最密切的症状是（ ）

A. 接触性出血　　B. 贫血
C. 腰痛　　D. 压迫症状
E. 尿路感染

405. 子宫肌瘤短期内迅速增大或伴不规则阴道出血应考虑 （　）
   A. 红色变性　　　　B. 扭转
   C. 囊性变　　　　　D. 肉瘤变
   E. 感染

406. 原发性闭经是指 （　）
   A. 年龄超过 13 岁,第二性征已发育,而无月经来潮
   B. 年龄超过 15 岁,第二性征已发育,或年龄超过 13 岁,第二性征未发育,而无月经来潮者
   C. 年龄超过 13 岁,第二性征已发育或未发育而无月经来潮者
   D. 年龄超过 15 岁,第二性征已发育,而无月经来潮者
   E. 年龄超过 12 岁第二性征未发育亦无月经来潮者

407. 孕产妇系统管理人数是指该地区该统计年度内按系统管理程序要求,从妊娠至产后 28 天内完成_____的产妇人数 （　）
   A. 早孕检查　　　　B. 至少 5 次产前检查
   C. 新法接生　　　　D. 产后访视
   E. A+B+C+D

408. 29 岁已婚未育女性,停经 56 天阴道出血 8 天。检查子宫正常大小,质软,宫颈黏液见羊齿状结晶。应考虑为 （　）
   A. 先兆流产　　　　B. 卵巢性闭经
   C. 异位妊娠　　　　D. 无排卵性功血
   E. 黄体萎缩不全所致

409. 高水平雌激素突破性出血典型表现是 （　）
   A. 停经后出血,量同于平素月经
   B. 经前淋漓出血
   C. 经后淋漓出血
   D. 长时间间断少量出血
   E. 急性大出血

410. 构成盆膈的肌肉是 （　）
   A. 肛提肌　　　　　B. 会阴深横肌
   C. 会阴浅横机　　　D. 坐骨海绵体肌
   E. 球海绵体肌

411. 哪个部位是年龄增长后最先出现问题的部位 （　）
   A. 眼　　B. 耳　　C. 口　　D. 鼻
   E. 脸

412. 下列不属于辅助生育技术的是 （　）
   A. 自然周期　　　　B. AIH
   C. AID　　　　　　D. IVF
   E. ICSI

413. 女性不孕最常见的原因是 （　）
   A. 免疫因素　　　　B. 输卵管因素
   C. 子宫因素　　　　D. 宫颈因素
   E. 阴道因素

414. 不属于 AIH 适应证的是 （　）
   A. 正常的排卵功能
   B. 男方精液常规正常
   C. 女性生殖道结构健全
   D. 至少一侧通畅的输卵管
   E. 子宫内膜结核

415. 关于雌激素下述哪种说法是错误的 （　）
   A. 是一种类固醇激素
   B. 能促进卵泡的早期发育
   C. 提高子宫平滑肌对催产素的敏感性
   D. 排卵前 24 小时分泌量出现峰值
   E. 黄体期无雌激素分泌

416. 子宫动脉来自 （　）
   A. 髂外动脉　　　　B. 髂内动脉
   C. 肾动脉　　　　　D. 腹主动脉
   E. 髂总动脉

417. 关于雌激素的生理作用,哪项是错误的 （　）
   A. 促使子宫发育
   B. 加强输卵管节律性收缩
   C. 有助于卵巢积储胆固醇
   D. 促进钠与水的排泄
   E. 促进钙质沉积

418. 下列指标中不属孕产期保健工作的常用指标的是 （　）
   A. 住院分娩率　　　B. 孕产妇系统管理率
   C. 新法接生率　　　D. 妇科病患病率
   E. 产前检查率

419. 以上哪项属于子宫内膜异位症不孕的临床表现 （　）
   A. 周期紊乱,月经过多
   B. 未破裂卵泡黄素化综合征(LuFs)
   C. 宫颈黏液呈典型羊齿状结晶
   D. 基础体温单相型
   E. 溢乳

420. 黄体功能不全 （　）
   A. 诊断性刮宫应在两次月经之间进行
   B. 诊断性刮宫应在经前或月经来潮 8 小时内进行
   C. 诊断性刮宫在月经干净后 3 天进行

D. 诊断性刮宫在月经第 5 天进行

E. 诊断性刮宫日期不限定

421. 女性,60 岁,因绝经 4 年,近一周白带多,呈黄水状,伴外阴烧灼感就诊。妇科检查:阴道黏膜充血,伴小出血点。此时最合适的辅助检查是 （ ）

A. 诊断性刮宫

B. 测量基础体温

C. 宫颈活组织病理检查

D. 宫颈刮片找瘤细胞

E. 阴道分泌物涂片检查

422. 患者 55 岁,绝经 5 年,3 天前开始少量阴道出血,少于月经量。妇检:宫颈重度糜烂,颗粒状,宫体略小,活动。此时应首选的辅助检查方法是 （ ）

A. 阴道镜检查　　　B. 宫颈活检

C. 宫颈刮片　　　　D. 宫腔镜检查

E. 分段诊断性刮宫

423. 女性,38 岁,16 岁初潮,月经规律,正常产后 10 年,置环避孕中,现停经 7 个月。此患者首先应选择的辅助检查是 （ ）

A. 孕激素试验

B. 雌激素试验

C. 垂体兴奋试验

D. 阴道脱落细胞学检查

E. 宫颈黏液结晶检查

424. 患者 49 岁,1 年来月经紊乱,因停经 2月后多量阴道流血 10 余天来院。贫血貌,妇科检查:子宫略大,附件(－)。最可能的诊断是 （ ）

A. 先兆流产　　　　B. 难免流产

C. 子宫肌瘤　　　　D. 更年期功血

E. 黄体萎缩不全

425. 经产妇,45 岁,近 3 年出现经量增多、痛经,近一年痛经加剧。妇科检查:子宫均匀性增大,质地硬,有压痛。最合适的诊断是 （ ）

A. 无排卵型功能失调性子宫出血

B. 有排卵型功能失调性子宫出血

C. 子宫浆膜下肌瘤

D. 子宫内膜息肉

E. 子宫肌腺症

426. 患者,48 岁,右侧大阴唇有一压痛、波动性肿块,行走和性交时感到不适,已诊断为巴氏腺囊肿,下述哪项治疗最合适 （ ）

A. 造口术　　　　　B. 应用抗菌素

C. 囊肿核出术　　　D. 切开引流

E. 观察

427. 女性,55 岁,绝经三年,阴道少量间断性流血一月余,无明显腹痛,阴道脱落细胞学检查巴氏Ⅱ级。妇科检查:宫颈轻度糜烂,宫体略大,双侧附件正常。进一步处理方案是 （ ）

A. 切除子宫

B. 广泛性全子宫切除术

C. 广泛性全子宫切除及盆腔淋巴结清除术

D. 诊断性刮宫及宫颈活组织检查

E. 宫颈锥形切除术

428. 盆腔炎性疾病病理以下哪项不正确 （ ）

A. 急性子宫内膜炎

B. 急性子宫肌炎

C. 急性盆腔炎

D. 急性盆腔结缔组织炎

E. 子宫内膜结核

429. 预防尿瘘,正确的是 （ ）

A. 避免妇科手术损伤所致的尿瘘是关键

B. 疑有损伤者,需留置导尿管一周

C. 使用子宫托不需定期取出

D. 子宫颈癌进行放射治疗时注意阴道内放射源的安放和固定

E. 妇科手术困难时术前不需要输尿管导管

430. 乳腺纤维腺瘤治疗宜 （ ）

A. 药物治疗　　　　B. 乳癌根治术

C. 单纯乳房切除术　D. 乳腺肿块切除术

E. 雌激素受体拮抗剂治疗

431. 中国妇幼卫生监测系统主要有哪些组成 （ ）

A. 出生缺陷监测系统

B. 孕产妇死亡监测系统

C. 5 岁以下儿童死亡监测系统

D. 孕产妇及新生儿健康监测系统

E. A＋B＋C

432. 绝经后雌激素不足与绝经后骨质疏松症的发病机制,与哪项无关 （ ）

A. 雌激素具有使钙盐和磷酸盐沉积在骨质中,促进骨基质形成,使之成为钙盐沉积的支架作用

B. 雌激素有拮抗甲状旁腺激素作用

C. 雌激素下降使降钙素分泌减少

D. 雌激素加强羟化酶活性,使维生素 D 转变为有活性维生素 D 而促进肠钙吸收

E. 更年期女性肥胖,运动减少

433. 按照 WHO1994 年提出的诊断标准,关

于骨密度,不正确的是 （ ）

A. 正常范围为骨矿含量或骨密度较年轻人平均值低 1 个标准差以内

B. 低骨量是指骨矿含量或骨密度较年轻人平均值低 1~2.5 个标准差之间

C. 骨质疏松症是指骨矿含量或骨密度较年轻人平均值低 3 个标准差以上

D. 严重骨质疏松症是在骨质疏松症的基础上,并有一个以上的脆性骨折

E. 骨质疏松症是指骨矿含量或骨密度较年轻人平均值低 2.5 个标准差以上

434. 为诊断子宫内膜癌,作分段诊刮术,下列操作哪项是最正确的 （ ）

A. 先探宫腔,再分别取四壁的子宫内膜

B. 先作宫颈活检,再探宫腔后,取子宫内膜

C. 先取宫颈管内膜,再探宫腔后,取子宫内膜

D. 先刮取子宫内膜,然后探宫腔

E. 先刮颈管内膜,再刮宫腔内膜,最后探宫腔

435. 宫颈癌普查,最常用的方法是 （ ）

A. 宫颈活检　　　　B. 碘试验

C. 细胞学检查　　　D. 阴道镜检查

E. 血清学检查

436. 宫颈如菜花状,阴道穹隆消失,子宫正常,双侧宫旁增厚,弹性差,但未达盆壁,宫颈活检为鳞状上皮癌,临床分期应为 （ ）

A. Ⅰa　B. Ⅰb　C. Ⅱa　D. Ⅱb

E. Ⅲa

437. 子宫颈刮片检查两次巴氏 Ⅴ级,阴道镜下宫颈活检阴性,应首选下列哪种方法除外子宫颈癌 （ ）

A. 随访　　　　　　B. 分段诊刮

C. B 型超声波检查　D. 子宫颈锥形切除

E. 宫腔镜检查

438. 女性,36 岁,G_1P_1,因月经量增多,周期明显缩短,平时白带多就诊。宫颈口扩张,宫口内见一红色乒乓球大小肿物,光滑,子宫如妊娠 6 周大小。首先考虑为 （ ）

A. 子宫颈肌瘤　　　B. 难免流产

C. 子宫黏膜下肌瘤　D. 子宫肌腺病

E. 宫颈葡萄状肉瘤

439. 女性,33 岁,因接触性出血就诊,查:宫颈中度糜烂,易出血,宫颈刮片有核异质。进一步检查最佳应为 （ ）

A. 严密观察随访　　B. 阴道镜检查

C. 再次宫颈涂片　　D. 宫颈管活检

E. 宫颈活检

440. 30 岁女性,因月经量增多,经期延长一年就诊,下列哪项体检与其主诉有密切关系 （ ）

A. 宫颈上前唇有 2 个 1 cm×0.5 cm 的赘生物

B. 子宫体孕 2 个月大小,软

C. 子宫体孕 8 周大小,硬,外形不规则

D. 左附件有囊性肿块

E. 后穹隆触及痛性结节

441. 女性,37 岁,因经期腹痛并逐渐加剧前来就诊,检查子宫后倾,粘连固定,子宫峡部后壁可触及多个小结节,触痛明显,右附件区增厚,在附件区触及直径约 6 cm 的囊性粘连包块,最可能的诊断是 （ ）

A. 慢性盆腔炎　　　B. 盆腔结核

C. 卵巢癌　　　　　D. 子宫内膜异位症

E. 多发性浆膜下肌瘤

442. 女性,33 岁,产后 1 年,近 10 天白带较多,有时呈黄色脓性分泌物。妇科检查:宫颈口有黏膜向外口突出、充血,阴道黏膜未见病变。下列哪种疾病可能性最大 （ ）

A. 子宫黏膜下肌瘤　B. 宫颈管内膜炎

C. 子宫颈息肉　　　D. 子宫颈癌

E. 子宫颈结核

443. 乳腺癌局部皮肤呈"桔皮样改变"的原因 （ ）

A. 肿物压迫引起

B. 癌肿位置深,侵及 cooper 韧带

C. 肿物与乳房皮肤相连

D. 癌细胞侵及或堵塞乳房浅表淋巴管导致淋巴水肿

E. 肿瘤周围的炎性改变引起

444. 月经周期延长,BBT 双相,但高温相下降迟缓,诊断为 （ ）

A. 无排卵型功血

B. 黄体功能不足

C. 子宫内膜不规则脱落

D. 妊娠

E. 围排卵期出血

445. 24 岁女性,已婚未育,平素月经规律,近几个月月经周期正常而经期延长,妇科检查无异常,拟行诊断性刮宫术,正确的手术日期应选择 （ ）

A. 月经来潮前 2~3 天　B. 月经来潮 6 小时内

C. 月经来潮第 3 天　　D. 月经来潮第 5 天

E. 无特殊要求

446. 关于卵巢不敏感综合征描述不正确的是
（　　）
A. 又称为抵抗性卵巢综合征(savage syndrome)
B. 卵巢内多为始基卵泡及初级卵泡
C. 促性腺激素水平正常
D. 卵巢对外源性促性腺激素水平不敏感
E. 临床表现为原发性闭经，女性第二性征存在

447. 闭经是指停经　　　　（　　）
A. 3 个月　　　　　　B. 3 个周期
C. 12 个月　　　　　D. 6 个周期
E. 1 年

448. 压力性尿失禁描述错误的是　（　　）
A. 80%压力性尿失禁患者伴有阴道前壁膨出
B. 由于逼尿肌收缩压或膀胱壁对尿液的张力压缩引起
C. 90%以上为解剖型压力性尿失禁，为盆底组织松弛
D. 尿频尿急，急迫性尿失禁和排尿后膀胱区胀满感是常见症状
E. 腹压增加下不自主尿液流出是最典型症状

449. 尿失禁发病高危因素不包括　（　　）
A. 年龄
B. 妊娠
C. 雌激素水平下降
D. 全脂肪及胆固醇摄入
E. 糖类饮食

450. 不孕患者检测排卵功能，对诊断价值不大的是　　　　　　　　（　　）
A. B 超监测排卵
B. 月经周期后半期宫颈黏液检查
C. 肾上腺功能检测
D. BBT 测定
E. 月经周期前半期子宫内膜活检

451. 29 岁患者，结婚 3 年不孕，同居。近一年经量明显减少，既往月经周期 30 天，现为周期第 25 天就诊。妇检：子宫后位，正常大小，活动差，附件未触及包块。为明确诊断首选检查　（　　）
A. 血沉　　　　　　B. 蝶鞍正侧位
C. 诊断性刮宫　　　D. B 型超声
E. 子宫输卵管碘油造影

452. 女性，26 岁，结婚 2 年未孕，检查发现女方正常，男方为非阻塞性无精子症，应如何处理
（　　）
A. AIH　　　　　　B. AID
C. IVF-ET　　　　　D. ICSI

E. PGD

453. 32 岁，闭经 3 年，以往月经稀发，每 3～4 个月一次，阴道涂片雌激素水平高度低落，黄体酮试验（一），雌激素试验（＋），查 24 小时尿中 FSH＞52.8 U/L，子宫前位正常大小，最可能的诊断为
（　　）
A. 子宫性闭经　　　B. 下丘脑性闭经
C. 垂体性闭经　　　D. 卵巢性闭经
E. 其他内分泌所致的闭经

454. 宫颈癌直接蔓延最常见的是　（　　）
A. 向下沿阴道黏膜　B. 向上至子宫内膜
C. 向前侵犯直肠　　D. 向后侵犯直肠
E. 向左右至主韧带

455. 淋病的临床表现，正确的是　（　　）
A. 急性淋病在淋菌侵入后 14 天发病
B. 急性淋病包括上生殖道和下生殖道感染
C. 上生殖道感染半数通过血行传播
D. 妇女感染淋病后多无症状
E. 急性淋菌性盆腔炎多在月经期

456. 女性，43 岁，术后病理切片：子宫肌壁间可见内膜间质。她有慢性下腹疼痛及痛经，激素治疗无效，最可能的诊断是　　（　　）
A. 子宫内膜异位症　B. 子宫腺肌症
C. 子宫内膜癌　　　D. 子宫肥大症
E. 子宫肌瘤

457. 女性，50 岁，绝经后 1 年，接触出血 2 个月，宫颈涂片巴氏分级Ⅳ级来诊，确诊首选辅助检查方法是　　　　　　　　　（　　）
A. 宫颈锥形切除　　B. 阴道镜检查
C. 碘试验　　　　　D. 宫腔细胞学检查
E. 宫颈和颈管活组织检查

458. 患者，45 岁，白带多，性交后出血已 3 个月，检查宫颈呈糜粒状外观，接触性出血，采取何种检查以明确诊断最适宜　　　　　（　　）
A. 宫颈涂片细胞检查　B. 宫颈活检
C. 阴道镜检查　　　D. 宫颈锥切检查
E. 宫颈上皮的染色体检查

459. 患者 58 岁，绝经 10 年，阴道流血 3 个月，检查子宫颈及附件均正常，宫体稍大，无压痛，首选的辅助检查方法　　　　　（　　）
A. 宫腔冲洗液细胞学检查
B. 后穹隆吸出物涂片细胞学检查
C. 宫腔碘油造影
D. 宫腔镜检查取病理
E. 诊断性刮宫

460. 下述哪项除外,均能监测卵巢排卵
（　）
A. 子宫内膜活检　　B. 基础体温测定
C. 阴道细胞涂片检查 D. 子宫黏液结晶检查
E. 测定血中垂体泌乳素

461. 女性,49岁,绝经2年后出现接触性出血。妇检见宫颈中度糜烂,多点活检病理检查为重度不典型增生。对该病人最恰当的处理是（　）
A. 按炎症积极治疗,半年随访一次
B. 宫颈冷冻,激光或锥切治疗后严密随访
C. 子宫全切除术
D. 放射后行手术治疗
E. 放射治疗

462. 关于子宫肌瘤,哪项是不正确 （　）
A. 多见于中年妇女,常见年龄为35～45岁
B. 肌层内子宫肌瘤约占60%～70%
C. 子宫肌瘤玻璃样变性为癌变的前期
D. 子宫肌瘤红色变性多发生于妊娠期或产褥期
E. 浆膜下子宫肌瘤常无阴道流血症状

463. 宫内节育器避孕原理,下述哪项是不正确的
（　）
A. 通过异物的局部效应发挥作用
B. 异物刺激子宫内膜产生非细菌性炎症反应,不利于胚胎发育
C. 机械作用,阻止孕卵着床
D. 节育器通过抑制下丘脑—垂体—卵巢轴起作用
E. 节育器刺激内膜产生前列腺素,影响孕卵着床

464. 你认为下列哪个因素不是子宫脱垂发生的原因
（　）
A. 第一产程延长
B. 阴道助产手术
C. 产后过早参加体力劳动
D. 人工流产手术
E. 长期慢性咳嗽

465. 对闭经的分析,下列哪种推论对 （　）
A. 孕激素试验阳性,提示卵巢能分泌雌激素
B. 雌孕激素序贯试验阴性,病因可能在子宫
C. 基础体温双相,病因可能在子宫
D. 垂体兴奋试验阳性,提示垂体能分泌促性腺激素
E. 血泌乳素异常升高,病因在丘脑下部

466. 女性,53岁,经产妇,绝经1年后阴道流血2个月,出血量如月经量,以后时多时少。盆腔检查:宫颈光滑,子宫稍大,双附件正常。首选辅助检查是
（　）
A. 宫颈涂片检查　　B. 分段诊刮
C. 阴道镜检查　　　D. 宫颈活检
E. 阴道涂片雌激素水平测定

467. 确诊为女性生殖器尖锐湿疣,不适宜的治疗是
（　）
A. 50%三氯醋酸　　B. 冷冻
C. 激光　　　　　　D. 口服红霉素
E. 微波

468. 宫颈癌最常见的病理类型是 （　）
A. 鳞腺癌　　　　　B. 腺癌
C. 恶性腺癌　　　　D. 黏液腺癌
E. 鳞状细胞癌

469. 绝经指月经完全停止多长时间 （　）
A. 半年　　　　　　B. 1年
C. 1年半　　　　　D. 2年
E. 3年

470. 以下哪项是绝经发生的原因 （　）
A. HPO轴的变化
B. 年龄的增加
C. 卵泡不可逆的减少
D. 雌激素水平的下降
E. 女性情绪及外界环境的改变

471. 出生缺陷监测方法主要分为以下哪项和以人群为基础的监测
（　）
A. 以个体为基础　　B. 以医院为基础
C. 以社区为基础　　D. 以家庭为基础
E. 以地区为基础

472.《中华人民共和国母婴保健法实施办法》第三十九条规定,国家建立孕产妇死亡、婴儿死亡和以下哪项监测的报告制度
（　）
A. 新生儿出生缺陷　B. 危重孕产妇
C. 儿童营养　　　　D. 孕产妇健康
E. 新生儿健康

473. 某女,36岁,阴道分泌物增多已半年,近来出现血性白带,检查宫颈重度糜烂,触之易出血,子宫正常大小,附件(—),为排除宫颈癌,首先做下述何项检查
（　）
A. 阴道分泌物悬滴检查
B. 宫颈刮片
C. 宫颈活检
D. 宫颈碘试验
E. 宫腔镜检查

474. 关于经前期综合征描述错误的是（　）
A. 反复在卵泡期周期性出现

B. 以情感、行为和躯体障碍为特征

C. 月经来潮后,症状自然消失

D. 多见于 25～45 岁妇女

E. 症状出现于月经前 1～2 周

475. 关于 POP-Q 分度法描述错误的是 （　）

A. POP-Q 分度法 0 度的意义是无脱垂,即 D 点的量化值<(tvl−4 cm)

B. POP-Q 分度法Ⅰ度:是脱垂最远端在处女膜平面上>1 cm,即量化值<−1 cm

C. POP-Q 分度法Ⅱ度:是脱垂最远端在处女膜平面上<1 cm,即量化值>−1 cm,但 <+1 cm

D. POP-Q 分度法Ⅲ度:是脱垂最远端超过处女膜平面>1 cm,但<阴道总长度−2 cm,即量化值>+1 cm,但<(tvl−2 cm)

E. POP-Q 分度法Ⅳ度:是下生殖道呈全长外翻,脱垂最远端即宫颈或阴道残端脱垂超过阴道总长度−2 cm,即量化值 >(tvl−2 cm)

476. 女性性功能障碍不包括哪种情况（　）

A. 性欲减退　　　　B. 性唤起障碍

C. 性高潮障碍　　　C. 坐骨神经痛

E. 阴道痉挛

477. 子宫颈原位癌的病理诊断标准是（　）

A. 宫颈上皮的 2/3 被异型细胞所代替

B. 病变突破基底膜小于 3 mm

C. 病变局限上皮内,部分穿基底膜

D. 间质的血管、淋巴管内找到癌栓

E. 宫颈上皮全层为异型细胞代替

478. 关于宫颈癌的早期发现与预防,下列错误的措施是 （　）

A. 普及防癌知识,提倡晚婚晚育,开展性教育

B. 积极治疗宫颈疾病

C. 定期开展宫颈普查和普治,每 3～5 年普查 1 次

D. 绝经后出血者应及早就医

E. 重视宫颈癌的早期症状,如白带多、接触性出血等

479. 关于早期宫颈浸润癌患者阴道镜检查的描述,错误的是 （　）

A. 局部血管异常增生,管腔扩大,失去正常血管分支状

B. 醋白上皮增厚,表面结构不清

C. 碘试验阳性或着色深

D. 局部血管可呈蝌蚪形、棍棒形、发夹形、螺旋形或线球形改变

E. 醋白试验后,表面呈玻璃样水肿或熟肉状

480. 下列哪些描述是错误的 （　）

A. 月经期子宫内膜自海绵层剥离

B. 子宫内膜分泌期决定月经周期长短

C. 月经期子宫颈管内膜不剥离

D. 子宫内膜基底小动脉不参与月经周期变化

E. 月经期输卵管黏膜不剥离

481. 关于妇科检查下列说法错误的是（　）

A. 检查前排空膀胱

B. 注意防止交叉感染

C. 有阴道流血者禁止妇科检查

D. 慎重为未婚者检查

E. 男医生检查时应有女医护人员在场

482. 子宫内膜癌的高危因素不包括 （　）

A. 长期服用孕激素　　B. 肥胖

C. 高血压　　　　　　D. 糖尿病

E. 绝经延迟

483. 当卵巢功能发生衰退的同时,其内分泌功能也在衰退,首先明显变化的是 （　）

A. 雌激素　　　　　　B. 孕激素

C. 雄激素　　　　　　D. 胰岛素

E. 睾酮

484. 子宫内膜癌最主要的临床表现为（　）

A. 下腹及腰骶部疼痛　B. 贫血、消瘦、恶病质

C. 不规则阴道出血　　D. 白带增多

E. 下腹部包块

485. 关于乳房自我检查下列哪项是错的 （　）

A. 乳房自我检查是早期发现乳房疾病的最有效手段之一

B. 最好每月检查一次

C. 每年由乳腺专科医生检查一次

D. 最好每半年检查一次

E. 检查时间最好在月经来潮后 10 天内

486. 关于月经描述正确的是 （　）

A. 月经周期长短主要与卵泡期有关

B. 月经血可凝固,多伴有小血块

C. 月经初潮是生殖功能成熟的重要标志

D. 月经时子宫内膜从基底层脱落

E. 正常月经量约为 100 mL

487. 疑为宫外孕行子宫内膜诊刮,正确的病理结果是 （　）

A. 增生期

B. 分泌早期

C. 分泌期分泌功能不足

D. 蜕膜样改变

E. 增生过长

488. 绝经后妇女体内的雌激素以哪一项为主 （　　）

A. E2　　　　　　　　B. E3

C. 雌酮　　　　　　　D. 妊马雌酮

E. 炔雌醇

489. 以下哪项是更年期综合征最典型的症状 （　　）

A. 血压波动　　　　　B. 潮热和出汗

C. 假性心绞痛　　　　D. 失眠

E. 关节疼痛

490. 盆底肌锻炼描述不正确的是 （　　）

A. 即为肛提肌锻炼

B. 亦称为 Kegel 锻炼

C. 使用于 POP-Q 分期Ⅰ度和Ⅱ度的子宫脱垂患者

D. 可用于单独治疗所有子宫脱垂患者

E. 用力收缩盆底肌肉 3 秒以上后放松,每次 10～15 分钟,每日 2～3 次

491. 女性,32 岁,不孕 5 年,周期性进行性痛经加重 4 年,检查子宫后倾粘连,宫颈后壁可触及多个黄豆大质硬结节,给予服用性激素治疗,主要作用是 （　　）

A. 调节月经周期　　　B. 减轻痛经程度

C. 抑制排卵　　　　　D. 安慰性治疗

E. 促使排卵

492. 女性不孕因素占不孕症病因的 （　　）

A. 40%　　　　　　　B. 20%

C. 30%　　　　　　　D. 50%

E. 60%

493. 胚胎植入前遗传学筛查(PGS)通常是指 （　　）

A. 筛除可能患有任何疾患的胚胎

B. 筛除含有基因缺陷的胚胎

C. 筛除含有染色体数目异常的胚胎

D. 筛除形态学异常的胚胎

E. 筛除不能正常发育的胚胎

494. 下述除哪项检查外,均提示卵巢性闭经 （　　）

A. 阴道脱落细胞底层细胞百分比高

B. 基础体温为单相型

C. 宫颈黏液结晶为"Ⅲ"型

D. 血中雌孕激素含量低

E. 雌孕激素序贯试验无出血

495. 下述除哪项外均为宫内节育器的避孕原理 （　　）

A. 异物反应　　　　　B. 吞噬作用

C. 缩宫素作用　　　　D. 前列腺作用

E. 纤溶作用

496. 女性患者,56 岁,绝经 5 年,近 3 月阴道不规则流血。妇科检查:宫颈光滑,子宫如孕 40 天大,质软,无压痛,探宫腔 7 cm。分段诊刮:颈管未刮出组织,内膜质脆。入院后首选应采取治疗原则是 （　　）

A. 放射治疗　　　　　B. 孕酮类药物治疗

C. 化疗　　　　　　　D. 免疫治疗

E. 手术治疗

497. 闭经时进行卵巢功能检查时,除哪项外均可选用 （　　）

A. 阴道脱落细胞学检查

B. 子宫颈黏液结晶检查

C. 基础体温测定

D. 子宫输卵管造影术

E. 血内雌、孕激素测定

498. 女性,35 岁,白带多,查宫颈Ⅱ度糜烂,宫颈刮片细胞学检查为巴氏Ⅱ级,合适的处理是 （　　）

A. 宫颈电烙术　　　　B. 激光治疗

C. 冷冻治疗　　　　　D. 宫颈椎形切除术

E. 阴道镜检查

499. 下列除哪项外,能预防尿瘘的发生 （　　）

A. 认真做好产前检查

B. 正确处理异常分娩

C. 防止滞产或第二产程延长

D. 疑有膀胱损伤留置导尿管 8～12 天

E. 产后应用抗生素

500. 女性,40 岁,G₃P₃,白带多,偶伴性交出血,妇科检查:宫颈重度糜烂。应首选哪项检查排除宫颈癌 （　　）

A. 宫颈活检　　　　　B. 宫颈刮片

C. 阴道镜　　　　　　D. 碘试验

E. 分段诊刮

501. 内生殖器的血管解剖哪项正确的 （　　）

A. 左卵巢动脉自左肾动脉分出

B. 右卵巢动脉来自右肾动脉

C. 子宫动脉为髂内动脉前干分支

D. 阴道动脉为髂内动脉前干分支

E. 阴部内动脉为髂内动脉前干终支

502. 生育期功血病人的子宫内膜变化,以下哪项外均是正确的 （　　）

A. 经前呈分泌反应

B. 分泌反应不良

C. 增殖期内膜与分泌反应同时存在

D. 子宫内膜呈息肉样增生

E. 子宫内膜的分泌反应不一致

503. 除下述哪项外都是异位妊娠的病因 （　　）

A. 慢性输卵管炎　　　B. 输卵管周围粘连

C. 既往输卵管手术　　D. 子宫内膜炎

E. 子宫内膜异位症

504. 女性，48 岁，G_2P_2，因胆道感染入院，应用抗生素治疗 10 天，近一周来外阴瘙痒明显，阴道检查发现由白色膜状物覆盖，擦拭后露出红肿黏膜。最可能诊断为 （　　）

A. 慢性阴道炎　　　　B. 外阴瘙痒症

C. 滴虫阴道炎　　　　D. 真菌性阴道炎

E. 萎缩性阴道炎

505. 女性，30 岁，2 年前足月分娩，产后因大量出血发生失血性休克，继发闭经伴乏力就诊。使用雌孕激素序贯治疗后有月经来潮。初步判断该患者系哪个部位发生异常引起闭经 （　　）

A. 丘脑下部　　　　　B. 垂体后叶

C. 卵巢　　　　　　　D. 子宫

E. 垂体前叶

506. 下述妊娠期母体内分泌系统变化正确的是 （　　）

A. 促性腺激素分泌减少

B. 垂体生乳素分泌明显增多

C. 胰岛素分泌明显减少

D. 促肾上腺皮质激素分泌增多

E. 促甲状腺激素分泌增多

507. 女性，24 岁，近半年低热，夜间盗汗，疲乏，月经增多，2 个月后渐稀少，时有性交出血，下腹坠胀，食欲缺乏，本人以为妊娠到门诊检查：子宫前位，大小正常，压痛明显，双附件增厚如索条样，质硬，尿 hCG（－）。为确诊应作下列哪项检查 （　　）

A. 盆腔 X 线摄片

B. 宫腔镜检查

C. 子宫输卵管碘油造影

D. 腹腔镜检查

E. 子宫内膜病理检查

508. 出生时未符合诊断标准，而其后被诊断为先天梅毒儿童的适宜诊断指标是 （　　）

A. 非梅毒螺旋体抗原血清学试验阴性者随访过程中血清学试验转阳，并达母亲分娩前滴度的 2 倍

B. 非梅毒螺旋体抗原血清学试验滴度阳性者随访过程中滴度上升增加 4 倍

C. 非梅毒螺旋体抗原血清学试验由阴转阳且有临床症状

D. 随访至 6 月龄时梅毒螺旋体抗原血清学试验仍持续阳性

E. 随访至 12 月龄时梅毒螺旋体抗原血清学试验仍持续阳性

509. 关于尿失禁的非手术治疗描述错误的是 （　　）

A. 盆底肌肉锻炼也称为 Kegel 锻炼，以锻炼耻骨尾骨肌为主

B. Kegel 锻炼可以达到预防和治疗女性尿失禁和生殖器官脱垂的目的

C. Kegel 锻炼治愈率、改善率一般可达 50％～80％

D. 功能性电刺激治疗是一种主动的盆底功能锻炼方法

E. 功能性电刺激治疗属于物理治疗，可以提高盆底肌功能

510. 关于子宫颈癌，哪项是不正确的 （　　）

A. 好发部位为鳞-柱上皮交接部

B. 宫颈刮片细胞学检查，是发现宫颈癌前病变的主要方法

C. 确诊宫颈癌依靠活体组织检查

D. 腺癌多于鳞癌

E. 原位癌可行全子宫切除术

511. 女性，24 岁，已婚未产。因诊为"宫外孕"行开腹检查，术中见：在右侧输卵管壶腹部有一 2 cm 未破的增粗病灶。正确的术式应是 （　　）

A. 右侧输卵管卵巢切除术

B. 右侧输卵管切除和子宫角切除术

C. 右侧全输卵管切除术

D. 输卵管病灶切除术

E. 通过伞端压出管内容

512. 基础体温测定可用于以下情况，除外哪项 （　　）

A. 判断有无排卵　　　B. 判断黄体功能

C. 闭经部位诊断　　　D. 协助诊断早孕

E. 葡萄胎排出后的随访

513. 除哪项外均是卵巢妊娠的诊断依据 （　　）

A. 双侧输卵管完整无损伤

B. 胚囊位于卵巢内

C. 胚囊的囊壁上有正常卵巢组织

D. 卵巢与胚囊必须经固有韧带和子宫相连

E. 病理检查必须找到黄体

514. 以下哪项不是盆腔器官脱垂的非手术治疗方法 （　　）

A. Kegel 锻炼　　　　B. 生物反馈

C. Manchester　　　　D. 放置子宫托

E. 针灸

515. 小王,30 岁,G_2P_1,孕 12 周,因无生育计划要求终止妊娠,既往患过肝炎,但最近检查肝功正常,最适宜哪项方法终止妊娠 （　　）

A. 水囊引产

B. 利凡诺尔羊膜腔内注射

C. 钳刮术

D. 药物流产

E. 缩宫素引产

516. 女性,32 岁,停经 2 个月,不规则阴道出血 4 天,子宫增大,如孕 4 月大小,为明确诊断,首选的检查方法是 （　　）

A. 盆腔 CT 检查　　　B. 盆腔 B 超

C. 盆腔 MRI 检查　　　D. 尿 hCG

E. 诊断性刮宫

517. 以下哪项不属于有排卵型功血的临床表现 （　　）

A. 排卵期出血

B. 基础体温双相,月经过多

C. 黄体功能不全

D. 子宫内膜活检显示分泌内膜,出血坏死组织与新增生内膜混杂共存

E. 基础体温单相,月经过多

518. 下列哪项不是判断中骨盆狭窄的描述 （　　）

A. 骨盆侧壁向内倾斜

B. 骶骨平直

C. 骶岬前突

D. 骶棘韧带宽度小于 2 横指

E. 坐骨棘内突

519. 女性,58 岁,绝经后出血 3 月余。查体:腹水征(一),子宫正常大,活动好,右卵巢正常大,左卵巢萎缩。分段诊刮:单纯增生子宫内膜。宫颈刮片细胞学检查:巴氏Ⅱ级。该患者最可能的诊断为 （　　）

A. 子宫内膜癌　　　　B. 输卵管癌

C. 卵巢上皮癌　　　　D. 卵巢颗粒细胞瘤

E. 宫颈癌

520. 能促进子宫内膜增生的卵巢肿瘤是 （　　）

A. 内胚窦瘤　　　　　B. 颗粒细胞瘤

C. 无性细胞瘤　　　　D. 纤维瘤

E. 睾丸母细胞瘤

521. 子宫内膜癌描述正确的是 （　　）

A. 绝大多数子宫内膜癌为鳞癌

B. 80%以上病例发生在 40 岁以下的生育年龄妇女

C. 围绝经期妇女约占 30%

D. 子宫内膜癌病程发展相对缓慢,临床症状出现较早

E. 约占女性生殖器官恶性肿瘤的第一位

522. 女性,30 岁,继发不孕 5 年。此次月经后 4 天突发高热、寒战,伴下腹疼痛,体温 39℃,血白细胞计数 $17×10^9$/L,妇科检查,阴道分泌物多,脓性,1/3 宫颈上皮外翻,举痛及摇摆痛(＋),宫体后位,略大,活动度差,压痛明显,两侧附件明显增厚并有压痛。初步考虑下列何种疾病 （　　）

A. 急性子宫颈炎

B. 急性盆腔结缔组织炎

C. 急性盆腔腹膜炎

D. 子宫内膜异位症

E. 子宫腺肌症

523. 女性,26 岁,结婚 2 年同居未孕,检查发现女方正常,男方为非阻塞性无精子症,应如何处理 （　　）

A. AIH　　B. AID　　C. IVF-ET　　D. ICSI

E. PGD

524. 更年期功能失调性子宫出血制止出血首选 （　　）

A. 己烯雌酚　　　　　B. 绒毛膜促性腺激素

C. 丙酸睾丸酮　　　　D. 刮宫术

E. 止血敏

525. 不孕症夫妇初诊的第一步检查是 （　　）

A. 精液常规　　　　　B. 基础体温测定

C. 输卵管通畅试验　　D. 排卵监测

E. 染色体检查

526. 关于子宫颈癌,下述哪项是正确 （　　）

A. 原位癌在临床分期上属于 0 期

B. Ⅱa 期,三合诊无明显宫旁组织浸润

C. Ⅱb 期,通常行放射治疗

D. 宫颈刮片细胞学检查巴氏Ⅲ级时,应进一步活检

E. 宫颈刮片细胞学检查在原位癌与浸润癌之间有很大差别

527. 下列哪个不是更年期综合征的血管舒缩症状 （　　）

A. 潮热　　　　　　　B. 出汗

C. 血压波动　　　　　D. 假性心绞痛

E. 肌肉、关节疼痛

528. 下列哪项不属于尿失禁发病高危因素
（　　）

A. 年龄　　　　　　　B. 妊娠
C. 雌激素水平下降　　D. 肥胖
E. 身材矮小

529. 关于妇女压力性尿失禁的描述，错误的是
（　　）

A. 80％的压力性尿失禁患者伴有阴道前壁膨出

B. 压力性尿失禁是指腹压突然增加导致尿液不自主地流出

C. 压力性尿失禁是由于膀胱逼尿肌过度兴奋所引起

D. 压力性尿失禁多为盆底组织松弛引起

E. 常用分度分三级

530. 诊断子宫内膜癌最可靠的方法是（　　）
A. B 型超声检查
B. 分段诊刮及病理检查
C. 宫腔镜检查
D. 血清 CA125 测定
E. 宫颈刮片检查

531. WHO 将妇女怀孕后需求医疗保健时所遇到的障碍概括为个人家庭、社会服务和以下哪项共三个方面
（　　）

A. 医疗保健系统服务　B. 交通系统服务
C. 经济环境　　　　　D. 人力资源
E. 通讯服务

532. 子宫肌瘤的发生最可能与哪项有关
（　　）

A. 雄激素　　　　　　B. 孕激素
C. 绒毛膜促性腺激素　D. 生长激素
E. 雌激素

533. 国际社会将以下述哪项作为衡量一个国家社会经济发展水平的重要指标，同时也作为评价其母婴安全、妇幼保健质量的指标（　　）

A. 住院分娩率
B. 孕产妇系统管理率
C. 孕产妇死亡率
D. 妇科病患病率
E. 产前检查率

534. 乳腺癌最多见于乳房的（　　）
A. 外上象限　　　　　B. 外下象限
C. 内上象限　　　　　D. 内下象限
E. 副乳

535. 子宫脱垂最主要的发病原因（　　）

A. 妊娠、分娩　　　　B. 手术损伤
C. 慢性咳嗽　　　　　D. 卵巢功能减退
E. 便秘

536. 关于压力性尿失禁，正确的描述是
（　　）

A. 压力性尿失禁病因与阴道膨出病因不同
B. 压力试验、指压试验和尿动力学检查是主要的辅助检查
C. 诊断压力性尿失禁主要依据病史
D. 检查时患者取平卧位
E. 80％的压力性尿失禁伴有阴道前后壁膨出

537. 下列哪项不是子宫脱垂手术治疗可能涉及的
（　　）

A. 肛提肌　　　　　　B. 骶棘韧带
C. 主韧带　　　　　　D. 子宫骶韧带
E. 阴道壁

538. 孕产妇死亡的定义是指在以下哪段时间内的妇女，不论妊娠期长短和受孕部位，由于任何与妊娠或妊娠有关的或由此而加重了的原因导致的死亡，但不包括由于意外或偶然原因导致的死亡
（　　）

A. 妊娠期
B. 妊娠期或妊娠终止后 42 天之内
C. 妊娠期或妊娠终止后 28 天之内
D. 妊娠终止后 42 天之内
E. 妊娠终止后 28 天之内

539. 多囊卵巢综合征患者生殖激素中哪种激素水平正常或偏低
（　　）

A. 雄激素　　　　　　B. 雌激素
C. 促卵泡刺激素　　　D. 促黄体生成素
E. 催乳素

540. 关于输卵管炎症下述哪项是正确的
（　　）

A. 结节性输卵管炎是输卵管峡部肌层增生所致

B. 输卵管积脓可演变为输卵管积水

C. 输卵管积水均与周围组织有粘连

D. 输卵管积水之液体来自管壁上皮分泌

E. 慢性输卵管炎均为急性输卵管炎迁延所致

541. 疑为子宫内膜不规则脱落，理想取内膜活检的时间是

A. 月经来潮前 12 小时　B. 月经第 5 日
C. 随时取　　　　　　D. 月经周期中间
E. 月经来潮 6 小时内

542. 因闭经行卵巢功能检查，与下列哪项无关
（　　）

A. 测基础体温

B. 阴道脱落细胞学检查

C. 宫颈黏液结晶检查

D. 行子宫输卵管碘油造影

E. 孕激素试验

543. 下列哪项不符合黄体功能不足 （　　）

A. 基础体温呈双相型,但下降缓慢

B. 常不孕或流产

C. 月经周期缩短

D. 基础体温高温相小于 11 日

E. 子宫内膜分泌反应落后

544. 阴道上皮细胞的脱落,主要受下面哪种激素的作用 （　　）

A. 雌激素　　　　B. 促性腺激素

C. 孕激素　　　　D. 黄体生成素

E. 雄激素

545. 26 岁女性,人工流产后 6 个月,月经未来潮,未怀孕,用孕激素治疗后无撤退性出血,最大可能是 （　　）

A. 卵巢性闭经

B. 子宫性闭经

C. 垂体性闭经

D. 中枢神经—下丘脑性闭经

E. 甲状腺功能减退

546. 继发性闭经,血 FSH 升高,雌激素水平降低,常见于 （　　）

A. 卵巢功能早衰　　B. 精神应激

C. 多囊卵巢综合征　D. 希恩综合征

E. 神经性厌食

547. Asherman 综合征是指 （　　）

A. 性腺先天性发育不全

B. 宫腔粘连闭经

C. 染色体异常闭经

D. 垂体功能低下闭经

E. 高催乳激素血症

548. 为了解卵巢功能,下列检查中最简便易行的是 （　　）

A. 基础体温测定　　B. 子宫内膜活检

C. 阴道细胞涂片　　D. 性激素的测定

E. 超声检查

549. 子宫内膜出现哪种组织学表现时提示可能有排卵 （　　）

A. 子宫内膜萎缩期

B. 子宫内膜分泌期

C. 子宫内膜不典型增生

D. 子宫内膜单纯性增生

E. 子宫内膜间质细胞水肿

550. 下列哪项不是《中华人民共和国母婴保健法》中所规定的胎儿严重缺陷 （　　）

A. 无脑畸形、脑积水

B. 脊柱裂、脑脊膜膨出

C. 内脏膨出

D. 四肢短小畸形

E. 多指畸形

551. 孕激素试验可用于哪种闭经患者（　　）

A. 卵巢功能早衰

B. 幼稚型子宫

C. 子宫内膜高度萎缩

D. 子宫内膜已受雌激素影响

E. 生殖道闭锁

552. 女性不孕症的常见病因往往是由于下面哪一部分受累 （　　）

A. 输卵管　　　　B. 卵巢

C. 子宫　　　　　D. 宫颈

E. 阴道

553. 女性不孕特殊检查不包括 （　　）

A. 基础体温测定

B. B 型超声监测卵泡发育

C. 基础激素水平测定

D. 宫腔镜检查

E. 孕激素试验

554. 女,28 岁,结婚 4 年未孕,月经规律,BBT 单项,不孕的可能原因是 （　　）

A. 输卵管因素　　B. 卵巢因素

C. 子宫因素　　　D. 子宫颈因素

E. 盆腔因素

555. 围绝经期女性出现潮热盗汗与下列哪项激素变化最密切 （　　）

A. 雄激素　　　　　B. 雌激素

C. 孕激素　　　　　D. 催乳素

E. 促性腺激素

556. 围绝经期功血患者子宫出血量特别大,面色苍白伴心慌,宜采取哪种紧急措施止血（　　）

A. 黄体酮　　　　B. 诊断性刮宫

C. 雌激素　　　　D. 子宫切除术

E. 雌孕激素序贯法

557. 绝经后骨质疏松的临床表现,不包括 （　　）

A. 腰背疼痛　　　　B. 脆性骨折

C. 外伤性骨折　　　D. 身材缩短、驼背

E. 局部叩击痛

558. 围绝经期功血最常见的类型是 （　　）

A. 无排卵型功血

B. 子宫内膜不规则脱落

C. 黄体功能不足

D. 排卵型功血

E. 月经过多

559. 围绝经期综合征的诊断标准不包括

（　　）

A. 绝经过渡期血清 FSH>10 U/L

B. 闭经、FSH ＜ 40 U/L，且 E2 ＜ 10 ～ 20 pg/mL

C. 排除生殖系统器质性病变

D. 排除甲状腺疾病

E. 氯米芬兴奋试验

560. 围绝经期妇女心理症状的特点不正确的是

（　　）

A. 能力和精力减退，注意力不集中

B. 情绪波动较大、紧张、抑郁、焦虑

C. 围绝经期出现的心理症状比精神病患者轻，有波动性，不是持续存在

D. 这些心理症状有特异性

E. 有不能自我控制的情绪症状

561. 54 岁妇女激素治疗慎用的有　（　　）

A. 多次骨折　　　　B. 泌尿生殖道萎缩

C. 绝经症状严重　　D. 胆囊疾病

E. 血管运动功能不稳定

562. 绝经后妇女的保健措施，不包括　（　　）

A. 如有阴道流血积极诊治

B. 加大补钙剂量，预防绝经后骨质疏松

C. 定期妇科检查及全身检查

D. 食物清淡，胆固醇摄入量不超过 400 mg/d

E. 增加社会文体活动，加强盆底锻炼

563. 围绝经期妇女内分泌变化主要表现为

（　　）

A. FSH 升高，LH 升高，雌、孕激素水平下降

B. FSH 升高，LH 下降，雌、孕激素水平不变

C. FSH 下降，LH 升高，雌、孕激素水平升高

D. FSH 不变，LH 升高，雌、孕激素水平升高

E. FSH 下降，LH 下降，雌、孕激素水平下降

564. 宫颈癌的早期发现与预防，不正确的措施是

（　　）

A. 普及防癌知识

B. 积极治疗宫颈疾病

C. 每 3 到 5 年普查一次宫颈涂片

D. 提倡晚婚少育

E. 减少性伴

565. 对于孕早期发现的梅毒感染孕妇，应当

（　　）

A. 在孕早期与孕中期各提供 1 个疗程的抗梅毒治疗

B. 在孕早期与孕中期各提供 2 个疗程的抗梅毒治疗

C. 在孕早期提供 2 个疗程的抗梅毒治疗，孕中期提供 1 个疗程的抗梅毒治疗

D. 在孕早期提供 2 个疗程的抗梅毒治疗，然后监测至分娩后

E. 在孕早期与孕晚期各提供 1 个疗程的抗梅毒治疗

566. 婴儿艾滋病感染早期检测的采血部位宜为

（　　）

A. 足跟或外周静脉血　B. 仅限足跟血

C. 仅限耳垂血　　　　D. 仅限指尖血

E. 颈静脉血

567. 妊娠期淋病的治疗不正确的是　（　　）

A. 宜尽早治疗

B. 遵循及时、足量、规则的用药原则

C. 禁用喹诺酮类药物

D. 首选三代头孢菌素

E. 性伴侣应同时治疗

568. 妊娠期梅毒的叙述不正确的是　（　　）

A. 主要通过性交传播

B. 二期梅毒孕妇传染性最强

C. 未经治疗的晚期梅毒孕妇感染胎儿的可能性约为 40%

D. 晚期潜伏梅毒孕妇，感染胎儿的可能性仍有 10%

E. 通常先天梅毒儿占死胎的 30%

569. 以下关于青春期社会心理特点的描述，错误的是

（　　）

A. 独立意识增强　　B. 注意力集中

C. 情绪不稳定　　　D. 闭锁心理

E. 判断力增强

570. 尖锐湿疣的叙述错误的是　　（　　）

A. 尖锐湿疣由 HPV 感染引起

B. 主要性接触传播

C. 组织学检查有挖空细胞的出现是尖锐湿疣的特征性改变

D. 治疗以局部治疗为主

E. 以上都不是

571. 服务对象拒绝 HIV 检测时，正确的做法是

（　　）

A. 通知社区进行卫生隔离

B. 通知家庭成员进行 HIV 检测

C. 告知今后可随时就诊接受检测

D. 暂不予婚姻登记

E. 孕妇暂不建立围产卡

572. 宫颈癌最常见的转移途径是 （　　）

A. 直接蔓延　　　　B. 腹股沟淋巴结

C. 宫旁、闭孔淋巴结　D. 血行转移

E. 非局部浸润

573. 世界卫生组织介绍的以下哪项方法不是用于孕产妇死亡回顾分析的调查方法 （　　）

A. 以社区为基础的孕产妇死亡回顾调查

B. 以医疗机构为基础的孕产妇死亡回顾调查

C. 孕产妇死亡保密性调查

D. 尸解

E. 以家庭为基础的孕产妇死亡回顾调查

574. 下列哪个不是更年期综合征的症状 （　　）

A. 肌肉、关节疼痛　　B. 泌尿生殖系统症状

C. 糖脂代谢障碍症状　D. 失眠

E. 皮肤蚁走感

575. 临床上常用以下哪项方法来衡量更年期综合征的严重程度 （　　）

A. Asherman　　　　B. Kupperman

C. Sher-hamn　　　　D. 抑郁量表

E. 焦虑量表

576. 关于压力性尿失禁，正确的描述是 （　　）

A. 压力性尿失禁病因与阴道膨出病因不同

B. 压力试验、指压试验和尿动力学检查是主要的辅助检查

C. 诊断压力性尿失禁主要依据病史

D. 检查时患者取前平卧位

E. 80％的压力性尿失禁伴有阴道前后壁膨出

577. 更年期综合征的治疗不包括 （　　）

A. 一般治疗

B. 性激素治疗

C. 严重神经症状的治疗

D. 中医中药治疗

E. 物理治疗

578. 下列哪个不是更年期功血的治疗原则 （　　）

A. 止血　　　　　　B. 调整周期

C. 促排卵　　　　　D. 纠正贫血

E. 减少经量

579. 下面哪个不是绝经后骨质疏松的临床表现 （　　）

A. 骨痛　　　　　　B. 驼背或身材矮小

C. 骨折　　　　　　D. 局部压痛或叩击痛

E. 运动后关节疼痛

580. 女，34 岁。月经量进行性减少，现闭经半年，泌乳 3 个月，首选检查项目应是 （　　）

A. 孕激素试验　　　B. 血 hCG 测定

C. 血 PRL 测定　　　D. 性激素测定

E. 诊断性刮宫

581. Asherman 综合征是指 （　　）

A. 性腺先天性发育不全

B. 宫腔粘连闭经

C. 染色体异常闭经

D. 垂体功能低下闭经

E. 高催乳激素血症

582. 女性 17 岁，既往超重，月经规律，入读大学后节食，体重骤降 30％，出现闭经属于哪种类型 （　　）

A. 垂体性闭经　　　B. 子宫性闭经

C. 卵巢性闭经　　　D. 下丘脑性闭经

E. 中枢性闭经

583. 子宫内膜癌雌激素依赖型患者常伴下面哪个情况 （　　）

A. 老年　　　　　　B. 体瘦

C. 绝经提前　　　　D. 低血压

E. 不孕或不育

584. 社区妇女保健的主要服务提供者是 （　　）

A. 全科/执业医师　　B. 妇产科医生

C. 社区工作者　　　D. 个体诊所

E. 护理人员

585. PITC 服务是指 （　　）

A. 医务人群主动提供 HIV 检测与咨询

B. 服务对象主动寻求 HIV 检测与咨询

C. 免费提供 HIV 检测与咨询

D. 艾滋病孕妇选择 HIV 检测与咨询

E. 患者性伴侣进行 HIV 检测与咨询

586. 引起非淋菌性尿道炎最常见的病原体是 （　　）

A. 解脲支原体　　　B. 阴道毛滴虫

C. 白色假丝酵母菌　D. 单纯疱疹病毒

E. 沙眼衣原体

587. 艾滋病是由下列哪种病毒引起的 （　　）

A. HPV　　　　　　B. HSV

C. HIV　　　　　　D. 柯萨奇 A16 病毒

E. 水痘—带状疱疹病毒

588. 母乳喂养一年后，艾滋病母婴传播危

险为　　　　　　　　　　　　　　（　　）

A. 20%～30%　　　B. 10%～20%

C. 15%～30%　　　D. 20%～50%

E. 50% 以上

589. HRT 的适应证不包括　　　（　　）

A. 绝经症状严重影响生活质量

B. 需要防治绝经后骨质疏松症

C. 萎缩性泌尿道问题

D. 萎缩性生殖道问题

E. 防治心血管疾病

590. 超声诊断多囊卵巢综合征的依据是一侧或双侧卵巢内各有小卵泡数　　（　　）

A. ≥12 个　　　B. ≥16 个

C. ≥10 个　　　D. ≥6 个

E. ≥9 个

591. 多囊卵巢综合征的患者血中哪种激素水平正常或偏低　　　　　　（　　）

A. 雄激素　　　　B. 雌激素

C. 促卵泡刺激素　　D. 促黄体生成素

E. 催乳素

592. 下列哪个途径不传染艾滋病　（　　）

A. 吸食母乳　　　B. 器官移植传播

C. 共用食具传播　　D. 人工授精

E. 共用剃刀、牙刷，可经破损处传染

593. 人类乳头瘤病毒的宿主是　　（　　）

A. 猿　　　　　　B. 猴

C. 人　　　　　　D. 大白鼠

E. 小白鼠

594. 下面哪些不是更年期精神障碍的治疗措施　　　　　　　　　　　（　　）

A. 心理治疗

B. 性激素治疗

C. 社会支持

D. 抗抑郁\抗焦虑药物治疗

E. 加强锻炼身体

595. 下面哪个不是更年期泌尿生殖系统常见疾病的临床表现　　　　　（　　）

A. 萎缩性膀胱、尿道炎

B. 尿路感染

C. 萎缩性阴道炎

D. 子宫脱垂、阴道前后壁膨出

E. 性交困难

596. 哺乳期避孕不宜选择的方法有　（　　）

A. 避孕环

B. 自然避孕法

C. 狄波—普维拉长效避孕针

D. 避孕栓

E. 皮下埋植法

597. 子宫内膜异位症的症状不包括以下哪项　　　　　　　　　　　（　　）

A. 痛经　　　　　B. 不孕

C. 性交不适　　　D. 月经异常

E. 外阴瘙痒

598. 下面哪个不是性激素治疗（HRT）的益处　　　　　　　　　　　（　　）

A. 缓解绝经症状

B. 改善泌尿生殖器官萎缩

C. 预防和治疗骨质疏松症

D. 改善血脂代谢和动脉硬化

E. 让更年期妇女来月经

599. HRT 的使用方法不包括　　（　　）

A. 单用雌激素或孕激素

B. 合用雌孕激素

C. 合用雌雄激素

D. 合用雌孕雄激素

E. 单用雄激素

600. 下面哪个不是常用的雌激素口服制剂　　　　　　　　　　　（　　）

A. 尼尔雌醇　　　　B. 结合雌激素

C. 己烯雌酚　　　　D. 戊酸雌二醇

E. 17β 雌二醇

601. 下面哪种药物是含雌孕雄活性的制剂　　　　　　　　　　　（　　）

A. 倍美力　　　　B. 补佳乐

C. 克龄蒙　　　　D. 替勃龙

E. 诺更宁

602. 年轻女性较常见的乳房肿块是　（　　）

A. 乳腺结核　　　B. 乳腺囊性增生

C. 浆细胞性乳腺炎　D. 纤维腺瘤

E. 乳管扩张症

603. 出现围绝经期症状最根本的原因是　　　　　　　　　　　　（　　）

A. 血管舒缩功能失调

B. 植物神经功能紊乱

C. 精神心理因素

D. 雌激素水平的波动

E. 个体差异

604. 关于围绝经期的概念,正确的是（　　）

A. 卵巢有活动的时期

B. 妇女自生殖年龄过渡到绝经年龄的生命阶段

C. 绝经前的一段时期,即从生育期走向绝经

的一段过渡时期

D. 自人生最后一次月经以后一直到生命终止这一整个时期

E. 开始出现绝经趋势的迹象,到最后一次月经后一年

605. 下列不是绝经后症状的是 （ ）

A. 萎缩性阴道炎

B. 反复尿路感染

C. 盆腔脏器脱垂

D. 动脉粥样硬化

E. 子宫肌瘤继续长大

606. 关于围绝经期保健说法不正确的是 （ ）

A. 绝经后出血应及时就诊

B. 定期检查

C. 防治围绝经期综合征

D. 重视营养

E. 围绝经期是妇女的必经过程,不必理会

607. 下列哪种手术方式不是压力性尿失禁的术式 （ ）

A. 耻骨后膀胱尿道悬吊术

B. 前盆底重建术

C. 阴道无张力尿道中段悬吊带术

D. Kelly 手术

E. Burch 手术

608. 关于妇科查体注意事项的叙述,错误的是 （ ）

A. 男医生检查时应有其他女性人员在场

B. 每检查一人,更换一次垫单

C. 经期一定不要做妇科检查

D. 一般患者采取膀胱截石位,尿瘘患者有时需要膝胸卧位

E. 无性生活史患者禁行双合诊和窥阴器检查

609. 关于第二性征的描述正确的是 （ ）

A. 各项第二性征指标发育的年龄、顺序和幅度有明显的个体差异

B. 乳房发育是最早出现的第二性征

C. 乳房发育为女性青春期开始的标志

D. 腋毛多在阴毛开始出现前发育

E. 乳房发育多在月经初潮之后

610. 40 岁妇女因阴部有一块状物脱出就诊。妇科检查见宫颈与部分宫体外露于阴道口,宫颈较长。本例正确治疗措施应是 （ ）

A. 阴道前后壁修补术

B. Manchester 手术

C. 经阴道子宫全切除及阴道前后壁修补术

D. 阴道纵隔形成术

E. 经腹子宫全切除术

611. 产褥感染中最常见的病理表现是（ ）

A. 急性盆腹腔膜炎

B. 急性外阴炎,阴道炎,宫颈炎

C. 急性盆腔结缔组织炎、急性输卵管炎

D. 急性子宫内膜炎,子宫肌炎

E. 败血症

612. 下面哪个不是尿瘘的临床表现 （ ）

A. 漏尿 B. 外阴瘙痒

C. 尿路感染 D. 阴道内排除粪便

E. 外阴疼痛

613. 妊娠早期淋菌感染可引起 （ ）

A. 感染性流产或流产后感染

B. 胎儿畸形

C. 胎位异常

D. 巨大儿

E. 产褥感染

614. 压力性尿失禁的客观分度主要基于 （ ）

A. 尿垫试验 B. 指压试验

C. 棉签试验 D. 亚甲蓝试验

E. 尿动力学试验

615. 诊断女性生殖道淋病,取材的最佳部位是 （ ）

A. 阴道口 B. 宫颈管

C. 阴道 D. 宫颈阴道部

E. 阴道后穹隆

616. 有百分之多少的压力性尿失禁患者伴有膀胱膨出 （ ）

A. 50% B. 60%

C. 70% D. 80%

E. 90%

617. 下列妊娠合并尖锐湿疣的处理不恰当的是 （ ）

A. 妊娠 36 周前,外阴较小病灶可用局部药物治疗

B. 妊娠 36 周前,病灶大且蒂小可行物理或手术治疗

C. 妊娠期禁用足叶草碱,干扰素等

D. 均不能经过阴道分娩

E. 产后尖锐湿疣迅速缩小,甚至自然消退

618. 关于少女妊娠和人工流产的危害,下面说法错误的是 （ ）

A. 未婚怀孕少女的围产期发病率较成年妇女增加

B. 社会因素也与妊娠的不良结局有关

C. 人工流产引起的并发症较少

D. 少女妊娠易导致围产儿风险增加

E. 未婚怀孕少女的死亡率较成年妇女增加

619. 子宫颈癌的好发部位是 （ ）

A. 宫颈鳞状上皮部位

B. 宫颈管柱状上皮部位

C. 宫颈管腺上皮处

D. 宫颈鳞—腺上皮移行区

E. 宫颈阴道部鳞状上皮

620. 子宫颈癌发病是多种因素所致,但最重要的是 （ ）

A. 多个性伙伴

B. 种族和地理环境

C. 小于 16 岁开始性生活

D. 密产、多产、经济状况差

E. 宫颈的人乳头状病毒持续感染

621. 不能预防尿瘘发生的临床处置是（ ）

A. 认真进行定期产前检查

B. 临产后应用抗生素

C. 正确处理异常分娩

D. 防止滞产和第二产程延长

E. 留置导尿管 10 日保持膀胱空虚

622. 关于生殖道病毒感染,下列哪项不正确

（ ）

A. HPV 感染多为短暂性的,清除时间在 7～12 个月

B. CMV 感染灶往往在宫颈

C. HSVⅡ感染主要侵犯外阴

D. 尖锐湿疣是 HSV 感染

E. HPV 及 HSV 与宫颈癌发病有关

623. 与子宫脱垂发生无关的韧带是 （ ）

A. 圆韧带　　　　　B. 卵巢固有韧带

C. 主韧带　　　　　D. 阔韧带

E. 宫骶韧带

624. 有关滴虫的叙述,哪项是错误的 （ ）

A. 取分泌物化验时应保温,否则滴虫活力减弱难以辨认

B. 月经前后隐藏在腺体和阴道皱襞中的滴虫得以繁殖,导致炎症发作

C. 滴虫可能在尿常规中找到

D. 顽固发作者滴虫可能寄生于直肠

E. 部分滴虫阴道炎患者的宫颈呈"草莓样"

625. 关于遗精下列哪项不正确 （ ）

A. 睡梦中会出现精液自尿道口流出的现象

B. 成熟的标志,一般在 14～16 岁

C. 每个男人都会有的生理现象

D. 每月 1～2 次

E. 不利于健康

626. 关于异常子宫出血描述错误的是（ ）

A. 月经过多是指月经周期规则,经期延长（＞7 日）或经量过多（＞80 mL）

B. 子宫不规则出血是指月经周期不规则,经期延长而经量正常

C. 月经频发是指周期缩短（＜20 日）

D. 子宫不规则出血是指月经周期不规则,经期延长而经量正常

E. 月经周期间出血包括黄体功能异常和围排卵期出血

627. 关于子宫脱垂正确的是 （ ）

A. 发生原因为盆底组织松弛

B. 初产妇比经产妇多见

C. 宫颈外口达处女膜缘为Ⅰ度轻型

D. 宫颈已脱出至阴道口外为Ⅱ度重型

E. 宫颈及部分宫体脱出至阴道口外为Ⅲ度

628. 慢性宫颈炎的病理类型不包括 （ ）

A. 宫颈肥大　　　B. 黏液脓性宫颈炎

C. 宫颈管黏膜炎　　D. 宫颈息肉

E. 宫颈腺囊肿

629. 哪项不是青春期功血的止血方法（ ）

A. 孕激素内膜脱落法　B. 雌激素内膜生长法

C. 雌孕激素联合用药　D. 诊断性刮宫

E. 使用止血药

630. 下面哪个部位不属于女性的第二性征的描述范围 （ ）

A. 乳房　　　　　B. 骨盆

C. 体格形态　　　D. 卵巢

E. 外阴

631. 对于生殖器结核,下述正确的是 （ ）

A. 好发于青春期和绝经后女性

B. 输卵管浆膜层最易受累

C. 不孕可能是患者就诊的唯一主诉

D. 卵巢结核多为血行传播

E. 子宫内膜结核病灶首先出现于子宫峡部

632. 下列哪项不是青春期多囊卵巢综合征的表现 （ ）

A. 月经失调　　　B. 多毛、痤疮

C. 黑棘皮症　　　D. 高雌激素

E. 肥胖

633. 子代再发风险高于哪项,认为是高风险,判断不宜生育 （ ）

A. 2%　　　　　B. 5%

C. 10%   D. 20%

E. 30%

634. 对于宫颈原位癌以下说法哪项不恰当 （　）

A. 基底膜完整

B. 全层上皮被异型鳞状细胞替代

C. 原位癌又称上皮内癌

D. 癌细胞累及腺体基底膜下层

E. 异型鳞状细胞替代宫颈腺体的柱状细胞称原位癌累腺

635. 正常青春期的多卵泡卵巢特点下面正确的是 （　）

A. 多卵泡卵巢卵泡数量大于 10 个

B. 多卵泡卵巢卵泡直径大于 10 mm

C. 卵巢基质回声正常，总体积较小

D. 多卵泡卵巢卵泡间质回声增强及体积增大

E. 多卵泡卵巢卵泡数量大于 12 个

636. 下列哪项不是 VVC 的诱发因素 （　）

A. 妊娠

B. 长期应用广谱抗生素

C. 糖尿病

D. 接受大量孕激素治疗

E. 大量应用免疫抑制剂

637. 下列不是青春期 PCOS 诊断标准 （　）

A. 初潮 2 年后仍有月经稀发或闭经

B. 临床高雄激素血症

C. 胰岛素抵抗/高胰岛素血症

D. 血清睾酮＞40 ng/dL

E. 超声提示一侧或双侧卵巢直径 2～9 mm 的卵泡≥12 个

638. 生殖道沙眼衣原体感染的主要传播途径是 （　）

A. 消化道   B. 呼吸道

C. 性交   D. 唾液

E. 间接接触传播

639. 对青春期 PCOS 的治疗方法不包括 （　）

A. 调整生活方式   B. 调整月经周期

C. 高热量饮食   D. 降低血雄激素水平

E. 改善胰岛素抵抗

640. 女性，25 岁，已婚，外阴瘙痒、白带多 1 天，妇科检查小阴唇内侧面见 1～2 mm 绒线样肿物，淡红色，表面柔软，触之有颗粒样感，醋酸白实验阴性，本患者可能的诊断为 （　）

A. 外阴白色病变

B. 外阴阴道假丝酵母菌病

C. 假性湿疣

D. 尖锐湿疣

E. 梅毒

641. 少女妊娠也称青春期妊娠，指多少岁少女的妊娠 （　）

A. 10～13   B. 12～14

C. 14～16   D. 13～17

E. 15～18

642. 如女方患遗传性肾炎，咨询意见 （　）

A. 只能生育男孩   B. 只能生育女孩

C. 不宜生育   D. 可以生育

E. 试管婴儿

643. 女性，27 岁，人工流产术后阴道流血 20 天，下腹疼痛 3＋小时，体温 38.5℃。妇科检查：阴道内少量暗红血，宫颈充血样，子宫略大压痛明显，双附件区压痛。该患者最可能的诊断是 （　）

A. 子宫肌炎   B. 附件炎

C. 子宫内膜炎   D. 术后生殖道感染

E. 不全流产

644. 关于先天性无阴道的临床特征不正确的是 （　）

A. 几乎均合并无子宫或仅有残迹子宫，卵巢一般均正常

B. 染色体检查对协助诊断无意义

C. 无阴道口或仅在阴道外口见一浅凹隐窝，或见 2 cm 短浅阴道盲端

D. 青春期原发性闭经，或婚后性交困难

E. 超声对协助诊断无意义

645. 关于盆腔结核的临床特点，叙述不正确的是 （　）

A. 不孕可以是患者唯一的主诉

B. 早期表现为月经量过少，晚期表现为月经量过多

C. 下腹坠痛，经期加重

D. 单纯轻型盆腔结核腹部可无体征

E. 腹部触诊可有柔韧感

646. 人体生长发育可分多个阶段，其最后阶段是在 （　）

A. 幼儿期   B. 童年期

C. 青春期   D. 青年期

E. 老年期

647. 复发性 VVC 治疗方案正确的是 （　）

A. 克霉唑片，500 mg，阴道上药，每晚 1 次，3 天＋巩固治疗

B. 咪康唑栓，1 200 mg，阴道上药，1 次，＋巩固治疗

C. 顿服氟康唑 150 mg,48 小时后再服 1 次,然后每周 1 次共 3 个月

D. 氟康唑 150 mg,每周 1 次共 6 个月

E. 制霉素泡腾片,10 万 IU/日,阴道上药,每晚 1 次,14 天＋巩固治疗

648. 关于阴道横隔临床特征错误的是（　　）

A. 多数为完全性横隔

B. 完全性横隔有周期性下腹痛

C. 一般无症状,常因妇科检查确诊

D. 肛查可扪及宫颈和宫体

E. 横隔可位于阴道内任何部位,以上中段交界处居多

649. 女性,35 岁,滴虫阴道炎迁延半年不愈,应采取的措施不包括　　　　（　　）

A. 阴道分泌物滴虫培养＋药敏实验

B. 性伴侣同时治疗

C. 可改用替硝唑

D. 增加甲硝唑疗程及剂量

E. 加用广谱抗生素静脉点滴

650. 关于先天性无子宫描述错误的是（　　）

A. 由于双侧副中肾管中段及尾段未发育所致

B. 常合并先天性无阴道

C. 卵巢发育和第二性征异常

D. 妇科检查和 B 超检查均无子宫

E. 直肠—腹部诊扪不到子宫

651. 以下关于妇科查体方法的叙述错误的是
　　　　　　　　　　　　　　　　（　　）

A. 应注意有无外阴色素减退、阴毛分布、阴蒂肥大等

B. 每位已婚妇女每年均应例行妇科检查

C. 绝经后也可触及萎缩的正常卵巢

D. 子宫前倾指宫体朝向耻骨,子宫前屈指宫体、宫颈纵轴角度朝向前方

E. 正常输卵管不能触及

652. 关于始基子宫描述正确的是　　（　　）

A. 由于双侧副中肾管会合后不久停止发育所致

B. 常合并先天性阴道闭锁

C. B 超发现子宫可正常

D. B 超发现子宫可有宫腔

E. 妇科检查可扪及正常大小子宫

653. 产褥感染病原体鉴定方法不包括下列哪项方法　　　　　　　　　　　　（　　）

A. 病原体培养

B. 分泌物涂片检查

C. 病原体抗原

D. 病原体特异性抗体检测

E. 血清急性期 C 反应蛋白

654. 淋菌感染的潜伏期为　　　　（　　）

A. 1～10 天　　　　B. 1 个月

C. 2 个月　　　　　D. 3 个月

E. 半年

655. 尖锐湿疣患者治疗后的随访叙述不正确的是　　　　　　　　　　　　　（　　）

A. 治疗后的最初 3 个月,应嘱患者每 2 周随诊 1 次

B. 如有特殊情况（如发现有新发皮损或创面出血等）应随时就诊

C. 3 个月后,可根据患者的具体情况,适当延长随访间隔期

D. 随访直至末次治疗后 6 个月

E. 随访直至末次治疗后 1 年

656. 女性第二性征发育时脂肪常见分布于
　　　　　　　　　　　　　　　　（　　）

A. 胸、肩、臀　　　　B. 胸、肩、腹

C. 胸、臀、腹　　　　D. 胸、臀、下肢

E. 肩、臀、腹

657. 普查子宫颈癌最常用的方法是　（　　）

A. 年度妇科检查　　B. 宫颈多点活检

C. 查看宫颈外观　　D. 宫颈细胞学检查

E. 详细询问病史

658. 如女方检查为 HSV-IgG 阳性时,咨询意见是　　　　　　　　　　　　　　（　　）

A. 不宜妊娠　　　　B. 暂缓妊娠

C. 可以妊娠　　　　D. 终止妊娠

E. 治疗后妊娠

659. 外阴尖锐湿疣物理治疗方法不包括
　　　　　　　　　　　　　　　　（　　）

A. 激光治疗　　　　B. 冷冻治疗

C. 微波治疗　　　　D. 高频电刀电灼

E. 超声射频消融

660. 如女方检查为 HSV-IgM 阳性时,咨询意见是　　　　　　　　　　　　　　（　　）

A. 不宜妊娠　　　　B. 暂缓妊娠

C. 可以妊娠　　　　D. 终止妊娠

E. 治疗后妊娠

661. 滴虫阴道炎的传播途径不包括　（　　）

A. 公共浴池　　　　B. 性交传播

C. 垂直传播　　　　D. 医源性感染

E. 衣物传播

662. 关于对青春期卵巢肿瘤治疗说法错误的是　　　　　　　　　　　　　　（　　）

A. 要尽量保留卵巢内分泌及生育功能

B. 良性卵巢肿瘤必须尽量保留卵巢组织

C. 少女卵巢生殖细胞恶性肿瘤对化疗极不敏感

D. 恶性卵巢肿瘤手术应尽量保留生育功能

E. 少女无性细胞瘤对放疗敏感

663. 如一方患尖锐湿疣时,咨询意见是 （ ）

A. 不宜结婚

B. 暂缓结婚

C. 可以结婚不宜生育

D. 未发现医学上不宜结婚的情形

E. 病人自愿

664. 幼女性阴道炎最常见的细菌感染是 （ ）

A. 大肠杆菌 B. 链球菌

C. 葡萄状球菌 D. 淋病奈瑟菌

E. 白色假丝酵母菌

665. 女性患肺结核后大约多长时间可感染生殖器 （ ）

A. 半年内 B. 1 年内

C. 2 年内 D. 3 年内

E. 4 年内

666. 为确诊有无沙眼衣原体感染,下列哪项检查是最敏感和特异度最高的方法 （ ）

A. 分泌物图片找包涵体

B. 病原体培养

C. 核酸检查

D. 血清抗体检查法

E. 沙眼衣原体抗原

667. 女性,36 岁,性交后点滴样出血 1 年,白带增多 3 个月。妇科检查:宫颈后唇外生菜花样肿物直径 2 cm,子宫正常大小。下一步的诊断方法是 （ ）

A. 宫颈的液基细胞学检查

B. 阴道镜下的多点活检病理检查

C. 病灶处的活检病理检查

D. 检测高危型人乳头状病毒

E. PET-CT 检查

668. 女性,41 岁,宫颈癌根治术后 2 年,外阴反复瘙痒,时有潮热。查体:阴道黏膜萎缩,皱襞消失,分泌物水性,无异味。阴道残端提示炎症。最可能的诊断是 （ ）

A. 宫颈残端癌

B. 萎缩性阴道炎

C. 外阴阴道假丝酵母菌病

D. 滴虫阴道炎

E. 细菌性阴道病

669. 女性青春期是指 （ ）

A. 月经来潮及第二性征发育

B. 子宫、卵巢等性器官的发育

C. 体内性激素水平增高至有生育功能

D. 生殖器官发育伴有心理变化

E. 生殖器官及其功能开始发育至成熟

670. 下列哪项不是宫颈活检的适应证（ ）

A. 阴道镜检查可疑阳性

B. 宫颈巴氏涂片Ⅲ级以上

C. 宫颈 TCT 提示重度宫颈炎症

D. 宫颈赘生物

E. 宫颈 TCT 提示 LSIL

671. 女性,62 岁,绝经 7 年。年度妇科查体宫颈外观光滑、子宫稍大于正常,宫颈细胞学查到腺癌细胞,进一步阴道镜检查宫颈,并行活检未见异常。为明确诊断应选择 （ ）

A. B 型超声检查

B. 行刮宫活组织检查

C. 阴道镜＋宫颈 LEEP 术

D. 行分段刮宫活组织检查

E. 行宫颈锥切活组织检查

672. 滴虫阴道炎的治疗不正确的是 （ ）

A. 可全身用药

B. 性伴需治疗

C. 需随访

D. 需用抗生素治疗

E. 治疗失败需加甲硝唑的剂量

673. 急性宫颈炎的致病菌中,下列最常见的是 （ ）

A. 沙眼衣原体 B. 人型支原体

C. 葡萄球菌 D. 肠球菌

E. 链球菌

674. 有关淋菌处理下列哪项不正确 （ ）

A. 治疗以及时为原则

B. 治疗以足量为原则

C. 治疗以规范化用药为原则

D. 无临床症状及体征,治疗结束 4～7 天宫颈分泌物涂片和细菌培养连续 3 次阴性

E. 以前首选青霉素为主,目前首选头孢第 3 代头孢菌素为主

675. 人工流产继发盆腔感染的主要途径是 （ ）

A. 直接蔓延

B. 经淋巴系统蔓延

C. 经生殖道黏膜上行播散

D. 血行传播

E. 种植播散

676. 不是月经期卫生指导内容的是 （ ）

A. 注意卫生、预防感染

B. 保持乐观和稳定的情绪

C. 注意保暖,避免寒冷刺激

D. 饮食不规律,辛辣食物

E. 避免性生活

677. 男女一方全部或部分丧失自主生活能力,且子代再现风险高,医学上认为不宜生育的疾病是 （ ）

A. 严重精神病　　　B. 严重遗传病

C. 严重感染性疾病　D. 严重传染病

E. 严重内分泌疾病

678. 目前我国女性生殖器官恶性肿瘤发生率最高的仍是 （ ）

A. 外阴癌　　　　　B. 阴道癌

C. 子宫颈癌　　　　D. 子宫内膜癌

E. 输卵管癌和卵巢癌

679. 真性性早熟是指 （ ）

A. 女童 10 岁前月经来潮

B. 下丘脑—垂体—卵巢轴功能提前发育

C. 垂体性腺肿瘤引起

D. 女童患颗粒细胞瘤

E. 服用含性激素类药物或保健品,小儿提前性器官发育

680. 女性,31 岁,孕 28 周,2 日前曾与艾滋病抗体阳性者有性生活史,血清抗 HIV 抗体检测的最早时间应是 （ ）

A. 1～2 周　　　　 B. 3～4 周

C. 6～12 周　　　　D. 13～16 周

E. 17～20 周

681. 青春期开始后血中 FSH 水平在哪个时期上升缓慢 （ ）

A. 青春前期　　　　B. 青春早期

C. 青春中期　　　　D. 青春晚期

E. 青春后期

682. 急性盆腔炎的治疗措施,错误的是 （ ）

A. 卧床休息,半卧位

B. 静滴足量抗生素

C. 行血培养或宫颈分泌物培养＋药敏试验

D. 盆腔脓肿破裂时应行保守治疗

E. 盆腔脓肿抗感染治疗后,仍持续存在可以手术治疗

683. 婚前保健的宣传教育材料由哪个机构制定 （ ）

A. 国家卫计委　　　B. 省市卫计委

C. 省级妇幼保健机构　D. 市级妇幼保健机构

E. 各专业机构

684. 对单纯急性淋病奈瑟菌宫颈炎,主张 （ ）

A. 小剂量,多次给药　B. 大剂量,单次给药

C. 小剂量,单次给药　D. 大剂量,多次给药

E. 按需给药

685. 女性,41 岁,妇科检查宫颈 Ⅱ 度糜烂,宫颈细胞学检查为 LSIL,HPV-18（＋）,最合适的处理是 （ ）

A. 宫颈激光治疗　　B. 分段诊刮术

C. 全子宫切除术　　D. 宫颈 LEEP 锥切术

E. 阴道镜检查

686. 下列哪种疾病不是性传播疾病 （ ）

A. 宫颈糜烂　　　　B. 尖锐湿疣

C. 淋病　　　　　　D. 沙眼衣原体

E. 生殖器疱疹

687. 直系亲属和以下哪项内旁系血亲禁止结婚 （ ）

A. 一代　　　　　　B. 二代

C. 三代　　　　　　D. 四代

E. 五代

688. 女性,28 岁,阴道不规则出血 2 个月,G_1P_0。查体:宫颈重度糜烂,余无特殊。活检病理报告:宫颈鳞癌,癌细胞泪滴样穿透基底膜,深度 3 mm,宽度 7 mm,患者要求尽量保留生育能力,恰当的治疗方法应是 （ ）

A. 激光治疗　　　　B. 微波治疗

C. LEEP 小型锥切　D. 宫颈锥形切除术

E. 单纯宫颈切除＋体外放疗

689. 艾滋病的传播途径不包括 （ ）

A. 性传播　　　　　B. 血液传播

C. 母婴垂直传播　　D. 消化道传播

E. 母乳喂养传播

690. 有关滴虫阴道炎,以下哪项是错误的 （ ）

A. 滴虫可侵入尿道、尿道旁腺、膀胱及肾盂

B. 口服甲硝唑疗效高,方便,特别是未婚妇女适宜

C. 妊娠期可口服甲硝唑

D. 性伴要同时治疗

E. 甲硝唑疗效高,治疗后滴虫检查转为阴性,即不需再随访

691. 女性,40 岁,阴道不规则流血 3 个月。检查见宫颈后唇菜花状赘生物并侵及阴道后穹隆达1 cm,双侧主韧带未触及增厚,子宫正常大,宫颈活检病理为鳞状细胞癌。恰当的治疗方法是 (   )

A. 子宫全切除+双附件切除

B. 广泛性子宫切除+盆腔淋巴结清扫术+腹主动脉旁淋巴结取样

C. 化疗后行子宫全切除术

D. 化疗后放疗

E. 放化疗同步

692. 诊断 HIV 感染的金标准是 (   )

A. 病毒载量测定

B. CD4+淋巴细胞检测

C. HIV 抗体检测

D. 血培养

E. P24 抗原检测

693. 一女性患者,诉 3 天来稀薄的泡沫状白带增多,并有外阴瘙痒、灼痛,并伴尿频、尿痛,妇科检查时见阴道黏膜充血,后穹隆见多量白带,呈黄白色泡沫状,阴道分泌物悬滴法有阳性发现,应该诊断为 (   )

A. 淋病   B. 生殖器疱疹

C. 滴虫阴道炎   D. 假丝酵母菌阴道炎

E. 细菌性阴道炎

694. 以下哪项符合社区卫生工作者通过流行病学、人类学和社会学调查研究方法对社区各方面进行检查,从而发现问题,再通过实践卫生行动,充分利用社区现有的资源来解决这些问题 (   )

A. 社区动员   B. 社区健康促进

C. 社区诊断   D. 社区调查

E. 社区服务

695. 关于功血,下述正确的是 (   )

A. 生育年龄功血常与妊娠相关性子宫出血有关

B. 无排卵性功血最常见的症状之一是月经周期紊乱

C. 青春期功血常伴随甲状腺疾病

D. 排卵性功血子宫内膜不同步化造成流血时间长,不易自止

E. 生育年龄不会有无排卵型功血

696. 有关滴虫阴道炎临床诊疗正确的是 (   )

A. 临床症状如外阴瘙痒、泡沫状白带增多等多见

B. 滴虫检查阴性

C. 性活跃女性在最初感染 1 个月后重新筛查

D. 性活跃女性在最初感染 2 个月后重新筛查

E. 性活跃女性在最初感染 3 个月后重新筛查

697. 关于前庭大腺哪项不正确 (   )

A. 又称巴多林腺

B. 一般检查时可触及到

C. 感染后腺管口阻塞

D. 大小似黄豆,腺管长约 1~2 cm

E. 性兴奋时可分泌黏液起润滑作用

698. 鉴别功血与子宫内膜息肉最确切的办法是 (   )

A. 病史及妇科检查   B. B 超

C. 妇科内分泌检测   D. 宫腔镜检查

E. 诊断性刮宫

699. 有关真菌性阴道炎,以下哪项是错误的 (   )

A. 多见于孕妇、糖尿病患者,接受雌激素治疗或长期使用抗生素者

B. 白色假丝酵母菌寄居于口腔、肠道及阴道黏膜,三部位可互相感染

C. 局部用酸性液冲洗后用制霉菌素达克宁栓剂

D. 可感染新生儿

E. 可口服氟康唑

700. 关于会阴的叙述,错误的是 (   )

A. 是位于阴道口和肛门之间的楔形软组织

B. 厚约 3~4 cm

C. 分娩时因会阴伸展性极小,故易发生裂伤

D. 会阴裂伤按损伤程度分 4 度

E. 由表及里为皮肤、皮下脂肪筋膜、部分肛提肌和会阴中心腱

701. 分段诊刮术正确的操作是 (   )

A. 为防止穿孔,宫底部最好不刮

B. 必须进行全面的刮宫,以获得足够的组织

C. 必须首先探测宫腔

D. 先刮宫颈管,再刮宫腔,分别送病理检测

E. 先刮宫腔,再刮宫颈管,分别送病理检测

702. 宫颈与阴道黏膜可见散在的红色斑点,应考虑的诊断为 (   )

A. 链球菌性阴道炎

B. 盆腔炎

C. 假丝酵母菌性阴道炎

D. 血小板减少性紫癜

E. 滴虫阴道炎

703. 关于非淋菌性尿道炎不正确的是 (   )

A. 目前在欧美国家已超过淋病,跃居性病首位

B. 60％的非淋病性尿道炎是由支原体引起

C. 患者有非婚性接触史或配偶感染史

D. 有相当数量的病人症状轻微或无任何临床症状

E. 本病尿道症状比淋病轻

704. 与子宫脱垂发生无关的是 （ ）

A. 阔韧带　　　　　B. 卵巢固有韧带

C. 对角结合径　　　D. 出口前矢状径

E. 出口后矢状径

705. 与生殖道瘘发生无关的是 （ ）

A. 分娩时胎头压迫过久

B. 长期腹压增加

C. 晚期生殖道肿瘤浸润

D. 子宫托安放不当

E. 妇科手术分离粘连造成损伤

706. 关于前庭大腺囊肿，下列哪项是正确的

（ ）

A. 发生于中肾管

B. 由于腺管堵塞分泌物积聚而成

C. 易发生癌变

D. 好发于绝经前后

E. 多为双侧性

707. 关于月经的叙述，正确的是 （ ）

A. 有排卵才有月经

B. 正常月经失血量不少于 80 mL

C. 月经周期的长短主要取决于卵泡成熟期的长短

D. 月经血是凝固的，常伴有血块

E. 排卵发生在月经来潮后的第 14 天

708. 正常阴道寄居微生物不包括 （ ）

A. 白假丝酵母菌　　B. 衣原体

C. 大肠埃希菌　　　D. 金黄色葡萄球菌

E. 消化链球菌

709. 32 岁女性。因白带增多伴外阴痒 2 周来诊，有真菌性阴道炎史，查外阴潮红，阴道黏膜充血，白带为灰黄色，泡沫状，有味，宫颈光。以下处理哪项不正确 （ ）

A. 白带查找真菌

B. 白带查找滴虫

C. 作阴道清洁度检查

D. 用 3％苏打水冲洗阴道

E. 可服用灭滴灵治疗

710. 影响阴道自净作用的类固醇激素是

（ ）

A. GnRH　　　　　B. FSH＋雌激素

C. LH＋孕激素　　　D. 雌激素

E. 雌激素＋孕激素

711. 主要引起盆腔炎性疾病的厌氧菌是

（ ）

A. 支原体　　　　　B. 葡萄球菌

C. 大肠埃希菌　　　D. 脆弱类杆菌

E. 淋病奈瑟菌

712. 在阴道炎中下列哪项是正确的 （ ）

A. 妊娠期间不易发生滴虫阴道炎

B. 滴虫阴道炎夫妻间不会相互传染

C. 绝经后雌激素水平降低,易引起真菌性阴道炎

D. 滴虫阴道炎用甲硝唑治疗,足量用药 1 次能彻底治愈

E. 人体口腔、阴道黏膜、肠道存在的假丝酵母菌可相互传染

713. 关于妇产科查体注意事项叙述正确的是

（ ）

A. 大便充盈者宜排便后检查

B. 患者应取膀胱截石位,两手枕于头下,头部略抬高

C. 尿失禁者妇产检查前也应排空膀胱

D. 阴道流血者严禁盆腔检查

E. 无性生活史患者需要行阴道窥器检查时口头告知患者后即可检查

714. 急性盆腔炎的病理改变不包括 （ ）

A. 急性子宫肌炎　　B. 输卵管间质炎

C. 脓毒血症　　　　D. 盆腔结缔组织炎

E. 输卵管积水,腊肠样

715. 34 岁已婚,白带增多 2 周,伴外阴瘙痒,3 周来常服用螺旋霉素,查体外阴潮红,阴道黏膜充血,上覆白色膜状物,宫颈轻度糜烂,白带查滴虫（一）。下列处理哪项不正确 （ ）

A. 制霉菌素治疗

B. 做白带真菌检查

C. 用达克宁霜擦阴道治疗

D. 加用先锋霉素治疗

E. 治疗期间避免性生活

716. 关于经前和经后点滴阴道出血的叙述,正确的是 （ ）

A. 可见于子宫内膜异位症

B. 多见于中老年患者

C. 系月经期间卵泡破裂致雌激素水平波动所致

D. 常见于宫颈息肉导致的出血

E. 多见于无排卵性功能失调性子宫出血

717. 下列疾病属于经典性病的是 （ ）

A. 梅毒　　　　　　B. 细菌性阴道病
C. 腹股沟肉芽肿　　D. 急性女阴溃疡
E. 尖锐湿疣

718. 检查时在阴道口可见宫颈,宫颈未超出处女膜缘,诊断 　　　　　　　(　　)
A. 子宫脱垂Ⅰ度轻型　B. 子宫脱垂Ⅰ度重型
C. 子宫脱垂Ⅱ度轻型　D. 子宫脱垂Ⅰ度重型
E. 子宫脱垂Ⅲ度

719. 女性,18岁,无月经来潮,近2年出现进行性加重的周期性下腹痛。妇科查体见阴毛女性分布,大、小阴唇发育良好,未见阴道外口,处女膜向外膨隆。三合诊:阴道内有球状包块向直肠前壁凸出,阴道包块上方可及另一较小包块,压痛明显,可扪及正常大小卵巢。患者最可能的诊断是 　　　　　　　　　　　　　(　　)
A. 青春期延迟　　　B. 先天性无阴道
C. 阴道闭锁　　　　D. 处女膜闭锁
E. 月经失调

720. 关于子宫内膜癌恰当的是 　　(　　)
A. 多见于围绝经前和绝经后女性
B. 最常见的病理类型是浆液性乳头样腺癌
C. 早期症状是阴道流血
D. 宫腔冲洗液查癌细胞可早期诊断
E. 早期诊断多为浆液血性白带或脓血性排液

721. 女性,55岁,外阴部出现多处菜花样、鸡冠状赘生物1月,不痛,伴外阴瘙痒,触之可有碎屑脱落,首先考虑 　　　　　　　　(　　)
A. 假性湿疣　　　　B. 尖锐湿疣
C. 扁平湿疣　　　　D. 外阴癌
E. 外阴乳头瘤

722. 女性,28岁,G₁P₁,患慢性盆腔炎2年,反复发作,此次高热3天伴有下腹痛。妇科检查:子宫大小正常,左侧可扪及5cm×6cm×7cm包块,不活动,压痛明显,最适宜的处理原则是 (　　)
A. 中药治疗
B. 中药及抗生素治疗
C. 抗生素治疗+剖腹探查术
D. 抗生素及物理治疗
E. 后穹隆切开引流术

723. 属于癌前病变的乳腺疾病是 　(　　)
A. 纤维囊性乳腺病　B. 腺瘤
C. 乳腺脓肿　　　　D. 纤维腺瘤
E. 导管内乳头状瘤

724. 阴道有大量脓性泡沫状白带,最常见的疾病是 　　　　　　　　　　　(　　)
A. 子宫内膜炎　　　B. 输卵管炎

C. 滴虫阴道炎　　　D. 细菌性阴道病
E. 外阴阴道假丝酵母菌病

725. 关于生殖道感染的病原体,下列哪项是错误的 　　　　　　　　　　　(　　)
A. 沙眼衣原体
B. 流行性腮腺炎病毒
C. 淋菌
D. 厌氧菌不引起盆腔炎症
E. 盆腔炎常为需氧及厌氧菌感染所致

726. 梅毒最主要的传播途径 　　(　　)
A. 性交传播
B. 胎盘、生殖道传播
C. 血源性传播
D. 日常接触
E. 饮食

727. 治疗梅毒的原则不正确的是 　(　　)
A. 及早发现,及时治疗
B. 治疗期间不需禁性生活
C. 剂量足量,疗程规则
D. 治疗后要经过足够时间的追踪观察
E. 对所有传染源及性伴侣应同时进行检查和治疗

728. 对梅毒患者合并HIV感染的处理错误的是 　　　　　　　　　　　　(　　)
A. 所有HIV感染者应作梅毒血清学筛查
B. 所有梅毒患者不需作HIV抗体筛查
C. 所有梅毒患者,凡有感染HIV危险者,应考虑作腰椎穿刺以排除神经梅毒
D. 对一、二期及潜伏期梅毒推荐用治疗神经梅毒的方案进行治疗
E. 对病人进行密切监测及定期随访

729. 下列关于软产道裂伤不正确的是(　　)
A. 宫颈裂伤可延伸至子宫下段
B. 阴道裂伤多为不规则
C. Ⅰ度会阴裂伤是指裂伤阴道外口处黏膜
D. Ⅱ度会阴裂伤是指裂伤达肛门外括约肌上
E. Ⅳ度会阴裂伤指裂伤达直肠黏膜

730. 盆腔脓肿进行手术治疗的时机错误的是 　　　　　　　　　　　　　(　　)
A. 药物治疗72小时后体温不降
B. 可疑脓肿破裂
C. 脓肿持续存在
D. 妇科检查见宫颈脓性分泌物
E. 盆腔包块增大

731. 以下不属于子宫脱垂症状的是 (　　)
A. 腰骶部酸痛　　　B. 排便排尿困难

C. 压力性尿失禁　　D. 月经不规则

E. 易并发尿路感染

732. 预防子宫脱垂不正确的是　　（　　）

A. 产后避免过早参加体力工作

B. 尽量行剖宫产术

C. 推行计划生育

D. 产后早期盆底肌肉锻炼

E. 积极治疗咳嗽、便秘

733. 一妇女人流术后一周出现下腹疼痛，妇检子宫体压痛明显，双侧附件区未扪及异常包块，最先考虑下列哪种疾病　　（　　）

A. 卵巢黄体破裂　　B. 急性子宫内膜炎

C. 急性阑尾炎　　　D. 宫外孕

E. 卵巢巧克力囊肿

734. 女性生殖道的自然防御错误的是（　　）

A. 阴道紧闭　　　　B. 大阴唇闭合

C. 阴道有自洁功能　D. 阴道内无菌

E. 月经周期性来潮

735. 占女性恶性肿瘤第一位的是　　（　　）

A. 卵巢癌　　　　　B. 子宫内膜癌

C. 肺癌　　　　　　D. 乳腺癌

E. 胃癌

736. 目前我国最常见的性传播疾病是（　　）

A. 梅毒　　　　　　B. 淋病

C. 沙眼衣原体感染　D. 尖锐湿疣

E. 巨细胞病毒感染

737. 关于淋病的叙述不正确的是　　（　　）

A. 淋病奈瑟菌为革兰氏阴性双球菌

B. 成人主要通过性接触直接感染

C. 中国发病率最高的性传播疾病

D. 淋菌对柱状上皮和移行上皮有亲和力

E. 易侵犯鳞状上皮

738. 淋病患者合并症的表现不包括　　（　　）

A. 子宫内膜炎　　　B. 输卵管炎

C. 盆腔炎　　　　　D. 外阴炎

E. 腹膜炎

739. 淋病治疗原则叙述不恰当的是　　（　　）

A. 及时、足量、规则用药

B. 首选第三代头孢类抗生素

C. 治疗后无需进行随访

D. 合并衣原体感染者用抗沙眼衣原体药物，如顿服阿奇霉素 1 g

E. 性伴侣也应接受检查及治疗

740. 尿瘘的预防措施不正确的是　　（　　）

A. 提高产科治疗水平

B. 经阴道助产前应先导尿

C. 疑有损伤者，留置尿管 3～7 日

D. 考虑手术困难时，术前放置输尿管导尿管

E. 术中发现输尿管或膀胱损伤应及时修补

741. 女性，36 岁，月经稀发伴月经减少 1 年，并出现头痛、眼花及视野缺损。检测血清催乳素 200 ng/mL，还应进行哪项检查最有诊断价值　　（　　）

A. 宫腔镜检查

B. 雌孕激素试验

C. 子宫输卵管碘油造影

D. 颅脑 CT 或 MRI

E. 盆腔 B 超检查

742. 女性，30 岁，肥胖，阴道炎反复发作，如不治疗几乎每月均有大量豆腐渣样白带，且瘙痒严重。给该患者的治疗建议错误的是　　（　　）

A. 减轻体重，穿透气衣裤

B. 性伴侣无需治疗

C. 避免常规阴道冲洗

D. 根据分泌物培养和药敏结果选择药物

E. 强化治疗后要巩固治疗

743. 女性，25 岁，剖宫产术后 3 月，性交后出现下腹疼痛伴发热 2 天。妇科检查：子宫后位，正常大小，轻压痛，双侧附件区明显增厚及压痛。血 WBC 15×10⁹/L，尿妊娠试验（一）。可能的诊断　　（　　）

A. 子宫内膜异位症　B. 异位妊娠

C. 卵巢囊肿蒂扭转　D. 输卵管积水

E. 急性盆腔炎

744. 女性，46 岁，近 1 年来月经周期不规则，经量增多及月经延长，现阴道流血 12 天，量多，妇科检查子宫稍增大且软。应首先采取哪种止血措施　　（　　）

A. 诊刮术　　　　　B. 大剂量雌激素

C. 大剂量孕激素　　D. 大剂量雄激素

E. 静脉应用止血药物

745. 有关前庭大腺的叙述，正确的是（　　）

A. 前庭大腺位于两侧小阴唇后 1/3 深部，开口于小阴唇和处女膜之间

B. 前庭大腺如黄豆大，被球海绵体肌覆盖，正常情况下可以触及

C. 前庭大腺炎时细菌首先侵犯腺管，导致腺管阻塞，形成囊肿或脓肿

D. 前庭大腺炎常为混合菌感染，罕见沙眼衣原体感染

E. 前庭大腺炎急性炎症期为迅速缓解疼痛应立即手术

746. 宫颈癌的临床表现不包括 （　　）

A. 绝经后阴道出血　　B. 阴道排液

C. 接触性阴道出血　　D. 不孕

E. 血性白带

747. 下列哪种情况不是急性生殖器炎症后遗症 （　　）

A. 输卵管积水

B. 输卵管卵巢囊肿

C. 卵巢巧克力囊肿

D. 慢性盆腔结缔组织炎

E. 慢性输卵管卵巢炎

748. 女性,35 岁,腹痛,腹部肿块伴发热一周。查体:体温 38.5℃,心肺阴性,下腹部可触及质韧肿块,压痛阳性,活动欠佳。妇检:子宫常大,偏右,于子宫左侧可扪及新生儿头大肿块,触痛阳性。曾用抗生素一周,体温及症状无缓解,如何处理 （　　）

A. 抗生素静脉、肌肉同时给药

B. 抗生素应用及剖腹探查切除脓肿

C. 立即剖腹探查

D. 应用退热药手术治疗

E. 经阴道穿刺排脓

749. 女,30 岁,继发不孕 5 年,经后 4 天突起高热、寒战,下腹痛,右侧明显,血压 110/80 mmHg,脉搏 120次/分,体温 39℃,白细胞 18×10^9/L,中性 80%,下腹轻压痛。妇科检查:宫颈稍大稍软,有压痛,双侧附件增厚,压痛。诊断为 （　　）

A. 急性阑尾炎

B. 急性盆腔结缔组织炎

C. 急性盆腔腹膜炎

D. 急性子宫内膜炎

E. 以上均不是

750. 筛查淋病的金标准是 （　　）

A. 分泌物涂片检查

B. 血培养

C. 分泌物培养

D. 分泌物的 PCR 技术检测

E. 尿培养

751. 尖锐湿疣 HPV 病毒感染的潜伏期是 （　　）

A. 1～2 周

B. 2～3 周

C. 1～8 个月,平均 3 个月

D. 1 年

E. 2 年以上

752. 为确诊有无衣原体感染,下列哪项检查最敏感 （　　）

A. 组织培养法

B. 免疫学方法检测局部衣原体抗原

C. 聚合酶链反应法(PCR)

D. 分泌物涂片找包涵体

E. 以上均不是

753. 34 岁,已婚女性,白带增多,腥臭 1 个月,外阴不痒。最可能的诊断是 （　　）

A. 真菌性阴道炎　　B. 滴虫阴道炎

C. 细菌性阴道病　　D. 外阴炎

E. 以上都不是

754. 目前世界上发病率最高的性传播疾病是 （　　）

A. 淋病　　　　　　B. 生殖器疱疹

C. 梅毒　　　　　　D. 尖锐湿疣

E. 获得性免疫缺陷综合征

755. 早期宫颈癌的确诊方法是 （　　）

A. 宫颈刮片细胞学检查

B. 宫颈及颈管的活体组织检查

C. 阴道镜检查

D. 碘试验

E. 分段诊刮术组织切片检查

756. 下列哪项是早期宫颈癌的症状 （　　）

A. 阴道大量排液　　B. 反复阴道出血

C. 接触性阴道出血　　D. 大腿及腰骶部疼痛

E. 恶病质

757. 目前我国采用的围生期是 （　　）

A. 妊娠满 20 周到产后 4 周

B. 妊娠满 28 周到产后 1 周

C. 妊娠满 20 到产后 1 周

D. 妊娠满 28 周到产后 4 周

E. 胚胎形成到产后 1 周

758. 下列哪种乳汁中蛋白质含量最高（　　）

A. 初乳　　　　　　B. 过渡乳

C. 成熟乳　　　　　D. 晚乳

E. 含乳饮料

759. 诊断胎儿窘迫的依据不包括 （　　）

A. 胎心率异常,<100 次/分

B. 胎动频繁

C. 羊水深绿色

D. 胎儿头皮血 pH 值<7.20

E. 胎位异常

760. 产科医护人员要帮助及促使母亲在产后_____内开始母乳喂养,并进行皮肤接触 30 分钟以上 （　　）

A. 20 分钟　　　　　B. 30 分钟

C. 1 小时　　　　　D. 2 小时

E. 90 分钟

761. 关于病理性缩复环描述不正确的是
（　　）

A. 是先兆子宫破裂的征象

B. 多发生于头盆不称、持续性横位时

C. 常伴有血尿

D. 环痕之上宫体压痛

E. 必须立即剖宫产，以避免子宫破裂发生

762. 对艾滋病病毒感染母亲所生婴儿进行喂养指导，不包括
（　　）

A. 提倡人工喂养　　B. 避免母乳喂养

C. 杜绝混合喂养　　D. 混合喂养

E. 母亲喂养新生儿前要严格洗手

763. 下列哪项因素与产后宫缩乏力性出血无关
（　　）

A. 产程延长　　　　B. 精神过度紧张

C. 羊水过多　　　　D. 感染

E. 胎膜早破

764. 各社区卫生服务中心、乡镇卫生院应在孕 12 周前为孕妇建立《孕产妇保健手册》，并进行第一次产前随访，对有妊娠危险因素和可能有妊娠禁忌证或严重并发症的孕妇，及时转诊至上级医疗机构，并在几周内随访
（　　）

A. 1 周　　　　　　B. 2 周

C. 3 周　　　　　　D. 4 周

E. 5 周

765. 初产妇临产后 4 小时胎头仍未入盆，此时应测量哪条径线
（　　）

A. 对角径　　　　　B. 骶耻内径

C. 髂棘间径　　　　D. 坐骨棘间径

E. 坐骨结节间径

766. 国家基本公共卫生服务规定应在几天内到产妇家中进行第一次家庭访视
（　　）

A. 产后 3～7 天　　B. 产后 5～10 天

C. 出院后 3～7 天　D. 出院后 5～10 天

E. 出院后 7～10 天

767. 以下哪项条件可给予试产机会　（　　）

A. 相对性头盆不称

B. 绝对性头盆不称

C. 中骨盆横径狭窄

D. 中骨盆及出口平面狭窄

E. 出口横径与后矢状径之和<15 cm

768. 初产妇活跃期停滞是指宫口扩张≥6 cm，宫缩正常，停止扩张超过
（　　）

A. 4 小时　　　　　B. 6 小时

C. 8 小时　　　　　D. 10 小时

E. 12 小时

769. 胎儿娩出后持续阴道流血，鲜红色，主要考虑出血原因是
（　　）

A. 胎盘剥离不全　　B. 子宫胎盘卒中

C. 凝血功能障碍　　D. 宫缩乏力

E. 软产道损伤

770. 关于新生儿窒息，下列说法哪些是错误的
（　　）

A. 指生后无呼吸者

B. 出生时无窒息，数分钟后出现呼吸抑制者

C. 可导致混合型酸中毒

D. 可导致低氧血症

E. 出生后低血糖引起

771. 骨盆出口横径是指
（　　）

A. 坐骨结节前端外侧缘之间的距离

B. 坐骨结节前端内侧缘之间的距离

C. 坐骨结节中段外侧缘之间的距离

D. 坐骨结节后端外侧缘之间的距离

E. 坐骨结节后端内侧缘之间的距离

772. 孕前保健服务实施主要通过　（　　）

A. 建立孕前保健资料档案、加强管理并规范开展服务、孕前保健宣传

B. 加强组织领导、加强管理并规范开展服务、孕前保健宣传

C. 加强组织领导、加强管理并规范开展服务、积极探索当地服务模式

D. 加强组织领导、建立孕前保健资料档案、孕前保健宣传

E. 建立孕前保健资料档案、加强组织领导、孕前保健宣传

773. 孕前保健服务内容包括
（　　）

A. 优生与遗传咨询、健康状况检查、健康指导

B. 健康教育与咨询、健康状况检查、优生指导

C. 优生指导、健康状况检查、健康指导

D. 健康教育与咨询、健康状况检查、健康指导

E. 优生指导、健康状况检查、健康教育与咨询

774. 妊娠期母体生殖系统的变化下述哪项是错误的
（　　）

A. 足月妊娠时子宫血流量平均为 500 mL/min

B. 子宫峡部到孕足月时可达 7～10 cm

C. 妊娠期卵巢增大

D. 宫颈间质细胞可有蜕膜反应

E. 阴道的酸度降低

775. 正常妊娠时，绒毛膜促性腺激素出现高峰是在末次月经后的
（　　）

A. 第4~6周　　　　B. 第6~8周

C. 第8~10周　　　D. 第10~12周

E. 第12~14周

776. 孕妇在整个妊娠期间至少提供几次产前检查 （　　）

A. 3次　　　　　　B. 5次

C. 7次　　　　　　D. 9次

E. 8次

777. 分娩后产妇需在分娩室观察几小时 （　　）

A. 4小时　　　　　B. 3小时

C. 2小时　　　　　D. 1小时

E. 半小时

778. 关于羊水下列哪项正确 （　　）

A. 羊水呈酸性

B. 妊娠早期羊水是由羊膜分泌的

C. 妊娠中期胎尿可能是羊水的重要来源

D. 羊水中的酶与母体血清中的含量相同

E. 妊娠足月时羊水无色透明

779. 胎盘由以下哪项组织合成 （　　）

A. 滑泽绒毛膜+包蜕膜+羊膜

B. 滑泽绒毛膜+底蜕膜+真蜕膜

C. 叶状绒毛膜+包蜕膜+真蜕膜

D. 叶状绒毛膜+底蜕膜+羊膜

E. 叶状绒毛膜+真蜕膜+底蜕膜

780. 妊娠期孕妇血容量较非孕期增加,于32到34周到最高峰,增加 （　　）

A. 30%~45%　　　B. 20%~30%

C. 50%　　　　　　D. 10%~20%

E. 20%~40%

781. 孕期血液改变哪项是错误的 （　　）

A. 血容量增加

B. 血液呈高凝状态

C. 血沉增快

D. 血小板无变化或稍减少

E. 血胆固醇降低

782. 乙型肝炎病毒母婴传播主要途径是 （　　）

A. 宫内传播　　　　B. 产时传播

C. 产后传播　　　　D. 经乳汁传播

E. 经唾液传播

783. 妊娠期糖尿病产前应用胰岛素治疗的孕妇,产后 （　　）

A. 继续原剂量使用

B. 减少或停止使用

C. 加大剂量使用

D. 皮下注射改为口服药物

E. 继续静脉滴注

784. 关于胎儿电子监护提示胎儿缺氧的是 （　　）

A. 加速　　　　　　B. 早期减速

C. 变异减速　　　　D. 晚期减速

E. 以上都不是

785. 关于胎盘因素所致产后出血的处理以下哪项不正确 （　　）

A. 残留胎盘黏膜组织徒手取出困难时,可用大号刮匙清除

B. 胎盘植入时可用甲氨蝶呤治疗

C. 不需要强调使用缩宫素加强宫缩

D. 胎盘剥离不全时可人工徒手剥离胎盘

E. 人工剥离胎盘困难时不强行剥离

786. 3个月婴儿已接种过的疫苗不包括 （　　）

A. 卡介苗　　　　　B. 乙肝疫苗

C. 麻疹疫苗　　　　D. 脊髓灰质炎疫苗

E. 百白破疫苗

787. 第一产程宫颈扩张曲线,正确的是 （　　）

A. 潜伏期是指从感觉宫缩开始到宫颈扩张3 cm

B. 潜伏期最大时限为16 h

C. 宫颈扩张活跃期的加速阶段是从宫口扩张3 cm至4 cm,约需4 h

D. 活跃期最大倾斜阶段,是从4 cm扩至9 cm,约需8 h

E. 活跃期减速阶段,是宫颈扩张从9 cm至10 cm,约需4 h

788. 产程加速期是指临产后 （　　）

A. 宫颈扩张3 cm到近开全

B. 宫颈扩张1~3 cm

C. 宫颈扩张8~9 cm到开全

D. 宫颈扩张1~2 cm

E. 宫颈扩张3~4 cm

789. 关于妊娠与肝炎的相互影响,下列哪项不正确 （　　）

A. 妊娠期患肝炎易发展为重症肝炎

B. 妊娠期肝脏负担加重,易感染肝炎

C. 肝炎可使孕妇的早孕反应加重

D. 妊娠合并肝炎者其病死率与非孕者近似

E. 妊娠期免疫力增强,肝炎不易发展

790. 有关妊娠期糖尿病的叙述下列哪项是错误的 （　　）

A. 是指妊娠期首次发现或发生的糖代谢异常

B. 口服糖耐量试验结果一次异常者可诊断

C. 妊娠期糖尿病多数可在产后恢复

D. 在原有糖尿病基础上合并妊娠者称为妊娠合并糖尿病

E. 妊娠期糖尿病多数仅需饮食控制

791. 孕妇 23 岁,第一胎,孕期检查未发现异常,妊娠 37 周,开始有规律宫缩 6 小时,血压 120/70 mmHg,脉搏 80 次/分,胎儿右枕前位,胎心好,宫口开大 2 cm,估计胎儿体重 2 500 g,处理应为 （ ）

A. 用宫缩抑制剂保胎

B. 剖宫产

C. 缩宫素静脉点滴催产

D. 可以等待自然分娩

E. 以上均不对

792. 孕 38 周,第一胎,有规律宫缩 5 小时,破水 3 小时,宫口开大 5 cm,双顶径处在坐骨棘水平,阴道分泌物 pH 值为 7,胎心正常,正确诊断和处理是 （ ）

A. 因胎膜早破,灌肠以促进宫缩

B. 系正常第一产程,灌肠以促进宫缩

C. 等待自然分娩

D. 剖宫产

E. 静点催产素引产

793. 妊娠期 ITP 处理方法,以下正确的是 （ ）

A. 一旦妊娠,立即终止

B. 肾上腺皮质激素为首选药物

C. 血小板$<50\times10^9$/L 予输入血小板

D. 以剖宫产为宜

E. 脾切除

794. 双羊膜囊单绒毛膜单卵双胎分裂发生在 （ ）

A. 受精后 3 日内　　B. 受精后第 4～8 日

C. 受精后第 9～13 日　D. 受精后 13 日以后

E. 受精后第 7～9 天

795. 停经 18 周,不觉胎动。产科检查:宫底高度在脐耻之间,胎方位及胎心不清。监测宫内胎儿情况首选的方法是 （ ）

A. 腹部 X 线摄片　　B. 多普勒超声检查

C. B 型超声检查　　D. 胎儿心电图检查

E. 有经验上级医师复查

796. 预防艾滋病母婴传播服务原则,下列叙述正确的是 （ ）

A. 提供科学的婴儿喂养指导

B. 知情同意、尊重和不歧视、告诉单位同事,不要歧视她们

C. 知情同意、尊重和不歧视、开展社会动员遏制 AIDS

D. 提供适宜的安全助产服务

E. 知情同意、尊重和不歧视、保密以及受益

797. 地中海贫血属于 （ ）

A. 多基因遗传病　　B. 单基因遗传病

C. 线粒体遗传病　　D. 染色体疾病

E. 体细胞遗传病

798. 血友病属于 （ ）

A. 多基因遗传病　　B. 单基因遗传病

C. 线粒体遗传病　　D. 染色体疾病

E. 体细胞遗传病

799. 淋病孕妇经阴道分娩后,不会发生 （ ）

A. 子宫内膜炎　　B. 输卵管炎

C. VVC　　D. 播散性淋病

E. 新生儿淋菌性结膜炎

800. AIDS 的传播途径不包括 （ ）

A. 性传播　　B. 血液传播

C. 母婴垂直传播　　D. 消化道传播

E. 母乳喂养传播

801. 头位难产中的病因发生率最高的是 （ ）

A. 高直后位、高直前位

B. 前不均倾位

C. 面先露

D. 持续性枕横位、持续性枕后位

E. RSA/LSA

802. 关于 Apgar 评分,错误的是 （ ）

A. Apgar 评分用于判断有无新生儿窒息及窒息的程度

B. Apgar 评分是以出生后一分钟内的心率、皮肤颜色、喉反射、呼吸、肌张力为依据

C. Apgar 评分应在出生 5 分钟、10 分钟分别评分

D. Apgar 评分 1 分钟反映在宫内的状况、5 分钟评分反映复苏效果

E. Apgar 评分以皮肤颜色为基础、呼吸最灵敏、心率为最终消失的指标

803. 出生 1 分钟的新生儿,心率 110 次/分,呼吸浅慢不规则,有咳嗽,四肢屈曲,身体红,四肢青紫 （ ）

A. Apgar 评分 9 分,不需要复苏

B. Apgar 评分 8 分,不需要复苏

C. Apgar 评分 8 分,需要复苏

D. Apgar 评分 6 分,立即复苏

E. Apgar 评分 5 分,复苏后再评分

804. 会阴切开的适应证,错误的是 （ ）

A. 初产妇会阴组织硬韧,会阴体伸展不良

B. 经产妇前次分娩会阴Ⅱ度裂伤

C. 肩难产

D. 胎儿窘迫或早产

E. 臀位助产

805. 初产妇,25 岁,妊娠 39 周,宫口开全,LOA、胎头"+3",胎心 100 次/分。羊水Ⅱ度。应如何处理 （ ）

A. 产钳或胎吸助产 B. 剖宫产

C. 等待自然分娩 D. 加腹压娩出

E. 静滴缩宫素

806. 初产妇,25 岁,妊娠 39 周,LOA、自然临产,胎膜未破,胎动后宫缩时胎心突然减慢,宫缩间期恢复。此时首选处理正确的是 （ ）

A. 吸氧、抬高臀部或改变体位

B. 人工破膜

C. 立即剖宫产

D. 立即阴道助产

E. B超检查

807. G_2P_1,孕 39 周,LSA。孕妇要求剖宫产,此时正确的处理是 （ ）

A. 建议孕妇经阴道分娩

B. 择期剖宫产

C. 用缩宫素引产

D. 结合产科检查结果选择分娩方式

E. 外倒转纠正胎位

808. 胎儿电子监护出现变异减速,可能的原因有 （ ）

A. 胎儿窘迫 B. 胎位异常

C. 胎头受压 D. 脐带受压

E. 过期妊娠

809. 34 岁 G_2P_1 临产入院,宫口开 2 cm,"S-2",行胎心监测出现频繁晚期减速,正确的处理是 （ ）

A. 人工破膜加速产程

B. 静滴缩宫素加速产程

C. 立即剖宫产终止妊娠

D. 指导产妇用力

E. 人工破膜了解羊水性状

810. 32 岁初产妇,妊娠 17 周,产前筛查 21-三体发病风险概率是 1/3 000,应进一步做的检查是 （ ）

A. 羊膜腔穿刺 B. 绒毛活检

C. B超检查 D. 引产

E. 不需进一步做确诊检查

811. 关于孕妇系统保健以下说法正确的是 （ ）

A. 孕妇系统管理应从确诊妊娠开始,到产后,以母儿共同为监护对象

B. 系统产前检查,筛查出具有高危因素的孕妇,及早评估与诊治

C. 孕妇系统保健实行三级管理,发现问题、解决问题

D. 建立孕妇保健手册,提高产科疾病的诊断率

E. 孕妇保健手册在产后应还给产妇,留作纪念

812. 出生缺陷的三级预防策略,下列说法错误的是 （ ）

A. 一级:防止出生缺陷儿的发生

B. 二级:减少缺陷儿的发生

C. 三级:针对出生缺陷的诊断和治疗

D. 胎儿干预的方法有胎儿镜手术等

E. 发现胎儿畸形,及时建议终止妊娠

813. 新生儿复苏过程中,以下哪项错误 （ ）

A. 清理呼吸道是先吸引新生儿口腔黏液,后鼻腔黏液

B. 刺激新生儿产生呼吸的正确方法是拍打后背

C. 刺激新生儿产生呼吸的正确方法是拍打或轻弹足底

D. 新生儿经过几秒钟刺激后,仍然无呼吸,应正压通气

E. 过强的刺激不能帮助新生儿产生呼吸,而且可以引起伤害

814. 关于肩难产的说法,错误的是 （ ）

A. 一旦发生肩难产,立即召集相关的医生到场救援,做好新生儿复苏准备

B. 进行会阴切开或加大切口

C. 屈大腿、耻骨上加压,超过 50% 的肩难产可得以成功解决

D. 产后认真检查新生儿有无臂丛神经损伤

E. HELPERR 口诀是操作顺序口诀,一定不能颠倒

815. 下列哪项不是产后出血的病因 （ ）

A. 产妇疲劳 B. 胎儿窘迫

C. 宫颈裂伤 D. 胎盘植入

E. 副胎盘

816.《中国妇女发展纲要(2011—2020)》中妇

女与健康的主要目标,以下哪项不符合 （ ）

A. 妇女的人均预期寿命延长

B. 孕产妇死亡率控制在 20/10 万以下

C. 妇女常见病定期筛查率达到 90％以上

D. 妇女艾滋病感染率和性病感染率得到控制

E. 降低孕产妇中重度贫血患病率

817. 不符合原《卫生部贯彻 2011—2020 年中国妇女儿童发展纲要实施方案》总目标的为（ ）

A. 2015 年,全国孕产妇死亡率下降到 25/10 万

B. 2015 年婴儿和 5 岁以下儿童死亡率分别下降到 12‰和 14‰

C. 2020 年,全国孕产妇死亡率下降到 20/10 万

D. 2020 年婴儿死亡率下降到 10‰

E. 2020 年 5 岁以下儿童死亡率下降到 13‰

818. 孕前保健的健康指导不包括 （ ）

A. 有准备、有计划的怀孕,避免大龄生育

B. 合理营养,控制饮食,增补叶酸、碘、铁、钙等营养素及微量元素

C. 接种流感和破伤风等疫苗

D. 合理用药,避免使用可能影响胎儿正常发育的药物

E. 保持心理健康,解除精神压力,预防孕期及产后心理问题的发生

819. 各级妇幼保健机构负责孕产期保健技术管理的具体组织和信息处理工作,不包括哪项内容 （ ）

A. 定期组织对各级各类医疗保健机构的孕产期保健工作进行技术指导及质量控制评价

B. 为孕产期保健技术培训合格的专业人员颁发资质准入证

C. 具体实施孕产妇死亡、围产儿死亡评审工作

D. 负责信息资料的收集、分析和上报

E. 有条件的可开展孕产妇危重症评审工作

820. 为艾滋病感染孕产妇及所生儿童提供的干预措施不正确的是 （ ）

A. 应用抗艾滋病病毒药物

B. 提供适宜的安全助产服务,及早确定分娩医院

C. 选择母乳喂养的感染产妇及其家人,要做好充分的咨询,同时积极创造条件,帮助其人工喂养至少 10 个月以上

D. 为艾滋病感染孕产妇所生儿童提供随访与艾滋病检测

E. 预防性应用复方新诺明

821. 为艾滋病病毒感染产妇所生儿童提供随访与艾滋病检测,随访登记卡应在儿童出生后什么时候随访填写 （ ）

A. 1、3、6、9、12、18 月

B. 3、6、9、12、18、24 月

C. 1、2、6、9、12、18 月

D. 2、4、6、8、12、18 月

E. 1、2、3、6、12、18 月

822. 目前阻断 HIV 母婴传播最有效果措施是 （ ）

A. 药物阻断

B. 与母亲隔离

C. 施行剖宫手术

D. 孕期注射免疫球蛋白

E. 停止母乳喂养

823. 目前我国艾滋病传播方式中所占比例最高的是 （ ）

A. 性接触 B. 母婴传播

C. 输血 D. 共用针具注射毒品

E. 口—粪传播

824. 当 HIV 侵入机体后,未进入发病期者被称为 （ ）

A. 艾滋病潜伏期 B. 艾滋病前期

C. 艾滋病窗口期 D. 艾滋病患者

E. 艾滋病病毒感染者

825. HIV 感染人体后主要导致哪个系统受损 （ ）

A. 免疫系统 B. 生殖系统

C. 循环系统 D. 内分泌系统

E. 消化系统

826. 感染了艾滋病病毒的妇女通过妊娠、分娩和哺乳有可能把艾滋病传染给胎儿或婴儿。在我国,在未采取预防措施的情况下,约有多少比例的胎儿和婴儿可能会受到感染 （ ）

A. 1/2 B. 1/3

C. 1/4 D. 1/5

E. 1/8

827. 以下哪项属于 FDA 的 B 级药物 （ ）

A. 维生素 B. 己烯雌酚

C. 地高辛 D. 异丙嗪

E. 链霉素

828. 胎盘的功能不包括 （ ）

A. 气体交换

B. 胎儿代谢物排出

C. 屏障功能

D. 病毒不能通过胎盘

E. 合成功能

829. 不可以透过胎盘的物质是 （ ）

A. IgA   B. IgG

C. 铁   D. 钙

E. 碘

830. 妊娠期孕期体重变化,早孕期较理想的增重是 （ ）

A. 共增长 2 kg   B. 共增长 1 kg

C. 共增长 2～3 kg   D. 共增长 1～2 kg

E. 共增长 3～4 kg

831. 规范的产后访视次数至少应为 （ ）

A. 1 次   B. 2 次

C. 3 次   D. 4 次

E. 5 次

832. 孕前保健常规体检必查辅助检查有 （ ）

A. 餐后 2 小时血糖

B. 宫颈阴道分泌物检查

C. TORCH 筛查

D. 宫颈细胞学检查(1 年内未查者)

E. 甲状腺功能检测

833. 高危妊娠不包括以下哪项 （ ）

A. 年龄小于 18 岁或大于 35 岁

B. 胆囊切除史

C. 病毒感染史

D. 有阴道助产史

E. 前次剖宫产史

834. 坐骨棘间径<10 cm,坐骨结节间径<8 cm,耻骨弓角度<90°,应属哪种类型骨盆 （ ）

A. 单纯扁平骨盆   B. 漏斗骨盆

C. 佝偻病性扁平骨盆   D. 类人猿型骨盆

E. 骨软化病骨盆

835. 下述哪种情况可使用缩宫素 （ ）

A. 宫颈水肿   B. 头盆不称

C. 不协调性宫缩乏力   D. 协调性宫缩乏力

E. 子宫痉挛性狭窄环

836. 完全性子宫破裂临床表现不恰当的是 （ ）

A. 突感下腹部撕裂样剧痛

B. 突感子宫收缩停止

C. 阴道大量出血

D. 腹壁下清楚扪及胎体

E. 先露部升高,宫颈口缩小

837. 使用孕产妇系统保健册下列哪项恰当 （ ）

A. 从孕前开始使用

B. 系统管理至产后结束

C. 系统管理至产后 1 月

D. 分娩后社区医院接手册后进行产后随访

E. 系统管理至产后 7 天

838. 中骨盆坐骨棘间径平均值为 （ ）

A. 13 cm   B. 12 cm

C. 11 cm   D. 10 cm

E. 9 cm

839. 下列属于高危妊娠的是 （ ）

A. 孕妇年龄小于 20 岁或大于 35 岁

B. 孕周计算不准

C. 阑尾切除史

D. 孕妇血型 Rh 阴性

E. 脐带绕颈

840. 男女双方出现以下情况,应该建议其可以结婚,但禁止生育 （ ）

A. 直系血亲和三代以内旁系血亲

B. 男女一方患严重的多基因遗传疾病又属于该病的高发家系

C. 男女双方患严重的常染色体显性遗传性疾病

D. 男女双方均患白化病

E. 女方患有 X 连锁隐性遗传病

841. 宫颈黏液呈典型羊齿状结晶,对正常月经周期的妇女在其周期的多少天时出现 （ ）

A. 第 6～7 天   B. 第 8～9 天

C. 第 13～14 天   D. 第 18～20 天

E. 第 23～25 天

842. 关于蜕膜以下哪项正确 （ ）

A. 孕卵着床后,子宫内膜受雌孕激素作用发生蜕膜变

B. 与极滋养层接触的蜕膜称包蜕膜

C. 覆盖在囊胚上面的蜕膜称真蜕膜

D. 除底蜕膜外,覆盖于子宫腔内的蜕膜为底蜕膜

E. 随着羊膜腔的增大,约在妊娠 16 周,包蜕膜与真蜕膜相贴近而管腔消失

843. 下列哪项不是世界卫生组织提倡母乳喂养的重要原因是 （ ）

A. 母乳中含有丰富的抗体、免疫活性物质,可以提高婴儿抗感染能力

B. 母乳既卫生又实惠,新鲜不变质

C. 母乳喂养儿生后生长发育永远正常

D. 成年后患代谢性疾病如肥胖、高血压、高血脂、糖尿病、冠心病几率明显降低

E. 初乳和过渡乳中含有较高的分泌性免疫蛋白等,能增加呼吸道、胃肠道抵抗力

844. 关于妊娠内分泌系统的变化,错误的是 （ ）

A. 醛固酮含量减少

B. 妊娠期腺垂体增大

C. 促性腺激素分泌增加

D. 循环中皮质醇大量增加

E. 甲状腺中度增大

845. 关于胎盘功能哪项是错误的 （ ）

A. 凡物质分子量小于 250 者,可经简单扩散在母儿间自由交换

B. 免疫球蛋白 G(IgG)可通过胎盘,使胎儿出生后短期内具有免疫力

C. 具有良好防御功能,细菌、病毒均不能通过

D. 分泌大量雌孕激素参与母体妊娠期各系统改变

E. 合体细胞产生大量胎盘催乳素,促进胎儿发育

846. 关于妊娠期代谢变化哪项是错误的 （ ）

A. 蛋白质代谢为负氮平衡

B. 糖代谢为胰岛素分泌增加

C. 脂类代谢为血脂升高

D. 妊娠最后 3 个月铁的需要量增加

E. 妊娠后期钙及磷需要量增加

847. 胎盘早期剥离的主要病理变化是（ ）

A. 胎盘边缘血窦破裂　B. 胎盘血管痉挛

C. 包蜕膜出血　　　　D. 底蜕膜出血

E. 真蜕膜出血

848. 如发现下列何种情况,医师应当向夫妻双方说明情况,并提出终止妊娠的医学意见（ ）

A. 胎儿患遗传性疾病

B. 孕妇患传染病

C. 胎儿有缺陷

D. 胎儿患严重遗传性疾病

E. 胎儿小于孕龄

849. 母血与胎血不通过下列哪个组织在绒毛间隙中进行物质交换 （ ）

A. 绒毛血管壁

B. 绒毛间质

C. 绒毛上皮细胞及其基底膜

D. 绒毛膜板

E. 毛细血管基底膜

850. 孕妇过度通气的主要原因是 （ ）

A. 横膈升高,膈肌上下活动度增加

B. 由腹式呼吸转变为胸式呼吸

C. 孕激素对呼吸中枢的刺激

D. 母体血内二氧化碳分压增高

E. 孕中期耗氧量增加 30％～40％

851. 在医院发现产科接生一有缺陷婴儿,该医院应当 （ ）

A. 出具《产妇健康证明》

B. 出具《新生儿健康证明》

C. 向计划生育部门报告

D. 向卫生行政部门报告

E. 向医院行政部门报告

852. 为什么要母婴同室,下列哪项是错误的 （ ）

A. 母亲可以随时拥抱和喂哺新生儿

B. 增进母亲感情

C. 促进乳汁分泌

D. 方便母亲喂养婴儿

E. 防止抱错婴儿

853. 初孕妇自觉胎动,多数开始于 （ ）

A. 妊娠 12～14 周　　B. 妊娠 15～17 周

C. 妊娠 18～20 周　　D. 妊娠 21～23 周

E. 妊娠 20～24 周

854. 关于正常妊娠,于 24 周末时手测宫底高度是 （ ）

A. 脐下 1 横指　　　B. 脐耻之间

C. 脐上 3 横指　　　D. 脐上 1 横指

E. 脐平

855. 患者 28 岁,已婚,两年未孕,以往月经 4～5天/1～6 个月,现停经 2 月,停经 33 天妊娠试验(一),停经 40 天曾每日肌注黄体酮 20 mg 持续 5天,停药无阴道出血,基础体温双相持续 3 周,诊断可能为 （ ）

A. 妊娠　　　　　　B. 闭经

C. 子宫结核　　　　D. 子宫发育不良

E. 月经失调

856. 下列哪项是早期妊娠的诊断标准（ ）

A. 停经加恶心反应

B. 乳房胀痛

C. 基础体温高温期已 5 天

D. 黄体酮试验阴性

E. 以上均不是

857. FDA 分级属于 A 级别的药物是 （ ）

A. 适量维生素　　　B. 青霉素

C. 红霉素　　　　　D. 盐酸四环素

E. 胰岛素

858. 初产妇,妊娠 28 周。半夜睡醒发现自己

卧在血泊之中,入院呈休克状态,阴道出血稍减少。最可能的诊断是 （   ）

A. 完全性前置胎盘　　B. 边缘性前置胎盘

C. 子宫破裂　　　　　D. 胎盘早剥

E. 前置血管破裂

859. B超显示强回声的"亮肝"是 （   ）

A. 妊娠合并病毒性肝炎

B. 妊娠急性脂肪肝

C. 妊娠期肝内胆汁淤积症

D. 妊娠期药物性肝损

E. 妊娠合并胆囊炎

860. 下列哪项不是妊娠合并糖尿病的诊断依据 （   ）

A. 有多饮、多食、多尿症状

B. 反复发作的念珠菌性阴道炎

C. 饭后尿糖呈阳性

D. 空腹血糖升高

E. 口服糖耐量试验结果一次异常者可诊断

861. 关于胎动不正确的是 （   ）

A. 胎动与胎盘血流状态有关

B. 胎动减少,为胎儿宫内慢性缺氧的一种表现

C. 胎动减少至胎动消失往往历时数日至1周左右

D. 胎动完全停止到胎心消失,往往超过48 h

E. 孕晚期胎动可稍减少

862. 25岁初孕妇,孕38周,在门诊检查时主诉自觉胎动减少1天,查胎心率148次/分,为了解胎儿在宫内情况首先应作下列哪项检查 （   ）

A. 胎儿心电图

B. CST试验

C. 胎儿头皮血pH测定

D. NST试验

E. 羊膜镜检查

863. 一产妇临产9 h,肛门指诊检查头先露,宫口已开全,先露+5,此时产力为 （   ）

A. 子宫收缩力

B. 子宫收缩力+腹肌收缩力

C. 子宫收缩力+肛提肌收缩力+腹肌收缩力

D. 子宫收缩力+腹肌收缩力+膈肌收缩力

E. 子宫收缩力+腹肌收缩力+膈肌收缩力+肛提肌收缩力

864. 正常足月分娩时,胎头以哪个径线通过中骨盆 （   ）

A. 枕下前囟径　　　B. 枕额径

C. 枕颏径　　　　　D. 双顶径

E. 双颞径

865. 不均倾位最多见于 （   ）

A. 正常骨盆　　　　B. 均小骨盆

C. 扁平骨盆　　　　D. 漏斗骨盆

E. 横径狭小骨盆

866. 下列哪一项不是胎盘剥离的征象（   ）

A. 宫底上升　　　　B. 子宫呈葫芦形

C. 外露脐带延长　　D. 阴道少量流血

E. 用手在耻骨联合上方轻压子宫下段,宫体上升而外露的脐带不再回缩

867. 治疗宫缩乏力,应用缩宫素注意事项正确的是 （   ）

A. 适用于不协调性宫缩乏力

B. 出现胎儿窘迫立即停药

C. 适用于中骨盆狭窄

D. 常用于静脉推注

E. 适用于所有宫缩乏力

868. 产后出血原因中,可考虑切除子宫止血的是 （   ）

A. 胎盘粘连　　　　B. 宫缩乏力

C. 凝血功能障碍　　D. 穿透性胎盘植入

E. 胎盘滞留

869. 为预防子宫破裂,手术注意事项不包括 （   ）

A. 尽量避免中高位产钳

B. 忽略性肩难产,不易行内倒转

C. 对于有子宫畸形的产妇一律行剖宫产

D. 宫口未开全时避免助产

E. 充分评估防止肩难产

870. 38岁初产妇,在家中经阴道自然分娩,当胎儿胎盘娩出后,阴道持续出血1小时,时多时少,送来急诊。对诊断有价值的病史是 （   ）

A. 贫血　　　　　　B. 滞产

C. 高龄初产妇　　　D. 臀先露经阴道分娩

E. 羊水草绿色

871. 25岁初产妇,妊娠40周,临产9小时,骨盆外测量正常,左枕后位,胎心140次/分,宫缩20~25秒,间隔7~8分钟,宫口开大4 cm先露达棘平,胎膜已破,羊水清,应选择哪项处理 （   ）

A. 静滴缩宫素

B. 肌注哌替啶

C. 立即剖宫产

D. 待宫口开全行阴道助产

E. 等待自然分娩

872. 孕妇常见的高危妊娠因素不包括（   ）

A. 孕妇本人的基本情况

B. 不良孕产史

C. 内外科合并症

D. 产科并发症

E. 社会因素

873. 苯丙酮尿症群体发病率为 （　　）

A. 1：10 000　　　　B. 1：100 000

C. 1：50　　　　　　D. 1：200

E. 1：1 000

874. 下列哪种情况应限制生育 （　　）

A. X连锁隐性遗传病

B. 男女一方患严重的常染色体显性遗传病

C. 男女双方均患严重的常染色体隐性遗传病

D. 男女一方患严重的多基因遗传病

E. 三代以内旁系血亲

875. 羊水穿刺用于产前诊断应在妊娠何时进行 （　　）

A. 孕12～16周　　　B. 孕16～26周

C. 孕20～28周　　　D. 孕24～28周

E. 孕16～21周

876. 四步触诊法检查的内容不包括 （　　）

A. 宫底高度　　　　B. 宫缩频率

C. 胎产式　　　　　D. 胎先露

E. 胎先露衔接情况

877. 关于产程时间,下列哪项是错误的 （　　）

A. 总产程＞24小时,为滞产

B. 初产妇第一产程需要11～12小时

C. 初产妇第二产程需要1～2小时

D. 第二产程＞1小时为延长

E. 第三产程需要5～15分钟

878. 孕妇骨盆外测量数值最小的径线是 （　　）

A. 髂嵴间径　　　　B. 髂棘间径

C. 坐骨棘间径　　　D. 坐骨结节间径

E. 骶耻外径

879. 胎儿生长发育监测与下列哪项无关 （　　）

A. 孕妇宫高　　　　B. 孕妇腹围

C. 孕妇胸围　　　　D. 胎儿股骨长

E. 胎儿双顶径

880. 下列哪项检查可以诊断持续性枕后位 （　　）

A. 腹部检查清楚可及胎背

B. 阴道检查可以查到胎儿大囟门在1点

C. 阴道检查可以查到胎儿大囟门在4点

D. 矢状缝在骨盆斜径上

E. 第二产程延长

881. 可引起产科休克的疾病不包括 （　　）

A. 产后出血　　　　B. 早产

C. 羊水栓塞　　　　D. 胎盘早剥

E. 子宫破裂

882. 臀位妊娠时,胎儿窘迫的诊断依据是 （　　）

A. 羊水胎粪污染

B. 胎动增加

C. 胎心监测NST有反应

D. 胎心听诊120～160次/分

E. 胎动时胎心率加速不明显,基线变异小于3次/分

883. 不属于高危妊娠范畴的是 （　　）

A. 32岁初产妇

B. 过期妊娠

C. 妊娠合并急性肾盂肾炎

D. 有子宫肌瘤切除术史

E. 前置胎盘

884. 第三产程中,新生儿的处理不正确的是 （　　）

A. 清理呼吸道

B. 新生儿Apgar评分

C. 处理脐带

D. 擦净足底胎脂,打新生儿足印于新生儿病历上

E. 在新生儿出生后1～2小时帮助吸吮乳头和指导母乳喂养

885. 关于产前诊断以下说法不正确的是 （　　）

A. 染色体疾病的诊断主要依据细胞遗传学方法

B. 99％的神经管畸形可以通过妊娠中期超声检查获得诊断

C. X线检查也可以观察胎儿的结构是否存在畸形

D. 胎儿超声心动图检查可以发现99％的先天性心脏病

E. 胚胎植入前诊断技术是指在植入前进行遗传性诊断

886. 关于产前筛查,以下哪项是错误的 （　　）

A. 产前筛查的方法要求简便、可行、无创

B. 唐氏综合征的筛查方法包括:孕妇血清学筛查、超声筛查,或两者结合

C. NT检测需要经过专门技术培训,并建立相

应的质量控制体系

D. 检测胎儿基因不是产前筛查胎儿畸形有效的技术手段

E. B超检查一旦发现先天性心脏病，应终止妊娠

887. 为预防和早期发现产后出血，在胎儿娩出后 （　　）

A. 产妇应留在产房观察1小时

B. 产妇应留在产房观察2小时

C. 产妇应留在产房观察3小时

D. 正确估计出血量，及早使用缩宫素

E. 抗生素预防感染

888. 按《中国妇女儿童发展纲要实施方案》的指导思想，为妇女儿童提供的医疗保健服务应 （　　）

A. 安全、便捷、优质、适宜

B. 安全、有效、优质、经济

C. 安全、有效、便捷、适宜

D. 安全、有效、便捷、优质

E. 安全、高效、优质、适宜

889. 以下哪种情况，需要进行性别鉴定 （　　）

A. 怀疑胎儿可能为伴性遗传病

B. 前次分娩女儿患特纳氏综合征者

C. 怀疑胎儿可能有肾脏积水者

D. 前次分娩女儿患唐氏综合征者

E. 怀疑胎儿可能有先天性心脏病者

890. 施行终止妊娠手术的人员，其医学专业学历应为 （　　）

A. 中专以上

B. 大专以上

C. 有医学中级职称以上人员即可

D. 本科以上

E. 获得母婴保健技术考核合格证书者均可

891. 母婴保健医学技术鉴定委员会进行医学鉴定时须有几名以上相关专业医学技术鉴定委员会成员参加 （　　）

A. 2名　　　　　　B. 3名

C. 5名　　　　　　D. 7名

E. 3名以上单数

892. 应由哪一级地方人民政府卫生行政部门及其指定的妇幼保健机构，负责提供关于婴幼儿喂养方面的资料或宣传材料 （　　）

A. 县以上地方人民政府卫生行政部门

B. 市以上地方人民政府卫生行政部门

C. 省以上地方人民政府卫生行政部门

D. 乡镇以上地方人民政府卫生行政部门

E. 各级地方人民政府卫生行政部门

893. 实施医学需要的胎儿性别鉴定，应当由实施机构几人以上的专家组集体审核 （　　）

A. 5人以上的专家组集体审核

B. 2人以上的专家组集体审核

C. 7人以上的专家组集体审核

D. 4人以上的专家组集体审核

E. 3人以上的专家组集体审核

894. 不符合实施增补叶酸预防神经管缺陷项目总目标的是 （　　）

A. 目标人群增补叶酸知识知晓率达到90%

B. 叶酸服用率达到90%

C. 叶酸服用依从率达到70%

D. 对全国准备怀孕的城镇低保人群妇女和农村妇女免费增补叶酸

E. 对全国准备怀孕的农村妇女免费增补叶酸

895. 《贯彻2011—2020年中国妇女儿童发展纲要实施方案》提出：提高婚前保健水平，婚前医学检查率达到多少以上 （　　）

A. 20%　　　　　　B. 30%

C. 40%　　　　　　D. 50%

E. 60%

896. 在常规孕产期保健、产科和儿童保健工作基础上，开展预防艾滋病、梅毒和乙肝母婴传播的医疗和技术服务，不包括 （　　）

A. 为所有孕产妇提供艾滋病、梅毒和乙肝的检测与咨询

B. 对感染艾滋病的孕产妇实行接触者筛查

C. 为艾滋病感染孕产妇所生儿童提供抗病毒药物应用

D. 为梅毒感染孕产妇提供规范治疗

E. 为乙肝病毒表面抗原阳性的孕产妇所生儿童在出生后24小时内注射乙肝免疫球蛋白和接种乙肝疫苗

897. 县级母婴保健医学技术鉴定委员会成员必须具有哪一级以上专业技术职称 （　　）

A. 主任医师　　　　B. 副主任医师

C. 主治医师　　　　D. 住院医师

E. 具备执业医师资格即可

898. 某医疗机构执业医师李某，利用超声技术为他人进行非医学需要的胎儿性别鉴定，情节严重，应由哪一级机构吊销其执业证书 （　　）

A. 市级以上卫生和计生委

B. 省级以上卫生和计生委

C. 执业证书的发证机关

D. 县级以上卫生和计生委

E. 同级人民政府

899. 对于 HIV/AIDS 诊断最重要的依据是

（ ）

A. 具有高危行为

B. HIV 补充试验有反应

C. 临床表现

D. 性伴侣为患者

E. CD4＋淋巴细胞总数异常

900. 下列哪项最终确定病人感染艾滋病毒

（ ）

A. 血常规

B. HIV 抗体补充试验

C. HIV 抗体筛查试验

D. CD4/CD8 比值

E. 血清 p24 抗原阳性

901. 下列哪项不是急性 HIV 感染的表现

（ ）

A. 发热 B. 淋巴结肿大

C. 咽痛 D. 口腔真菌感染

E. 合并活动性肺结核

902. 慢性胎儿窘迫最常见的原因是 （ ）

A. 妊娠合并贫血

B. 胎盘血管硬化

C. 胎儿宫内感染

D. 妊娠期肝内胆汁淤积症

E. 胎盘早剥

903. 孕产期保健质量指标不包括 （ ）

A. 高危孕妇发生率

B. 妊娠期高血压疾病发生率

C. 产后出血率

D. 产褥感染率

E. 孕产妇死亡率

904. 妊娠 32 周以后,药物通过胎盘扩散入胎体的难度是 （ ）

A. 增加了 B. 无变化

C. 减少了 D. 与早孕期一致

E. 不定

905. 妊娠期孕期体重变化,全孕期较理想的增重是 （ ）

A. 总增长 10～12 kg

B. 总增长 15 kg

C. 总增长 10～15 kg

D. 总增长 15～20 kg

E. 总增长 7～9 kg

906. 规范的产后访视应分别在以下时间进行

（ ）

A. 出院后 2 日内、产后 14 日、产后 28 日

B. 出院后 3 日内、产后 10 日、产后 28 日

C. 出院后 3 日内、产后 14 日、产后 42 日

D. 出院后 3 日内、产后 14 日、产后 30 日

E. 出院后 3 日内、产后 14 日、产后 28 日

907. 婚前卫生指导包括下列哪些内容（ ）

A. 生育知识及性卫生知识

B. 生理与病理知识

C. 保健知识

D. 传染病知识

E. 心理知识

908. 孕产期保健内容不包括以下哪阶段的系统保健 （ ）

A. 孕前 B. 孕期

C. 分娩期 D. 产褥期

E. 生育期

909. 早孕建册率是指 （ ）

A. 辖区内孕 10 周之前建册人数／该地该时间段内活产数×100％

B. 辖区内孕 12 周之前建册人数／该地该时间段内分娩数×100％

C. 辖区内孕 10 周之前建册人数／该地该时间段内分娩数×100％

D. 辖区内孕 12 周之前建册人数／该地全年活产数×100％

E. 辖区内孕 12 周之前建册人数／该地该时间段内活产数×100％

910. 下列哪项不是先兆子宫破裂的诊断依据

（ ）

A. 先露部下降受阻,产程延长

B. 血尿

C. 病理性缩复环

D. 血红蛋白下降

E. 下腹剧痛拒按

911. 下列哪些不是评价产科工作质量的常用统计指标 （ ）

A. 孕产妇死亡率 B. 产前检查率

C. 产后出血率 D. 住院分娩率

E. 围生儿死亡率

912. 胎盘娩出后阴道多量出血,宫体软,伴轮廓不清的主要原因是 （ ）

A. 胎盘剥离不全 B. 子宫胎盘卒中

C. 凝血功能障碍 D. 宫缩乏力

E. 软产道损伤

913. 协调性宫缩乏力时首选 （　　）
A. 吗啡　　　　　B. 哌替啶
C. 小剂量麦角新碱　D. 缩宫素静脉点滴
E. 苯巴比妥钠

914. 下述乳房的几种变化中,哪些与妊娠无关 （　　）
A. 蒙氏结节出现　B. 乳晕着色加深
C. 乳房增大　　　D. 分泌初乳
E. 乳头凹陷

915. 30 岁,孕妇,G₃P₀,末次月经记不清。产科检查:宫高 28 cm(宫底于脐上 1 横指),胎头未入盆,胎心位于脐右下方。其孕周估计是 （　　）
A. 孕 40 周　　　B. 孕 24 周
C. 孕 28 周　　　D. 孕 34 周
E. 孕 30 周

916. 关于正常骨产道下述哪项是正确的
（　　）
A. 骨盆入口平面前后径比横径短
B. 骨盆出口平面是骨盆最窄平面
C. 骨盆入口平面与出口平面平行
D. 站立位时,骨盆入口平面与地面平行
E. 骨盆轴线的方向与脊柱平行

917. 骨盆最小平面其前方是耻骨联合下缘,两侧为坐骨棘,后方为 （　　）
A. 骶骨尖端　　　B. 骶骨相应部位
C. 骶骨下端　　　D. 骶尾关节
E. 骶岬

918. 关于胎儿血液循环哪些正确 （　　）
A. 脐动脉内是含氧量高的动脉血
B. 胎儿体内无完全动脉血而是动静脉混合血,各部位血氧含量只有程度上的差异
C. 胎儿上腔静脉血和胎儿下腔静脉血到达右心房混合通过卵圆孔
D. 胎儿上腔静脉和胎儿下腔静脉内均是含氧低的静脉血
E. 脐静脉与胎儿门静脉及下腔静脉相通,所以脐动脉内流动的是胎儿的静脉血

919. 心脏病患者可以妊娠的情况是 （　　）
A. 扩张性心肌病,心脏明显增大
B. 心功能Ⅲ级-Ⅳ级
C. 既往有心衰史
D. 左向右分流型心脏病
E. 右向左分流型心脏病

920. 关于脐带下列哪项是错误的 （　　）
A. 妊娠足月(40 周末),脐带长度一般为 50 cm
B. 脐带有两根脐动脉和 1 根脐静脉

C. 脐带表面由羊膜包围
D. 脐带静脉之氧分压低于脐动脉
E. 脐带杂音与胎心率相同

921. 与保持子宫前倾位有关的主要韧带是
（　　）
A. 圆韧带　　　　B. 阔韧带
C. 卵巢固有韧带　D. 主韧带
E. 骨盆漏斗韧带

922. 关于产褥早期体温变化下列哪些描述不正确 （　　）
A. 产后的体温多数在正常范围内
B. 产程延长时,产后最初 24 小时内体温可略升高
C. 产妇过度疲劳时产后体温也可略高
D. 不哺乳者产后 3~4 日因乳房血管、淋巴管极度充盈也可发热,体温可达 38.5℃
E. 因乳房充盈导致的体温升高可持续 48 小时以上,不属病变

923. 24 岁已婚妇女,以往月经不规律 2~3 天/1~3 个月。现停经 6 个月,于停经 1 个多月时感恶心,最近 1 个多月感胎动。检查乳头乳晕着色加深,宫高达脐上 1 指。借助多普勒探测仪可听到胎心音,诊断为 （　　）
A. 妊娠 6 个月左右　B. 妊娠 4 个月左右
C. 妊娠 3 个月左右　D. 妊娠 2 个月左右
E. 以上都不对

924. 首次产检包括 （　　）
A. 询问、产科检查及全身检查
B. 空腹血糖
C. 超声检查
D. 肝肾功能检查
E. 心电图检查

925. 下列疾病易发生 DIC 除外哪种 （　　）
A. 过期流产　　　B. 重度妊高征
C. 早产　　　　　D. 胎盘早剥
E. 前置胎盘大出血休克

926. 初产妇,足月临产,肛查胎儿头坐骨棘下 2 cm,宫口开大近全,因产程进展不佳,医生行阴道检查,查胎头 LOT 位,宫缩时行徒手旋转为 LOA 位,胎心监护突然出现变异减速,最低胎心率 80 次/分,持续 40 s,恢复后胎心一直正常。本症有可能是
（　　）
A. 慢性胎儿窘迫　B. 胎盘功能减退
C. 脐带受压　　　D. 胎头受压
E. 以上都不是

927. 缩宫素引产过程中,产妇突觉下腹撕裂

样疼痛,检查脐下两指处呈环状凹陷,有压痛,导尿呈血性。下列处理那些是不正确的 (　)

  A. 立即停止缩宫素引产

  B. 给予镇静止痛剂

  C. 准备手术

  D. 抢救休克

  E. 待宫口开全行阴道助产

928. 头先露中最常见的是 (　)

  A. 枕先露　　　　B. 前囟先露

  C. 额先露　　　　D. 面先露

  E. 复合先露

929. 枕先露临产后肛查了解胎头下降程度的标志为 (　)

  A. 骶岬　　　　　B. 耻骨联合后面

  C. 坐骨棘　　　　D. 坐骨结节

  E. 坐骨切迹

930. 25岁妇女,既往月经规律,停经50天,近3天晨起呕吐,厌油食,伴有轻度尿频,仍坚持工作,可能的诊断是 (　)

  A. 病毒性肝炎　　B. 膀胱炎

  C. 继发性闭经　　D. 妊娠剧吐

  E. 早期妊娠

931. 关于受精下列哪项是错误的 (　)

  A. 受精通常在输卵管壶腹部与峡部连接处

  B. 精子与卵子相遇,精子顶体外膜破裂,释放出顶体酶

  C. 精子必须在顶体酶的作用下才能穿过放射冠、透明带与卵子接触

  D. 精子于受精前在女性生殖道内有一个获能过程

  E. 卵母细胞在受精前已完成第二次分裂

932. 囊胚一般在受精后几天着床 (　)

  A. 第3~4天　　　B. 第6~7天

  C. 第10~11天　　D. 第14~15天

  E. 第16~17天

933. 晚期产后出血多发生于产后 (　)

  A. 24小时至48小时 B. 2小时内

  C. 1~2周内　　　D. 4周内

  E. 3~7天

934. 不属于晚期产后出血的原因是 (　)

  A. 胎盘胎膜残留

  B. 继发性子宫收缩乏力

  C. 胎盘附着面复旧不全

  D. 胎盘附着面血栓脱落

  E. 胎膜残留合并感染

935. 下列关于异位妊娠的病因,哪项是不准确的 (　)

  A. 输卵管炎症

  B. 输卵管妊娠史或手术史

  C. 输卵管发育不良或功能异常

  D. 避孕失败

  E. 辅助生殖技术

936. 下列关于妊娠期循环系统的生理改变不正确的是 (　)

  A. 孕妇心电图常出现电轴左偏

  B. 妊娠32周时心排出量的增加达高峰

  C. 心率于妊娠晚期休息时每分钟增加10~15次

  D. 心脏容量至妊娠末期约增加10%

  E. 部分孕妇可闻及心尖区Ⅰ-Ⅱ级柔和的吹风样舒张期杂音,产后逐渐消失

937. 妊娠19周Down's综合征关键的检查是 (　)

  A. 母血AFP、β-hCG、E3测定

  B. 母血PAPP-A测定

  C. 羊水AFP测定

  D. 羊水染色体检查

  E. 母血β-hCG、E3测定

938. 妊娠36周,糖尿病,胎盘前壁,行羊水穿刺测定胎儿成熟度,穿刺时抽出3mL血液,立即拔出穿刺针压迫止血,同行B超检查,在胎盘与子宫壁间有3cm×4.5cm的低回声区,胎心110次/分,正确的处理方法是 (　)

  A. 抗炎

  B. 平卧休息保持安静3天

  C. 吸氧

  D. 立即行剖宫产术

  E. 1天后B超复查

939. 关于软产道裂伤,正确的是 (　)

  A. 宫颈微小裂伤即会引起较多量的出血

  B. 会阴Ⅰ度裂伤仅为会阴皮肤及阴道黏膜损伤

  C. 宫颈裂伤多发生于宫颈6点及12点处

  D. 宫颈裂伤时应从裂伤的外端开始间断缝合

  E. 宫颈裂伤多在胎儿娩出后即出血并血色鲜红

940. 产妇死亡的第一位原因是 (　)

  A. 妊娠合并心脏病

  B. 妊娠期高血压疾病

  C. 产后出血

  D. 羊水栓塞

  E. 产褥期感染

941. 羊水栓塞与下列哪项无关 （　　）

A. 宫缩乏力　　　　　B. 宫缩过强

C. 急产　　　　　　　D. 胎膜早破

E. 经产妇

942. 羊水栓塞时羊水进入母体的途径是

（　　）

A. 阴道静脉　　　　　B. 下肢静脉

C. 宫颈黏膜静脉　　　D. 卵巢静脉

E. 子宫动脉

943. 关于晚期产后出血的描述正确的是

（　　）

A. 分娩后的 2 小时内发生的大出血

B. 分娩后的 2 小时至 24 小时之间发生的大出血

C. 产后 24 小时至产后 1 周之内的大出血

D. 分娩 24 小时以后、在产褥期内发生的阴道大量出血

E. 分娩后的 1 小时内发生的大出血

944. 女,妊娠 39 周,入院待产,自发宫缩 4 小时后胎膜自破,羊水浑浊,胎心 170 次/分,下列处理措施错误的是 （　　）

A. 左侧卧位、吸氧、开放静脉通道

B. 连续胎心监护

C. 给予缩宫素加快产程进展

D. 宫口开全者,胎头双顶径已达坐骨棘平面以下,应尽快经阴道助娩

E. 预计短期内无法阴道自娩,应立即行剖宫产术

945. 孕妇怀孕早期高危筛查的内容不包括哪项 （　　）

A. 结婚年龄

B. 有无病毒类感染

C. 有无不适当的药物治疗

D. 有无接触有害的化学物质和物理因素

E. 有无不良孕育史

946. 某青年在婚前医学检查时发现患有淋病。按照母婴保健法,医生应当出具以下哪项意见 （　　）

A. 不能结婚

B. 应当暂缓结婚

C. 可以结婚,但不能生育

D. 可以结婚,治愈后可生育

E. 建议采取医学措施,尊重受检者意愿

947. 下列哪项不是艾滋病传播途径 （　　）

A. 同性性行为

B. 母乳喂养

C. 血、血制品、器官移植和污染的注射器

D. 蚊虫叮咬

E. 产道分娩

948. 心脏病合并妊娠,发生产后出血时应避免使用 （　　）

A. 米索前列醇

B. 缩宫素注射液 10 单位肌肉注射

C. 缩宫素注射液 10 单位静脉滴注

D. 麦角新碱肌肉注射

E. 卡前列素氨丁三醇注射液宫体注射

949. 婚前卫生指导不包括 （　　）

A. 遗传病基本知识

B. 有关结婚生育的法律法规

C. 环境对后代的影响

D. 受孕前准备

E. 计划生育指导

950. 以下哪项医学建议恰当 （　　）

A. 严重心脏病暂缓妊娠

B. 急性肝炎,治疗后肝功正常一年后可以怀孕

C. 甲状腺疾病碘^{131}治疗后可以妊娠

D. 抑郁症可以妊娠

E. 2 型糖尿病不能妊娠

951. 关于产后出血的定义哪项是正确的

（　　）

A. 分娩过程中出血量达 500 mL

B. 胎盘娩出后,阴道出血量达 500 mL 以上者

C. 胎儿娩出后,阴道出血量达 500 mL 以上者

D. 胎盘娩出后,24 小时内出血量达 500 mL 以上者

E. 胎儿娩出后,24 小时内出血量达 500 mL 以上者

952. 以下骨盆测量值中哪一项低于正常

（　　）

A. 髂棘间径 25 cm　　B. 髂嵴间径 25 cm

C. 骶耻内径 12 cm　　D. 骶耻外径 16 cm

E. 坐骨结节间径 8 cm

953. 首次产前检查从何时开始 （　　）

A. 早期妊娠　　　　　B. 妊娠 12 周

C. 妊娠 16 周　　　　　D. 妊娠 28 周

E. 妊娠 36 周

954. 下列哪项与妊娠期高血压疾病并发症无关 （　　）

A. 肾功能不全　　　　B. 胎盘早剥

C. 产后循环衰竭　　　D. 胎儿窘迫

E. 胎位异常

955. 胎儿窘迫的临床表现有 （ ）
A. 胎心监护 CST Ⅲ类
B. 羊水Ⅰ度
C. 胎心 160 次/分
D. 胎动每小时 5 次
E. 胎心 112 次/分

956. 新生儿出生后首要处理的是 （ ）
A. 刺激呼吸　　　 B. 处理脐带
C. 清理呼吸道　　 D. 人工呼吸
E. 洗澡、擦干

957. 新生儿复苏时,下面处理正确的是
（ ）
A. 羊水有胎粪,新生儿有呼吸抑制,在其他复苏措施前需要气管插管吸引胎粪
B. 羊水有胎粪,新生儿有呼吸抑制,在其他复苏措施前不需要气管插管吸引胎粪
C. 每个新生儿出生时都需要初步复苏
D. 完成气管插管时间应不超过 1 分钟
E. 体重小于 1 000 g 的早产儿,气管导管的内径应为 2 mm

958. 以下叙述正确的是 （ ）
A. 观察产程必须画产程图
B. 产程图可以反映宫缩频率和强度
C. 产程图有交叉产程图和伴行产程图两种
D. 产程图是描记宫口扩张的曲线
E. 产程图的纵坐标是临产时间

959. 关于胎动,下列哪项是不正确的 （ ）
A. 妊娠晚期胎动减少或不明显
B. 开始自觉胎动在妊娠 18~20 周
C. 用听诊器可以听到胎动
D. B 超下可以看见胎动
E. 缺氧早期,胎动可以异常频繁

960. 四步触诊法检查的内容不包括 （ ）
A. 宫底高度　　　 B. 宫缩频率
C. 胎产式　　　　 D. 胎先露
E. 胎先露衔接情况

961. 婚前医学检查表保存年限一般不少于多少年 （ ）
A. 10 年　　　　 B. 15 年
C. 20 年　　　　 D. 30 年
E. 50 年

962. 不协调宫缩过强的表现,错误的是
（ ）
A. 子宫痉挛性狭窄环
B. 病理性缩复环
C. 第三产程胎盘嵌顿

D. 强直性子宫收缩
E. 急产

963. 孕妇下列哪种情形不应当进行产前诊断
（ ）
A. 羊水过多或过少
B. 希望生育女孩
C. 胎儿发育异常或胎儿可能有畸形
D. 曾经分娩过先天性严重缺陷的婴儿
E. 有 DMD 患儿生育史

964. 哪项不是从事产前诊断的卫生专业技术人员的必备条件 （ ）
A. 从事临床工作的,应取得执业医师资格
B. 从事医技和辅助工作的,应取得相应卫生专业技术职称
C. 符合《从事产前诊断卫生专业技术人员的基本条件》
D. 经省级卫生行政部门批准,取得从事产前诊断《母婴保健技术考核合格证书》
E. 具有中级以上职业技术职称

965. 制定人口与计划生育实施方案的主要依据是什么 （ ）
A. 国民经济和社会发展计划
B. 人口发展规划
C. 计划生育管理条例
D. 计划生育技术服务管理条例
E. 人口与计划生育事业发展规划

966. 在我国,普遍认为艾滋病感染母亲所生儿童纯母乳喂养时间不应超过 （ ）
A. 4 个月　　　　 B. 6 个月
C. 10 个月　　　 D. 12 个月
E. 18 个月

967. 成人艾滋病无症状感染期平均时间是
（ ）
A. 5 年　　　　　 B. 6 年
C. 3 年　　　　　 D. 7 年
E. 8 年

968. 艾滋病病毒进入人体所产生抗体一般需多长时间能检验出来 （ ）
A. 3 个月　　　　 B. 2 周
C. 1 个月　　　　 D. 1 周
E. 6 周

969. 哪项不是前置胎盘的预防措施 （ ）
A. 施行计划生育
B. 减少产褥感染
C. 避免多次施行人工流产
D. 注意月经期卫生,防止子宫内膜炎

E. 注意受孕时间

970. 妊娠期使药物吸收率降低的因素有 　　　　　（　　）

A. 胃蠕动减慢　　　　B. 高雌激素水平

C. 弱碱性药物　　　　D. 弱酸性药物

E. 高孕激素水平

971. 我国营养学会提出妊娠 4～6 个月间,孕妇进食蛋白质每日应增加多少 　　（　　）

A. 10 g　B. 15 g　C. 20 g　D. 22 g

E. 25 g

972. 妊娠期孕期体重变化,较理想的每周增重是 　　　　　　　　　　（　　）

A. 0.2～0.5 kg　　　　B. 0.3～0.5 kg

C. 0.3～0.6 kg　　　　D. 0.4～0.8 kg

E. 0.5～1.0 kg

973. 孕妇系统保健手册应系统管理至何时结束 　　　　　　　　　　　（　　）

A. 产后访视结束　　　　B. 产褥期结束

C. 产假结束　　　　　D. 哺乳期结束

E. 开始避孕措施

974. 妊娠期血液系统的变化,不正确的是 　　　　　　　　　　　　（　　）

A. 红细胞沉降率增加

B. 凝血因子 Ⅱ,Ⅶ,Ⅷ,Ⅸ,Ⅺ 均增加

C. 血浆蛋白自妊娠早期开始降低,主要是白蛋白减少

D. 血浆纤维蛋白原含量比非孕妇女约增加 50%

E. 妊娠期血容量于妊娠 6～8 周开始增加,妊娠 32～34 周达高峰,增加 40%～45%

975. 关于妊娠期呼吸系统的变化,不正确的是 　　　　　　　　　　　（　　）

A. 肺活量无明显改变

B. 通气量每分钟约增加 40%,潮气量约增加 39%

C. 残气量约减少 20%

D. 肺泡的换气量约增加 85%

E. 受雌激素的影响,上呼吸道黏膜增厚,易发生上呼吸道感染

976. 妊娠期内分泌系统的变化,正确的是 　　　　　　　　　　　　（　　）

A. 妊娠期垂体稍增大,尤其在妊娠末期,腺垂体增大明显

B. 妊娠期间卵巢内的卵泡继续发育直至成熟,但是不会排卵

C. 催乳素妊娠 10 周开始增多,妊娠足月分娩

前达高峰约 150 μg/L,是非孕妇女的 10 倍

D. 肾上腺皮质受妊娠期雌激素大量分泌的影响,孕妇多有肾上腺皮质功能亢进的表现

E. 妊娠早期孕妇血清甲状旁腺素水平升高

977. 28 岁,已婚初孕妇,停经 7 周,下列哪项不可能出现 　　　　　　　　（　　）

A. 晨起恶心,呕吐　　　B. 尿酮体阳性

C. 乳房增大,乳晕着色　D. 尿频

E. 出现妊娠纹

978. 有关子宫收缩乏力引起的难产,下述哪项是不对的 　　　　　　　　（　　）

A. 初产妇宫颈扩张 2～3 cm,宫缩力弱,潜伏期延长,多见于原发性子宫收缩乏力

B. 总产程超过 24h 为滞产

C. 初产妇宫口开全超过 3 h 而未分娩称第二产程延长

D. 子宫收缩乏力应剖宫产结束分娩

E. 产程开始时宫缩力正常,当产程进展到一定程度后出现了宫缩乏力称继发性宫缩乏力

979. 女性,30 岁,妊娠 34 周,产前检查血压 180/110 mmHg,拒绝住院治疗,3 小时前突然腹痛伴阴道出血,血压 75/30 mmHg,脉搏 120 次/分,宫底剑下 2 指,板状腹,胎位不清,胎心消失,宫颈不消失,最正确的处理是 　　　　（　　）

A. 立即剖宫产终止妊娠

B. 抢救休克,静脉滴注缩宫素引产

C. 人工破膜,静脉滴注缩宫素引产

D. 抢救休克,因胎死宫内不急于引产

E. 抢救休克,尽快剖宫产终止妊娠

980. 25 岁,G_1P_0,妊娠 35 周,产前检查宫底高度 30 cm,胎位 LSA,胎心 140 次/分,了解胎儿在宫内安危状况最简易的方法是 　　　（　　）

A. NST　　　　　　B. OCT

C. E3 连续测定　　　D. 胎动计数

E. 血清胎盘催乳素的测定

981. 孕妇经产前检查诊断出胎儿有严重缺陷,实施医师的医学意见时应当 　　　（　　）

A. 由医师和患者共同签署意见

B. 由医疗机构和患者共同签署意见

C. 经本人同意并签署意见

D. 经其监护人同意并签署意见

E. 2 个以上医疗机构审核即可

982. 某孕妇,G_1P_0,孕 41 周,宫口开大 4～5 cm,胎心 100 次/分,胎心监测示"晚期减速",胎儿头皮血 pH 值 7.18,最恰当的处理为 　（　　）

A. 面罩吸氧

B. 产妇左侧卧位,等待自然分娩

C. 加宫缩抑制剂缓解宫缩

D. 立即剖宫产

E. 待宫口开全,阴道助产缩短第二产程

983. 骨盆入口平面狭窄时主要会引起（　）

A. 胎儿窘迫　　　B. 原发性宫缩乏力

C. 宫颈水肿　　　D. 胎儿先露不能衔接

E. 胎头长期受压而导致颅内出血

984. 中国妇女儿童发展纲要实施方案的具体目标正确的是　　　　　　　　（　）

A. 全国住院分娩率达 96％以上

B. 18 岁以下儿童伤害死亡率以 2012 年为基数下降 1/6

C. 妇女常见病筛查率＞80％

D. 0～4 月婴儿纯母乳喂养率达 60％

E. 巨大儿发生率控制在 4％以下

985. 初产妇孕 38 周,宫口开全 2 小时,用力时未见胎头拨露。检查宫底部为臀,腹部前方触及胎儿小部分,肛查胎头已达+2,矢状缝与骨盆前后径一致,菱形囟门在前方,诊断为　　　（　）

A. 骨盆入口Ⅰ级狭窄　B. 骨盆入口头盆不称

C. 原发宫缩无力　　　D. 持续性枕后位

E. 持续性枕横位

986. 以下哪些疾病建议暂缓妊娠　　（　）

A. 精神病治疗稳定期　B. 生殖道畸形

C. 乙型肝炎非活动期　D. 梅毒Ⅰ期未治疗

E. 心功能Ⅰ级

987. 患有以下疾病时建议不宜妊娠,除外

（　）

A. 强直性肌营养不良　B. 原发性癫痫

C. 躁狂抑郁性精神病　D. 心功能Ⅲ期心脏病

E. 不明原因贫血

988. 初产妇孕 38 周,腹部检查:子宫横椭圆形,胎头位于右侧腹,胎心于右脐旁可闻及,136次/分,子宫下段拉长压痛明显,宫缩时脐下可见环形凹陷,肛诊宫口开大 8 cm,先露位置 S-0,此时应采取最适宜的方法是　　　　　　（　）

A. 外倒转术　　　　B. 内倒转术

C. 断头术　　　　　D. 碎胎术

E. 剖宫产术

989. 选用膝胸卧位方法,纠正臀先露的最佳时间是　　　　　　　　　　　（　）

A. 妊娠 20 周前　　B. 妊娠 20～40 周前

C. 妊娠 24～28 周前　D. 妊娠 30～32 周

E. 妊娠 34 周以后

990. 宫口开全 2 小时胎位为枕横位,以下哪项处理是正确的　　　　　　　　　（　）

A. 胎头最低点在-1,静脉点滴缩宫素

B. 胎头最低点在 0,手转胎头后产钳助产

C. 胎头最低点在+1,胎头吸引助产

D. 胎头最低点在+2,手转胎头产钳助产

E. 胎头最低点在+3,行剖宫产

991. 下述相关产科处理,哪项是不适当的

（　）

A. 臀位、珍贵胎儿行剖宫产术

B. 子宫破裂行剖宫取胎,子宫切除或修补术

C. 嵌顿性横位行内倒转臀牵引术

D. 宫口开全,双顶径在坐骨棘以下,胎儿窘迫行低中位产钳术

E. 头位死胎,先露入盆,宫口开全行穿颅术

992. 预防羊水栓塞,哪项是正确的　（　）

A. 羊水栓塞多发生在子宫收缩过弱孕妇

B. 人工破膜应避开子宫收缩时期

C. 中期引产钳刮术时应先注射缩宫素后破水再钳刮

D. 宫缩过程中不应给予减弱子宫收缩药物,以免影响产程进度

E. 中期妊娠羊膜腔穿刺引产术不会发生羊水栓塞

993. 羊水栓塞出现 DIC 早期,最先选用下述哪种措施　　　　　　　　　　（　）

A. 肝素　　　　　　B. 止血药

C. 输新鲜血　　　　D. 纤维蛋白原

E. 阿托品

994. 初产妇,产钳助产娩出 4 200 g 男婴,胎盘娩出后出现时多时少间歇性阴道出血,宫体柔软。最可能的原因是　　　　　　（　）

A. 宫颈裂伤　　　　B. 凝血功能障碍

C. 产后宫缩乏力　　D. 胎盘部分剥离

E. 阴道静脉破裂

995. 瘢痕子宫切口愈合的最佳时间是（　）

A. 剖宫产术后半年

B. 剖宫产术后 1 年

C. 剖宫产术后 2～3 年

D. 剖宫产术后 4～5 年

E. 剖宫产术后 5 年以上

996. 预防产后出血,分娩期不应　　（　）

A. 防止产程延长,避免体力过度消耗

B. 胎头娩出后,宜注射宫缩剂,协助胎肩娩出

C. 若宫缩弱立即静滴缩宫素

D. 胎儿娩出后压宫底,促胎盘娩出

E. 减少或避免产后出血常见原因的出现

997. 由于失血性休克导致多器官功能障碍的治疗原则下列哪项无关 （　）

A. 去除病因

B. 补充血容量

C. 血管活性物质的使用

D. 抗感染

E. 抗过敏

998. 关于妊娠期糖尿病下列哪项不正确 （　）

A. OGTT(口服葡萄糖耐量试验)是用于确诊 GDM 的方法

B. 一次空腹血糖异常,即可诊断 GDM

C. 空腹血糖≥5.1 mmol/L 可直接诊断 GDM

D. 糖尿病患者怀孕后,也应行糖筛查和 OGTT 检查

E. OGTT 一项异常,诊断为 GDM

999. 初产妇足月妊娠,规律宫缩 1h,查宫口开大 4 cm,由于宫缩过强,在产妇用力下,胎儿很快娩出,产后即有鲜血流出,5 分钟后胎盘自娩,检查胎盘完整,子宫收缩良好,但有持续性阴道出血(鲜红色伴有血块)达 400 mL,检查会阴无裂伤,最可能的出血原因为 （　）

A. 子宫收缩乏力性出血

B. 羊水栓塞

C. 胎膜残留

D. 宫颈裂伤

E. 凝血功能障碍,孕中期耗氧量增加 30%~40%

1000. 正常产褥哪项是错误的 （　）

A. 产后宫底每天下降 1~2 cm

B. 浆液性恶露内含细菌

C. 产后体温略升高,一般不超过 38℃

D. 生理性贫血于产后 6~9 周恢复

E. 血沉于产褥期仍高,在产后 6~12 周恢复

1001. 24 岁初产妇,行产科检查,量腹围 94 cm,宫高 33 cm(宫底在脐与剑突之间),胎头入盆,胎心位于脐右下方,其孕周为 （　）

A. 孕 24 周　　　　B. 孕 28 周

C. 孕 32 周　　　　D. 孕 36 周

E. 孕 40 周

1002. 有关羊水下列错误的是 （　）

A. 羊水中含有胎儿尿液

B. 羊水可被胎儿吞咽

C. 妊娠 16 周后,可见少量羊水出入呼吸道

D. 羊水中含肌酐是病态

E. 羊水中胆红素随妊娠月份而下降

1003. 卵巢排卵后形成黄体,此时孕激素分泌旺盛,其高峰在月经周期的 （　）

A. 第 7~8 天　　　B. 第 12~13 天

C. 第 17~18 天　　D. 第 22~23 天

E. 第 25~26 天

1004. 关于妊娠期子宫及其变化的描述错误的是 （　）

A. 孕卵着床后,子宫内膜因受孕激素的影响而发生蜕膜变

B. 妊娠后期子宫多有不同程度的右旋

C. 妊娠后期子宫体部增长最快

D. 妊娠中期开始,子宫峡部伸展变长,渐渐形成子宫下段

E. 子宫的血流量在妊娠后期受体位的影响

1005. 下列哪项为骨盆测量的正常值 （　）

A. 对角径 11 cm　　B. 坐骨棘间径 9 cm

C. 坐骨切迹<2 指　　D. 耻骨弓夹角 90°

E. 骨盆倾斜度 60°

1006. 枕左前位分娩时与胎儿双肩径进入骨盆入口的同时,胎头的动作是 （　）

A. 复位　　　　　　B. 外旋转

C. 仰伸　　　　　　D. 拨露

E. 着冠

1007. 羊水栓塞起病急,病情凶,病死率高,下列哪项不属于其基本病理表现 （　）

A. 肺动脉高压,呼吸及循环衰竭

B. 阴道出血,弥散性血管内凝血

C. 肾衰竭

D. 肝功能衰竭

E. 过敏性休克

1008. 关于巨大胎儿预防,下列哪项是错误的 （　）

A. 饮食控制　　　　B. 加强孕期管理

C. 增加活动　　　　D. 计划分娩

E. 及早诊治糖尿病

1009. 母乳代用品包装标签上,应有下列哪项 （　）

A. 说明母乳喂养优越性的警句

B. 印有婴儿图片

C. 使用"人乳化"的名词

D. 宣传人工喂养的好处

E. 使用"母乳化"的名词

1010. 开展产前诊断技术《母婴保健技术服务执业许可证》每几年校验一次 （　）

A. 1 年　　　　　　B. 2 年

C. 3 年　　　　　　D. 4 年

E. 5 年

1011. 关于高危妊娠转诊原则不正确的是
（　　）

A. 高危妊娠产前评分＜10 分的孕妇，视情况可在卫生院分娩

B. 高危妊娠产前评分≤10 分的孕妇，可在中心卫生院以上的医疗保健机构分娩

C. 高危妊娠产前评分≤20 分的孕妇，要及时转诊到县级产科急救中心或市级转诊机构

D. 高危妊娠产前评分＞20 分的高危孕妇，必须及时转诊到市级医疗保健机构救治

E. 高危妊娠产前评分＝20 分的高危孕妇，视情况可在卫生院分娩

1012. 24 岁初产妇孕足月，1 年前有流产史，胎儿顺利娩出 5 分钟后出现阴道暗红色间歇流血，约 150 mL，首先应考虑的原因是（　　）

A. 宫颈管裂伤　　　B. 阴道静脉破裂

C. 胎盘嵌顿　　　　D. 正常位置胎盘剥离

E. 血凝障碍

1013. 产科四步触诊可以了解（　　）

A. 胎产式、胎方位、是否活胎

B. 是否是复合先露

C. 是否有脐带脱垂

D. 胎儿出生缺陷

E. 胎产式、胎方位、胎先露

1014. 关于"地中海贫血"以下说法错误的
（　　）

A. 目前国际上公认预防该病的有效途径是"产前诊断，淘汰受累患儿"

B. 该病的高发区分布在热带和亚热带

C. 中国南方地区人群中疾病基因携带率高

D. 本病可以通过羊水穿刺、染色体核型分析进行产前诊断

E. 我国南方地区已开展本病的人群筛查计划

1015. 关于"骨盆测量"以下说法正确的是
（　　）

A. 骨盆外测量可以直接了解骨盆大小及头盆是否相称

B. 骨盆内测量可以测量对角径、坐骨结节间径、坐骨切迹宽度

C. 骨盆内测量更精确，可以不做外测量，只做内测量

D. 肛门指诊可以了解坐骨棘间径、坐骨切迹宽度

E. 阴道检查可以测量后矢状径和骶尾关节活动度

1016. 关于"胎心基线率"，下面哪项是正确的
（　　）

A. 无胎动和无宫缩时，10 分钟以上的平均FHR 水平

B. 无胎动和无宫缩时，4 分钟以上的平均FHR 水平

C. 正常 FHR 为 120～160 bpm

D. FHR＞160 bpm，历时 4 分钟，为心动过速

E. FHR＜120 bpm，历时 10 分钟，为心动过缓

1017. 关于"Manning 评分"说法正确的是
（　　）

A. Manning 评分满分是 12 分

B. 8 分以上无急慢性缺氧

C. 6～7 分可能胎儿缺氧

D. 5～6 分胎儿窘迫

E. 5 分以下慢性胎儿窘迫

1018. 以下关于胎心监护的图像解读错误的是（　　）

A. FHR 周期性变化是判断胎儿安危的重要指标

B. 频繁早期减速，见于胎儿头部受压，提示基本正常

C. 晚期减速原因是缺氧致迷走神经亢进和/或对心肌的抑制所致

D. 宫缩正常、晚期减速偶发、宫口已开 8 cm，提示基本正常

E. 宫缩正常，晚期减速频发，胎心基线变异消失，胎儿窘迫

1019. 宫颈成熟与引产是否成功密切相关，下面正确的是（　　）

A. Bishop 评分 7 分表示宫颈不成熟

B. Bishop 评分 6 分表示宫颈不成熟

C. Bishop 评分＜6，表示宫颈不成熟，要先促宫颈成熟后引产

D. Bishop 评分 4，要用欣母沛促宫颈成熟

E. Bishop 评分 5 分，引产多失败

1020. 关于"产程图"以下哪项正确（　　）

A. 产程图是描记宫口扩张及胎头下降的曲线

B. 产程图是用于观察产程的记录

C. 产程图在第二产程就不用画了

D. 产程图横坐标是宫口扩张程度

E. 产程图纵坐标左侧是胎头下降程度

1021. 造成子宫收缩乏力的主要原因，正确的是（　　）

A. 产妇疲劳过度或受到不良刺激可造成高张型宫缩乏力

B. 过多的使用镇痛镇静剂,抑制子宫收缩

C. 妊娠期子宫肌纤维数目增长缓慢

D. 胎先露压迫宫颈时间过长

E. 子宫肌肉对乙酰胆碱的敏感性增加

1022. 关于唐氏综合征的筛查技术以下哪项是正确的 （ ）

A. 妊娠早期筛查:绒毛染色体检查

B. 妊娠中期筛查:血清学指标 AFP+hCG+E3

C. 妊娠中期筛查:血清学指标 PAPP-A β-hCG

D. 妊娠晚期筛查:超声检查胎儿颈项透明层(NT)

E. 妊娠晚期筛查:羊水染色体检查

1023. 初产妇,足月妊娠临产。未行分娩镇痛,3 小时前宫口开全,现肛查宫口开全,胎先露+2,胎儿未娩出,余无异常,从产程上看,该妇存在的问题是 （ ）

A. 潜伏期延长　　　B. 活跃期延长

C. 活跃期停滞　　　D. 第二产程延长

E. 第二产程停滞

1024. 某产妇,G_2P_0,妊娠 38 周,LOA,见红伴不规则宫缩 2 天入院,血压 130/90 mmHg,宫高 36 cm,腹围 105 cm,胎心 140 次/分,宫缩 20~30 秒/6~8分,肛查宫口未开,先露-2。产妇入院后给予杜冷丁 50 mg 肌注,休息 4 小时后,宫缩 30 秒/2~3 分,宫口开 2 cm,先露-1.5,血压 130/90 mmHg。此时不当的处理是 （ ）

A. 随意体位

B. 每隔一小时听胎心一次

C. 检查有无头盆不称

D. 人工破膜

E. 监测血压

1025. 36 岁,已婚。现停经 31 周,不规则腹痛就诊。产科检查:宫高 28 cm,腹围 90 cm,LOA,胎心 150 次/分。来医院后,首先应进行的辅助检查是 （ ）

A. 阴道检查　　　B. 肛门检查

C. 胎心监护　　　D. B超检查

E. 抽静脉血作染色体检查

1026. 第二产程胎心监护图上出现变异减速,胎头娩出,脐带绕颈 2 周。新生儿娩出后全身青紫、肌张力低下且无明显呼吸动作。此时你必须对新生儿 （ ）

A. Apgar 评分后,如低于 7 分,要去叫人来帮助复苏

B. 立即开始复苏,保持体温、清理呼吸道、擦干、给予刺激

C. 有条不紊,在一分钟内完成初步复苏,保持体温、清理呼吸道、擦干、给予刺激

D. 初步复苏后,要尽快做 Apgar 评分,以决定是否需要修改复苏方案

E. 初步复苏后,再次做呼吸、心率、肌张力评估,以决定是否需要修改复苏方案

1027. 母亲足月妊娠,GDM、肩难产娩出重度窒息儿,经复苏后新生儿心率 100 次/分,SpO_2 低,要做什么处理 （ ）

A. 评估对氧气和辅助通气的需求、安置监护仪

B. 保暖、监护、测血糖,尽快开始母乳喂养

C. 放入常温培育箱

D. X线检查

E. 查血气分析,母婴同室

1028. 26 岁经产妇,妊娠 42 周,临产入院。查宫口开 2 cm,先露-2,胎心正常。一小时后胎膜自破,羊水清,胎心 90 次/分,本例诊断应首先考虑 （ ）

A. 宫缩过强,急性胎儿窘迫

B. 胎盘功能不良,胎儿缺氧

C. 脐带脱垂,胎儿急性缺氧

D. 胎头受压

E. 先兆子宫破裂

1029. 初产妇,妊娠 37 周,自然临产入院,查宫口开 3 cm,先露-1,胎膜完整,胎心监护时出现变异减速,阴道检查发现:前羊膜囊存在,胎头的侧方有脐带搏动,此时要考虑的诊断是 （ ）

A. 脐带先露　　　B. 脐带脱垂

C. 脐带绕颈　　　D. 脐血管数目异常

E. 脐带正常

1030. 初产妇,29 岁妊娠 19 周,产前筛查 21-三体风险 1:2 000,18-三体风险 1:5 000,NTD 高风险。下一步遗传咨询建议 （ ）

A. 重新做血清学筛查

B. 羊水穿刺,检查 AFP 水平

C. 超声筛查

D. CT 筛查

E. 羊水穿刺,基因检测

1031. 初产妇,妊娠 40 周,头位,因宫缩乏力给予缩宫素加强宫缩后,产程进展顺利,现宫口开全 1 小时,先露+3,胎心 100~110 次/分,宫缩 30 秒/2~3 分。下列哪项说法或做法不正确 （ ）

A. 阴道检查,尽快产钳助产

B. 第二产程延长,立即剖宫产

C. 吸氧,停用缩宫素

D. 做好新生儿复苏准备

E. 诊断胎儿窘迫

1032. G_5P_0,孕 40 周,产程进展顺利,胎儿娩出后 30 分钟,胎盘未娩出,阴道出血不多。最可能的原因是 （　　）

A. 胎盘剥离后滞留　　B. 胎盘剥离不全

C. 宫缩乏力　　　　　D. 胎盘完全粘连

E. 胎盘嵌顿

1033. 孕产妇用药原则不正确的是 （　　）

A. 避免联合用药

B. 推荐联合用药,因各单药用量减少,对胎儿影响趋于减少

C. 小剂量用药

D. 孕早期病情确实需要用致畸药物,应先终止妊娠再用药

E. 病情许可尽量推迟到妊娠中晚期用药

1034. 孕妇的合理膳食以下哪项是错误的 （　　）

A. 谷类每天 400～500 g

B. 蔬菜每天 500 g 左右,水果每天 100～200 g

C. 肉、禽、鱼、蛋每天 50～150 g

D. 鲜奶每天 500 mL

E. 油脂类每天 50 g

1035. 孕期保健初诊工作流程中,建立孕产期保健手册首先应进行 （　　）

A. 体格检查

B. 评估危险因素

C. 盆腔检查

D. 确定宫内妊娠和孕周

E. 血清学检查

1036. 下列哪个不是艾滋病的传播途径 （　　）

A. 性传播　　　　B. 使用未消毒注射器

C. 与艾滋病病人拥抱　D. 生殖道感染

E. 注射器吸毒

1037. 艾滋病孕妇所生婴儿,出生后采血进行艾滋病感染的早期诊断检测的时间为 （　　）

A. 4 周及 8 周各一次

B. 2 周及 4 周各一次

C. 6 周及 10 周各一次

D. 4 周及 6 个月各一次

E. 6 周及 3 个月各一次

1038. 对于孕中、晚期发现的梅毒感染孕妇,应当立刻给予 （　　）

A. 2 个疗程的抗梅毒治疗,疗程之间需间隔 1

周以上

B. 2 个疗程的抗梅毒治疗,疗程之间需间隔 4 周以上

C. 1 个疗程的抗梅毒治疗

D. 3 个疗程的抗梅毒治疗,疗程之间最少间隔 2 周

E. 3 个疗程的抗梅毒治疗,疗程之间最少间隔 1 周

1039. 符合先天梅毒儿童的诊断指标的是 （　　）

A. 高倍显微镜检测到梅毒螺旋体

B. 暗视野显微镜检测到梅毒螺旋体

C. 梅毒螺旋体 IgA 抗体检测阳性

D. 梅毒螺旋体 IgG 抗体检测阳性

E. 出生时非梅毒螺旋体抗原血清学滴度高于母亲分娩前滴度的 2 倍

1040. 孕前保健服务流程中专项检查不包括 （　　）

A. 乳腺疾病　　　　B. 严重遗传性疾病

C. 梅毒螺旋体感染　D. 艾滋病毒感染

E. 精神疾病

1041. 不符合《孕产期保健工作规范》服务内容的是 （　　）

A. 孕期至少检查 5 次

B. 妊娠 24～30 周行妊娠期糖尿病筛查

C. 妊娠 16～24 周行超声筛查胎儿畸形

D. 孕晚期至少 2 次检查

E. 新生儿出生 1 小时内实行早接触、早吸吮、早开奶

1042.《孕产妇健康管理服务规范》考核中哪项是错误的 （　　）

A. 进行孕产妇全程追踪与管理工作

B. 早孕建册率＝辖区内孕 12 周之前建册人数/该地该时间段内活产数×100%

C. 孕妇健康管理率＝辖区内按照规范要求在孕期接受 5 次及以上产前随访服务的人数/该地该时间内活产数×100%

D. 产后访视率＝辖区内产后 28 天内的接受过产后访视的产妇人数/该地该时间内活产数×100%

E. 产后访视率＝辖区内产后 42 天内的接受过产后访视的产妇人数/该地该时间内活产数×100%

1043. 不符合增补叶酸项目的目标、范围和内容的是 （　　）

A. 项目地区:全国 32 个省(区、市)

B. 项目对象:准备怀孕的农村妇女

C. 孕前 3 个月服用

D. 孕早期 3 个月服用

E. 2011 年叶酸服用依从率达到 70%

1044. 以下哪项资质审批是错误的　（　）

A. 施行结扎手术、终止妊娠手术的审批,由县级卫生行政部门负责

B. 婚前医学检查的审批,由县级卫生行政部门负责

C. 遗传病诊断的审批,由省级卫生行政部门负责

D. 涉外婚前医学检查的审批,由省级卫生行政部门负责

E. 产前诊断的审批,由省级卫生行政部门负责

1045.《关于禁止非医学需要的胎儿性别鉴定和选择性别的人工终止妊娠的规定》自何时施行　（　）

A. 2002 年 1 月 1 日起

B. 2002 年 11 月 1 日起

C. 2003 年 1 月 1 日起

D. 2003 年 3 月 8 日起

E. 2003 年 10 月 1 日起

1046. 关于月经下列哪项是错误的　（　）

A. 月经周期从月经来潮第 1 天算起

B. 经血一般不凝,是由于缺乏凝血因子

C. 一次月经出血量为 30～50 mL

D. 正常月经周期是 28～30 天加减 3 天

E. 经血中含有子宫内膜碎片、宫颈黏液及脱落的阴细胞

1047. 绒毛膜促性腺激素的分泌量达高峰的时间　（　）

A. 停经 11～15 天　　B. 停经 8～10 周

C. 妊娠 16 周　　D. 妊娠 32～34 周

E. 临产时

1048. 下列哪项不是肛查的内容　（　）

A. 胎方位　　B. 先露高低

C. 是否破膜　　D. 宫口开大情况

E. 宫缩强度

1049. 阴道检查中发现胎头大囟门位于 2 点,小囟门位于 7 点,其胎方位是　（　）

A. 枕右前位　　B. 枕右后位

C. 枕左前位　　D. 枕左后位

E. 高直后位

1050. 下列妊娠高血压疾病分类正确是　（　）

A. 妊娠期高血压、子痫前期轻度、子痫前期重度、慢性高血压并发子痫前期、妊娠合并慢性高血压

B. 妊娠期高血压、子痫前期轻度、子痫前期重度、子痫、慢性高血压并发子痫前期

C. 妊娠期高血压、子痫前期、子痫、慢性高血压并发子痫前期、妊娠合并慢性高血压

D. 妊娠期高血压、子痫前期轻度、子痫前期重度、子痫、妊娠合并慢性高血压

E. 子痫前期轻度、子痫前期重度、子痫、慢性高血压发发子痫前期、妊娠合并慢性高血压

1051. 对妊娠高血压疾病高危人群的预防不包括　（　）

A. 适度锻炼

B. 合理饮食

C. 补钙

D. 针对高危人群的孕期阿司匹林抗凝治疗

E. 服用多种维生素

1052. 子痫患者控制抽搐的首选药物是　（　）

A. 地西泮　　B. 苯妥英钠

C. 冬眠合剂　　D. 硫酸镁

E. 米唑安定

1053. 重度子痫前期患者产后应继续使用硫酸镁多长时间,以预防产后子痫　（　）

A. 12～24 小时　　B. 24～72 小时

C. 48～72 小时　　D. 24～48 小时

E. 3～6 天

1054. 妊娠早期的黑加征(Hegarsign)是指　（　）

A. 子宫增大变软

B. 子宫前后径变宽,略饱满呈球形

C. 子宫峡部极软,子宫颈和子宫体似不相连

D. 双合诊时感到子宫呈前倾或后倾

E. 双合诊时子宫呈前屈或后屈

1055. 对早期妊娠的诊断中,下列各项最准确的是　（　）

A. 自觉胎动

B. 停经伴恶心、呕吐

C. 阴道充血变软,显紫蓝色

D. B超检查见妊娠环及环内可见有节律的胎心搏动

E. 子宫增大

1056. 测骶耻外径(EC)的特点是　（　）

A. 自第 5 腰椎棘突下至耻骨联合上缘中点

B. 自第 5 腰椎棘突下至耻骨联合下缘中点

C. 自髂后上棘连线中点至耻骨联合下缘中点

D. 自髂嵴连线中点至耻骨联合上缘中点

E. 自骶尾关节至耻骨联合上缘中点

1057. 胎位是指 （ ）

A. 最先进入骨盆入口的胎儿部分

B. 胎儿先露部的指示点与母体骨盆的关系

C. 胎儿身体长轴与母体长轴的关系

D. 胎儿身体各部的相互关系

E. 胎儿位置与母体骨盆的关系

1058. 有关检查胎位的四步触诊法，下述哪项是错误的 （ ）

A. 用以了解子宫的大小、胎先露胎方位

B. 第一步是双手置于宫底部了解宫底高度，并判断是胎头还是胎臀

C. 第二步是双手分别置于腹部两侧，辨别胎背方向

D. 第三步是双手置于耻骨联合上方，弄清先露部为头还是臀

E. 第四步，双手插入骨盆入口，进一步检查先露部，并确定入盆程度

1059. 初产妇，28 岁，孕 39 周，规律性下腹痛10 小时入院，入院检查血压、脉搏正常，LOA，先露高浮。肛查：宫口开大 3 cm，S—0 位，羊膜囊突，FHR 110～120 次/分，快慢不均。需立即处理，下列哪项不正确 （ ）

A. 吸氧，左侧卧位

B. 阴道检查除外脐带先露

C. 若经处理胎心好转可继续观察

D. 阴道检查同时人工破膜了解羊水性状

E. 胎儿头皮血测定 pH 7.25～7.30，提示胎儿窘迫，应立即终止妊娠

1060. 妊娠 40 周，规律性腹痛 20 h，破膜 6 h，宫底剑下 1 横指，母体腹部右下方触及圆而硬的胎头，胎心位于脐耻之间，手脱出于阴道外口，右肩已入阴道内骶岬前方，胎位最正确的诊断是 （ ）

A. 肩右前位　　　B. 肩右后位

C. 肩右横位　　　D. 肩左前位

E. 肩左后位

1061. 足月妊娠，阴道出血，为明确诊断入院后应立即行 （ ）

A. 肛门检查　　　B. 血液系统检查

C. 胎儿电子监测　　D. B 超检查

E. 阴道检查

1062. 前置胎盘的临床表现下述哪项是错误的 （ ）

A. 主要症状是妊娠晚期无痛性阴道流血

B. 完全性前置胎盘，阴道流血出现较早

C. 常致胎头高浮及胎位异常

D. 产后检查胎膜破口距胎盘边缘 7 cm 以上

E. 子宫软，胎位清晰，胎心一般正常

1063. 关于胎盘早剥处理，正确的是 （ ）

A. 纠正休克，大量补液

B. 确诊为Ⅱ度者，可行期待疗法

C. 经阴道分娩者不宜破膜

D. 一旦确诊，不论胎儿是否存活，均应及时行剖宫产术

E. 应用肝素治疗凝血功能障碍

1064. 在第二产程孕妇的心脏的负担最重，不是由于 （ ）

A. 血容量的增加

B. 宫缩使平均动脉压增高 10%，心脏负担进一步加重

C. 腹肌及骨骼肌的运动使周围循环阻力加大

D. 产妇屏气用力，使肺循环压力增高，加重心脏负担

E. 腹压增加，使内脏血管区域血液涌回心脏，加重心脏负担

1065. 妊娠合并心脏病孕妇，分娩时应做到 （ ）

A. 宫口开全后，鼓励孕妇屏气用力，以尽快结束分娩

B. 第二产程中应肌注吗啡

C. 胎儿娩出后，腹部放置沙袋加压

D. 为预防分娩期心力衰竭，产前要达到毛地黄饱和量

E. 急性心力衰竭时应即刻剖宫产结束分娩

1066. 28 岁初产妇，产钳助产，胎儿娩出后即出现阴道持续流血 400 mL，色鲜红，血压 110/70 mmHg，子宫硬，最适宜的处理是 （ ）

A. 注射麦角新碱

B. 注射缩宫素

C. 输液，配血

D. 开放静脉输液，手取胎盘，检查阴道及宫颈，如有裂伤则缝合

E. 仔细检查阴道及宫颈，有裂伤即缝合

1067. 初产妇孕足月自娩，新生儿体重 3 500 g，产后阴道持续出血 10 分钟，量达 200 mL，子宫轮廓清楚，应首选的措施是 （ ）

A. 按摩子宫底

B. 肌注缩宫素 10～20 U

C. 开放静脉输血输液

D. 手取胎盘

E. 检查软产道，如有裂伤即缝合

1068. 妊娠早期合并重症病毒性肝炎，最好的

处理是 （ ）

    A. 积极治疗肝炎

    B. 立即作人工流产术

    C. 积极治疗肝炎,病情好转后作人工流产术

    D. 肝炎好转后,继续妊娠

    E. 以上都不是

1069. 妊娠期糖尿病患者,孕晚期为预防胎死宫内应做到的内容不包括以下哪项 （ ）

    A. 定期监测胎动次数

    B. 定期进行 NST 检查

    C. 定期产前检查

    D. 每周做 1 次 OCT

    E. 无并发症者预产期入院引产

1070. 妊娠合并急性阑尾炎的治疗原则是 （ ）

    A. 一经确诊立即手术治疗

    B. 以保守疗法为主

    C. 终止妊娠后行保守治疗

    D. 终止妊娠后行手术治疗

    E. 手术治疗的同时都要行剖宫产

1071. 26 岁,G_1P_0,孕 41 周,因臀位行臀牵引术,胎儿娩出后 5 分钟突发阴道出血约 400 mL,查 BP 100/60 mmHg,P 100 次/分,宫底脐平,此时最适宜的处理是 （ ）

    A. 静脉点滴催产素

    B. 检查软产道有无裂伤

    C. 人工剥离胎盘

    D. 按摩子宫

    E. 纱布填塞宫腔

1072. 初产妇,妊娠 40 周,来诊前 4 小时感阵发性腹痛,2 小时前呈持续性腹痛,伴阴道少量流血,产妇烦躁不安,面色苍白,脉搏 120 次/分,血压 170/100 mmHg,水肿,宫底剑突下 1 横指,有持续性宫缩,右侧有压痛,胎心音未闻及,最可能的诊断是 （ ）

    A. 先兆子宫破裂   B. 子宫破裂

    C. 前置胎盘   D. 胎盘早剥

    E. 临产宫缩痛

1073. 关于子宫痉挛性狭窄环不对的是 （ ）

    A. 宫壁某部不协调收缩,多发生于破膜后,局部受刺激

    B. 在上、下段交界,宫颈外口及围绕胎体的小部分易发生

    C. 镇静剂、乙醚等药物,可能使环放松

    D. 与病理收缩环相似,同为宫缩力异常所致

    E. 纠正后不改善应行剖宫产分娩

1074. 下列不属于持续性枕后位的特点是 （ ）

    A. 需剖宫产终止妊娠

    B. 枕骨压迫直肠,宫口未开全,很早有便意感

    C. 易致宫颈水肿

    D. 肛诊或阴道检查示骨盆腔后部空虚大囟门在前

    E. 胎头衔接晚,宫缩乏力,产程延长

1075. 子宫破裂的处理,正确的是 （ ）

    A. 子宫破裂后胎儿死亡未娩出者,如宫口已开大,应先经阴道娩出死胎

    B. 破裂时间较久有感染可能者,如无子女仍可行裂伤修补术,并加用抗生素

    C. 先兆子宫破裂,应行剖宫产术

    D. 子宫破裂除可行修补术外,均应行子宫次全切除术

    E. 子宫破裂发生后,可用缩宫素缩小破口

1076. 先兆子宫破裂与Ⅲ度胎盘早剥所共有的临床表现是 （ ）

    A. 伴有头盆不称

    B. 剧烈腹痛

    C. 子宫呈板状硬不放松

    D. 均有外伤史

    E. 都伴有多量阴道出血

1077. 当出现羊水栓塞症状时,最早的治疗措施是下述哪项 （ ）

    A. 正压给氧

    B. 纠正酸中毒

    C. 地塞米松 20～40 mg,静脉推注

    D. 静注氨茶碱

    E. 使用肝素

1078. 据 WHO 报道孕产妇死亡的主要原因是 （ ）

    A. 产后出血   B. 感染

    C. 妊娠期高血压疾病   D. 难产

    E. 妊娠合并心脏病

1079. 子痫控制后多少时间可终止妊娠 （ ）

    A. 3～4 小时   B. 4～6 小时

    C. 6～8 小时   D. 2 小时

    E. 1～2 小时

1080. 除下述哪项外均是缩宫素引产的并发症 （ ）

    A. 羊水栓塞

    B. 子宫破裂

C. 胎儿窘迫

D. 新生儿高胆红素血症

E. 新生儿高钾血症

1081. 胎儿健康状况评估不包括 （ ）

A. 胎儿成熟度　　　B. 胎心监护

C. 胎心率　　　　　D. 胎盘功能

E. 胎儿股骨长度

1082. 医疗保健机构对于下列哪些情况,无需作出说明并予以医学指导 （ ）

A. 妊娠合并严重心、肝、肺、肾疾病、糖尿病、血液病

B. 严重精神性疾病

C. 重度的妊娠期高血压综合疾病、产前出血

D. 影响怀孕和分娩的严重畸形

E. 生殖道性传播疾病,孕期性知识

1083. 女性,24 岁。停经 3 个月就诊。平时月经规则,周期 28～30 天,末次月经 2009 年 8 月 9 日。预产期为 （ ）

A. 2010 年 5 月 18 日　B. 2010 年 6 月 16 日

C. 2010 年 5 月 16 日　D. 2011 年 1 月 6 日

E. 2010 年 6 月 2 日

1084. 30 岁已婚女性,月经平素不规律,现停经 26 周,阴道出血 1 天,下列哪项检查是不必要的 （ ）

A. B 超检查见到胎体

B. 超声多普勒探及胎心

C. 经腹壁触到胎儿肢体及胎头

D. 尿妊娠试验阳性

E. 测宫底高度

1085. 对于妊娠高血压产妇,产后应注意随访血压至产后 （ ）

A. 6 周　　　　　　B. 8 周

C. 10 周　　　　　D. 12 周

E. 20 周

1086. PKU 属于 （ ）

A. 可以产前诊断的多基因遗传病

B. 不可以产前诊断的单基因遗传病

C. 只能出生后诊断的单基因遗传病

D. 属于线粒体遗传病

E. 可以产前诊断的疾病

1087. 下列哪项适用于产钳助产 （ ）

A. 胎儿窘迫,宫口没有开全

B. 头位死胎,宫口开全,先露+3

C. 宫口开全,额后位

D. 妊娠合并糖尿病,胎儿中等大小

E. 臀位,后出头困难

1088. 胎心早期减速是指 （ ）

A. 出现胎儿窘迫的表现

B. 宫缩开始胎心即变慢,FHR 曲线下降与宫缩曲线上升同时发生,子宫收缩后胎心迅速恢复正常

C. 由胎儿头部受压或脐带受压引起的胎心减速

D. 由胎儿脐带因素引起的胎心减速

E. 由于药物或机械刺激引起的胎心减速

1089. 胎心监护出现正弦波型提示可能存在 （ ）

A. 胎儿慢性缺氧

B. 胎儿缺氧,立即采取措施纠正胎儿缺氧

C. 胎儿缺氧,需要紧急剖宫产

D. 观察,或 OCT 检查

E. 吸氧,数胎动

1090. 软产道裂伤的缝合要求 （ ）

A. 彻底止血,按解剖层次逐层缝合

B. 宫颈裂伤小于 1 cm,都不需要缝合

C. 宫颈裂伤在 6 点,不需要缝合

D. 阴道壁裂伤缝合第一针要超过裂口顶端 1 cm

E. 为避免缝合时穿透肠黏膜,缝针不要缝的太深,可以适当留下空隙

1091. 足月妊娠,促宫颈成熟的方法以下哪项不适合 （ ）

A. 机械性扩张如小水囊

B. 小剂量缩宫素静滴

C. 前列腺素制剂如普贝生

D. 米索前列醇 25 μg 阴道后穹隆放置

E. 米非司酮

1092. 腹部听诊同胎心率相一致的是 （ ）

A. 子宫杂音　　　　B. 脐带血管杂音

C. 腹主动脉音　　　D. 胎盘杂音

E. 胎动音

1093. 关于产前诊断常用方法下列哪项是错误的 （ ）

A. 超声观察胎儿结构　B. 染色体核型分析

C. 唐氏筛查　　　　　D. 基因检测

E. 基因产物检测

1094. 产程图中胎头下降曲线是以哪个骨性标志来判断胎头高低的 （ ）

A. 坐骨结节　　　　B. 坐骨棘

C. 耻骨联合　　　　D. 骶岬

E. 骶尾关节

1095. 经产妇 1－1－0－1。妊娠 39 周,规律腹

痛 3 小时入院。查:宫底高度 39 cm,腹围 114 cm。LSA,宫口 2 cm,FHR 144 次/分。入院后 30 分钟,自然破膜,羊水黄绿色,胎心 90 次/分。本例初步诊断是 （ ）

A. G_2P_1、妊娠 39 周 LSA 胎膜早破、胎儿窘迫

B. G_2P_1、妊娠 39 周 RSA、胎儿窘迫、巨大胎儿

C. G_2P_1、妊娠 39 周 ROA 胎膜早破、胎儿窘迫、巨大胎儿

D. G_3P_1、妊娠 39 周 LSA 临产、脐带脱垂、胎儿窘迫

E. G_3P_1、妊娠 39 周 LSA 临产、巨大胎儿、胎儿窘迫、胎盘早剥

1096. 初产妇,规律宫缩 4 小时,宫口开大 5 cm。先露头,矢状缝与中骨盆横径一致。前囟在 9 点,问胎头应该向哪个方向转动才能正常娩出 （ ）

A. 顺时针转 90°

B. 逆时针转 90°

C. 顺时针转 45°

D. 逆时针转 180°

E. 顺时针转 135°

1097. 生育过严重缺陷患儿的妇女再次妊娠前,应到何处接受医学检查 （ ）

A. 省级以上医疗保健机构

B. 市级以上医疗保健机构

C. 县级以上医疗保健机构

D. 三级以上医疗保健机构

E. 二级以上医疗保健机构

1098. 妊娠 32 周,产检发现胎儿是臀位,胎盘位于子宫前壁,位置正常。孕妇咨询是否要纠正胎位,你给她的建议是 （ ）

A. 臀位在临产前多能自行转为头先露,你不需要纠正

B. 胸膝卧位可以帮助矫正胎位,每天做 2 次,每次 15 分钟,要数好胎动

C. 外倒转不安全,最好不做

D. 及时为她做外倒转纠正胎位

E. 胎位不正常,不能顺产,等到预产期剖宫产即可

1099. 足月妊娠,自然临产,宫口开全近 2 小时,胎头下降不明显,阴道检查,LOT 先露+3,胎心正常,行胎吸助产,胎头娩出后,娩肩困难,以下哪项处理不正确 （ ）

A. 让产妇屈曲大腿

B. 叫人帮助压宫底增加腹压

C. 叫人帮助耻骨上加压

D. 手进入阴道旋肩

E. 先娩后肩

1100. 关于胎头吸引术下列说法错误的是 （ ）

A. 初产妇应会阴侧切后胎吸助产

B. 宫口开全、胎膜已破是手术的基本条件

C. 宫缩乏力,宫口开全,胎头在+1,可以胎吸助产

D. 宫口开全,前次是剖宫产者,可以胎吸助产

E. 妊娠合并心脏病,需要缩短第二产程,可以胎吸助产

1101. 开放性神经管缺陷不包括以下哪项 （ ）

A. 无脑儿

B. 脊柱裂

C. 脑膨出

D. 脊柱裂伴脑积水

E. 单纯脑积水

1102. 关于高危妊娠的概念,下列哪一项是正确的 （ ）

A. 高危妊娠与病理妊娠相同

B. 高危妊娠产妇所娩出的新生儿均是有病儿

C. 高危妊娠孕妇的检查同一般产前检查

D. 加强高危妊娠管理与提高围生期质量有关

E. 高危妊娠孕妇分娩时都是难产

三、多项选择题

1. 农村妇女免费增补叶酸,服用时间错误的是 （ ）

A. 孕前 3 个月

B. 怀孕 3 个月内

C. 孕前 3 个月至孕早期 3 个月

D. 孕前 2 个月

E. 孕前 1 个月

2. 孕产妇死亡数是指妇女在妊娠期至妊娠结束后多少天以内,由于任何与妊娠或妊娠处理有关的或由此加重了的原因导致的死亡称为孕产妇死亡

A. 42 天　　　　　B. 6 周

C. 72 天　　　　　D. 7 周

E. 7 天

3. 下面哪些不是《中华人民共和国母婴保健法》立法的目的　　　　　（　　）

A. 保障母亲和婴儿的健康

B. 控制人口数量

C. 提高出生人口质量

D. 加强妇幼卫生管理

E. 降低出生缺陷率

4. 根据《母婴保健法》规定,下面哪项是正确的　　　　　（　　）

A. 除医学上确有需要外,严禁采用技术手段对胎儿进行性别鉴定

B. 医师根据《母婴保健法》提出医学意见,当事人必须无条件执行

C. 医师依法施行终止妊娠手术或者结扎手术需经当事人同意并签署意见

D. 有产妇死亡及新生儿出生缺陷情况应向卫生行政部门报告

E. 医疗保健机构应当为公民提供婚前保健服务

5. 妇女保健工作的基本内容是　　（　　）

A. 孕产期保健　　　B. 妇女病普查普治

C. 计划生育指导　　D. 妇女劳动保护

E. 爱婴医院管理

6. 到 2020 年,在开展预防艾滋病、梅毒、乙肝母婴传播的综合防治的地区实现下列目标:感染梅毒的孕产妇接受治疗率不正确的是　　（　　）

A. 80%　　　　　B. 85%

C. 90%　　　　　D. 95%

E. 75%

7. 我国现行的妇幼卫生年报表包括　（　　）

A. 7 岁以下儿童保健工作调查表

B. 孕产妇保健工作调查表

C. 婚前医学检查调查表

D. 爱婴医院工作情况调查表

E. 计划生育手术数量和质量情况年报表

8. 下列哪些是"三网"监测的内容　（　　）

A. 孕产妇死亡监测

B. 儿童急性呼吸道感染监测

C. 5 岁以下儿童死亡监测

D. 出生缺陷监测

E. 妇幼卫生年报表

9. 下列哪些是我省妇幼卫生网络的组成部分　　　　　　　　　　（　　）

A. 妇幼保健院(所)

B. 社区卫生服务中心(站)

C. 肿瘤医院

D. 综合医院的产科、儿科

E. 大学附属医院的产科、儿科

10. 《母婴保健专项技术执业许可证》的有效期错误的是　　　　　（　　）

A. 1 年　　　　　B. 2 年

C. 3 年　　　　　D. 4 年

E. 5 年

11. 以下关于青少年性行为和少女妊娠的原因,正确的是　　　　　（　　）

A. 性道德观念误导

B. 交友不慎,受社会上坏人引诱

C. 文化程度高,知识面广泛

D. 性生理,性心理成熟提前

E. 家庭贫困

12. 关于少女月经期卫生指导,正确的是　　　　　　　　　　　（　　）

A. 保持外阴清洁　　B. 保持乐观

C. 注意保暖　　　　D. 增加运动量

E. 不吃刺激性食物

13. 青春期防治性传播疾病的措施包括　　　　　　　　　　　　（　　）

A. 尽可能限制婚外性行为,尽量减少性伙伴

B. 使用避孕套

C. 不用毒品

D. 尽量减少性行为次数

E. 不接受非专业人员的注射

14. 关于 X 连锁显性遗传病正确的是（　　）

A. 常见病种:抗维生素 D 佝偻病、遗传性肾炎

B. 如果女性是患者,则子代再发风险是 1/2

C. 如果女性是患者,假如不能进行产前诊断,不能治疗,不宜生育,或只能生育女性

D. 女性为致病基因携带者,如果不能进行产前诊断,则只能生育女性

E. 男性患者可以生育或只能生育男性

15. 以下项目中,哪些属于产前诊断技术项目　　　　　　　　　　（　　）

A. 医学影像　　　　B. 生物化学

C. 常规产前检查　　D. 细胞遗传

E. 分子生物

16. 婚前卫生指导包括下列哪些内容　（　　）

A. 生育知识　　　　B. 性卫生知识

C. 遗传病知识　　　D. 传染病知识

E. 避孕知识

17. 下列哪些是淋病的好发部位　　（　　）

A. 尿道　　　　　　　B. 膀胱三角区

C. 子宫内膜　　　　　D. 子宫颈管

E. 前庭大腺

18. 关于盆腔炎的传播途径,不正确的是

（　　）

A. 流产后感染主要是经血液循环传播

B. 沙眼衣原体是沿生殖道黏膜上行感染

C. 阑尾炎等消化道炎症可通过淋巴系统蔓延到内生殖器

D. 淋病奈瑟菌是通过性接触后先侵入泌尿系统后再蔓延到生殖道

E. 产褥感染是沿生殖道黏膜上行感染

19. 急性盆腔炎的病理变化包括　　（　　）

A. 子宫内膜炎　　　　B. 输卵管炎

C. 输卵管卵巢脓肿　　D. 输卵管卵巢囊肿

E. 盆腔结缔组织炎

20. 子宫内膜癌的高危因素包括　　（　　）

A. 长期服用孕激素　　B. 肥胖

C. 高血压　　　　　　D. 糖尿病

E. 绝经延迟

21. 属于宫颈癌活组织检查的适应证是

（　　）

A. 宫颈细胞学检查提示巴氏Ⅲ级或Ⅲ级以上

B. 宫颈细胞学检查提示巴氏Ⅱ级经抗感染治疗后仍为Ⅱ级

C. 疑有宫颈癌需进一步明确者

D. 疑有宫颈非特异性炎症需进一步明确者

E. 阴道镜检查反复可疑阳性或阳性者

22. 乳腺癌筛查,正确的是　　　　（　　）

A. 筛查分为机会性筛查和群体筛查

B. 筛查的最终目的是降低人群乳腺癌的死亡率

C. 机会性筛查一般建议 45 周岁开始,对乳腺癌高危人群应提前到 30 周岁

D. 卫计委开展农村妇女免费乳腺癌检查年龄为 35~65 岁

E. 群体普查暂无推荐年龄

23. 无排卵性功血描述正确的是　　（　　）

A. 雌激素突破性出血

B. 雌激素撤退性出血

C. 青春期 FSH 持续低水平,LH 峰陡直升高而无排卵

D. 绝经过渡期卵巢对垂体促性腺激素反应性低下

E. 有雌激素及孕激素刺激

24. 关于基础体温描述不正确的是　　（　　）

A. 排卵后,促黄体生成素升高,有致热作用,使体温升高

B. 排卵后体温升高 0.5℃

C. 高温相 14 日持续不降,早孕可能性大

D. 体温上升持续短于 11 天,表示黄体功能不全

E. 体温上升前 2~3 天是排卵期

25. 属于下丘脑性闭经为　　　　（　　）

A. 精神应激　　　　　B. 神经性厌食

C. 颅咽管瘤　　　　　D. 空蝶鞍综合征

E. 运动性闭经

26. 子宫脱垂应与下列哪些疾病相鉴别

（　　）

A. 子宫内膜异位症　　B. 阴道壁囊肿

C. 黏膜下肌瘤　　　　D. 宫颈延长

E. 浆膜下肿瘤

27. 子宫脱垂Ⅰ度,其治疗可采用　　（　　）

A. 子宫托　　　　　　B. 盆底肌肉锻炼

C. 阴式全子宫切除　　D. 经腹全子宫切除

E. 功能性电刺激治疗

28. 下列哪些选项为 ICSI 适应证　　（　　）

A. 严重的少、弱、畸精子症

B. 不可逆的梗阻性无精子症

C. 体外受精失败

D. 需行 PGD 患者

E. 双侧输卵管切除术后

29. 阴道前壁膨出与下列哪些结构的损伤有关　　　　　　　　　　　　　（　　）

A. 耻骨宫颈韧带　　　B. 卵巢固有韧带

C. 膀胱宫颈筋膜　　　D. 泌尿生殖膈上筋膜

E. 泌尿生殖膈下筋膜

30. 以下哪些因素是子宫脱垂常见原因

（　　）

A. 肥胖者　　　　　　B. 不孕者

C. 营养不良者　　　　D. 雌激素水平低下者

E. 雌激素水平增高者

31. 尿瘘的病因有　　　　　　　　（　　）

A. 产伤

B. 妇科手术损伤

C. 阴道炎

D. 晚期泌尿生殖道肿瘤

E. 膀胱结核

32. 围绝经期妇女的社会心理特点有　（　　）

A. 焦虑心理反应　　　B. 个性行为的改变

C. 性心理的改变　　　D. 平和心理的变化

E. 悲观心理反应

33. 压力性尿失禁常用的辅助检查方法有
（　　）

A. 压力试验　　　　　B. 血常规
C. 指压试验　　　　　D. 棉签试验
E. 尿动力学检查

34. 有关农村妇女两癌检查项目下列哪些是
正确的（　　）

A. 为35～63岁的妇女进行两癌检查
B. 为基层人员培训率达95%以上
C. 两癌知识知晓率80%以上
D. 每年需开展两癌检查质量控制
E. 项目信息包括个案表和季报表

35. 以下哪些情形可以换发《出生医学证明》
（　　）

A. 因夫妻离婚，持离婚证书，要求只保留父亲
或母亲信息的
B. 由户口登记机关提供相关证明不能进行出
生登记而需变更新生儿姓名的
C. 当事人提供法定鉴定机构有关亲子鉴定的
证明，要求变更父亲或母亲信息的
D. 因签发机构责任导致原《出生医学证明》无
效的
E. 因当事人责任导致原《出生医学证明》无
效的

36. 下列有关率的计算中，分母是活产数的是
（　　）

A. 5岁以下儿童死亡率
B. 婴儿死亡率
C. 围产儿死亡率
D. 新生儿访视率
E. 孕产妇死亡率

37. 关于基础体温曲线，正确的是（　　）
A. 高温相持续10天以上可能为妊娠
B. 根据高温相的类型判断黄体的功能
C. 了解有无排卵
D. 指导避孕与受孕
E. BBT、高温相＜11天有助于诊断黄体功能
不全

38. 关于其他内分泌腺功能对月经周期的影
响描述正确的是（　　）
A. 甲状腺、肾上腺及胰腺等功能异常可导致
月经失调
B. CAH患者临床上常导致女性假两性畸形
（女性男性化）的表现
C. 甲状腺功能轻度亢进时，临床表现月经过

多、过频，甚至发生功能失调性子宫出血
D. 高胰岛素血症患者，可发生高雄激素血症，
导致月经失调，甚至闭经
E. 甲减患者可并发不孕，自然流产等发生
增加

39. 卵巢恶性肿瘤主要的转移途径和好发部
位为（　　）

A. 直接蔓延　　　　　B. 血行转移
C. 横膈　　　　　　　D. 腹腔种植
E. 淋巴转移

40. 关于压力性尿失禁的描述，正确的是
（　　）

A. 80%的压力性尿失禁患者伴有阴道前壁
膨出
B. 压力性尿失禁程度有主观分度和客观分
度，客观分度主要基于排尿日记
C. 压力试验、指压试验和尿动力学检查是主
要的辅助检查
D. 盆底肌锻炼、盆底电刺激等非手术治疗适
用轻中度患者和手术前后的辅助治疗
E. 手术适用于重度压力性尿失禁患者

41. 青年男女性教育内容包括（　　）
A. 性生理教育　　　　B. 性心理教育
C. 性道德教育　　　　D. 性伦理教育
E. 性法制教育

42. 遗传咨询中属于"可以结婚、但不宜生育"
的情况是（　　）

A. 男女任何一方患有严重的常染色体隐性遗
传病
B. 男女任何一方患有严重的多基因遗传病，
并为高发家系患者
C. 同源染色体易位携带者
D. 复杂性染色体易位患者
E. X连锁显性遗传病女性患者，所患疾病不
能作产前诊断者

43. 关于梅毒的婚育医学意见正确的是
（　　）

A. 男女双方或任何一方确诊为梅毒在未治愈
前暂缓结婚
B. 达到临床治愈标准，梅毒血清学试验如
RPR滴度下降3倍以上，可以结婚
C. 结婚后，男女双方或任何一方确诊感染梅
毒，必须经过正规抗梅毒治疗，临床及血清已治愈，
才可以生育
D. 妊娠早期孕妇确诊感染梅毒应在妊娠初3
个月及妊娠后3个月各进行一个疗程的正规治疗

E. 对所生婴儿均应取血清检查,并根据具体情况采取相应措施

44. 孕妇下列哪种情形应当进行产前诊断 （　）

A. 羊水过多或过少

B. 年龄超过 30 周岁

C. 胎儿发育异常或胎儿可能有畸形

D. 曾经分娩过先天性严重缺陷的婴儿

E. 妊娠合并糖尿病

45. HIV 高危人群 （　）

A. 静脉毒瘾者

B. 有多个性伴侣

C. 乙肝病毒感染者

D. 使用过不规范的血制品

E. 来自 HIV 高发区

46. 正确检查乳房的方法是 （　）

A. 查看乳房外观有无变化

B. 触摸乳房是否有包块

C. 挤压乳头有无分泌物溢出

D. 用手指掌面平放乳房上扪触

E. 必须检查双侧腋窝淋巴结

47. 青春期性教育内容中,防治性传播疾病的措施包括 （　）

A. 尽可能限制婚外性行为,尽量减少性伙伴

B. 采用避孕套保护

C. 观察身体如有异常应立即就医

D. 不用毒品

E. 不接受非专业人员注射

48. 女性青春期的生理特点有 （　）

A. 月经初潮是青春期的标志

B. 青春期后卵巢表面变得凹凸不平

C. 第二性征发育

D. 月经初潮后的 5 年内为无排卵性月经

E. 此期初步具备生育能力,但整个生殖器官发育尚未完善

49. 青春期心理发育特征 （　）

A. 萌发性意识　　B. 独立意识增强

C. 情绪稳定　　D. 对性发育困惑不解

E. 闭锁心理

50. 关于卵巢功能的描述,正确的是 （　）

A. 卵巢具有生殖和内分泌双重功能

B. 雌激素和孕激素的生理作用既有协同又有拮抗

C. 青春期至绝经期卵巢功能、阴道黏膜、宫颈黏液、输卵管、盆腔腹膜及乳房组织均呈现周期性变化

D. 卵巢周期历经卵泡的发育与成熟、排卵、黄体形成与退化

E. 卵原细胞是女性的基本生殖单位

51. 预防尿瘘,正确的是 （　）

A. 避免妇科手术损伤所致的尿瘘是关键

B. 疑有损伤者,需留置导尿管一周

C. 使用子宫托需要定期取出

D. 子宫颈癌进行放射治疗时注意阴道内放射源的安放和固定

E. 妇科手术困难时术前经膀胱镜放入输尿管导管

52. 生殖道感染的易感人群有 （　）

A. 孕妇和口服使用避孕药者

B. 长期使用抗生素和类固醇激素类药物

C. 糖尿病患者

D. 哺乳期产妇

E. 经常阴道冲洗或盥洗者

53. 淋病的临床表现有 （　）

A. 淋菌性尿道炎

B. 淋菌性宫颈炎

C. 女童急性外阴肛周炎

D. 新生儿淋菌性结膜炎

E. 淋菌性盆腔炎

54. 一般人群妇女乳腺癌筛查指南,以下正确的是 （　）

A. 20~29 岁:推荐对高危人群进行乳腺筛查

B. 推荐与临床体检联合,对致密型乳腺推荐与 B 超检查联合

C. 40~49 周岁:适合机会性筛查

D. 50~69 周岁:适合机会性筛查和人群普查

E. 70 周岁或以上:推荐每年 1 次乳腺 X 线检查

55. 关于功血,正确的是 （　）

A. 生育年龄妇女多属有排卵性功血

B. 围绝经期妇女多属无排卵性功血

C. 了解黄体发育是否健全,应在经前期诊刮内膜送病理学检查

D. 怀疑黄体萎缩不全,应在经期第 15 天诊刮内膜送病理学检查

E. 无排卵性功血出血多时可诊刮止血

56. 绝经后妇女的保健措施,包括 （　）

A. 如有阴道流血积极诊治

B. 加大补钙剂量,预防绝经后骨质疏松

C. 定期妇科检查及全身检查

D. 食物清淡,胆固醇摄入量不超过 400 mg/d

E. 增加社会文体活动,加强盆底锻炼

57. 关于成年女性子宫,下列哪项说法不正确 （　　）

A. 重量约为 100 g

B. 宫腔容量约为 20 mL

C. 子宫上段较子宫下部稍窄

D. 长度约为 7～8 cm

E. 宫体∶宫颈＝1∶2

58. 盆腔器官脱垂的定量分度方法（POP-Q），正确的是 （　　）

A. 利用阴道前壁、阴道顶端、阴道后壁上的各 2 个解剖指示点与处女膜的关系来界定盆腔器官的脱垂程度

B. Aa 是阴道前壁中线距处女膜 2 cm 处,相当于尿道膀胱沟处

C. Ba 点是阴道顶端或前穹隆到 Aa 点之间阴道前壁上段中的最远点。在无阴道脱垂时,此点位于－2 cm

D. C 点是宫颈或子宫切除后阴道顶端所处的最远端。数值范围为：＋TVL ～－TVL

E. D 点是有宫颈时的后穹隆的位置,它提示了子宫骶骨韧带附着处到远端宫颈前壁的水平

59. 以下关于人类辅助生殖技术正确的是 （　　）

A. 必须在经过批准并进行登记的医疗机构中实施

B. 实施人类辅助生殖技术应当遵循知情同意原则,并签署知情同意书

C. 获得人类辅助生殖技术批准证书的医疗机构可以直接开设人类精子库

D. 人类辅助生殖技术批准证书两年进行校验

E. 从事人类辅助生殖技术的专业人员可以同时兼任精子库工作

60. 从事《母婴保健法》规定的医学技术鉴定人员的条件是 （　　）

A. 行医 10 年以上

B. 具有医学遗传学知识

C. 具有临床经验

D. 具有主治医师以上的专业技术职务

E. 在县级以上医疗保健机构工作

61. 女性性功能障碍包括 （　　）

A. 性欲减退　　　　B. 性唤起障碍

C. 性高潮障碍　　　D. 性交痛

E. 阴道痉挛

62. 根据《中华人民共和国母婴保健法实施办法》,医疗、保健机构或者人员未取得母婴保健技术许可,擅自从事以下哪些事项,由卫生行政部门依

法予以警告;没收违法所得;违法所得 5 000 元以上的,并处违法所得 3 倍以上 5 倍以下的罚款;没有违法所得或者违法所得不足 5 000 元的,并处 5 000元以上 2 万元以下的罚款 （　　）

A. 婚前医学检查　　B. 出具出生医学证明

C. 从事终止妊娠手术 D. 从事产前诊断

E. 从事遗传病诊断

63.《中国妇女发展纲要（2011—2020）》制定的依据有 （　　）

A.《中华人民共和国妇女权益保障法》

B.《第三次世界妇女大会行动纲要》

C. 联合国《消除对妇女一切形式歧视公约》

D. 第四次世界妇女大会通过的《北京宣言》

E. 中华人民共和国《宪法》

64. 无排卵性功血属于 （　　）

A. 雌激素撤退出血　 B. 孕激素撤退出血

C. 雌激素突破出血　 D. 孕激素突破出血

E. 雌孕激素撤退出血

65. 根据《中华人民共和国母婴保健法实施办法》等相关规定,以下应由原发证机构吊销母婴保健技术执业资格或医师执业证书的情形有 （　　）

A. 从事两次以上胎儿性别鉴定

B. 以营利为目的的胎儿性别鉴定

C. 出具虚假医学证明文件给当事人身心健康造成严重后果

D. 未按国家规定时限进行孕产妇死亡报告

E. 医师未经批准擅自开办个体诊所行医导致孕产妇死亡

66. 下述哪些是月经周期中的激素变化 （　　）

A. 排卵前 24 小时左右,FSH 出现高峰

B. 排卵前 24 小时左右,LH 出现陡峰

C. LH 陡峰持续 24 小时后骤降

D. 雌激素在排卵前后各出现一个高峰

E. 孕激素在排卵前后各出现一个高峰

67. 测定基础体温曲线可用于 （　　）

A. 了解有无排卵

B. 根据高温相的类型判断黄体的功能

C. 高温相持续 10 天以上可能为妊娠

D. 指导避孕与受孕

E. BBT、高温相＜11 天有助于诊断黄体功能不全

68. 黄体功能不足的治疗下列哪些是正确的 （　　）

A. 首先应针对其病因治疗选择用氯米芬（CC）

B. 可以有雌、孕激素序贯疗法

C. 可以用雌、孕激素合并疗法

D. 选用天然黄体酮制剂治疗

E. 通常应用 hCG 起促排卵作用

69. 关于其他内分泌腺功能对月经的影响描述正确的是 （   ）

A. 肾上腺皮质是女性雄激素的主要来源,分泌过多可出现闭经,甚至男性化表现

B. 甲减或甲亢均可出现月经过少,月经稀发甚至闭经

C. 胰岛素依赖性糖尿病患者常伴有雌激素水平过高,表现功能性出血

D. 高胰岛素血症患者,过多的胰岛素促进卵巢雄激素过多分泌,导致月经失调

E. 甲减患者可并发不孕,自然流产等发生增加

70. 生殖器结核常见的传播途径包括 （   ）

A. 直接传播   B. 血行传播

C. 淋巴传播   D. 呼吸道传播

E. 性交传播

71. 符合子宫颈癌早期诊断的方法是 （   ）

A. 宫颈细胞学检查   B. HPV 检查

C. 阴道镜检查   D. B 型超声

E. 子宫颈活组织检查

72. 常用调整月经周期的方法有 （   ）

A. 人工周期   B. 雌孕激素合并应用

C. 后半周期疗法   D. 雌激素替代治疗

E. 雄激素治疗

73. 乳腺癌推荐定期检查人群,包括 （   ）

A. 有乳腺癌家族史

B. 既往有乳腺良性肿瘤史

C. 第一胎足月妊娠<25 岁

D. 未育

E. 月经初潮年龄>18 岁

74. 关于青春期闭经的描述正确的是 （   ）

A. 以原发性闭经为主

B. 约 30%原发性闭经患者伴有生殖道异常

C. Kallman 综合征属于垂体性闭经

D. Sheehan 综合征及 Asherman 综合征均为子宫性闭经

E. 一年内体重下降 10%左右,但是仍在正常范围内不会引发闭经

75. TORCH 包括 （   ）

A. Toxoplasma

B. Treponema pallidum

C. Rubellavirus

D. Cytomegalovirus

E. HIV

76. 属于婚前卫生咨询的对象是 （   ）

A. 夫妇双方或家系成员患有某些遗传病或先天畸形者

B. 曾生育过遗传病患儿或不明原因智力低下、先天畸形儿的

C. 曾有不明原因的反复流产或有死胎死产等情况

D. 30 岁结婚的妇女

E. 长期接触不良环境因素的青年男女

77. 目前艾滋病无治愈方法,重在预防,正确的是 （   ）

A. 对高危人群进行 HIV 抗体的检测,对阳性者随访防止继续播散

B. 对 HIV 抗体阳性者的配偶及性伴侣检测HIV 抗体

C. 献血者献血前检测 HIV 抗体

D. 性生活时用避孕套可以起到预防作用

E. 对 HIV 抗体阳性者需治疗禁止妊娠

78. 青春期性教育的内容包括 （   ）

A. 性生理教育   B. 性心理教育

C. 性道德教育   D. 防治性传播疾病

E. 传授性知识

79. 少女卵巢肿瘤特点为 （   ）

A. 恶性程度比成人低

B. 发展慢

C. 腹痛为常见症状

D. 卵巢颗粒细胞瘤和卵泡膜细胞瘤 10%发生于青春期前

E. 卵巢睾丸母细胞瘤具有男性化作用

80. 青春期的意外伤害包括 （   ）

A. 车祸   B. 自杀

C. 溺水   D. 肿瘤

E. 跌伤

81. 青春期乳房保健正确的是 （   ）

A. 束胸   B. 佩戴合适的胸罩

C. 自查乳房   D. 增加运动量

E. 乳房卫生

82. 关于雌激素,正确的是 （   ）

A. 含有 21 个碳原子

B. 促进子宫肌细胞增生和肥大

C. 协同 FSH 促进卵泡发育

D. 通过对下丘脑和垂体的正反馈调节,控制促性腺激素的分泌

E. 促进乳腺腺泡发育

83. 属于 2010 年美国 CDC 关于 PID 诊断标准中最低标准的是 （　　）

A. 体温超过 38.3℃(口表)

B. 宫颈举痛

C. 宫颈或阴道异常黏液脓性分泌物

D. 子宫压痛

E. 附件区压痛

84. 淋球菌涂片检查描述错误的是 （　　）

A. 具有简便、有效、快速、经济等特点

B. 是诊断淋病的主要手段

C. 淋球菌涂片阴性可排除淋球菌感染

D. 润滑窥器暴露宫颈后棉拭子轻拭宫颈口脓液涂于载玻片上,进行革兰染色

E. 淋球菌为革兰阳性菌,菌体较其他寄生菌大,容易识别

85. 宫颈癌患者阴道镜检查可观察到的是 （　　）

A. 毛细血管形成的红点

B. 无血管的醋酸白色上皮

C. 异型血管

D. 血管网围绕的镶嵌白色上皮

E. 血管网围绕的镶嵌黄色上皮

86. 关于子宫内膜组织活检描述正确的是 （　　）

A. 了解卵巢功能一般在月经来潮 6 小时内取

B. 疑有子宫内膜增生一般在月经来潮 6 小时内取

C. 疑有子宫内膜不规则脱落一般在月经第 5～7 日取

D. 疑有子宫内膜结核一般在月经来潮 6 小时内取

E. 疑有子宫内膜癌者随时可以取

87. 下列哪些情况可能导致功血 （　　）

A. 恐惧　　　　　B. 环境变化

C. 气候骤变　　　D. 营养不良

E. 肝炎

88. 下列属于第二性征缺乏的原发性闭经 （　　）

A. MRKH 综合征

B. Turner 综合征

C. Kallmann's 综合征

D. 雄激素不敏感综合征

E. 卵巢不敏感综合征

89. 关于卵巢不敏感综合征描述正确的是 （　　）

A. 又称为对抗性卵巢综合征

B. 卵巢内多为始基卵泡及初级卵泡

C. 促性腺激素水平正常

D. 卵巢对外源性促性腺激素水平不敏感

E. 临床表现为原发性闭经,女性第二性征存在

90. 关于生殖系统随月经周期的变化,以下哪些是不恰当的 （　　）

A. 阴道上皮细胞在雌激素作用下增厚,表皮细胞出现角化

B. 在孕激素作用下,可见大量的中层细胞脱落

C. 宫颈黏液内含有大量的氯化钠和水分,因此排卵期黏液呈稀薄、量多

D. 宫颈黏液羊齿状结晶出现在月经第 8～9 天,第 25 天左右完全消失

E. 宫颈黏液少,变稠,图片出现椭圆小体,提示有排卵

91. 根据发病原因,尿失禁可以分为 （　　）

A. 真性尿失禁　　　B. 假性尿失禁

C. 压力性尿失禁　　D. 急迫性尿失禁

E. 先天性尿失禁

92. 以下属于体外受精—胚胎移植技术及其各种衍生技术的有 （　　）

A. 供精人工授精

B. 夫精人工授精

C. 卵胞浆内单精子显微注射

D. 配子/合子输卵管内移植

E. 植入前胚胎遗传学诊断

93. 农村妇女两癌检查项目中乳腺癌的技术路线下列哪些是错误的 （　　）

A. 临床检查和乳腺彩超→乳腺 X 线(钼靶)→组织病理学

B. 乳腺 X 线(钼靶)→组织病理学

C. 组织病理学

D. 临床检查→乳腺彩超→乳腺 X 线(钼靶)→组织病理学

E. 乳腺 X 线(钼靶)

94. 以下关于胎盘处置的说法正确的是 （　　）

A. 产妇分娩后胎盘应当归产妇所有

B. 产妇放弃或者捐献胎盘的,可以由医疗机构进行处置

C. 感染性胎盘不得交由产妇带回,应及时告知产妇,进行消毒处置后按医疗废弃物处理,环节交接记录必须完整

D. 产妇分娩后的胎盘应由医疗机构负责保

存,产妇需要须由产妇提出申请方可交与产妇

E. 产妇分娩后的胎盘都应按照医疗废物进行处置

95. 以下属于《卫生部关于印发贯彻 2011—2020 年中国妇女儿童发展纲要实施方案》关于出生缺陷防治综合行动的有 （　　）

A. 开展出生缺陷防治健康教育和社会宣传行动

B. 为农村妇女孕前和孕早期免费增补叶酸及多种营养素

C. 加强产前诊断能力建设,健全产前诊断网络

D. 支持省级新生儿筛查中心建设,健全新生儿筛查网络,实施新生儿疾病筛查补助

E. 支持出生缺陷监测网络建设

96. 以下关于妇幼保健机构说法正确的是 （　　）

A. 由政府举办

B. 由政府举办为主,社会资本举办为辅

C. 具有公共卫生性质的公益性事业单位

D. 为妇女儿童提供公共卫生和基本医疗服务的专业机构

E. 以保健为中心,以保障生殖健康为目的

97. 关于妇幼保健机构提供的基本医疗服务正确的有 （　　）

A. 妇女儿童常见疾病诊治

B. 计划生育技术服务

C. 产前筛查

D. 新生儿疾病筛查

E. 助产技术服务

98. 有关孕产妇死亡"三个延误"的评审是 （　　）

A. 决定就诊时间的延误

B. 决定转诊时间的延误

C. 决定到达医疗地点的延误

D. 决定保健服务时间的延误

E. 决定抢救时间的延误

99. 有关社区青春期保健服务的具体内容是 （　　）

A. 培养良好的生活习惯

B. 营养指导

C. 心理卫生指导

D. 经期卫生指导

E. 性教育

100. 有关妇女病普查的内容是 （　　）

A. 阴道炎症　　　　B. 子宫颈癌

C. 尿瘘　　　　　　D. 乳房肿块

E. 盆腔炎

101. 关于女职工生育享受产假的有关规定是 （　　）

A. 女职工生育享受 98 天产假

B. 其中产前可以休假 15 天

C. 难产增加产假 15 天

D. 生育多胞胎的,每生育一个婴儿增加产假 15 天

E. 其中产前可以休假 14 天

102. 输卵管碘油造影的描述正确的是（　　）

A. 了解输卵管是否通畅及其形态,阻塞部位

B. 了解子宫畸形及类型

C. 了解有无宫腔粘连及子宫内膜息肉

D. 宫颈内口是否松弛

E. 非活动期子宫内膜结核

103. 无排卵性功能失调性子宫出血常出现在 （　　）

A. 青春前期　　　　B. 青春期

C. 围绝经期　　　　D. 育龄期

E. 老年期

104. 在月经周期调节中,哪些项符合规律 （　　）

A. 促性腺激素释放激素为丘脑下部调节月经的主要激素

B. 丘脑下部的促性腺释放激素呈脉冲式分泌

C. 丘脑下部细胞内分泌功能受多种因素的调节

D. 丘脑下部分泌功能不受卵巢分泌性激素的反馈作用

E. 丘脑下部的促性腺释放激素的生理功能主要是促使垂体分泌促黄体素和促卵泡素

105. 以下哪些项不属于有排卵型月经失调的临床表现 （　　）

A. 基础体温单相,月经过多

B. 基础体温双相,月经过多

C. 黄体功能不全

D. 子宫内膜活检显示分泌内膜,出血坏死组织与新增生内膜混杂共存

E. 排卵期出血

106. 以下有关绝经后出血的概念,不正确是 （　　）

A. 指月经停止半年后又出血

B. 80%以上是恶性病变引起

C. 首先要排除恶性疾患

D. 绝经后出血愈早,恶性可能愈大

E. 月经停止 2 个月后又出血

107. 女性,52 岁,G_5P_5,绝经 4 年,嗜烟酒,曾患支气管炎,诉外阴肿物感 2 年,近来增大。查:阴道前后壁膨出,子宫颈脱至阴道口外。当你向病人解释有关病因时,下列哪几项与发病有关 （　　）

A. 体力劳动　　　　B. 慢性咳嗽

C. 多次分娩　　　　D. 饮酒过度

E. 已经绝经

108. 女性,45 岁,既往月经规律,近一年月经紊乱,一次 20～40 天,经期 10 多天,因阴道中等量出血 17 天来诊,已取环。下列哪些辅助检查有意义 （　　）

A. 盆腔 B 超

B. 盆腔 X 线平片检查

C. 血小板＋出凝血时间

D. 血中 E、FSH、LH 测定

E. 血常规

109. 关于无排卵型功血临床表现哪些是正确的 （　　）

A. 多见于青春期及更年期

B. 诊刮为增生期子宫内膜

C. 月经周期短,规律,经量多少不定

D. 未能形成 FSH,LH 峰状分泌

E. 基础体温为单相型

110. 妊娠合并糖尿病终止妊娠的指征哪项正确 （　　）

A. 严重的妊娠期高血压疾病者

B. 出现酮症酸中毒者

C. 严重的视网膜病变

D. 估计胎儿体重过大者

E. 合并羊水过少

111. 有下列哪些情形之一,医师应当向夫妻双方说明情况,并提出终止妊娠的医学意见 （　　）

A. 胎儿患有严重遗传性疾病

B. 胎儿有严重缺陷的

C. 羊水过多的

D. 孕妇有严重疾病,继续妊娠可能危及孕妇生命安全的

E. 孕妇有严重疾病,继续妊娠可能严重危害孕妇健康的

112. 有关出生缺陷监测下列哪项是对的 （　　）

A. 监测方法有医院监测和人群监测

B. 出生缺陷分为体表和内脏缺陷

C. CT 和 MRI 等影像学检查有助于出生缺陷诊断

D. 医院监测以医院为现场

E. 人群监测以人群为现场

113. 申请开展母婴保健专项技术服务的医疗保健机构,必须同时具备下列哪些条件 （　　）

A. 符合当地医疗保健机构设置规划

B. 取得《医疗机构执业许可证》

C. 符合《母婴保健专项技术服务基本标准》

D. 符合审批机关规定的其他条件

E. 二级以上医疗保健机构

114. 孕前健康咨询指导内容包括 （　　）

A. 生育基本知识

B. 生活方式、饮食营养和环境等对孕育的影响

C. 生理、心理保健知识

D. 出生缺陷防治

E. 遗传疾病防治

115. 不符合青春期的体格生长规律是（　　）

A. 体格生长出现生后的第二个高峰

B. 男孩的身高增长高峰早于女孩 2 年

C. 不论男孩女孩在青春期前的 1～2 年中生长速度明显减慢

D. 青春期女孩随着月经初潮来临,生长突增更加加速

E. 男女身高曲线存在两次交叉

116. 哪些属于青春期发动的可能机制（　　）

A. 下丘脑对性腺激素的正反馈敏感性降低

B. 可能有某个来自中枢神经系统的抑制机制控制着下丘脑和垂体

C. 松果体分泌的褪黑激素浓度骤降

D. 睡眠导致 FSH 和 LH 脉冲性释放量增加

E. 垂体对下丘脑 GnRH 敏感性增强

117. 月经初潮年龄与哪些因素有关 （　　）

A. 种族　　　　　　B. 家庭因素

C. 环境因素　　　　D. 遗传因素

E. 地理环境

118. 关于孕激素,正确的是 （　　）

A. 含有 19 个碳原子

B. 孕激素卵泡期卵泡分泌极少量孕酮

C. 使宫口闭合,黏液分泌减少

D. 加快阴道上皮细胞脱落

E. 孕激素在黄体期对下丘脑、垂体有正负反馈作用

119. 宫颈癌预防描述正确的是 （　　）

A. 普及筛查

B. 开展宣教

C. HPV 疫苗的使用

D. 提高预防性传播疾病的自觉性

E. 晚育

120. 关于子宫内膜癌预防描述正确的是
（　　）

A. 重视绝经过渡期月经紊乱的诊治

B. 正确掌握雌激素应用指征及方法

C. 高危因素人群,如肥胖、不育、绝经延迟及长期使用他莫西芬等,应密切随访

D. 林奇综合征妇女完成生育后应行预防性切除子宫及双侧附件

E. 高危人群每年行宫腔镜检查

121. 关于宫颈活组织检查描述正确的是
（　　）

A. 患有阴道炎症者应治愈后再行宫颈活组织检查

B. 月经期不做宫颈活组织检查

C. 妊娠期不做活组织检查

D. 可疑子宫颈癌者应在 3 点、6 点、9 点、12 点 4 处取活检

E. 临床上已明确子宫颈癌者可直接取材

122. 下列属于继发性闭经的为（　　）

A. MRKH 综合征　　B. Turner 综合征

C. Sheehan 综合征　　D. Kallmann's 综合征

E. Asherman 综合征

123. 下列属于原发性闭经的为（　　）

A. 雄激素不敏感综合征

B. MRKH 综合征

C. 空蝶鞍综合征

D. 卵巢不敏感综合征

E. 卵巢早衰

124. 关于功血的发病情况,正确的是（　　）

A. 功血可发生于月经初潮至绝经期的任何年龄

B. 大多数病例属于无排卵性功血

C. 功血病例中一半为青春期病人

D. 绝经已 2 年又出现阴道流血应考虑功血

E. 生育年龄仅为排卵性月经紊乱

125. BBT 测定可用于以下哪些情况（　　）

A. 协助诊断早孕　　B. 判断有无排卵

C. 判断黄体功能　　D. 确定闭经部位

E. 葡萄胎排除后随访

126. 尿失禁发病高危因素有（　　）

A. 年龄

B. 妊娠

C. 雌激素水平下降

D. 全脂肪及胆固醇摄入

E. 糖类饮食

127. 以下哪些是经前期紧张综合征的特征
（　　）

A. 月经前 1～2 周出现症状

B. 月经来潮后症状无明显缓解

C. 周期性发生

D. 行为改变

E. 躯体症状明显

128. 关于 Baden-Walker 阴道半程系统分级法正确描述为（　　）

A. 处女膜到阴道前穹隆为全程

B. 阴道前壁或后壁或宫颈下降到距处女膜半程处为Ⅰ度

C. 阴道前壁或后壁或宫颈下降到距处女膜处为Ⅱ度

D. 下降到处女膜以外为Ⅲ度

E. 可定量评估膨出程度

129. 绝经激素治疗（HRT）的不良反应可能与下列有关（　　）

A. 子宫出血　　　　B. 宫颈癌

C. 乳腺癌　　　　　D. 子宫内膜癌

E. 色素沉着

130. 多囊卵巢综合征患者的内分泌特征有哪些（　　）

A. 雄激素过多　　　B. 雌酮过多

C. LH/FSH 比值增大　D. 胰岛素升高

E. 胰岛素抵抗

131. 女性,53 岁,绝经 1 年,时有咳嗽后漏尿现象,经检查,诊断为Ⅰ级压力性尿失禁,治疗建议为（　　）

A. 盆底肌锻炼　　　B. 盆底电刺激

C. 膀胱训练　　　　D. TVT

E. 阴道局部雌激素治疗

132. 关于母婴保健工作,以下说法正确的是
（　　）

A. 以保健为中心

B. 以保障生殖健康为目的

C. 实行保健和预防相结合的方针

D. 实行保健和临床相结合的方针

E. 实行面向群体、面向基层和预防为主的方针

133. 关于妇女压力性尿失禁的描述,正确的是（　　）

A. 80％的压力性尿失禁患者伴有阴道前壁膨出

B. 压力性尿失禁是指腹压突然增加导致尿液不自主地流出

C. 压力性尿失禁是由于逼尿肌收缩或膀胱壁对尿液的张力压所引起

D. 压力性尿失禁多为盆底组织松弛引起

E. 常用简单主观分度分三级

134. 从事《中华人民共和国母婴保健法》规定的施行结扎手术和终止妊娠手术的人员,以下说法不正确的是 （ ）

A. 必须经过县级人民政府卫生行政部门的考核,并取得相应的合格证书

B. 必须经过县级人民政府计划生育部门的考核,并取得相应的合格证书

C. 必须经过市级人民政府计划生育部门的考核,并取得相应的合格证书

D. 必须经过省、自治区、直辖市人民政府卫生行政部门的考核,并取得相应的合格证书

E. 必须经过省、自治区、直辖市人民政府计划生育部门的考核并取得相应的合格证书

135. 经婚前医学检查,对下列哪些情况,医师应医师应当提出"暂缓结婚"的医学指导意见 （ ）

A. 指定传染病在传染期

B. 儿时曾患脊髓灰质炎(右下肢畸形)

C. 上呼吸道感染

D. 有关精神病在发病期内

E. 慢性胃炎

136. 我国《传染病防治法》中规定的医学上认为影响婚育的传染病包括 （ ）

A. 滴虫阴道炎　　　B. 艾滋病

C. 淋病　　　　　　D. 梅毒

E. 真菌性阴道炎

137. 有关母婴保健医学技术鉴定,哪项是正确的 （ ）

A. 公民和医疗保健机构均可以申请母婴保健医学技术鉴定

B. 对产前诊断结果有异议也可以申请鉴定

C. 母婴保健医学技术鉴定结果不具备法律效力

D. 县以上地方政府可以设立母婴保健医学技术鉴定组织

E. 母婴保健医学技术鉴定结果具备法律效力

138. 下列属于第二性征存在的原发性闭经 （ ）

A. MRKH 综合征

B. Turner 综合征

C. Kallmann's 综合征

D. 雄激素不敏感综合征

E. 卵巢不敏感综合征

139. 《中华人民共和国母婴保健法实施办法》规定的母婴保健技术服务主要包括以下哪些项 （ ）

A. 新生儿疾病筛查

B. 婚前医学检查

C. 产前诊断和遗传病诊断

D. 助产技术

E. 实施医学上需要的节育手术

140. 关于盆腔淋巴,下述哪几项是正确的 （ ）

A. 外阴部淋巴均汇入髂外淋巴结

B. 子宫底部淋巴输入腰淋巴结

C. 子宫体两侧淋巴可入腹股沟浅淋巴结

D. 阴道上段淋巴大部分汇入髂外淋巴结

E. 内生殖器淋巴分为髂淋巴组、腰淋巴组、骶前淋巴组

141. 对基础体温测定的认识,哪几项是正确的 （ ）

A. 出现高温相者常提示有排卵

B. 高温相持续 14 天不降早孕可能性大

C. 高温相持续 3 周以上多为妊娠

D. 无高温相者提示无排卵

E. 高温相短于 10 天者,提示黄体功能不全

142. 关于青春期性教育,说法正确的是 （ ）

A. 青春期性教育包括性生理、性心理和性道德

B. 以性生理知识为起点

C. 以性心理指导为特点

D. 性道德教育为辅

E. 发展友谊,真诚帮助是性道德的行为准则

143. 女性,45 岁,阴道流血 1 月余,经诊断为无排卵型功血,其子宫内膜病理类型,可能为以下哪几种类型 （ ）

A. 增生期子宫内膜　　B. 单纯型增生过长

C. 复杂型增生过长　　D. 不典型子宫内膜

E. 内膜呈 A-S 反应

144. 关于甾体激素的生物合成,下列哪些是正确的 （ ）

A. 孕烯醇酮被认为是所有甾体激素生物合成的前体物质

B. 排卵前生长卵泡及成熟卵泡的颗粒细胞不能产生孕酮

C. 雌激素是由颗粒细胞和卵泡内膜细胞协同产生的

D. 排卵前卵泡内膜细胞合成孕激素

E. 卵泡内膜细胞不能将雄烯二酮转化为雌酮

145. 女性老年期的变化有 （ ）

A. 一般指 65 岁以后

B. 雌激素水平低落易导致生殖器感染

C. 骨代谢失常引起骨质疏松

D. 出现自主神经功能紊乱

E. 常有情绪不稳定,烦躁不安

146. 关于无排卵功血的叙述哪些正确 （ ）

A. 发病机制与有排卵功血完全相同

B. 发病机制与有排卵功血不完全相同

C. 青春期,雌激素正负反馈作用存在缺陷

D. 围绝经期对垂体的负反馈变弱

E. 围绝经期对垂体的负反馈增强

147. 围绝经期综合征的近期临床表现包括 （ ）

A. 月经紊乱

B. 骨质疏松

C. 潮红潮热

D. 激动易怒等精神神经症状

E. 心血管疾病

148. 多囊卵巢综合征的临床表现有哪些 （ ）

A. 月经紊乱 B. 不孕

C. 多毛、痤疮 D. 肥胖

E. 黑棘皮征

149. 下列哪些是婚前医学检查的主要疾病 （ ）

A. 严重遗传性疾病 B. 严重的肢体畸形

C. 指定传染病 D. 有关精神病

E. 与生育有关的重要脏器疾病

150. 市级以下医疗保健机构开展下列哪项服务不需经省级卫生行政部门许可 （ ）

A. 产前诊断 B. 遗传病诊断

C. 助产技术服务 D. 涉外婚前医学检查

E. 计划生育服务

151. 以下属于辅助生育技术的有 （ ）

A. 供精人工授精

B. 夫精人工授精

C. 卵胞浆内单精子显微注射

D. 配子/合子输卵管内移植

E. 植入前胚胎遗传学诊断

152. 根据《母婴保健法》规定,属于孕产期保健内容的是 （ ）

A. 母婴保健指导

B. 孕妇、产妇保健

C. 男女双方精神病检查

D. 新生儿保健

E. 分娩期保健

153. 关于农村三级卫生保健网是指哪三级 （ ）

A. 省级 B. 县级

C. 市级 D. 村级

E. 乡级

154. 适于有遗传性疾病的辅助生殖治疗方法有 （ ）

A. IVF-ET B. ICSI

C. PGD D. GIFT

E. PGS

155. 围婚保健的内容包括 （ ）

A. 婚前医学检查

B. 婚育知识宣传

C. 维护生殖功能的正常

D. 异常情况分类指导

E. 降低孕妇死亡率

156. 青春期心理发育和心理社会适应能力的健康教育内容包括 （ ）

A. 认识并接受自己在青春期发育过程中的心理和情感变化

B. 学习运用缓解压力、调整情绪的各种方法,保持健康的情绪

C. 发展积极的人际交流能力,学会处理在家庭、学校可能面临的挫折或危机

D. 在发生心理障碍时,正确寻求和选择专业帮助,积极防治青春期心理卫生问题

E. 出现问题时,应自己解决尽量避免影响他人

157. 关于青春期少女的个人卫生指导,正确的是 （ ）

A. 保证足够睡眠 B. 以学习为主

C. 增加锻炼 D. 保持会阴部卫生

E. 谨防不良习惯

158. 有关生长激素的作用,正确的是 （ ）

A. 刺激所有身体组织的增长

B. 促进骨、软骨组织的生长

C. 分泌过少产生垂体性侏儒症

D. 青春期的生长突增是生长激素和雄激素的共同作用所引起

E. 是一种肽类激素

159.《母婴保健法》规定了严重遗传性疾病的

含义,以下哪些是正确的　　　　　　（　　）

　　A. 遗传因素先天形成

　　B. 患者全部或部分丧失自主生活能力

　　C. 后代再发风险高

　　D. 无脑儿或脑积水

　　E. 医学上认为不宜生育的疾病

160. 超声诊断出生缺陷的主要技术特点有哪些　　　　　　　　　　　　　　　　　（　　）

　　A. 此类出生缺陷必须存在解剖异常,且畸形必须明显到足以让超声影像能分辨和显现

　　B. 超声诊断受胎儿发育时间孕龄局限,大部分非致死性畸形须出生后随访

　　C. 若超声检查发现与染色体疾病有关的结构畸形,须行胎儿染色体核型分析确诊

　　D. 宫内超声诊断的出生缺陷仅对达到规范提示的异常诊断标准项目进行描述和诊断

　　E. 宫内超声诊断的出生缺陷对异常项目进行描述和诊断

161. 患有以下哪些疾病时建议不宜妊娠

　　　　　　　　　　　　　　　　　（　　）

　　A. 强直性肌营养不良　B. 原发性癫痫

　　C. 躁狂抑郁性精神病　D. 艾滋病

　　E. 不明原因贫血

162. 有关淋病的正确描述是　　　　（　　）

　　A. 需在治疗结束后1周内,无性生活史情况下进行检查

　　B. 主要通过性接触传播

　　C. 淋病对妊娠结局有不良影响

　　D. 治疗以及时、足量、规范化用药为原则

　　E. 为预防新生儿眼炎,应尽快在出生后用抗生素眼膏

163. 淋病的好发部位包括　　　　　（　　）

　　A. 尿道　　　　　　　B. 膀胱三角区

　　C. 子宫内膜　　　　　D. 子宫颈管

　　E. 前庭大腺

164. 关于宫颈细胞学 TBS 诊断性报告的内容描述正确的是　　　　　　　　　　　（　　）

　　A. 未见上皮内病变细胞和恶性细胞

　　B. 是否有滴虫、阴道假丝酵母菌、单纯疱疹病毒及支原体感染等

　　C. 子宫切除术后的腺细胞

　　D. 鳞状上皮细胞异常

　　E. 腺上皮细胞异常

165. 子宫肌瘤患者突然出现急性下腹痛,最可能的诊断是　　　　　　　　　　　　（　　）

　　A. 子宫肌瘤肉瘤变　B. 子宫肌瘤玻璃样变

　　C. 子宫肌瘤蒂扭转　D. 子宫肌瘤红色变性

　　E. 子宫肌瘤囊性变

166.《中国妇女发展纲要(2011—2020 年)》中妇女与健康的主要目标是什么　　　　（　　）

　　A. 妇女在整个生命周期享有良好的基本医疗卫生服务,妇女的人均预期寿命延长

　　B. 孕产妇死亡率控制在 10/10 万以下。逐步缩小城乡区域差距,降低流动人口孕产妇死亡率

　　C. 妇女常见病定期筛查率达到 80% 以上。提高宫颈癌和乳腺癌的早诊早治率,降低死亡率

　　D. 妇女艾滋病感染率和性病感染率得到控制

　　E. 降低孕产妇中重度贫血患病率

167.《中国妇女发展纲要(2011—2020 年)》中妇女与健康的策略措施有哪些　　　（　　）

　　A. 提高妇女生殖健康服务水平

　　B. 保障孕产妇安全分娩

　　C. 加大妇女常见病防治力度

　　D. 预防和控制艾滋病、性病传播

　　E. 提高妇女营养水平

168. 盆底肌锻炼描述正确的是　　　（　　）

　　A. 即为肛提肌锻炼

　　B. 亦称为 Kegel 锻炼

　　C. 使用于 POP-Q 分期Ⅰ度和Ⅱ度的子宫脱垂患者

　　D. 可用于单独治疗所有子宫脱垂患者

　　E. 用力收缩盆底肌肉 3 秒以上后放松,每次10～15 分钟,每日 2～3 次

169. 子宫切除的更年期患者 HRT 的禁忌证包括哪些　　　　　　　　　　　　　（　　）

　　A. 原因不明的阴道流血

　　B. 胆囊疾病

　　C. 血卟啉症

　　D. 脑膜瘤

　　E. 耳硬化症

170. 女性不孕因素有　　　　　　　（　　）

　　A. 子宫性因素　　　　B. 输卵管因素

　　C. 卵巢性因素　　　　D. 性功能异常

　　E. 免疫因素

171. 按照世界卫生组织的建议,"年轻人友好服务"的概念包括下列要素　　　　　（　　）

　　A. 具有对年轻人友好的服务政策

　　B. 具备对年轻人友好的服务程序

　　C. 具备对年轻人友好的服务人员

　　D. 提供对年轻人友好的环境

　　E. 应该有社区的支持与年轻人的参与

172. 利用门诊对青少年进行生活技能的培训

包括 （　　）

A. 要善于观察,因人施教

B. 要善于把生活技能培训与诊疗过程相结合,巧妙施教

C. 对青少年进行"填鸭式"的教育

D. 争取与家长配合,共同施教

E. 青春期门诊是局限于门诊的诊疗过程

173. 对青少年进行健康咨询的基本原则（　　）

A. 亲切友好原则

B. 认真倾听,相互交流原则

C. 可接受原则

D. 保密原则

E. 与家长配合教育原则

174. 国家实施农村孕产妇住院分娩补助政策的目的是哪些 （　　）

A. 提高住院分娩率

B. 提高农村孕产妇保健服务水平

C. 进一步降低孕产妇死亡率和婴儿死亡率

D. 进一步降低出生缺陷发生率

E. 以上都是

175. 原卫生部《贯彻 2011—2020 年中国妇女儿童发展纲要实施方案》指导思想是什么 （　　）

A. 深化医药卫生体制改革

B. 以妇女儿童健康为中心

C. 全面实现两纲提出的妇女儿童健康目标

D. 坚持儿童优先、母亲安全的宗旨

E. 为妇女儿童提供安全、有效、便捷、优质的医疗保健服务

176. 孕妇建卡人数描述错误的是 （　　）

A. 当年产妇中,由保健人员为其建立了保健卡、册的人数

B. 当年产妇中,由保健人员为其建立了保健卡的人数

C. 当年产妇中,由保健人员为其建立了保健册的人数

D. 当年产妇中,由保健人员为其进行产前检查的人数

E. 当年产妇中,由保健人员为其进行孕产期保健的人数

177. 住院分娩率描述错误的是 （　　）

A. 住院分娩率＝某年某地住院分娩的产妇数/年内该地区活产数×100%

B. 住院分娩率＝某年某地住院分娩的产妇数/年内该地区分娩数×100%

C. 住院分娩率＝某年某地住院分娩的产妇数/年内该地区围产儿数×100%

D. 住院分娩率＝某年某地住院分娩的产妇数/年内该地区建孕期保健卡数×100%

E. 住院分娩率＝某年某地住院分娩的产妇数/年内该地区建孕期保健卡册数×100%

178. 围产儿数描述错误的是 （　　）

A. 指孕 28 周至产后 7 天内的活产以及死胎和死产数(不包括计划外引产)

B. 指孕 28 周至产后 14 天内的活产以及死胎和死产数(不包括计划外引产)

C. 指孕 28 周至产后 28 天内的活产以及死胎和死产数(不包括计划外引产)

D. 指孕 28 周至产后 30 天内的活产以及死胎和死产数(不包括计划外引产)

E. 指孕 28 周至产后 15 天内的活产以及死胎和死产数(不包括计划外引产)

179. 出生缺陷率描述错误的是 （　　）

A. 指围产儿中出生缺陷数/(活产数＋死胎和死产数)×10 000/万

B. 指围产儿中出生缺陷数/(活产数＋死胎和死产数)×1 000/千

C. 指围产儿中出生缺陷数/(活产数＋死胎和死产数)×100/百

D. 指围产儿中出生缺陷数/(活产数)×10 000/万

E. 指围产儿中出生缺陷数/(死胎和死产数)×10 000/万

180. 叶酸服用依从率描述错误的是 （　　）

A. 指新增叶酸服用依从人数/新增服用人数×100%

B. 指叶酸服用依从人数/新增服用人数×100%

C. 指新增叶酸服用依从人数/服用人数×100%

D. 指新叶酸服用依从人数/服用人数×100%

E. 指新增叶酸服用依从人数/新增服用人数

181. 下丘脑—垂体—卵巢轴开始分化并具有一定功能的时期为 （　　）

A. 青春期即将开始时 B. 儿童期

C. 幼儿期 D. 婴儿期

E. 胚胎期

182. 卵巢性闭经包括 （　　）

A. 抵抗性卵巢综合征 B. 多囊卵巢综合征

C. Turner 综合征 D. 卵巢功能性肿瘤

E. Asherman 综合征

183. 少女常见的卵巢肿瘤类型包括 （　　）

A. 卵泡膜细胞瘤 B. 浆液性囊腺瘤

C. 睾丸母细胞瘤 D. 无性细胞瘤

E. 透明细胞癌

184. 关于 HIV 感染与艾滋病的婚育医学意见,正确的是 （ ）

A. 对筛查出 HIV 抗体阳性者或可疑艾滋病患者,应转至卫生行政部门确定的医疗保健机构进行检测

B. 男女双方确诊为 HIV 感染者或艾滋病患者,应建议暂缓结婚

C. 男女任何一方确诊为 HIV 感染者或艾滋病患者,应建议暂缓生育

D. 确诊为 HIV 感染者如果已经妊娠,应建议尽早治疗

E. 确诊为 HIV 患者如果已经妊娠,应建议尽早终止妊娠

185. 麻风病的婚育医学意见,正确的是

（ ）

A. 麻风病分为瘤型和结核样型,其中结核样型传染性强

B. 未治愈的各型麻风病患者建议禁止结婚

C. 已结婚的未治愈的各型麻风病患者建议采取避孕措施

D. 未治愈的各型麻风病患者如果怀孕,建议尽早治疗

E. 在抵抗力低下的病人,中晚期可累及深部组织和内脏器官

186. 关于肺结核的婚育医学意见,正确的是

（ ）

A. 男女双方确诊为肺结核者在未治愈前建议暂缓结婚

B. 男女任何一方确诊为肺结核者在未治愈前建议暂缓结婚

C. 婚后男女双方或任何一方确诊为肺结核者在未治愈前不宜妊娠

D. 确诊为肺结核者且已经妊娠,在治疗时应充分考虑药物对胎儿的影响

E. 肺结核患者妊娠期病情严重者应终止妊娠

187. 关于淋球菌培养描述不正确为 （ ）

A. 淋病的主要诊断手段

B. 所有可疑淋球菌感染者均需进行淋球菌培养

C. 常用的培养基有血琼脂和巧克力琼脂以及 Thither-Martin(M—T)培养基

D. 培养 72 小时后观察菌落形态及菌体形态特征

E. 培养阳性者需进一步进行药敏试验

188. 关于盆腔炎,描述正确的是 （ ）

A. 葡萄球菌是多见的病原菌

B. 病原菌常沿阴道、子宫、输卵管黏膜上行感染

C. 经血循环传播是大肠杆菌的主要感染途径

D. 产褥感染主要经淋巴系统蔓延

E. 阑尾炎直接蔓延可引起输卵管炎

189. 对于神经管缺陷高发的地区,下列哪些药不是预防先天性神经管畸形的发生的 （ ）

A. 维生素 E   B. 钙剂

C. 阿司匹林   D. 叶酸

E. 铁剂

190. 妊娠合并卵巢良性肿瘤,以下哪项类型多见 （ ）

A. 皮样囊肿   B. 纤维瘤

C. 浆液性囊腺瘤   D. 卵泡膜细胞瘤

E. 黏液性囊腺瘤

191. 属于骨盆底外层的肌肉是 （ ）

A. 球海绵体肌   B. 会阴浅横肌

C. 肛门外括约肌   D. 坐骨海绵体肌

E. 肛提肌

192. 以下关于人类精子库说法错误的是

（ ）

A. 人类精子库不能设置在医疗机构内,应当单独建立

B. 实施供精人工授精的机构只能从人类精子库中获得精源

C. 一个供精者的精子最多只能提供给 5 名妇女受孕

D. 供精者应当是年龄 18～60 周岁之间的健康男性

E. 未经批准,任何单位和个人不得从事精子的采集与提供活动

193. 女性,32 岁,婚后 2 年未孕,男方精液检查无异常,女方妇科检查正常,为监测排卵情况,可以采取以下哪些无创措施 （ ）

A. BBT 测定   B. 超声波检查

C. 腹腔镜检查   D. 宫颈黏液检查

E. 内膜活检

194. 按照《中华人民共和国母婴保健法》规定,婚前医学检查应对下列哪些疾病进行检查

（ ）

A. 严重遗传性疾病   B. 指定传染病

C. 全身各器官的疾病 D. 有关精神病

E. 有关代谢性疾病

195. 原卫生部《贯彻 2011—2020 年中国妇女儿童发展纲要实施方案》具体目标包括哪几个方面

（ ）

A. 保障妇女儿童生命安全

B. 提高出生人口素质

C. 降低围产儿死亡率

D. 改善妇女儿童营养状况

E. 健全妇幼卫生服务网络

196. 以下哪些是原卫生部《贯彻 2011—2020 年中国妇女儿童发展纲要实施方案》中的主要任务 （ ）

A. 保障母婴安全

B. 防治出生缺陷

C. 改善妇女儿童营养状况

D. 加强妇女儿童精神卫生服务

E. 改善流动人口中的妇女儿童健康状况

197. 遗传咨询中属于"不能结婚"的情况是 （ ）

A. 直系血亲和三代以内的旁系

B. 男女双方或一方患有精神分裂症

C. 男女双方严重智力低下者

D. 男女一方患严重的多基因遗传病

E. 男女一方患严重的常染色体显性遗传病

198. 青春期女性第二性征发育特点描述正确是 （ ）

A. 乳房发育及阴毛生长为女性较为突出的第二性征

B. 乳房发育通常早于阴毛的生长

C. 腋毛与阴毛同步发育

D. 月经来潮

E. 声调变高

199. 体质性青春发育延长特点是 （ ）

A. 又称特发性青春发育延迟

B. 多为个别现象，无家族史

C. 身高低于同龄儿童平均身高的 2.5 个标准差

D. 骨龄延迟

E. 下丘脑 GnRH 脉冲式分泌功能延迟发动

200. 以下哪些是《农村妇女"两癌"检查项目管理方案》中的宫颈癌检查的内容 （ ）

A. 妇科检查

B. 阴道脱落细胞病理学检查

C. 阴道镜检查

D. 组织病理学检查

E. 宫颈脱落细胞巴氏检查或醋酸染色检查/复方碘染色检查（VIA/VILI）

201. 以下哪些是原卫生部颁发的《孕前保健服务工作规范（试行）》中健康指导的内容 （ ）

A. 有准备、有计划的怀孕，避免大龄生育

B. 积极预防、筛查和治疗慢性疾病和传染病

C. 避免接触生活及职业环境中的有毒有害物质（如放射线、高温、铅、汞、苯、农药等），避免密切接触宠物

D. 改变不良生活习惯（如吸烟、饮酒、吸毒等）及生活方式

E. 对于有高遗传风险的夫妇，指导其做好相关准备、提示孕期检查及产前检查中可能发生的情况

202. 婚前卫生咨询应遵循的基本原则 （ ）

A. 尊重原则　　　　B. 负责原则

C. 参与与互动原则　D. 保密原则

E. 知情同意原则

203. 下列婚育指导意见，正确的是 （ ）

A. 尖锐湿疣患者，暂缓结婚

B. 精神分裂症常为多基因遗传，高发家系不宜生育

C. 潜伏梅毒正规治疗后可以结婚

D. 双方为先天性聋哑不宜生育

E. 确诊为 HIV 感染者或艾滋病患者如果已妊娠，可在严密孕期监测下继续妊娠

204. 以下哪些属于女性生殖道的自然防御功能 （ ）

A. 两侧小阴唇自然合拢，遮掩阴道口

B. 阴道自净作用

C. 宫颈外口紧闭，宫颈管黏膜形成皱褶、峰突或陷凹，从而增加黏膜表面积

D. 育龄妇女子宫内膜周期性剥脱

E. 输卵管黏膜上皮细胞的纤毛向宫腔摆动以及输卵管的蠕动

205. 滴虫阴道炎的临床表现包括 （ ）

A. 患者感染初期可无症状

B. 外阴瘙痒，瘙痒部位主要为阴道口及外阴

C. 分泌物为白色稠厚呈凝乳或豆腐渣样

D. 分泌物有臭味是因滴虫无氧酵解碳水化合物，产生腐臭气体

E. 检查见阴道黏膜充血，严重者有散在出血点，可形成"草莓样"宫颈

206. 外阴阴道假丝酵母菌病，以下描述正确的是 （ ）

A. 曾称外阴阴道念珠菌病，是由假丝酵母菌引起的外阴阴道炎症

B. 常见发病诱因有应用广谱抗生素、糖尿病

C. 阴道 pH 值通常＞4.5

D. 主要表现为外阴瘙痒、灼痛、性交痛及尿痛

207. 盆腔炎性疾病的高危因素包括 （ ）

A. 盆腔炎性疾病的高发年龄为 25～35 岁

B. 下生殖道感染

C. 性卫生不良：经期性交，使用不洁月经垫等

D. 性交过频以及性伴侣有性传播疾病者

E. 邻近器官炎症直接蔓延，如阑尾炎、腹膜炎

208. 有关梅毒，说法正确的是 （ ）

A. 由人乳头瘤病毒感染引起

B. 早期主要表现为心血管、神经系统

C. 妊娠 20 周后出现死胎者均需做梅毒血清学筛查

D. 性传播是主要的传播途径

E. 晚期先天梅毒多出现在 5 岁以后

209. 性传播疾病的预防措施，包括 （ ）

A. 建立安全性行为，避免与性传播感染者性接触

B. 预防经生殖道操作感染的措施

C. 使用清洁剂、消毒剂、中药等冲洗阴道

D. 每天应使用清水清洗外阴

E. 使用抗生素

210. 引起阴道流血的有 （ ）

A. 排卵性月经失调　　B. 阴道炎

C. 宫颈癌　　　　　　D. 再生障碍性贫血

E. 子宫内膜炎

211. 宫颈癌好发因素有 （ ）

A. HPV 感染　　　　　B. 经济状况好

C. 口服免疫抑制　　　D. 吸烟

E. 饮酒

212. 按照《女职工劳动保护特别规定》，以下哪些是正确的 （ ）

A. 中华人民共和国境内的国家机关、企业、事业单位、社会团体等用人单位及其女职工，必须遵守此规定，个体经济组织以及其他社会组织等用人单位及其女职工，可以不遵守本规定

B. 用人单位不得因女职工怀孕、生育、哺乳降低其工资、予以辞退、与其解除劳动或者聘用合同

C. 怀孕女职工在劳动时间内进行产前检查，所需时间不计入劳动时间

D. 哺乳期女职工在每天上、下午的劳动时间内均可有 1 小时哺乳时间

E. 在劳动场所，用人单位应当预防和制止对女职工的性骚扰

213. 子宫肌瘤变性有哪些 （ ）

A. 玻璃样变　　　　　B. 淀粉样变

C. 红色样变　　　　　D. 肉瘤样变

E. 钙化

214. 子宫内膜异位症导致不孕的原因有
（ ）

A. 盆腔微环境改变影响精卵结合

B. 免疫功能异常导致抗子宫内膜抗体减少

C. 卵巢功能异常导致排卵障碍

D. 卵巢、输卵管周围粘连

E. 破坏子宫内膜正常代谢

215. 妇科常见疾病普查普治的随访内容有
（ ）

A. 宫颈细胞学检查　　B. 尿瘘

C. 生殖器恶性肿瘤　　D. 子宫脱垂Ⅱ、Ⅲ度

E. 乳房肿块

216. 女性不孕因素中盆腔因素有哪些（ ）

A. 输卵管异常、慢性输卵管炎

B. 子宫肿瘤

C. 生殖道发育畸形

D. 盆腔炎

E. 子宫内膜异位症

217. 阴道前后壁膨出及子宫脱垂的预防措施包括 （ ）

A. 预防和治疗腹压增加的疾病

B. 避免重体力劳动

C. 产后应尽早参加体力劳动

D. 提高产科质量

E. 避免困难阴道助娩

218. 以下哪些是《女职工劳动保护特别规定》中女职工禁忌从事的劳动范围 · （ ）

A. 矿山井下作业

B. 体力劳动强度分级标准中规定的第四级体力劳动强度的作业

C. 体力劳动强度分级标准中规定的第三级体力劳动强度的作业

D. 每小时负重 5 次以上、每次负重超过 20 公斤的作业，或者间断负重、每次负重超过 25 公斤的作业

E. 每小时负重 6 次以上、每次负重超过 20 公斤的作业，或者间断负重、每次负重超过 25 公斤的作业

219. 有关压力性尿失禁，正确的是 （ ）

A. 指腹压突然增加导致的尿液不自主流出

B. 由逼尿肌收缩或膀胱壁对尿液的张力所引起

C. 也称真性压力性尿失禁、张力性尿失禁、应力性尿失禁

D. 90％以上为尿道内括约肌障碍型压力性尿

失禁

E. Ⅱ级尿失禁是指发生在轻度压力下,如站立时,但患者仰卧位时可控制尿液

220. 对于足月活胎确诊后不必试产,需剖宫产的是 （ ）

A. 前不均倾位 B. 颏前位

C. 颏后位 D. 高直前位

E. 后不均倾位

221. 胎儿发生染色体病的高危因素有（ ）

A. 孕妇年龄＞35岁的单胎妊娠

B. 前一胎常染色体三体史

C. 前一胎为45,XO(特纳综合征)者

D. 夫妇一方染色体易位

E. 孕妇年龄＜18岁的单胎妊娠

222. 中晚期妊娠的B超检查可用于 （ ）

A. 胎儿径线测量

B. 胎盘定位探查羊水量

C. 估计胎儿体重

D. 确定胎儿性别

E. 确定胎位

223. 关于胎盘早剥,下列描述正确的有

（ ）

A. 位于子宫下段的胎盘在胎儿娩出前,部分或全部从子宫壁剥离称胎盘早剥

B. 重度子痫前期、慢性肾病孕妇易发生胎盘早剥

C. 重度胎盘早剥以显性出血为主

D. 子宫胎盘卒中者需行子宫切除术

E. 胎盘早剥的主要病理变化是底蜕膜出血,形成血肿

224. 下列哪些为早产的高危因素 （ ）

A. 早产、流产史 B. 子宫畸形

C. 宫口松弛 D. 吸烟

E. 合并卵巢囊肿

225. 导致羊水过多的胎儿畸形有 （ ）

A. 脊柱裂 B. 无脑儿

C. 联体儿 D. 泌尿道畸形

E. 消化道闭锁

226. 预防产后出血,下列哪些环节是恰当的

（ ）

A. 产时预防

B. 产前预防

C. 产后预防

D. 产时常规给予缩宫素

E. 产程开始均备好血

227. 软产道损伤包括 （ ）

A. 阴道 B. 子宫体

C. 会阴 D. 子宫下段

E. 宫颈

228. 产前诊断的对象包括 （ ）

A. 生育过唇、腭裂儿者

B. 有新生儿死亡史者

C. 生育过先天性心脏病儿者

D. 生育过低体重儿者

E. 有糖尿病史

229. 目前已知的人类遗传性疾病有 （ ）

A. 染色体疾病 B. 单基因疾病

C. 多基因疾病 D. 线粒体遗传病

E. 小头畸形

230. 羊水粪染与下列哪种因素无关 （ ）

A. 交感神经兴奋 B. 迷走神经兴奋

C. 肠蠕动增强 D. 肛门括约肌紧缩

E. 呼吸运动减弱

231. G_1P_0,孕40周,宫口开大4～5 cm时,胎心120次/分,胎儿电子检测显示晚期减速。胎儿头皮血 pH 7.16。不恰当的处理是 （ ）

A. 吸氧

B. 产妇检查左侧卧位,观察产程,等待自然分娩

C. 静点催产素,加速产程

D. 立即行剖宫术

E. 待宫口开全,阴道助产,缩短第二产程

232. 人工喂养对宝宝有哪些危害 （ ）

A. 腹泻和呼吸道感染较多

B. 营养不良、维生素A缺乏

C. 体重超重

D. 智力评分较低

E. 干扰母婴感情

233. 不属于正常骨产道的是 （ ）

A. 最短的前后径是中骨盆前后径

B. 对角径等于入口前后径

C. 最短的横径是骨盆入口平面横径

D. 站立时骨盆入口平面与地面平行

E. 骨盆轴的上段向下向后,中段向下,下段向下向前

234. 关于妊娠期孕妇泌尿系统变化的描述,哪项不正确 （ ）

A. 输尿管蠕动增加

B. 泌尿系统肌张力降低

C. 孕妇易发生左侧肾盂肾炎

D. 夜尿量少于日尿量

E. 肾小管对葡萄糖再吸收能力相应增加

235. 关于脐带,哪项是正确的　　(　)

A. 妊娠足月脐带长度一般为 30~70 cm

B. 2 根脐动脉,1 根脐静脉

C. 脐带表面由羊膜包围

D. 脐静脉的氧分压低于脐动脉

E. 脐带在羊水形成起主要作用

236. 关于胎儿成熟度的判定正确的是(　)

A. 羊水卵磷脂/鞘磷脂比值≥2,提示肺成熟

B. 羊水肌酐值≥2 mg/dL 为肾成熟

C. 羊水胆红素<0.02 示胎儿肝成熟

D. 羊水脂肪细胞出现率达 20% 示胎儿 皮肤成熟

E. 羊水无色澄清

237. 胎盘功能检查方法包括　　(　)

A. 尿雌激素/肌酐比值

B. 血清胎盘生乳素值

C. 缩宫素激惹试验

D. 胎动

E. NST

238. 高危儿包括　　　　　　(　)

A. 出生体重<2 500 g　B. 出生体重>4 000 g

C. 产时感染　　　　D. 早产或过期产

E. 胎儿窘迫

239. 临产后宫缩的作用是　　(　)

A. 迫使宫颈管变短直至消失

B. 宫口扩张

C. 胎先露下降

D. 胎盘娩出

E. 胎膜破裂

240. 下列哪些情况时不建议妊娠　(　)

A. 慢性高血压合并肾功能不全

B. 房间隔缺损,心功能Ⅱ级

C. Ⅰ型糖尿病合并血管病变

D. 甲状腺功能亢进药物控制甲功正常范围

E. 宫颈癌Ⅱa 期

241. 骨盆狭窄对母儿的影响不包括　(　)

A. 胎位异常　　　B. 新生儿低血糖

C. 急产　　　　　D. 宫缩乏力

E. 胎膜早破

242. 下列哪些属于高危新生儿　　(　)

A. 出生体重 4 200 g　B. 剖宫产新生儿

C. Apgar7 分　　　D. 高危孕产妇的胎儿

E. 双胎儿

243. 以下哪项不是产程中剖宫产指征(　)

A. 产程异常,经阴道检查发现胎方位为高直后位

B. 宫缩乏力,经积极处理后宫颈扩张仍无进展

C. 产程中出现胎儿急性缺氧,宫口开全,先露头"+3",LOA

D. 宫口开全,先露头"+2",FHR 110 次/分,羊水Ⅱ度,CST 第Ⅱ类

E. 足月妊娠,胎膜早破,自然临产,产程中出现宫缩乏力

244. 关于产前诊断以下说法正确的是(　)

A. 染色体疾病的产前诊断主要依据细胞遗传学方法

B. 羊水穿刺一般在妊娠 16~26 周进行

C. 利用超声、X 线检查、胎儿镜检查、磁共振等观察胎儿的结构是否存在畸形

D. 遗传性代谢缺陷病,目前无法诊断、无法治疗

E. 检测胎儿基因可以诊断胎儿基因疾病

245. G_1P_0,妊娠 35 周,孕前体重 65 kg,目前体重 95 kg,OGTT:5.0—10.9—8.8 mmol/L,请问这种情况对胎儿和新生儿可能带来哪些影响
　　　　　　　　　　　　　　(　)

A. 早产　　　　　B. 胎儿发育异常

C. 新生儿低血糖　D. 新生儿低血钙

E. 新生儿呼吸窘迫综合征

246. 关于新生儿复苏的步骤,以下说法正确的有　　　　　　　　　　(　)

A. 复苏应该从 Apgar 完成后立即开始

B. 初步复苏包括保暖、摆正体位、清理气道、刺激

C. 给予正压通气时,应用脉搏氧饱和度仪

D. 复苏过程 ABC 方案一步都不能少

E. 预计新生儿分娩时窒息,复苏器械应该打开备用

247. 妊娠合并乙肝对母儿的影响有　(　)

A. 妊娠早期,使妊娠反应加重

B. 妊娠中晚期,流产、胎儿死亡发生率高

C. 与唐氏综合征的发病相关

D. 妊娠晚期,妊娠期高血压疾病的发病率增加

E. 产后出血的发生率较高

248. 产后出血原因中,首先考虑切除子宫止血的是　　　　　　　　　　(　)

A. 宫缩乏力　　　B. 胎盘嵌顿

C. 胎盘植入　　　D. 凝血功能障碍

E. 穿透性胎盘

249. 初产妇,第二产程宫缩乏力,产钳助产,

娩出 3 800 g 活婴,产后 2 小时,伤口疼痛,肛门坠涨有便意,阴道流血不多。此时要做的处理是 （　　）

A. 静滴缩宫素,按摩子宫

B. 宫腔探查,清除宫腔积血

C. 督促自解小便,排空膀胱

D. 肛门指诊

E. 阴道检查

250. 各级医疗保健机构应当依照《规范》全面实施和落实孕前保健服务,包括 （　　）

A. 开设孕前保健服务门诊

B. 有条件医疗保健机构可尝试婚前、孕前、孕期、产时、产后保健"一条龙"等系统化生育健康服务

C. 建立孕前保健资料档案,及时进行资料的汇总、统计和分析

D. 要逐步实行电子化管理,并与现行的孕产期系统管理相衔接

E. 承担本辖区孕前保健服务的技术指导、培训、资料收集和汇总等工作

251. 目前艾滋病预防的最有效的措施是 （　　）

A. 艾滋病病毒疫苗　　B. 免疫活性疫苗

C. 宣传教育　　　　　D. 行为干预

E. 服用治疗药物

252. 预防艾滋病母婴传播服务的原则是 （　　）

A. 知情同意　　　　B. 尊重和不歧视

C. 保密　　　　　　D. 受益

E. 方便

253. 梅毒的传播途径包括 （　　）

A. 乳汁感染　　　　B. 性接触

C. 血液感染　　　　D. 手接触

E. 胎盘感染

254. 高危儿包括 （　　）

A. 孕龄<37 周

B. 孕龄≥42 周

C. 出生体重<2 500 g

D. 出生体重≥4 000 g

E. 1 分钟 Apgar ≤ 4 分

255. 反应型 NST 的参数正确的为 （　　）

A. 基线 120～160 次/分

B. 变异 6～25 次/分

C. 无减速

D. 变异减速持续 30 秒

E. 20 分钟内<2 次加速

256. 首次产前检查的主要目的是 （　　）

A. 确定孕妇的健康状况

B. 确定胎儿的健康状况

C. 估计和核对胎龄

D. 指定产检机构

E. 制定产前检查计划

257. 以下哪项不是胎儿成熟指标 （　　）

A. L/S<2

B. 震荡试验出现泡沫环

C. BPD>8.0 cm

D. 胎心率≥110 次/分

E. 胎龄≥37 周

258. 产前诊断错误的定义是 （　　）

A. 对胎儿进行先天性缺陷和遗传性疾病的诊断,包括相应筛查。技术项目包括遗传咨询、医学影像、生化免疫、细胞遗传和分子遗传

B. 对胎儿进行先天性缺陷和遗传性疾病的诊断,包括相应筛查。技术项目包括优生咨询、医学影像、生化免疫、细胞遗传和分子遗传

C. 对胎儿进行先天性缺陷和遗传性疾病的诊断,包括相应筛查。技术项目包括优生咨询、医学影像、生物化学、细胞遗传和分子遗传

D. 对胎儿进行先天性缺陷和遗传性疾病的诊断,包括相应筛查。技术项目包括遗传咨询、医学影像、生物化学、细胞遗传和分子遗传

E. 对胎儿进行遗传性疾病的诊断,包括相应筛查。技术项目包括优生咨询、生化免疫、细胞遗传和分子遗传

259. 分娩不适的应对技巧包括 （　　）

A. 分散注意力　　　B. 控制呼吸

C. 无意识的放松　　D. 触摸放松

E. 意念放松

260. 妊娠期心脏负担最重的哪个时期容易发生心衰 （　　）

A. 早孕期　　　　　B. 孕 32 到 34 周

C. 分娩期　　　　　D. 产褥期

E. 产后 3 日

261. 妊娠期随子宫增大,阑尾尾部位置发生什么改变 （　　）

A. 向上　　　　　　B. 向下

C. 向外　　　　　　D. 向前

E. 向后

262. 唐氏综合征的筛查方式很多,根据筛查时间分,下列哪些是错的 （　　）

A. 孕早期筛查和孕中期筛查

B. 孕早期筛查和孕晚期筛查

C. 孕中期筛查和孕晚期筛查

D. 血清学筛查和超声筛查

E. 孕前筛查和孕期筛查

263. 孕产妇健康状况基本辅助检查主要包括
（　　）

A. 血、尿常规

B. 血型、血糖

C. 梅毒检测、乙肝检测

D. 肝功能、生殖道分泌物

E. 心电图、胸部 X 线及妇科 B 超

264. 孕期保健内容包括 （　　）

A. 健康教育与状况评估

B. 健康教育与咨询指导

C. 全身体格检查

D. 产科检查

E. 辅助检查

265. 关于产后出血,下列正确的有 （　　）

A. 胎盘娩出后 24 小时内的出血量超过 500 mL
称为产后出血

B. 产后出血是我国目前孕产妇死亡最主要的
原因

C. 产后出血的病因有宫缩乏力、胎盘因素、软
产道裂伤和凝血功能障碍

D. 产后出血最常见的病因是宫缩乏力

E. 胎盘娩出前阴道多量出血应首先考虑宫缩
乏力

266. 26 岁初产妇,妊娠 39 周,阵发性下腹痛
14 小时,昨夜仅能睡眠 1 小时,今来诊。检查:骨
盆外测量正常,左枕横位,胎心好,宫缩 20 秒,间隔
8~10 分钟,宫口开大 1 cm,先露－1,胎膜未破,首
选下列哪项措施是错误的 （　　）

A. 严密观察,等待自然分娩

B. 剖宫产

C. 肌注缩宫素

D. 肌注哌替啶

E. 静滴催产素

267. 关于子宫峡部,下述哪些正确 （　　）

A. 指子宫体与宫颈之间最狭窄部

B. 非孕时峡部 2 cm

C. 峡部上界为解剖学内口

D. 峡部下界为组织学内口

E. 妊娠足月时形成子宫下段

268. 胎先露指示点下面哪几项是正确的
（　　）

A. 头先露为枕骨

B. 横位为肩胛骨

C. 臀位为骶骨

D. 面部为额骨

E. 额先露为颧骨

269. 双卵双胎下列哪些不正确 （　　）

A. 双卵双胎是由两个卵子分别受精形成

B. 双卵双胎占双胎妊娠的 2/3

C. 双卵双胎可形成一个胎盘,血运相通

D. 双卵双胎两胎儿基因相同

E. 双卵双胎间隔膜为 2 层羊膜

270. 腹压的作用是 （　　）

A. 为第二产程娩出胎儿重要辅助力量

B. 运用不当可致宫颈水肿

C. 配以宫缩时应用最有效

D. 促使胎盘剥离及娩出

E. 产力的主要部分

271. 临产后阴道检查,判断胎方位的标志
（　　）

A. 前囟门　　　　B. 枕骨

C. 后囟门　　　　D. 矢状缝

E. 冠状缝

272. 关于母乳喂养好处,正确的是 （　　）

A. 增进母子感情

B. 预防产后出血

C. 无污染、经济方便

D. 有免疫作用,但易过敏

E. 有免疫作用,不易过敏

273. 需采用人工破膜的适应证包括 （　　）

A. 单臀位,宫口开大 4 cm

B. 边缘性前置胎盘,宫口开大 6 cm,出血不多

C. Ⅰ度胎盘早剥,经产妇,宫口开大 4 cm

D. 双胎妊娠,第一胎儿娩出后 15 分钟无宫缩

E. 早产难免,宫口开大 4 cm,胎心 160 次/分

274. Ⅲ度胎盘早剥的临床表现包括 （　　）

A. 以外出血为主

B. 胎盘剥离面积超过胎盘的 1/2

C. 妊娠晚期有痛性阴道流血

D. 胎心消失

E. 无腹痛,阴道出血少

275. 诊断胎儿宫内窘迫的依据包括 （　　）

A. 胎心音不规律,<100 次/分

B. 胎动异常

C. 羊膜镜检羊水深绿色

D. 胎儿头皮血 pH 值<7.20

E. 胎位异常

276. 持续性枕后位的特点是 （　　）

A. 腹部检查清楚可及胎背

B. 阴道检查可以确诊

C. 肛查感骨盆前部空虚,后部满

D. 矢状缝在骨盆斜径上,大囟门居骨盆后方,小囟门居骨盆前方

E. 第二产程延长

277. G_5P_0,孕40周,产程进展顺利,胎儿娩出后30分钟,胎盘未娩出,阴道出血不多。最可能的原因是　　　　　　　　　　(　　)

A. 胎盘剥离后滞留　　B. 胎盘剥离不全

C. 胎盘部分性植入　　D. 胎盘完全粘连

E. 胎盘嵌顿

278. 产后出血的原因有　　　　(　　)

A. 宫缩乏力　　　　　　B. 胎盘植入

C. 胎盘胎膜残留　　　　D. 软产道裂伤

E. 凝血功能障碍

279. 下列对臀位妊娠的处理,正确的是

　　　　　　　　　　　　　　(　　)

A. 孕32~34周后可施行外倒转术纠正胎位

B. B超能准确探清臀先露类型

C. 臀位应剖宫产终止妊娠

D. 临产后禁止肥皂水洗肠

E. 一旦破水应卧床,抬高臀部

280. 以下哪项条件可给予试产机会　(　　)

A. 轻度头盆不称

B. 明显头盆不称

C. 中骨盆横径狭窄

D. 跨耻征可疑

E. 出口横径与后矢状径之和>15 cm

281. 早产儿在复苏期间面临独特的挑战,是因为　　　　　　　　　　　　　(　　)

A. 脆弱的大脑毛细血管可能出血

B. 体温控制能力差

C. 感染可能性高

D. 肺部缺乏肺泡表面活性物质

E. 体重低

282. 根据以下哪些项目,来确定新生儿是否需要复苏　　　　　　　　　　　(　　)

A. 呼吸或哭声　　　　B. Apgar 评分

C. 肌张力　　　　　　D. 是否足月

E. 体重

283. 关于"高危妊娠管理"以下说法正确的是

　　　　　　　　　　　　　　(　　)

A. 在妊娠各期均应当对孕产妇进行危险因素筛查,才能发现高危孕产妇

B. 对每一例高危孕产妇均要及时纳入高危孕产妇管理系统

C. 对本级不能处理的高危孕产妇,应当转至上级医疗保健机构作进一步检查、确诊

D. 危重孕产妇转诊前,转诊医疗机构应当与接诊医疗保健机构联系,同时进行转诊前的初步处理,并携带相关的病情资料

E. 县(市、区)级以上医疗保健机构应当开设高危门诊

284. 医疗保健机构对于下列哪些孕妇,应当作出说明并予以医学指导　　　　(　　)

A. 妊娠合并严重心、肝、肺、肾疾病、糖尿病、血液病

B. 严重精神性疾病

C. 重度的妊娠期高血压综合疾病

D. 影响怀孕和分娩的严重畸形

E. 产前出血

285. 婚前保健服务包括　　　　(　　)

A. 关于性卫生知识的教育

B. 关于生育知识的教育

C. 关于遗传病知识的教育

D. 婚前卫生咨询

E. 婚前医学检查

286.《中国妇女发展纲要(2011—2020)》制定的依据有　　　　　　　　　　　(　　)

A.《中华人民共和国妇女权益保障法》

B.《第三次世界妇女大会行动纲要》

C. 联合国《消除对妇女一切形式歧视公约》

D. 第四次世界妇女大会通过的《北京宣言》

E. 中华人民共和国《宪法》

287. 根据《中华人民共和国母婴保健法实施办法》等相关规定,以下应吊销母婴保健技术执业资格或医师执业证书的情形有　　　(　　)

A. 从事两次以上胎儿性别鉴定

B. 以营利为目的的胎儿性别鉴定

C. 出具虚假医学证明文件给当事人身心健康造成严重后果

D. 出具虚假医学证明文件给有关部门造成严重经济损失后果

E. 医师未经批准擅自开办个体诊所行医导致孕产妇死亡

288. HIV 母婴传播的主要途径　　(　　)

A. 胎盘感染　　　　　B. 软产道感染

C. 母乳喂养　　　　　D. 基因遗传

E. 手接触

289. 晚期梅毒包括　　　　　　(　　)

A. 硬下疳　　　　　　B. 全身皮疹

C. 内脏梅毒　　　　　D. 神经梅毒

E. 皮肤梅毒

290. 早期妊娠的辅助检查包括 （ ）

A. 妊娠试验　　　B. 超声检查

C. 宫颈黏液检查　　D. 基础体温

E. 孕激素撤退试验

291. 符合可疑型 NST 参数的为 （ ）

A. 基线 100～110 次/分

B. 变异≤5 次/分

C. 无减速

D. 变异减速持续 30～60 秒

E. 20 分钟内<1 次加速

292. 首次产前检查的主要常规检查项目有

（ ）

A. 评估妊娠期高危因素

B. 建立妊娠期保健手册

C. 血压

D. 甲状腺功能筛查

E. 胎心率

293. 孕妇 hPL 处于何值提示胎盘功能低下

（ ）

A. 突然降低 30%

B. 突然降低 50%

C. 足月妊娠时<10 mg/L

D. 足月妊娠时<4 mg/L

E. 足月妊娠时<5 mg/L

294. 羊水吸收的途径包括 （ ）

A. 胎膜　　　　B. 胎儿肺泡

C. 胎儿角化前皮肤　　D. 胎儿吞咽

E. 脐带

295. 羊水栓塞的病理生理改变包括 （ ）

A. 肺动脉高压

B. 凝血功能障碍

C. 过敏反应

D. 呼吸循环衰竭

E. 羊水过少

296. 容易造成剖宫产术后子宫切口出血的因素包括 （ ）

A. 子宫切口缝合过紧、过密

B. 子宫切口缝合过松

C. 子宫切口裂开

D. 子宫右旋明显，做切口前子宫未复位

E. 子宫切口过高、过低

297. 临产后急性胎儿窘迫的处理措施包括

（ ）

A. 检测胎心变化

B. 间断吸氧

C. 第一产程行剖宫产

D. 第二产程经阴道助产

E. 静滴缩宫素加速产程

298. 早产的治疗原则 （ ）

A. 卧床休息　　　B. 促胎肺成熟治疗

C. 抑制宫缩治疗　　D. 控制感染

E. 限盐饮食

299. 糖尿病孕妇易发生糖尿病酮症酸中毒常见诱因 （ ）

A. 妊娠期糖尿病未得到及时诊断而导致血糖过高

B. 糖尿病的患者未及时治疗即妊娠，且随孕周增加胰岛素用量未及时调整

C. 糖尿病的患者血糖控制不满意时妊娠随孕周增加胰岛素用量未及时调整

D. 合并感染时胰岛素未及时调整用量

E. 使用肾上腺皮质激素和 β-肾上腺素能受体兴奋剂影响孕妇糖代谢

300. 正常脐带的解剖，下列哪些是错误的

（ ）

A. 1 条脐动脉，1 条脐静脉

B. 1 条脐动脉，2 条脐静脉

C. 2 条脐动脉，1 条脐静脉

D. 2 条脐动脉，2 条脐静脉

E. 2 条脐动脉

301. 妊娠合并病毒性肝炎，妊娠及分娩期的处理，哪些不准确 （ ）

A. 妊娠早期保胎治疗

B. 妊娠中期需立即终止妊娠

C. 分娩前备好新鲜血，注意防止产后出血

D. 对重症肝炎应积极治疗，并尽量自然分娩

E. 一经确诊考虑孕妇健康均需终止妊娠

302. 妊娠晚期及分娩期合并急性病毒性肝炎，对产妇及胎儿的影响因素是 （ ）

A. 易发生产后出血

B. 易发展为重症肝炎，孕妇病死率高

C. 易合并妊娠期高血压疾病

D. 易发生宫缩乏力、产程延长

E. 易发生胎儿窘迫

303. 妊娠妇女尿糖阳性，为诊断糖尿病，下列哪些非首选检查 （ ）

A. 尿常规　　　　B. 血常规

C. 空腹血糖　　　D. 肾脏功能

E. OGTT

四、答案

一、判断题

1. × 2. × 3. × 4. × 5. √ 6. ×
7. × 8. × 9. √ 10. × 11. × 12. √
13. × 14. × 15. × 16. √ 17. √ 18. ×
19. × 20. × 21. × 22. √ 23. √ 24. ×
25. × 26. √ 27. × 28. × 29. √ 30. √
31. × 32. × 33. × 34. √ 35. × 36. ×
37. √ 38. × 39. √ 40. × 41. √ 42. √
43. × 44. × 45. √ 46. × 47. √ 48. √
49. × 50. √ 51. √ 52. √ 53. × 54. ×
55. √ 56. √ 57. √ 58. √ 59. × 60. ×
61. × 62. √ 63. × 64. × 65. × 66. √
67. √ 68. × 69. × 70. × 71. √ 72. √
73. × 74. × 75. × 76. √ 77. √ 78. ×
79. × 80. × 81. × 82. × 83. √ 84. √
85. × 86. × 87. × 88. × 89. √ 90. √
91. √ 92. × 93. × 94. √ 95. √ 96. √
97. √ 98. √ 99. √ 100. × 101. × 102. √
103. × 104. √ 105. √ 106. × 107. √ 108. √
109. √ 110. × 111. × 112. √ 113. √ 114. √
115. × 116. √ 117. × 118. × 119. × 120. √
121. × 122. √ 123. √ 124. √ 125. × 126. ×
127. × 128. × 129. × 130. √ 131. √ 132. √
133. √ 134. √ 135. √ 136. √ 137. √ 138. √
139. √ 140. √ 141. √ 142. √ 143. √ 144. √
145. √ 146. √ 147. √ 148. √ 149. √ 150. √
151. × 152. √ 153. × 154. × 155. √ 156. √
157. × 158. √ 159. √ 160. × 161. × 162. √
163. × 164. √ 165. √ 166. √ 167. √ 168. √
169. √ 170. √ 171. √ 172. √ 173. √ 174. √
175. √ 176. √ 177. √ 178. √ 179. √ 180. √
181. √ 182. √ 183. √ 184. √ 185. × 186. ×
187. × 188. √ 189. √ 190. × 191. × 192. √
193. √ 194. √ 195. √ 196. × 197. √ 198. ×
199. × 200. × 201. × 202. × 203. × 204. ×
205. × 206. √ 207. √ 208. √ 209. √ 210. √
211. √ 212. × 213. √ 214. × 215. √ 216. ×
217. √ 218. √ 219. × 220. √ 221. √ 222. ×
223. √ 224. √ 225. √ 226. √ 227. √ 228. ×
229. × 230. × 231. √ 232. √ 233. × 234. √
235. √ 236. × 237. √ 238. × 239. × 240. √
241. × 242. √ 243. √ 244. × 245. × 246. √
247. × 248. √ 249. × 250. √ 251. × 252. √
253. √ 254. √ 255. √ 256. × 257. √ 258. √
259. √ 260. √ 261. × 262. × 263. √ 264. ×

二、单项选择题

1. B 2. C 3. D 4. A 5. E 6. D
7. D 8. E 9. D 10. A 11. B 12. C
13. E 14. E 15. B 16. B 17. B 18. C
19. C 20. B 21. A 22. C 23. B 24. C
25. D 26. D 27. C 28. E 29. A 30. D
31. E 32. C 33. C 34. E 35. D 36. A
37. B 38. B 39. E 40. B 41. D 42. B
43. B 44. B 45. D 46. D 47. D 48. D
49. C 50. A 51. A 52. E 53. C 54. C
55. C 56. D 57. B 58. C 59. C 60. C
61. E 62. D 63. A 64. B 65. B 66. A
67. C 68. B 69. A 70. A 71. B 72. C
73. D 74. C 75. C 76. A 77. A 78. C
79. D 80. A 81. B 82. E 83. C 84. C
85. D 86. E 87. D 88. B 89. D 90. E
91. E 92. D 93. C 94. C 95. B 96. A
97. D 98. B 99. E 100. C 101. D 102. A
103. C 104. B 105. D 106. D 107. A 108. A
109. A 110. B 111. D 112. E 113. B 114. D
115. A 116. B 117. A 118. B 119. B 120. A
121. C 122. A 123. B 124. A 125. B 126. C
127. A 128. A 129. B 130. B 131. A 132. C
133. C 134. D 135. A 136. D 137. B 138. B
139. E 140. C 141. B 142. A 143. E 144. E
145. B 146. D 147. B 148. E 149. D 150. B
151. D 152. D 153. A 154. A 155. C 156. E
157. C 158. D 159. B 160. B 161. E 162. D
163. D 164. D 165. D 166. C 167. D 168. A
169. D 170. A 171. D 172. B 173. D 174. C
175. C 176. B 177. A 178. D 179. B 180. E
181. C 182. D 183. A 184. B 185. D 186. D
187. E 188. B 189. C 190. C 191. D 192. C
193. E 194. C 195. C 196. B 197. D 198. B
199. E 200. A 201. C 202. C 203. A 204. B
205. C 206. A 207. E 208. D 209. A 210. D
211. D 212. E 213. D 214. C 215. A 216. A
217. A 218. D 219. E 220. D 221. E 222. E
223. B 224. A 225. E 226. A 227. E 228. A

229. E 230. D 231. A 232. E 233. A 234. E
235. A 236. C 237. C 238. C 239. B 240. C
241. B 242. C 243. C 244. E 245. D 246. D
247. C 248. B 249. B 250. D 251. B 252. A
253. D 254. D 255. A 256. D 257. C 258. D
259. A 260. B 261. B 262. D 263. A 264. A
265. C 266. C 267. D 268. B 269. D 270. D
271. C 272. B 273. D 274. D 275. C 276. D
277. D 278. B 279. E 280. D 281. C 282. E
283. B 284. B 285. A 286. D 287. C 288. A
289. B 290. C 291. E 292. D 293. E 294. C
295. C 296. D 297. B 298. D 299. B 300. D
301. B 302. E 303. C 304. C 305. D 306. B
307. D 308. B 309. E 310. B 311. B 312. D
313. B 314. D 315. B 316. D 317. C 318. E
319. D 320. D 321. E 322. C 323. D 324. C
325. C 326. D 327. D 328. D 329. B 330. D
331. B 332. A 333. E 334. E 335. A 336. B
337. D 338. A 339. E 340. C 341. D 342. E
343. D 344. A 345. B 346. E 347. C 348. E
349. C 350. C 351. B 352. D 353. B 354. A
355. D 356. D 357. B 358. B 359. D 360. B
361. C 362. C 363. B 364. D 365. B 366. E
367. C 368. B 369. B 370. C 371. A 372. B
373. B 374. E 375. E 376. B 377. D 378. C
379. C 380. D 381. B 382. E 383. E 384. B
385. A 386. D 387. A 388. C 389. D 390. E
391. D 392. B 393. D 394. D 395. B 396. D
397. B 398. E 399. D 400. C 401. D 402. D
403. B 404. B 405. D 406. A 407. E 408. D
409. E 410. A 411. A 412. A 413. B 414. E
415. E 416. B 417. D 418. D 419. B 420. B
421. E 422. B 423. A 424. D 425. E 426. A
427. D 428. E 429. D 430. D 431. E 432. E
433. C 434. C 435. C 436. D 437. B 438. C
439. E 440. C 441. D 442. B 443. D 444. C
445. D 446. C 447. B 448. B 449. E 450. C
451. C 452. B 453. D 454. A 455. E 456. B
457. E 458. B 459. D 460. E 461. C 462. C
463. D 464. D 465. E 466. B 467. D 468. E
469. B 470. C 471. B 472. A 473. B 474. A
475. A 476. C 477. E 478. C 479. C 480. B
481. C 482. A 483. A 484. C 485. D 486. A
487. D 488. C 489. B 490. D 491. C 492. A
493. C 494. E 495. C 496. E 497. D 498. E
499. E 500. A 501. B 502. D 503. D 504. D

505. E 506. C 507. E 508. C 509. D 510. D
511. D 512. E 513. D 514. C 515. C 516. B
517. E 518. C 519. D 520. B 521. D 522. B
523. B 524. D 525. A 526. E 527. E 528. E
529. C 530. B 531. A 532. E 533. C 534. A
535. A 536. B 537. A 538. B 539. C 540. B
541. B 542. C 543. A 544. C 545. B 546. A
547. B 548. A 549. B 550. E 551. D 552. A
553. E 554. B 555. B 556. B 557. C 558. A
559. B 560. D 561. D 562. D 563. A 564. C
565. E 566. A 567. C 568. C 569. B 570. D
571. C 572. A 573. E 574. E 575. E 576. B
577. E 578. C 579. E 580. C 581. B 582. D
583. E 584. A 585. A 586. E 587. C 588. B
589. E 590. A 591. C 592. C 593. C 594. E
595. D 596. B 597. E 598. E 599. E 600. A
601. D 602. D 603. D 604. E 605. E 606. E
607. B 608. C 609. D 610. B 611. D 612. D
613. A 614. A 615. B 616. D 617. B 618. C
619. D 620. E 621. B 622. D 623. B 624. D
625. E 626. C 627. A 628. B 629. D 630. D
631. C 632. D 633. C 634. D 635. C 636. D
637. D 638. C 639. C 640. C 641. D 642. C
643. D 644. B 645. B 646. C 647. D 648. A
649. E 650. C 651. C 652. A 653. E 654. A
655. E 656. A 657. D 658. C 659. E 660. B
661. C 662. C 663. B 664. A 665. B 666. B
667. C 668. B 669. E 670. C 671. D 672. D
673. A 674. D 675. B 676. D 677. B 678. C
679. B 680. C 681. C 682. C 683. C 684. B
685. E 686. A 687. C 688. C 689. D 690. E
691. B 692. C 693. C 694. C 695. B 696. E
697. B 698. D 699. C 700. C 701. D 702. E
703. B 704. B 705. B 706. B 707. C 708. B
709. D 710. E 711. D 712. E 713. A 714. E
715. D 716. A 717. A 718. B 719. D 720. A
721. B 722. C 723. A 724. C 725. D 726. A
727. B 728. B 729. D 730. D 731. D 732. B
733. B 734. D 735. D 736. B 737. E 738. D
739. C 740. C 741. D 742. B 743. E 744. A
745. C 746. D 747. C 748. B 749. B 750. C
751. C 752. C 753. C 754. A 755. B 756. C
757. B 758. A 759. E 760. B 761. D 762. D
763. E 764. B 765. A 766. C 767. A 768. A
769. E 770. E 771. B 772. B 773. D 774. E
775. C 776. B 777. C 778. C 779. D 780. A

781. E 782. B 783. B 784. D 785. C 786. C
787. B 788. E 789. D 790. D 791. D 792. C
793. B 794. B 795. C 796. E 797. B 798. B
799. C 800. D 801. D 802. C 803. B 804. B
805. A 806. A 807. D 808. D 809. C 810. E
811. B 812. E 813. B 814. E 815. B 816. C
817. A 818. C 819. B 820. C 821. A 822. A
823. A 824. E 825. A 826. B 827. C 828. D
829. D 830. D 831. C 832. D 833. B 834. B
835. D 836. C 837. D 838. D 839. D 840. B
841. C 842. A 843. C 844. A 845. C 846. A
847. D 848. D 849. D 850. A 851. D 852. E
853. C 854. D 855. A 856. E 857. A 858. A
859. B 860. C 861. D 862. D 863. E 864. A
865. C 866. B 867. B 868. A 869. C 870. B
871. A 872. E 873. A 874. A 875. E 876. B
877. D 878. D 879. C 880. B 881. B 882. E
883. A 884. E 885. E 886. E 887. D 888. D
889. A 890. A 891. A 892. A 893. E 894. D
895. D 896. B 897. C 898. C 899. B 900. B
901. C 902. B 903. E 904. C 905. A 906. E
907. A 908. E 909. E 910. D 911. D 912. D
913. D 914. E 915. B 916. A 917. C 918. B
919. D 920. D 921. A 922. E 923. A 924. A
925. C 926. D 927. E 928. A 929. C 930. E
931. E 932. E 933. C 934. B 935. E 936. E
937. D 938. D 939. B 940. C 941. A 942. C
943. D 944. C 945. A 946. B 947. D 948. D
949. B 950. E 951. E 952. D 953. A 954. E
955. A 956. C 957. E 958. C 959. A 960. B
961. D 962. E 963. B 964. E 965. B 966. .
967. E 968. A 969. E 970. D 971. B 972. B
973. B 974. B 975. D 976. A 977. E 978. B
979. E 980. D 981. C 982. D 983. D 984. C
985. D 986. D 987. E 988. E 989. D 990. D
991. C 992. B 993. A 994. C 995. C 996. D
997. E 998. D 999. D 1000. E 1001. E
1002. D 1003. D 1004. C 1005. E 1006. C
1007. D 1008. C 1009. A 1010. C 1011. E
1012. D 1013. E 1014. D 1015. D 1016. A
1017. B 1018. B 1019. C 1020. A 1021. E
1022. B 1023. D 1024. D 1025. C 1026. B
1027. A 1028. C 1029. A 1030. C 1031. B
1032. D 1033. B 1034. E 1035. D 1036. C
1037. E 1038. B 1039. B 1040. A 1041. B
1042. E 1043. A 1044. B 1045. C 1046. B

1047. B 1048. E 1049. B 1050. C 1051. E
1052. D 1053. D 1054. E 1055. D 1056. A
1057. B 1058. D 1059. E 1060. B 1061. D
1062. D 1063. D 1064. A 1065. C 1066. E
1067. D 1068. C 1069. D 1070. A 1071. C
1072. D 1073. D 1074. A 1075. C 1076. B
1077. A 1078. A 1079. D 1080. E 1081. E
1082. E 1083. C 1084. D 1085. D 1086. E
1087. E 1088. B 1089. B 1090. A 1091. C
1092. B 1093. C 1094. B 1095. D 1096. B
1097. C 1098. B 1099. B 1100. C 1101. E
1102. D

三、多项选择题

1. ABDE 2. AB 3. BCDE 4. ACDE
5. ABCD 6. ABE 7. ABCE 8. ACD
9. ABDE 10. ABDE 11. ABDE 12. ABCE
13. ABCE 14. ABDE 15. ABDE 16. ABCE
17. ABDE 18. ACDE 19. ABCE 20. BCDE
21. ABCDE 22. ABD 23. ABCD 24. ABDE
25. ABCE 26. BCD 27. ABE 28. ABCD
29. ACDE 30. ACD 31. ABDE 32. ABCE
33. ACDE 34. ABCDE 35. BCDE 36. ABDE
37. BCDE 38. ABCDE 39. ACDE 40. ACDE
41. ABCE 42. BCDE 43. ACDE 44. ACD
45. ABDE 46. ABCDE 47. ABCDE
48. ABCE 49. ABDE 50. ABD 51. CDE
52. ABCE 53. ABCDE 54. ABCD 55. ABCE
56. ABCE 57. ABCE 58. AD 59. ABD
60. BCD 61. ABCDE 62. ABCDE 63. ACDE
64. AC 65. ABCE 66. ABCD 67. ABDE
68. ADE 69. ABDE 70. ABCE 71. ABCE
72. ABC 73. ABD 74. ABC 75. ABCD
76. ABCE 77. ABCD 78. ABCD 79. CDE
80. ABCE 81. BCE 82. BCE 83. BDE
84. CDE 85. ABCDE 86. ABCDE 87. ABCD
88. BC 89. ABDE 90. BD 91. ABCE
92. CDE 93. BCDE 94. ABC 95. ABCDE
96. ACDE 97. ABCDE 98. ACD 99. ABCDE
100. ABCDE 101. ABCD 102. ABCDE
103. BC 104. ABCE 105. BCDE 106. ABDE
107. ABCE 108. ACDE 109. ABDE 110. ABCE
111. ABDE 112. ABCD 113. ABCD
114. ABCDE 115. BCD 116. BCDE
117. ACDE 118. CD 119. ABCD 120. ABC
121. ABDE 122. CE 123. ABD 124. AB
125. ABCE 126. ABCD 127. ACDE

128. ABCD　129. ACDE　130. ABCDE
131. ABCE　132. ABDE　133. ABCE
134. BCDE　135. AD　136. BCD　137. ABDE
138. ADE　139. ABCDE　140. ABCE
141. ACDE　142. ABCE　143. ABCD　144. AC
145. BC　146. BCD　147. ACD　148. ABCDE
149. ACDE　150. CE　151. ABCDE
152. ABDE　153. BDE　154. CE　155. ABD
156. ABCD　157. ABDE　158. ABCD
159. ABCE　160. ABC　161. ABC　162. BCDE
163. ABDE　164. ACDE　165. CD　166. ACDE
167. ABCDE　168. ABCE　169. ACE
170. ABCE　171. ABCDE　172. ABD
173. ABCD　174. ABC　175. ABDE
176. BCDE　177. BCDE　178. BCDE　179. BCDE
180. BCDE　181. DE　182. ABCD　183. BD
184. ABE　185. CE　186. ABDE　187. ABDE
188. ABDE　189. ABCE　190. ACE
191. ABCD　192. AD　193. AB　194. ABD
195. ABDE　196. ABDE　197. ABC　198. ABE
199. ACDE　200. ACDE　201. ABCDE
202. ABCDE　203. ABCD　204. BDE
205. ABDE　206. ABD　207. BCDE　208. CD
209. ABD　210. ABCDE　211. ACD　212. BE
213. ACDE　214. ACDE　215. ABCDE

216. ABCDE　217. ABDE　218. ABE
219. AC　220. AC　221. ABD　222. ABCDE
223. BE　224. ABCD　225. ABE　226. ABC
227. ACE　228. ABC　229. ABCD　230. ADE
231. BCE　232. ABE　233. ABCD　234. ABCD
235. ABC　236. ABCD　237. ABCD
238. ABCDE　239. ABCD　240. ACE　241. BC
242. ABDE　243. CDE　244. ACE
245. ABCDE　246. BCE　247. ABDE　248. CE
249. DE　250. ABCDE　251. CDE　252. ABCD
253. BCE　254. ABCDE　255. BC　256. ABCE
257. AC　258. BCDE　259. ABDE　260. BCE
261. ACE　262. BCDE　263. ABDE
264. BCDE　265. BCD　266. ABCE　267. ACD
268. ABC　269. CDE　270. ABCD　271. ABCD
272. ABCD　273. BCDE　274. BCD
275. ABCD　276. BE　277. CD　278. ABCDE
279. ABDE　280. ADE　281. ABCD　282. ACD
283. ABCDE　284. ABCDE　285. ABCDE
286. ACDE　287. ABCE　288. ABC　289. CDE
290. ABCD　291. ABD　292. ABCE　293. BD
294. ACDE　295. ABCD　296. ABCDE
297. ABCD　298. ABCD　299. ABCDE
300. ABDE　301. ABDE　302. ABCDE
303. ABDE

第二章　儿童保健

一、判断题

1. 视力筛查是早期发现儿童视力问题的最主要检测手段,3 岁以内儿童主要进行屈光、眼位异常、视觉行为和红光反射的筛查。　　（　）

2. 早期大脑的可塑性是指大脑可以被环境或经验所修饰,具有在外界环境或经验的作用下不断塑造其结构和功能的能力,体现在脑发育的可变性和代偿性上。　　（　）

3. 情感依恋的形成是婴儿情绪社会化的一个重要标志,一般在 12 个月时初步形成。　　（　）

4. 按 ICD-10 标准,根据 IQ 水平,精神发育迟滞可分为五级,其中 IQ70-85 为边缘智力。（　）

5. 自然免疫是指机体通过自然途径如感染病原体后建立的特异性免疫。胎儿和新生儿经胎盘或乳汁从母体获得的抵抗疾病的能力不算自然免疫。　　（　）

6. 新生儿期没有记忆,待到"3 月认母"时即标志着记忆的开始。　　（　）

7. 儿童气质量表分析显示为生物功能不规律,对新的事物和陌生人退缩,适应较慢,经常表现出消极的情绪,情绪反应强烈,应该为发动缓慢型。　　（　）

8. 应鼓励新生儿纯母乳喂养至 4 个月。
　　（　）

9. 制备断乳食品时,主食常选用面食,蛋白质副食常用大豆。　　（　）

10. 从出生时起,新生儿即有对客体发生视觉固定的能力,并能对客体的运动进行追视。（　）

11. 前囟在生后数月随头围增大而变大,6 个月以后逐渐缩小,一般至生后 12～18 个月闭合。
　　（　）

12. 婴儿期是指出生后满 28 天至不满 1 周岁。　　（　）

13. 在儿童 6、12、24 和 36 月龄各进行 1 次听力筛查。　　（　）

14.《中国儿童发展纲要(2011—2020 年)》目标策略中提出,5 岁以下儿童贫血患病率控制在 15％以下,中小学生贫血患病率以 2010 年为基数

下降 1/3。　　（　）

15. 佝偻病治疗的目的在于控制活动期,防止畸形和复发,所以早期发现、早期治疗、综合治疗是重要的。　　（　）

16. 常量元素是指在人体内含量大于体重的 0.1％,每人每日膳食需要量在 100 mg 以上的元素。　　（　）

17. 新生儿满月(28 天)随访时,如果体重比出生时增加不足 500 克,则按体弱儿进行管理。
　　（　）

18. 百白破疫苗是由无细胞百日咳疫苗、白喉类毒素及破伤风类毒素适量配合制成的混合制剂。可预防百日咳、白喉及破伤风。　　（　）

19. 体重过重是指体重超过同龄正常儿童体重平均数加 2 个标准差。　　（　）

20. 精神发育迟滞,又称智力低下,是指 18 岁前在个体发育时期智力明显低于同龄正常水平,伴或不伴有适应行为的显著缺陷。　　（　）

21. 根据染色体核型分析,21-三体综合征分为标准型、嵌合型和异位型,其中嵌合型占病儿总数的 95％。　　（　）

22. 臂围是骨骼、肌肉、皮肤和皮下组织的综合测量,上臂围的增长反映了儿童的营养状况。
　　（　）

23. 思维过程的发展经过直觉行动思维、具体形象思维及抽象概念思维三个阶段。　　（　）

24. 注意缺陷多动障碍的核心缺陷是多动冲动,并由此造成病儿不能有效学习。　　（　）

25. 婴儿引入辅食第一阶段,首先最好为强化铁的米粉,其次引入的食物是根茎类蔬菜、水果和蛋黄。　　（　）

26. 维生素 A 只存在于动物类食物中,以肝脏、蛋黄、奶油、鱼肝油含量较高。　　（　）

27. 儿童视力异常筛查标准:4 岁儿童单眼裸视视力≤0.8,5～6 岁儿童单眼裸视视力≤1.0。
　　（　）

28. 新设立托幼机构室内电源插座安装高度不低于 1.2 米。　　（　）

29. ROP 筛查指征:体重<2 kg,胎龄<32 周的新生儿,或有高危因素的早产儿体重<2.2 kg、胎龄<34 周都需要做 ROP 筛查。（　　）

30. 脆性 X 染色体综合征的临床表现为智力低下伴长脸、大耳朵、招风耳、前额突出、头颅前后径较大,青春期出现大睾丸。（　　）

31. 水痘疾病患儿在出疹前 1 日至疱疹完全结痂均有传染性,但痂皮无传染性。（　　）

32. 0～6 岁儿童健康管理服务对象为辖区内居住的 0～6 岁户籍儿童。（　　）

33. 早产儿视网膜病变(ROP)是未成熟或低体重婴儿发生的缺血性视网膜病变。（　　）

34. 注意是心理活动对一定对象的指向和集中,其特性有无意注意和有意注意。（　　）

35. 头围测量时,婴幼儿取坐位或立位,用软尺从头部右侧眉弓经枕骨粗隆,从左侧眉弓回到零点,读出读数。（　　）

36. 苯丙酮尿症是一种较常见的氨基酸代谢异常性遗传病,属于常染色体显性遗传病。（　　）

37. 按照《国家基本公共卫生服务规范(2011 年版)》要求,对儿童进行“听力”检查是指利用儿童听力筛查仪进行评估。（　　）

38. 儿童早期综合发展包括卫生、营养和教育三方面。（　　）

39. 儿童能听到 25 dB 以下的响度,若只能听到 26～40 dB 为轻度听障;41～55 dB 为中度听障;56～70 dB 为中等重度听障;71～90 dB 为重度听障;91 dB 以上为极重度听障。（　　）

40. 图片词汇测验适宜年龄是 5～9.5 岁,测试儿童听觉、视觉、词汇理解、注意力和记忆力。（　　）

41. 蛋白质净利用率(NPU)是用蛋白质消化率和蛋白质生物学价值两个指标结合评定食物蛋白质的利用情况。（　　）

42. 基础代谢率是指人体在单位时间内,每平方米体表面积基础代谢所需的热量,儿童基础代谢率较成人高 10%～15%,一般占总热量的 50%。（　　）

43. 婴幼儿多为远视,随年龄增长,逐渐变为正视。（　　）

44. 儿童应该在第一颗乳牙萌出后 6 个月内,由家长选择具备执业资质的口腔医疗机构检查牙齿。（　　）

45. 为方便临床应用体重计算用药量,1～6 岁儿童体重(kg)估算公式为:年龄(岁)×2+8。（　　）

46. 在儿童体格测量中,自头顶至脐部与耻骨联合中点为上部量。（　　）

47. 《国家基本公共卫生服务规范(2011 年版)》中对儿童进行“发育评估”是指利用 DDST 进行评估。（　　）

48. 肥胖儿童腰围≥同年龄、同性别第 90 百分位,可诊断为中心性肥胖。（　　）

49. 未成熟儿、极低出生体重儿发生脑损伤的主要原因为颅内出血、脑室周围白质软化、脑白质发育不良和宫内发育迟缓。（　　）

50. 6 个月龄婴儿进行视物行为观察或眼位检查(角膜映光加遮盖试验)。（　　）

51. 国家规定的新生儿疾病筛查病种有 2 种。（　　）

52. 在儿童健康检查时应当对 0～3 岁儿童进行眼外观检查,对 3 岁及以上儿童增加视力检查。（　　）

53. 语言的发育必须要求听觉、视觉及大脑三者功能正常,三者中任何一个发育异常,都会影响语言的发育。（　　）

54. 体重为各器官、系统、体液的总和,是反映远期营养状况最常用的指标。（　　）

55. 知觉是在感觉的基础上发生的,是对事物个别属性的反映。（　　）

56. 干骺端增宽是佝偻病恢复期长骨 X 线片的特点。（　　）

57. 新生儿苯丙酮尿症的筛查,以苯丙氨酸作为筛查指标;新生儿先天性甲状腺功能减低症,以游离 T3、游离 T4 作为筛查指标。（　　）

58. 沙眼是由沙眼衣原体所引起的慢性感染性结膜炎,病儿的眼分泌物是传染的媒介。（　　）

59. 迁延性腹泻最重要的治疗手段是液体疗法和合理用药。（　　）

60. 最常见的情感忽视特征是缺少双亲与子女的依恋,同时无能力认识婴儿或儿童的需要,以及不能对这些需要给予满足。（　　）

61. 为了维持血清抗体水平,灭活疫苗需接种多次,而减毒活疫苗一般仅需接种一次。（　　）

62. 0～6 岁儿童健康管理服务对象是指辖区内居住的 6 岁以下儿童。（　　）

63. 对 18～24 个月的预见性指导,要鼓励幼儿多做翻书页、盖瓶盖、用笔涂鸦、垒积木等游戏,提高认知及手眼协调能力。（　　）

64. 对于婴儿及早产儿来说,组氨酸、牛磺酸也是必需氨基酸。（　　）

65. 托幼机构聘用卫生保健人员应当按照收

托 150 名儿童至少设 1 名专职卫生保健人员的比例配备。（　　）

66. 维生素 D 的来源主要有内源性、外源性和母体—胎儿的转运。（　　）

67. 根据儿童铅中毒分级标准，连续 2 次静脉血铅水平大于 200 μg/L 为高铅血症。（　　）

68. 膳食营养素参考摄入量（DRI）包括平均需要量（EAR）、推荐摄入量（RNI）、适宜摄入量（AI）等三项指标。（　　）

69. 脊柱的增长代表长骨的发育，出生后 1 岁内增长特别快。（　　）

70. 妇幼卫生"三网"监测是指孕产妇死亡监测、5 岁以下儿童死亡监测和婴儿死亡监测。（　　）

71. 同伴关系出现在 1 岁左右，婴儿之间开始了简单的交往，如互相注意，"对话"，给取玩具，简单模仿等。（　　）

72. 常用的发育诊断性方法有丹佛发育筛查测验、儿童智能筛查测验量表、绘人试验、图片词汇测验、瑞文测验等。（　　）

73. 目前，国家规定的新生儿疾病筛查包括新生儿听力筛查、PKU、先天性肾上腺皮质增生症三种疾病。（　　）

74. 缺铁性贫血治疗应尽量给予口服铁剂，应选溶解度大、易于吸收的三价铁盐进行治疗。（　　）

75. 儿童每日早、中、晚三餐食物供热占一日总热量的比例分别为 25%～30%、35%～45%、25%～30%，还有点心占 10%。（　　）

76. 头小畸形是指头围测量值在同年龄、同性别、同种族儿童头围均值减 3 个标准差以上，常提示脑容积不足。（　　）

77. 当儿童单眼视力低常或者双眼裸眼视力差异达 2 行及 2 行以上，应进一步检查、确诊和治疗。（　　）

78. 测量胸围时，幼儿可取坐位。（　　）

79. 《中国儿童发展纲要（2011—2020 年）》目标策略中有关儿童与教育指出，坚持以流出地政府管理为主、以全日制公办中小学为主解决流动儿童就学问题。（　　）

80. 新生儿疾病筛查的正常采血时间为出生 48 小时后，7 天之内，并充分哺乳。（　　）

81. 膳食营养素参考摄入量（DRI）包括平均需要量（EAR）、推荐摄入量（RNI）、适宜摄入量（AI）和可耐受最高摄入量（UL）等四项指标。（　　）

82. 对筛查出的所有肥胖儿童采用年龄别体重或 BMI 曲线图进行生长监测。（　　）

83. 生长迟缓是指在相似环境下，身高（长）小于同种族、同年龄、同性别儿童身高（长）正常参照值的中位数减 2 个标准差或低于正常生长曲线第 3 百分位数者。（　　）

84. 婴幼儿孤独症筛查量表（CHAT）适宜年龄为 24 个月左右幼儿。（　　）

85. 2 岁时 20 个乳牙全部出齐，2 岁以内儿童乳牙总数约是月龄减 4～6；恒牙共 32 个，6 岁以后开始出现，20～30 岁时出齐。（　　）

86. 先天性卵巢发育不全综合征又称为 Turner 综合征，是人类唯一能生存的单体综合征。（　　）

87. 5 岁以上儿童，听力学评估以行为测听为主。（　　）

88. 根据《卫生部关于印发贯彻 2011—2020 年中国妇女儿童发展纲要实施方案》，2015 年，5 岁以下儿童死亡率下降到 14‰。（　　）

89. WHO 大力推荐：腹泻患儿在继续口服补液盐治疗的同时口服补充锌。6 个月以下婴儿元素锌补充剂量为 10 mg/d。（　　）

90. 一生中体重增长最快的阶段发生于胎儿后期。（　　）

91. 特发性性早熟最主要的特点是性发育过程遵循正常规律。（　　）

92. 某社区在定期儿童健康检查中，发现一名 1 岁 3 个月儿童不能站立，不会叫爸妈，即转到市级妇幼保健机构相关科室进一步检查，并实施干预，属于一级预防。（　　）

93. 儿童液体生理需要量为（100～120）mL/kg。（　　）

94. 患儿 8 个月，母乳喂养，未添加辅食，近 1 个月来面色蜡黄，虚胖，手足抖动，肝肋下 2 cm，红细胞 2.1×10^{12}/L，血红蛋白 80 g/L。给予维生素 B_{12} 肌内注射，镇静剂治疗，及时添加辅食，改为羊奶喂养。（　　）

95. 卡介苗需要加强。（　　）

96. 甲肝潜伏期 14～45 天。（　　）

97. 发展中国家婴幼儿肺炎的主要病原体是流感嗜血杆菌。（　　）

98. 小儿 1 岁，可见胸骨串珠，膈肋沟，手镯及脚镯，前囟为 1.5 cm×1.5 cm，血钙为 2.25 mmol/L，血磷为 1.0 mmol/L，X 线可见干骺端呈杯口改变，临时钙化带消失，诊断为低血磷抗 D 佝偻病。（　　）

99. 婴儿形成昼夜睡眠节律的月龄是 2～4 月。（　　）

100. 锌缺乏的治疗疗程一般为 2～3 个月。（　）

101. 蛋白质—能量营养不良多见于 1 岁以下儿童。（　）

102. 实施医学需要的胎儿性别鉴定，应当由实施机构 3 人以上的专家组集体审核。（　）

103. 营养性维生素 D 缺乏性手足搐搦症与佝偻病发病机理的不同点在于甲状旁腺功能不足。（　）

104. 体格生长评价现状标准代表了一个国家或地区儿童发育的最好水平。（　）

105. 假月经是部分女婴生后 7～10 天阴道流出少许血性分泌物，或大量非脓性分泌物，可持续一周，是由于来自母体的雌激素中断所致。（　）

106. 母乳代用品产品包装标签上，应用醒目的文字标有说明母乳喂养优越性的警句；不得印有婴儿图片，不得使用"人乳化"、"母乳化"或类似的名词。（　）

107. 新生儿疾病筛查标本接收要求 72 小时内登记。（　）

108. 与牛乳相比，人乳中含饱和脂肪酸多。（　）

109. 为预防传染病流行，某区妇幼保健所要求辖区内托幼机构的儿童活动室、卧室应经常开窗通风，每日至少开窗通风 2 次，每次至少 10～15 分钟。当不适宜开窗通风时，每日应当采取其他方法对室内空气消毒 2 次。（　）

110. 支气管哮喘的表现为反复发作的喘息、呼吸困难、胸闷及咳嗽等症状，常在白天发作或加剧。（　）

111. 小儿出生即开始出现瞳孔对光反射。（　）

112. 纯母乳喂养时不必补钙。（　）

113. 谢女士是一名乙肝病毒携带者，她咨询儿保医生自己能否为宝宝哺乳，医生建议她可以放心哺乳。（　）

114. 陆医生在做新生儿访视时指导家长：应按需喂养，满月后要定时喂养，每 3～4 小时一次。（　）

115. 张女士的宝宝 6 个月，系混合喂养，近日她发现宝宝大便变稀，次数增加，边吃边拉，不吃不拉，而精神状态良好，医生建议给宝宝做粪便常规和乳糖耐受实验检查。（　）

116. 儿童反复呼吸道感染是指一年中反复患上呼吸道感染 5～7 次以上或下呼吸道感染 3～4 次以上。（　）

117. 陈宝宝系 34 周出生，出生体重只有 1 850 g，宝宝满月后妈妈带他去医院做体检，医生建议到眼科进行早产儿视网膜病变筛查。（　）

118. 周宝宝因故离开幼儿园 2 个月，保健老师让其重新按照入园（所）检查项目进行健康检查。（　）

119. 唐宝宝 3 岁，前 2 日有发热，第 3 天开始手指、肛门周围陆续出现斑丘疹和水疱，自述咽痛，首先考虑水痘。（　）

120. 小儿 7 岁，因"语言发育落后于同龄儿"就诊，予韦氏学龄儿童智能量表测试，IQ 为 66 分，婴幼儿及初中生社会适应量表 SM 为 8 分。小儿可诊断为精神发育迟滞。（　）

121. 幼儿期肥胖患儿应每月测量一次体重，每 3 个月测量一次身长，监测体格生长情况。（　）

122. 脂溢性皮炎多发生于皮脂腺丰富的部位，如头顶、耳后、眉间、鼻翼两侧等处。（　）

123. 乳牙萌出时婴儿可能出现喜欢咬硬物和手指、流涎增多，建议这一时期使用磨牙饼干或磨牙棒以减轻症状。（　）

124. 听觉诱发电位的原理是通过头皮上的电极所记录到的儿童对声音刺激所产生的电位活动，分析脑干的功能，判断儿童听觉传导通路有无损失及损伤程度。（　）

125. 具有眼病高危因素的新生儿和出生体重小于 2 500 g 的早产儿应该进行眼底筛查。（　）

126. 儿童膳食营养中，脂肪、蛋白质、碳水化合物所供热量，分别占总热量的 12%～15%、30%～35%、50%～60%。（　）

127. 赵宝宝出生后一直纯母乳喂养，4 个月后妈妈上班了，白天奶奶开始给宝宝添加配方奶粉，却发现孩子脸上、胸前突然冒出许多红色的皮疹，怀疑可能是奶粉过敏，于是去医院求助医生，医生建议给孩子选择部分水解蛋白配方奶粉喂养。（　）

128. 3 岁女孩，身高 93 cm，洗澡时发现乳房增大，无其他异常表现，否认特殊饮食史。骨龄与实际年龄相当，腹部盆腔 B 超检查正常。最可能的诊断是：单纯乳房早发育。（　）

129. 6 月龄小儿，做 DDST 测试，2 个能区具有一项发育延迟并且该区通过年龄线的项目都失败。小儿的测试结果为异常。（　）

130. 对小婴儿（小于 2 月）母乳喂养次数 24 小时至少 6 次。（　）

131. 婴幼儿思维的特点是形象思维。（　　）

132. 脑电图提示 ADHD 患儿具有觉醒过度的特点。（　　）

133. 咽扁桃体于 1 岁末开始增大，10 岁左右发育达高峰，14～15 岁逐渐退化。（　　）

134. 萧宝宝 1 个月，出生后不久双眼常出现泪溢，伴有黏液、脓性分泌物，考虑新生儿泪囊炎。（　　）

135. 何女士想让其宝宝转园，准备去儿保所体检，保健老师告诉她凭原托幼机构提供的"儿童转园（所）健康证明"和"0～6 岁儿童保健手册"可直接转园，无需重新体检。（　　）

136. 必需脂肪酸就是二十碳五烯酸和二十二碳六烯酸的简称。（　　）

137. 海绵状血管瘤仅生长于皮肤、皮下组织及肌肉中，不会发生于内脏器官。（　　）

138. 10 岁时上部量和下部量相等，中点恰在耻骨联合上缘。（　　）

139. 赵女士孕期曾使用过耳毒性药物，其宝宝生后在分娩医院做听力初筛，医生告之双耳通过，今后只需每年复查一次。（　　）

140. 先天性甲状腺功能减低症的确诊指标为 TSH、FT4。（　　）

141. 男孩到 13 岁半睾丸无改变或性征开始发育后 4 年还不成熟；女孩在 13 岁尚无乳房发育，或乳房发育 5 年后还没有月经，都要考虑青春期发育延迟。（　　）

142. 最早完成神经纤维髓鞘化的是运动神经，最后是中枢神经。（　　）

143. 发现儿童双眼视力差异达 2 行及 2 行以上要及时就医。（　　）

144. 4～5 个月的婴儿对食物味道的任何改变都会出现非常敏锐的反应。（　　）

145. 小儿 9 月，平日好动，常无故哭闹，做气质测试提示：生物功能不规律，对新事物和陌生人退缩，适应较慢，经常表现出消极情绪，情绪反应强烈。该小儿气质类型属发动缓慢型。（　　）

146. 对体重连续 3 个月不增长或下降的儿童应当作为体弱儿进行管理。（　　）

147. Turner 综合征是人类唯一能生存的单体综合征，确诊需要染色体核型分析。（　　）

148. 流行性乙型脑炎是乙脑病毒引起的以脑膜炎症为主要病变的急性传染病。（　　）

149. 胡宝宝，3 岁，平时好动，喜欢啃指甲，经常喊肚子疼，去医院抽血检查血铅为 159 μg/L，诊断为轻度铅中毒，医生建议避免和减少接触铅污染

源，同时教育孩子养成良好的卫生习惯，纠正不良行为，结合营养干预，并定期复查。（　　）

150. 国家卫生计生委办公厅 2013 年下发了加强产科安全管理十项规定。（　　）

151. 国家卫计委有关加强产科安全管理的十项规定中包含严禁医疗机构未取得相应资质非法开展产科诊疗活动和严禁医疗机构使用未取得相应资质人员非法从事产科诊疗服务。（　　）

152. 严禁非医学需要的胎儿性别鉴定和选择性别的终止妊娠。（　　）

153. 严格执行母乳喂养相关规定。严禁医疗机构及其人员接受母乳代用品生产者、销售者为销售产品而给予的馈赠和赞助，严禁参与各种形式的母乳代用品推销和宣传。（　　）

154. 国家卫计委有关加强产科安全管理的十项规定中包含严禁违反医院感染预防与控制的相关规定和严禁危害新生儿人身安全的行为。（　　）

155. 个体儿童生长监测的主要目的是早期发现生长异常，及时干预。（　　）

156. 小儿语言发育三个阶段的顺序是模仿、表达、理解。（　　）

157. 肝豆状核变性属于 X 连锁显性遗传。（　　）

158. 流行性乙型脑炎潜伏期为 6～16 天。（　　）

159. 麻疹疫苗复种的年龄为 4 岁。（　　）

160. 叶酸是脂溶性维生素。（　　）

161. 5 岁儿童身长约 102 cm。（　　）

162. 脂肪是机体提供热量的主要来源。（　　）

163. 初乳含免疫物质多。（　　）

164. 淋巴系统是出生后第一个 10 年内生长迅速并基本成熟的系统。（　　）

165. 睾酮能促进体内蛋白质的合成。（　　）

166. 小儿大运动发育依次为抬头、坐、走。（　　）

167.《全国儿童保健工作规范（试行）》规定的儿童保健对象的年龄段是 0～3 岁儿童。（　　）

168. 生后第一年脊柱的增长较下肢快。（　　）

169. 婴儿 3 个月抬头时出现颈椎前凸。（　　）

170. 1 岁左右行走时出现腰椎前凸。（　　）

171. BMI 代表身材匀称度。（　　）

172. 小儿生后第 2 个月开始会主动搜寻视觉

刺激物。 （　）

173. 克汀病患儿的外观形体是不匀称的。
（　）

174. 垂体性侏儒症患儿的外观形体是匀称的。 （　）

175. 维生素 A 只有胡萝卜里才有。 （　）

176. 先天愚型患儿上、下部量比例正常。
（　）

177. 生长曲线图评价法可观察儿童体格生长趋势。 （　）

178. 均值离差法适合于正态分布的指标。
（　）

179. 高危新生儿根据具体情况酌情增加访视次数。 （　）

180. 注意力缺陷是多动症的主要表现之一。
（　）

181. 婴儿在 6～8 月龄时逐步形成睡眠的昼夜规律。 （　）

二、单项选择题

1. 对儿童吸吮手指的行为不正确的处置是
（　）
A. 关心儿童消除孤独心理
B. 对较大儿童采取适当忽视
C. 分散及转移注意力
D. 对婴儿应强行制止
E. 增加亲子交往

2. 听力筛查的对象主要是 （　）
A. 0～6 岁　　　　　B. 0～3 岁
C. 3～6 岁　　　　　D. 2～3 岁
E. 0～1 岁

3. 色盲最常见的是 （　）
A. 蓝色盲　　　　　B. 红绿色盲
C. 黄色盲　　　　　D. 紫色盲
E. 全色盲

4. 优质蛋白的重要来源不包括 （　）
A. 肉类　　　　　　B. 奶类
C. 蔬菜类　　　　　D. 蛋类
E. 豆制品

5. 儿童的身高低于同年龄、同性别参照人群值的正常范围,属于营养不良的哪一类型 （　）
A. 体重低下　　　　B. 生长迟缓
C. 消瘦　　　　　　D. 营养性水肿
E. 急性营养不良

6. 龋齿发生的四联因素不包括 （　）
A. 致龋细菌　　　　B. 口腔环境
C. 酸性食品　　　　D. 宿主
E. 时间

7. 男女生长曲线的两次交叉现象的特征不包括
（　）
A. 在 9～10 岁前男孩平均身高高于女孩
B. 9～10 岁女孩生长突增开始平均身高超过男孩

C. 在曲线上 9～10 岁女孩身高超过男孩,形成第一次交叉
D. 在 13～15 岁男孩平均身高超过女孩,出现第二次交叉
E. 两次交叉之间女孩平均身高比男孩高 3 cm

8. 弱视分类不包括 （　）
A. 斜视性　　　　　B. 形觉剥夺性
C. 屈光不正性　　　D. 屈光参差性
E. 散光

9. 2 岁以内乳牙的数目约为 （　）
A. 月龄减 4～6　　　B. 月龄减 2～4
C. 等于月龄　　　　D. 月龄加 1～2
E. 月龄加 2～4

10. 个体儿童生长监测的目的是为了 （　）
A. 对小儿进行体格测量
B. 完善管理档案
C. 使父母了解孩子的情况
D. 早期发现生长异常,及时干预
E. 评价保健措施

11. 体重＝(月龄＋9)kg/2,此公式适用于
（　）
A. 13～15 岁　　　　B. 2～12 岁
C. 1～3 岁　　　　　D. 3～12 个月
E. 1～3 个月

12. 女孩,8 天,出生时体重 3.5 kg,现体重 3.1 kg,医生诊断为生理性体重下降,下列不符合生理性体重下降特点的是 （　）
A. 由于水分丢失及胎粪排出所致
B. 由于母乳不足
C. 发生于生后一周内
D. 体重下降达出生时体重的 10%～15%
E. 体重在生后 10 天之内恢复

13. 以下哪项不是新生儿体温调节的特点
（　）

A. 体温调节功能差

B. 体表面积小,不易散热

C. 能通过皮肤蒸发出汗散热

D. 皮下脂肪薄,不易保温

E. 靠棕色脂肪产热

14. 女婴,胎龄 294 天,出生体重 4.1 kg,同胎龄体重的第 10 百分位为 2.884 kg,第 90 百分位 3.885 kg,该婴儿属　　　　　　　　(　　)

A. 过期产儿、适于胎龄儿

B. 过期产儿、大于胎龄儿

C. 早产儿、适于胎龄儿

D. 足月儿、适于胎龄儿

E. 足月儿、大于胎龄儿

15. 青春期前女性雌激素大部分产生于

(　　)

A. 肾上腺皮质　　　B. 卵巢

C. 甲状腺　　　　　D. 胸腺

E. 胰岛

16. 县级以上什么部门负责对辖区内托幼机构卫生保健工作进行行业务指导　　(　　)

A. 妇幼保健机构　　B. 食品药品卫生监督

C. 疾病预防控制　　D. 卫生监督执法

E. 医疗服务机构

17. 对于各种原因早产儿、低体重儿、正在治疗疾病的新生儿、提前出院者等未进行新生儿遗传代谢病筛查采血者,采血时间一般不超出生后多长时间　　　　　　　　　　　(　　)

A. 10 天　　　　　　B. 15 天

C. 20 天　　　　　　D. 30 天

E. 42 天

18. 关于四氢生物蝶呤(BH$_4$)缺乏症描述正确的是　　　　　　　　　　　　(　　)

A. 对无苯丙氨酸饮食治疗无反应

B. 和经典型苯丙酮尿症一样需要控制饮食

C. 神经系统症状较轻

D. 治疗需要补充 BH$_4$ 及相应神经递质

E. 最常见为 DHPR 缺乏症,其次为 6-丙酮酰四氢蝶呤合成酶(PTPS)缺乏症

19. 新生儿杠杆式体重秤/电子体重秤最大载重为 10 kg,最小分度值为　　　　(　　)

A. 10 g　　　　　　B. 20 g

C. 50 g　　　　　　D. 100 g

E. 200 g

20. 蛋白质—能量营养不良主要表现为消瘦,随着疾病的发展,皮下脂肪逐渐减少以至消失。皮下脂肪消耗的顺序为　　　　　　(　　)

A. 腹部—臀部—躯干—四肢—面颊

B. 面颊—臀部—腹部—四肢—躯干

C. 腹部—面颊—臀部—四肢—躯干

D. 躯干—臀部—腹部—面颊—四肢

E. 腹部—躯干—臀部—四肢—面颊

21. 小儿会踢球,会跑,会说 2～3 个字的短句,能按嘱完成简单动作。其最可能的年龄是几岁　　　　　　　　　　　(　　)

A. 1 岁　　　　　　B. 1 岁半

C. 2 岁　　　　　　D. 3 岁

E. 4 岁

22. 1 岁小儿体格生长正常,不能扶物站立,不会有意识叫爸妈,最可能是患下列哪一个病(　　)

A. 发育迟缓　　　　B. 佝偻病

C. 聋哑　　　　　　D. 克汀病

E. 营养不良

23. 根据《中华人民共和国母婴保健法》规定:医疗保健机构开展以下哪项母婴保健技术服务必须经县级以上地方人民政府卫生行政许可(　　)

A. 婚前医学检查、遗传病诊断和产前诊断

B. 婚前医学检查、遗传病诊断、孕产期保健

C. 婚前医学检查、母婴保健指导和计划生育技术

D. 助产技术

E. 新生儿疾病筛查、孕产期保健、产前诊断

24. 小儿语言发育三个阶段的顺序是　(　　)

A. 听觉、发音、理解　　B. 理解、表达、发音

C. 表达、理解、发音　　D. 模仿、表达、理解

E. 发音、理解、表达

25. 儿童中心性肥胖的诊断标准是　　(　　)

A. 腰围≥同年龄、同性别第 85 百分位

B. 腰围≥同年龄、同性别第 90 百分位

C. 腰围≥同年龄、同性别第 95 百分位

D. 腰围≥同年龄、同性别第 97 百分位

E. 臀围≥同年龄、同性别第 95 百分位

26. 训练婴儿学习咀嚼和吞咽的关键期为

(　　)

A. 4～6 月　　　　　B. 6～8 月

C. 8～10 月　　　　 D. 10～12 月

E. 12～14 月

27. 早产/低出生体重儿应从几周龄开始补铁,元素铁剂量为每日多少　　　　(　　)

A. 1 周,每日 1 mg/kg

B. 2 周,每日 1 mg/kg

C. 2 周,每日 2 mg/kg

D. 4 周,每日 2 mg/kg

E. 4周,每日4 mg/kg

28. 下列不属于环境雌激素的是 （ ）

A. 双酚A
B. 大豆异黄酮
C. 二噁英
D. 邻苯二甲酸酯
E. 硫代氨基甲酸盐

29.《中国儿童发展纲要（2011—2020年）》中儿童与健康的策略措施不包括 （ ）

A. 加大妇幼卫生经费投入
B. 加强社会宣传与动员
C. 加强儿童保健服务和管理
D. 完善出生缺陷防治体系
E. 加强儿童生殖健康服务

30. 婴儿体重4 kg,前囟门1.5 cm×1.5 cm,后囟0.2 cm,能微笑,头不能竖立,最可能的时期是 （ ）

A. 1～2周
B. 2～4周
C. 3～4周
D. 1～2月
E. 3～4月

31. 人体中最多的成分为水,婴儿体内水分占体重的百分比为 （ ）

A. 75%～85%
B. 70%～75%
C. 65%～70%
D. 60%～65%
E. 55%～60%

32. 儿童严重伤害的现场急救极为重要,直接关系到儿童生命的挽救和伤残的减少,下列不属于现场伤情继续确定的内容是 （ ）

A. 意识状态
B. 运动能力
C. 出血量多少
D. 疼痛叙述
E. 全身情况

33. ADHD最常见的共患病是 （ ）

A. 对立—违抗障碍
B. 抽动症
C. 焦虑
D. 抑郁
E. 品行障碍

34. 以下不属于被动免疫的是 （ ）

A. 免疫血清
B. 类毒素
C. 来自乳的SIgA
D. 丙种球蛋白
E. 特异性免疫球蛋白

35. 儿童遗尿症的诊断标准,除外下列那一条 （ ）

A. 儿童年龄与智龄≥3岁
B. 不自主的尿床或尿湿裤子,7岁之前每月至少2次,7岁以上每月至少1次
C. 除外癫痫发作或神经系统疾病所致的遗尿,也不是泌尿系统结构异常或任何其他非神经系统疾病的直接结果
D. 不存在任何其他精神障碍的证据如精神发育迟滞、焦虑、抑郁症等
E. 病程至少持续3个月

36. 下列关于接种卡介苗（BCG）的说法错误的是 （ ）

A. 卡介苗是一种牛型结核杆菌菌株制成的活疫苗
B. 3个月以上婴儿无论初种还是复种,一般先做结核菌素试验,阴性反应者方可接种,阳性反应者无需接种
C. 卡介苗接种部位为左上臂三角肌处皮下注射,剂量为0.5 mL
D. 初次接种卡介苗,一般8周左右结核菌素试验呈阳性反应,免疫成功后,有效免疫力可持续3～5年
E. 少数婴儿接种卡介苗后可引起同侧邻近腋下淋巴结肿大,直径不超过1 cm

37. 精神发育迟滞的早期表现不包括 （ ）

A. 超过4个月还未出现微笑,不注意别人说话,伴有运动发育落后
B. 6个月后,注视手的动作持续存在
C. 1岁半后还常乱扔东西,没兴趣玩玩具
D. 1岁半还淌口水
E. 1岁半会扶栏上楼

38. 有关托幼机构预防性消毒的说法错误的是 （ ）

A. 空气消毒首选的方式为开窗通风,寒冷、炎热季节每日开窗通风2次,每次至少10～15分钟
B. 餐具消毒可采用煮沸消毒,从水开后开始计算,煮沸消毒10～15分钟
C. 反复使用的餐巾,每次使用后进行消毒,擦手巾每日消毒1次
D. 餐桌、床围栏、门把手等物体表面消毒每日一次,可用次氯酸钠类消毒,有效氯浓度为100～200 mg/L
E. 体温计消毒,每次使用后用50%的乙醇溶液浸泡消毒3～5分钟

39. 下列关于儿童神经反射说法错误的是 （ ）

A. 生后2周左右出现第一个条件反射,抱起准备喂奶时出现吸吮动作
B. 3～4个月开始出现兴奋性或抑制性条件反射
C. 3～4个月之前婴儿肌张力较高,Kernig征、Babinski征可呈阳性,若1岁后儿童Babinski征阳性提示神经系统异常
D. 握持反射生后即有,2～3月后消失

E. 新生儿或小婴儿时期,如原始反射不出现,或表现不对称,或3～4月以上持续存在,均提示可能存在中枢神经系统异常

40. 一个孩子看到比他年龄小的叔叔,他不肯叫,因为在他的头脑中比他年龄小的应该叫弟弟,而叔叔的年龄应该比他大,关于该儿童的这种表现的说法正确的是 ( )

A. 该儿童处于直觉行动思维阶段

B. 该儿童处于具体形象思维阶段

C. 该儿童处于抽象概念思维阶段

D. 该儿童处于前言语思维阶段

E. 该儿童处于形象逻辑思维阶段

41. 根据《新生儿访视技术规范》以下哪项是立即转诊的指征 ( )

A. 呼吸频率<20次/分或>40次/分,心率<80次/分或>120次/分

B. 呼吸频率<20次/分或>40次/分,心率<100次/分或>160次/分

C. 呼吸频率<20次/分或>60次/分,心率<100次/分或>160次/分

D. 呼吸频率<30次/分或>60次/分,心率<120次/分或>180次/分

E. 呼吸频率<30次/分或>60次/分,心率<120次/分或>160次/分

42. 龋齿临床分为浅龋、中龋、深龋三个阶段,其中中龋的临床表现为 ( )

A. 牙齿本质浅层龋洞

B. 牙齿出现褐色或浅褐色斑点

C. 牙齿表面粗糙

D. 多无自觉症状

E. 如不及时治疗,可引起牙髓炎及根尖周炎

43.《中国儿童发展纲要(2011—2020年)》目标策略中提出,确保儿童家长每年至少接受几次家庭教育指导服务 ( )

A. 1次　　　　　　B. 2次

C. 3次　　　　　　D. 4次

E. 5次

44.《托儿所幼儿园卫生保健管理办法》要求,托幼机构聘用保健室工作的保健员应当具有以下哪个以上学历 ( )

A. 初中　　　　　　B. 高中

C. 大专　　　　　　D. 本科

E. 研究生

45.《国家基本公共卫生服务规范(2011年版)》要求对以下哪个月龄的儿童不需要常规使用听性行为观察法进行听力筛查 ( )

A. 6月龄　　　　　　B. 12月龄

C. 18月龄　　　　　　D. 24月龄

E. 36月龄

46.《全国儿童保健工作规范(试行)》要求每年应为4～6岁学龄前儿童提供几次健康管理服务 ( )

A. 1次　　　　　　B. 2次

C. 4次　　　　　　D. 3次

E. 5次

47. 营养不良儿童肌注苯丙酸诺龙的目的是 ( )

A. 起到抗炎、抗病毒的作用

B. 增强机体的抵抗力

C. 增强机体的糖代谢功能

D. 促进机体蛋白质的合成

E. 促进食欲

48. Gesell发育量表适用年龄范围为 ( )

A. 1周～2岁　　　　B. 2周～4岁

C. 6周～2岁　　　　D. 1周～4岁

E. 4周～3岁

49. 唐氏综合征标准型的染色体核型为 ( )

A. 47,XX(XY)−21

B. 47,XX(XY)+21

C. 46,XX(XY)/47,XX(XY)+21

D. 46,XX(XY)

E. 46,XX(XY),−14,+t(14q21q)

50. 按照Erikson的性格发展理论,学龄前期儿童的性格特征是 ( )

A. 自主感—羞愧及怀疑

B. 信任感—不信任感

C. 身份感—身份混淆

D. 主动感—内疚感

E. 勤奋感—自卑感

51. 尿道下裂的最佳手术时期为 ( )

A. 3～6月　　　　　B. 6～18月

C. 18～30月　　　　D. 1～3岁

E. 3～6岁

52. 做结核菌素试验,注射后多长时间看结果 ( )

A. 20分钟　　　　　B. 24小时

C. 24～48小时　　　D. 48～72小时

E. 1周

53. 按照一般生长规律,1岁小儿,以下哪项是不正确的 ( )

A. 体重9 kg,身长75 cm

B. 上部量＝下部量

C. 出牙 6 枚

D. 头围 46 厘米

E. 腕部骨化中心 3 个

54. 小儿 8 个月,突然抽搐,持续 2 分钟,发作时意识不清,自行缓解,不伴发热,3 天内抽搐 4 次,醒后活泼如常,血钙为 1.73 mmol/L,血糖 4.0 mmol/L,诊断为　　　　　（　　　）

A. 低血糖

B. 化脑

C. 婴儿痉挛症

D. 维生素 D 缺乏性手足搐搦症

E. 低镁血症

55. 营养不良中度腹部皮下脂肪减少到

（　　　）

A. 0.5 cm　　　　　B. 0.8 cm

C. 0.5～0.8 cm　　　D. 0.4 cm 以下

E. 完全消失

56. 下列内分泌系统中,与青春期发育关系最密切的是　　　　　　（　　　）

A. 下丘脑—垂体—性腺轴

B. 下丘脑—垂体—肾上腺轴

C. 下丘脑—垂体—甲状腺轴

D. 下丘脑—垂体—松果腺

E. 中枢神经—下丘脑—垂体

57. 一小儿体重 20 kg,身长 110 cm,身长之中点位于脐与耻骨联合之间,腕部骨化中心出现 7 个,已出现第一磨牙,没开始换牙。最可能的年龄是　　　　　　　　　（　　　）

A. 3 岁　　　　　　B. 4 岁

C. 5 岁　　　　　　D. 6 岁

E. 7 岁

58. 婴儿期指的是　　　　　（　　　）

A. 从出生后到满 1 周岁之前

B. 从出生后 28 天到满 1 周岁之前

C. 从出生后 1 个月到 1 周岁之前

D. 从 1 周岁到 2 周岁之前

E. 从 1 周岁到 3 周岁之前

59. 6 岁小儿身长中点位于　（　　　）

A. 脐上

B. 脐下

C. 脐与耻骨联合上缘之间

D. 耻骨联合上缘

E. 耻骨联合下缘

60. 兰兰,女,10 个月,因厌食来院做体格检查,护士应首先为小儿检查的项目是下列哪一项　　　　　　　　　　　（　　　）

A. 体重　　　　　　B. 身长

C. 乳牙　　　　　　D. 骨化中心

E. 头围

61. 独立性的出现是以下哪一种心理现象开始产生的明显表现　　　　　（　　　）

A. 社会性　　　　　B. 自我意识

C. 情绪　　　　　　D. 意志

E. 感情

62. Corners 儿童行为量表主要适用于（　　　）

A. 儿童孤独症　　　B. 注意缺陷多动障碍

C. 儿童智力障碍　　D. 儿童语言障碍

E. 儿童抽动症

63. 符合 Peabody 运动发育量表的说法是

（　　　）

A. 专门的运动发育量表

B. 不能计算运动发育商

C. 标准化程度低

D. 主要用于脑瘫的早期诊断

E. 用于 1 岁以下儿童的运动发育评估

64. 疱疹性口炎多见于六个月至三岁婴幼儿,主要是由于什么感染所致　　　（　　　）

A. 单纯疱疹病毒 1 型 B. 单纯疱疹病毒 2 型

C. 白色念珠菌　　　D. 变形链球菌

E. 金黄色葡萄球菌

65. 先天性甲低患儿早期可能会出现下列哪项临床表现　　　　　　　　（　　　）

A. 黄疸延迟及腹胀　B. 癫痫发作

C. 吐奶及喂养困难　D. 胫前水肿

E. 生长发育缓慢

66. 按照国家 2013 年下发的《关于启用和规范管理新版〈出生医学证明〉的通知》精神,新版〈出生医学证明〉的启用时间为　　　（　　　）

A. 2013 年 10 月 1 日 B. 2013 年 12 月 31 日

C. 2014 年 1 月 1 日　D. 2014 年 3 月 1 日

E. 2014 年 6 月 1 日

67. 下列哪型病毒易引起重型手足口病

（　　　）

A. 柯萨奇 A16　　　B. 柯萨奇 A25

C. 柯萨奇 A10　　　D. 肠道病毒 71

E. 肠道病毒 73

68. 若一新生儿初筛左耳未通过,42 天复查时应　　　　　　　　　　（　　　）

A. 只筛查左耳　　　B. 筛查双耳

C. 筛查右耳　　　　D. 筛查两次左右耳

E. 做诊断性听力检测

69. 肝豆状核变性属于 （　　）

A. 常染色体显性遗传　B. 常染色体隐性遗传

C. X 连锁隐性遗传　　D. X 连锁显性遗传

E. Y 染色体隐性遗传

70. 当儿童被狗咬伤后,最紧急的处理措施是 （　　）

A. 包扎伤口

B. 用大量清水冲洗伤口

C. 立即去医院治疗

D. 尽快肌肉注射狂犬疫苗

E. 创伤局部涂抹抗生素软膏

71. WHO 要求腹泻的 6 月龄内婴儿应每日补充元素锌的剂量是多少 （　　）

A. 2 mg　　　　　　　B. 5 mg

C. 10 mg　　　　　　D. 15 mg

E. 20 mg

72. 儿童孤独症一般预后较差,下列哪一项不是儿童孤独症预后的影响因素 （　　）

A. 起病年龄　　　　　B. 诊断和干预时间

C. 早期言语交流能力　D. 病情严重程度

E. 智力水平

73. 关于脊柱的发育哪一项是错误的 （　　）

A. 生后第一年脊柱增长快于四肢

B. 新生儿出生时脊柱仅轻微后凸

C. 6 个月后能坐时出现胸椎后凸

D. 1 岁左右开始行走时出现腰椎前凸

E. 3～4 岁这 3 个脊柱自然弯曲才为韧带固定

74. 下列哪个病不属于单基因病 （　　）

A. 甲型血友病　　　　B. 红绿色盲

C. 唐氏综合征　　　　D. 肾性尿崩症

E. 苯丙酮尿症

75. 生长激素的生理作用,下列哪项错误 （　　）

A. 促进骨、软骨生长　B. 促进蛋白质合成

C. 促进肝糖原合成　　D. 促进脂肪组织分解

E. 促进细胞核内 mRNA 的转录

76. 接种乙肝疫苗后,下列哪项检测指标表明机体已产生保护性抗体 （　　）

A. 抗-HBe 阳性　　　B. 抗-HBc 阳性

C. 抗-HBs 阳性　　　D. 抗-HBcIgG 阳性

E. HBs 阳性

77. 脊髓灰质炎发病一周内易从哪种标本中分离出病毒 （　　）

A. 粪便　　　　　　　B. 咽拭子

C. 尿液　　　　　　　D. 脑脊液

E. 唾液

78. 5 岁患儿,发热 5 天,4 天前出现一侧腮腺肿大,伴食欲缺乏,查体:咽充血,左脸颊部一约 3 cm×4 cm包块,以耳垂为中心,边缘不清,有轻触痛,全身皮肤无皮疹,心肺无异常。考虑流行性腮腺炎可能性大,以下说法正确的是 （　　）

A. 可口服维生素 C 帮助病情恢复

B. 患者应隔离至腮腺肿胀完全消失

C. 加用抗生素预防感染

D. 可使用糖皮质激素退热

E. 使用腮腺炎高价免疫球蛋白减少并发症的发生

79. 托幼机构应当保证儿童按需饮水,3～6 岁儿童饮水量 （　　）

A. 50～100 mL/次　　B. 70～120 mL/次

C. 90～140 mL/次　　D. 100～150 mL/次

E. 120～170 mL/次

80. 我国城乡儿童的生长发育的影响因素中,最难以改变的是 （　　）

A. 社会与自然环境　　B. 家庭环境

C. 遗传和性别　　　　D. 营养

E. 疾病

81. 流行性乙型脑炎潜伏期为 （　　）

A. 6～16 天　　　　　B. 2 周左右

C. 7～10 天　　　　　D. 10～14 天

E. 1 个月左右

82. 测量小儿身长、头围时,读数应精确至多少厘米 （　　）

A. 0.1　　　　　　　B. 0.5

C. 1.0　　　　　　　D. 0.01

E. 0.05

83. 有关儿童遗尿症,不正确的描述是（　　）

A. 5 岁后仍发生不随意排尿即可诊断

B. 药物治疗效果仅 50% 左右

C. 原发性遗尿症男多于女

D. 原发性遗尿症多有器质性病变

E. 分为日间型、夜间型和混合型

84. 以下哪项属小儿精神运动诊断性测验 （　　）

A. 图片词汇测试　　　B. DDST

C. 绘人试验　　　　　D. 贝莉婴儿发育量表

E. 瑞文试验

85. 婴幼儿想象的特点的描述,哪一条是错误的 （　　）

A. 想象主题多变

B. 0～1 岁的孩子有了初步的想象力

C. 常常以想象为满足

D. 想象与现实不分

E. 5～6 岁以有意想象为主

86. 脂溶性维生素不包括 （ ）

A. 维生素 C   B. 维生素 D

C. 维生素 A   D. 维生素 E

E. 维生素 K_1

87. 下列哪种情况骨龄发育是正常的 （ ）

A. 体质性青春期延迟   B. 甲状腺功能减低

C. 家族性矮身材   D. 生长激素缺乏症

E. 先天性肾上腺皮质增生症

88. 以下哪项不符合原发生长激素缺乏症

（ ）

A. 智力正常

B. 骨化中心发育正常

C. 多数青春期发育延迟

D. 身材矮小

E. 身体各部分比例正常

89. 对鸡蛋过敏的人不能接种的疫苗为

（ ）

A. 乙脑疫苗   B. 流脑疫苗

C. 乙肝疫苗   D. 流感疫苗

E. 卡介苗

90. 使用高效价乙肝免疫球蛋白阻断乙肝病毒的母婴传播，按照免疫原理分属于哪一类（ ）

A. 被动自动免疫   B. 人工自动免疫

C. 人工被动免疫   D. 自然免疫

E. 终生免疫

91. 关于水痘正确的是 （ ）

A. 病原体是水痘—带状疱疹病毒

B. 通过接触感染

C. 水痘与带状疱疹病毒不是一个病原体

D. 水痘病原体是 RNA 病毒

E. 水痘的潜伏期为 5～7 天

92. 关于麻疹流行病学下述错误的是 （ ）

A. 麻疹患者是唯一传染源

B. 出疹前 5 天内至出疹后 5 天均有传染性

C. 通过喷嚏、咳嗽等由飞沫传播

D. 也可通过粪便传播

E. 麻疹患者传染期需要隔离

93. 下列腹泻治疗原则中错误的是 （ ）

A. 预防和纠正脱水

B. 急性期需要禁食

C. 合理用药

D. 对症治疗，预防并发症

E. 合并细菌感染时，可加用抗生素治疗

94. 苯丙酮尿症的遗传方式是 （ ）

A. 常染色体显性遗传   B. 常染色体隐性遗传

C. X 连锁显性遗传   D. X 连锁隐性遗传

E. Y 连锁隐性遗传

95. 11 个月婴儿，夜惊、多汗，出牙 4 颗，方颅，前囟 2 cm×2 cm，串珠肋，血钙 2 mmol/L(8 mg/dL)，钙磷乘积 25，在门诊使用维生素 D 及钙剂正规治疗 2 个月，患儿症状明显好转，此时摄腕骨 X 线片，可能出现哪种表现 （ ）

A. X 线正常

B. 干骺端增宽，临时钙化带消失

C. 临时钙化带重新出现

D. 长骨短粗和弯曲，干骺端变宽呈喇叭状

E. 长骨干骺端呈毛刷样，并有杯口状改变

96. 下列哪项提示 2 岁幼儿发育可疑迟缓

（ ）

A. 不能讲故事   B. 不会讲双词句

C. 不会唱儿歌   D. 不能说完整的句子

E. 不会独自上下楼梯

97. 我国婴儿意外伤害死亡的第一位原因是

（ ）

A. 车祸   B. 意外窒息

C. 中毒   D. 溺水

E. 跌落伤

98. 下列哪一项不符合儿童身长的正常发育增长规律 （ ）

A. 出生时约 50 cm

B. 3 个月时约 61～62 cm

C. 1 岁时约 75 cm

D. 2 岁时约 80 cm

E. 5 岁时约 100 cm

99. 下列哪一项不符合儿童正常体格生长规律 （ ）

A. 出生时身长约 50 cm

B. 3 个月时体重约 6 kg

C. 1 岁时头围约 55 cm

D. 2 岁时身长约 85 cm

E. 5 岁时约 100 cm

100. 乙肝疫苗的接种目前使用的是基因重组疫苗，共接种三针，接种部位为右上臂三角肌处肌内注射，每次接种的剂量为 （ ）

A. 10 μg   B. 15 μg

C. 20 μg   D. 25 μg

E. 30 μg

101.《卫生部贯彻 2011—2020 年中国妇女儿

童发展纲要实施方案》的具体目标中不正确的是
（　　）

A. 3岁以下儿童系统管理率达到80%以上

B. 7岁以下儿童保健管理率达到80%以上

C. 新生儿先天性甲状腺功能减低症筛查率达到80%以上

D. 新生儿苯丙酮尿症筛查率达到80%以上

E. 新生儿听力筛查率达到80%以上

102. 医疗保健机构不应有哪项行为　（　　）

A. 抵制母乳代用品生产者在本单位所做的各种形式的推销宣传

B. 不在机构内张贴母乳代用品产品的广告

C. 不在机构内发放母乳代用品产品的有关资料

D. 可在机构内代售母乳代用品产品

E. 不在机构内展示母乳代用品产品

103. 患儿，男，5周岁，目前身高100 cm，体重16 kg，最近一年身高增加5 cm，体重增长1 kg，父母觉其体格发育不如其他同龄儿童，特来咨询儿童保健医生寻求帮助，医生在对父母解释时，以下哪一项不是儿童体格发育的影响因素　（　　）

A. 遗传因素

B. 营养因素

C. 儿童智商水平

D. 疾病、物理化学因素

E. 社会因素

104. 女婴，42天，来院体检，出生后第3天出现黄疸至今未完全消退，吃奶量少，吸吮慢，平时安静多睡，哭声低哑，大便2天1次，色黄，腹胀，脐疝，肝右肋下2 cm，质软，脾未扪及，最可能的诊断是以下哪一项　（　　）

A. 先天性胆道闭锁

B. 肝炎

C. 败血症

D. 先天性甲状腺功能减低症

E. 苯丙酮尿症

105. 3岁小儿，身高80 cm，不会叫爸爸妈妈，表情呆滞，眼裂小，眼距宽，鼻梁低平，张口伸舌流涎多，体格检查发现有心脏杂音。对该儿童最适宜的辅助检查是下列哪一项　（　　）

A. 血清TSH、T3、T4检测

B. 血染色体检查

C. 尿三氯化铁试验

D. 血清铜蓝蛋白测定

E. 骨龄检测

106. 女童，8岁，三年级，以"上课走神，注意力不集中"就诊。家长诉患儿从幼儿园开始，上课走神，注意力不集中，东张西望，老师提问常回答不出来，家庭作业需要父母监督，幼儿园小班时上课会离开座位，入小学后，上课能坐住，偶有小动作，话不多。一二年级成绩尚可，但很"粗心"，常犯低级错误，如将"6"看成"9"，但三年级以后成绩明显下降。同伴关系一般，亲子关系可。该儿童最可能的诊断是
（　　）

A. 注意缺陷多动障碍混合型

B. 注意缺陷多动障碍注意缺陷型

C. 注意缺陷障碍多动型

D. 视觉空间障碍

E. 学习困难

107. 男童，7岁，半年前开始出现不自主挤眼睛，到眼科检查示轻度结膜炎，予抗生素滴眼液后好转。三月前又开始再现挤眼睛，并伴有不自主清嗓子、耸肩、甩手，还经常尖叫，上课注意力不集中，成绩下降。关于该儿童的治疗说法错误的是
（　　）

A. 本病对人格的不良影响十分常见，因而患者会受到高度精神病理学的影响，有的在抽动控制后仍不能适应社会，所以应强调对因对症治疗的同时注意精神心理的治疗

B. 心理治疗的目的不是直接消除抽动症状，主要是支持和帮助患者消除心理困扰，减少焦虑、抑郁情绪

C. 药物治疗副作用明显，应予以限制

D. 氟哌啶醇为选择性中枢多巴胺受体阻滞药，为首选药物

E. 对于难治性的该类疾病可用手术治疗

108. 女童，8岁，三年级，以"上课走神，注意力不集中"就诊。家长诉患儿从幼儿园开始，上课走神，注意力不集中，东张西望，老师提问常回答不出来，家庭作业需要父母监督，幼儿园小班时上课会离开座位，入小学后，上课能坐住，偶有小动作，话不多。一二年级成绩尚可，但很"粗心"，常犯低级错误，如将"6"看成"9"，但三年级以后成绩明显下降。同伴关系一般，亲子关系可。关于该儿童所患疾病说法错误的是
（　　）

A. 根据DSM-IV的标准，适应功能的缺陷是诊断该疾病必不可少的部分

B. 家系研究、双生子和寄养子的研究支持遗传因素是该病的重要发病因素，平均遗传度约为76%

C. 神经生化和精神药理学研究发现，该类患者大脑内神经化学递质失衡，但尚没有哪一种假说

能完全解释该病病因和发生机制

D. 药物能改善注意缺陷,降低活动水平,在一定程度上提高学习成绩,短期内改善患者与家庭成员的关系

E. 药物治疗能够短期缓解部分症状,对于疾病给患者及其家庭带来的一系列不良影响则更多地依靠非药物治疗方法,如心理行为治疗等

109. 男,7个月,体重5 kg,母乳喂养,未加辅食。体检重点是 （ ）

A. 精神、面色、皮下脂肪、肌肉的情况

B. 心、肺情况

C. 肝、脾情况

D. 四肢情况

E. 神经心理发育

110. 6个月患儿,体重5.5 kg,身长65 cm,生后牛乳喂养,未添加辅食,精神尚可,皮肤弹性稍差,可能诊断是 （ ）

A. 轻度营养不良　　B. 正常儿

C. 中度营养不良　　D. 重度营养不良

E. 营养不良性贫血

111. 5个月婴儿,纯母乳喂养,偶加鱼肝油,烦躁不安、多汗、枕部秃发,有颅骨软化,可能的诊断是 （ ）

A. 维生素D缺乏性佝偻病

B. 维生素A缺乏

C. 维生素B缺乏

D. 维生素C缺乏

E. 维生素A、维生素B均缺乏

112. 3岁男孩,蛋、鱼、肉、青菜、水果等均喜欢吃,每天喜欢饮冷鲜牛奶,常于饮牛奶后诉脐周痛。近3个月面色差,大便1～2次/日,稍稀。化验血HB 80 g/L,RBC 3.5×10¹²/L,MCV 67 fL,网织红细胞0.015,大便潜血实验(＋),诊断缺铁性贫血,给予硫酸亚铁每天4 mg/kg治疗1个月后,贫血稍有改善但仍不正常,可能原因是 （ ）

A. 诊断错误　　B. 硫酸亚铁吸收不良

C. 病因未去除　　D. 药物剂量不够

E. 硫酸亚铁剂型不好

113. 儿童口腔检查应多长时间进行一次 （ ）

A. 3个月　　B. 半年

C. 1年　　D. 2年

E. 3年

114. 先天性泪道阻塞常见为膜性阻塞,其阻塞部位位于 （ ）

A. 鼻泪管上端　　B. 鼻泪管下端

C. 泪小管　　D. 泪总管

E. 泪小点

115. 哪种营养素是机体提供热量的主要来源 （ ）

A. 脂肪　　B. 维生素

C. 蛋白质　　D. 碳水化合物

E. 矿物质

116. 初乳最大的特点是 （ ）

A. 易消化吸收　　B. 含脂肪高

C. 含免疫物质多　　D. 含微量元素少

E. 含乳糖高

117. 出生后第一个10年内生长非常迅速并基本成熟的系统是 （ ）

A. 淋巴系统　　B. 神经系统

C. 心血管系统　　D. 呼吸系统

E. 消化系统

118. 睾酮的生理作用不包括 （ ）

A. 促进体内蛋白质的合成

B. 促进骨骼、肌肉的发育及力量的增长

C. 调节神经及心血管等系统的功能

D. 促进性器官及第二性征的出现

E. 产生遗精

119. 对烫烧伤的小儿以下哪项措施是错误的 （ ）

A. 迅速将小儿抢离火场或脱离烫伤源

B. 衣服与烫伤部位皮肤粘在一起者应迅速将烫烧伤部位衣服撕掉

C. 用清洁被单包裹

D. 较小灼伤可清洗创面

E. 止痛、抗休克、抗感染治疗

120. 对于鼻腔异物的急救处理应是 （ ）

A. 嘱患儿用劲吸入咽下

B. 根据情况嘱小儿擤出或立即送往医院

C. 立即用镊子等将异物取出

D. 暂不处理,观察

E. 让患儿俯卧拍背

121. 反映儿童体格生长,尤其是测量营养状况的敏感指标是 （ ）

A. 体重　　B. 身高

C. 头围　　D. 坐高

E. 胸围

122. 影响小儿生长发育进程的两个最基本因素是 （ ）

A. 遗传和环境因素

B. 遗传和营养因素

C. 营养因素和环境因素

D. 疾病因素和营养因素

E. 运动和营养

123. 有关新生儿生理性黄疸,以下哪项是错误的 （ ）

 A. 生后 2～5 天出现黄疸

 B. 血清胆红素＞257 μmol/L(15 mg/dL)

 C. 足月儿 14 天内消退

 D. 早产儿 4 周内消退

 E. 一般情况良好

124. 不属于早产儿护理要点的是 （ ）

 A. 预防感染   B. 人工喂养

 C. 保暖   D. 测量体重

 E. 供氧

125. 生长发育存在明显阶段性。女性的快速增长期为 （ ）

 A. 7～12 岁   B. 8～10 岁

 C. 10～11 岁   D. 9～14 岁

 E. 8～13 岁

126. 目前国际上通用的反映儿童近期营养状况的评价方法是 （ ）

 A. 年龄别身高   B. 年龄别体重

 C. 坐高占身高比   D. 身体胸围指数

 E. 身高别体重

127. 新生儿血苯丙氨酸浓度持续大于多少为高苯丙氨酸血症(HPA) （ ）

 A. 100 μmol/L   B. 110 μmol/L

 C. 120 μmol/L   D. 130 μmol/L

 E. 140 μmol/L

128. 下列有关苯丙酮尿症的描述错误的是 （ ）

 A. 苯丙酮尿症患儿通常在 3～6 个月出现症状,1 岁时症状明显

 B. 苯丙酮尿症是常染色体显性遗传病

 C. 苯丙酮尿症患儿早期无特异性临床表现

 D. 苯丙酮尿症患儿越早治疗预后越好

 E. 低苯丙氨酸饮食治疗至少持续到青春发育成熟期,提倡终生治疗

129. 孕期进行母乳喂养的宣传教育以下哪项不正确 （ ）

 A. 早吸吮、早接触

 B. 母婴同室

 C. 掌握正确的喂哺姿势

 D. 按需哺乳

 E. 临近产期时应准备好奶瓶、奶粉

130. 新生儿期特点及保健要点,错误的是 （ ）

 A. 极易患各种疾病

 B. 对外界环境适应性差

 C. 新生儿居室温度宜保持在 16～22℃

 D. 鼓励及早母乳喂养

 E. 对未接种卡介苗和第 1 剂乙肝疫苗的新生儿,提醒家长尽快补种

131. 关于遗传对儿童生长发育影响的叙述哪项是错误的 （ ）

 A. 遗传决定了儿童生长发育的潜力

 B. 儿童最终的身高与遗传有密切关系

 C. 遗传对生长发育的作用显著大于环境因素

 D. 遗传影响儿童性成熟的迟早

 E. 人的肤色、身体的比例受种族遗传的影响

132. 2 岁至青春前期的体重年增值为 （ ）

 A. 1 kg   B. 2 kg

 C. 3 kg   D. 4 kg

 E. 5 kg

133. 胎儿身长增长最快是 （ ）

 A. 孕前 2 周   B. 孕 0～12 周

 C. 孕 13～27 周   D. 孕 28～42 周

 E. 孕＞42 周

134. 6 岁女孩、乳房增大 2 个月,身高 118 cm,双乳 B2 期,左手骨片:腕部骨化中心 7 枚,GnRH 激发后 LH 峰值 4.5 U/L,FSH 峰值 12.5 U/L,诊断是 （ ）

 A. 单纯性乳房早发育   B. 真性性早熟

 C. 假性性早熟   D. 特发性真性性早熟

 E. 外周性性早熟

135. 新生儿居室湿度宜保持在 （ ）

 A. 30%左右   B. 40%左右

 C. 50%左右   D. 60%左右

 E. 70%左右

136. 风疹潜伏期为 （ ）

 A. 2～3 周   B. 5～7 天

 C. 7～10 天   D. 10～14 天

 E. 1 个月

137. 流行性腮腺炎腮腺肿胀的特点 （ ）

 A. 腮腺管口可见白色分泌物

 B. 肿块触之有波动感

 C. 肿块皮肤表面发红

 D. 以耳垂为中心,向周围扩大,边缘不清楚

 E. 是细菌感染引起

138. 患儿,男,6 岁,血清中抗-HBs、抗-HBe、抗-HBc 阳性,其他乙型肝炎血清学指标阴性时,应考虑属于 （ ）

 A. 急性乙型肝炎

B. 慢性乙型肝炎

C. 急性乙型肝炎潜伏期

D. 急性乙型肝炎恢复期

E. 传染性很强的时期

139. 苯丙酮尿症(PKU)筛查诊断标准是 （　　）

A. 高苯丙氨酸血症排除四氢生物蝶呤(BH4)缺乏症后，Phe 浓度＞360 $\mu mol/L$ 为 PKU，血 Phe≤360 $\mu mol/L$ 为轻度高苯丙氨酸血症(HPA)

B. 高苯丙氨酸血症排除 BH4 缺乏症后，Phe 浓度＞720 $\mu mol/L$ 为 PKU，血 Phe≤720 $\mu mol/L$ 为 HPA

C. 高苯丙氨酸血症排除 BH4 缺乏症后，Phe 浓度＞720 $\mu mol/L$ 为 PKU，血 Phe≤360 $\mu mol/L$ 为 HPA

D. 高苯丙氨酸血症排除 BH4 缺乏症后，Phe 浓度＞360 $\mu mol/L$ 为 PKU，血 Phe≤720 $\mu mol/L$ 为 HPA

E. 高苯丙氨酸血症排除 BH4 缺乏症后，Phe 浓度＞540 $\mu mol/L$ 为 PKU，血 Phe≤540 $\mu mol/L$ 为 HPA

140. 3 天男婴，洗澡时被发现在左乳腺有一鸽蛋大小之肿块，下列哪项处理是妥当的 （　　）

A. 无需处理，继续观察

B. 积极使用抗生素

C. 挑割肿块挤压

D. 手术病理检查

E. 血液化验

141. 一患儿生后即有特殊外貌，眼距宽，鼻梁平，舌常伸出口外，通贯掌，合并先天性心脏病。最可能的诊断为 （　　）

A. 先天性甲状腺功能减低症

B. 21-三体综合征

C. 18-三体综合征

D. 苯丙酮尿症

E. 软骨发育不全

142. 营养不良患儿突然发生面色苍白、体温不升、神志不清、呼吸暂停，首先考虑 （　　）

A. 败血症　　　　　B. 低钠血症

C. 低血糖　　　　　D. 低钙血症

E. 癫痫发作

143. 检查乳牙萌出情况，如果儿童超过以下哪个月龄仍无第一颗乳牙萌出的迹象，应及时就诊

A. 6　　　B. 8　　　C. 10　　　D. 12

E. 16

144. 冬季出生一男婴，足月顺产，现已 4 个月，体重 5.8 kg，母乳喂养，未添加辅食。近日来，婴儿多烦躁，易激惹，夜惊，多汗，血钙、血磷、碱性磷酸酶正常，最可能的诊断是 （　　）

A. 惊吓　　　　　　B. 营养不良

C. 佝偻病活动期　　D. 佝偻病早期

E. 先天性佝偻病

145. 缺铁性贫血是体内缺铁的第几个阶段 （　　）

A. 二个阶段的后一阶段

B. 三个阶段的第一阶段

C. 三个阶段的第二个阶段

D. 三个阶段的第三个阶段

E. 二个阶段的第一个阶段

146. 幼儿期指的是 （　　）

A. 生后 28 天～2 周岁

B. 生后 1 个月～2 周岁

C. 生后 1 周岁～2 周岁

D. 生后 1 周岁～3 周岁

E. 出生后～3 周岁

147. 以下有关儿童生长发育描述不正确的是 （　　）

A. 生长发育是连续的过程

B. 小儿神经系统发育相对较晚

C. 小儿动作发育依次为抬头，坐，走

D. 有个体差异

E. 各器官系统发育不平衡

148. 新生儿出生时肠道无菌，生后几日出现双歧杆菌 （　　）

A. 1 日　　　　　　B. 2 日

C. 3 日　　　　　　D. 4 日

E. 5 日

149. 儿童选择同性别伙伴的倾向日益明显的时期约在什么年龄段 （　　）

A. 2 岁以后　　　　B. 3 岁以后

C. 4 岁以后　　　　D. 5 岁以后

E. 6 岁以后

150. 同一时间能把握的对象数量称为 （　　）

A. 注意的时间　　　B. 注意的稳定性

C. 注意的广度　　　D. 注意的转移能力

E. 注意的持久性

151. 婴幼儿的情绪发展和形成主要依靠 （　　）

A. 感知觉的发展　　B. 语言的发展

C. 自我意识的发展　D. 情绪气氛的熏陶

E. 智力的发展

152. 以下哪项不属于异常视物行为 （　　）
A. 不会与家人对视或对外界反应差
B. 对前方障碍避让迟缓
C. 视物明显歪头或距离近
D. 能寻找或追随注视眼前的红球等物体
E. 眯着眼睛视物

153. 儿童保健工作中,正常参考值范围常用
（　　）
A. 95% B. 99%
C. 98% D. 90%
E. 97%

154. 蛋白质能量营养不良的最初症状是
（　　）
A. 智力发育停滞 B. 肌肉张力低下
C. 身长低于正常 D. 体重不增或下降
E. 身高增长速度减慢

155. 3~6个月龄的佝偻病患儿,多见的骨骼
系统改变是 （　　）
A. 方颅 B. 胸廓畸形
C. 颅骨软化 D. 手镯、脚镯征
E. 下肢畸形

156. NICU的患儿通常采用的听力筛查方法
是 （　　）
A. TEOAE B. DPOAE
C. AABR D. 声导抗
E. 听性行为观察法

157. 以下哪种为儿童所特有的热能消耗特点
（　　）
A. 基础代谢 B. 生长发育
C. 日常活动 D. 排泄损失
E. 食物的特殊动力效应

158. 维生素A缺乏可引起下列哪种疾病
（　　）
A. 脚气病 B. 干眼症
C. 舌炎 D. 坏血症
E. 巨幼红细胞贫血

159. 下列哪条不属于辅食添加的原则（　　）
A. 从稀到稠 B. 从细到粗
C. 从少到多 D. 不吃就不喂
E. 由一种到多种

160. 精神发育迟滞是指多大年龄前的发育时
期个体智力明显低于同龄儿童的正常水平,并伴有
社会适应行为的明显缺陷 （　　）
A. 12岁 B. 14岁
C. 16岁 D. 18岁
E. 20岁

161. 2岁~12岁平均每年身高增加 （　　）
A. 1~3 cm B. 3~5 cm
C. 5~7 cm D. 7~9 cm
E. 9~10 cm

162. 下列说法不正确的是 （　　）
A. 儿童单位体重的营养需要量高于成人
B. 儿童在生长高峰期的营养需求量明显增加
C. 儿童单位体重对水的需求量高于成人
D. 营养需求存在明显的个体差异
E. 年龄越小,营养缺乏病的发病率越低

163. 黏多糖病酶活性测定样本为 （　　）
A. 肝细胞 B. 骨骼
C. 尿液 D. 脑脊液
E. 血细胞、血清及成纤维细胞

164. 关于甲型肝炎说法错误的是 （　　）
A. 急性期病儿和隐性感染者为传染源
B. 起病后10日内均可从粪便中排出甲型肝
炎病毒
C. 主要通过粪—口途径传播
D. 人类对甲型肝炎病毒普遍易感
E. 患病后可产生持久的免疫力

165. 关于儿童手足口病临床表现说法不正确
的是 （　　）
A. 大多数手足口病儿童的症状轻微,起病有
发热、厌食
B. 皮疹在发病的当日或第2日出现
C. 患儿皮疹瘙痒严重
D. 皮疹多发生在手指或足趾掌面
E. 口腔黏膜疹出现较早

166. 次氯酸钠消毒后不需用生活用水擦洗表
面的物品是 （　　）
A. 坐便器 B. 餐桌
C. 活动室地面 D. 玩具表面
E. 门把手

167. 《国际母乳代用品销售守则》明确规定以
下哪项不应推销给婴儿 （　　）
A. 全脂奶粉 B. 脱脂奶粉
C. 淡炼乳 D. 甜炼乳
E. 配方奶粉

168. 男童,3岁,平素食欲欠佳,经常生病,目
前体重10 kg,身高92 cm,来儿童保健门诊就诊,医
生为其做体格评价并测量其上臂围,以下哪一项是
最可能的结果 （　　）
A. 发育迟缓,上臂围11.5 cm
B. 发育迟缓,上臂围13.0 cm
C. 消瘦,上臂围11.5 cm

D. 消瘦,上臂围 13.0 cm

E. 发育正常,上臂围 14.0 cm

169. 关于湿疹的描述中,错误的是　（　）

A. 急性期无明显渗出倾向

B. 由多种内、外因素引起

C. 皮疹多样性

D. 瘙痒剧烈

E. 婴儿常常是由于食物过敏引起的

170. 关于母乳喂养的好处,下列哪一项不正确　（　）

A. 促进母亲身体恢复

B. 容易消化吸收

C. 有利于增进母子感情

D. 经济方便但是不卫生

E. 营养丰富全面,能满足 6 个月内婴儿的营养需要

171. 儿童的空间知觉在哪个年龄段开始出现　（　）

A. 1~2 岁　　　　B. 4~5 岁

C. 3~4 岁　　　　D. 2~3 岁

E. 5~6 岁

172. 佝偻病预防要点不应包括　（　）

A. 多晒太阳

B. 提倡母乳喂养

C. 必要时给予药物预防

D. 给予大量维生素 D 制剂

E. 孕期应注意维生素 D 的补充

173. 男孩青春期发育的各指征中作为男性性发育的第一信号是下列哪一项　（　）

A. 阴茎发育　　　B. 身高突增

C. 阴毛初现　　　D. 睾丸发育

E. 乳房发育

174. 美国儿科协会鉴于当前孤独症的较高发病率,制定孤独症早期发现和干预相关指南,提出三级筛查诊断和早期干预原则,要求对所有儿童从 9 个月开始全面筛查,下列孤独症的筛查和诊断工具中属于一级筛查工具的是

A. M-CHAT　　　B. PEDS

C. ADOS　　　　D. CARS

E. ABC

175. 女孩青春期发育的各指征中作为女性进入青春期的第一信号是　（　）

A. 身高突增　　　B. 乳房发育

C. 阴毛发育　　　D. 月经初潮

E. 体脂肪增多

176. 当血铅处于何种水平时会导致儿童生长迟缓　（　）

A. >100 μg/L　　B. >150 μg/L

C. >200 μg/L　　D. >250 μg/L

E. >300 μg/L

177. 创伤现场急救时,儿童的外出血多采用　（　）

A. 间接压迫法　　B. 直接压迫法

C. 止血带法　　　D. 肌肉注射止血药物

E. 手术止血

178. 猪是以下哪种疾病的传染源　（　）

A. 乙脑　　　　　B. 麻疹

C. 流脑　　　　　D. 猩红热

E. 脊髓灰质炎

179. 应当依法对托幼机构的饮用水卫生、传染病预防和控制等工作进行监督检查的机构是　（　）

A. 食品药品监督管理 B. 卫生监督执法

C. 疾病预防控制　D. 妇幼保健机构

E. 医疗机构

180. 在尚不具备条件开展新生儿听力筛查的医疗机构,应当告知新生儿监护人在多久以内将新生儿转诊到有条件的筛查机构完成听力筛查　（　）

A. 1 个月　　　　B. 42 天

C. 2 个月　　　　D. 3 个月

E. 6 个月

181. 为预防维生素 D 缺乏性佝偻病,建议在生后数天开始补充维生素 D,足月儿和早产儿每日口服量分别为多少 IU　（　）

A. 300,600　　　B. 200,400

C. 400,800　　　D. 400,600

E. 400,1 000

182.《中国儿童发展纲要(2011—2020 年)》要求,加强对校园周边商业网点和经营场所的监管,校园周边多少米以内禁止设网吧、游戏厅、娱乐场所　（　）

A. 500　　　　　B. 400

C. 300　　　　　D. 200

E. 100

183. 新生儿听力筛查中,听力异常的高危因素不包括以下哪项　（　）

A. 新生儿重症监护室中住院超过 24 小时

B. 巨细胞病毒、风疹病毒、疱疹病毒、梅毒或弓形体等引起的宫内感染

C. 出生体重低于 1 500 g

D. Apgar 评分 1 分钟 0~4 分或 5 分钟 0~

6 分

　　E. 病毒性脑膜炎

184. 小儿体格生长评价应包括的内容是
（　　）

A. 发育水平、生长速度及身体匀称程度
B. 营养水平、智力水平和生活水平
C. 生长速度、营养水平和运动水平
D. 智力水平、运动水平和反应能力
E. 发育水平、营养水平和运动水平

185. 孕 34 周刚出生的男婴,出生体重为 2.6 kg,身长为 47 cm,皮肤红嫩,胎毛多,头发细软,足底的前 1/3 部位有两条足纹理。该男婴最可能为
（　　）

A. 足月小样儿　　　B. 足月儿
C. 早产儿　　　　　D. 低出生体重儿
E. 小于胎龄儿

186. 患儿 8 个月,生后 6 个月内生长发育好,近 2 个月呆滞,面黄。检查:四肢及唇舌抖,舌炎,腱反射亢进,踝阵挛阳性。血象 Hb 65 g/L,RBC 2.5 × 10^{12}/L,WBC 4.5 × 10^{9}/L,中性粒细胞 15％,淋巴细胞 80％,单核细胞 5％,中性粒细胞有核右移。患儿最可能的诊断是
（　　）

A. 脑性瘫痪　　　B. 营养性缺铁性贫血
C. 巨幼红细胞性贫血　D. 婴儿痉挛症
E. 迟发性黄疸

187.《母婴保健技术服务执业许可证》有效期为
（　　）

A. 1 年　　　　　B. 2 年
C. 3 年　　　　　D. 4 年
E. 5 年

188.《全国儿童保健工作规范(试行)》所涉及儿童保健对象的年龄段是
（　　）

A. 0～1 岁　　　　B. 0～3 岁
C. 0～6 岁　　　　D. 0～7 岁
E. 0～18 岁

189. 关于儿童 4∶2∶1 系统管理,以下哪项是不正确的
（　　）

A. 服务对象为 0～3 岁儿童
B. 服务对象为 0～6 岁儿童
C. 生后 1 年内进行 4 次健康检查
D. 1～3 岁以内每年进行 2 次健康检查
E. 3～6 岁每年进行 1 次健康检查

190. 幼儿期进行健康检查的时间间隔为
（　　）

A. 1 个月　　　　B. 2 个月
C. 3 个月　　　　D. 6 个月

D. 12 个月

191. 我国 5 岁儿童意外伤害死亡的首要原因是
（　　）

A. 车祸　　　　　B. 意外窒息
C. 中毒　　　　　D. 溺水
E. 跌落伤

192. 当身长测量 65 cm 时,你推测该小儿的年龄为
（　　）

A. 5～6 个月　　　B. 8～9 个月
C. 9～10 个月　　　D. 10～11 个月
E. 12～13 个月

193. 有关人乳的描述,下列哪项是错误的
（　　）

A. 母乳中维生素 D 含量较多
B. 母乳中钙磷比例合适
C. 母乳中的铁吸收率高
D. 母乳含有丰富的免疫物质
E. 母乳中含有较多乳清蛋白

194. 我国第一部以儿童为主体、促进儿童发展的国家行动计划是
（　　）

A.《义务教育法》
B.《中国儿童发展纲要》
C.《中国儿童权益保护法》
D.《中华人民共和国母婴保健法》
E.《中华人民共和国未成年人保护法》

195.《儿童健康检查服务技术规范》要求婴幼儿期进行血常规检测的月龄为
（　　）

A. 6～8、18、30 月龄　B. 6、12、24 月龄
C. 3、6、18 月龄　　　D. 6、12、18 月龄
E. 12、24、36 月龄

196. 缺铁性贫血的治疗过程中,网织红细胞增生达高峰是在铁剂治疗的
（　　）

A. 3～4 日　　　　B. 4～7 日
C. 7～10 日　　　　D. 2～3 周
E. 3～4 周

197. 重大的灾害不但会威胁儿童的生命,还会造成儿童心理的严重伤害。在儿童心理伤害的救助过程中,提供人性化的安慰和支持是心理救援最重要的方式,而儿童本身利于心理康复的基础是
（　　）

A. 归属感、安全感、自信心
B. 安全型的亲子依恋关系
C. 自尊心、自信心、责任感
D. 气质类型属于易养型
E. 体格发育水平正常

198. 关于儿童身长(高)的说法不正确的是 （ ）

A. 立位与仰卧位测量值相差 1～2 cm

B. 1～12 岁身长(高)(cm)＝年龄(岁)×7+77

C. 新生儿下部量比上部量短,前者占 40%,后者占 60%,中点在脐以上

D. 青春期受内分泌的影响,出现身高增长高峰,女性比男性早 2 年

E. 在身高增长高峰期,男性 1 年身高平均增加 9 cm,女性平均增加 8 cm

199. 儿童营养不良水肿的原因是 （ ）

A. 心功能不全　　　B. 低蛋白血症

C. 低钠性水肿　　　D. 肾功能不全

E. 缺乏维生素 B_1

200. 有关单纯性肥胖饮食调整说法错误的是 （ ）

A. 饮食疗法是治疗的基本方法之一

B. 要循序渐进,不能使体重下降过快

C. 动物性脂肪和植物性脂肪均应限制

D. 一般以实际体重来决定合适的热量摄入量

E. 不应过分降低总热量的摄入

201. 下列关于儿童食物过敏的说法不正确的是 （ ）

A. 婴儿早期小肠抗原清除和免疫调节功能不全,常产生过敏而不是耐受

B. 不成熟的肠道屏障使异常抗原转移或发生免疫反应

C. 婴儿早期肠道屏障功能或免疫系统发育不成熟,是预防感染或过敏性疾病的关键期

D. 研究提示人类产生黏膜免疫耐受的关键期可能在生后 7 日内

E. 肠道黏膜表面有一特殊的免疫系统控制反应性与无反应性的平衡

202. 肠病性肢端性皮炎是由于缺乏下列哪项物质引起 （ ）

A. 锌　　　　　　　B. 铜

C. 硒　　　　　　　D. 维生素 B_1

E. 镁

203. 注意用眼卫生不包括 （ ）

A. 经常到户外活动,每天不少于 2 小时

B. 操作各种电子视频产品时间每次不宜超过 20 分钟

C. 眼睛与各种电子产品荧光屏的距离一般为屏面对角线的 5～7 倍

D. 服用保健药物或营养品

E. 定期做眼保健,检查儿童视力发育情况

204. 下列哪项属于目前规定的新生儿疾病筛查病种 （ ）

A. 苯丙酮尿症　　　B. 黏多糖症

C. 肝豆状核变性　　D. 糖原累积病

E. 软骨发育不全

205. 100 g 人乳中钙的含量约为 （ ）

A. 50 mg　　　　　B. 35 mg

C. 60 mg　　　　　D. 70 mg

D. 100 mg

206. 下列哪种疫苗主要用于暴露后免疫 （ ）

A. 卡介苗　　　　　B. 狂犬疫苗

C. 乙肝疫苗　　　　D. 流脑疫苗

E. 脊髓灰质炎疫苗

207. 9 个月女童因面色苍白、食欲减退就诊,混合喂养,8 个月添加辅食。查体面色苍黄,黏膜略苍白,脾脏不大,化验 RBC $3.8×10^{12}$/L, Hb 98 g/L, MCV 75 fL。该患儿最可能的病因诊断是 （ ）

A. 感染性贫血　　　B. 营养性缺铁性贫血

C. 恶性贫血　　　　D. 再生障碍性贫血

E. 溶血性贫血

208. 下列哪项是新生儿期不适宜的保健措施 （ ）

A. 母乳喂养　　　　B. 按需哺乳,早开奶

C. 扎紧手脚,防止抓伤　D. 保健抚触

E. 加强脐部护理,预防感染

209. 儿童的自我意识萌芽时间在几岁 （ ）

A. 5 岁　　　　　　B. 4 岁

C. 3 岁　　　　　　D. 2 岁

E. 1 岁

210. 下列哪项是儿童保健的三大主题 （ ）

A. 生存、营养、教育　B. 生存、保护、发展

C. 生存、环境、卫生　D. 预防、环境、健康

E. 早发现、早诊断、早治疗

211. 重度营养不良儿童,突然发生面色惨白,神志不清,脉搏减弱,呼吸暂停等。首先应考虑 （ ）

A. 心力衰竭　　　　B. 低钠血症

C. 低钙血症　　　　D. 继发感染

E. 低血糖

212. 人乳中铁的吸收率约为 （ ）

A. 50%　　　　　　B. 30%

C. 40%　　　　　　D. 60%

E. 70%

213. 能较敏感地反映体内维生素 A 营养状况的指标是 （ ）

A. 血浆维生素 A 含量

B. 暗适应能力

C. 夜盲

D. 血浆视黄醇结合蛋白水平

E. 血浆视黄醇水平

214. 小儿腕骨骨化中心出全的年龄一般是几岁 （ ）

A. 5 岁　　　　　　B. 6 岁

C. 8 岁　　　　　　D. 10 岁

E. 11 岁

215. 正常 1 周岁小儿,其体重约为出生时体重的 （ ）

A. 1 倍　　　　　　B. 2 倍

C. 3 倍　　　　　　D. 4 倍

E. 5 倍

216. 在方位知觉的发展中,儿童在几岁左右能够正确辨别前后 （ ）

A. 3 岁　　　　　　B. 4 岁

C. 5 岁　　　　　　D. 6 岁

E. 7 岁

217. 托幼机构重点管理的患病儿童不包括 （ ）

A. 反复呼吸道感染

B. 轻度营养不良

C. 单纯性肥胖

D. 维生素 D 缺乏性佝偻病

E. 先天性心脏病

218.《出生医学证明》的补发只适用于哪一年以后出生的新生儿 （ ）

A. 1995 年 1 月 1 日　B. 1995 年 12 月 31 日

C. 1996 年 1 月 1 日　D. 1996 年 12 月 31 日

E. 1996 年 6 月 1 日

219. 目前实施的《国家基本公共卫生服务规范》内容包括几大类 （ ）

A. 9　　B. 10　　C. 11　　D. 12

E. 8

220. 下列说法哪项是错误的 （ ）

A. 新生儿脊柱仅轻微后凸

B. 生后第一年脊柱的增长较下肢快

C. 3 个月抬头时出现颈椎前凸

D. 8 个月后爬时出现胸椎后凸

E. 1 岁后行走时出现腰椎前凸

221.《中国儿童发展纲要(2011—2020 年)》目标策略中提出,低出生体重发生率控制在 （ ）

A. 4% 以下　　　　B. 5% 以下

C. 6% 以下　　　　D. 8% 以下

E. 10% 以下

222.《中华人民共和国母婴保健法》的立法依据是 （ ）

A.《民法通则》

B.《宪法》

C.《行政法》

D.《妇女儿童权益保障法》

E.《中国妇女儿童发展纲要》

223. 身体的下部量是指 （ ）

A. 脐部至足底的长度

B. 耻骨联合上缘至足底的长度

C. 耻骨联合下缘至足底的长度

D. 坐骨结节至足底的长度

E. 骶髂关节至足底的长度

224. BMI 代表 （ ）

A. 体型匀称度　　　B. 身材匀称度

C. 生长速率　　　　D. 肥胖指数

E. 皮下脂肪厚度

225. 小儿开始主动搜寻视觉刺激物的时间为 （ ）

A. 第 1 个月　　　　B. 第 2 个月

C. 第 3 个月　　　　D. 第 4 个月

E. 第 5 个月

226. 4 岁小儿,体重 15.7 kg,身高 98 cm,出牙 20 个,可评估为 （ ）

A. 正常范围　　　　B. 呆小症

C. 营养不良　　　　D. 体重身高略低

E. 先天性甲状腺功能低下症

227. 关于婴儿运动发育的叙述,正确的是 （ ）

A. 1 个月时能竖头　B. 2～4 个月会爬

C. 6～7 个月能扶着走　D. 9～10 个月会跳

E. 12 个月会独走

228. 身材矮小,但外观形体不匀称的见于 （ ）

A. 垂体性侏儒症　　B. 克汀病

C. 营养不良　　　　D. 家族性身材矮小

E. 特发性矮小

229. 以下哪类体弱儿一般由县级儿保门诊进行病因分析和检查,给出治疗方案后在基层医疗机构进行专案管理 （ ）

A. 中度营养不良　　B. 弱视、斜视

C. 轻度佝偻病　　　D. 轻度肥胖

E. 早产孕周 35～37 周且出生体重＞2 000 克

的婴儿

230. 儿童体格发育第二个高峰是 （ ）

A. 婴儿期　　　　　B. 幼儿期

C. 学龄前期　　　　D. 学龄期

E. 青春期

231. 儿童营养管理是托幼机构保健的重要内容，在制定儿童膳食计划时，力求各营养素之间有正确的比例，其中蛋白质、脂肪、碳水化合物的重量比值为 （ ）

A. 1:1:(4～5)　　B. 1:1:1

C. 1:2:(4～5)　　D. 2:1:(4～5)

E. 1:1:3

232. 儿童下部量过长多见于 （ ）

A. 糖尿病　　　　　B. 巨人症

C. 生殖腺功能不全症　D. 先天愚型

E. 肥胖症

233. 小儿从全掌抓物到手指拾取所反映的运动发育规律是 （ ）

A. 自上而下　　　　B. 由近及远

C. 由粗到细　　　　D. 由不协调到协调

E. 由简单到复杂

234. 骨龄超前的疾病为 （ ）

A. 中枢性性早熟　　B. 佝偻病

C. 糖尿病　　　　　D. 甲状腺功能减低症

E. 生长激素缺乏症

235. 以下哪种体格生长评价方法适合动态连续观察 （ ）

A. 均值离差法　　　B. 百分位数法

C. 标准差的离差法　D. 中位数法

E. 生长曲线图法

236. 促进婴儿感知觉发展的目的主要是 （ ）

A. 促进体格发育　　B. 促进消化吸收功能

C. 促进神经精神发育　D. 促进代谢功能

E. 促进免疫功能

237. 诊断幼儿园儿童智力低下的重要方法是 （ ）

A. 斯坦福—比奈量表

B. 韦氏儿童智力量表

C. 韦氏学前儿童智力量表

D. 贝利婴幼儿发育量表

E. Gesell 发育量表

238. 儿童离开托幼机构几个月以上应当进行健康检查后方可再次入托幼机构 （ ）

A. 1 个月　　　　　B. 2 个月

C. 3 个月　　　　　D. 4 个月

E. 5 个月

239. 按照我省规定，高危新生儿根据具体情况酌情增加访视次数，首次访视应在得到高危新生儿出院（或家庭分娩）报告后几日内进行 （ ）

A. 1 日　　　　　　B. 2 日

C. 3 日　　　　　　D. 5 日

E. 7 日

240. 双生子的研究表明，ADHD 的遗传率为 （ ）

A. 90%　　　　　　B. 80%

C. 70%　　　　　　D. 60%

E. 40%

241. 下列有关多动症的描述，哪一条是错误的 （ ）

A. 男孩多于女孩

B. 学习困难

C. 行为冲动

D. 随着年龄增长，多能自愈

E. 注意力缺陷

242. 有关早期教育的正确观点是 （ ）

A. 正规的早期教育

B. 必须有一定知识量的累积

C. 早期语言能力的开发

D. 刺激教养、挖掘潜能

E. 必须做到系统化

243. 早期教育的指导原则不包括 （ ）

A. 适宜性　　　　　B. 超前性

C. 连续性　　　　　D. 直观性

E. 个体化

244. 婴儿在几月龄时，逐步形成睡眠的昼夜规律 （ ）

A. 1 月龄　　　　　B. 2～4 月龄

C. 6～8 月龄　　　　D. 9～10 月龄

E. 10～12 月

245. 儿童积极的意志品质不包括 （ ）

A. 自觉性　　　　　B. 坚持性

C. 果断性　　　　　D. 多样性

E. 自制性

246. 婴幼儿思维的特点是 （ ）

A. 形象思维　　　　B. 抽象思维

C. 直觉行动思维　　D. 逻辑思维

E. 发散思维

247. 纯母乳喂养时，以下哪个不对 （ ）

A. 不必补碘　　　　B. 不必补钙

C. 不必补维生素 D　D. 餐间不可加水

E. 4～6 个月前不加其他食物

248. 随着儿童的生长发育,脊柱共出现几个生理性弯曲 （ ）

A. 1个　　　　　　　B. 2个
C. 3个　　　　　　　D. 4个
E. 5个

249. 隐性脊柱裂常发生的位置是 （ ）

A. L4～L5　　　　　B. L4～S1
C. L4～S2　　　　　D. L5～S1
E. L3～S1

250. 小儿膳食中,碳水化合物供给能量的比例应为 （ ）

A. 10%～20%　　　B. 20%～30%
C. 30%～40%　　　D. 40%～50%
E. 50%～60%

251. 婴儿生长发育迅速,这方面所需热量约占总热量的 （ ）

A. 1/6　　　　　　　B. 1/5
C. 1/4　　　　　　　D. 1/3
E. 1/2

252. 与牛乳相比,有关人乳特点的描述正确的是 （ ）

A. 人乳中含饱和脂肪酸多
B. 人乳中铁利用率高
C. 人乳中乳糖含量低
D. 人乳中含丰富的维生素 D
E. 人乳中酪蛋白含量高

253. 小儿添加补充食品的原则错误的是 （ ）

A. 从少到多
B. 从稀到稠
C. 从细到粗
D. 可同时添加多种辅食
E. 在小儿健康时添加新的食物

254. 佝偻病恢复期长骨 X 线片改善的特点是 （ ）

A. 骨临时钙化带重新出现
B. 临时钙化带消失
C. 干骺端增宽
D. 骨质稀疏,密度减低
E. 干骺端呈毛刷状

255. 缺铁性贫血最早发生改变的生化指标是 （ ）

A. 血清铁　　　　　B. 血清铁蛋白
C. 血红蛋白　　　　D. 总铁结合力
E. 转铁蛋白

256. 早期发现营养不良患儿最主要的措施是 （ ）

A. 开展健康教育　　B. 生长发育监测
C. 进行影像学检查　D. 进行血生化检测
E. 进行膳食营养调查

257. 母亲妊娠期间严重缺碘,对胎儿发育影响最大的是 （ ）

A. 内分泌系统　　　B. 骨骼系统
C. 循环系统　　　　D. 中枢神经系统
E. 血液系统

258. 在托幼机构中儿童正餐进餐时间长度应为 （ ）

A. 20～30 分钟/餐　B. 10～20 分钟/餐
C. 30～60 分钟/餐　D. 5～10 分钟/餐
E. 10～40 分钟/餐

259. 在托幼机构中,儿童正餐间隔时间应为 （ ）

A. 3.5～4 小时　　　B. 3～3.5 小时
C. 2.5～3 小时　　　D. 2～2.5 小时
E. 2.5～3.5 小时

260. 脑性瘫痪最常见的物理疗法有 （ ）

A. Rood 法　　　　　B. Bobath 法
C. Brunnstrom 法　　D. PNF 法
E. 运动再学习法

261. 视力在出生后逐渐发育,3 岁时可达到 （ ）

A. 0.2　　　　　　　B. 0.4
C. 0.6　　　　　　　D. 0.8
E. 1.0

262. 先天性内斜视一般发生在生后 （ ）

A. 2 岁以内　　　　　B. 6 个月以内
C. 1～3 岁　　　　　D. 1 岁以内
E. 6 个月～1 岁

263. 儿童健康管理服务规范要求婴幼儿进行听力筛查的月龄为 （ ）

A. 1、3、6、9 月龄　　B. 3、6、9、12 月龄
C. 6、12、24、36 月龄　D. 6、9、12、18 月龄
E. 6、18、30 月龄

264. 眼及视力保健服务对象为几岁儿童 （ ）

A. 0～3 岁　　　　　B. 3～6 岁
C. 0～6 岁　　　　　D. 6～12 岁
E. 12～18 岁

265. 预防和矫正弱视最主要的措施 （ ）

A. 定期检查婴幼儿视力,早期发现,早期矫治
B. 注意用眼卫生,小儿看书距离不宜过近

C. 经常做眼保健操

D. 及早佩戴眼镜

E. 不用佩戴眼镜,弱视治疗即可

266. 怀孕妇女感染风疹后胎儿易引起（　　）

A. 并发性白内障　　　B. 代谢性白内障

C. 老年性白内障　　　D. 先天性白内障

E. 先天性青光眼

267. 出生缺陷人群监测期限为　　　（　　）

A. 妊娠满 28 周至生后 3 天

B. 妊娠满 28 周至生后 7 天

C. 妊娠满 28 周至生后 14 天

D. 妊娠满 28 周至生后 28 天

E. 妊娠满 28 周至生后 42 天

268. 儿童使用的餐巾应如何消毒　　（　　）

A. 每日消毒　　　　　B. 每周消毒

C. 每半月消毒　　　　D. 每次使用后消毒

E. 除外传染病流行期间,每 3 天消毒 1 次

269. 耳声发射反映哪个部位功能状态（　　）

A. 听骨链　　　　　　B. 鼓膜

C. 听神经　　　　　　D. 耳蜗

E. 前庭

270. 麻疹疫苗复种的年龄为　　　　（　　）

A. 7 岁　　　　　　　B. 2 岁

C. 5 岁　　　　　　　D. 4 岁

E. 3 岁

271. 异物被吸入气管后,最先表现的症状是（　　）

A. 呼吸困难

B. 剧烈呛咳、憋气、面色青紫

C. 肺听诊有啰音、哮鸣音

D. 听诊声门下有拍击音

E. 心力衰竭

272. 婴儿蛋白质的 RNI 是　　　　　（　　）

A. 1.5～3 g/(kg·d)　B. 1～2 g/(kg·d)

C. 1～1.5 g/(kg·d)　D. 2～3.5 g/(kg·d)

E. 3～4 g/(kg·d)

273. 4 岁儿童正常视力标准为　　　（　　）

A. 0.6　B. 0.8　C. 1.0　D. 0.5

E. 0.4

274. 婴幼儿龋或儿童早期龋最早波及的牙齿是　　　　　　　　　　　　　（　　）

A. 上颌乳切牙　　　　B. 上下第一乳磨牙

C. 下颌乳尖牙　　　　D. 下颌乳切牙

E. 第二乳磨牙

275. 对婴儿应合理科学地使用哺乳瓶,停用的时间是　　　　　　　　　　（　　）

A. 6 月～1 岁　　　　B. 1 岁～1 岁半

C. 1 岁半～2 岁　　　D. 2 岁～2 岁半

E. 2 岁半～3 岁

276. 按照 2015 版《预防艾滋病梅毒乙肝母婴传播方案》要求,对母亲 HbsAg 阳性孕产妇所生婴儿应在出生后几小时内注射乙肝免疫球蛋白（　　）

A. 12　B. 24　C. 36　D. 48

E. 72

277. 按照 2015 版《预防艾滋病梅毒乙肝母婴传播方案》要求,对母亲 HbsAg 阳性孕产妇所生婴儿应在出生后注射乙肝免疫球蛋白多少 IU（　　）

A. 10　B. 20　C. 50　D. 100

E. 200

278. 关于新生儿呕吐原因中下列哪项最常见　　　　　　　　　　　　　　（　　）

A. 胃食道反流　　　　B. 幽门痉挛

C. 感染　　　　　　　D. 幽门肥大

E. 食道闭锁

279. 新生儿淋球菌性结膜炎发病常在出生后多长时间　　　　　　　　　　（　　）

A. 1～2 天　　　　　B. 3～4 天

C. 1 周　　　　　　　D. 2 周

E. 1 月

280. 金黄色葡萄球菌肺炎患儿忽然出现呼吸急促,应优先考虑下列哪种情况　（　　）

A. 高热　　　　　　　B. 酸中毒

C. 心力衰竭　　　　　D. 肺炎加重

E. 脓胸

281. 人工喂养婴儿,推荐 4～6 个月引入的第一种辅食是　　　　　　　　（　　）

A. 菜汤　　　　　　　B. 蛋黄

C. 米粉　　　　　　　D. 配方奶粉

E. 水果

282. 预防维生素 D 缺乏最重要的方法是　　　　　　　　　　　　　　　（　　）

A. 母孕期及哺乳期保健

B. 坚持户外活动、日光浴

C. 母乳喂养

D. 服用钙剂

E. 肌注维生素 D

283. 治疗小儿肥胖症主要采用　　　（　　）

A. 外科手术去除脂肪

B. 饮减肥茶

C. 服用减肥中药

D. 内分泌药物调节治疗

E. 减少产生热能性食物摄入和增加机体对热能的消耗

284. 小儿何月龄克氏征阳性是正常的（　　）

A. 3～4 个月前　　　　B. 5～6 个月前

C. 7～8 个月前　　　　D. 9～10 个月前

E. 11～12 个月前

285. 与小儿生长发育规律不相符的内容是以下哪一项（　　）

A. 初生时平均身高为 50 cm

B. 1 周岁时平均身高约为 75 cm

C. 2 周岁时平均身高约 80 cm

D. 1 周岁内上半身增长比下半身快

E. 1 周岁体重约为出生体重 3 倍

286. Turner 综合征的下列表现中,哪一点最有诊断价值（　　）

A. 身材矮小的女性

B. 性发育不良,原发性闭经

C. 常有心脏畸形和智能轻度低下

D. 采血进行核型分析

E. 口腔黏膜涂片检查 X 小体阴性或表达率不高

287. 自儿童正前方,分别向上、下、左、右慢速移动手电灯,出现以下哪项提示眼球运动是异常的（　　）

A. 两眼同时平稳移动

B. 反光点保持在两眼瞳孔中央

C. 双眼同方向平稳移动

D. 双眼眼球震颤

E. 双眼运动平滑连续

288. 猩红热是由产红疹毒素的何种病原体引起（　　）

A. A 组 α 溶血性链球菌

B. A 组 β 溶血性链球菌

C. B 组 α 溶血性链球菌

D. B 组 β 溶血性链球菌

E. 猩红热病毒

289. 4 岁小儿,乳牙 20 颗,体检发现龋齿 4 颗,家长认为乳牙日后会被恒牙替换,无需治疗,对此,儿童保健医生给家长的意见下列哪一项不正确（　　）

A. 乳牙的龋齿可能会诱发儿童全身疾病

B. 第一颗恒牙萌出后,就要培养儿童每天刷牙的习惯

C. 严重的乳牙龋齿可能会影响恒牙的健康

D. 婴儿在萌出第一颗乳牙就应进行口腔专科检查

E. 让儿童饭后漱口、少吃甜食、零食

290. 根据《儿童注意缺陷多动障碍诊疗建议》,下列哪项不是注意缺陷症状（　　）

A. 在学习、工作或其他活动中,常常不注意细节,容易出现粗心所致的错误

B. 在学习或游戏活动时,常常难以保持注意力

C. 往往不能按照指示完成作业、日常家务或工作(不是由于对抗行为或未能理解所致)

D. 在日常活动中常常丢三落四

E. 常常打断或干扰他人(如别人讲话时插嘴或干扰其他儿童游戏)

291. 在幼儿的记忆中,哪种记忆占主要地位、比重最大（　　）

A. 形象记忆　　　　B. 情绪记忆

C. 动作记忆　　　　D. 语词记忆

E. 抽象记忆

292. 新生儿家长在新生儿出生 20 天时收到了遗传代谢病筛查结果通知,结果显示 TSH 指标高于正常,该新生儿家长应该（　　）

A. 待新生儿满月后到指定医疗机构复查

B. 立即带新生儿到指定医疗机构复查

C. 给新生儿补碘

D. 带新生儿到儿童保健科查体

E. 密切观察婴儿症状,有不适及时就医

293. 根据 2013 年《早产儿治疗用氧和视网膜病变防治指南(修订版)》,需要进行眼底病变筛查的早产儿出生胎龄或出生体重分别是多少（　　）

A. 出生胎龄≤32 周,出生体重≤1 500 g

B. 出生胎龄≤32 周,出生体重≤2 000 g

C. 出生胎龄≤34 周,出生体重≤1 500 g

D. 出生胎龄≤34 周,出生体重≤2 000 g

E. 出生胎龄≤34 周,出生体重≤2 500 g

294. 《中华人民共和国母婴保健法》是由哪个部门颁布的（　　）

A. 原卫生部　　　　B. 全国人大常委会

C. 国务院　　　　　D. 国家计生委

E. 全国政协

295. 1 岁患儿,因语言、运动发育落后就诊。查体:身长 65 cm,表情呆滞,皮肤粗糙,眼睑肿,舌大且厚,伸出口外,心率 86 次/分,心音较低,腹膨隆,四肢粗短。首先应进行的检查是（　　）

A. 尿三氯化铁试验　　B. 血糖测定

C. T3、T4、TSH 测定　　D. 头颅 CT

E. 染色体检查

296. 1 岁小儿,不会站立,表情呆滞,很少哭,

智力低下,尿有霉臭味,皮肤白皙,毛发黄褐色,膝反射亢进,三氯化铁试验(＋),此患儿的治疗主要是 （ ）

A. 补充蛋白质 B. 补充大量维生素
C. 低苯丙氨酸饮食 D. 无特殊治疗方法
E. 高蛋白质—能量饮食

297. 与小儿生长规律不相符的是哪一项 （ ）

A. 生理性体重下降不超过原体重的10%
B. 出生时女婴平均体重略低于男婴
C. 男、女孩乳牙更换时间基本相同
D. 女孩骨骼发育速度较男孩为慢
E. 出生后第一年体格发育速度最快

298. 根据《早产/低出生体重儿喂养建议》,不能母乳喂养的早产儿,在生后早期需要服用早产儿配方奶,下列哪项不是早产儿奶粉的特点 （ ）

A. 蛋白质含量高
B. 含足量、易吸收的脂肪
C. 中链脂肪酸(MCT)占30%,易于消化吸收
D. 包括40%～50%的乳糖
E. 强化了多种维生素和矿物质

299. 儿童每天摄入脂肪所供能量应占全日总热能的 （ ）

A. 10%～15% B. 15%～20%
C. 20%～25% D. 25%～30%
E. 30%～35%

300. 生长发育的主要形态标志是 （ ）

A. 细胞、组织、器官体积增加
B. 组织功能的完善
C. 细胞、组织的分化
D. 心理、智力的发展
E. 形态、功能已全面达成人水平

301. 5岁女孩,身高85 cm,表情呆滞,智力低下,甲状腺不大,诊断为先天性甲状腺功能低下,用甲状腺素治疗,以下哪项治疗合适 （ ）

A. 治疗至成年后停药
B. 在儿童时期定期调整剂量,终生用药治疗
C. 治疗半年后停药
D. 症状好转后可以逐渐减量并停药
E. 治疗停止后,如果再有症状可再用药

302. 某小儿能独站,会叫爸爸、妈妈及模仿他人动作,会用手指勺子,可能年龄是 （ ）

A. 6～7个月 B. 8～9个月
C. 10～11个月 D. 15个月
E. 18个月

303. 0～3岁儿童听觉行为观察法听力筛查阳性指标不包括 （ ）

A. 6月龄不会寻找声源
B. 12月龄对近旁的呼唤无反应,不能发单字词音
C. 12月龄不能按照成人的指令完成相关动作
D. 24月龄不能模仿成人说话(不看口型)或说话别人听不懂
E. 36月龄吐字不清或不会说话,经常用手势表示主观愿望

304. 0～6月龄婴儿钙元素的适宜摄入量是 （ ）

A. 200 mg/d B. 300 mg/d
C. 400 mg/d D. 500 mg/d
E. 600 mg/d

305. 100 mL母乳提供的钙为 （ ）

A. 30 mg B. 40 mg
C. 50 mg D. 60 mg
E. 80 mg

306. 10个月女婴,独自坐不稳,能抓物,不能换手,能冒话,能认生,发育筛查时首选 （ ）

A. DDST B. 绘人测试
C. 图片词汇测试 D. Gesell发育量表
E. Wechsler智能量表

307. 10个月小儿,出现下列哪项神经反射属于不正常 （ ）

A. 腹壁反射可引出 B. 提睾反射可引出
C. 拥抱反射存在 D. 膝反射阳性
E. 巴氏征阳性

308. 15个月患儿,因生长发育落后而就诊,至今不认识父母,不能独坐,常发作抽搐,表情呆滞,皮肤白皙,头发黄褐色,尿有鼠臭味。应首先考虑以下哪一种先天性疾病 （ ）

A. 呆小病 B. 21-三体综合征
C. 苯丙酮尿症 D. 脑性瘫痪
E. 白化病

309. 1～2个月婴儿睡眠时间14～16小时,肌张力较高,不自主运动,是因为 （ ）

A. 皮质上中枢兴奋性低
B. 皮质上中枢兴奋性高
C. 皮质下中枢兴奋性低
D. 皮质上中枢兴奋性低,皮质下中枢兴奋性高
E. 皮质上中枢和皮质下中枢兴奋性高

310. 1岁患儿,发热2天,抽搐3次,今日出现嗜睡,面色发绀,皮肤黏膜出现出血性淤点,诊断最

可能是 （　　）

A. 乙脑　　　　　　　B. 病脑

C. 中毒性痢疾　　　　D. 流脑

E. 高热惊厥

311. 1 岁男童，家长以"不会讲话"主诉就诊，临床观察发现小儿仅会无意识发"ma-ma"音，听不懂自己的名字，不会表演"欢迎、再见"，与之对话目光交流少，当儿童自己玩得开心时会笑着看看照管人，亦能看懂成人表情。把玩玩具方面：小儿不会试搭积木，亦不会主动放手。大运动方面：扶走可，拉一只手走不稳。小儿体格发育正常，无特殊面容，无家族史，出生听力通过，无异常疾病史。如对该儿童进行智力评估，最优的检查工具是 （　　）

A. DDST

B. 瑞文测验

C. PPVT

D. 麦卡锡儿童智力量表

E. Gesell

312. 1 岁小儿的体重一般比出生体重增加了几倍 （　　）

A. 1 倍　　　　　　　B. 1.5 倍

C. 2 倍　　　　　　　D. 2.5 倍

E. 3 倍

313. 2 岁儿童，家长诉其喜好歪头视物就诊，医生检查其双侧颈部肌肉发育无明显异常，颈椎正侧位 X 光摄片亦未见异常，下列哪一项处理是正确的 （　　）

A. 嘱患儿改变不良视物习惯

B. 转诊至眼科检查眼位

C. 视物时通过手法纠正头位

D. 佩戴矫正器矫正姿势

E. 无需特殊处理

314. 2 岁后影响小儿身长最明显的因素是 （　　）

A. 遗传　　　　　　　B. 内分泌

C. 疾病　　　　　　　D. 种族

E. 锻炼

315. 2 岁患儿，智力低下，不能行走。查体：头大，表情呆滞，面色苍黄，身长 69 cm，体重 9 kg，前囟未闭，腹胀，脐疝。患儿确诊需要做下列哪项检查 （　　）

A. 甲状腺功能

B. 染色体

C. 血清碱性磷酸酶测定

D. 骨骼 X 线摄片

E. 肝肾功能

316. 2 岁小儿的头围约为多少 （　　）

A. 34 cm　　　　　　B. 44 cm

C. 46 cm　　　　　　D. 48 cm

E. 50 cm

317. 3 个月小儿的体重一般为出生体重的几倍 （　　）

A. 1 倍　　　　　　　B. 1.5 倍

C. 2 倍　　　　　　　D. 2.5 倍

E. 3 倍

318. 3 个月小儿，人工喂养，体检发现其口腔黏膜表面有白色斑点，用棉签不易擦去，小儿食欲精神均无异常，对此情况下列哪项是正确的诊断及处理 （　　）

A. 正常发育，白色斑点为奶粉沉积，无需特殊处理

B. 疱疹性口炎，服用抗病毒药物

C. 口腔溃疡，补充维生素 C 及锌剂

D. 轻型咽白喉，及早抗生素治疗

E. 口腔念珠菌感染，用 1%～2% 碳酸氢钠溶液清洁口腔

319. 3 岁患儿，因不会讲话、不能独走而就诊，经常患肺炎，身长 78 cm，双眼距宽，双眼外侧上斜，耳廓小，鼻梁低，四肢短，肌张力低下，双手第 5 指只有一条褶纹，胸骨左缘 3～4 肋间 3 级收缩期杂音，腕部 X 线片示一个骨化中心。为确诊应选择哪项检查 （　　）

A. 血清 T3、T4、TSH 测定

B. 染色体检查

C. 胸部 X 线摄片

D. 测血清苯丙氨酸浓度

E. 心脏彩超

320. 3 岁患儿，发热 2 天，最高体温 39℃，1 天前出现一侧腮腺肿大，查体：咽充血，口腔无异常分泌物，左脸颊部一约 3 cm×4 cm 包块，以耳垂为中心，边缘不清，有轻触痛，全身皮肤无皮疹，心肺无异常。诊断最可能是 （　　）

A. 流行性腮腺炎　　　B. 化脓性腮腺炎

C. 淋巴结炎　　　　　D. 颌下腺炎

E. 口腔肿瘤

321. 3 岁男孩，蛋、鱼、肉、青菜、水果等均喜欢吃，每天喜欢饮冷鲜牛奶，常于饮牛奶后诉脐周痛。近 3 个月面色差，易发热，咳嗽，大便 1～2 次/日，稍稀。体检：面色苍白，心尖部 I 级收缩期杂音，双肺未闻及异常，腹平软，肝、脾未触及，Hb 80 g/L，RBC 3.5×10¹²/L，MCV 67 fL，网织红细胞 0.015，大便潜血试验（＋）。最可能的诊断是 （　　）

A. 地中海贫血

B. 缺铁性贫血

C. 营养性巨幼细胞贫血

D. 肺含铁血黄素沉着症

E. 再生障碍性贫血

322. 3岁男孩,蛋、鱼、肉、青菜、水果等均喜欢吃,每天喜欢饮冷鲜牛奶,常于饮牛奶后诉脐周痛。近3个月面色差,易发热,咳嗽,大便1~2次/日,稍稀。化验血 HB 80 g/L,RBC 3.5×10¹²/L,MCV 67 fL,网织红细胞 0.015,大便潜血实验(+)。引起本例贫血的病因主要是 ( )

A. 相关营养素补充不良

B. 钩虫感染

C. 慢性肠道吸收不良

D. 牛奶过敏所致铁丢失

E. 先天性血红蛋白异常

323. 3岁男童,住远郊区,1岁断牛奶,现以米饭为主,豆奶 200 mL/日,平日肉、蔬菜可,较喜欢水果,2岁后反复呼吸道感染,食欲欠佳,夜间视物不清。查体:体重 13 kg,身高 91 cm,体格检查无明显异常。血常规示轻度贫血。考虑的主要诊断是 ( )

A. 缺铁性贫血

B. 典型维生素 A 缺乏

C. 亚临床维生素 A 缺乏

D. 锌缺乏

E. 碘缺乏

324. 3岁男孩,突然出现频繁呛咳,后发生面部青紫,首先要考虑 ( )

A. 急性肺炎 B. 粟粒性肺结核

C. 气管异物 D. 药物中毒

E. 癫痫发作

325. 3岁以后,家长和幼儿园老师可开始教儿童用何种方式刷牙 ( )

A. 巴氏刷牙法 B. 横刷法

C. 竖刷法 D. 画圈法

E. 张口刷牙法

326. 4~6个月婴儿食物中的铁的来源主要为 ( )

A. 菜水 B. 蛋黄

C. 强化铁的米粉 D. 肝脏

E. 水果

327. 4个月男婴,因夜惊多汗,烦躁2个月就诊,患儿生后母乳喂养,未加辅食,医生诊断为"维生素 D 缺乏性佝偻病初期",对家长说明此患儿可能的致病原因。哪项是不正确的原因 ( )

A. 食物中维生素 D 含量不足

B. 食物中钙磷比例不适当

C. 日光照射不足

D. 肾小管对钙、磷重吸收不足

E. 婴儿期儿童生长发育迅速

328. 4个月小儿,出生体重为 3.5 kg,预计其体重最可能为 ( )

A. 5 kg B. 6 kg

C. 7 kg D. 8 kg

E. 9 kg

329. 4岁小儿可数到30,因为他们是以 ( )

A. 无意注意为主 B. 有意注意为主

C. 无意想象为主 D. 有意想象为主

E. 具体形象思维为主,开始有抽象逻辑思维

330. 4个月婴儿诊断维生素 D 缺乏的最主要体征有 ( )

A. 前囟大 B. 颅骨乒乓感

C. 枕秃 D. 下肢弯曲

E. 手足镯、肋串珠

331. 5个月婴儿,夜间烦躁不安、多汗、枕秃、有颅骨软化。血钙 2 mmol/L(8 mg/dL)、血磷 1.0 mmol/L(3 mg/dL)、碱性磷酸酶 310 U/L(金氏单位)。诊断及治疗应为 ( )

A. 佝偻病初期,维生素 D 治疗

B. 佝偻病激期,维生素 D 治疗

C. 佝偻病恢复期,维生素 D 治疗

D. 佝偻病恢复期,维生素 D 预防

E. 佝偻病后遗症期,不需治疗

332. 6个月龄婴儿的表现正确的是 ( )

A. 逗时发出笑声,见奶瓶表示喜悦

B. 能辨认熟人和陌生人

C. 会翻身,会自己独坐很久

D. 能表示大小便

E. 会扶着栏杆站起来,会拍手

333. 6个月小儿,哪种表现最符合佝偻病性手足搐搦症 ( )

A. 抽搐后意识障碍

B. 多发生在清晨空腹时的抽搐

C. 发生在春天无热时的抽搐

D. 磕头样发作性痉挛样抽搐

E. 间歇性抽搐伴有痴呆状态

334. 6岁的儿童,腕部骨化中心出现的数目为 ( )

A. 4个 B. 5个

C. 6个 D. 7个

E. 8 个

335. 6 月龄小儿,听声不能转头,行 AABR 检测未通过,询问病史新生儿期耳声发射(OAE)检测未通过,拟对其进一步检查,最佳处理方案是以下哪一项 ( )

A. 行为测听

B. 复查 OAE

C. 嘱其两个星期后复查 AABR

D. 头颅 MRI 检查有无神经系统损伤

E. ABR 检查

336. 7 岁患儿,发热 4 天,伴食欲减退,皮疹 2 日,体检:体温 38.7℃,咽部充血,全身散在水疱疹,部分水疱浑浊,部分结痂。最可能的诊断为 ( )

A. 麻疹　　　　　　 B. 风疹

C. 水痘　　　　　　 D. 荨麻疹

E. 手足口病

337. 7~9 个月左右的婴儿辅食的性状一般为 ( )

A. 泥糊状　　　　　 B. 碎食物

C. 液体状　　　　　 D. 末状或颗粒状

E. 块状

338. AABR 初筛未通过,复筛应用何种技术筛查 ( )

A. AABR

B. TEOAE

C. DPOAE

D. OAE 和 AABR 一起用

E. ABR

339. 按《国家基本公共卫生服务规范(2011 年版)》有关婴幼儿健康管理要求,满月后的随访服务均应在乡镇卫生院、社区卫生服务中心进行,共多少次 ( )

A. 5 次　　　　　　 B. 6 次

C. 8 次　　　　　　 D. 10 次

E. 11 次

340. 按照《全国儿童保健工作规范》要求,以下关于儿童保健描述错误的是 ( )

A. 开展儿童保健服务的机构必须为卫生行政部门已颁发《医疗机构执业许可证》的医疗保健机构

B. 妇幼保健机构按照《托儿所幼儿园卫生保健管理办法》的要求,对辖区托幼机构卫生保健工作进行业务管理、技术指导、人员培训和考核评估

C. 开展儿童保健服务的机构必须为卫生行政部门已颁发《母婴保健技术服务执业许可证》的医疗保健机构

D. 从事儿童保健工作的人员应取得相应的执业资格

E. 从事儿童保健工作的人员应接受儿童保健专业技术培训,考核合格

341. 按照 WHO 听力损伤程度分级标准(1997 年),粗略判断的标准中"听一般讲话有困难"属于 ( )

A. 正常听力水平　　 B. 轻度听力障碍

C. 中度听力障碍　　 D. 重度听力障碍

E. 极重度听力障碍

342. 按照我省规定,首次新生儿访视应在出院后几日之内进行 ( )

A. 3 日　　　　　　 B. 5 日

C. 7 日　　　　　　 D. 14 日

E. 21 天

343. 按照增补叶酸预防出生缺陷项目方案要求,一般服用对象和高危待孕妇女每天叶酸服用剂量分别为 ( )

A. 0.1 mg 和 0.4 mg　 B. 0.1 g 和 0.4 g

C. 0.4 mg 和 4 mg　　 D. 0.4 g 和 4 g

E. 0.4 mg 和 0.8 mg

344. 颁布《中国儿童发展纲要(2011—2020 年)》的部门是 ( )

A. 原卫生部　　　　 B. 全国人大

C. 原卫生部和计生委 D. 原卫生部和财政部

E. 国务院

345. 半数以上的视网膜母细胞瘤的首诊原因是 ( )

A. 白瞳症　　　　　 B. 视力下降

C. 青光眼　　　　　 D. 外斜视

E. 眼球突出

346. 苯丙酮尿症的可靠诊断依据是 ( )

A. 智力低下

B. 阳性家族史

C. 血清苯丙氨酸明显升高

D. 尿三氯化铁试验阳性

E. 尿鼠臭味

347. 苯丙酮尿症的临床表现有哪项不符 ( )

A. 头发呈黄褐色

B. 皮肤白皙且多湿疹

C. 常有贯通掌、智力低下

D. 尿有鼠臭味

E. 婴儿早期可有神经行为异常

348. 扁桃体的主要生理功能是 ( )

A. 呼吸功能　　　B. 吞咽功能
C. 免疫功能　　　D. 促进生长发育功能
E. 调节中耳气压功能

349. 不属于脆性 X 综合征的临床表现的是
（　　）
A. 四肢粗短，躯干相对较长，垂手不过髋关节
B. 精神发育迟滞
C. 多动、注意力不集中
D. 社交退缩、害羞，刻板的语言和动作等孤独症样表现
E. 长脸、大耳、招风耳，青春期出现大睾丸

350. 参照同性别同年龄人群均值诊断轻度肥胖的标准为 （　　）
A. 体重超过均值 5%～<10%者
B. 体重超过均值 10%～<15%者
C. 体重超过均值 15%～<20%者
D. 体重超过均值 20%～<30%者
E. 体重超过均值 30%～<40%者

351. 长骨生长的部位是在 （　　）
A. 干骺端　　　B. 中段
C. 髓质　　　　D. 皮质
E. 中下段

352. 成熟是指机体达到怎样的发育水平
（　　）
A. 形态、生理和心理发育达到成人水平
B. 形态和功能达到成人水平
C. 系统和器官达到成人水平
D. 组织和器官达到成人水平
E. 器官组织的功能达到成人水平

353. 出生后几月龄四肢屈肌张力相对较高
（　　）
A. 0～3 月　　　B. 4～6 月
C. 6～7 月　　　D. 8～10 月
E. 10～12 月

354. 出生时的胸围与头围相比，胸围较头围
（　　）
A. 小 2～3 cm　　B. 小 1～2 cm
C. 等于头围　　　D. 大 1～2 cm
E. 大 2～3 cm

355. 出生体重在同胎龄平均体重第 10 百分位以下的新生儿称为 （　　）
A. 适于胎龄儿　　B. 大于胎龄儿
C. 小于胎龄儿　　D. 低出生体重儿
E. 极低出生体重儿

356. 出生体重在同胎龄平均体重第 90 百分位以上的新生儿称为 （　　）

A. 适于胎龄儿　　B. 大于胎龄儿
C. 小于胎龄儿　　D. 低出生体重儿
E. 极低出生体重儿

357. 从事婚前医学检查的机构，应为 （　　）
A. 县级及以上卫生行政部门许可的医疗保健机构
B. 市级及以上卫生行政部门许可的医疗保健机构
C. 省级及以上卫生行政部门许可的医疗保健机构
D. 国家卫生计生行政部门许可的医疗保健机构
E. 由省级医学技术鉴定组织指定的医疗保健机构

358. 从事母婴保健工作的人员违反《中华人民共和国母婴保健法》规定，有下述哪项情形的，给予行政处分，情节严重的，依法取消执业资格
（　　）
A. 做医学技术鉴定　　B. 做产前诊断
C. 做终止妊娠　　　　D. 做胎儿性别鉴定
E. 做新生儿遗传病筛查

359. 粗大运动的发育顺序正确的是 （　　）
A. 抬头、翻身、坐、爬、站、跑、走、跳跃
B. 抬头、翻身、爬、坐、站、走、跑、跳跃
C. 抬头、翻身、坐、爬、站、走、跑、跳跃
D. 抬头、翻身、坐、站、爬、跑、走、跳跃
E. 抬头、翻身、坐、爬、走、站、跑、跳跃

360. 除外哪项，以下均为脑瘫的主要特征
（　　）
A. 四肢和躯干的对称性瘫痪
B. 发育不均衡，肌张力不平衡
C. 抗重力运动困难，分离动作困难
D. 原始反射残存
E. 存在异常的感觉运动，联合反应和代偿运动持续存在

361. 脆性 X 染色体综合征早期应用下列哪种药物治疗可改善症状 （　　）
A. 维生素 B_1　　　B. 叶酸
C. 维生素 C　　　　D. 脑复康
E. 微量元素锌

362. 蛋白质—能量营养不良多见于 （　　）
A. 1 岁以内儿童　　B. 2 岁以下儿童
C. 3 岁以下儿童　　D. 4 岁以下儿童
E. 5 岁以下儿童

363. 蛋白质—能量营养不良儿童每日能量摄

入应逐渐达到推荐摄入量(RNI)多少比例以上

( )

A. 75% B. 80%

C. 85% D. 90%

E. 95%

364. 蛋白质—热能营养不良时,患儿一般不可能出现的代谢障碍和水电解质紊乱为 ( )

A. 细胞外液呈低张状态

B. 负氮平衡

C. 低血糖

D. 乳糖不耐受

E. 血浆总蛋白下降,血浆白蛋白和球蛋白均显著下降

365. 电击伤的急救措施不包括 ( )

A. 脱离电源

B. 用冰袋冷敷头部,保护脑组织

C. 有灼伤部位进行相应处理

D. 对症处理

E. 呼吸心跳停止者要进行人工呼吸,心脏按压

366. 典型水痘皮疹特点中,哪项是错误的

( )

A. 初起于四肢

B. 水痘从中心处开始干瘪,迅速结痂

C. 在病症高峰期可见丘疹

D. 黏膜皮疹可出现在口腔、结膜、生殖器等处

E. 新旧水疱和结痂可同时存在

367. 对4~6岁儿童每年须提供健康管理服务的次数为 ( )

A. 1次 B. 2次

C. 4次 D. 3次

E. 5次

368. 对急性中毒小儿的急救措施不包括

( )

A. 尽快清除未被吸收的毒物

B. 对症治疗

C. 特效治疗

D. 防止毒物吸收

E. 抗感染治疗

369. 对婚前医学检查、遗传病诊断、产前诊断的结果有异议的,应在几日内向所在地母婴保健医学技术鉴定委员会申请医学技术鉴定 ( )

A. 7 日 B. 10 日

C. 15 日 D. 30 日

E. 60 日

370. 对麻疹前驱期诊断极有帮助的是( )

A. 低中度发热 B. Koplik 斑

C. 皮疹 D. 草莓舌

E. 结膜充血

371. 对牛奶过敏的人工喂养婴儿应首先选用的乳方是 ( )

A. 豆奶粉

B. 羊奶

C. 无乳糖奶粉

D. 深度水解蛋白或氨基酸配方奶粉

E. 适度水解配方奶

372. 对确诊为永久性听力障碍的患儿应当在出生后多久进行相应的临床医学和听力学干预

( )

A. 2个月内 B. 3个月内

C. 6个月内 D. 9个月内

E. 12个月内

373. 对乳牙期出现牙颌畸形的儿童最佳处理

( )

A. 固定正畸 B. 手术正畸

C. 加强咀嚼训练 D. 早期咬合诱导

E. 换牙后会自行好转,无需特殊处理

374. 对手淫采取的措施应该是 ( )

A. 坚决制止

B. 服用药物

C. 大力提倡

D. 积极引导,防止频繁发生

E. 晓以利害,避免再次发生

375. 对有听力损失高危因素的儿童,采用便携式听觉评估仪及筛查型耳声发射仪进行听力筛查的月龄分别为

A. 6、12、24 和 36 月龄

B. 3、12、24 和 36 月龄

C. 6、9、24 和 36 月龄

D. 9、12、24 和 36 月龄

E. 3、12、18 和 36 月龄

376. 对于营养不良患儿,血浆白蛋白低于多少可诊断为蛋白质营养不良 ( )

A. 15 g/L B. 20 g/L

C. 25 g/L D. 30 g/L

E. 35 g/L

377. 儿童乘坐车时预防车祸的措施中,正确的描述是 ( )

A. 最好是将1~2岁以下儿童安排坐在汽车的后排

B. 幼儿要坐在前排系安全带

C. 婴儿乘车时要面向后坐在成人腿上

D. 儿童乘车时要坐在成人腿上

E. 由妈妈抱着坐在前排

378. 儿童的"第一反抗期"出现在 （ ）

A. 1 岁   B. 2～3 岁

C. 4～5 岁   D. 8～9 岁

E. 青春期

379. 儿童肥胖症治疗的首项措施是 （ ）

A. 饮食疗法和药物疗法

B. 饮食疗法＋运动疗法＋行为矫正

C. 饮食疗法和外科手术疗法

D. 饮食疗法和心理疗法

E. 运动疗法和药物疗法

380. 儿童孤独症评定量表（CARS）总分大于多少分可诊断为孤独症 （ ）

A. 10   B. 20   C. 30   D. 40

E. 50

381.《国家基本公共卫生服务规范（2011 年版）》中的儿童健康管理率是指 （ ）

A. 年度辖区内接受 1 次及以上随访的 0～7 岁儿童数/年度辖区内应管理的 0～7 岁儿童数×100％

B. 年度辖区内接受 2 次及以上随访的 0～6 岁儿童数/年度辖区内应管理的 0～6 岁儿童数×100％

C. 年度辖区内按频次要求管理的 0～6 岁儿童数/年度辖区内应管理的 0～6 岁儿童数×100％

D. 年度辖区内接受 1 次及以上随访的 0～6 岁儿童数/年度辖区内应管理的 0～6 岁儿童数×100％

E. 年度辖区内接受 1 次及以上随访的 0～3 岁儿童数/年度辖区内应管理的 0～3 岁儿童数×100％

382.《儿童健康检查服务技术规范》中要求婴儿期健康检查至少 4 次,建议分别在哪个月龄 （ ）

A. 1、3、6 和 12 月龄   B. 3、6、8 和 12 月龄

C. 3、6、10 和 12 月龄   D. 1、6、8 和 12 月龄

E. 3、6、9 和 12 月龄

383. 儿童开始每年采用国际标准视力表或标准对数视力表灯箱进行 1 次视力筛查的年龄为 （ ）

A. 4 岁以上   B. 5 岁以上

C. 3 岁以上   D. 2 岁以上

E. 6 岁以上

384. 儿童离开园（所）多长时间需重新按照入园（所）检查项目进行健康检查 （ ）

A. 1 个月以上   B. 5 个月以上

C. 3 个月以上   D. 6 个月以上

E. 2 个月以上

385. 儿童期鼻阻塞最常见的原因是 （ ）

A. 先天性后鼻孔阻塞   B. 腺样体肥大

C. 鼻腔异物   D. 慢性鼻窦炎

E. 以上都不是

386. 儿童社会性的发展是 （ ）

A. 与生俱来的

B. 由遗传素质决定的

C. 在成长过程中自然而然形成的

D. 与儿童的智商相关

E. 在同外界环境相互作用的过程中逐渐实现的

387. 儿童生活安排基本原则中,下列哪条是错误的 （ ）

A. 以儿童年龄为基础,合理安排生活制度

B. 根据大脑皮层功能特征和脑力工作能力的变化规律制定活动与休息的交替顺序

C. 教学中促进儿童身心发育及各种能力的全面发展

D. 幼儿园应统一儿童的生活制度

E. 双休日在家应充分给予孩子"自由",可以熬夜看电视或玩游戏机

388. 儿童体格测量指标中反映营养状况的最佳指标是 （ ）

A. 体重   B. 身长

C. 头围   D. 胸围

E. 臂围

389. 儿童体格生长评价内容不包括下面哪一内容 （ ）

A. 发育水平   B. 体质评价

C. 生长速度   D. 身材匀称度

E. 体型匀称度

390.《儿童微量营养素缺乏防治建议》指出,血清 25-（OH）D 水平可反映人体维生素 D 营养状况,目前认为,血清 25-（OH）D 超过多少可诊断为维生素 D 中毒 （ ）

A. 275 nmol/L   B. 375 nmol/L

C. 475 nmol/L   D. 575 nmol/L

E. 675 nmol/L

391. 儿童心理健康标准中不包括 （ ）

A. 智力发育正常

B. 心理特点与年龄相符合

C. 情绪良好

D. 有良好的卫生习惯

E. 行为协调和反应能力适度

392. 儿童早期诊断维生素 D 缺乏性佝偻病的最可靠指标是 （ ）

A. 血骨碱性磷酸酶

B. 血 25-$(OH)D_3$

C. 血钙

D. 腕关节正位 X 线片

E. 骨密度

393. 儿童早期综合发展(IECD)包括 （　　）

A. 卫生　　　　　　B. 营养

C. 教育　　　　　　D. 环境和保护

E. 以上均包括

394. 儿童重度蛋白质—能量营养不良进行饮食调整治疗,热量开始给予的水平是 （　　）

A. 80～100 kcal/(kg·d)

B. 100～120 kcal/(kg·d)

C. 40～60 kcal/(kg·d)

D. 60～80 kcal/(kg·d)

E. 120～150 kcal/(kg·d)

395.《儿童注意缺陷多动障碍(ADHD)诊疗建议》指出,对 ADHD 患童可进行药物治疗,下列哪一项不是 ADHD 药物治疗的原则 （　　）

A. 对于病情严重的患儿,建议尽早使用药物治疗

B. 考虑患儿的既往治疗情况和目前身体状况,确定药物的使用顺序

C. 根据个体化原则,从小剂量开始,逐渐调整,达到最佳剂量并维持治疗

D. 在治疗过程中,采用恰当的方法对药物的疗效进行评估

E. 注意可能出现的不良反应

396. 儿童自我控制发展迅速的时期,大约在几岁 （　　）

A. 1～2 岁期间　　B. 3～4 岁期间

C. 4～5 岁期间　　D. 5～6 岁期间

E. 6 岁以后迅速

397. 反映儿童体格生长尤其营养状况的敏感指标 （　　）

A. 体重　　　　　　B. 身高

C. 头围　　　　　　D. 坐高

E. 胸围

398. 非智力因素不包括 （　　）

A. 情绪　　　　　　B. 意志

C. 个性　　　　　　D. 记忆

E. 气质

399. 肥胖的高危因素不包括 （　　）

A. 遗传因素

B. 过度饮食和不良的饮食行为

C. 静坐为主的生活方式

D. 错误的健康信念

E. 正常出生体重

400. 肥胖可发生于任何年龄,但最常见于 （　　）

A. 新生儿期和幼儿期

B. 幼儿期或青春期

C. 婴儿期、5～6 岁和青春期

D. 中年期

E. 青春期以后

401. 负责管理本行政区域内母婴保健工作的部门是 （　　）

A. 省级人民政府　　B. 市级人民政府

C. 县级人民政府　　D. 乡级人民政府

E. 县级以上地方人民政府卫生行政部门

402. 夫妻一方或者双方经县级以上医疗保健机构诊断胎儿可能患有伴性遗传性疾病需要进行胎儿性别鉴定的,应由下列哪一种机构进行（　　）

A. 县级卫生行政部门指定的医疗保健机构

B. 省辖市级卫生行政部门指定的医疗保健机构

C. 省级卫生行政部门指定的医疗保健机构

D. 国家卫生计生委指定的医疗保健机构

E. 由省级医学技术鉴定组织指定的医疗保健机构

403. 扶婴儿坐位时,抬头较稳的年龄为 （　　）

A. 1 个月　　　　　B. 2 个月

C. 3 个月　　　　　D. 4 个月

E. 5 个月

404. 高度远视眼由于调节因素会产生（　　）

A. 集合过度,引起内斜视

B. 集合过度,引起外斜视

C. 集合不足,引起内斜视

D. 集合不足,引起外斜视

E. 眼球震颤

405. 个性心理特征在什么时期初具雏形 （　　）

A. 婴儿期　　　　　B. 幼儿期

C. 学龄前期　　　　D. 学龄期

E. 青春期

406. 给婴儿引入第一个食物的原则是（　　）

A. 增加能量,补充蛋白质

B. 增加能量、水分

C. 补充维生素、铁

D. 补充蛋白质、维生素

E. 易于消化,不易过敏,补充铁,补充营养

407. 根据《儿童缺铁和缺铁性贫血防治建议》,缺铁性贫血的疗效标准是补铁 2 周后血红蛋白量开始上升,4 周后 Hb 应上升多少以上（　　）

A. 10 g/L　　　　B. 15 g/L

C. 20 g/L　　　　D. 25 g/L

E. 30 g/L

408. 根据《全国儿童保健工作规范(试行)》的要求,从事儿童保健工作的人员应取得相应的执业资格,并接受儿童保健专业技术培训,考核合格。在岗人员需定期接受儿童保健哪方面的继续医学教育培训（　　）

A. 专业知识　　　B. 技能

C. 专业知识与技能　D. 学历

E. 学位

409. 根据《中国儿童发展纲要（2011—2020年)》,纳入扩大国家免疫规划的疫苗接种率以乡镇(街道)为单位要达到（　　）

A. 80%　　　　　B. 85%

C. 90%　　　　　D. 95%

E. 98%

410. 根据我国《中国儿童发展纲要（2011—2020 年)》,至 2020 年,全国孕产妇死亡率下降到20/10 万,婴儿和 5 岁以下儿童死亡率分别下降到（　　）

A. 8‰和10‰　　B. 5‰和13‰

C. 8‰和15‰　　D. 10‰和13‰

E. 5‰和10‰

411. 根据《中国儿童发展纲要（2011—2020年)》,至 2020 年,18 岁以下儿童伤害死亡率下降目标为（　　）

A. 2011 年为基数下降 1/6

B. 2010 年为基数下降 1/6

C. 2010 年为基数下降 1/8

D. 2011 年为基数下降 1/8

E. 2010 年为基数下降 1/10

412. 根据《中华人民共和国母婴保健法》规定,下面哪项不正确（　　）

A. 除医学上确有需要外,严禁采用技术手段对胎儿进行性别鉴定

B. 医师根据《中华人民共和国母婴保健法》提出医学意见,当事人必须无条件执行

C. 医师依法施行终止妊娠手术或者结扎手术需经当事人同意并签署意见

D. 有产妇死亡及新生儿出生缺陷情况应向卫生行政部门报告

E. 为产妇提供心理方面的咨询和指导

413. 佝偻病的诊断以哪项指标的检测最为可靠（　　）

A. 血清 25-(OH)D$_3$

B. 血清 1,25-(OH)$_2$D$_3$

C. 血清钙磷水平

D. 甲状旁腺素

E. 血清 B-ALP

414. 佝偻病肋骨串珠特点哪项是错误的（　　）

A. 好发于 1 岁左右小儿

B. 部位在肋骨与肋软骨交界处

C. 可看到或触及到钝圆形隆起

D. 骨样组织堆积所致

E. 以胸骨旁最明显

415. 佝偻病性手足搐搦症在幼儿及儿童多见的典型表现是（　　）

A. 惊厥　　　　　B. 手足搐搦

C. 喉痉挛　　　　D. 枕秃

E. 肋骨串珠

416. 关键生长期主要指（　　）

A. 在该期内某系统生长发育的快

B. 在该期内某系统机能已经完善

C. 在该期内某系统组织分化完善

D. 在该期内某系统发育达成熟水平

E. 在该期内正常发育受到干扰,常造成永久性缺陷或功能障碍

417. 关于骨化中心,说法不正确的是（　　）

A. 按一定的顺序出现,最多 20 个

B. 反映长骨生长发育成熟程度

C. 通过 X 线检查可测定骨龄

D. 腕部出生时无骨化中心

E. 正常骨化中心出现的年龄差异较大

418. 关于儿童口吃描述错误的是（　　）

A. 表现为说话有停顿、重复、延长和阻塞

B. 可能是生理原因所致

C. 常发生在 2～4 岁

D. 可由模仿引起

E. 年龄超过 5 岁需要干预

419. 关于发育的百分位数法评价描述中错误的是（　　）

A. 在大数量调查基础上计算各指标的百分位数

B. 可以百分位数划分发育等级

C. 可制成某指标的百分位数图

D. 在百分位数图上能观察出儿童发育的变动

E. 能看出身体发育的匀称程度

420. 关于甲肝错误的是 （ ）

A. 急性期病儿和隐性感染者是本病的传染源

B. 主要通过粪—口途径传播

C. 学龄前及学龄儿童发病率较高

D. 一年四季均可发病

E. 本病可慢性化

421. 关于生长激素治疗身材矮小的原则，下列哪项是错误的 （ ）

A. 任何年龄都可以应用

B. 定期测定身高，观察疗效

C. 切忌用药剂量过大、间隔时间短和连续用药

D. 开始治疗时骨龄延迟至少 3 年以上

E. 定期监测骨龄，避免骨龄过速增长

422. 关于睡眠习惯的培养，以下哪项不妥 （ ）

A. 1～2 个月小婴儿夜间哺乳 1～2 次

B. 3～4 个月后渐停夜间哺乳

C. 婴儿可用固定乐曲催眠

D. 儿童居室光线应柔和

E. 儿童睡眠作息时间不应固定

423. 关于外耳道湿疹治疗，错误的是 （ ）

A. 去除病因，避免致敏因素

B. 用肥皂或热水清洗干净

C. 严禁抓痒、挖耳

D. 局部涂用氧化锌软膏

E. 口服抗过敏药物

424. 关于先天性甲状腺功能减低症（CH）甲状腺激素替代治疗错误的是 （ ）

A. 予左甲状腺素（L-T4）治疗，每天剂量 1 次口服

B. L-T4 初始治疗剂量 6～15 g/(kg・d)，使 FT4 在 2 周内达到正常范围

C. 需定期复查 FT4、TSH 浓度，以调整 L-T4 治疗剂量

D. 定期进行体格发育评估，在 1 岁、3 岁、6 岁时进行智能发育评估

E. 甲状腺发育不良、异位者需要终生治疗；其他患儿可在正规治疗 1 年后减药或者停药 1 个月，复查甲状腺功能、甲状腺 B 超或者甲状腺 ECT

425. 关于小儿各期身长的描述，哪项是错误的 （ ）

A. 出生时平均为 50 cm

B. 1 岁内前半年平均每月增长 1.5 cm

C. 1 岁时约为 75 cm

D. 2 周岁时约为 85 cm

E. 2 岁以后平均每年的增长值为 5～7.5 cm

426. 关于乙肝病毒错误的是 （ ）

A. 对热、低温、干燥均能耐受

B. 在 56℃可存活 6 小时

C. 加热至 100℃10 分钟仍不能灭活

D. 3% 漂白粉可使其灭活

E. 高压蒸汽消毒可被灭活

427. 关于婴儿运动功能发育下列哪个是错误的 （ ）

A. 5 个月以后能用手抓玩具

B. 先抓握东西后放下

C. 3～4 个月婴儿可主动抓取玩具

D. 1 岁左右会学会跑

E. 9～10 个月会手膝爬行

428. 有关屏气发作下述错误的是 （ ）

A. 婴儿多见

B. 与惊厥的发生有关

C. 因屏气致脑血管扩张、脑缺氧

D. 常于情绪急剧变化时出现

E. 为呼吸运动暂停的一种行为

429. 广泛性发育障碍不包括下面哪一疾病 （ ）

A. 阿斯佩格综合征 　 B. 孤独症

C. 抽动症 　 D. 雷特综合征

E. 不典型孤独症

430. 情绪障碍不包括下面哪一项 （ ）

A. 过度焦虑 　 B. 孤独症

C. 强迫行为 　 D. 疑病症

E. 癔症

431. 以下属于减毒活疫苗的是 （ ）

A. 乙肝疫苗 　 B. 卡介苗

C. 百白破疫苗 　 D. 麻疹疫苗

E. A 群流脑疫苗

432.《国家基本公共卫生服务规范（2011 年版)》中有关儿童系统管理率的描述正确的是 （ ）

A. 年度辖区中按相应频次要求管理的 0～6 岁儿童数/年度辖区内应管理的 7 岁以下儿童数×100%

B. 年度辖区中按相应频次要求管理的 0～7 岁儿童数/年度辖区内应管理的 0～7 岁儿童数×100%

C. 年度辖区中按相应频次要求管理的 0～6 岁儿童数/年度辖区内应管理的 6 岁以下儿童数×100%

D. 年度辖区中按相应频次要求管理的 6 岁以

下儿童数/年度辖区内应管理的 0～6 岁儿童数×100%

E. 年度辖区中按相应频次要求管理的 3 岁以下儿童数/年度辖区内应管理的 3 岁以下儿童数×100%

433.《国家基本公共卫生服务规范(2011 年版)》要求婴儿期健康检查至少 4 次,其检查月龄分别为 （ ）

A. 1、3、6 和 12 月龄

B. 3、6、8 和 12 月龄

C. 3、6、10 和 12 月龄

D. 1、6、8 和 12 月龄

E. 3、6、9 和 12 月龄

434. 女性乳房发育过程通常分为几期（ ）

A. 2 期　　　　　　　B. 3 期

C. 4 期　　　　　　　D. 5 期

E. 6 期

435. 国家卫计委《预防艾滋病、梅毒和乙肝母婴传播工作实施方案(2015 年版)》提出,至 2020 年,孕产妇艾滋病和梅毒检测率分别达多少以上 （ ）

A. 80%、90%　　　　B. 80%、95%

C. 90%、90%　　　　D. 95%、90%

E. 95%、95%

436. 国家卫计委《预防艾滋病、梅毒和乙肝母婴传播工作实施方案(2015 年版)》提出,至 2020 年,孕产妇艾滋病和乙肝检测率分别达多少以上 （ ）

A. 95%、95%　　　　B. 80%、95%

C. 90%、90%　　　　D. 95%、90%

E. 80%、90%

437. 国家《新生儿访视技术规范》要求首次访视是在新生儿出院后几日内进行 （ ）

A. 1 日　　　　　　　B. 3 日

C. 5 日　　　　　　　D. 7 日

E. 14 天

438. 国务院颁布《中国儿童发展纲要(2011—2020)》实施的时间是 （ ）

A. 2011 年 6 月 1 日　B. 2011 年 6 月 30 日

C. 2011 年 7 月 1 日　D. 2011 年 7 月 30 日

E. 2011 年 10 月 1 日

439. 患儿 5 岁,男孩,近 1 月来表现为不自主地挤眼、皱眉,睡眠后消失,平时可有意识地控制片刻,眼科检查无异常。最可能的诊断为 （ ）

A. 强迫症　　　　　　B. 抽动症

C. 多动症　　　　　　D. 孤独症

E. 选择性缄默症

440. 患儿已确诊为缺铁性贫血,Hb 78 g/L,不宜首选下列哪项 （ ）

A. 服用二价铁

B. 同时辅以维生素 C 口服

C. 疗程不短于 2 个月

D. 少量输血

E. 饮食补铁

441. 婚前医学检查主要对下列哪类疾病进行检查 （ ）

A. 严重遗传性疾病、指定传染病、有关精神病

B. 遗传性疾病、传染病、精神病

C. 遗传性疾病、指定传染病、有关精神病

D. 传染病、精神病、严重遗传性疾病

E. 传染病、严重遗传性疾病

442. 肌张力增高常呈现的姿势不包括（ ）

A. 角弓反张　　　　　B. 上肢硬性伸展

C. 折刀样姿势　　　　D. 手握紧

E. 下肢内收内旋

443. 极低出生体重儿是指 （ ）

A. 出生体重不足 1 000 g 的新生儿

B. 出生体重不足 1 500 g 的新生儿

C. 出生体重不足 2 000 g 的新生儿

D. 出生体重不足 2 500 g 的新生儿

E. 出生体重在 2 500～4 000 g 的新生儿

444. 激期佝偻病 X 线所见为 （ ）

A. 骨质密度正常

B. 骨骺软骨变窄

C. 临时钙化带模糊

D. 骨骺与干骺端的距离多无变化

E. 骨膜增生

445. 几月龄的婴儿能分辨各种声音,对严厉或和蔼的声音作出不同的反应 （ ）

A. 2～3 月龄　　　　B. 4～6 月龄

C. 8～9 月龄　　　　D. 10～12 月龄

E. 1 岁

446. 据新生儿疾病筛查技术规范,新生儿疾病筛查正常采血时间为出生几小时后、7 天之内,并充分哺乳 （ ）

A. 72 小时　　　　　B. 24 小时

C. 36 小时　　　　　D. 48 小时

E. 12 小时

447. 患儿 3 岁 6 个月,近一星期畏光流泪,诉眼痛视物模糊就诊,医生检查诊断为沙眼,以下哪一项不是沙眼的早期临床特征 （ ）

A. 结膜肥厚,充血

B. 睑结膜乳头肥大

C. 睑内翻及倒睫

D. 滤泡增生

E. 角膜血管翳

448. 患儿男,1岁,体重6 kg,身长70 cm,精神萎靡,皮肤弹性差,肌肉松弛。诊断为 （ ）

A. 匀称性矮小　　　B. 营养不良

C. 正常　　　　　　D. 脱水

E. 贫血

449. 婚前医学检查实行以下哪项制度 （ ）

A. 公示　　　　　　B. 逐级检查

C. 逐级复查　　　　D. 逐级转诊

E. 跨级转诊

450. 脊髓灰质炎疫苗接种时间为 （ ）

A. 2、3、4月各服一次,4岁时强化一次

B. 3、4、5月各服一次,4岁时强化一次

C. 2、3、4月各服一次,3岁时强化一次

D. 3、4、5月各服一次,3岁时强化一次

E. 2、3、4月各服一次,2岁时强化一次

451. 流脑病原是 （ ）

A. 脑膜炎双球菌　　B. 溶血性链球菌

C. 绿脓杆菌　　　　D. 变形杆菌

E. 隐球菌

452. 流行性腮腺炎具有以下哪个特点 （ ）

A. 一次感染后,可获终身免疫

B. 2岁以下发病多见

C. 夏秋季多发

D. 传播途径为粪—口途径

E. 腮腺呈化脓性肿胀

453. 麻疹合并肺炎应隔离至 （ ）

A. 出疹后3天　　　B. 出疹后5天

C. 出疹后7天　　　D. 出疹后10天

E. 出疹后20天

454. 明明,12月龄,妈妈带其到儿童保健门诊体检,医生询问儿童之前的发育情况,妈妈回答显示明明前半年体重增长了4.5 kg,身长增长了16 cm,而后半年体重只增长了2.5 kg,身长增长了9 cm,3个月左右会俯卧抬头,6个月翻身,7个多月会独坐稳,9个月会爬,现在已经独站很稳了,但是尚不能独走。该儿童的发育情况最能体现了以下哪一项生长发育规律 （ ）

A. 连续而有阶段性的过程

B. 各器官、系统发育不平衡

C. 有序的变化过程(头尾规律)

D. 生长与发育密切联系相互影响

E. 个体差异

455. 某3岁6个月的男童,年龄别体重和身高别体重均低于同年龄、同性别参照人群值的正常范围,其营养不良分型为 （ ）

A. 体重低下、生长迟缓

B. 体重低下、消瘦

C. 生长迟缓、消瘦

D. 体重低下

E. 生长迟缓

456. 某儿童,女,6月龄,出生体重3.2 kg,身长50 cm,纯母乳喂养至4月龄,按期添加辅食,目前的体格发育水平最可能是以下那一项 （ ）

A. 体重5 kg,身长58 cm

B. 体重6 kg,身长60 cm

C. 体重8 kg,身长66 cm

D. 体重9 kg,身长70 cm

E. 体重10 kg,身长75 cm

457. 某男孩10岁,发育正常,若测得头围是54 cm,其胸围最可能是 （ ）

A. 58 cm　　　　　B. 60 cm

C. 62 cm　　　　　D. 64 cm

E. 66 cm

458. 某小儿身长81 cm,体重11 kg,头围47 cm,前囟已闭,胸围大于头围,牙齿12颗,最可能年龄是几岁 （ ）

A. 1岁　　　　　　B. 1.5岁

C. 2岁　　　　　　D. 2.5岁

E. 3岁

459. 目前,我国出生缺陷医院监测的监测期限是 （ ）

A. 妊娠满28周至出生后42天

B. 妊娠满28周至出生后7天

C. 妊娠满20周至出生后7天

D. 妊娠满20周至出生后42天

E. 妊娠满28周至出生后28天

460. 母乳喂养大便次数增多,大便实验室检查有较多的脂肪球,母亲自己应 （ ）

A. 减少蛋白质摄入

B. 减少水分摄入

C. 减少脂肪摄入

D. 减少碳水化合物的摄入

E. 一天进食量比平时少1/3

461. 母乳中的哪种成分与母乳抗感染作用无关 （ ）

A. 溶菌酶　　　　　B. 乳糖

C. 双歧因子　　　　D. SIgA

E. 铁蛋白

462. 母婴保健工作坚持面向群体、面向基层以及什么样的方针 （ ）

A. 中西医结合　　　B. 治疗为主

C. 母亲优先　　　　D. 儿童安全

E. 预防为主

463. 母婴保健医学技术鉴定委员会进行医学鉴定时须有几名以上相关专业医学技术鉴定委员会成员参加 （ ）

A. 2 名　　　　　　B. 3 名

C. 5 名　　　　　　D. 7 名

E. 3 名以上单数

464. 母婴保健医学技术鉴定委员会应当自接到鉴定申请之日起多长时间内作出医学技术鉴定意见,并及时通知当事人 （ ）

A. 7 天　　　　　　B. 15 天

C. 10 天　　　　　D. 30 天

E. 60 天

465. 哪部分热量需求是儿童所特有的（ ）

A. 活动消耗热量

B. 基础代谢所需的热量

C. 生长发育所需的热量

D. 食物的生热效应所消耗的热量

E. 排泄物中丢失的热量

466. 哪个年龄段属于青春期 （ ）

A. 10 岁～20 岁　　B. 9 岁～15 岁

C. 12 岁～18 岁　　D. 13 岁～20 岁

E. 12 岁～15 岁

467. 哪项不符合脊髓灰质炎的临床特点 （ ）

A. 脊髓灰质炎病毒属于肠道病毒

B. 主要通过粪—口途径传播

C. 瘫痪多呈对称性,以下肢较常见

D. 脑型表现为惊厥、瘫痪、昏迷

E. 病儿、隐性感染者和无症状携带者是本病的传染源

468. 哪项不符合先天性甲状腺功能减低症的临床表现 （ ）

A. 皮肤干燥　　　　B. 动作发育迟缓

C. 食欲亢进　　　　D. 智力低下

E. 生理性黄疸延迟

469. 哪项不是母乳的优点 （ ）

A. 含多种生物活性物质

B. 含钙高于牛乳

C. 含免疫物质

D. 含乳糖高于牛乳

E. 含白蛋白高于牛乳

470. 哪种疾病容易出现手四肢大片脱皮并留下色素沉着 （ ）

A. 风疹　　　　　　B. 麻疹

C. 猩红热　　　　　D. 幼儿急疹

E. 水痘

471. 哪种维生素缺乏可引起干眼病 （ ）

A. 维生素 B_1　　　B. 维生素 E

C. 维生素 A　　　　D. 维生素 C

E. 维生素 D

472. 哪种维生素缺乏可引起巨幼红细胞贫血 （ ）

A. 维生素 B_6　　　B. 维生素 B_1

C. 维生素 B_{12}　　　D. 维生素 B_2

E. 维生素 C

473. 哪种微量元素缺乏可导致地方性克汀病 （ ）

A. 锌　　B. 碘　　C. 铁　　D. 铜

E. 钙

474. 男性外生殖器从开始发育到发育成熟的平均时间为 （ ）

A. 半年　　　　　　B. 1 年

C. 2 年　　　　　　D. 3 年

E. 4 年

475. 男,10 岁,出生体重 3 200 g,身材比例匀称,身高 110 cm,生长速度 3 cm/年。最可能的诊断是 （ ）

A. 性早熟　　　　　B. 家族性身矮

C. 糖尿病　　　　　D. 生长激素缺乏

E. 甲状腺功能低下

476. 男,3 岁,近半年食欲差,喜欢吃墙皮,易患感冒,查体:身高 90 cm,毛发稀疏,地图舌,余无其他异常体征,以下哪项检查最合适 （ ）

A. 维生素 A 测定　　B. 血锌

C. 血清铁　　　　　D. 血 Ca、P、AKP

E. 尿碘

477. 男,4 岁,体检:"O"型腿,血钙 2.5 mmol/L (10 mg/dL)、血磷 1.6 mmol/L(5 mg/dL)、碱性磷酸酶 140 U/L(金氏单位)。诊断为 （ ）

A. 佝偻病初期　　　B. 佝偻病激期

C. 佝偻病恢复期　　D. 佝偻病后遗症期

E. 软骨营养不良

478. 男童,2 岁体检,目前身长 83 cm,观其之前体格发育情况,3 月龄身长 61 cm,6 月龄身长 67 cm,9 月龄身长 71 cm,1 岁身长 75 cm,1 岁 6 月龄身长 79 cm,描记其身高生长曲线,最可能的趋势是以下哪一项 （ ）

A. 平行于第 50 百分位曲线

B. 由第 50 百分位,逐渐落在第 25 百分位与 50 百分位之间

C. 由第 25 百分位,逐渐落在第 25 百分位与 50 百分位之间

D. 由第 75 百分位,逐渐落在第 50 百分位与 75 百分位之间

E. 由第 50 百分位,逐渐落在第 50 百分位与 75 百分位之间

479. 男童,7 岁,小学一年级,近一个月来,每天晨起不肯上学,自述头痛、腹痛、全身乏力,入医院检查未见异常,强行送入学后,不与别人沟通交往,常要求老师给其家长打电话,要求家长将其接回家。如接回家,则一切正常。该儿童最可能的诊断是 ( )

A. 学校恐怖症　　　B. 精神发育迟滞

C. 学习困难　　　　D. 孤独症

E. 抽动症

480. 男童,7 岁,半年前出始不自主挤眼睛,到眼科检查示轻度结膜炎,予抗生素滴眼液后好转。三月前又开始再现挤眼睛,并伴有不自主清嗓子、耸肩、甩手,还经常尖叫,上课注意力不集中,成绩下降。该儿童最可能的诊断是 ( )

A. 学校恐怖症　　　B. 精神发育迟滞

C. 学习困难　　　　D. 孤独症

E. 抽动症

481. 男童,满月体检,做眼保健检查时,视其瞳孔中有一白色反光点,遂行眼底检查,该儿童最可能的诊断是下列哪一项 ( )

A. 先天性白内障　　B. 玻璃体混浊

C. 视网膜母细胞瘤　D. 沙眼

E. 先天性糖尿病眼底病变

482. 男童性早熟是指男童在几岁前出现性征发育的临床现象 ( )

A. 8 岁　　　　　　B. 10 岁

C. 7 岁　　　　　　D. 9 岁

E. 11 岁

483. 男婴,生后 4 天,母亲在喂奶时发现其上腭中线有散在黄白色、米粒大小的颗粒隆起,轻擦不易擦去。下列哪项处理是正确的 ( )

A. 用力擦净　　　　B. 涂龙胆紫

C. 用抗生素　　　　D. 不需处理

E. 局部涂苏打水

484. 男婴,2 月,母乳喂养,近一月吐奶进行性加重,为白色奶水或奶块,不含胆汁,经常呈喷射性呕吐,吐后吃奶正常,体检上腹部膨隆,右上腹可触

及一橄榄样肿块,诊断考虑为 ( )

A. 食管闭锁

B. 先天性肥厚性幽门狭窄

C. 胆囊囊肿

D. 环状胰腺

E. 先天性巨结肠

485. 脑性瘫痪的临床表现不包括 ( )

A. 尖足　　　　　　B. 剪刀步态

C. 运动过度　　　　D. 痉挛

E. 手—口—眼协调

486. 能较客观、精确反映发育成熟程度的是 ( )

A. 第二性征年龄　　B. 齿龄

C. 骨龄　　　　　　D. 体重年龄

E. 体重指数

487. 女孩,6 天,出生时体重 3.4 kg,现体重 3.1 kg,母乳喂养,有关该婴儿的诊断最可能为 ( )

A. 病理性体重下降　B. 母乳不足

C. 糖尿病　　　　　D. 生理性体重下降

E. 先天性甲状腺功能减低症

488. 女孩背肌力、握力突增开始的年龄是 ( )

A. 7～12 岁　　　　B. 8～10 岁

C. 10～11 岁　　　 D. 11～12 岁

E. 12～13 岁

489. 女孩进入青春期年龄较男孩相比有什么差异 ( )

A. 早 2 年　　　　　B. 早 1 年

C. 相同年龄　　　　D. 晚 1 年

E. 晚 2 年

490. 女童,18 月龄,足月顺产,来儿童保健门诊体检,体重 13.5 kg,身长 81 cm,测量其头围,最可能是以下哪一项 ( )

A. 46 cm　　　　　B. 47 cm

C. 48 cm　　　　　D. 49 cm

E. 50 cm

491. 女童,2 岁,因前囟门未闭合就诊,体检发现体重 12 kg,身长 86 cm,头围 47.5 cm,前囟门 1.0 cm,会双足并跳,说单词,其他体格检查未见明显异常。最合适的处理意见是以下哪一项 ( )

A. 完善相关神经系统检查

B. 加强营养补充钙剂

C. 头颅 CT 或 MRI 检查

D. 定期检查,监测前囟门发育情况

E. 嘱儿童父母目前发育正常,无需处理

492. 女婴,1岁,体重7 kg,生后母乳喂养,8月始添加辅食,因不能站立而就诊,查体:精神好,面稍苍白,消瘦,腹部皮下脂肪厚度为0.3 cm,肌肉松弛,可能的诊断为　　　　　（　　）

A. 正常儿　　　　　B. Ⅲ度营养不良

C. Ⅱ度营养不良　　D. Ⅰ度营养不良

E. 佝偻病

493. 培养儿童自制力的关键期在什么时候　　　　　　　　　　　　　（　　）

A. 1岁　　　　　　B. 2岁

C. 3岁　　　　　　D. 4岁

E. 5岁

494. 评价小儿体重曲线变化,下列哪项判断是错误的　　　　　　　　　（　　）

A. 体重曲线向上并与参考曲线平行示体重增长正常

B. 体重曲线走向与横坐标平行示体重正常

C. 体重曲线低偏参考曲线示体重增长减慢

D. 体重曲线远离参考曲线向下偏斜示体重减轻

E. 体重曲线走向与横坐标平行示体重与上次测量值相同

495. 月经初潮通常发生于乳房开始发育多长时间　　　　　　　　　　　（　　）

A. 3个月　　　　　B. 半年

C. 1年　　　　　　D. 2年

E. 3年

496. 轻度MR的智商范围是　　　（　　）

A. 35～49　　　　　B. 50～70

C. 71～79　　　　　D. 80～89

E. 90～99

497. 青春期的年龄范围是　　　（　　）

A. 13岁～20岁　　　B. 9岁～15岁

C. 12岁～18岁　　　D. 10岁～20岁

E. 12岁～15岁

498. 青春期哪一系统发育速度骤然加快　　　　　　　　　　　　　（　　）

A. 神经系统　　　　B. 淋巴系统

C. 循环系统　　　　D. 呼吸系统

E. 生殖系统

499. 青春晚期的特征不包括　　　（　　）

A. 性腺基本发育成熟

B. 出现月经初潮或首次遗精

C. 第二性征发育成熟

D. 骨骼基本愈合

E. 体格发育逐渐停止

500. 青肿是意外损伤和儿童虐待都很常见的体征表现,常见的意外损伤引起的部位是　（　　）

A. 背部　　　　　　B. 浅表骨骼边缘上

C. 手背部　　　　　D. 颈部

E. 外阴

501. 龋齿发生的四联因素不包括　（　　）

A. 致龋细菌　　　　B. 糖类食物

C. 酸性食品　　　　D. 宿主

E. 时间

502. 屈光不正形成弱视的机制　（　　）

A. 双眼异常作用　　B. 形觉剥夺

C. 两者都有　　　　D. 两者都无

E. 眼球震颤

503. 以下哪一项是缺铁性贫血最早发生改变的生化指标　　　　　　　　　（　　）

A. 血清铁　　　　　B. 总铁结合力

C. 细胞游离原卟啉　D. 血清铁蛋白

E. 血红蛋白

504. 人体各系统发育不平衡,有先后之分,发育最早的系统是哪个系统　　　（　　）

A. 神经系统　　　　B. 淋巴系统

C. 一般体格发育　　D. 呼吸系统

E. 生殖系统

505. 人体各系统发育不平衡,有先后之分,发育最迟的系统是哪个系统　　　（　　）

A. 一般体格发育　　B. 淋巴系统

C. 生殖系统　　　　D. 呼吸系统

E. 神经系统

506. 人体内含量低于体重多少的元素,称微量元素　　　　　　　　　　（　　）

A. 0.01%　　　　　B. 0.02%

C. 0.03%　　　　　D. 0.04%

E. 0.05%

507. 人体各系统发育不平衡,有先后之分,发育先快后慢的系统是哪个系统　（　　）

A. 心血管系统　　　B. 淋巴系统

C. 生殖系统　　　　D. 呼吸系统

E. 神经系统

508. 乳牙通常在哪一年龄前出齐　（　　）

A. 18月　　　　　　B. 24月

C. 30月　　　　　　D. 36月

E. 48月

509. 乳牙出齐共多少颗　　　　（　　）

A. 12颗　　　　　　B. 16颗

C. 20颗　　　　　　D. 24颗

E. 32颗

510. 三大产热营养素碳水化合物、脂类、蛋白质的产热系数(kcal/g)分别是　　　( )

A. 8、4、4　　　　　　B. 9、4、4

C. 4、4、9　　　　　　D. 4、9、4

E. 4、4、4

511. 上部量和下部量相等,中点恰在耻骨联合上缘的年龄是　　　( )

A. 6岁　　　　　　　B. 8岁

C. 10岁　　　　　　D. 12岁

E. 14岁

512. 上部量和下部量相等,是指身高(长)中点恰在　　　( )

A. 脐部

B. 脐与耻骨联合上缘连线的中点

C. 耻骨联合下缘

D. 耻骨联合上缘

E. 脐与耻骨联合下缘连线的中点

513. 社区儿童保健的实施原则不包括( )

A. 个体保健与群体保健相结合

B. 宣传教育与行政管理相结合

C. 重视改善社区环境与提高儿童整体健康水平相结合

D. 促进社区儿童保健服务与社区其他职能工作相结合

E. 建立三级预防体系,实行防治结合

514. 神经系统中发育成熟最早,最快达成人水平的器官是　　　( )

A. 视觉器官　　　　B. 听觉器官

C. 大脑　　　　　　D. 脊髓

E. 小脑

515. 身体的下部量指的是　　　( )

A. 耻骨联合上缘至足底

B. 脐部至足底

C. 耻骨联合下缘至足底

D. 坐骨结节至足底

E. 骶髂关节至足底

516. 生活制度对儿童主要影响作用不含有　　　( )

A. 保障儿童生理及生活的需要

B. 防止疲劳

C. 增强机体抵抗力

D. 培养儿童良好的性格

E. 促进生长发育

517. 生理性体重下降的范围一般不超过出生体重的　　　( )

A. 1%～5%　　　　B. 3%～9%

C. 5%～10%　　　　D. 10%～15%

E. 5%～20%

518. 生理性体重下降一般在出生后什么时候达最低点　　　( )

A. 1～2天　　　　　B. 3～4天

C. 4～5天　　　　　D. 5～6天

E. 6～7天

519. 生理性体重下降一般在什么时候恢复到出生体重　　　( )

A. 3～4天　　　　　B. 5～7天

C. 7～10天　　　　　D. 10～14天

E. 14～21天

520. 生长激素大部分分泌功能必须通过下列哪种因子介导　　　( )

A. 表皮生长因子

B. 成纤维细胞生长因子

C. 胰岛素样生长因子

D. 神经生长因子

E. 血小板源性生长因子

521. 食物中与龋齿发生无关的成分是( )

A. 葡萄糖　　　　　B. 果糖

C. 半乳糖　　　　　D. 双糖

E. 甜菊糖

522. 世界母乳喂养周是指每年的　　　( )

A. 9月1日～7日　　B. 8月1日～7日

C. 6月1日～7日　　D. 5月1日～7日

E. 7月1日～7日

523. 水痘的潜伏期　　　( )

A. 2周左右　　　　　B. 5～7天

C. 7～10天　　　　　D. 3周左右

E. 一个月左右

524. 胎龄39周,出生体重3 899 g,其体重位于同胎龄标准的第97百分位,下列哪个诊断正确　　　( )

A. 过期产儿、巨大儿

B. 足月儿、大于胎龄儿

C. 足月儿、巨大儿

D. 过期产儿、大于胎龄儿

E. 足月儿、适于胎龄儿

525. 胎龄满37周以上但出生体重低于2 500 g的新生儿,最合适的分类为　　　( )

A. 适于胎龄儿　　　B. 足月儿

C. 小于胎龄儿　　　D. 足月小样儿

E. 极低出生体重儿

526. 体内活性最高的维生素D是　　　( )

A. 胆骨化醇

B. 维生素 D₂

C. 维生素 D₃

D. 1,25-二羟维生素 D₃

E. 25-羟维生素 D₃

527. 替牙期确定咬合关系最重要的牙齿是 （　）

A. 第一乳磨牙　　　　B. 第二乳磨牙

C. 恒切牙　　　　　　D. 第一恒磨牙

E. 第二恒磨牙

528. 听性脑干反应测试最常用的声信号是 （　）

A. 短声　　　　　　　B. 短纯音

C. 纯音　　　　　　　D. 短音

E. 滤波短声

529. 头围与胸围大致相等的年龄为 （　）

A. 新生儿　　　　　　B. 1 岁

C. 2 岁　　　　　　　D. 6 岁

E. 12 岁

530.《托儿所幼儿园卫生保健管理办法》已于 2010 年 3 月 1 日经卫生部部务会议审议通过,并经教育部同意。开始施行时间为 （　）

A. 2010 年 6 月 1 日　B. 2010 年 10 月 1 日

C. 2010 年 11 月 1 日　D. 2010 年 12 月 1 日

E. 2011 年 1 月 1 日

531.《托儿所幼儿园卫生保健工作规范》规定,妇幼保健机构对取得办园(所)资格的托幼机构每几年进行 1 次卫生保健工作综合评估,并将结果上报卫生行政部门 （　）

A. 1 年　　　　　　　B. 2 年

C. 3 年　　　　　　　D. 4 年

E. 5 年

532. 托幼机构的儿童活动室、卧室应当经常开窗通风,保持室内空气清新。每日至少开窗通风 2 次,每次至少多少分钟 （　）

A. 每次至少 20～45 分钟

B. 每次至少 10～15 分钟

C. 每次至少 30～45 分钟

D. 每次至少 30～60 分钟

E. 每次至少 20～30 分钟

533. 托幼机构留样食品应当按品种分别盛放于清洗消毒后的密闭专用容器内,在冷藏条件下存放时间为 （　）

A. 12 小时以上　　　B. 24 小时以上

C. 36 小时以上　　　D. 48 小时以上

E. 72 小时以上

534. 托幼机构聘用卫生保健人员应当按照收

托多少名儿童至少设 1 名专职卫生保健人员的比例配备卫生保健人员 （　）

A. 100　B. 150　C. 200　D. 250

E. 300

535.《托儿所幼儿园卫生保健管理办法》要求,托幼机构工作人员上岗前必须经何种医疗卫生机构进行健康检查

A. 经县级以上人民政府卫生行政部门指定的

B. 经市级以上人民政府卫生行政部门指定的

C. 三级医疗机构

D. 二级以上医疗机构

E. 社区卫生服务中心

536. 托幼机构应当保证儿童按需饮水,1～3 岁儿童饮水量 （　）

A. 50～100 mL/次　　B. 70～120 mL/次

C. 90～140 mL/次　　D. 100～150 mL/次

E. 120～170 mL/次

537. WHO 大力推荐:腹泻患儿在继续口服补液盐治疗的同时口服补充锌。6 个月以下婴儿元素锌补充剂量为

A. 0.5 mg/(kg·d)　B. 1 mg/(kg·d)

C. 5 mg/d　　　　　D. 10 mg/d

E. 15 mg/d

538. 为儿童提供健康检查,1 岁以内婴儿每年几次,1～2 岁儿童每年几次,3 岁以上儿童每年几次 （　）

A. 4,1,1　　　　　　B. 4,2,1

C. 3,2,1　　　　　　D. 3,1,1

E. 4,3,2

539. 为了防止奶瓶龋,家长必须做到 （　）

A. 母乳喂养

B. 给孩子喝白开水

C. 用纱布给孩子擦拭口腔

D. 不要让儿童含奶瓶睡觉

E. 进食后给孩子用温开水漱口

540. 为提高儿童身体素质要保证在园体育活动时间每天为 （　）

A. 2.5 小时　　　　　B. 2 小时

C. 1.5 小时　　　　　D. 1 小时

E. 0.5 小时

541. 维持泌乳的关键是 （　）

A. 哺乳次数　　　　　B. 母亲多食油汤

C. 药物　　　　　　　D. 哺乳的姿势

E. 母亲年龄

542.《卫生部贯彻 2011—2020 年中国妇女儿童发展纲要实施方案》指出:改善妇女儿童营养状

况,0～6 个月婴儿纯母乳喂养率达到 （　）

 A. 50％以上   B. 60％

 C. 70％   D. 80％

 E. 90％

543. 我国普遍应用的口服疫苗为 （　）

 A. 卡介苗

 B. 乙肝疫苗

 C. 脊髓灰质炎三价混合疫苗

 D. 麻疹活疫苗

 E. 百白破混合制剂

544. 我国围产期通常是指 （　）

 A. 胎龄满 28 周至出生后足 28 天

 B. 胎龄满 28 周至出生后足 7 天

 C. 胎龄满 28 周至出生后不足 7 天

 D. 胎龄满 20 周至出生后足 28 天

 E. 胎龄满 20 周至出生后不足 7 天

545. 无条件测量身高体重时,普查 5 岁以下的小儿的营养状况可以测量 （　）

 A. 头围   B. 坐高

 C. 胸围   D. 腹围

 E. 上臂围

546. 下列不符合生理性体重下降特点的是 （　）

 A. 由于水分丢失及胎粪排出所致

 B. 由于母乳不足

 C. 发生于生后一周内

 D. 体重下降达出生时体重的 10％～15％

 E. 体重在生后 10 天之内恢复

547. 下列关于辅食添加的叙述,正确的是 （　）

 A. 人工或混合喂养儿无须添加

 B. 从 3 个月开始添加

 C. 年龄越小,添加的种类越多

 D. 应在婴儿健康、消化功能正常时添加

 E. 可以几种辅食同时开始添加

548. 下列哪些疾病不属于婚前医学检查的疾病 （　）

 A. 精神分裂症 B. 甲肝

 C. 淋病   D. 梅毒

 E. 严重遗传病

549. 下列哪些疾病不属于婚前医学检查主要检查的疾病 （　）

 A. 艾滋病   B. 精神分裂症

 C. 躁狂抑郁型精神病 D. 营养不良

 E. 淋病

550. 下列哪项不是新生儿甲状腺功能减低症的特点 （　）

 A. 神经及动作反应迟钝

 B. 常为早产儿

 C. 少哭闹,声音嘶哑

 D. 生理性黄疸时间延长

 E. 体温低,哭声小

551. 下列哪项不是《母婴保健法》规定的胎儿严重缺陷或畸形 （　）

 A. 无脑儿   B. 体形较小

 C. 脊柱裂   D. 单腔心

 E. 腹裂

552. 下列哪项不是屈光不正的预防原则 （　）

 A. 培养儿童注意阅读、书写卫生

 B. 注意户外活动

 C. 坚持做眼保健操

 D. 改善学习环境

 E. 阅读时光线要尽量强

553. 下列哪项实验室检查考虑诊断为先天性甲状腺功能减低症 （　）

 A. 血 TSH 增高,FT4 降低者

 B. 血 TSH 降低,FT4 增高者

 C. 血 TSH 增高,FT3 降低者

 D. 血 TSH 降低,FT3 增高者

 E. 血 TSH 增高,FT3、FT4 正常

554. 下列哪项是错误的 （　）

 A. 一次哺乳过程中,第一部分乳汁含蛋白质低,脂肪高

 B. 母乳中含多种生物活性物质

 C. 母乳中含较多游离氨基酸

 D. 母乳对婴儿肾负荷小

 E. 母乳中乳糖含量较牛奶高,利于婴儿脑发育和钙的肠道吸收

555. 下列哪项是托幼机构卫生保健工作的第一责任人 （　）

 A. 托幼机构法定代表人

 B. 托幼机构的负责人

 C. 托幼机构的保健医生

 D. 托幼机构的法定代表人和负责人

 E. 托幼机构的老师

556. 下列哪一点不是小儿生长发育的一般规律 （　）

 A. 由上至下   B. 由远到近

 C. 由粗到细   D. 由简单到复杂

 E. 由不协调到协调

557. 下列哪一条不是精神发育迟滞的病因 （ ）

A. 出生后中枢神经系统感染
B. 母亲孕期病毒感染
C. 出生时颅内损伤
D. 缺乏系统的早期教育
E. 内分泌和代谢障碍

558. 下列哪种氨基酸不是必需氨基酸（ ）

A. 赖氨酸　　　　B. 色氨酸
C. 苯丙氨酸　　　D. 甘氨酸
E. 亮氨酸

559. 下列小儿骨骼发育中哪项是正确的 （ ）

A. 前囟最晚闭合的时间为 10 个月
B. 后囟闭合的时间一般为出生后 2 周
C. 颅缝闭合的时间一般为 2 个月
D. 腕部骨化中心开始出现的年龄是 1.5 岁
E. 上下部量相等的年龄为 12 岁

560. 下列心理测定方法中哪一种属筛查性测验 （ ）

A. 绘人测验
B. 贝利婴幼儿发育量表
C. Gesell 发育量表
D. 比奈量表
E. 韦氏智力量表

561. 下列有关母乳代用品的定义，哪项是错误的 （ ）

A. 以婴儿为对象的婴儿配方食品
B. 市场上以婴儿为对象销售的乳制品
C. 以其他形式提供的部分或全部代替母乳的其他乳食品
D. 不包括瓶饲辅助食品、奶瓶和奶嘴
E. 以其他形式提供的部分或全部代替母乳的饮料

562. 下列有关托儿所幼儿园卫生保健管理办法的描述哪一项是错误的 （ ）

A. 本办法适用于招收 0～6 岁儿童的各级各类托幼机构
B. 贯彻保教结合、预防为主的方针
C. 县级以上各级卫生行政部门负责托幼机构准入工作
D. 县级以上各级教育行政部门协助卫生行政部门检查指导托幼机构的卫生保健工作
E. 食品药品监督管理部门等负责餐饮服务监督管理的部门应当依法加强对托幼机构食品安全的指导与监督检查

563. 下列有关小儿大动作的发育哪一条是错误的 （ ）

A. 2～3 个月的小儿能俯卧抬头 45°
B. 4～5 个月的小儿会从仰卧位翻成俯卧位
C. 5～6 个月的小儿独坐很稳
D. 10～12 个月的小儿独站片刻和扶走
E. 15～18 个月后小儿走路较稳，随后活动量明显增大

564. 先天性甲状腺功能减低症的外貌不包括 （ ）

A. 眼距宽　　　　B. 鼻梁平
C. 舌大宽厚　　　D. 躯干长，四肢短
E. 多趾

565. 县级母婴保健医学技术鉴定委员会成员，必须具有的专业技术职称为 （ ）

A. 主任医师以上　　B. 副主任医师以上
C. 主治医师以上　　D. 住院医师以上
E. 没有限制，取得执业医师资格即可

566. 现有甲乙两儿童生长发育监测的体重曲线，甲儿童在 P50～P97 间，乙儿童在 P50～P3 间，二者走向基本与 P50 曲线平行，则以下哪项是正确的 （ ）

A. 甲童生长正常，乙童生长落后
B. 甲童生长超常，乙童生长落后
C. 甲、乙两童生长均正常
D. 乙童需要专案管理
E. 甲童比乙童长得好

567. 小儿 1 岁，可见胸骨串珠，膈肋沟，手镯及脚镯，前囟为 1.5 cm×1.5 cm，血钙为 2.25 mmol/L，血磷：1.0 mmol/L，X 线可见干骺端呈杯口改变，临时钙化带消失，诊断为 （ ）

A. 甲状腺功能低下
B. 软骨营养不良
C. 低血磷抗 D 佝偻病
D. 维生素 D 缺乏性佝偻病
E. 维生素 D 依赖性佝偻病

568. 小儿 10 个月，方颅，多汗，胸骨肋膈沟，血钙正常，血磷低，X 线可见骨骺软骨增宽，干骺端临时钙化带模糊，并呈毛刷状改变，诊断为 （ ）

A. 佝偻病初期　　　B. 佝偻病激期
C. 佝偻病恢复期　　D. 佝偻病后遗症期
E. 先天性佝偻病

569. 小儿出现第一个条件反射是 （ ）

A. 觅食反射　　　　B. 握持反射
C. 拥抱反射　　　　D. 吸吮动作
E. 支撑反射

570. 小儿的脊髓下端位置偏低,其脊髓下端上移至第一腰椎的年龄为　　　　(　)
　　A. 2 岁　　　　　　　　B. 3 岁
　　C. 4 岁　　　　　　　　D. 6 岁
　　E. 10 岁

571. 小儿能找出用手绢遮盖的物体的心理活动是　　　　　　　　　　　　(　)
　　A. 思维(客体永存)　　B. 想象
　　C. 创造　　　　　　　　D. 发明
　　E. 搜寻

572. 小儿前囟的闭合时间　　　　(　)
　　A. 4~6 周　　　　　　　B. 6~8 周
　　C. 3~4 个月　　　　　　D. 10~12 个月
　　E. 1~1.5 岁

573. 小儿生后 4~6 个月龄期间的体重平均每月增长　　　　　　　　　　(　)
　　A. 300~400 g　　　　　B. 400~500 g
　　C. 500~600 g　　　　　D. 600~900 g
　　E. 900~1 000 g

574. 小儿生长发育最快的时期是　　(　)
　　A. 胎儿期　　　　　　　B. 婴儿期
　　C. 幼儿期　　　　　　　D. 学龄前期
　　E. 学龄期

575. 小儿体重较出生体重下降的比例一般超过多少为病理性体重下降　　(　)
　　A. 6%　　　　　　　　　B. 8%
　　C. 10%　　　　　　　　D. 12%
　　E. 15%

576. 小儿体重前半年每月平均增长　(　)
　　A. 200~300 g　　　　　B. 300~400 g
　　C. 400~500 g　　　　　D. 600~800 g
　　E. 800~1 000 g

577. 锌缺乏的治疗疗程一般为　　(　)
　　A. 2~3 个月　　　　　　B. 1~2 个月
　　C. 3~4 个月　　　　　　D. 0~1 个月
　　E. 6 个月

578. 新生儿访视内容不包括　　(　)
　　A. 尽可能为产妇做全面体检
　　B. 指导护理
　　C. 了解新生儿出生时的情况
　　D. 喂养指导
　　E. 为新生儿体检

579.《新生儿疾病筛查管理办法》于 2008 年12 月 1 日由原卫生部部务会议讨论通过,施行的时间是　　　　　　　　　　(　)
　　A. 2009 年 1 月 1 日　　B. 2009 年 6 月 1 日

　　C. 2009 年 8 月 1 日　　D. 2009 年 9 月 1 日
　　E. 2009 年 12 月 1 日

580.《新生儿疾病筛查技术规范》要求做好资料登记和存档保管工作,包括掌握活产数、筛查数、新生儿采血登记信息、反馈的检测结果及确诊病例等资料,保存时间至少多长时间　　(　)
　　A. 3 年　　　　　　　　B. 5 年
　　C. 10 年　　　　　　　　D. 15 年
　　E. 20 年

581. 新生儿疾病筛查项目 CH、PKU,指的是哪两种疾病　　　　　　　　　(　)
　　A. 先天性甲状腺功能减低症、半乳糖血症
　　B. 先天性甲状腺功能减低症、苯丙酮尿症
　　C. 半乳糖血症、苯丙酮尿症
　　D. 先天性甲状腺功能亢进、苯丙酮尿症
　　E. 先天性甲状腺功能亢进、半乳糖血症

582. 新生儿疾病筛查中,符合以下哪一项可诊断为先天性甲状腺功能减低症　(　)
　　A. TSH 增高,FT4 降低者
　　B. TSH 降低,FT4 降低者
　　C. TSH 增高,FT4 增高者
　　D. TSH 降低,FT4 增高者
　　E. TSH 增高,FT3 降低者

583. 新生儿缺氧缺血性脑病最常见的原因是　　　　　　　　　　　　　(　)
　　A. 发绀型先天性心脏病
　　B. 围生期窒息
　　C. 产伤
　　D. 脑血管栓塞
　　E. 贫血

584. 新生儿生后 24 小时内出现黄疸,应首先考虑的诊断是　　　　　　　(　)
　　A. 生理性黄疸　　　　B. 新生儿溶血
　　C. 败血症　　　　　　D. 新生儿肝炎
　　E. 胆道闭锁

585. 新生儿体内产热主要依靠　　(　)
　　A. 肢体肌肉的运动　　B. 皮肤脂肪的作用
　　C. 棕色脂肪的作用　　D. 保证足够的奶量
　　E. 尽量减少能量的消耗

586. 学龄儿童最经常使用的防龋措施有
　　　　　　　　　　　　　　(　)
　　A. 窝沟封闭　　　　　B. 定期洁治
　　C. 含氟牙膏刷牙　　　D. 口服氟片
　　E. 氟水漱口

587. 学龄前期的儿童每年体重身高的增长值约为　　　　　　　　　　(　)

A. 体重 1 kg, 身长 5 cm

B. 体重 2 kg, 身长 5 cm

C. 体重 3 kg, 身长 7 cm

D. 体重 3 kg, 身长 8 cm

E. 体重 3 kg, 身长 6 cm

588. 眼屈光状态在婴幼儿为 （ ）

A. 0～1.00 D 的远视

B. 1.00～2.00 D 的远视

C. 2.00～3.00 D 的远视

D. 3.00～4.00 D 的远视

E. 正视

589. 一个 3 个月婴儿身长测量数据是 61 cm, 4 个月时测量数据是 61.1 cm, 最可能原因是 （ ）

A. 生病 　　　B. 喂养不当

C. 正常 　　　D. 衣着不统一

E. 测量错误

590. 一生中体重增长最快的阶段发生于 （ ）

A. 胎儿中期 　　　B. 胎儿早期

C. 青春期 　　　D. 幼儿期

E. 胎儿后期

591. 一岁营养不良小儿, 皮肤干燥脱屑, 毛发干脆, 指甲少光泽, 近几日出现眨眼、畏光。应给予的治疗首先是 （ ）

A. 供给高热量饮食

B. 静脉注射高价营养液

C. 普通胰岛素肌注

D. 维生素 A 制剂治疗

E. 补锌

592. 一足月新生儿, 生后 3 天进行的新生儿听力筛查（"初筛"）未通过, 应在出生多久进行"复筛" （ ）

A. 10 天 　　　B. 1 个月

C. 42 天 　　　D. 3 个月

E. 6 个月

593. 以下关于新生儿分类的叙述, 哪一项是正确的 （ ）

A. 早期新生儿是出生后 2 周内的新生儿

B. 胎龄超过 41 周为过期产儿

C. 小于胎龄儿一定是早产儿

D. 极低出生体重儿指出生体重不足 1 000 g 者

E. 可分别根据胎龄、出生体重、出生体重与胎龄的关系和生后周龄进行分类

594. 以下哪项属小儿精神运动筛查性试验 （ ）

A. Gesell 发育量表

B. 贝莉婴儿发育量表

C. 韦茨勒儿童智能量表

D. 斯坦福—比奈智力量表

E. 绘人测验

595. 以下哪项属于诊断性发育测试 （ ）

A. DDST 　　　B. 绘人试验

C. 瑞文试验 　　　D. Gesell 发育量表

E. 图片词汇测验

596. 以下哪一项不属于《中国儿童发展纲要 (2011—2020 年)》的主要目标 （ ）

A. 减少环境污染对儿童的伤害

B. 5 岁以下儿童贫血患病率＜12％

C. 低出生体重率＜4％

D. 营养不良性佝偻病发生率以 2010 年为基数下降 1/5

E. 0～6 个月婴儿纯母乳喂养率＞50％

597. 以下哪项不是粗大运动 （ ）

A. 抬头 　　　B. 爬

C. 站 　　　D. 撕纸

E. 跳跃

598. 以下哪种肝脏疾患经消化道传播 （ ）

A. 甲肝 　　　B. 乙肝

C. 丙肝 　　　D. 丁肝

E. 血吸虫肝

599. 以下哪种食物蛋白质被称为参考蛋白质 （ ）

A. 乳类 　　　B. 鱼类

C. 畜肉类 　　　D. 谷类

E. 豆制品

600. 以下哪种先天性心脏病是右向左分流型 （ ）

A. 动脉导管未闭 　　　B. 主动脉瓣狭窄

C. 法洛四联症 　　　D. 室间隔缺损

E. 房间隔缺损

601. 以下有关"两禁止"规定的描述哪一项是错误的 （ ）

A. "两禁止"是指禁止非医学需要的胎儿性别鉴定和选择性别的人工终止妊娠

B. "两禁止"规定是由原国家计生委、卫生部和国家药品监管局联合签发的

C. 省级卫生行政部门负责医学需要的胎儿性别鉴定机构的准入工作

D. 实施医学需要的胎儿性别鉴定, 应当由实施机构二人以上的专家组集体审核

E. 终止妊娠的药品（不包括避孕药品）, 仅限

于在获准施行终止妊娠手术的医疗保健机构和计划生育技术服务机构使用

602. 以下有关婴幼儿自我进食学习过程的描述不正确的是 （ ）

A. 让 6 月龄左右的婴儿自己扶奶瓶吃奶

B. 7～9 月龄婴儿学习手拿指状或条状食物自己吃

C. 10～12 月龄学习自己用勺

D. 18 月龄至 2 岁的幼儿可独立进食

E. 2 岁小儿用筷子进食

603. 以下最易引起胎儿畸形的病毒是 （ ）

A. 流感病毒 　　　B. 埃可病毒

C. 风疹病毒 　　　D. 轮状病毒

E. 柯萨奇病毒

604. 婴儿独自坐稳的年龄为 （ ）

A. 3～4 个月 　　　B. 5～6 个月

C. 8～9 个月 　　　D. 9～10 个月

E. 11～12 个月

605. 婴儿多大可凝视光源 （ ）

A. 1 个月 　　　B. 3～4 个月

C. 6～7 个月 　　　D. 18 个月

E. 5 岁

606. 婴儿多大喜欢看自己的手 （ ）

A. 1 个月 　　　B. 3～4 个月

C. 6～7 个月 　　　D. 18 个月

E. 5 岁

607. 婴儿发生缺铁性贫血的最主要原因是 （ ）

A. 胎内储铁不足

B. 食物中摄入铁量不足

C. 生长发育迅速

D. 疾病引起铁消耗

E. 疾病引起铁丢失过多

608. 婴儿口腔保健不包括 （ ）

A. 哺乳后擦洗口腔 　B. 进食后给温开水

C. 指套牙刷刷牙 　　D. 教孩子刷牙

E. 补充营养素

609. 婴儿能够有意识地叫出"爸爸""妈妈"的月份是 （ ）

A. 2 个月 　　　B. 6 个月

C. 8 个月 　　　D. 10 个月

E. 12 个月

610. 婴儿期的发育特点是 （ ）

A. 模仿性强 　　　B. 语言发育迅速

C. 体格发育相对稳定 D. 营养素乱多见

E. 违拗性强

611. 婴儿期摄 X 线片测定骨龄时，常规摄片部位是 （ ）

A. 左手腕 　　　B. 右手腕

C. 左腕、膝 　　　D. 右腕、膝

E. 左膝

612. 婴儿期体格生长迅速，1 岁时体重已达到出生体重的 （ ）

A. 1 倍 　　　B. 2 倍

C. 3 倍 　　　D. 4 倍

E. 5 倍

613. 婴儿时期体重、身长的增长规律为 （ ）

A. 前 3 个月的增长约等于后 9 个月的增长

B. 前 6 个月的增长约等于后 6 个月的增长

C. 前 6 个月平均每月增长 0.7 kg，3 cm；后 6 个月平均每月增长 0.25 kg，1 cm

D. 平均每月增长 0.5 kg，2 cm

E. 前 9 个月增长等于后 3 个月的增长

614. 婴儿握持反射消失的年龄为 （ ）

A. 0～1 个月 　　　B. 3～4 个月

C. 4～5 个月 　　　D. 1～2 个月

E. 5～6 个月

615. 婴儿消化系统解剖生理特点中哪一项不对 （ ）

A. 3～4 个月后出现"生理性流涎"

B. 3～4 个月常出现溢奶

C. 出生时胰蛋白酶发育良好

D. 出生时胰脂酶分泌少

E. 出生时胰淀粉酶发育良好

616. 婴幼儿摄入蛋白质、脂肪和糖类三大营养素所供热能占比是 （ ）

A. 15%，35%，50%

B. 25%，30%，45%

C. 20%，35%，45%

D. 25%，35%，40%

E. 20%，30%，50%

617. 引起儿童打鼾的最常见问题是 （ ）

A. 鼻息肉

B. 鼻咽纤维血管瘤

C. 慢性鼻炎

D. 扁桃体、腺样体肥大

E. 先天性后鼻孔阻塞

618. 营养不良的最初表现为 （ ）

A. 身长低于正常 　B. 体重不增或减轻

C. 上行性凹陷性水肿 D. 肌张力低下

E. 抵抗力下降

619. 营养不良最早出现的症状是　　（　　）
A. 体重不增
B. 身长低于正常
C. 皮下脂肪消失
D. 皮肤干燥、失去弹性
E. 精神萎靡、反应迟钝

620. 营养不良合并维生素缺乏症,最常见的是　　（　　）
A. 维生素 D 缺乏　　B. 维生素 A 缺乏
C. 维生素 B 缺乏　　D. 维生素 C 缺乏
E. 维生素 E 缺乏

621. 营养性缺铁性贫血铁剂治疗后先出现的反应是　　（　　）
A. 红细胞总数上升　　B. 血清铁增加
C. 血清铁饱和度升高　D. 网织红细胞增高
E. 血红蛋白增加

622. 营养性维生素 D 缺乏性手足搐搦症与佝偻病发病机理的不同点在于　　（　　）
A. 钙吸收代谢障碍　　B. 磷吸收代谢障碍
C. 甲状旁腺功能不足　D. 维生素缺乏
E. 神经系统兴奋性增高

623. 有关屏气发作,下述描述错误的是
　　（　　）
A. 婴儿多见
B. 与惊厥的发生有关
C. 因屏气致脑血管扩张、脑缺氧
D. 常于情绪急剧变化时出现
E. 为呼吸运动暂停的一种行为

624. 有关儿童水痘的处理,错误的是　（　　）
A. 高热可选用布洛芬退热
B. 用免疫抑制的患儿阿昔洛韦疗程为 7 天或无新皮疹出现 48 小时以上
C. 使用水痘免疫球蛋白缩短病程
D. 禁用激素类药物
E. 卧床休息,保持水、电解质平衡

625. 有关儿童体重测量的描述错误的是
　　（　　）
A. 每次测量体重前需校正体重计零点
B. 测量体重时儿童应脱去外衣、鞋、袜、帽,排空大小便
C. 测量体重时儿童不能接触其他物体
D. 使用电子体重秤称重时,待数据稳定后读数
E. 体重记录以千克(kg)为单位,至小数点后 2 位

626. 有关发育的百分位数法描述中错误的是
　　（　　）
A. 在大数量调查基础上计算各指标的百分位数
B. 可以百分位数划分发育等级
C. 可制成某指标的百分位数图
D. 在百分位数图上能观察出儿童发育的变动
E. 能看出身体发育的匀称程度

627. 有关基本公共卫生服务范围内的新生儿访视,描述错误的是　　（　　）
A. 新生儿访视人员应经过专业技术培训
B. 新生儿访视指导内容包括居住环境、母乳喂养、护理、疾病预防、伤害预防和促进母婴交流
C. 发现新生儿危重征象,应向家长说明情况,立即转上级医疗保健机构治疗
D. 访视时应先签署知情同意书再进行
E. 访视时应携带新生儿访视包,出示相关工作证件

628. 有关婴幼儿情绪特点的描述,哪一条是正确的　　（　　）
A. 持久性　　　　　B. 掩饰性
C. 反应一致　　　　D. 强烈性
E. 稳定性

629. 有关婴幼儿喂养方面的资料或宣传材料的描述,下列哪项是错误的　（　　）
A. 宣传母乳喂养的优越性
B. 告知添加辅助食品的适宜时间
C. 需要时,说明母乳代用品的正确使用方法
D. 告知添加辅助食品的适宜方法
E. 奶粉生产者、销售者可以擅自提供宣传材料或资料

630. 幼儿期保健工作的重点不包括以下哪一项　　（　　）
A. 培养良好的生活习惯
B. 防止意外事故
C. 促进感知觉发展
D. 加强饮食卫生
E. 加强传染病防治

631. 幼儿期保健工作的重点包括以下项目,但除外以下哪一项　　（　　）
A. 加强饮食卫生
B. 预防佝偻病
C. 防止意外事故
D. 培养良好的生活习惯
E. 加强常见病防治

632. 幼儿液体生理需要量为　　（　　）

A. 20～50 mL/kg　　B. 50～90 mL/kg

C. 70～110 mL/kg　D. 100～140 mL/kg

E. 120～160 mL/kg

633. 幼儿园发现一麻疹患儿,为了控制麻疹进一步蔓延,采取的措施中不恰当的是　　（　　）

A. 暂不接受其他易感儿入托

B. 整个幼儿园中小儿每天口服利巴韦林

C. 易感者接触麻疹后应隔离检疫 3 周

D. 体弱多病的易感儿应立即肌肉注射丙种球蛋白

E. 麻疹患儿应隔离至出疹后 5 日,有并发症的病儿应隔离至 10 日

634. 预防蛔虫病最重要的措施是　　（　　）

A. 改善环境卫生　　B. 灭蝇、灭虫

C. 搞好个人饮食卫生　D. 搞好粪便的处理

E. 不生吃瓜果、蔬菜

635. 在儿童皮肤上发现较多牛奶咖啡斑,要警惕以下疾病的可能　　（　　）

A. 神经纤维瘤　　B. 结节性硬化

C. 色素失禁症　　D. 颞叶癫痫

E. 血管瘤

636. 在生长发育过程中,身高发育速度最快的阶段是　　（　　）

A. 胎儿期　　　　B. 婴儿期

C. 幼儿期　　　　D. 学龄期

E. 青春期

637. 在月经期间避免过度劳累是为了避免　　（　　）

A. 疲劳过度　　　B. 睡眠不安

C. 食欲缺乏　　　D. 腰酸腿疼

E. 盆腔充血

638. 在正常蛋白质摄入情况下,血苯丙氨酸浓度持续＞360 μmol/L 多少次以上者均应当给予低苯丙氨酸饮食治疗　　（　　）

A. 1 次　　　　　B. 2 次

C. 3 次　　　　　D. 5 次

E. 4 次

639. 以下哪一项是早期发现营养不良患儿最重要的措施　　（　　）

A. 开展生长发育监测

B. 开展健康教育

C. 指导喂养

D. 开展疾病预防

E. 开展体格锻炼

640. 早产儿维生素 D 的预防补充量在生后 3 个月内的剂量为　　（　　）

A. 200 IU/d　　　B. 400 IU/d

C. 600 IU/d　　　D. 800 IU/d

E. 1 万 IU/d

641. 早产儿易有以下并发症,除了　　（　　）

A. 低血糖　　　　B. 围生期窒息

C. 呼吸暂停　　　D. 肺透明膜病

E. 先天畸形

642. 诊断缺铁性贫血必须有以下哪一条　　（　　）

A. 有明确的缺铁病因

B. 小细胞低色素性贫血,MCHC 降低 MCV 降低

C. 血清铁降低

D. 红细胞游离原卟啉升高

E. 铁治疗有效

643. 针对 6～10 岁儿童诊断性智力测验的量表是　　（　　）

A. WISC-R　　　B. DDST

C. ABS　　　　　D. WPPSI

E. Gessell

644. 正常新生儿平均出生身长是　　（　　）

A. 46 厘米　　　B. 47 厘米

C. 48 厘米　　　D. 49 厘米

E. 50 厘米

645. 正常足月新生儿,下列哪项反射检查结果阴性是正常的　　（　　）

A. 拥抱反射　　　B. 吸吮反射

C. 觅食反射　　　D. 握持反射

E. 腹壁反射

646. 正常足月新生儿早开奶的时间要求在　　（　　）

A. 生后半小时内　B. 生后 1 小时

C. 生后 2 小时　　D. 生后 3 小时

E. 生后 4 小时

647. 指出关于发育的百分位数法描述中的错误　　（　　）

A. 在大数量调查基础上计算各指标的百分位数

B. 可以百分位数划分发育等级

C. 可制成某指标的百分位数图

D. 在百分位数图上能观察出儿童发育的变动

E. 能看出身体发育的匀称程度

648. 下列哪一种是水溶性维生素　　（　　）

A. 维生素 A　　　B. 维生素 B

C. 维生素 D　　　D. 维生素 E

E. 维生素 K$_1$

649. 治疗重度蛋白质—能量营养不良患儿时,每日热能摄入开始先从 （ ）
A. 每日 165～230 kJ/kg(40～55 kcal/kg)
B. 每日 230～330 kJ/kg(55～80 kcal/kg)
C. 每日 250～500 kJ/kg(60～120 kcal/kg)
D. 每日 330～500 kJ/kg(80～120 kcal/kg)
E. 每日 500～727 kJ/kg(120～170 kcal/kg)

650. 中度 MR 的智商范围是 （ ）
A. 35～49
B. 50～70
C. 71～79
D. 80～89
E. 90～99

651. 中度失水的累积损失量为 （ ）
A. 20 mL/kg
B. 50 mL/kg
C. 50～100 mL/kg
D. 100～120 mL/kg
E. 70～90 mL/kg

652. 中度消瘦的诊断标准是 （ ）
A. 其体重低于同年龄、同性别参照人群的均数减 2 个标准差,但高于或等于均数减 3 个标准差
B. 其体重低于均数减 3 个标准差
C. 其体重低于同性别,同身高参照人群值的均数减 2 个标准差,但高于或等于均数减 3 个标准差
D. 其体重低于同性别同身高参照人群值的均数减 3 个标准差
E. 体重低于同年龄同性别参照人群值的均数减 30%

653.《中国儿童发展纲要(2011—2020 年)》的主要目标中要求婴儿、5 岁以下儿童死亡率分别控制在哪个水平以下 （ ）
A. 30‰、40‰
B. 20‰、30‰
C. 15‰、20‰
D. 10‰、15‰
E. 10‰、13‰

654.《中国儿童发展纲要(2011—2020 年)》的主要目标中 18 岁以下儿童伤害死亡率以 2010 年为基数下降 （ ）
A. 1/6
B. 1/5
C. 1/4
D. 1/3
E. 1/2

655.《中国儿童发展纲要(2011—2020 年)》要求 3 岁以下儿童系统管理率和 7 岁以下儿童保健管理率均达到 （ ）
A. 70% 以上
B. 75% 以上
C. 80% 以上
D. 85% 以上
E. 90% 以上

656.《中国儿童发展纲要(2011—2020 年)》中要求 5 岁以下儿童生长迟缓率、低体重率应分别控制在哪个水平以下 （ ）
A. 15% 和 10%
B. 10% 和 5%
C. 9% 和 8%
D. 8% 和 5%
E. 7% 和 5%

657.《中华人民共和国母婴保健法》施行的时间是 （ ）
A. 1994 年 3 月 8 日
B. 1995 年 3 月 8 日
C. 1994 年 10 月 27 日
D. 1995 年 6 月 1 日
E. 2001 年 6 月 20 日

658.《中华人民共和国母婴保健法》由中华人民共和国第八届全国人民代表大会常务委员会第十次会议于 1994 年 10 月 27 日通过,其开始施行时间是 （ ）
A. 1995 年 1 月 1 日
B. 1995 年 6 月 1 日
C. 1995 年 7 月 1 日
D. 1996 年 1 月 1 日
E. 1994 年 10 月 27 日

659.《中华人民共和国母婴保健法》是何时起实施的 （ ）
A. 1994 年 6 月 1 日
B. 1995 年 6 月 1 日
C. 1996 年 6 月 1 日
D. 1995 年 1 月 1 日
E. 1996 年 1 月 1 日

660. 重度消瘦的诊断标准是 （ ）
A. 其体重低于同年龄、同性别参照人群的均数减 2 个标准差,但高于或等于均数减 3 个标准差
B. 其体重低于同年龄、同性别参照人群的均数减 3 个标准差
C. 其体重低于同性别,同身高参照人群值的均数减 2 个标准差,但高于或等于均数减 3 个标准差
D. 其体重低于同性别同身高参照人群值的均数减 3 个标准差
E. 体重低于同年龄同性别参照人群值的均数减 30%

661. 足月新生儿生理性黄疸达到高峰的时间一般为 （ ）
A. 2～3 天
B. 4～5 天
C. 5～7 天
D. 7～9 天
E. 10～14 天

662. 足月新生儿生理性黄疸出现的时间一般为 （ ）
A. 2～3 天
B. 4～5 天
C. 5～7 天
D. 7～9 天
E. 10～14 天

663. 足月新生儿生理性黄疸消失的时间一般为 （ ）
A. 2～3 天
B. 4～5 天
C. 5～7 天
D. 7～9 天

E. 10～14 天

664. 最能反映骨骼发育的重要指标是（　）

A. 身长　　　　　　B. 头围

C. 牙齿数　　　　　D. 坐高

E. 身体的下部量

665. 最易造成胎儿先天畸形的高危时间是　（　）

A. 妊娠中、晚期　　B. 妊娠中期

C. 妊娠晚期　　　　D. 妊娠早、中期

E. 妊娠早期

666. 下列哪项不是生长激素的基本作用　（　）

A. 促进蛋白质的合成、氨基酸的转运和摄取

B. 抑制肝糖原的分解

C. 降低细胞对胰岛素的敏感性，使血糖升高

D. 促进脂肪的分解

E. 促进人体组织细胞的增大和增殖

667. 苯丙酮尿症的饮食疗法，错误的是　（　）

A. 出生后一经确诊立即开始饮食控制

B. 最理想的饮食为无苯丙氨酸饮食

C. 需定期观察血清苯丙氨酸水平

D. 饮食控制至少维持到青春期后

E. 开始治疗的年龄越小，效果越好

668. 下列哪种维生素 D 活性最高　（　）

A. 维生素 D_2　　　B. 维生素 D_3

C. $1,25\text{-}(OH)_2D_3$　　D. $25\text{-}(OH)D_3$

E. $1\text{-}(OH)D$

669. 下列哪项叙述是不正确的　（　）

A. 人体脂肪细胞数量的增多主要发生在生前3 个月、生后第 1 年和 11～13 岁

B. 肥胖儿对外界温度变化不敏感

C. 肥胖儿长大成人后易发生动脉软化、冠心病、高血压

D. 脂肪细胞体积增大的肥胖儿较脂肪细胞数目增加者治疗困难

E. 肥胖儿有低温倾向

670. 游戏时，一个幼儿尽管拥有游戏所需的玩具材料，但如果同伴拒绝与其共同游戏他会很不快乐，这是因为他们的哪项需求没有得到满足　（　）

A. 生理需要　　　　B. 安全和保障的需要

C. 求知的需要　　　D. 交往和友爱的需要

E. 心理发展需要

671.《儿童缺铁和缺铁性贫血防治建议》指出：为了预防缺铁和缺铁性贫血，纯母乳喂养的早产儿和低出生体重儿应从生后多久开始补铁，元素铁的剂量是多少　（　）

A. 1～2 周，1～2 mg/(kg·d)

B. 1～2 周，2～4 mg/(kg·d)

C. 2～4 周，1～2 mg/(kg·d)

D. 2～4 周，2～4 mg/(kg·d)

E. 4～6 周，1～2 mg/(kg·d)

672.《儿童喂养与营养指导技术规范》指出：母乳在室温(25℃)、冰箱冷藏室(4℃)及冰箱冷冻室(−20℃)三种不同储存条件下的最长储存时间分别是多久　（　）

A. 2 小时，24 小时，2 个月

B. 3 小时，36 小时，2 个月

C. 4 小时，36 小时，3 个月

D. 4 小时，48 小时，3 个月

E. 4 小时，72 小时，3 个月

673. 关于风疹的描述，错误的是　（　）

A. 冬、春两季发病较多

B. 本病多见于学龄前及学龄儿童

C. 风疹病毒属 DNA 病毒

D. 宫内感染，可造成胎儿畸形

E. 生产时感染胎儿后，病毒可在新生儿咽部持续存在

674. 下列哪项符合 3 个月龄小儿的大运动发育水平　（　）

A. 直立位时能抬头　B. 用手握持玩具

C. 会爬　　　　　　D. 能坐

E. 会翻身

675. 下列人体组织器官中，在青春期生长突增开始后才迅速发育的是　（　）

A. 肌肉系统　　　　B. 脑

C. 胸腺　　　　　　D. 卵巢

E. 骨骼系统

676. 筛查性心理测验不具备的特征是（　）

A. 简便　　　　　　B. 快速

C. 准确　　　　　　D. 经济

E. 易于操作

677. 9 岁男孩，营养发育正常，体重 26 kg，身长 133 cm，头围 53 cm，胸围最可能是　（　）

A. 53 cm　　　　　B. 57 cm

C. 61 cm　　　　　D. 64 cm

E. 66 cm

678. 幼年期甲状腺功能不足，可引起下列哪种疾病的发生　（　）

A. 侏儒症　　　　　B. 呆小症

C. 地方性甲状腺肿　D. 遗传性矮小症

E. 软骨发育不全

679. 下列哪一项是神经系统最基本的结构和功能单位　　　　　　　　（　　）

A. 神经胶质细胞　　　B. 突触

C. 髓鞘　　　　　　　D. 神经元

E. 神经末梢

680. 幼儿能知道自己的性别，并初步掌握性别角色知识一般在　　　　（　　）

A. 1～2 岁　　　　　B. 2～3 岁

C. 3～4 岁　　　　　D. 4～5 岁

E. 5 岁以后

681. 下列哪项可作为个体营养素摄入的目标　　　　　　　　　　　（　　）

A. 平均需要量　　　　B. 推荐摄入量

C. 可耐受最高摄入量　D. 适宜摄入量

E. 基本需要量

682. 佝偻病颅骨软化多发生于　　（　　）

A. 1～3 个月　　　　B. 3～6 个月

C. 6～9 个月　　　　D. 6～12 个月

E. 12 个月以上

683. 下列不属于婴儿期动作发育规律的是　　　　　　　　　　　　　（　　）

A. 自上而下

B. 由粗到细

C. 由泛化到集中

D. 正向动作先于反向动作

E. 由远及近

684. 4 岁小儿，体重 16 kg，身高 98 cm，上臂围 13 cm，出牙 20 个，考虑为　　（　　）

A. 发育迟缓　　　　　B. 营养不良

C. 肥胖　　　　　　　D. 正常范围

E. 消瘦

685. 6 个月男童，定期健康检查，体格测量：身高 61.5 cm，体重 6.1 kg，头围 42.5 cm，对该儿童的体格发育评价及处理方案正确的是　（　　）

A. 消瘦，加强营养

B. 正常范围内，喂养指导

C. 发育迟缓，喂养指导，定期体检

D. 消瘦，补充维生素及微量元素

E. 发育迟缓，进一步检查，列入体弱儿管理

686. 1 岁男童，家长以"不会讲话"主诉就诊，临床观察发现小儿仅会无意识发"ma-ma"音，听不懂自己的名字，不会表演"欢迎、再见"，与之对话目光交流少，当儿童自己玩得开心时会笑着看看照管人，亦能看懂成人表情。把玩玩具方面：小儿不会试搭积木，亦不会主动放手。大运动方面：扶走可，

拉一只手走不稳。小儿体格发育正常，无特殊面容，无家族史，出生听力通过，无异常疾病史。从上述描述来看，考虑最可能的诊断是　　（　　）

A. 语言发育障碍　　　B. 孤独症

C. 听力障碍　　　　　D. 精神发育迟滞

E. 运动发育障碍

687. 《中华人民共和国母婴保健法》规定：医疗保健机构开展以下哪些母婴保健技术服务必须经县级以上地方人民政府卫生行政许可　（　　）

A. 婚前医学检查、遗传病诊断和产前诊断

B. 婚前医学检查、遗传病诊断、婚前保健、孕产期保健、新生儿保健

C. 婚前医学检查、母婴保健指导和计划生育手术

D. 婚前医学检查、遗传病诊断、产前诊断及施行结扎手术和终止妊娠手术

E. 遗传病诊断、婚前保健、孕产期保健、产前诊断

688. 按照《新生儿遗传代谢病筛查血片采集技术规范》要求，以下描述错误的是　　（　　）

A. 设有产科或儿科诊疗科目的医疗机构均应当开展新生儿遗传代谢病筛查血片采集

B. 采血人员应具有与医学相关的大专以上学历，从事医学临床工作 2 年以上

C. 采血人员应接受过新生儿遗传代谢病筛查相关知识和技能的培训并取得技术合格证书

D. 血片采集是新生儿遗传代谢病筛查技术流程中最重要的环节

E. 血片采集人员在实施血片采集前应当将新生儿遗传代谢病筛查的目的、筛查的疾病病种、条件、方式、灵敏度和费用等情况如实告知新生儿的监护人，并取得书面同意

689. 按《全国儿童保健工作规范（试行）》要求，每年应为 4～6 岁学龄前儿童提供几次健康管理服务　　　　　　　　　　　　　　（　　）

A. 1 次　　　　　　　B. 2 次

C. 4 次　　　　　　　D. 3 次

E. 5 次

690. 按《国家基本公共卫生服务规范（2011 年版）》有关婴幼儿健康管理要求，在婴幼儿哪几个月龄时应分别进行一次血常规检测　　（　　）

A. 6～8、18、30 月龄　B. 4～6、18、30 月龄

C. 6～8、12、36 月龄　D. 4～6、18、24 月龄

E. 6～8、18、24 月龄

691. 按《国家基本公共卫生服务规范（2011 年版）》要求，对哪个月龄的儿童健康检查时不需要用

听性行为观察法进行听力筛查 （ ）

A. 6 月龄　　　　　 B. 12 月龄

C. 18 月龄　　　　 D. 24 月龄

E. 36 月龄

692.《国家基本公共卫生服务规范（2011 年版）》的服务内容中不包括 （ ）

A. 城乡居民健康档案管理

B. 0～6 岁儿童健康管理

C. 健康教育

D. 体弱儿管理

E. 孕产妇健康管理

693.《国家基本公共卫生服务规范（2011 年版）》中关于 0～6 岁儿童健康管理服务规范中，哪项描述是错误的 （ ）

A. 新生儿出院后医务人员应到新生儿家中进行访视

B. 满月后的随访服务均应在乡镇卫生院、社区卫生服务中心进行，偏远地区可在村卫生室、社区卫生服务站进行

C. 在婴幼儿 12、18、30 月龄时分别进行 1 次血常规检测

D. 4～6 岁儿童每年提供一次健康管理服务

E. 对健康管理中发现有营养性疾病等儿童给予病因分析、指导或转诊建议

694. 医疗保健机构不应有哪项行为 （ ）

A. 抵制母乳代用品生产者在本单位所做的各种形式的推销宣传

B. 不在机构内张贴母乳代用品产品的广告

C. 不在机构内发放母乳代用品产品的有关资料

D. 可在机构内代售母乳代用品产品

E. 不在机构内展示母乳代用品产品

695. 最能反映婴儿营养状况的体格发育指标是 （ ）

A. 身长　　　　　 B. 头围

C. 牙齿数　　　　 D. 体重

E. 胸围

696. 出生后第一个出现的条件反射是（ ）

A. 吸吮反射　　　 B. 觅食反射

C. 吞咽反射　　　 D. 拥抱反射

E. 踏步反射

697. 身材矮小、四肢短、智力性发育异常应考虑 （ ）

A. 垂体性侏儒症　 B. 克汀病

C. 软骨发育不良　 D. 家族性身材矮小

E. 营养不良

698. 儿童时期发育最早的系统是 （ ）

A. 生殖系统　　　 B. 淋巴系统

C. 消化系统　　　 D. 呼吸系统

E. 神经系统

699. 几月龄的婴儿已能分辨各种声音，对严厉或和蔼的声音作出不同的反应 （ ）

A. 2～3 月龄　　　 B. 4～6 月龄

C. 8～9 月龄　　　 D. 10～12 月龄

E. 1 岁

700. 在神经系统发育特点描述中，错误的是 （ ）

A. 神经系统发育是一次性形成的

B. 只有一次生长突增高峰

C. 出生时新生儿脑重平均为 370 克，占其身体的 10%～12%

D. 新生儿脑重是成人脑重的 25%，6 岁接近成人脑重的 85%～90%

E. 脑神经在 12 岁左右几乎完全髓鞘化

701. 男性第二性征最早发育是 （ ）

A. 胡须　　　　　 B. 喉结

C. 阴毛　　　　　 D. 腋毛

E. 睾丸

702. 5 岁体重按公式计算应为 （ ）

A. 12 kg　　　　　 B. 14 kg

C. 16 kg　　　　　 D. 18 kg

E. 20 kg

703. 2 岁儿童的平均身长为 （ ）

A. 70 cm　　　　　 B. 75 cm

C. 80 cm　　　　　 D. 85 cm

E. 90 cm

704. 以下哪项不是粗大运动 （ ）

A. 抬头　　　　　 B. 爬

C. 站　　　　　　 D. 撕纸

E. 跳跃

705. 女性青春期第二性征发育顺序通常为 （ ）

A. 乳房发育、阴毛生长、腋毛生长

B. 乳房发育、腋毛生长、阴毛生长

C. 腋毛生长、乳房发育、阴毛生长

D. 腋毛生长、阴毛生长、乳房发育

E. 阴毛生长、乳房发育、腋毛生长

706. 青春期的年龄范围是 （ ）

A. 13 岁～20 岁　　 B. 9 岁～15 岁

C. 12 岁～18 岁　　 D. 10 岁～20 岁

E. 12 岁～15 岁

707. 小儿体格生长发育曲线出现迅速增长的

两个高峰的时间是　　　　　　　　　（　）
A. 新生儿期与青春期　B. 婴儿期与幼儿期
C. 婴儿期与青春期　　D. 学龄前期与青春期
E. 新生儿期与婴儿期

708. 儿童下部量特别短见于　　　　（　）
A. 呆小病　　　　　　B. 垂体性侏儒症
C. 生殖腺功能不全　　D. 营养不良
E. 佝偻病

709. 坐高/身高的比值最小是出现在（　）
A. 婴儿期　　　　　　B. 童年期
C. 青春发育早期　　　D. 青春发育中期
E. 青春发育晚期

710. 用均值离差法评价儿童体格生长,正常
范围一般指　　　　　　　　　　　　（　）
A. 均值上下一个标准差以内
B. 均值上下两个标准差以内
C. 均值上下三个标准差以内
D. 均值上下四个标准差以内
E. 均值上下五个标准差以内

711. 儿童心理发育概念中不包括　（　）
A. 唱歌、音乐才能的发育
B. 言语发育
C. 动作发育
D. 情绪发育
E. 认知发育

712. 丹佛发育筛查测验适用于　　（　）
A. 3～6 岁小儿　　　B. 3 岁以下小儿
C. 1 个月～6 岁小儿　D. 1 岁以下婴儿
E. 6 岁以上小儿

713. 注意缺陷多动障碍的康复治疗不包括
　　　　　　　　　　　　　　　　　（　）
A. 神经发育学疗法　B. 认知训练
C. 行为矫正疗法　　D. 特殊教育项目
E. 疏泄疗法

714. 口角炎主要是由哪种维生素缺乏引起
　　　　　　　　　　　　　　　　　（　）
A. 维生素 B_6　　　　　B. 维生素 B_1
C. 维生素 B_{12}　　　　D. 维生素 B_2
E. 维生素 C

715. 哪种元素缺乏可导致异食癖　（　）
A. 锌　　B. 碘　　C. 锰　　D. 铜
E. 钙

716. 下面哪一矿物元素,不属于微量元素
　　　　　　　　　　　　　　　　　（　）
A. 碘　　B. 铁　　C. 磷　　D. 锌
E. 铜

717. 下面哪一组氨基酸是婴儿及早产儿所需
的条件必需氨基酸　　　　　　　　　（　）
A. 组氨酸、色氨酸　　B. 异亮氨酸、蛋氨酸
C. 组氨酸、牛磺酸　　D. 牛磺酸、亮氨酸
E. 苏氨酸、色氨酸

718. 婴幼儿按供热能计算,三种产能营养素
蛋白质、脂肪和糖类之间正确的比例是（　）
A. 蛋白质占 20%,脂肪占 30%,糖类占 50%
B. 蛋白质占 25%,脂肪占 30%,糖类占 45%
C. 蛋白质占 20%,脂肪占 35%,糖类占 45%
D. 蛋白质占 25%,脂肪占 35%,糖类占 40%
E. 蛋白质占 15%,脂肪占 35%,糖类占 50%

719. 脂肪的产热系数(kcal/g)是　　（　）
A. 2　　B. 3　　C. 4　　D. 6
E. 9

720. 关于每次母乳喂养过程的母乳成分变
化,以下哪项描述不正确　　　　　　（　）
A. 第一部分分泌的乳汁脂肪含量最低
B. 第一部分分泌的乳汁蛋白质含量高
C. 第二部分分泌的乳汁脂肪含量逐渐增高而
蛋白质含量降低
D. 第三部分脂肪含量最高
E. 第三部分脂肪含量最低

721. 蔬菜、水果中不能提供的维生素是
　　　　　　　　　　　　　　　　　（　）
A. 维生素 D　　　　　B. 维生素 C
C. 维生素 E　　　　　D. 维生素 B
E. 维生素 A

722. 维生素 D 缺乏性佝偻病活动期的最主要
的临床表现是　　　　　　　　　　　（　）
A. 多汗、夜惊　　　　B. 骨骼改变
C. 神经精神症状　　　D. 反应迟钝
E. 枕秃

723. 6 月龄女婴,人工喂养为主,体格检查发
现红蛋白值偏低,首先考虑添加的辅食是（　）
A. 蛋黄泥　　　　　　B. 胡萝卜泥
C. 苹果泥　　　　　　D. 肝泥
E. 米汤

724. 下列哪项是维生素 D 缺乏性佝偻病骨样
组织堆积的表现　　　　　　　　　　（　）
A. 肋缘外翻　　　　　B. O 形腿
C. 手镯征　　　　　　D. 颅骨软化
E. 肋膈沟

725. 男婴,10 月,有多汗、夜惊表现,查体可见
方颅,前囟大,肋骨串珠,血钙、磷降低,碱性磷酸酶
升高,则该患儿最可能诊断应为　　　　（　）

A. 维生素 D 缺乏性佝偻病活动早期

B. 维生素 D 缺乏性佝偻病活动期

C. 维生素 D 缺乏性佝偻病恢复期

D. 维生素 D 缺乏性佝偻病后遗症期

E. 肾性维生素 D 缺乏性佝偻病

726. 儿童在食物转换时第一阶段引入的首选食物为 （ ）

A. 谷类食物　　　　B. 蛋类

C. 动物肝　　　　　D. 根茎类蔬菜

E. 水果

727. 儿童肥胖症的预防措施不包括 （ ）

A. 胎儿期应预防胎儿过重以预防新生儿出生体重过重

B. 促进低出生体重儿快速追赶生长

C. 婴儿期鼓励母乳喂养

D. 儿童、青少年期平衡膳食＋规律运动＋监测体重

E. 以学校为基础进行儿童肥胖的预防

728. 托幼机构膳食管理中要求三大营养素热量占总热量的百分比为 （ ）

A. 蛋白质 10%～25%,脂肪 30%～35%,碳水化合物 40%～60%

B. 蛋白质 12%～15%,脂肪 30%～35%,碳水化合物 50%～60%

C. 蛋白质 20%～25%,脂肪 40%～45%,碳水化合物 30%～40%

D. 蛋白质 25%～35%,脂肪 10%～25%,碳水化合物 40%～65%

E. 蛋白质 8%～10%,脂肪 30%～35%,碳水化合物 50%～60%

729. 女性青春期性征发育最早的征象是 （ ）

A. 月经初潮

B. 乳房发育

C. 出现腋毛

D. 小阴唇暴露在大阴唇外

E. 阴毛出现

730. 以下脑性瘫痪康复的基本原则中,哪项是错误的 （ ）

A. 早诊断,早治疗

B. 及早采取手术

C. 综合治疗,因人而异

D. 循序渐进,持之以恒

E. 注重家庭参与

731. 儿童持续近距离注视时间每次不宜超过多少分钟 （ ）

A. 10　　B. 20　　C. 30　　D. 40

E. 50

732. 先天性内斜视一般发生在生后 （ ）

A. 2 岁以内　　　　B. 6 个月以内

C. 1～3 岁　　　　D. 1 岁以内

E. 1 岁以内

733. 新生儿首次眼病检查的时间为 （ ）

A. 生后 1～2 天　　B. 生后 28～30 天

C. 生后六个月　　　D. 生后一岁

E. 生后两岁

734. 黄斑发育完全的时间为 （ ）

A. 出生后 1 个月　　B. 出生后 4 个月

C. 出生后 8 个月　　D. 1 岁

E. 2 岁以上

735. 有关弱视常规遮盖的描述错误的是 （ ）

A. 遮盖健眼强迫弱视眼注视

B. 健眼视力下降应及时停止遮盖

C. 2 岁以下儿童每 3 天中放开 1 天

D. 双眼弱视常规交替遮盖

E. 间断性双眼弱视全遮盖

736. 学龄前儿童最常见的屈光不正是 （ ）

A. 远视眼　　　　　B. 近视眼

C. 散光眼　　　　　D. 屈光参差

E. 近视＋散光

737. 屈光不正应包括 （ ）

A. 远视、近视

B. 远视、老视

C. 近视、远视、散光

D. 近视、远视、老视、散光

E. 近视、散光

738. 儿童鼻腔异物的主要症状为 （ ）

A. 鼻塞

B. 嗅觉减退

C. 鼻黏膜肿胀

D. 单侧鼻塞和流臭脓涕

E. 头痛

739. 关于牙刷下列哪一条是错误的 （ ）

A. 牙刷毛越软,清洁作用越好

B. 牙刷的刷头大小要合适

C. 尼龙丝牙刷较猪鬃毛牙刷好

D. 牙刷毛太硬容易损伤牙齿

E. 牙刷不用时应刷头朝上放在牙杯中

740. 抑制龋齿发生效果最好的糖代用品是 （ ）

A. 糖精　　　　　　B. 山梨醇

C. 木糖醇　　　　　　D. 甘露醇

E. 蛋白糖

741. 恒牙骨化开始的年龄是　　　　（　）

A. 胎儿期　　　　　　B. 新生儿期

C. 生后1岁　　　　　D. 生后2岁

E. 生后3岁

742. 幼儿园氟防龋措施不适宜用　　（　）

A. 氟片　　　　　　　B. 涂氟

C. 氟水漱口　　　　　D. 含氟凝胶

E. 氟滴剂

743. 婴幼儿口腔保健应开始于　　　（　）

A. 婴儿出生后　　　　B. 牙齿萌出前

C. 牙齿萌出后　　　　D. 1～3岁

E. 幼儿园开始

744. 新生儿期是指　　　　　　　　（　）

A. 从脐带结扎至不满28天

B. 从脐带结扎至整30天

C. 从脐带结扎至整28天

D. 从胎儿娩出至整28天

E. 从胎儿娩出至整30天

745. 早产儿体温调节功能差,体温的维持主要依靠　　　　　　　　　　　（　）

A. 适宜的环境温度　　B. 棕色脂肪产热

C. 足够的母乳吸入　　D. 自发的肢体活动

E. 白色脂肪产热

746. 生后一周的母乳喂养儿粪便中哪种细菌占优势　　　　　　　　　　　（　）

A. 大肠杆菌　　　　　B. 副大肠杆菌

C. 变形杆菌　　　　　D. 肠链球菌

E. 双歧杆菌

747. 新生儿胆红素脑病早期的主要临床特征是　　　　　　　　　　　（　）

A. 体温升高、体重减轻

B. 呼吸困难、发绀明显

C. 肢体痉挛、角弓反张

D. 前囟隆起、骨缝分离

E. 拒乳、嗜睡、肌张力低

748. 早产儿的胎龄是指　　　　　（　）

A. ＞25周至＜37足周

B. ＞26周至＜37足周

C. ＞27周至＜38足周

D. ＞28周至＜37足周

E. ＞28周至＜38足周

749. 男婴,1岁,头发稀黄,皮肤白嫩,头不能竖起,间断抽搐,尿有鼠尿味。该患儿的诊断是　　　　　　　　　　　（　）

A. 先天愚型　　　　　B. 呆小病

C. 苯丙酮尿症　　　　D. 先天性脑发育不全

E. 脑性瘫痪

750. 婴儿从母体获得的抗体开始消失的月龄为　　　　　　　　　　　（　）

A. 1～2个月以后　　　B. 3～4个月以后

C. 5～6个月以后　　　D. 7～8个月以后

E. 9～10个月以后

751. 患儿1岁半,发热4天,热退后全身出现红色斑丘疹,最可能的诊断是　　（　）

A. 幼儿急疹　　　　　B. 荨麻疹

C. 猩红热　　　　　　D. 麻疹

E. 水痘

752. 关于染色体疾病,以下说法正确的是　　　　　　　　　　　　　（　）

A. 绝大多数是由于父母一方染色体异常引起的

B. 对于先天性染色体疾病可以进行有效的治疗

C. 染色体异常指的是染色体数目异常

D. 产前诊断是染色体疾病二级预防的主要方法

E. 主要对体格生长有影响,对智力影响不大

753. 导致新生儿出生缺陷最常见的遗传性疾病是　　　　　　　　　　　（　）

A. 染色体病　　　　　B. 单基因遗传病

C. 多基因遗传病　　　D. 体细胞遗传病

E. 代谢性疾病

754. 在新生儿期,应进行哪些预防接种

A. 卡介苗

B. 卡介苗,乙肝疫苗

C. 卡介苗,百白破疫苗

D. 乙肝疫苗,百白破疫苗

E. 卡介苗,乙肝疫苗,百白破疫苗

755. 环境激素的毒性作用不包括　　（　）

A. 免疫系统影响　　　B. 神经系统影响

C. 内分泌系统影响　　D. 非致癌性

E. 生殖系统影响

756. 以下哪项是典型麻疹的临床表现分期

A. 潜伏期、出疹期、恢复期

B. 潜伏期、出疹期、并发症期、恢复期

C. 潜伏期、前驱期、出疹期、恢复期

D. 前驱期、出疹期、并发症期、恢复期

E. 前驱期、出疹期、皮疹消退期、恢复期

757. 肝豆状核变性时铜在肝内的贮积开始于 （   ）

A. 学龄期　　　　　B. 学龄前期
C. 幼儿期　　　　　D. 青春期
E. 婴儿期

758. 脆性 X 染色体综合征早期应用下列哪种药物治疗可改善症状 （   ）

A. 维生素 B_1　　　B. 叶酸
C. 维生素 C　　　　D. 脑复康
E. 微量元素锌

759. 新生儿败血症最常见的感染途径是 （   ）

A. 宫内感染　　　　B. 脐部、皮肤感染
C. 呼吸道感染　　　D. 产道感染
E. 消化道感染

760. 有关我国妇幼卫生工作方针的描述哪项不正确 （   ）

A. 以保健为中心
B. 以保障妇女儿童健康为目的
C. 保健与临床相结合
D. 面向基层、面向群体
E. 预防为主

761. 以下哪项不是《中国儿童发展纲要（2011—2020 年）》的主要目标 （   ）

A. 减少环境污染对儿童的伤害
B. 5 岁以下儿童贫血患病率＜12％
C. 低出生体重率＜4％
D. 0～6 个月婴儿纯母乳喂养率＞50％
E. 佝偻病发生率以 2010 年为基数下降 1/5

762. 《新生儿疾病筛查管理办法》要求下列数据需要保存至少 10 年但除外 （   ）

A. 活产数
B. 筛查数
C. 新生儿采血登记信息
D. 有关宣传资料
E. 确诊病例资料

763. 以下哪项不是《新生儿访视技术规范》要求的家庭访视重点询问和观察内容 （   ）

A. 母亲孕期情况　　B. 睡眠状况
C. 大小便　　　　　D. 黄疸情况
E. 脐部是否清洁、干燥

764. 以下哪项不是《0～6 岁儿童健康管理服务规范》要求的儿童健康随访时间 （   ）

A. 3 月龄　　　　　B. 6 月龄
C. 9 月龄　　　　　D. 12 月龄
E. 18 月龄

765. 婚前卫生指导包括下列内容但除外 （   ）

A. 生育知识　　　　B. 性卫生知识
C. 遗传病知识　　　D. 传染病知识
E. 避孕知识

766. 下列称量儿童体重的方法哪项不正确 （   ）

A. 体重以克为单位记录
B. 被查者要脱去衣裤
C. 称量前要矫正体重计零点
D. 2 岁以上儿童需站立
E. 2 岁以下小儿需平躺测量

767. 一女婴，出生体重 3.1 kg，身长 50 cm，头围 34 cm，出生后 14 天时，下面哪项数据和现象是不正常的 （   ）

A. 体重 3.3 kg　　　B. 身长 51 cm
C. 头围 37 cm　　　D. 假月经
E. 乳房肿大

768. 测量婴幼儿头围的临床意义不包含以下哪项 （   ）

A. 反映颅骨的发育
B. 反映大脑的发育
C. 头围过大常见脑积水
D. 反映智力发育程度
E. 头围过小常见小头畸形

769. 下列哪项不是小儿生长发育的一般规律 （   ）

A. 由上至下　　　　B. 由粗到细
C. 由远到近　　　　D. 从泛化到集中
E. 由不协调到协调

770. 关于儿童头围增长的描述，哪项不符合生长规律 （   ）

A. 生后前半年增加 8～10 cm
B. 生后后半年增加 2～4 cm
C. 第 3 年增加 1～2 cm
D. 5 岁时，接近成人头围
E. 第 2 年增加 2 cm

771. 7 月龄婴儿，下列哪项不符合正常发育规律 （   ）

A. 能独坐
B. 会爬
C. 会发"爸爸"，"妈妈"之复音
D. 能听懂自己名字
E. 自己握饼干吃

772. 儿童胸围增长规律，哪项不正确 （   ）

A. 出生时胸围 28 cm

B. 1 岁时头围＝胸围

C. 1 岁后头围＜胸围

D. 肥胖儿胸围可以提前超过头围

E. 1 岁至青春期前胸围—头围≈小儿年龄—1

773. 下列哪项不符合小儿的发育特点（　　）

A. 腕骨骨化中心出齐为 10 个

B. 小儿生殖系统的发育是先慢后快

C. 腕骨骨化中心生后 1 月时出现

D. 体格生长发育是先快后慢再加快

E. 淋巴系统的发育是先快后萎缩

774. 下列哪项不易导致囟门迟闭　　（　　）

A. 肾小管酸中毒　　B. 佝偻病

C. 呆小病　　D. 脑积水

E. 头小畸形

775. 性早熟的临床表现哪项不正确　（　　）

A. 成年后身高高于正常儿

B. 骨龄一般超过实际年龄

C. 提前出现性征发育

D. 女孩多见

E. 骨骺愈合较早

776. 患儿 8 岁,女孩,学习成绩差,上课注意力不集中,好动,为明确诊断需做些检查,但哪项不是常规要做的　　（　　）

A. 智力检查　　B. 行为检查

C. 脑电图检查　　D. 头颅 CT 检查

E. 注意力测试

777. 行为矫正的主要方法不包括以下哪项

（　　）

A. 正强化　　B. 消退

C. 暗示　　D. 负强化

E. 惩罚

778. 诊断 MR 应与下面疾病进行鉴别诊断但除外　　（　　）

A. 暂时性智力发育迟缓

B. ADHD

C. 抽动症

D. 儿童孤独症

E. 儿童精神分裂症

779. 以下哪项不是预防儿童维生素 D 缺乏性佝偻病的措施　　（　　）

A. 日光浴

B. 出生半个月后补充维生素 D

C. 孕妇多户外活动

D. 补充深海鱼油

E. 早产儿生后 1 周开始补充维生素 D

780. 儿童单纯性肥胖病因不包括哪项（　　）

A. 能量摄入过多　　B. 活动量过少

C. 遗传因素　　D. 肾脏疾病

E. 精神创伤

781. 下列哪些是人体维生素 D 的主要来源

（　　）

A. 红外线照射皮肤　　B. 紫外线照射皮肤

C. 母乳　　D. 海产品

E. 猪肝

782. 下列哪项不是添加补充食品的目的

（　　）

A. 为断奶做准备　　B. 促进口腔运动

C. 补充食品比较经济　D. 促进语言发育

E. 满足生长发育的需要

783. 下列哪项不是锌缺乏症的主要临床表现

（　　）

A. 伤口愈合延迟　　B. 反复呼吸道感染

C. 地图舌　　D. 食欲减退

E. 智能发育迟缓

784. 下列哪项不是小婴儿容易发生溢乳的原因　　（　　）

A. 胃呈水平位

B. 食管胃较短

C. 胃内消化酶较少

D. 吸吮时吞咽空气过多

E. 食管下端贲门括约肌控制力差,幽门括约肌发育良好

785. 有关小儿体重的描述,以下哪项是正确的　　（　　）

A. 出生体重平均 4 kg

B. 6 个月内平均每月增长 900 g

C. 2 岁以后平均每年增长 2 kg

D. 7～12 个月平均每月增长 500 g

E. 3 月龄平均体重约 7 kg

786. 小儿 1 岁时体重比出生体重增加了几倍

（　　）

A. 1 倍　　B. 2 倍

C. 3 倍　　D. 3.5 倍

E. 4 倍

787. 通常情况下,小儿生后 3 个月左右的体重是出生体重的几倍　　（　　）

A. 1 倍　　B. 1.5 倍

C. 2 倍　　D. 2.5 倍

E. 3 倍

788. 托幼机构内发现疑似传染病例时,下列哪项处理方法不正确　　（　　）

A. 设立临时隔离室

B. 对患儿采取有效的隔离控制措施

C. 停课消毒

D. 控制传染病在园(所)内暴发和续发流行

E. 临时隔离室内环境、物品便于随时性消毒与终末消毒

789. 下列哪项不是托幼机构儿童每日晨间检查内容 ( )

A. 询问儿童在家有无异常情况

B. 观察精神状况

C. 心肺听诊有无异常

D. 有无发热和皮肤异常

E. 检查有无携带不安全物品

790. 托幼机构儿童的健康档案不包括下列哪项 ( )

A. 儿童入园(所)健康检查表

B. 儿童出生医学证明

C. 儿童定期健康检查手册

D. 预防接种证

E. 儿童转园健康证明

791. 新生儿期保健要点有哪项不正确 ( )

A. 做好新生儿疾病筛查

B. 预防感染

C. 打蜡烛包保暖

D. 指导脐带、皮肤护理

E. 鼓励母乳喂养

792. 有关 HIV 阳性母亲所生新生儿保健的描述哪项不正确 ( )

A. 禁止人工喂养

B. 做好新生儿疾病筛查

C. 保暖

D. 指导脐带、皮肤护理

E. 避免母乳喂养

793. 按《预防艾滋病、梅毒和乙肝母婴传播工作实施方案(2015 年版)》要求,至 2020 年底,梅毒感染孕产妇所生儿童预防性治疗率的目标为 ( )

A. 达 95%以上   B. 达 90%以上

C. 达 85%以上   D. 达 80%以上

E. 达 60%以上

794. 按《预防艾滋病、梅毒和乙肝母婴传播工作实施方案(2015 年版)》要求,乙肝表面抗原阳性母亲所生新生儿应于生后多少小时内接种乙肝免疫球蛋白 ( )

A. 24   B. 36   C. 48   D. 60

E. 72

795. 按《预防艾滋病、梅毒和乙肝母婴传播工作实施方案(2015 年版)》要求,至 2020 年底,HIV 感染孕产妇所生婴儿抗艾滋病毒用药率的目标为 ( )

A. 达 98%以上   B. 达 95%以上

C. 达 90%以上   D. 达 85%以上

E. 达 80%以上

796. 按《预防艾滋病、梅毒和乙肝母婴传播工作实施方案(2015 年版)》要求,至 2020 年底,乙肝感染孕产妇所生新生儿乙肝免疫球蛋白注射率应达多少以上 ( )

A. 达 98%以上   B. 达 95%以上

C. 达 90%以上   D. 达 85%以上

E. 达 80%以上

797. 按《预防艾滋病、梅毒和乙肝母婴传播工作实施方案(2015 年版)》要求,至 2020 年底,艾滋病母婴传播率应下降至多少以下 ( )

A. 20%   B. 15%   C. 10%   D. 5%

E. 3%

798. 下列哪项不是新生儿常见的特殊生理状态 ( )

A. 生理性体重下降   B. "螳螂嘴"

C. 乳腺肿大   D. 新生儿红斑

E. 前囟未闭

799. 小儿前囟饱满常见的疾病要除外下列哪种疾病 ( )

A. 呆小病

B. 颅内出血

C. 维生素 A 过量或中毒

D. 脑积水

E. 脑膜炎

800. 有关小儿腹泻防治措施的描述错误的是 ( )

A. ORS 纠正急性腹泻脱水成功率很高

B. 注意卫生

C. ORS 早期应用可降低脱水程度

D. ORS 主要用于轻、中度脱水

E. 腹泻严重时应禁食

801. 婴幼儿易患呼吸道感染的原因是 ( )

A. 呼吸浅表

B. 呼吸频率快

C. 呈腹式呼吸

D. 呼吸道黏膜缺少 SIgA

E. 没有常规服用预防性药物

802. 对反复呼吸道感染管理应重视以下措施但除外哪一项 ( )

A. 合理锻炼   B. 合理喂养

C. 提高免疫力　　　D. 祛除病因

E. 常规预防性服用抗生素

803. 猩红热的皮疹一般出现在发热后哪个时间段　　　　　　　　　　　　　　（　　）

A. 12 小时之内　　　B. 12～48 小时

C. 49～60 小时　　　D. 61～72 小时

E. 大于 72 小时

804. 小儿上呼吸道感染的主要病原是（　　）

A. 呼吸道合胞病毒　B. 肺炎链球菌

C. 肺炎支原体　　　D. 衣原体

E. 柯沙奇病毒

三、多项选择题

1. 宏量元素不包括　　　　　　　（　　）

A. 氢　　B. 钾　　C. 氟　　D. 碘

E. 钙

2. 微量元素包括　　　　　　　　（　　）

A. 磷　　B. 镁　　C. 铁　　D. 锌

E. 锰

3.《出生医学证明》可以作为　　（　　）

A. 出生人口血亲关系证明

B. 出生人口申报户籍的依据

C. 依法获得保健服务的依据

D. 国籍证明文件

E. 以上都可以

4. 以下哪些肝炎经消化道传播　（　　）

A. 甲肝　　　　　　B. 乙肝

C. 丙肝　　　　　　D. 丁肝

E. 戊肝

5. 中国妇幼卫生工作方针是　　（　　）

A. 以保健为中心

B. 以保障生殖健康为目的

C. 保健与临床相结合

D. 面向基层、面向群体

E. 预防为主

6.《中国儿童发展纲要（2011—2020 年）》由哪几个部分组成　　　　　　　　　　（　　）

A. 指导思想和基本原则

B. 总目标

C. 发展领域、主要目标和策略措施

D. 组织实施

E. 监测评估

7.《中国儿童发展纲要（2011—2020 年）》的基本原则有　　　　　　　　　　　（　　）

A. 依法保护原则

B. 儿童优先原则

C. 儿童最大利益保护原则

D. 儿童平等发展原则

E. 儿童参与原则

8.《中国儿童发展纲要（2011—2020 年）》确立的五个发展领域是　　　　　　　（　　）

A. 健康　　　　　　B. 教育

C. 福利　　　　　　D. 生活环境

E. 法律保护

9. 出生缺陷综合防治行动是指　（　　）

A. 开展出生缺陷防治健康教育和社会行动

B. 为农村育龄妇女孕前和孕早期免费增补叶酸及多种维生素

C. 健全产前诊断网络

D. 健全新生儿疾病筛查网络，实施新生儿疾病筛查补助

E. 支持出生缺陷监测网络建设

10. 听力筛查出现以下哪些情况之一者，应当予以及时转诊　　　　　　　　　（　　）

A. 言语不清

B. 听觉行为观察法筛查任一项结果阳性

C. 听觉评估仪筛查任一项结果阳性

D. 头不能转向声源

E. 耳声发射筛查未通过

11.《中国儿童发展纲要（2011—2020 年）》有关妇幼保健服务体系建设内容有　　（　　）

A. 省、市、县三级设置一所政府举办，标准化的妇幼保健机构

B. 加强县、乡、村三级妇幼卫生服务网络建设

C. 加强儿童医疗保健服务网络建设

D. 二级以上综合医院和县级以上妇幼保健院设置儿科

E. 加强儿童卫生人才队伍建设

12.《新生儿疾病筛查管理办法》规定的新生儿疾病筛查病种有哪些　　　　　（　　）

A. 先天性心脏病

B. 先天性甲状腺功能低下症

C. 先天性髋关节发育不良

D. 先天性苯丙酮尿症

E. 新生儿听力筛查

13. 新生儿遗传代谢病筛查程序有 （ ）
A. 血片采集 B. 送检
C. 实验室检测 D. 阳性病例确诊
E. 阳性病例治疗

14. 新生儿听力筛查程序包括 （ ）
A. 初筛 B. 复筛
C. 阳性病例确诊 D. 阳性病例治疗
E. 阳性病例的家系调查和科研工作

15. 新生儿疾病筛查采血机构和人员应该做到 （ ）
A. 开展宣传教育
B. 签署知情同意书
C. 负责不合格标本的召回
D. 做好资料登记和存档保管工作
E. 负责相关信息收集、统计、分析、上报

16. 开展新生儿疾病筛查的医疗机构违反本办法规定,有下列行为之一的,由县级以上地方人民政府卫生行政部门责令改正,通报批评,给予警告 （ ）
A. 违反《新生儿疾病筛查技术规范》的
B. 未履行告知程序擅自进行新生儿疾病筛查的
C. 未按规定进行实验室质量监测、检查的
D. 未进行免费诊疗
E. 违反本办法其他规定的

17. 托幼机构有下列哪些情形的,由卫生行政部门责令限期改正,通报批评;逾期不改的,给予警告;情节严重的,由教育行政部门依法给予行政处罚 （ ）
A. 未按要求设立保健室、卫生室或者配备卫生保健人员的
B. 聘用未进行健康检查或者健康检查不合格的工作人员
C. 未定期组织工作人员健康检查
D. 招收未经健康检查或健康检查不合格的儿童入托
E. 未严格按照《托儿所幼儿园卫生保健工作规范》开展卫生保健工作

18. 根据《全国儿童保健工作规范(试行)》的要求,发现以下哪些高危儿童应该进行专案管理 （ ）
A. 先天性心脏病
B. 早产儿、低出生体重儿
C. 中重度营养不良
D. 单纯性肥胖
E. 中重度贫血

19. 儿童五官保健重点对哪些疾病进行筛查和防治 （ ）
A. 出芽延迟 B. 屈光不正
C. 龋齿 D. 弱视
E. 听力障碍

20. 乡镇卫生院(社区卫生服务中心)的儿保门诊儿童出现下列哪些情况时,应当予以及时转诊至上级妇幼保健机构或其他医疗机构的相关口腔专业门诊进一步诊治 （ ）
A. 唇裂、腭裂等颜面发育异常
B. 舌系带过短
C. 乳牙早萌或滞留
D. 乳牙反咬合
E. 龋齿

21. 医务人员到新生儿家中进行家庭访视时,应重点询问和观察的内容包括 （ ）
A. 喂养情况 B. 睡眠状况
C. 大小便 D. 黄疸情况
E. 脐部是否清洁、干燥

22. 母婴保健技术服务主要包括 （ ）
A. 新生儿疾病筛查
B. 婚前医学检查
C. 产前诊断和遗传病诊断
D. 助产技术
E. 有关母婴保健的科普宣传、教育和咨询

23. 开展新生儿疾病筛查的医疗机构有以下行为的,通报批评,给予警告 （ ）
A. 违反《新生儿疾病筛查技术规范》的
B. 未履行告知程序擅自进行新生儿疾病筛查的
C. 未按规定进行实验室质量监测、检查的
D. 违反《新生儿疾病筛查管理办法》规定的
E. 将新生儿疾病筛查的项目、条件、方式、灵敏度和费用等情况告知新生儿的监护人

24. 下面脂肪酸中哪些是必需脂肪酸 （ ）
A. 亚油酸(LA) B. 亚麻酸(LNA)
C. 单不饱和脂肪酸 D. 饱和脂肪酸
E. 二十二碳六烯酸(DHA)

25. 添加补充食品的目的是 （ ）
A. 补充母乳或牛乳营养素的不足
B. 促进口腔运动
C. 为断奶做准备
D. 满足生长发育的需要
E. 促进语言发育

26. 儿童胸围增长规律,正确的有 （ ）
A. 出生时胸围 33 cm

B. 1岁时头围＝胸围

C. 1岁后头围＜胸围

D. 肥胖儿胸围可以提前超过头围

E. 1岁至青春期前胸围－头围≈小儿年龄－1

27. 双眼视觉功能包括 （　　）

A. 同时觉　　　　　B. 融合

C. 立体视　　　　　D. 对比度

E. 色觉

28. 视力筛查的主要内容有 （　　）

A. 视力检查　　　　B. 眼位检查

C. 色觉检查　　　　D. 屈光检查

E. 视野检查

29. 弱视治疗效果的判断,下列说法正确的是 （　　）

A. 视力退步、不变、或仅提高一行为无效

B. 提高2行或2行以上为视力进步

C. 视力提高至0.8以上为基本治愈

D. 经过3年以上随访,视力仍保持正常为治愈

E. 戴镜视力和不戴镜视力相当,认为可脱离眼镜,弱视治愈

30. 下列哪些是屈光不正的预防原则 （　　）

A. 培养儿童注意阅读、书写卫生

B. 注意户外活动

C. 坚持做眼保健操

D. 改善学习环境

E. 注意营养,加强锻炼,增强体质

31. 营养咨询门诊,丁丁妈妈把丁丁喂养情况告诉医生,丁丁5个月开始添加米汤和果汁,鸡蛋黄,7个月断母乳,每天配方奶700 mL左右,喂米糊时,宝宝常有恶心,或把食物包裹在口腔里不吞咽,丁丁妈妈遂将所有食物都搅拌成稀糊状,用奶瓶喂养,每天1～2次,直到现在10个月。对丁丁还需要进行以下哪些进食技能的培养 （　　）

A. 进食时可以让其玩玩具,保持愉快心情

B. 咀嚼差的宝宝可以直接用奶瓶喂食

C. 学习自己用勺进食

D. 练习用杯喝奶

E. 独坐高椅与成人同桌进餐

32. 婴儿在以下哪些情况下,出院后需到有诊治条件的医疗保健机构定期随访,在专科医生的指导下进行强化母乳、早产儿配方奶或早产儿出院后配方奶喂养 （　　）

A. 出生体重＜2 000 g

B. 出生后病情危重或并发症多

C. 完全肠外营养＞4周

D. 体重增长缓慢的早产儿

E. 体重增长缓慢的低出生体重儿

33. 儿童健康检查服务技术规范内容包括 （　　）

A. 对儿童生长发育进行监测和评价

B. 早期发现异常和疾病,及时进行干预

C. 指导家长做好科学育儿及疾病预防

D. 促进儿童健康成长

E. 疾病的治疗

34. 按照《国家基本公共卫生服务规范(2011年版)》要求,用于儿童发育评估的指标包括（　　）

A. 爬行、独站

B. 抬头、独走

C. 翻身、独坐

D. 扶栏上楼梯、双脚跳

E. 扶走、独走

35. 原始反射包括 （　　）

A. 踏步反射　　　　B. 吸吮反射

C. 吞咽反射　　　　D. 握持反射

E. 觅食反射

36. 婴幼儿期的神经心理发育反应在大量的日常行为中,亦称之为"行为发育",常分为四个能区观察,包括 （　　）

A. 大运动　　　　　B. 认知

C. 精细运动　　　　D. 个人—社会

E. 语言

37. 评估3月龄婴儿的近距离视力和注视能力的检查方法包括 （　　）

A. 瞬目反射检查　　B. 红球试验

C. 光照反应　　　　D. 眼位检查

E. 眼外观检查

38. 为了保证口腔卫生及牙齿发育,以下有关喂养正确的是 （　　）

A. 提倡母乳喂养

B. 牙齿萌出以后规律喂养,逐渐减少夜间喂养次数

C. 人工喂养儿应当避免奶瓶压迫其上下颌,不要养成含着奶瓶或含着乳头睡觉的习惯

D. 牙齿萌出后,夜间睡眠前可喂服1～2口温开水清洁口腔

E. 培养规律性的饮食习惯,注意营养均衡

39. 小儿,3岁,不会讲话,对大人的话似听非听,需考虑的疾病是 （　　）

A. 广泛性发育障碍　B. 听力障碍

C. 智力低下　　　　D. 注意力缺陷综合征

E. 学习障碍

40. 儿童维生素 A 的来源是 （ ）
    A. 母乳及乳制品　　B. 动物肝脏
    C. 绿叶蔬菜　　　　D. 皮肤的光照合成
    E. 鱼肝油

41.《儿童健康检查服务技术规范》要求下列哪项儿童营养性疾病基层需要转诊与管理 （ ）
    A. 生长迟缓　　　　B. 肥胖
    C. 营养性缺铁性贫血　D. 食欲不良
    E. 维生素 D 缺乏性佝偻病

42. 儿童健康检查时问诊内容包括 （ ）
    A. 喂养及饮食史:喂养方式,食物转换(辅食添加)等情况
    B. 生长发育史:既往体格生长、心理行为发育情况
    C. 生活习惯:睡眠、排泄、卫生习惯等情况
    D. 过敏史:药物、食物等过敏情况
    E. 患病情况:两次健康检查之间患病情况

43. 下列哪项属于《新生儿访视技术规范》中规定的高危新生儿 （ ）
    A. 早产儿(胎龄 < 37 周)
    B. 低出生体重儿(出生体重< 2 500 g)
    C. 高胆红素血症
    D. 新生儿患有各种影响生活能力的出生缺陷
    E. 母亲有异常妊娠及分娩史、高龄分娩(≥35 岁)

44. 下列称量儿童体重的方法哪些是正确是 （ ）
    A. 称量前要矫正磅秤零点
    B. 被查者要脱去衣裤
    C. 体重以克为单位记录
    D. 2 岁以上儿童须站立
    E. 2 岁以下小儿需平躺测量

45. 有关小儿大动作的发育哪项是正确的 （ ）
    A. 2～3 个月的小儿能俯卧抬头 45°
    B. 4～5 个月的小儿会从仰卧位翻成俯卧位
    C. 5～6 个月的小儿独坐很稳
    D. 10～12 个月的小儿独站片刻和扶走
    E. 15～18 个月后小儿走路较稳,随后活动量明显增大

46. 一女婴,出生体重 3.2 kg,身长 50 cm,头围 34 cm,出生后 14 天时,下面哪些数据和现象是正常的 （ ）
    A. 体重 3.4 kg　　B. 身长 54 cm
    C. 头围 35 cm　　D. 假月经
    E. 乳房肿大

47. 测量婴幼儿头围时要注意哪些事项 （ ）
    A. 取坐位或仰卧位
    B. 女童松开发辫
    C. 女童蝴蝶结压在软尺下
    D. 头围记录以厘米(cm)为单位
    E. 软尺从头部右侧眉弓下缘经枕骨粗隆及左侧眉弓下缘回至零点

48. 评价小儿体重曲线变化,下列哪些判断是正确的 （ ）
    A. 体重曲线向上并与参考曲线平行示体重增长正常
    B. 体重曲线低偏参考曲线示体重增长减慢
    C. 体重曲线走向与横坐标平行示体重正常
    D. 体重曲线远离参考曲线向下偏斜示体重减轻
    E. 体重曲线走向与横坐标平行示体重未增长

49. 对于生后 3 月龄婴儿,下列哪几项是正确的 （ ）
    A. 会伸手取物　　B. 能翻身
    C. 逗之能笑出声　　D. 抬头稳定
    E. 能注视大的红色玩具

50. 7 月龄婴儿,下列哪些符合正常发育 （ ）
    A. 会爬
    B. 能独坐
    C. 会发"爸爸""妈妈"之复音
    D. 能听懂自己名字
    E. 自己握饼干吃

51. 以下哪些项目是 1 岁小儿能够做到的 （ ）
    A. 独立行走
    B. 叫出部分物品名字
    C. 会自己大小便
    D. 能有目标地扔皮球
    E. 弯腰拾东西

52. 小儿各系统的发育特点有 （ ）
    A. 腕骨骨化中心出齐为 10 个
    B. 小儿生殖系统的发育是先慢后快
    C. 肾小球滤过率 2 岁达成人水平
    D. 体格生长发育是先快后慢再加快
    E. 淋巴系统的发育是先快后萎缩

53. 囟门迟闭见于 （ ）
    A. 脑积水　　　　B. 佝偻病
    C. 呆小病　　　　D. 头小畸形
    E. 肾小管酸中毒

54. 有关小儿胸围的描述正确的是 （　　）
A. 出生时比头围小 1～2 cm
B. 1 岁后胸围大于头围
C. 1 岁时头、胸围相等
D. 15 岁时头围接近成人
E. 1 岁后至青春期头、胸围差数（cm）约等于年龄减 1

55. 性早熟的临床表现正确的是 （　　）
A. 女孩多见
B. 骨龄一般超过实际年龄
C. 提前出现性征发育
D. 成年后身高高于正常儿
E. 骨骺愈合较早

56. 儿童心理发育包含 （　　）
A. 感知觉　　　　　B. 认知
C. 动作　　　　　　D. 个性
E. 社会性

57. 新生儿出生后就具有较好功能的感觉器官有 （　　）
A. 味觉　　　　　　B. 痛觉
C. 触觉　　　　　　D. 嗅觉
E. 视觉

58. 诊断 MR，应与下面哪些疾病进行鉴别诊断 （　　）
A. 暂时性智力发育迟缓
B. ADHD
C. 儿童精神分裂症
D. 儿童孤独症
E. 抽动症

59. 预防儿童营养性维生素 D 缺乏性佝偻病正确的措施是 （　　）
A. 日光浴
B. 出生 2 月后补充维生素 D
C. 孕妇多户外活动
D. 补充深海鱼油
E. 早产儿、低出生体重儿、双胎儿生后 1 周开始补充维生素 D

60. 锌缺乏症的主要临床表现是 （　　）
A. 食欲减退　　　　B. 生长迟缓
C. 智能发育迟缓　　D. 反复感染
E. 地图舌

61. 宏量营养素不包括 （　　）
A. 蛋白质　　　　　B. 碳水化合物
C. 脂类　　　　　　D. 维生素
E. 钙

62. 如何估计母乳喂养时吸入奶量是否足够 （　　）
A. 哺乳时如能听到婴儿连续吞咽声
B. 每日尿量 3～4 次
C. 哺乳后婴儿睡眠时间较长
D. 婴儿体重增长满意
E. 早期新生儿黄疸明显

63. 以下哪项不属于断奶原则 （　　）
A. 体弱儿应早断奶　B. 最迟 3 岁断奶
C. 可骤然断奶　　　D. 选择春秋季节
E. 逐渐进行，每日减少一次奶，以辅食代替

64. 母乳中哪些因子可促进乳酸杆菌的生长 （　　）
A. 乙型乳糖　　　　B. 铜
C. 铁蛋白　　　　　D. 双歧因子
E. 乳铁蛋白

65. 以下哪些是脑瘫的主要特征 （　　）
A. 四肢和躯干的对称性瘫痪
B. 抗重力运动困难，分离动作困难
C. 发育不均衡，肌张力不平衡
D. 原始反射残存
E. 存在异常的感觉运动，联合反应和代偿运动持续存在

66. 新生儿常见的特殊生理状态有哪些 （　　）
A. 生理性黄疸
B. 生理性体重下降
C. 乳腺肿大或假月经
D. 新生儿红斑及粟粒疹
E. "马牙"和"螳螂嘴"

67. 不同年龄小儿的血压正常值可用以下哪些公式大致推算 （　　）
A. 年龄×2＋70＝收缩压（mmHg）
B. 收缩压×2/3＝舒张压
C. 年龄×2＋80＝收缩压（mmHg）
D. 年龄×2＋60＝收缩压（mmHg）
E. 年龄×2＋85＝收缩压（mmHg）

68. 风疹与麻疹的主要鉴别点是 （　　）
A. 全身症状轻
B. 皮疹为全身性分布
C. 皮疹一日内出齐
D. 热退后全身出现红色斑丘疹
E. 外周血白细胞减少

69. 下列哪项是儿童免疫接种的禁忌证 （　　）
A. 过敏体质

B. 免疫缺陷病患

C. 严重慢性病

D. 使用免疫抑制剂的患儿

E. 有急性传染病密切接触史,未过观察期的儿童

70. 预防小儿营养性缺铁性贫血的措施有
(　　)

A. 提倡母乳喂养

B. 牛乳喂养应加热

C. 早产儿补足维生素

D. 早产儿早期补铁

E. 铁强化婴幼儿食品

71. 儿童形成恐惧的高峰年龄是　　(　　)

A. 2 岁 　　　　　　B. 3 岁

C. 5 岁 　　　　　　D. 10 岁

E. 11 岁

72. 小儿器质性言语障碍的原因包括　(　　)

A. 腭裂或隐性腭裂　　B. 舌系带过短

C. 后鼻孔闭锁　　　　D. 口吃

E. 鼻甲肥大

73. 儿童气质类型包括　　　　　(　　)

A. 偏执型 　　　　　B. 易养型

C. 难养型 　　　　　D. 发动缓慢型

E. 中间型

74. 常用的儿童体格生长评价方法有　(　　)

A. 离差法 　　　　　B. 百分位数法

C. 曲线图法 　　　　D. 相关法

E. 指数法

75. 关于儿童年龄分期以下哪些正确　(　　)

A. 胎儿期:自卵子与精子结合至胎儿娩出

B. 婴儿期:自出生后不满 1 周岁

C. 幼儿期:从出生到不满 3 岁

D. 学龄前期:3~6 岁

E. 青春期:从儿童时期过渡到成人的一个发育阶段。此期又分为青春前期、青春中期、青春后期

76. 18~24 个月儿童的早期指导和训练内容有
(　　)

A. 学习说身体的部位

B. 握笔模仿画圆圈

C. 大小便训练

D. 学习扶着栏杆上下楼梯

E. 学习脱袜子、脱鞋

77. 下列哪些因素和婴儿湿疹的发生有关
(　　)

A. 遗传过敏体质

B. 食物蛋白

C. 肠黏膜屏障功能发育不全

D. 皮肤感染

E. 过暖

78. 湿疹常见的临床表现有哪些　　(　　)

A. 红斑 　　　　　　B. 丘疹

C. 渗出 　　　　　　D. 溃疡

E. 瘢痕

79. 培养幼儿期良好的进食行为有　(　　)

A. 进食规律 　　　　B. 时间限定

C. 不吃零食 　　　　D. 学用筷子

E. 固定座位

80. 下列有关铁缺乏的描述哪些是正确的
(　　)

A. 缺铁性贫血使髓外造血增强,可出现肝、脾轻度肿大

B. 缺铁性贫血血红蛋白<50 g/L 时,可发生贫血性心力衰竭

C. 铁缺乏可出现表情淡漠、注意力难于集中、记忆力减退和智力减低

D. 缺铁性贫血可引起口腔黏膜异常角化、口腔炎,少数有异食癖

E. 铁缺乏可使细胞免疫功能降低

81. 1,25-(OH)$_2$D$_3$ 主要的生理功能是
(　　)

A. 促进小肠黏膜对钙、磷的吸收

B. 促进肾小管对钙、磷的重吸收

C. 抑制甲状旁腺动员骨钙的作用

D. 刺激成骨细胞,促进新的骨盐沉积

E. 有成骨和溶骨双重作用

82. 下列哪些情况禁止接种卡介苗　(　　)

A. 先天性胸腺发育不全

B. 严重联合免疫缺陷病

C. 急性传染病恢复期

D. 全身性皮肤病

E. PPD 试验阳性

83. 新生儿 Apgar 评分的内容包括　(　　)

A. 心率 　　　　　　B. 呼吸

C. 肌张力 　　　　　D. 皮肤颜色

E. 对刺激的反应

84. 早产儿外观特点为　　　　　(　　)

A. 皮肤发亮,毳毛多　B. 足底纹理少

C. 指甲未达指尖　　　D. 头发分条清楚

E. 乳腺结节>4 mm

85. 婴儿生理性腹泻的临床特点　　(　　)

A. 仅大便次数增多

B. 生长发育正常

C. 添加辅食后大便可转为正常

D. 多见于 6 个月以上婴儿

E. 外观肥胖,常有湿疹

86. 女孩,6 岁。因乳房增大,身高增长加速 1 年余,阴道分泌物增多 5 天就诊,体检:身高 119 cm,乳房B3 期,阴毛 P2 期。手腕骨 X 线片示骨龄 9 岁,具有诊断意义的检查项目有 ( )

A. 盆腔 B 超检查

B. 血 T3、T4、TSH 测定

C. 血雌二醇和睾酮浓度测定

D. 黄体生成素释放激素(LIRH)兴奋试验

E. 血清 17-羟孕酮和尿液 17-酮类固醇水平测定

87. 关于正常新生儿,下列哪些是正确的 ( )

A. 出生时胎龄≥37 周,<42 周

B. 出生体重≥2 500 g,≤4 000 g

C. 身长 47 cm 以上

D. 头围在 36 cm 以上

E. 无任何畸形和疾病的活产新生儿

88. 3 个月的婴儿应接受下列哪几种疫苗的接种 ( )

A. 卡介苗

B. 脊髓灰质炎三型混合疫苗

C. 百白破混合制剂

D. 乙肝疫苗

E. 麻疹疫苗

89. 脂肪积聚最敏感的阶段常见于 ( )

A. 婴儿期 B. 幼儿期

C. 5～6 岁 D. 学龄期

E. 青春期

90. 孤独症的临床表现包括 ( )

A. 行为刻板

B. 仅仅用手势与人交流

C. 语言发育障碍

D. 情感交流正常

E. 兴趣狭窄

91. 铁的主要生理功能包括 ( )

A. 合成肌红蛋白及细胞色素氧化酶等

B. 构成各种金属酶的必需成分或活化某些金属酶及其辅助因子

C. 参与激素的合成或增强激素的作用

D. 发挥运输、贮存氧及传递电子的功能

E. 参与血红蛋白和 DNA 的合成

92. 缺铁性贫血常规检测特点是 ( )

A. Hb 降低比红细胞数减少明显,呈小细胞低色素性贫血

B. 涂片可见红细胞大小不等,以小细胞为多,中央淡染区扩大

C. 平均红细胞容积<80 fL

D. 平均红细胞血红蛋白量<27 pg

E. 平均红细胞血红蛋白浓度<310 g/L

93. 哪些符合先天性甲状腺功能减低症的临床表现 ( )

A. 皮肤干燥 B. 动作发育迟缓

C. 食欲亢进 D. 智力低下

E. 便秘

94. 哪些是 21-三体综合征的常见体征 ( )

A. 眼距宽,眼外侧上斜

B. 骨龄落后

C. 韧带松弛,四肢及指趾细长

D. 动作落后

E. 皮肤粗糙

95. 儿童期肥胖易合并哪些疾病 ( )

A. 黑棘皮 B. 嗜睡症

C. 高胆固醇血症 D. 胰岛素抵抗

E. 骨折

96. 6 个月女婴,腹泻 2 天伴呕吐入院,大便蛋花汤样,每日 7～8 次,伴呕吐、口干、尿少。患儿以牛奶喂养为主。查体:体温 38℃,精神稍差,哭泪少,前囟、眼眶凹陷,唇干,心肺无特殊,腹软,肠鸣音活跃。大便常规:色黄有黏液,白细胞 0～5 /HP。下列因素中哪些与本例发生腹泻有关 ( )

A. 婴儿胃肠道功能发育不成熟

B. 胃酸和消化酶分泌减少

C. 人工喂养缺乏免疫保护

D. 乳糖酶缺乏,不能耐受乳类食品

E. 婴儿血中免疫球蛋白低下

97. 早产儿易发生佝偻病,主要由于 ( )

A. 钙、磷储存少 B. 维生素 D 储存少

C. 日照不足 D. 钙消耗过多

E. 生长发育快,需维生素 D 相对较多

98. 重度营养不良可引起的异常有 ( )

A. 新陈代谢异常 B. 器官功能低下

C. 免疫功能低下 D. 重度佝偻病

E. 脑发育迟缓

99. 未成熟儿,极低出生体重儿主要脑损伤原因包括 ( )

A. 颅内出血 B. 脑室周围白质软化

C. 脑白质发育不良 D. 围生期窒息

E. 宫内发育迟缓

100. 高危儿早期干预的目的 （ ）

A. 充分发挥儿童潜能

B. 促进高危儿体格、认知和社会情绪的全面发展

C. 减少高危儿伤残率

D. 减少高危儿伤残程度

E. 增强家庭满足高危儿特殊需要的能力

101. 儿童的环境安全包括以下哪几项（ ）

A. 家具不能太多，最好是圆角

B. 留有足够空地

C. 电开关有保护装置

D. 刀剪利器、药物及日用化学品远离婴幼儿

E. 门窗装栅栏防止坠楼

102. 儿童行为矫正的常用方法 （ ）

A. 正强化 B. 惩罚

C. 负强化 D. 消退

E. 及时批评制止

103. 囟门过大或闭合延迟常见于 （ ）

A. 脑积水 B. 佝偻病

C. 脑萎缩 D. 小头畸形

E. 头皮血肿

104. 下列属于违反《国际母乳代用品销售守则》的行为有哪些 （ ）

A. 向母亲免费提供代乳品样品

B. 向医务人员推销配方奶

C. 以文字或图画等形式宣传人工喂养，包括在产品标签上印婴儿图片

D. 在卫生保健机构中使用特殊配方奶

E. 向卫生保健工作者提供具有科学性和真实性的资料

105. 6 岁儿童口腔保健的主要内容有 （ ）

A. 提倡定时饮食，少吃甜食

B. 向家长宣教六龄齿的重要性

C. 滞留乳牙及时拔除

D. 对六龄齿及时进行窝沟封闭

E. 指导培训有规律的饮食习惯，注意营养调配

106. 根据《中国儿童发展纲要（2011—2020年）》，为改善妇女儿童营养状况，哪些指标是需要重点关注的 （ ）

A. 低出生体重发生率

B. 0～6 个月婴儿纯母乳喂养率

C. 5 岁以下儿童生长迟缓率

D. 5 岁以下儿童低体重率

E. 5 岁以下儿童贫血患病率

107.《中国儿童发展纲要（2011—2020 年）》基本原则有哪些 （ ）

A. 依法保护原则

B. 儿童优先原则

C. 儿童最大利益原则

D. 儿童平等发展原则

E. 儿童参与原则

108. 新生儿疾病筛查中心应当开展以下工作 （ ）

A. 开展新生儿遗传代谢疾病筛查的实验室检测、阳性病例确诊和治疗或者听力筛查阳性病例确诊、治疗

B. 掌握本地区新生儿疾病筛查、诊断、治疗、转诊情况

C. 负责本地区新生儿疾病筛查人员培训、技术指导、质量管理和相关的健康宣传教育

D. 承担本地区新生儿疾病筛查有关信息的收集、统计、分析、上报和反馈工作

E. 配合做好新生儿疾病筛查的监督管理工作

109. 幼儿期生长发育特点有 （ ）

A. 体格生长发育速度较婴儿期减慢

B. 中枢神经系统发育依然快速

C. 语言发展较慢

D. 前囟闭合，乳牙出齐

E. 能控制大小便

110. 早产儿易生低体温的原因是 （ ）

A. 体温调节中枢发育不成熟

B. 寒战是其重要的产热方式

C. 能量储备少，产热不足

D. 产热以白色脂肪产热为主

E. 体表面积相对较大，血流丰富，易于散热

111. 新生儿访视人员访视时应携带 （ ）

A. 相关工作证件

B. 新生儿访视包

C. 访视卡

D. 听力筛查仪

E. 评估软件

112. 新生儿访视考核指标有哪些 （ ）

A. 新生儿访视覆盖率＝（该年接受 2 次及 2 次以上访视的新生儿人数/同期活产数）×100%

B. 新生儿访视覆盖率＝（该年接受 1 次及 1 次以上访视的新生儿人数/同期活产数）×100%

C. 新生儿纯母乳喂养率＝（同期纯母乳喂养新生儿数/满月访视有喂养记录的新生儿数）×100%

D. 新生儿纯母乳喂养率＝（同期纯母乳喂养新生儿数/满月访视人数）×100%

E. 新生儿患病率＝（该年检查 1 次及 1 次以

上访视新生儿生病人数/同期活产数)×100%

113. 总体来讲,最常用的高危儿运动干预治疗包括 （　　）

A. 感觉综合治疗

B. 日常生活技能训练

C. 神经发育治疗

D. 知觉能力训练

E. 手—眼协调训练

114. 托幼机构对儿童进行膳食调查和营养评估,下列哪些调查结果符合要求 （　　）

A. 儿童热量和蛋白质平均摄入量寄宿制托幼机构达到"DRIs"的 80%

B. 维生素 A、B_1、B_2、C 及矿物质钙、铁、锌等达到"DRIs"的 82%

C. 蛋白质热量占总热量的 14%

D. 每日早餐、午餐、晚餐热量分配比例为30%、40%和 30%

E. 优质蛋白质占蛋白质总量的 45%

115. 湿疹日常皮肤护理中,合理的是 （　　）

A. 避免诱发因素

B. 避免过多纤维素摄入

C. 保暖

D. 严重湿疹时不作预防接种

E. 尽量少用肥皂

116. 遗传性疾病可以分为 （　　）

A. 染色体病 　　　B. 单基因遗传病

C. 多基因遗传病 　　D. 线粒体遗传病

E. DNA 突变遗传病

117. 胆红素脑病的后遗症包括 （　　）

A. 手足徐动症 　　　B. 脑积水

C. 听力下降 　　　D. 智能落后

E. 眼球运动障碍

118. 双眼视觉功能失调后可能产生的眼功能变化有 （　　）

A. 异常视网膜对应 　　B. 斜视

C. 复视 　　　D. 弱视

E. 旁中心注视

119. 托幼机构合理生活制度的意义有 （　　）

A. 保护儿童神经系统的正常发育

B. 保护儿童消化系统的功能

C. 培养儿童良好的生活习惯

D. 保护儿童人身安全

E. 托幼机构工作有条不紊,秩序井然

120. 幼儿体格锻炼中的保健要点 （　　）

A. 利用日光、空气、水和器械,有计划地进行儿童体格锻炼

B. 做好运动前的准备工作

C. 运动中注意观察儿童面色、精神状态、呼吸、出汗量和儿童对锻炼的反应,若有不良反应要及时采取措施或停止锻炼

D. 加强运动中的保护,避免运动伤害

E. 运动后注意观察儿童的精神、食欲、睡眠等状况

121. 开展儿童健康检查的医疗保健机构需配备哪些基本工具 （　　）

A. 儿童体重秤、量床、身高计、软尺

B. 听诊器、手电筒、消毒压舌板

C. 听力和视力筛查工具

D. 儿童生长发育监测图(表)

E. 实验室检查设备齐全

122. 儿童食物过敏 1～2 级预防措施包括 （　　）

A. 母乳喂养

B. 配方奶喂养

C. 皮肤局部用药

D. 按期添加各种固体食物

E. 使用益生菌、脂肪酸等营养补充剂

123. 儿童心理评估的服务对象 （　　）

A. 健康儿童

B. 高危儿童

C. 心理行为发育异常儿童

D. 学前测试

E. 选拔赛

124. 24～30 个月龄儿童的早期指导和训练内容有哪些 （　　）

A. 收拾玩具、扫地、帮忙拿东西

B. 自己洗手

C. 教幼儿说出自己的姓名、性别、身体部位以及一些短句和歌谣

D. 学习独自上下楼梯、单腿站

E. 培养幼儿理解"里外"、"上下"、"前后"等空间概念

125. 心理行为发育落后的高危儿转诊的条件是 （　　）

A. 生长缓慢 　　　B. 筛查结果可疑

C. 筛查结果异常 　　D. 营养不良

E. 连续两次评估正常并年满 1 周岁的高危儿

126. 3 岁以下儿童食物选择应避免 （　　）

A. 小圆形糖果和水果 B. 口香糖

C. 坚果 　　　D. 果冻

E. 鱼和肉

127. 《儿童喂养与营养指导技术规范》中有关

儿童喂养与营养指导考核指标的描述正确的有
（　　）

A. 4 个月内纯母乳喂养率=（调查前 24 小时纯母乳喂养婴儿数/调查 6 个月内婴儿数）×100%

B. 6 个月内纯母乳喂养率=（调查前 24 小时纯母乳喂养婴儿数/调查 6 个月内婴儿数）×100%

C. 6 个月内母乳喂养率=（调查前 24 小时母乳喂养婴儿数/调查 6 个月内婴儿数）×100%

D. 4 个月内母乳喂养率=（调查前 24 小时母乳喂养婴儿数/调查 6 个月内婴儿数）×100%

E. 家长科学喂养知识知晓率=（调查时辖区所有掌握喂养与营养知识的 0~6 岁儿童家长数/调查的辖区 0~6 岁儿童家长数）×100%

128. 促进母乳喂养十条措施要求医护人员
（　　）

A. 检查母亲是否符合母乳喂养条件

B. 帮助母亲在产后半小时内开始母乳喂养

C. 鼓励按需哺乳

D. 对哭闹的新生儿提供奶头作安慰物

E. 不使用奶瓶喂母乳

129. 保护、促进和支持母乳喂养策略与措施包括
（　　）

A. 加强爱婴医院规范化管理

B. 三甲医院评审指标之一

C. 营造母乳喂养的社会和文化氛围

D. 医院禁止销售母乳代用品

E. 定期对妇幼保健人员进行相关知识和技能培训，提高对公众的指导技能

130. 有关新生儿皮肤护理的描述正确的有
（　　）

A. 脐带未脱落前，每天用 75% 的酒精擦拭脐部一次，保持脐部干燥清洁

B. 皮肤皱褶处潮红或糜烂，给予针对性指导

C. 早产儿应注意保暖，必要时可放入成人怀中，直接贴紧成人皮肤保暖

D. 要警惕"马牙"、"螳螂嘴"、乳房肿胀、假月经等现象

E. 每天洗澡，勤换尿布

131. 托幼机构餐时服务要点包括　（　　）

A. 进餐环境应当卫生、整洁、舒适

B. 餐前做好充分准备

C. 按时进餐，保证儿童情绪愉快

D. 儿童良好的饮食行为

E. 培养儿童卫生习惯

132. 托幼机构儿童膳食卫生管理需要做到
（　　）

A. 进餐环境应当卫生、整洁、舒适。保证儿童情绪愉快，培养儿童良好的饮食行为和卫生习惯

B. 保证儿童饮水量 200 毫升/次

C. 儿童膳食应当专人负责

D. 留样食品应当冷藏条件下存放 48 小时以上

E. 留样食品每样品种不少于 100 克以满足检验需要，并做好记录

133. 在托幼机构保健室工作的保健员应当具备
（　　）

A. 托幼机构卫生保健基础知识，掌握卫生消毒、传染病管理和营养膳食管理等技能

B. 按照收托 200 名儿童至少设 1 名专职卫生保健人员

C. 无精神病史

D. 定期接受当地妇幼保健机构组织的卫生保健专业知识培训

E. 取得《托幼机构工作人员健康合格证》

134. 有关儿童入托（入园）体检规定的描述正确的有哪些
（　　）

A. 儿童入托幼机构前应当经医疗卫生机构进行健康检查，合格后方可进入托幼机构

B. 需排除各种传染病

C. 患传染病的患儿治愈后，凭医疗卫生机构出具的健康证明方可入园（所）

D. 儿童离开托幼机构 3 个月以上应当进行健康检查后方可再次入托幼机构

E. 医疗卫生机构应当按照规定的体检项目开展健康检查

135. 为给集体儿童提供整洁、安全、舒适的环境，托幼机构应当具备
（　　）

A. 园（所）内应当有防蚊、蝇、鼠、虫及防暑和防寒设备，并放置在儿童接触不到的地方

B. 集中消毒应在儿童离园（所）后进行

C. 培养儿童良好卫生习惯

D. 保持玩具、图书表面的清洁卫生，每周至少进行 1 次玩具清洗，每 2 周图书翻晒 1 次

E. 餐桌每餐使用前消毒

136. 儿童定时、定点、定量进餐以及进餐进食行为的训练的依据是
（　　）

A. 中枢食欲的调节　　B. 生活环境

C. 行为发育　　　　　D. 胃肠功能特点

E. 饮食习惯

137. 8~12 个月早期指导和训练内容有
（　　）

A. 拍手"欢迎"、"再见"

B. 帮助婴儿指认书中图画和身体部位

C. 经常给婴儿看图画

D. 给婴儿提供杯子练习喝水

E. 帮助婴儿多练习手—膝爬行

138. 1～3个月婴儿需进行以下哪些早期教育指导 （　　）

A. 多与婴儿带有情感地说话

B. 强调目光交流

C. 俯卧、竖抱练习

D. 多听音乐或带响声的玩具

E. 与婴儿发声互动

139. 18月龄儿童心理行为发育预警征象有哪些 （　　）

A. 不会跑

B. 不会按要求指人或物

C. 不会有意识叫"爸爸"或"妈妈"

D. 与人无目光对视

E. 无有意义的语言

140. 3岁儿童心理行为发育预警征象有哪些 （　　）

A. 不会双脚跳　　　B. 不会模仿画圆

C. 性格内向　　　　D. 不会说自己的名字

E. 不辨颜色

141. 下列哪些属于目前国家基本公共卫生服务规范的内容 （　　）

A. 健康教育

B. 残疾人健康管理

C. 重性精神疾病患者管理

D. 卫生监督协管

E. 中医药健康管理

142. 按国家免疫规划要求，应在12月龄内完成基础免疫的疫苗有 （　　）

A. 乙肝疫苗　　　　B. A＋C群流脑

C. 卡介苗　　　　　D. 脊灰疫苗

E. 百白破三联疫苗

143. 属常染色体隐性遗传的是 （　　）

A. 21-三体综合征

B. 先天性肾上腺皮质增生症

C. 糖尿病

D. 先天性甲状腺功能减低症

E. 苯丙酮尿症

144. 维生素D缺乏性手足搐搦症的病因是 （　　）

A. 维生素AD治疗剂量不足

B. 钙补充过多

C. 早产儿

D. 甲状旁腺功能低下

E. 长期腹泻或梗阻性黄疸

145. 儿童溺水的预防与干预措施有哪些 （　　）

A. 提高家长安全意识

B. 水域区域安全性保障

C. 加强对儿童的看护

D. 加强对学生的安全教育

E. 改变家庭周围的危险环境

146. 幼儿期超重/肥胖的干预措施有哪些 （　　）

A. 监测体格生长情况

B. 避免过度喂养和过度进食

C. 多吃饭，少吃菜

D. 少饮料，多喝白开水

E. 可以适度使用饥饿、药物等控制儿童进食

147. 托幼机构记账法膳食调查步骤包括（　　）

A. 按班级、餐次记录用餐人数，统计人日数

B. 按顺序记录每日食物消耗量，计算食物实际消耗量

C. 各类食物实际消耗量分别除以总人日数，计算平均每人每日进食量

D. 利用《食物成分表》按食物进食量计算每人每日摄入的热能及各种营养素的量

E. 用人日数计算儿童营养素平均供给量，膳食调查结果评估

148. 我国新生儿疾病筛查包括下列哪几种疾病 （　　）

A. 肾上腺皮质增生症

B. 新生儿听力障碍

C. 先天性甲状腺功能减低症

D. 苯丙酮尿症

E. 先天性髋关节发育不良

149. 6月龄以内的婴儿，进行听力学评估应包括 （　　）

A. 头颅CT平扫　　　B. 听性脑干反应测试

C. 听觉行为反应测试　D. 纯音听力测试

E. 询问病史及家族史、耳毒性药物使用史等

150. 学龄前期超重/肥胖的干预措施有哪些 （　　）

A. 开展健康教育活动

B. 均衡膳食，避免过度进食

C. 培养健康的饮食习惯和生活方式

D. 尽量少看电视或电子媒体

E. 纠正不良饮食和生活习惯

151. 根据我国《中国儿童发展纲要（2011—2020年）》，采取下列哪些措施可提高出生人口质

量 （　　）
　　A. 逐步扩大新生儿疾病筛查病种
　　B. 新生儿先天性甲状腺功能减低症筛查率达到 80％以上
　　C. 新生儿苯丙酮尿症筛查率达到 80％以上
　　D. 新生儿听力筛查率达到 60％以上
　　E. 婚前医学检查率达到 50％以上

152. 经产前诊断，医师应当向夫妻双方说明情况，并提出终止妊娠医学意见的情形有 （　　）
　　A. 胎儿患严重遗传性疾病的
　　B. 胎儿有严重缺陷的
　　C. 因患严重疾病，继续妊娠可能危及孕妇生命安全或者严重危害孕妇健康
　　D. 孕妇在孕期出现反复上呼吸道感染
　　E. 孕妇在孕早期出现先兆流产

153. 医疗保健机构对婴儿可以进行的医疗保健服务内容主要包括以下哪几点 （　　）
　　A. 体格检查
　　B. 预防接种
　　C. 新生儿疾病筛查
　　D. 婴儿多发病防治
　　E. 婴儿常见病防治

154. 关于生长发育的规律，正确的是 （　　）
　　A. 生殖系统发育速度是先慢后快
　　B. 生长速度因年龄而异
　　C. 生长发育是先快后慢
　　D. 神经系统发育速度是先慢后快
　　E. 生长发育是在量的增长过程中发生质的改变

155. 一新生儿，足月顺产，Apgar 评分 10 分。体格检查时，反射阳性包括 （　　）
　　A. 拥抱反射　　　　B. 颈肢反射
　　C. 腹壁反射　　　　D. 觅食反射
　　E. Babinski 征

156. 5 个月婴儿，下列哪些情况认为发育异常 （　　）
　　A. 前囟未闭 1.5～2.0 cm
　　B. 乳牙未萌出
　　C. 不能抬头
　　D. 不能伸手取物
　　E. 侧弯反射＋

157. 电击伤的急救措施应包括 （　　）
　　A. 脱离电源
　　B. 用冰袋冷敷头部，保护大脑
　　C. 有灼伤部位进行相应处理

　　D. 对症处理
　　E. 呼吸心跳停止者要进行人工呼吸、心脏按压

158. 青春晚期的特征包括 （　　）
　　A. 性腺基本发育成熟
　　B. 出现月经初潮或首次遗精
　　C. 第二性征发育成熟
　　D. 骨骼基本愈合
　　E. 体格增加逐渐停止

159. 婴儿期保健内容包括哪些 （　　）
　　A. 合理喂养　　　　B. 定期健康检查
　　C. 预防事故　　　　D. 预防接种
　　E. 词汇训练

160. 4 岁男孩，营养和生长发育中等，其体重和身长最可能是 （　　）
　　A. 16 kg　　　　　　B. 15 kg
　　C. 90 cm　　　　　　D. 100 cm
　　E. 105 cm

161. 关于猩红热的描述正确的是 （　　）
　　A. 多见于 3 岁以上儿童
　　B. 常在冬末春初流行
　　C. 潜伏期 1～7 天
　　D. 发病 24 小时后出现皮疹
　　E. 热退疹出是其特点

162. 儿童肥胖症的正确干预措施有 （　　）
　　A. 饥饿疗法　　　　B. 减肥药物治疗
　　C. 手术治疗　　　　D. 改变生活方式
　　E. 饮食与运动相结合

163. 下列哪些是轮状病毒肠炎的临床特点 （　　）
　　A. 6 个月到 2 岁前是临床发病的高峰年龄
　　B. 全身感染中毒症状较轻
　　C. 大便多为稀水蛋花汤样，脱水多为等渗性脱水
　　D. 为自限性疾病，大便镜检没有白细胞
　　E. 多发于秋冬季

164. 精神发育迟滞的诊断要点包括 （　　）
　　A. IQ＜70
　　B. IQ＜人群 IQ 均值减 2 个标准差
　　C. 社会适应行为缺陷
　　D. 异常心理行为特征
　　E. 起病＜18 岁

165. 幼儿期保健工作的重点包括以下哪些 （　　）
　　A. 加强饮食行为习惯的培养
　　B. 预防佝偻病

C. 防止意外事故

D. 眼、耳保健

E. 加强传染病及常见病防治

166. 儿童患以下哪些疾病时,应注意观察其听力变化 （　　）

　　A. 中耳炎　　　　　　B. 腮腺炎

　　C. 脑膜炎　　　　　　D. 佝偻病

　　E. 鹅口疮

167.《托儿所幼儿园卫生保健工作规范》卫生与消毒要求的预防性消毒包括 （　　）

　　A. 儿童活动室、卧室应当经常开窗通风,保持室内空气清新

　　B. 餐桌每餐使用前消毒

　　C. 每周至少进行 1 次玩具清洗,每 2 周图书翻晒 1 次

　　D. 门把手、水龙头、床围栏等儿童易触摸的物体表面每日消毒 1 次。坐便器每次使用后及时冲洗,接触皮肤部位及时消毒

　　E. 抹布用后及时清洗干净、晾晒、干燥后存放;拖布清洗后应当晾晒或控干后存放

168. 新生儿眼病的高危因素包括 （　　）

　　A. 颜面形态畸形

　　B. 眼角抽动

　　C. 出生难产

　　D. 有遗传性眼病家族史

　　E. 新生儿重症监护病房住院超过 7 天并有连续高浓度吸氧史

169.《儿童健康检查服务技术规范》要求儿童健康检查时问诊的内容包括 （　　）

　　A. 喂养及饮食史

　　B. 既往体格生长、心理行为发育情况

　　C. 两次健康检查之间患病情况

　　D. 家族史

　　E. 睡眠、排泄、卫生习惯等情况

170. 儿童入园时,托幼机构应当查验以下哪些项目 （　　）

　　A. 预防接种证

　　B. 出生证明

　　C. 儿童入园健康检查表

　　D. 独生子女证明

　　E. 0～6 岁儿童保健手册

171. 儿童保健健康教育方式有哪些 （　　）

　　A. 面对面咨询指导

　　B. 举办育儿知识竞赛

　　C. 举办各种小讲座、座谈会

　　D. 组织游戏、讲故事、角色表演等

E. 群众性媒体介绍

172. 幼儿期的不良习惯包含哪些 （　　）

　　A. 使用安抚奶嘴

　　B. 吮指

　　C. 咬唇、吐舌

　　D. 牙齿萌出期使用磨牙棒

　　E. 口呼吸

173. 儿童急性中毒的临床特点是 （　　）

　　A. 多见于 6 岁以下儿童

　　B. 起病前常常没有任何症状,病情急,病前无感染征象,也没有抽搐昏迷病史

　　C. 突然起病,症状或体征无法用一种疾病解释,病史与临床表现不一致

　　D. 通常伴有消化道症状,如恶心、呕吐或腹痛等

　　E. 病情进行发展到昏迷、抽搐

174. 对高危儿进行精神发育评估应注意 （　　）

　　A. 了解发育里程碑

　　B. 不定期发育筛查和评估

　　C. 对早产儿应采取矫正年龄评估发育水平

　　D. 可在生后第一年末、第二年末进行标准的诊断性评估

　　E. 在社区和妇幼保健机构,不能进行发育筛查

175. 儿童气质的特性包括 （　　）

　　A. 与遗传有关:气质具有遗传学的物质基础

　　B. 气质的天赋性:儿童刚出生时就表现出各自的气质特点

　　C. 气质的稳定性:气质表现得最早,变化最小,具有较大的稳定性、连续性

　　D. 气质的可变性:在发展过程中,受后天环境因素和教育的影响

　　E. 气质无好坏之分

176. 儿童心理评估的目的有 （　　）

　　A. 了解儿童脑功能

　　B. 掌握不同年龄儿童的心理行为发育水平

　　C. 早期识别儿童心理行为发育偏异

　　D. 健康管理的内容

　　E. 消除影响儿童心理行为发育的生物、心理和社会不利因素

177. 8 月龄的婴儿手的精细动作能完成 （　　）

　　A. 手指抓捏小丸动作　B. 伸手够远处玩具

　　C. 双手传递玩具　　　D. 双手配合撕纸

　　E. 捏有响声的玩具

178. 营养不良儿童能量和营养素摄入要达到推荐摄入量(RNI) （　　）

A. 能量摄入逐渐达到推荐摄入量（RNI）的80%以上

B. 能量摄入逐渐达到推荐摄入量（RNI）的85%以上

C. 蛋白质和矿物质、维生素摄入达到 RNI 的85%以上

D. 蛋白质和矿物质、维生素摄入达到 RNI 的80%以上

E. 碳水化合物达到推荐摄入量（RNI）的90%以上

179. 6 个月龄内纯母乳喂养的要求有哪些 （　　）

A. 6 个月龄内纯母乳喂养

B. 可以添加少量水、果汁等液体

C. 无需给婴儿添加固体食物

D. 可以补充鱼肝油

E. 可以补充钙

180. 新生儿访视内容包括 （　　）

A. 询问新生儿遗传代谢性疾病筛查情况

B. 问诊孕期及出生情况

C. 测量体重和体温

D. 测量头围和身长

E. 全身体检

181. 新生儿容易发生寒冷损伤综合征的原因包括 （　　）

A. 脂肪组织发育迟缓

B. 体表面积相对较大,易失热

C. 棕色脂肪储备少

D. 皮下脂肪组织的饱和脂肪酸含量高

E. 皮下脂肪组织的不饱和脂肪酸含量高

182. 有关入园(所)健康检查描述正确的有 （　　）

A. 市、县级医院均可承担儿童入园(所)体检

B. 不得违反规定擅自改变健康检查项目

C. 儿童入园(所)体检项目包括乙肝"两对半"

D. 儿童入园(所)时,托幼机构应当查验"儿童入园(所)健康检查表"、"0～6 岁儿童保健手册"、"预防接种证"

E. 未依照国家免疫规划受种的儿童需要补种

183. 学龄前儿童良好的生活习惯包括 （　　）

A. 按时进食　　　　B. 规律作息

C. 刷牙漱口　　　　D. 食前便后洗手

E. 大小便自理

184. 婴幼儿腹泻的预防措施包括 （　　）

A. 合理喂养　　　　B. 补充辅食

C. 加强环境卫生　　D. 预防接种

E. 及时隔离腹泻患儿

185. 下述有关发育年龄的描述哪些是正确的 （　　）

A. 发育年龄是以某指标的发育平均水平为标准年龄

B. 发育年龄包括形态年龄、性征年龄、牙齿年龄、骨骼年龄

C. 齿龄适用于 2 岁以内婴幼儿

D. 骨龄是机体成熟程度的标志

E. 11 岁女童,身高年龄 11 岁、骨龄 9 岁说明发育落后

186. 下列有关运动发育规律的描述正确的选项有 （　　）

A. 头尾规律

B. 由泛化到集中

C. 反面动作先于正面动作

D. 由不协调到协调

E. 先会说话后会走路

187. 下列各元素中属于常量元素的是（　　）

A. 钙　　B. 钠　　C. 钾　　D. 锌

E. 碘

188. 有关肌力分级的描述正确的有 （　　）

A. 0 级:肌肉无收缩

B. 1 级:肌肉收缩但无关节运动

C. 2 级:有主动运动,可在床面运动但不能对抗重力

D. 3 级:有主动运动,亦能对抗自身重力,但不能对抗人为阻力

E. 5 级:正常肌力

189. 婴幼儿情绪表现的特点有哪些 （　　）

A. 短暂性

B. 强烈性,容易冲动

C. 易变性,反应不一致

D. 真实性

E. 外显性

190. 新生儿遗传代谢病筛查实验室应当具备的条件是 （　　）

A. 具有与所开展工作相适应的卫生专业技术人员

B. 符合《医疗机构临床实验室管理办法》的规定

C. 符合《新生儿疾病筛查技术规范》的要求

D. 具有与所开展工作相适应的技术和设备

E. 新生儿遗传代谢病筛查实验室应当接受卫

生部临床检验中心的质量监测和检查

191. 新生儿访视的目的有 （ ）

A. 定期对新生儿进行健康检查,宣传科学育儿知识

B. 增加新生儿体重水平,促进新生儿健康成长

C. 辅助开展新生儿档案建立

D. 早期发现异常和疾病,及时处理和转诊

E. 指导家长做好新生儿喂养、护理和疾病预防

192. 合理的口腔保健指导包括 （ ）

A. 提倡母乳喂养,牙齿萌出以后规律喂养,逐渐减少夜间喂养次数

B. 牙齿萌出后,再进行咀嚼训练

C. 牙齿萌出后,家长应当轻轻擦洗婴儿牙齿,每天 1~2 次

D. 3 岁以后,家长和幼儿园老师可开始教儿童自己选用适合儿童年龄的牙刷

E. 3 岁以上儿童可接受由口腔专业人员实施的局部应用氟化物防龋措施

193. 托幼机构在岗工作人员有下列哪些症状或疾病者须离岗,治愈后须持县级以上人民政府卫生行政部门指定的医疗卫生机构出具的诊断证明,并取得"托幼机构工作人员健康合格证"后,方可回园工作 （ ）

A. 流感、活动性肺结核

B. 发热、腹泻症状

C. 痢疾、戊型病毒性肝炎

D. 腹胀、腹痛症状

E. 渗出性皮肤病

194. 儿童耳及听力保健工作要求有哪些 （ ）

A. 为儿童提供定期耳外观检查和听力筛查

B. 进行儿童耳及听力保健宣传教育工作

C. 听力筛查未通过者应当及时转诊到听力检测机构

D. 做好辖区内筛查未通过儿童的追访,并记录筛查、诊断和干预结果

E. 筛查房屋应当安静、远离电梯、超声等辐射干扰,室内本底噪声≤ 45 dB

195. 在口腔保健方面,社区卫生服务中心和乡镇卫生院的职责有 （ ）

A. 为儿童和家长提供口腔健康指导

B. 为儿童提供定期口腔疾病筛查服务

C. 宣传口腔卫生保健知识

D. 发现异常及时进行转诊

E. 口腔疾病治疗

196. 儿童口腔保健筛查的疾病有 （ ）

A. 唇裂、腭裂等颜面发育异常

B. 口腔溃疡、鹅口疮

C. 乳牙有无早萌、滞留、反咬合

D. 舌系带过短

E. 牙齿是否出现明显的龋洞

197. 基层医疗机构需予以及时转诊至上级妇幼保健机构或其他医疗机构的相关专科门诊进一步诊治的情况是 （ ）

A. 发现眼睑可疑结构异常

B. 注视和跟随试验检查异常

C. 眼位检查和眼球运动检查发现眼位偏斜

D. 两眼视力相差一行

E. 具有任何一种视物行为异常的表现

198. 关于脊柱的发育哪几项是正确的（ ）

A. 生后第一年脊柱增长慢于四肢

B. 新生儿出生时脊柱已出现弯曲

C. 3 个月后能抬头时出现颈椎前凸

D. 6 个月后能坐时出现胸椎后凸

E. 1 岁左右开始行走时出现腰椎前凸

199. 以下哪些是帮助母亲成功进行母乳喂养的十条规定的内容 （ ）

A. 除母乳外,禁止给新生儿吃任何食物或饮料,除非有医学指征

B. 把有关母乳喂养的好处及处理方法告诉所有的孕妇

C. 分娩后 60 分钟新生儿开始母乳喂养

D. 母婴同室,按需喂养

E. 母乳不足,如何补充配方奶

200. 制定婴幼儿喂养策略的依据和目的有 （ ）

A. 改善儿童营养状况是实现千年发展目标的基础

B. 婴幼儿喂养,尤其是母乳喂养,是儿童营养的重要基础

C. 有效的营养干预措施可降低 5 岁以下儿童死亡率

D. 补充维生素 A、锌等微量营养素是预防儿童死亡的重要措施

E. 实现《中国儿童发展纲要》预期目标

201. 我国儿童生后 6 个月后体重与发达国家的差距逐渐增加,其主要原因是 （ ）

A. 由于家长缺乏科学喂养知识

B. 经济条件落后

C. 添加辅食难以做到及时、合理、安全和符合

营养要求

    D. 母亲上班,无暇照顾婴儿

    E. 母乳喂养不足

202. 新生儿疾病筛查的内容包括 （　　）

    A. 在新生儿期对严重危害新生儿健康的先天性疾病施行专项检查

    B. 在新生儿期对严重危害新生儿健康的遗传性疾病施行专项检查

    C. 在新生儿期对严重危害新生儿健康的感染性疾病施行专项检查

    D. 在新生儿期对严重危害新生儿健康的营养性疾病施行专项检查

    E. 在新生儿期对严重危害新生儿健康的传染性疾病施行专项检查

203. 托幼机构组织开展体格锻炼需要注意的事项有哪些 （　　）

    A. 适宜的运动强度,保证运动量

    B. 室内外运动场地和运动器械的清洁、卫生、安全

    C. 体弱儿童和患病儿童停止锻炼

    D. 运动中注意观察儿童面色、精神状态、呼吸、出汗量和儿童对锻炼的反应

    E. 冬季运动室内为主

204. 器官系统发育不平衡性的表现有（　　）

    A. 生殖系统发育最晚

    B. 神经系统发育领先

    C. 淋巴系统到青春期开始发育

    D. 皮下脂肪发育较晚

    E. 肌肉组织的发育到青春期才加速

205. 1 岁小儿正常体格发育应达到以下标准 （　　）

    A. 体重 9 kg　　　　B. 身长 75 cm

    C. 头围 48 cm　　　　D. 出牙 18 个

    E. 头围和胸围相等

206. 男女孩生长曲线的两次交叉现象的特征包括 （　　）

    A. 在 9～10 岁前男孩平均身高高于女孩

    B. 9～10 岁女孩生长突增开始平均身高超过男孩

    C. 在曲线上 9～10 岁女孩身高超过男孩,形成第一次交叉

    D. 在 13～15 岁男孩平均身高超过女孩,出现第二次交叉

    E. 两次交叉之间女孩平均身高比男孩高 3 cm

207. 关于遗传对儿童生长发育影响的叙述哪几项是正确的 （　　）

    A. 遗传决定了儿童生长发育的潜力

    B. 儿童最终的身高与遗传有密切关系

    C. 遗传对生长发育的作用显著大于环境因素

    D. 遗传影响儿童性成熟的迟早

    E. 人的肤色、身体的比例受种族遗传的影响

208. 幼儿期的特点是 （　　）

    A. 容易发生急性传染病

    B. 体格生长与婴儿期类似

    C. 口语发育迅速

    D. 意外伤害较婴儿期减少

    E. 出现第一个违抗期

209. 下列哪几项符合原发性生长激素缺乏症 （　　）

    A. 身材矮小,躯干长,四肢短

    B. 生长速率小于 4 cm/年

    C. 智能正常

    D. 骨化中心发育落后

    E. 患儿出生时身高体重正常

210. 关于风疹的描述正确的有哪些 （　　）

    A. 冬春两季发病较多

    B. 本病多见于学龄前及学龄儿童

    C. 生产时感染胎儿后,病毒可在新生儿咽部持续存在

    D. 风疹病毒属 DNA 病毒

    E. 风疹的典型临床表现是颈后、耳后、枕后淋巴结肿痛

211. 4 个月男婴,十二月份出生,因夜惊多汗,烦躁 2 个月就诊,患儿生后纯母乳喂养,医生诊断为"维生素 D 缺乏性佝偻病初期",导致该病的原因有哪些 （　　）

    A. 食物中维生素 D 含量不足

    B. 食物中钙磷比例不适当

    C. 日光照射不足

    D. 肾小管对钙、磷重吸收不足

    E. 围生期储存不足

212. 可能引起智力低下的病因有 （　　）

    A. 先天性甲状腺发育不全

    B. 佝偻病

    C. 颅内感染

    D. 新生儿高胆红素血症

    E. 染色体异常

213. 关于维生素 A 缺乏的阐述正确的是 （　　）

    A. 目前我国维生素 A 缺乏重度为主

    B. 维生素 A 参与免疫调节

    C. 维生素 A 缺乏症引起夜盲症和眼干燥症

D. 轻度维生素 A 缺乏就可引起儿童严重贫血

E. 维生素 A 对全身各组织、器官具有广泛的重要作用

214. 有关新生儿期预防接种的描述正确的有 （ ）

A. 出生后即可接种卡介苗

B. 出生后 1 周用丙球肌注

C. 出生后即可注射乙肝疫苗

D. 28 天内接种百白破三联疫苗

E. 卡介苗和乙肝疫苗接种方法相同，均为肌肉注射

215. 人乳中含有的哪些成分与调节婴儿胃肠道屏障和免疫应答的早期成熟有关 （ ）

A. 乳铁蛋白   B. SIgA

C. 溶菌酶   D. 细胞因子

E. 巨噬细胞

216. 下列哪几项属于发育筛查工具 （ ）

A. DDST   B. DST

C. PPVT   D. CDCC

E. Gesell 量表

217. 属于原发性免疫缺陷病的是 （ ）

A. X 连锁无丙种球蛋白血症

B. 巨细胞病毒感染

C. 选择性 IgA 缺陷

D. 糖尿病

E. 艾滋病

218. 某 3 岁 6 个月的男童，年龄别体重和身高别体重均低于同年龄、同性别参照人群值的 2SD，其营养不良分型为 （ ）

A. 中度低体重   B. 中度生长迟缓

C. 中度消瘦   D. 重度低体重

E. 重度生长迟缓

219. 3 月龄儿童心理行为发育预警征象有 （ ）

A. 对很大声音没有反应

B. 不注视人脸，不追视移动人或物品

C. 逗引时发音

D. 俯卧时不会抬头

E. 笑不出声

220. 孕期先天风疹感染引起的胎儿发育异常有 （ ）

A. 先天性心脏病   B. 耳聋

C. 白内障   D. 肾病

E. 脑发育障碍

221. 10 个月的正常婴儿，下列哪几项属于正常 （ ）

A. 体重 8 kg   B. 身长 73 cm

C. 乳牙 4 颗   D. 头围 47.5 cm

E. 能推车走几步

222. 关于铁代谢的描述下列哪些是正确的 （ ）

A. 胎儿通过胎盘从母体获得铁，孕后期获铁量最多

B. 孕母严重缺铁不会影响其对胎儿的铁供应

C. 出生体重越低，体内铁的总量越少，发生贫血的可能性越大

D. 双胎儿从母体获得的铁较少，易发生缺铁

E. 早产儿/低出生体重儿出生后需补充铁剂

223. 下列幼儿园生活属于合理安排的有 （ ）

A. 早餐与午餐的间隔时间为 4 小时

B. 每天安排小儿 2～3 小时的户外活动时间

C. 为儿童提供符合国家《生活饮用水卫生标准》的生活饮用水

D. 3～6 岁儿童饮水量 50～100 mL/次

E. 每季度至少进行 1 次膳食调查和营养评估

224. 入托幼机构前应当经医疗卫生机构健康检查，合格后方可入园，有关入院健康检查说法正确的有

A. 承担儿童入园体检的医疗卫生机构及人员应当取得相应的资格，并接受相关专业技术培训

B. 医疗卫生机构及人员不得违反规定擅自改变健康检查项目

C. 儿童入园体检中发现疑似传染病者应当"暂缓入园"，及时确诊治疗

D. 医疗卫生机构可根据实际情况改变部分健康检查项目

E. 儿童入园体检结果有效期为 2 个月

225. 托幼机构进行预防儿童伤害的合理措施有

A. 托幼机构应当建立重大自然灾害、食物中毒、踩踏、火灾、暴力等突发事件的应急预案

B. 定期进行安全演练，普及安全知识，提高自我保护和自救的能力

C. 保教人员应当定期接受预防儿童伤害相关知识和急救技能的培训

D. 定期给儿童家长进行安全知识讲座

E. 托幼机构的各项活动应当以儿童安全为前提

226. 儿童耳及听力保健技术规范要求的检查内容包括 （ ）

A. 耳外观检查　　B. 听力筛查
C. 病史询问　　D. 体格检查
E. 听力相关疾病筛查

227. 成功母乳喂养十条要求医院做到（　）
A. 有书面的母乳喂养规定，并常规地传达到全体卫生人员
B. 对全体卫生人员进行必要的技术培训，使其能实施有关规定
C. 对暂时母乳不足的母亲安慰，并补充配方奶
D. 促进母乳喂养支持组织的建立，并将出院的母亲转给这些组织
E. 不要给母乳喂养的新生儿吸人工奶头，或使用奶头作安慰物

228. 为促进婴幼儿喂养，国内外出台了哪些规定（　）
A. 1981 年第 34 届世界卫生大会通过了《国际母乳代用品销售守则》
B. 2002 年世界卫生组织和联合国儿童基金会联合制定了《婴幼儿喂养全球战略》
C. 上世纪 80 年代后期我国卫生部组织开展了创建"爱婴医院"活动
D. 2001 年起，我国各级卫生行政部门开始执行《爱婴医院管理监督指南》
E. 1995 年 10 月 1 日我国开始实施《母乳代用品销售管理办法》

229. 婴幼儿喂养策略提出及时合理的添加辅助食品需要做到（　）
A. 岗前和在职培训，提高医疗保健人员知识和技能
B. 添加辅助培训涉及新生儿科、儿科、生殖健康、营养和社区保健服务
C. 研究开发适合于 6～24 个月婴幼儿需要的辅助食品
D. 提供正确的喂养知识和方法，改变群众不合理的喂养方式
E. 选择优质食物制作婴儿辅助食品，预防儿童微量营养素缺乏

230. 下列哪些是儿童肥胖的高危因素（　）
A. 有肥胖、糖尿病、冠心病、高脂血症等家族史
B. 有过度喂养或过度进食史
C. 低出生体重儿
D. 巨大儿
E. BMI 在过去 1 年中增加≥2.0

231. 新生儿期的保健重点为（　）

A. 保暖　　B. 合理喂养
C. 皮肤清洁　　D. 预防交叉感染
E. 脐带护理

232. 下列哪几项是支原体肺炎的特点（　）
A. 大环内酯类抗生素有效
B. 出现干咳和刺激性咳嗽
C. 肺部体征往往不明显
D. 大多病程较长
E. 可出现发热，体温常达 39℃左右，持续 1～3 周

233. 儿童腹泻的正确说法有（　）
A. 大肠本身能吸收糖类，减少糖类的聚集，从而避免渗透性腹泻
B. 非感染性腹泻的发生与婴幼儿消化系统发育不完善、进食过量或食物不耐受等因素有关
C. 红霉素可引起细胞内双糖酶的活性降低，从而导致吸收障碍性腹泻
D. 肠毒素性肠炎主要是由于致病菌释放出毒素作用于上皮细胞而致小肠液总量增多出现水样便，而不会出现脓血便
E. 婴幼儿腹泻易导致其脱水

234. 以下哪些是出现营养性缺铁性贫血的高危因素（　）
A. 早产、双胎或多胎
B. 母乳喂养
C. 不合理的饮食搭配
D. 生长发育过快，对铁的需要量增大
E. 妊娠期母亲贫血

235. 关于湿疹的描述中，正确的是（　）
A. 急性期无明显渗出倾向
B. 由多种内、外因素引起
C. 皮疹多样性
D. 可瘙痒剧烈
E. 可影响睡眠

236. 牛奶蛋白过敏又无法进行母乳喂养的小婴儿（＜6 月龄）应选择（　）
A. 深度水解蛋白配方
B. 大豆蛋白配方
C. 氨基酸制剂配制的婴儿配方
D. 适度水解蛋白配方
E. 无乳糖/低乳糖配方

237. 以下哪些营养性疾病患儿是国家《儿童营养性疾病管理技术规范》要求进行专案管理的（　）
A. 中—重度肥胖儿
B. 中—重度营养不良

C. 中—重度营养性缺铁性贫血儿童

D. 活动期佝偻病患儿

E. 中—重度维生素A缺乏患儿

238. 在制定早产或低出生体重儿营养管理的目标时应当基于不同的出生体重和不同的年龄阶段,有关早产儿的年龄阶段及其管理目标正确的有 （ ）

A. 第一阶段为"转变期",即生后7 d以内,此时的管理目标是维持营养和代谢的平衡

B. 第二阶段是"转变期",即临床状况平稳至出院,此时的管理目标是达到宫内体重增长速率

C. 第三阶段"出院后时期",指出院至1岁,此时的管理目标是达到理想的追赶性生长

D. 第二阶段是"稳定—生长期",即临床状况平稳至出院,此时的管理目标是达到宫内体重增长速率

E. 第一阶段为"稳定—生长期",即生后7 d以内,此时的管理目标是维持营养和代谢的平衡

239. 下列有关牙齿的叙述正确的是 （ ）

A. 儿童一般从6～7岁开始乳牙逐渐脱落,恒牙相继萌出

B. 马牙需要早期处理

C. 钙摄入过多会导致儿童牙齿萌出过早

D. 乳牙萌出期应多吃黏稠性大、纤维多的食品

E. 在乳恒牙替换期,新萌出的恒牙如果有龋齿、排列异常要及时到医院治疗

240. 正常新生儿出生后即可接种的疫苗是 （ ）

A. 麻疹疫苗　　　　　B. 卡介苗

C. 百白破疫苗　　　　D. 乙肝疫苗

E. 流脑疫苗

241. 儿童心理发育概念中包括 （ ）

A. 动作发育

B. 语音、认知

C. 唱歌、音乐才能的发育

D. 情绪发育

E. 社会适应性的发育

242. 肥胖儿童的高危因素包括哪些 （ ）

A. 肥胖家族史　　　　B. 双胎儿

C. 巨大儿　　　　　　D. 体重增长过快

E. 人工喂养儿

243.《托儿所幼儿园卫生保健管理办法》要求,托幼机构应聘用符合国家规定的哪些卫生保健人员 （ ）

A. 医师　　　　　　　B. 药师

C. 护士　　　　　　　D. 保健员

E. 保洁员

244. 以下哪些是《中国儿童发展纲要(2011—2020年)》的主要目标 （ ）

A. 减少环境污染对儿童的伤害

B. 5岁以下儿童贫血患病率<12%

C. 低出生体重率<4%

D. 0～6个月婴儿纯母乳喂养率>50%

E. 营养不良性佝偻病发生率以2010年为基数下降1/5

245.《中国儿童发展纲要(2011—2020年)》中母婴安全行动计划是指 （ ）

A. 实施免费婚前保健服务

B. 实施农村孕产妇住院分娩补助

C. "降低孕产妇死亡率,消除新生儿破伤风"项目

D. 建立危重症孕产妇和新生儿急救绿色通道

E. 支持孕产妇和儿童死亡率监测网络建设

246. 以下哪几个月龄是《0～6岁儿童健康管理服务规范》要求的婴儿满月后健康检查的月龄 （ ）

A. 1月龄　　　　　　B. 3月龄

C. 6月龄　　　　　　D. 9月龄

E. 12月龄

247. 按照婚前保健要求,婚前卫生指导包括下列哪些内容 （ ）

A. 生育知识　　　　　B. 性卫生知识

C. 遗传病知识　　　　D. 传染病知识

E. 避孕知识

248. 一女婴,出生体重3.2 kg,身长50 cm,头围34 cm,出生后7天时,下面哪些数据和现象是正常的 （ ）

A. 体重3.4 kg　　　　B. 身长54 cm

C. 头围34.5 cm　　　D. 假月经

E. 乳房肿大

249. 计算与测量小儿体重的意义有 （ ）

A. 了解小儿发育营养状况,指导喂养

B. 发现疾病

C. 计算运动量

D. 计算疫苗接种剂量

E. 计算用药量、输液量的依据

250. 测量婴幼儿头围有哪些临床意义 （ ）

A. 反映颅骨与脑的发育

B. 反映家族遗传情况

C. 头围过大常见脑积水

D. 反映智力发育程度

E. 头围过小常见小头畸形

251. 托幼机构集体儿童健康档案不包括（　　）

A. 儿童入园（所）健康检查表

B. 儿童出生医学证明

C. 儿童定期健康检查手册

D. 儿童户籍证明

E. 儿童转园健康证明

252. 常用的新生儿分类方法有（　　）

A. 根据出生身长分类

B. 根据出生体重分类

C. 根据体重与胎龄关系分类

D. 根据胎龄分类

E. 根据新生儿出生后周龄分类

253. 对Ⅰ型糖尿病管理应采取哪些措施（　　）

A. 饮食管理　　　B. 药物治疗

C. 心理卫生指导　D. 血糖监测

E. 运动疗法

254.《新生儿疾病筛查管理办法》要求，下列哪些数据需要保存至少10年（　　）

A. 活产数

B. 筛查数

C. 新生儿采血登记信息

D. 阳性检测结果

E. 确诊病例资料

255. 1岁小儿，以下哪几项是正确的（　　）

A. 体重9 kg，身长75 cm

B. 上部量＝下部量

C. 出牙6枚

D. 头围46 cm

E. 腕部骨化中心3个

256. 下列哪几项符合儿童身长的正常发育增长规律（　　）

A. 出生时约50 cm

B. 3个月时约65 cm

C. 1岁时约75 cm

D. 2岁时约80 cm

E. 5岁时约100 cm

257. 有关测量婴幼儿头围的描述哪些是正确的（　　）

A. 取坐位或仰卧位

B. 女童松开发辫

C. 女童蝴蝶结可压在软尺下

D. 头围记录以厘米（cm）为单位

E. 软尺从头部右侧眉弓下缘经枕骨粗隆及左

侧眉弓下缘回至零点

258. 有关儿童体重测量的说法，哪些是正确的（　　）

A. 每次测量体重前需校正体重秤零点

B. 体重记录以千克（kg）为单位，至小数点后2位

C. 测量体重时儿童应脱去外衣、鞋、袜、帽，排空大小便

D. 测量体重时儿童不能接触其他物体

E. 使用电子体重秤称重时，待数据稳定后读数

259. 儿童体格生长评价内容包括下面哪几项（　　）

A. 发育水平　　　B. 生长速度

C. 体质评价　　　D. 身材匀称度

E. 体型匀称度

260. 6月龄小儿，出现下列哪项神经反射属于不正常（　　）

A. 腹壁反射（＋）　B. 提睾反射（＋）

C. 拥抱反射（＋）　D. 吸吮反射（＋）

E. 克氏征阳性（＋）

261. 膳食调查结果评价包括哪些内容（　　）

A. 一餐能量的供给

B. 蛋白质摄入与优质蛋白的比例

C. 脂肪来源、必需脂肪酸的比例

D. 三大产热营养素来源的比例

E. 三餐能量的比例

262.《国家基本公共卫生服务规范（2011年版）》对0～6岁儿童健康管理服务规范的考核指标有（　　）

A. 新生儿访视率　B. 儿童健康管理率

C. 预防接种率　　D. 儿童系统管理率

E. 产后访视率

263. 托幼机构发生传染病期间应该怎样加强卫生保健工作（　　）

A. 增加膳食营养，保护易感儿童

B. 采取预防措施，保护易感儿童

C. 对发生传病的班级按要求进行医学观察

D. 医学观察期间该班与其他班相对隔离

E. 不办理入托和转园（所）手续

264. 对Ⅱ型糖尿病的综合治疗哪几项是不正确的（　　）

A. 糖尿病教育，心理治疗，自我监控

B. 不主张胰岛素应用

C. 不主张口服降糖药

D. 运动治疗

E. 饮食管理

265. 良好的儿童饮食行为不包括 （　）

A. 鼓励 1 岁后的幼儿开始练习自己用餐具进食

B. 提供高脂、高糖食物、快餐食品或碳酸饮料

C. 食物宜单独加工，注意食物色、香、味

D. 烹制以炖、炒为主

E. 避免强迫喂养和过度喂养

266. 下列哪些病因可引起继发性性早熟 （　）

A. 颅内肿瘤　　　B. 颅内感染

C. 获得性损伤　　D. 颅内出血

E. 先天发育异常

267. 关于孤独症的治疗，正确的描述有 （　）

A. 目前无特异性的治疗方法

B. 药物治疗的目的是控制和减缓问题行为

C. 教育训练是主要的治疗方法

D. 采用教育干预、行为矫正、药物治疗相结合的综合干预措施

E. 运动训练

268. 关于小儿体重增长，以下哪几项正确 （　）

A. 出生体重 4 kg

B. 6 个月内平均每月增长 700 g

C. 2 岁以后平均每年增长 2 kg

D. 7～12 个月平均每月增长 250 g

E. 7～12 个月平均每月增长 500 g

269. 新设立的托幼机构招生前进行卫生评价的程序有 （　）

A. 提交申请卫生评价的申请表

B. 取得卫生评价合格证

C. 向教育部门申请注册

D. 向卫生部门申请注册

E. 对卫生评价不合格、需要整改后重新评价的单位，整改后可重新申请评价

270. 关于幼儿期社会和情绪发育特点正确的是 （　）

A. 1 岁以后幼儿的情绪反应更有情境针对性，社会情绪增多

B. 2 岁以后开始用语言发泄情绪

C. 3 岁以后开始出现自我意识，把自己作为主体来认识

D. 2～3 岁出现"第一反抗期"

E. 2 岁左右仍以单独游戏为主

271. 手足徐动性脑性瘫痪的临床特点是 （　）

A. 手足徐动　　　B. 喂哺困难、流涎

C. 语言困难明显　D. 多伴有惊厥

E. 锥体束征阴性

272. 以下哪几项属于 4～6 岁儿童健康检查内容 （　）

A. 脉率　　　　　B. 体重

C. 视力　　　　　D. 血红蛋白值

E. 听力

273. 《出生医学证明》的法律效力有 （　）

A. 证明在中华人民共和国境内出生人口在出生时的健康状况

B. 证明出生人口的血亲关系

C. 作为户籍登记机关进行人口登记的医学依据

D. 作为出国的唯一凭证

E. 为其他必须以《出生医学证明》为有效证明的事项提供依据

274. 关于神经系统发育特征的描述，正确的是 （　）

A. 脑重量出生时约为 390 g

B. 占出生体重的 8%

C. 7 岁时接近成人脑重量

D. 成人脑重量 1 000～1 300 g

E. 最初 2 年脑发育最快

275. 儿童腕部骨化中心出现的顺序为（　）

A. 一月头钩周岁桡　B. 三月头钩周岁桡

C. 2 岁三角 3 岁月　D. 4 岁多角 5 岁舟

E. 7 岁尺骨 10 岁豆

276. 培养婴幼儿的注意力应从哪些方面着手 （　）

A. 加强注意目的性教育

B. 无意注意

C. 有意注意

D. 有意注意和无意注意两者交替进行

E. 根据年龄特点进行

277. 儿童食物过敏性疾病Ⅰ～Ⅱ级预防措施主要包括 （　）

A. 使用低敏性配方乳

B. 四月龄后引入固体食物

C. 母乳喂养

D. 食物过敏筛查

E. 环境干预

278. 痉挛型脑性瘫痪具有下列哪些表现 （　）

  A. 运动功能异常

  B. 肌张力低下

  C. 锥体束征阳性

  D. 运动障碍进行性加重

  E. 腱反射亢进

279. 社区儿童保健的实施原则包括 （ ）

  A. 个体保健与群体保健相结合

  B. 宣传教育与行政管理相结合

  C. 重视改善社区环境与提高儿童整体健康水平相结合

  D. 促进社区儿童保健服务与社区其他职能工作相结合

  E. 建立三级预防体系，实行防治结合

280. 我国儿童常见的慢病有 （ ）

  A. 支气管哮喘 B. 儿童心脏病

  C. 儿童糖尿病 D. 反复呼吸道感染

  E. 儿童常见肾脏病

281. 对艾滋病病毒感染母亲所生婴儿的喂养指导是 （ ）

  A. 提倡人工喂养 B. 避免母乳喂养

  C. 杜绝混合喂养 D. 混合喂养

  E. 母亲喂养新生儿前要严格洗手

282. 关于新生儿视网膜病筛查，正确的是 （ ）

  A. 出生体重低于 2 kg 的早产儿和低体重儿

  B. 出生体重低于 2.5 kg 的早产儿和低体重儿

  C. 对患有严重疾病的早产儿，筛查范围可适当扩大

  D. 早产儿生后 1～2 周或矫正胎龄 32 周需要筛查

  E. 早产儿生后 4～6 周或矫正胎龄 32 周需要筛查

283. 《托儿所幼儿园卫生保健管理办法》明确，托幼机构有下列哪些情形的，由卫生行政部门责令限期改正，通报批评；逾期不改的，给予警告；情节严重的，由教育行政部门依法给予行政处罚 （ ）

  A. 未按要求设立保健室、卫生室或者配备卫生保健人员的

  B. 聘用未进行健康检查或者健康检查不合格的工作人员

  C. 收托 50 名以下儿童可不设卫生室或保健室

  D. 招收未经健康检查或健康检查不合格的儿童入托

  E. 未严格按照《托儿所幼儿园卫生保健工作规范》开展卫生保健工作

284. 体质性生长发育延迟儿童常有 （ ）

  A. 发育延迟家族史

  B. 内分泌功能检查异常

  C. 最终身高达到正常水平

  D. 青春期发育后性成熟正常

  E. 生长激素激发试验暂时性缺乏

285. 哪些是儿童手的动作发育规律 （ ）

  A. 先用手指抓物，然后用手掌尺侧握物

  B. 先用手掌尺侧握物，然后用桡侧，再用手指

  C. 先用中指对掌心一把抓、后用拇指对食指钳捏

  D. 先用食指对掌心一把抓、后用拇指对食指钳捏

  E. 先能握物后能主动放松

286. 新生儿访视时需测量的项目包括以下哪几项 （ ）

  A. 脉率   B. 体重

  C. 视力   D. 体温

  E. 前囟门

287. 出生缺陷"三级预防"策略是 （ ）

  A. 通过健康教育、孕期保健等孕期综合干预措施，减少出生缺陷的发生

  B. 通过健康教育、孕前保健、遗传咨询等孕期保健综合干预措施，减少出生缺陷的发生

  C. 通过孕前筛查、产前诊断识别严重缺陷儿，早期干预，减少出生缺陷的发生

  D. 通过孕期筛查、产前诊断识别严重缺陷儿，早期干预，减少出生缺陷的发生

  E. 通过对生后新生儿早期筛查，早期诊断，避免或减轻致残，提高病儿生活质量

288. 儿童慢病的三级预防包括 （ ）

  A. 一级预防开展健康教育

  B. 二级预防开展患病儿童的家系调查

  C. 三级预防积极治疗，促进康复，防止并发症、防止伤残

  D. 二级预防早期发现，早期诊断，早期治疗

  E. 一级预防针对高危人群进行健康教育

289. 下列哪些属于妇幼卫生调查制度的统计范围 （ ）

  A. 孕产妇和儿童健康情况

  B. 计划生育服务情况

  C. 出生医学信息

  D. 孕产妇和 5 岁以下儿童死亡情况

  E. 出生缺陷情况

290. 以下哪些属于我国妇幼卫生监测的内容（   ）

A. 残疾儿童监测

B. HIV 感染孕产妇监测

C. 儿童营养与健康监测

D. 出生缺陷人群监测

E. 危重孕产妇医院监测

291. 按照国家 2013 年《关于启用和规范管理新版〈出生医学证明〉的通知》规定，以下哪几项描述是正确的（   ）

A. 新版《出生医学证明》启用日期为 2014 年 1 月 1 日

B. 旧版《出生医学证明》签发截止日期为 2013 年 12 月 31 日

C. 国家卫生计生委负责全国《出生医学证明》的管理和业务指导

D. 未提供新生儿父亲信息的新生儿不能获得《出生医学证明》

E. 没有《出生医学证明》的新生儿户口登记机构不能办理出生登记

292. 正确的小儿淋巴系统发育特点（   ）

A. 新生儿期淋巴组织发育迅速

B. 到 12～13 岁淋巴结发育已达顶点，以后渐缩小萎缩

C. 2 岁时扁桃体增大

D. 6～7 岁时扁桃体 2 次增大

E. 新生儿期淋巴结大多可触及

293. 儿童虐待与忽视包括哪些内容（   ）

A. 身体虐待　　　　　B. 情感虐待

C. 身体忽视　　　　　D. 情感忽视

E. 医疗忽视

294. 迁延性腹泻的特点包括（   ）

A. 人工喂养、营养不良婴幼儿的患病率高

B. 营养不良和腹泻互为因果，形成恶性循环

C. 可由先天性乳糖酶缺乏、葡萄糖半乳糖吸收不良引起

D. 长期滥用抗生素可引起迁延性腹泻

E. 炎症性肠病也会引起迁延性腹泻

295. 女孩 1 岁 2 个月，生后混合喂养，后因腹泻改为纯米粉喂养。发热 10 天，体温 38℃，咳嗽、喘息、气促。查体：体重 7.0 kg，全身消瘦，反应差，皮下脂肪消失，口周青，三凹征阳性，双肺闻及中细湿罗音。血常规：RBC 2.8×10^{12}/L，Hb 80 g/L，WBC 5.6×10^{9}/L，N 0.46，L 0.46，M 0.06，E 0.02。其可能诊断为（   ）

A. 轻度营养不良　　　B. 中度营养不良

C. 重度营养不良　　　D. 营养性贫血

E. 支气管肺炎

296. 母乳具有抗肠道感染和抗过敏作用，最主要是因为（   ）

A. 初乳中含有丰富的 SIgA

B. 母乳含乳铁蛋白较多

C. 母乳含白蛋白多

D. 钙磷比例为 2：1

E. 母乳含乳糖丰富

297. 1 岁男童，家长以"不会讲话"主诉就诊，临床观察发现小儿仅会无意识发"ma-ma"音，听不懂自己的名字，不会表演"欢迎、再见"，与之对话目光交流少，当儿童自己玩开心时会笑着看看照管人，亦能看懂成人表情。把玩玩具方面：小儿不会试搭积木，亦不会主动放手。大运动方面：扶走可，拉一只手走不稳。小儿体格发育正常，无特殊面容，无家族史，出生听力通过，无异常疾病史。为了明确诊断，建议完善的检查有（   ）

A. 智力检查　　　　　B. 气质测评

C. 听力检查　　　　　D. 社会适应能力检查

E. 染色体检查

298. 小梅，女童，38 周分娩，出生体重 2.4 kg，配方奶喂养，6 个月开始，反复腹泻，多次到医院挂水。现已 15 个月，每天喂配方奶 4 次，每次 100 mL，喜欢喝甜饮料和果汁，稀饭和汤泡饭。体检发现：体重 8.0 kg，身高 74 cm，身高/年龄＜M-SD，体重/年龄＜M-2SD，体重/身高＜M-2SD。按照 WHO 标准，小梅体格评估的结果是（   ）

A. 消瘦　　　　　　　B. 中度低体重

C. 中度生长迟缓　　　D. 重度低体重

E. 中度消瘦

299. 一孕 36 周出生的新生儿，出生体重 2 000 g，现 1 月龄，家长来门诊咨询，给予的指导有（   ）

A. 给予母乳喂养＋母乳强化剂喂养

B. 每月进行营养监测、生长发育评估

C. 至 4 月龄开始补铁，补钙

D. 补充维生素 D 800 IU/d

E. 补充维生素 D 400 IU/d

300. 配方乳是采用各种调制方法改变了牛乳成分调制而成，具有下述特点（   ）

A. 降低了牛乳中酪蛋白、无机盐的含量

B. 添加乳白蛋白、不饱和脂肪酸、乳糖

C. 强化维生素 A、D、铁、锌

D. 加入核苷酸、牛磺酸

E. 增加免疫球蛋白

301. 儿童早期综合发展(IECD)包括以下哪几个方面 （ ）
    A. 卫生　　　　　　B. 营养
    C. 教育　　　　　　D. 环境
    E. 保护

302. 关于小儿各期身长的指标,以下描述哪项是正确的 （ ）
    A. 出生时平均为 50 cm
    B. 1 岁前半年平均每月增长 1.5 cm
    C. 1 岁时约为 75 cm
    D. 2 周岁时约为 85 cm
    E. 2 岁以后平均每年的增长值为 5～7 cm

303. 手足口病皮疹特点包括 （ ）
    A. 口腔内可见散发性小疱疹或溃疡
    B. 皮疹不留瘢痕及色素沉着
    C. 口腔疱疹以舌、颊黏膜及硬腭等处多见
    D. 皮疹瘙痒感明显
    E. 可见口唇皲裂

304. 下列哪些说法是正确的 （ ）
    A. 血清铁蛋白是反映体内贮铁状况的敏感指标
    B. 血清铁、总铁结合力和转铁蛋白饱和度可反映血浆中的铁含量
    C. 血清转铁蛋白受体能反映体内铁代谢的真实水平和组织缺铁程度,诊断 IDA 敏感性和特异性高
    D. 血清铁蛋白测定值易受炎症及恶性疾病的影响,从而影响缺铁的诊断
    E. 红细胞游离原卟啉＞1.42 μmol/L,并排除高血铅,也有助于早期发现铁缺乏

305. 为防止儿童在托幼机构的伤害,托幼机构应采取哪些预防措施 （ ）
    A. 托幼机构应当建立重大自然灾害、食物中毒、踩踏、火灾、暴力等突发事件的应急预案
    B. 定期进行安全演练,普及安全知识,提高自我保护和自救的能力
    C. 保教人员应当定期接受预防儿童伤害相关知识和急救技能的培训
    D. 定期给儿童家长进行安全知识讲座
    E. 托幼机构的各项活动应当以儿童安全为前提

306. 淘淘 1 岁后到处能走动了,变得十分冲动,多次发生撞伤,对此保健人员给妈妈的指导是 （ ）
    A. 告知发生伤害的年龄特点
    B. 家庭环境的布置

C. 改变家长传统习惯
    D. 看护孩子
    E. 使用安全保护装置

307. 陈宝宝,足月儿,4 月龄,来院进行发育检查,以下表现正常的是 （ ）
    A. 逗时发出笑声,见奶瓶表示喜悦
    B. 能辨认熟人和陌生人
    C. 会翻身,会自己独坐很久
    D. 会用手握物
    E. 会扶着栏杆站起来,会拍手

308. 天天 36 个月了,即将入幼儿园,妈妈带天天到儿童保健科体检,这个年龄的行为发育特点有 （ ）
    A. 思维具体形象　　B. 抽象逻辑思维萌芽
    C. 模仿成人　　　　D. 依赖性强
    E. 独立

309. 小强,男童,3 岁,平时喜爱看电视,玩手机,平时进食快,喜欢吃肉和快餐,每天除一日三餐,还有 2 瓶奶、200 mL 果汁,目前,体重 20 kg,身高 102 cm,身高/年龄为 M～M＋1SD、体重/年龄＞M＋2SD,体重/身高 ＞M＋3SD。小强目前体格评估的结果是 （ ）
    A. 营养良好　　　　B. 超重
    C. 肥胖　　　　　　D. 匀称型
    E. 粗壮型

310. 关于足月儿特点的说法中,哪些是正确的 （ ）
    A. 脑重量占出生体重的 2%
    B. 血白细胞总数高于年长儿
    C. 从出生第一天起对人脸图案就表现出兴趣
    D. 生理性斜视一般在 2～4 周消失
    E. 痛觉发育迟钝

311. 萍萍,孕 34 周出生,出生体重 2.1 kg,生后母乳喂养,3 个月后因睡眠不安,易惊哭,肌肉抖动就诊。医生应给萍萍的检查和注意的体征有 （ ）
    A. 常规体格测评　　B. 肋骨改变
    C. 颅骨软化　　　　D. 肌电图
    E. 发育水平

312. 女孩,10 个月。因睡眠不安 2 个月就诊。患儿约 2 个月前开始出现睡眠不安,夜间为重,经常夜间醒来哭闹。白天患儿烦躁、不易安慰。爱出汗,夜间为重。既往史无特殊。个人史:G_1P_1,足月自然分娩(4 月份出生),生后母乳喂养,按时添加辅食,未补充维生素 D 和钙剂。体检时可能存在的体征有 （ ）

A. 鸡胸　　　　B. 肋膈沟
C. 颅骨软化　　D. 方颅
E. 手足镯

313. 乡镇卫生院儿保门诊在对儿童进行口腔检查时,出现以下哪些情况,应当及时转诊至上级妇幼保健机构或其他医疗机构的口腔专科门诊进一步诊治　　　　　　　　　　　（　　）
A. 舌系带过短　　B. 乳牙早萌或滞留
C. 乳牙反咬合　　D. 龋齿
E. 牙齿表面微黄

314. 新生儿、早产儿用药需注意的是　（　　）
A. 肾功能不成熟
B. 肝代谢功能不成熟
C. 磺胺药、维生素 K_3 可引起高胆红素血症
D. 氯霉素引起灰婴综合征

E. 酶系统发育尚未成熟

315. 一新生儿,胎龄 38 周,体重 3.6 kg,查其体重位于同胎龄体重标准的第 80 百分位。下列哪些诊断正确　　　　　　　　　　　（　　）
A. 早产儿　　　　B. 大于胎龄儿
C. 足月儿　　　　D. 适于胎龄儿
E. 巨大儿

316. 一岁营养不良小儿,皮肤干燥脱屑,毛发干脆,指甲少光泽,近几日出现眨眼、畏光。应给予的治疗是　　　　　　　　　　　（　　）
A. 喂养指导
B. 静脉注射高价营养液
C. 普通胰岛素肌注
D. 维生素 A 制剂治疗
E. 维生素 D 制剂治疗

四、答 案

一、判断题

1. √ 2. √ 3. × 4. √ 5. × 6. ×
7. × 8. × 9. × 10. √ 11. √ 12. ×
13. √ 14. × 15. √ 16. × 17. √ 18. √
19. × 20. × 21. × 22. √ 23. √ 24. ×
25. × 26. √ 27. √ 28. × 29. √ 30. √
31. √ 32. × 33. × 34. × 35. × 36. ×
37. × 38. × 39. √ 40. √ 41. √ 42. √
43. √ 44. √ 45. √ 46. × 47. × 48. √
49. √ 50. × 51. × 52. × 53. × 54. ×
55. × 56. √ 57. √ 58. √ 59. × 60. √
61. √ 62. × 63. × 64. √ 65. √ 66. √
67. √ 68. × 69. √ 70. × 71. √ 72. ×
73. × 74. × 75. √ 76. × 77. √ 78. ×
79. × 80. × 81. √ 82. √ 83. √ 84. ×
85. × 86. √ 87. √ 88. √ 89. √ 90. √
91. √ 92. × 93. × 94. × 95. × 96. √
97. × 98. × 99. √ 100. × 101. × 102. √
103. √ 104. × 105. × 106. √ 107. × 108. ×
109. √ 110. × 111. √ 112. √ 113. √ 114. ×
115. √ 116. × 117. √ 118. × 119. × 120. √
121. √ 122. √ 123. √ 124. √ 125. × 126. ×
127. × 128. √ 129. √ 130. √ 131. √ 132. √
133. √ 134. √ 135. √ 136. × 137. × 138. ×
139. × 140. √ 141. √ 142. × 143. √ 144. √
145. × 146. √ 147. √ 148. √ 149. √ 150. √
151. √ 152. √ 153. √ 154. √ 155. √ 156. ×
157. × 158. √ 159. × 160. × 161. √ 162. ×
163. √ 164. × 165. √ 166. √ 167. × 168. √
169. √ 170. √ 171. × 172. × 173. √ 174. √
175. × 176. √ 177. √ 178. √ 179. √ 180. √
181. ×

二、单项选择题

1. D 2. A 3. B 4. C 5. B 6. C
7. E 8. E 9. A 10. D 11. E 12. D
13. B 14. B 15. A 16. A 17. C 18. D
19. C 20. E 21. C 22. A 23. B 24. E
25. B 26. B 27. D 28. E 29. B 30. D
31. B 32. C 33. A 34. B 35. A 36. C
37. E 38. E 39. C 40. E 41. C 42. A
43. B 44. B 45. C 46. A 47. D 48. E
49. B 50. D 51. B 52. D 53. B 54. D
55. D 56. A 57. D 58. A 59. C 60. A
61. B 62. B 63. A 64. A 65. A 66. C
67. D 68. B 69. B 70. B 71. C 72. A
73. E 74. C 75. C 76. C 77. B 78. B
79. D 80. C 81. A 82. A 83. D 84. D
85. B 86. A 87. C 88. B 89. D 90. C
91. A 92. D 93. B 94. B 95. C 96. B
97. B 98. D 99. C 100. A 101. E 102. D
103. C 104. D 105. B 106. B 107. C 108. A
109. A 110. A 111. A 112. C 113. B 114. B
115. D 116. C 117. B 118. C 119. B 120. B
121. A 122. A 123. B 124. B 125. A 126. E
127. C 128. B 129. E 130. C 131. C 132. B
133. D 134. A 135. C 136. A 137. D 138. B
139. A 140. A 141. A 142. C 143. D 144. D
145. A 146. D 147. B 148. B 149. B 150. C
151. D 152. D 153. A 154. D 155. C 156. B
157. B 158. B 159. D 160. C 161. C 162. E
163. E 164. B 165. C 166. C 167. D 168. C
169. D 170. D 171. D 172. D 173. D 174. A
175. B 176. B 177. B 178. A 179. B 180. C
181. C 182. D 183. A 184. A 185. C 186. C
187. C 188. C 189. A 190. D 191. D 192. A
193. A 194. B 195. C 196. C 197. A 198. B
199. B 200. D 201. D 202. A 203. D 204. A
205. A 206. B 207. B 208. C 209. A 210. B
211. E 212. A 213. D 214. D 215. C 216. B
217. B 218. C 219. D 220. D 221. A 222. B
223. B 224. A 225. C 226. A 227. E 228. B
229. A 230. E 231. A 232. C 233. C 234. A
235. E 236. C 237. C 238. C 239. C 240. B
241. D 242. D 243. B 244. B 245. D 246. C
247. C 248. C 249. E 250. E 251. D 252. B
253. D 254. A 255. B 256. B 257. B 258. A
259. A 260. B 261. C 262. B 263. C 264. C
265. A 266. D 267. E 268. A 269. D 270. A
271. B 272. A 273. A 274. A 275. B 276. B
277. D 278. A 279. B 280. E 281. C 282. B
283. E 284. A 285. C 286. D 287. D 288. B
289. B 290. E 291. A 292. B 293. D 294. B
295. C 296. C 297. D 298. C 299. D 300. A
301. B 302. C 303. C 304. B 305. A 306. A

307. C 308. C 309. D 310. D 311. E 312. C
313. B 314. B 315. A 316. D 317. C 318. E
319. B 320. A 321. B 322. D 323. C 324. C
325. D 326. C 327. D 328. C 329. E 330. B
331. B 332. B 333. C 334. D 335. E 336. C
337. D 338. A 339. C 340. C 341. C 342. A
343. C 344. E 345. A 346. C 347. C 348. C
349. A 350. D 351. A 352. A 353. A 354. B
355. C 356. B 357. A 358. D 359. C 360. A
361. B 362. A 363. C 364. D 365. B 366. A
367. A 368. E 369. C 370. B 371. D 372. C
373. D 374. D 375. A 376. C 377. A 378. B
379. B 380. B 381. D 382. B 383. A 384. C
385. B 386. E 387. E 388. A 389. B 390. B
391. D 392. B 393. E 394. C 395. A 396. C
397. A 398. D 399. E 400. C 401. E 402. C
403. C 404. A 405. C 406. E 407. C 408. C
409. D 410. D 411. B 412. B 413. A 414. E
415. B 416. E 417. A 418. B 419. E 420. E
421. A 422. E 423. B 424. E 425. B 426. C
427. D 428. B 429. C 430. C 431. B 432. A
433. B 434. D 435. E 436. A 437. D 438. D
439. B 440. D 441. A 442. C 443. B 444. C
445. C 446. A 447. C 448. B 449. D 450. A
451. A 452. A 453. D 454. A 455. B 456. C
457. D 458. B 459. B 460. C 461. B 462. E
463. C 464. D 465. C 466. A 467. C 468. C
469. B 470. C 471. C 472. C 473. B 474. D
475. D 476. B 477. B 478. B 479. A 480. E
481. C 482. D 483. D 484. B 485. E 486. C
487. D 488. C 489. A 490. B 491. D 492. C
493. C 494. B 495. D 496. B 497. D 498. E
499. B 500. B 501. C 502. B 503. D 504. A
505. C 506. A 507. D 508. C 509. C 510. D
511. D 512. D 513. C 514. D 515. A 516. D
517. B 518. B 519. C 520. C 521. E 522. B
523. A 524. B 525. D 526. D 527. D 528. A
529. B 530. C 531. C 532. B 533. D 534. B
535. A 536. A 537. D 538. B 539. D 540. D
541. A 542. A 543. C 544. C 545. E 546. D
547. D 548. B 549. D 550. B 551. B 552. E
553. A 554. A 555. D 556. B 557. D 558. D
559. E 560. A 561. D 562. C 563. C 564. E
565. C 566. C 567. D 568. B 569. D 570. C
571. A 572. E 573. C 574. B 575. C 576. D
577. B 578. A 579. B 580. C 581. B 582. A

583. B 584. B 585. C 586. C 587. B 588. C
589. E 590. E 591. D 592. C 593. E 594. E
595. D 596. D 597. D 598. A 599. A 600. C
601. D 602. E 603. C 604. C 605. A 606. B
607. B 608. D 609. D 610. D 611. C 612. C
613. A 614. B 615. E 616. A 617. D 618. B
619. A 620. B 621. D 622. C 623. B 624. C
625. E 626. E 627. D 628. D 629. E 630. C
631. B 632. D 633. B 634. C 635. A 636. A
637. E 638. B 639. A 640. D 641. E 642. B
643. A 644. E 645. E 646. A 647. E 648. B
649. A 650. A 651. C 652. C 653. E 654. A
655. C 656. E 657. D 658. B 659. B 660. D
661. B 662. A 663. C 664. C 665. E 666. B
667. B 668. C 669. D 670. D 671. C 672. D
673. C 674. A 675. D 676. C 677. C 678. B
679. D 680. B 681. D 682. C 683. E 684. D
685. E 686. D 687. D 688. B 689. A 690. A
691. C 692. D 693. C 694. D 695. D 696. A
697. A 698. E 699. C 700. E 701. E 702. D
703. D 704. D 705. A 706. D 707. C 708. A
709. C 710. B 711. A 712. C 713. A 714. D
715. A 716. C 717. C 718. E 719. E 720. E
721. A 722. B 723. D 724. C 725. B 726. A
727. B 728. B 729. B 730. B 731. C 732. B
733. B 734. C 735. D 736. C 737. C 738. D
739. A 740. C 741. C 742. C 743. A 744. A
745. B 746. E 747. E 748. D 749. C 750. D
751. A 752. D 753. A 754. B 755. D 756. E
757. E 758. C 759. C 760. B 761. C 762. D
763. A 764. C 765. C 766. A 767. C 768. D
769. C 770. D 771. B 772. A 773. C 774. E
775. A 776. D 777. C 778. C 779. D 780. D
781. B 782. C 783. C 784. B 785. C 786. B
787. C 788. C 789. C 790. B 791. C 792. A
793. B 794. A 795. C 796. B 797. B 798. E
799. A 800. E 801. D 802. E 803. B 804. A

三、多项选择题
1. CD 2. CDE 3. ABD 4. AE 5. ABCDE
6. ABCDE 7. ABCDE 8. ABCDE 9. ABCDE
10. BCE 11. ABCDE 12. BDE 13. ABCDE
14. ABCD 15. ABCDE 16. ABCE
17. ABCDE 18. ABCDE 19. BCDE
20. ABCDE 21. ABCDE 22. ABCDE
23. ABCD 24. ABE 25. ABCDE 26. ABCDE
27. ABC 28. ABD 29. ABCD 30. ABCDE

31. CDE 32. ABCDE 33. ABCD 34. ABCD
35. ABDE 36. ACDE 37. AB 38. ABCDE
39. ABC 40. ABCE 41. ABCE 42. ABCDE
43. ABCDE 44. ABDE 45. ABDE 46. ACDE
47. ABD 48. ABDE 49. CDE 50. BCDE
51. ABE 52. ABCDE 53. ABCE 54. ABCDE
55. ABCE 56. ABCDE 57. ACD 58. ABCD
59. ACE 60. ABCD 61. DE 62. ACD
63. AC 64. AD 65. BCDE 66. ABCDE
67. BC 68. AD 69. ABCDE 70. ABDE
71. BE 72. ABC 73. BCDE 74. ABCDE
75. ABDE 76. CDE 77. ABC 78. ABC
79. ABE 80. ACDE 81. ABDE 82. ABCDE
83. ABCDE 84. ABC 85. ABC 86. ACD
87. ABCE 88. BC 89. ACE 90. ACE
91. ABCDE 92. ABCDE 93. ABDE 94. ABD
95. ACD 96. ABC 97. ABE 98. ABCE
99. ABCE 1000. ABCDE 101. ABCDE
102. ABCD 103. AB 104. ABC 105. BCD
106. ABCDE 107. ABCDE 108. ABCDE
109. ADE 110. ACE 111. ABC 112. BC
113. AC 114. BCD 115. ADE 116. ABCD
117. ACDE 118. ABCDE 119. ABCE
120. ABCDE 121. ABCD 122. AE 123. ABC
124. ACDE 125. BC 126. ABCD 127. BCE
128. BC 129. ACE 130. ABC 131. ABCDE
132. ACD 133. ACDE 134. ADE
135. ABCDE 136. ACD 137. ACDE
138. ABC 139. BCD 140. ABD 141. ACDE
142. ACDE 143. BE 144. CDE 145. ABCDE
146. ABD 147. ABCDE 148. BCD 149. BCE
150. ABCDE 151. ABCDE 152. ABC
153. ABCDE 154. ABE 155. ABD 156. CE
157. ACDE 158. ACDE 159. ABD 160. BD
161. ABC 162. DE 163. ABCE 164. ABCE
165. ACDE 166. ABC 167. ABD 168. ACDE
169. ABCE 170. ACE 171. ABCDE
172. ABCE 173. ABCDE 174. ACD

175. ABCDE 176. BCE 177. BCD 178. BD
179. ACD 180. ACE 181. BCD 182. BDE
183. ABCDE 184. ACE 185. ABD 186. ABD
187. ABC 188. ABCDE 189. ABCDE
190. ABCD 191. ADE 192. ACDE
193. ABCE 194. ABCDE 195. ABCD
196. ABCDE 197. ABCE 198. CDE
199. ABD 200. ABCDE 201. AC 202. AB
203. ABD 204. AB 205. ABE 206. ABCD
207. ABDE 208. ACE 209. BCDE
210. ABCE 211. ACE 212. ACDE 213. BCE
214. AC 215. BD 216. ABC 217. AC
218. AC 219. ABD 220. ABCE 221. ABCE
222. ACDE 223. ABCE 224. ABC
225. ABCE 226. AB 227. ABDE 228. ABDE
229. ABCD 230. ABCDE 231. ABCDE
232. ABCDE 233. BE 234. ACDE
235. BCDE 236. AC 237. BCD 238. ACD
239. AE 240. BD 241. ABDE 242. ACD
243. ACD 244. ABCD 245. BCDE 246. BCE
247. ABCE 248. ACDE 249. ABE 250. ACE
251. BD 252. BCDE 253. ABDE 254. ABCDE
255. ACDE 256. ACE 257. ABD 258. ACDE
259. ABDE 260. CDE 261. BCDE 262. ABD
263. BCDE 264. ABE 265. BD 266. ACDE
267. ABCD 268. BCD 269. ABCE 270. ABD
271. ABCE 272. BCD 273. ABCE 274. ABCE
275. BCDE 276. ADE 277. ACDE 278. ACE
279. ABDE 280. ABCDE 281. ABC 282. ACE
283. ACDE 284. ACDE 285. BCE 286. ABDE
287. BDE 288. CDE 289. ABCDE 290. CDE
291. ABC 292. BCD 293. ABCDE
294. ABDE 295. BDE 296. AB 297. ACD
298. BE 299. ABD 300. ABCD 301. ABCD
302. ACDE 303. ABC 304. ACDE
305. ABCE 306. ABCE 307. AD 308. BCD
309. CE 310. BCD 311. ACE 312. BDE
313. ABCD 314. ABCDE 315. CD 316. AD

第三章 助产技术

一、判断题

1.《中国妇女发展纲要（2011—2020 年）》的指导原则:全面、平等、协调发展原则。（ ）

2. 艾滋病检测咨询方法无论采用 VCT 还是 PICT 服务都应遵守 3C 原则,即咨询、知情同意和保密。（ ）

3. 羊水栓塞典型临床特征为分娩前后血压急剧下降、组织缺氧和消耗性凝血功能障碍,孕产妇死亡率极高。（ ）

4. 妊娠晚期突然发生的持续性腹痛和阴道出血,是胎盘早剥的典型症状,以内出血为主者,病情较轻。（ ）

5. 妊娠晚期突然发生无痛性反复阴道出血,应首先考虑前置胎盘。（ ）

6. 胎心听诊正常范围为 110~160 次/分。（ ）

7. 漏斗型骨盆特点为骨盆入口平面和中骨盆正常,出口平面明显狭窄。（ ）

8. HELLP 综合征孕妇乳酸脱氢酶升高最早出现。（ ）

9. 胎儿巨大时,若肩径及胸径大于头径者,发生肩难产的概率较高。（ ）

10. 患早期潜伏梅毒的孕妇对胎儿没有传染性。（ ）

11. 胎儿染色体非整倍体异常多数没有超声可诊断的结构畸形。（ ）

12. 复合先露在临床上以胎头与胎手最常见,不能阴道试产。（ ）

13. 胎儿脑积水时,羊水甲胎蛋白呈高值。（ ）

14. 妊娠期高血压疾病患者降压药物治疗后理想降压至收缩压 130~140 mmHg。（ ）

15. 前不均倾位:当胎头以枕横位入盆,前顶骨先下降时,称前不均倾位。（ ）

16. 妊娠期糖尿病:妊娠前糖代谢是正常的,妊娠期才出现或发现糖尿病称为妊娠期糖尿病。（ ）

17. 孕产妇保健:是指为孕妇、产妇提供卫生、营养、心理等方面的咨询和指导。（ ）

18. 不完全性子宫破裂:指子宫肌层全部破裂,但浆膜层完整,宫腔与腹腔不相通,胎儿及其附属物仍在宫腔内。腹部检查在子宫处有明显压痛。（ ）

19. 初产妇见红多在分娩前 48~72 小时,同时常伴有宫缩。（ ）

20. 没有定期孕期检查者,初诊时已在妊娠 28 周后,首次就诊就应进行 75g OGTT 或 FPG 检查。（ ）

21. 产褥期抑郁症预后不良,再次妊娠易复发。（ ）

22. 胎传梅毒,又称先天梅毒,可致流产、早产、死胎或分娩先天梅毒儿。（ ）

23. 妊娠 10 周末,胚胎初具人形。（ ）

24. 胎儿发育指数=子宫高度(cm)−3×(月份+1)。（ ）

25. 子痫治疗中硫酸镁血镁离子有效治疗浓度为 1.8~3.0 mmol/L,超过 3.0 mmol/L 即可出现中毒症状。（ ）

26. 枕先露肛查胎头下降程度为"+2",是指胎头颅骨最低点在坐骨结节平面下 2 cm。（ ）

27. 初乳是指产后 14 天内分泌的乳汁。（ ）

28. 妊娠期糖尿病对新生儿的影响,是容易发生新生儿高血糖。（ ）

29. 臀位牵引术是指胎儿全部由接产者牵拉娩出,一旦胎足脱落出阴道口应立即进行牵引。（ ）

30. 骨盆内测量的操作测量时期宜在妊娠 30~37 周。（ ）

31. 产后出血发生凝血功能障碍时,如有明显出血倾向或纤溶亢进时,应迅速应用肝素缓解病情。（ ）

32. 妊娠期糖尿病的诊断筛查,首选的方法是 50g OGTT。（ ）

33. 过期妊娠的处理中,如无引产禁忌证,宫颈 Bishop 评分≥7 分者,可直接引产。（ ）

34. 胎盘的屏障功能中,弓形虫、螺旋体不能

通过胎盘屏障。（　　）

35. 受精卵着床必须透明带消失有足够的孕酮，囊胚和子宫内膜发育同步，同时有细胞滋养层细胞。（　　）

36. 卵巢雌激素的合成是由卵泡膜细胞与颗粒细胞在 FSH 与 LH 的共同作用下完成的。（　　）

37. 坐骨棘和骶棘韧带宽度是判断骨盆出口平面是否狭窄的重要指示点。（　　）

38. 胎儿的血红蛋白在妊娠最后 4～6 周逐渐下降，出生时仅占 25%。（　　）

39. 早产临产判断的条件之一是宫颈扩张 2 cm 以上。（　　）

40. 严重的胎儿生长受限是指胎儿的体重小于第 3 百分位，同时伴有多普勒血流的异常。（　　）

41. 骨盆出口横径是指坐骨结节前端外侧缘之间的距离。（　　）

42.《出生医学证明》的补发只适用于 1996 年 1 月 1 日以后出生的新生儿。（　　）

43. 停经 18 周，不觉胎动。产科检查：宫底高度在脐耻之间，胎方位及胎心不清。监测宫内胎儿情况首选的方法是多普勒超声检查。（　　）

44. 初产妇，25 岁，妊娠 39 周，LOA，自然临产，胎膜未破，胎动后宫缩时胎心突然减慢，宫缩间期恢复。此时首选处理正确的是吸氧、抬高臀部或改变体位。（　　）

45. L/S<2 和 BPD>8.0 cm 不是胎儿成熟指标。（　　）

46. 胎儿超声心动图检查可以发现 99% 的先天性心脏病。（　　）

47. 艾滋病患者 CD4 细胞计数 <200 /μL 时易继发各种机会性感染。（　　）

48. 某青年在婚前医学检查时发现患有淋病，医生出具暂缓结婚意见。（　　）

49. 妇幼卫生调查表中的出生医学信息报告卡须经保密途径上报。（　　）

50. 制定人口与计划生育实施方案的主要依据是人口发展规划。（　　）

51. G_2P_1，孕 39 周，LSA。孕妇要求剖宫产，医生则建议结合产前检查结果选择分娩方式。医生的建议是正确的。（　　）

52. 地中海贫血属于多基因遗传病。（　　）

53. 为预防和早期发现产后出血，在胎儿娩出后，应正确估计出血量，及早使用缩宫素。（　　）

54. 按照增补叶酸预防出生缺陷项目方案要求，对高危待孕妇女服用叶酸进行随访的间隔时间村医为每月随访 1 次。（　　）

55. 婚前医学检查表保存年限一般不少于 20 年。（　　）

56. 平均动脉压的计算公式是：MAP=（收缩压＋舒张压）/2。（　　）

57. 输卵管妊娠的典型临床表现是停经后腹痛和阴道出血。（　　）

58. 凡不宜妊娠的心脏病孕妇，应该在妊娠 12 周前行人工流产终止妊娠。（　　）

59. 绒毛穿刺产前诊断取材的时机是妊娠 16～22 周。（　　）

60. 孕期神经管畸形的筛查，绝大部分患者的血清和羊水中的 AFP 水平升高。（　　）

61. 新生儿出生时，羊水胎粪污染，婴儿有活力时，应该行气管插管清理气道。（　　）

62. 孕产妇死亡率定义为从妊娠开始到产后 42 天内，因各种原因（除意外事故外）造成的孕产妇死亡，每十万例活产中孕产妇的死亡数。（　　）

63. 宫内感染为 HIV 垂直传播的主要方式，无论剖宫产还是经阴道分娩的新生儿，受 HIV 感染的风险一样高。（　　）

64. 产前筛查试验不是确诊试验，筛查阳性结果意味着患病风险增高，需要进一步进行确诊试验，筛查阴性结果意味着患病风险低。（　　）

65. 软产道损伤分为 4 度，撕裂伤向下扩展，肛门外括约肌已撕裂为Ⅱ度。（　　）

66. 产褥期感染的外源性感染的主要致病菌是需氧性链球菌。（　　）

67. 臀先露是最常见的异常胎位，多见于初产妇。（　　）

68. 双子宫、双宫颈可以阴道试产。（　　）

69. 臀位胎儿脐部娩出后，一般应在 2～3 分钟娩出胎头，最长不能超过 8 分钟。（　　）

70. 四步触诊在 20 周后可区分胎头、胎背、胎臀和胎儿肢体。（　　）

71. 经产妇，产后 2 小时，其常规观察内容包括血压、体温、脉搏、宫缩和阴道出血。（　　）

72. 氯霉素属于 C 类药，可导致灰婴综合征，妊娠期妇女应避免应用。（　　）

73. 正常成年女性的基础体温随月经周期而发生变化，即在月经期和月经后的前半期较低，排卵日最低，排卵后升高 0.3～0.5℃，排卵后体温升高是受孕激素作用的结果。（　　）

74. 子宫痉挛性狭窄环多在子宫上下段交界处。（　　）

75. 骨盆明显狭窄、高直后位、颏后位的分娩方式应选择剖宫产。　　　　　　　　（　　）

76. 宫颈外口在分娩时可发生轻度裂伤，并多发在宫颈 3 点和 6 点处。　　　　　　（　　）

77. 新生儿胸外按压和正压通气的比例是3∶1。　　　　　　　　　　　　　　（　　）

78. 先天聋哑为常染色体显性遗传病。
　　　　　　　　　　　　　　　　（　　）

79. 利用羊水细胞、绒毛细胞或血液，进行蛋白质、酶和代谢产物检测，可以诊断胎儿神经管缺陷和先天性代谢疾病。　　　　　　（　　）

80. 孕期对高危妊娠进行筛查、监护和管理，是为了提高高危妊娠检出率、随诊率和治愈率。　　　　　　　　　　　　　　　（　　）

81. 2006 年 WHO 提出，从妊娠到出生后 2 岁是通过营养干预预防成年慢性病的机遇窗口期，所以，孕期母体营养对妊娠结局将产生直接的影响。　　　　　　　　　　　　（　　）

82. 孕产妇艾滋病病毒检测率，指平均每百名产妇中，在孕期接受艾滋病病毒检测的人数。
　　　　　　　　　　　　　　　　（　　）

83. 子宫复旧的主要变化是宫体肌纤维缩复和子宫内膜增生。　　　　　　　　　（　　）

84. 正常情况下，下腹部可以看到生理性缩复环。　　　　　　　　　　　　　（　　）

85. 胎心监护时出现早期减速，一般认为是子宫收缩时脐带受压，迷走神经兴奋所致。（　　）

86. 实施医学需要的胎儿性别鉴定应当经鉴定实施机构 3 名以上专家集体审核同意。（　　）

87. 软产道是由子宫下段、子宫颈及阴道构成的通道。　　　　　　　　　　　（　　）

88. 精神障碍可以产前诊断。　　　　（　　）

89. 孕妇血清 hPL 足月妊娠时 <4 mg/L，或突然降低 50%，提示胎盘功能低下。　　　（　　）

90. 孕期较理想的体重增长速度为妊娠早期共增长 1～2 kg，总增长约 10～12 kg。　（　　）

91. 根据胎盘的特点，相对分子质量小、脂溶性低、血浆蛋白结合率低、非极性的药物容易达到胎儿。　　　　　　　　　　　　（　　）

92. 胎儿体内无纯动脉血，而是动静脉混合血。　　　　　　　　　　　　　（　　）

93. 约 60% 的早孕妇女在停经 4 周左右出现早孕反应。　　　　　　　　　　（　　）

94. 孕妇于妊娠早期初诊时，应行双合诊检查。　　　　　　　　　　　　　（　　）

95. 产程的积极处理是为了降低剖宫产率。
　　　　　　　　　　　　　　　　（　　）

96. 初产妇临产后 4 小时胎头仍未入盆，此时应测量对角径。　　　　　　　　　（　　）

97. 轻度头盆不称可给予试产机会。　（　　）

98. 着床前期用药对胚胎影响不大，在囊胚着床后至妊娠 12 周，不宜使用 C、D、X 级药物。　　　　　　　　　　　　（　　）

99. 孕妇膳食中硒缺乏，会引起胎儿原发性心肌炎和孕妇围产期心肌炎。　　　　（　　）

100. 产后雌孕激素水平急剧下降，至产后 2 周时降至未孕水平。　　　　　　　（　　）

101. 内因性均称型 IUGR 属于原发性宫内发育迟缓，抑制生长的因素在受孕时或在妊娠早期，致胎儿内部异常，或由遗传因素引起。（　　）

102. 胎儿生长受限治疗越早，小于孕 32 周开始治疗效佳。　　　　　　　　　　（　　）

103. 胎儿生长受限停止发育 3 周以上，均应行剖宫产结束分娩。　　　　　　　（　　）

104. 孕 28～35 周胎膜早破孕妇应期待疗法。（　　）

105. 妊娠期 32～34 周血容量达高峰，较妊娠前增加 30%～45%。　　　　　　　（　　）

106. 妊娠 32～34 周为心脏负担最重的时期。
　　　　　　　　　　　　　　　　（　　）

107. 围生期心肌病是发生于妊娠晚期至产后 6 周内的扩张性心肌病。　　　　　（　　）

108. 根据心脏病的种类、病变程度、是否手术矫治、心功能级别及具体医疗条件等因素综合判断心脏病患者对妊娠的耐受能力。（　　）

109. 心功能 Ⅱ-Ⅲ 级，胎儿不大，胎位正常，宫颈条件良好者，可考虑在严密监护下经阴道分娩。
　　　　　　　　　　　　　　　　（　　）

110. 病毒性肝炎孕妇妊娠晚期易患妊娠高血压综合征。　　　　　　　　　　（　　）

111. 妊娠早期患急性肝炎，应积极治疗，待病情好转后继续妊娠。　　　　　　（　　）

112. 妊娠期糖尿病患者产褥期胰岛素的需要量增多。　　　　　　　　　　　（　　）

113. 妊娠期糖尿病患者妊娠 36 周后胰岛素的用量下降。　　　　　　　　　　（　　）

114. 阑尾妊娠 5 个月末在髂嵴水平。　（　　）

115. 发现影响婚育的先天畸形或遗传性疾病时，按暂缓结婚、可以结婚但禁止生育、限制生育、不能结婚 4 类情况掌握标准，这种指令性规定带有强制性。　　　　　　　　　　　　（　　）

116. 男女双方均患严重的相同的常染色体隐性遗传病,应限制生育。　　　　　(　　)

117. 男女双方均患相同的遗传性疾病,或男女双方家系中患相同的遗传性疾病,可以结婚,但不能生育。　　　　　(　　)

118. 一旦出现协调性宫缩乏力,应采取加强宫缩的措施。　　　　　(　　)

119. 人工破膜后即将手指取出观察羊水量、性状和胎心变化。　　　　　(　　)

120. 骨盆两侧的侧斜径(以一侧髂前上棘至对侧髂后上棘间的距离)或侧直径(从髂前上棘至同侧髂后上棘间的距离)相差>1 cm 为偏斜骨盆。　　　　　(　　)

121. 中骨盆平面狭窄易发生持续性枕横位或枕后位。　　　　　(　　)

122. 扁平骨盆胎头容易以枕后位或枕横位衔接。　　　　　(　　)

123. 胎头高直位因很难经阴道分娩,一经确诊应行剖宫产术。　　　　　(　　)

124. 初产妇、足月活胎,肩先露临产后应行剖宫产术。　　　　　(　　)

125. 羊水进入母体血液循环,物理性阻塞肺小血管引起肺动脉高压。　　　　　(　　)

126. 分娩 24 小时以后的 10 日内,用口表每日测量体温 4 次,有 2 次≥38℃,称为产褥感染。　　　　　(　　)

127. 血栓性静脉炎病变双侧居多,产后 1~2 周多见。　　　　　(　　)

128. 胎盘胎膜残留,急性感染伴发高热,首先应清除宫腔内残留物。　　　　　(　　)

129. 产褥感染中毒症状严重者,抗生素治疗同时短期加用肾上腺皮质激素,提高机体应激能力。　　　　　(　　)

130. 若胎盘附着面感染、复旧不全引起的出血,多发生在产后 1 周左右。　　　　　(　　)

131. 子宫肌层大致分 3 层:外层多环行,内层纵行,中层多各方交织。　　　　　(　　)

132. 在宫颈外口柱状上皮与鳞状上皮交界处是宫颈癌的好发部位。　　　　　(　　)

133. 子宫的正常位置呈轻度前倾前屈位,主要靠骨盆底肌和筋膜的支托作用。　　　　　(　　)

134. 如子宫韧带、骨盆底肌和筋膜薄弱或受损伤,可导致子宫位置异常,形成不同程度的子宫脱垂。　　　　　(　　)

135. 卵巢动脉自腹主动脉分出,右侧可来自右肾动脉。　　　　　(　　)

136. 盆腔静脉在相应器官及其周围形成静脉丛,且互相吻合,故盆腔静脉感染容易蔓延。　　　　　(　　)

137. 子宫平滑肌有自律活动,完全切除其神经后仍能有节律收缩,还能完成分娩活动。　(　　)

138. 盆膈为盆底最里面最坚韧层,由肛提肌及其内、外面各覆一层箭膜所组成。　(　　)

139. 排卵前血 LH/FSH 峰的出现,是雌二醇高峰对垂体、下丘脑的正反馈调节作用。　(　　)

140. 体内合成及分泌的甾体激素按碳原子数分成 3 个组:孕激素含 21 个碳原子,雄激素含 18 个碳原子,雌激素含 19 个碳原子。　(　　)

141. 假骨盆与产道无直接关系。　(　　)

142. 子宫内膜在结构上分为基底层和功能层,功能层直接与子宫肌层相连,此层不受月经周期中激素变化的影响。　　　　　(　　)

143. 在月经周期中,随着雌、孕激素的消长可以引起阴道黏膜周期性改变,这种改变在阴道下段更明显。　　　　　(　　)

144. 卵子受精是妊娠的开始,胎儿及其附属物自母体排出是妊娠的终止。　　　　　(　　)

145. 受精发生在排卵后 12 小时内,整个受精过程约需 24 小时。　　　　　(　　)

146. 胎盘是胚胎与母体组织的结合体,由羊膜、叶状绒毛膜和底蜕膜构成。　　　　　(　　)

147. 晚期囊胚着床后,滋养层迅速分裂增生,内层为细胞滋养细胞,是分裂生长的细胞;外层为合体滋养细胞,是执行功能的细胞。　(　　)

148. 胎儿血液是经脐静脉直至绒毛毛细血管壁,与绒毛间隙中的母血进行物质交换,胎儿血与母血不直接相通。　　　　　(　　)

149. 各种病毒(如风疹病毒、巨细胞病毒等)、相对分子质量小对胎儿有害药物,均可通过胎盘影响胎儿致畸甚至死亡。　　　　　(　　)

150. 母体与羊水的交换,主要通过胎膜;羊水与胎儿的交换,主要通过胎儿消化管、呼吸道、泌尿道以及角化前皮肤等。　　　　　(　　)

151. 子宫各部的增长速度不一,宫底部于妊娠后期增长最快,子宫下段次之,宫颈最少,以适应临产后子宫收缩力由宫底部向下递减,促使胎儿娩出。　　　　　(　　)

152. 妊娠后宫颈黏液增多,形成黏稠的黏液栓,有保护宫腔免受外来感染侵袭的作用。　(　　)

153. 妊娠期间胎盘分泌大量雌激素刺激乳腺腺管发育,分泌大量孕激素刺激乳腺腺泡发育。乳腺发育完善还需垂体催乳激素、胎盘生乳素以及胰

岛素、皮质醇、甲状腺激素等的参与。 （ ）

154.妊娠后期因膈肌升高,心脏向左、向上、向前移位,心脏移位使大血管轻度扭曲,加之血流量增加及血流速度加快,在多数孕妇的心尖区可听及Ⅰ～Ⅱ级柔和吹风样舒张期杂音,产后逐渐消失。
（ ）

155.妊娠晚期一般收缩压无变化,舒张压因外周血管扩张、血液稀释及胎盘形成动静脉短路而轻度升高,使脉压稍增大。 （ ）

156.孕妇若长时间处于仰卧位姿势,能引起回心血量减少,心排出量随之减少使血压下降,称仰卧位低血压综合征。 （ ）

157.妊娠中期肾盂及输尿管轻度扩张,输尿管增粗及蠕动减弱,尿流缓慢,且右侧输尿管受右旋妊娠子宫压迫,孕妇易患急性肾盂肾炎,以右侧多见。 （ ）

158.妊娠期体内血循环中的甲状腺激素增多,但因甲状腺素结合球蛋白增加,游离甲状腺激素并未增多,故孕妇通常无甲状腺功能亢进表现。
（ ）

159.孕妇与胎儿体内的促甲状腺激素均不能通过胎盘,而是各自负责自身甲状腺功能的调节。
（ ）

160.妊娠期胰岛功能旺盛,分泌胰岛素增多,使血循环中的胰岛素增加,故孕妇空腹血糖值稍低于非孕妇女。 （ ）

161.胎儿体内无纯动脉血,而是动静脉混合血,各部位含氧量只有程度上的差异,进入肝、心、头部及上肢的血液氧量及营养较少,注入肺及身体下半部的血液含氧量较高及营养较丰富以适应需要。 （ ）

162.胎体纵轴与母体纵轴交叉呈角度者称斜产式,属暂时的,在分娩过程中多数转为纵产式,偶尔转成横产式。 （ ）

163.坐骨结节间径代表出口横径,为两坐骨结节外侧缘的距离,正常值为 8.5～9.5 cm。（ ）

164.建立孕产妇系统保健手册制度,目的是加强对孕妇的系统管理,提高产科防治和管理质量,降低三率(孕产妇死亡率、围生儿死亡率和病残儿出生率)。 （ ）

165.提高高危妊娠管理的三率(高危妊娠检出率、高危妊娠随诊率、高危妊娠住院分娩率),是降低孕产妇死亡率、围生儿死亡率、病残儿出生率的重要手段。 （ ）

166.早期减速一般认为是宫缩时脐带受压,脐带血流量一时性减少(一般无伤害性)的表现,受孕妇体位或吸氧而改变。 （ ）

167.入口前后径,也称真结合径,为耻骨联合下缘中点至骶岬前缘正中间的距离,平均值约为11 cm,其长短与分娩机制关系密切。 （ ）

168.中骨盆平面为骨盆最小平面,是骨盆腔最狭窄部分,呈前后径长的纵椭圆形。 （ ）

169.骨盆轴为连接骨盆各平面中点的曲线,此轴上段向下向后,中段向下,下段向下向前。分娩时,胎儿沿此轴娩出,助产时也应按骨盆轴方向协助胎儿娩出。 （ ）

170.骨盆倾斜度指妇女直立时,骨盆入口平面与地平面所形成的角度,一般为 60°,若倾斜度过大,常影响胎头衔接和娩出。 （ ）

171.初产妇多是宫颈管先消失,宫口后扩张;经产妇多是宫颈管消失与宫口扩张同时进行。
（ ）

172.双顶径为两顶骨隆突间的距离,是胎头最大横径,临床用 B 型超声测此值判断胎儿大小。
（ ）

173.下降动作贯穿于分娩全过程,下降动作呈持续性,与其他动作相伴随。 （ ）

174.第一产程,胎头在下降过程中,受骨盆底的阻力发生俯屈、内旋转、仰伸、复位及外旋转等动作。

175.见红是分娩即将开始的比较可靠征象,为宫颈内口附近的胎膜与该处的子宫壁分离,毛细血管破裂经阴道排出少量血液,与宫颈管内的黏液相混排出。

176.第一产程后半期,当宫缩时胎头受压,脑血流量一时性减少,致使胎儿一时性缺氧,胎心率一过性减慢。

177.胎膜多在宫口近开全时自然破裂,一旦胎膜破裂,应立即听胎心,观察羊水性状、颜色和流出量,并记录破膜时间。 （ ）

178.接生前外阴消毒顺序是大阴唇、小阴唇、阴阜、大腿内上 1/3、会阴及肛门周围。 （ ）

179.保护会阴的同时,协助胎头仰升,让胎头以最小径线(枕下前囟径)在宫缩间歇时缓慢地通过阴道口,是预防会阴撕裂的关键,产妇屏气必须与接产者配合。 （ ）

180.阿普加评分以呼吸为基础,皮肤颜色最灵敏,心率是最终消失的指标。 （ ）

181.新生儿复苏有效顺序为心率—反射—皮肤颜色—呼吸—肌张力。呼吸恢复越快,预后越好。 （ ）

182.当确认胎盘部分剥离时,于宫缩时以左

手握住宫底(拇指置于子宫前壁,其余 4 指放于子宫后壁)并按压,同时右手轻拉脐带,协助胎盘剥离及娩出。 （ ）

183. 产后 1 周宫颈内口关闭,产后 4 周时宫颈完全恢复至正常形态。

184. 硫酸镁过量会使呼吸及心肌收缩功能受到抑制,危及生命,中毒现象首先为膝反射消失。 （ ）

185. HELLP 综合征以溶血、肝酶升高及血红蛋白降低为特点,危及母儿生命。 （ ）

186. 不全流产一经确诊,应及时行吸宫术或钳刮术,以清除宫腔内残留组织。 （ ）

187. 流产感染多为不全流产合并感染,一经确诊,应及时行吸宫术或钳刮术,以清除宫腔内残留组织。 （ ）

188. 前置胎盘剖宫产术前行 B 超胎盘定位,根据前置胎盘类型与附着部位选择子宫切口,避开胎盘附着处以减少术中出血。如胎盘附着于前壁,根据胎盘边缘所在,选择子宫体部或子宫下段纵切口。 （ ）

189. 胎盘早剥发生内出血时,血液积聚于胎盘与子宫壁之间,由于胎盘后血肿的压力加大,使血液浸入子宫肌层,引起肌纤维分离,甚至断裂、变性。 （ ）

190. 妊娠剧吐与血中 hCG 水平成正比。 （ ）

191. HIV 感染的孕产妇如在产前、产时和产后正确应用抗病毒药物治疗,其新生儿 HIV 感染率有可能显著下降。 （ ）

192. 产后抑郁症多于产后 1 周发病,产后 4～6 周症状明显。 （ ）

193. 30%孕妇阴道分泌物中可培养出假丝酵母菌,如临床症状明显,应给予治疗。 （ ）

194. 肩先露时最容易发生肩难产。 （ ）

195. 新生儿有活力的定义是 Apgar10 分。 （ ）

196. 胎儿生长受限是多胎妊娠时胎儿最常见的并发症。 （ ）

197. 在前置胎盘的诊断中,胎盘下缘与宫颈口的关系,可因宫颈管消失、宫口扩张而改变,通常按处理前最后一次检查来决定其分类。 （ ）

198. 任何机构和个人不得进行非医学需要的胎儿性别鉴定或者选择性别的人工终止妊娠。 （ ）

199. 阴道内查到阴道毛滴虫而阴道黏膜无异常改变的患者,仅能称为滴虫带虫者。 （ ）

200. 外阴阴道假丝酵母菌多见于孕妇、糖尿病患者,及大量应用免疫抑制剂、长期应用抗生素的患者。 （ ）

201. 萎缩性阴道炎的治疗原则是增加阴道抵抗力和抑制细菌生长。 （ ）

202. 输卵管发炎波及卵巢,输卵管与卵巢相互粘连形成炎性包块,或输卵管伞端与卵巢粘连并贯通,液体渗出而形成输卵管卵巢囊肿。 （ ）

203. 胚胎 6～7 周之前,无法根据生殖腺结构、外生殖器形态来区分男女胚胎。 （ ）

204. 无论男性或女性,在胚胎早期都发生一对中肾管及一对副中肾管。 （ ）

205. 真两性畸形个别有子宫的患者,在切除睾丸组织后可有月经来潮及正常生育能力。 （ ）

206. 绝经不会导致子宫脱垂加重。 （ ）

207. 宫内节育器的避孕原理主要是干扰着床。 （ ）

208. 药物避孕的原理是抑制排卵。 （ ）

209. 大多数宫颈上皮内瘤样病变患者与人乳头瘤病毒感染有关。 （ ）

210. 晚期宫颈癌常压迫输尿管引起肾积水甚至肾功能衰竭。 （ ）

211. 腋毛不属于第二性征。 （ ）

212. 如患者无自觉症状,仅普查时发现子宫肌瘤,其主诉应写为:普查发现"子宫肌瘤"。 （ ）

213. 盆腔检查为妇科所特有,又称为妇科检查。 （ ）

214. 阴道流血时均不能行阴道检查。 （ ）

215. 生殖道细胞涂片前 24 小时内禁止性生活、阴道检查、阴道灌洗及用药。 （ ）

216. 高度鳞状上皮内病变包括 CIN Ⅱ、CIN Ⅲ和原位癌。 （ ）

217. 若 LH/FSH＞3 表明 FSH 呈高值,LH处于低水平。 （ ）

218. β-hCG 是绒毛膜癌诊断和活性滋养细胞监测唯一的实验室指标。 （ ）

219. 阴道镜检查主要在碘着色区活检。 （ ）

220. 阴道下段的淋巴主要汇入腹股沟浅淋巴结。 （ ）

221. 妊娠中晚期孕妇血浆白蛋白增多,约为 35 g/L。 （ ）

222. 妊娠期容易诱发胆囊炎和胆石症。 （ ）

223. 妊娠 24 周末宫底高度约在脐下一横指。
（　　）

224. 宫颈黏液涂片干燥后见到羊齿状结晶，妊娠的可能性大。
（　　）

225. 妊娠 12 周用多普勒胎心听诊仪能够探测到胎心。
（　　）

226. 妊娠 14～16 周用一般听诊器经孕妇腹壁能够听到胎心。
（　　）

227. 我国采用的围生期为妊娠满 28 周至产后 4 周。
（　　）

228. 出口后矢状径与坐骨结节间径之和大于 15 cm，表示骨盆出口狭窄不明显。
（　　）

229. 己烯雌酚 FDA 分级属于 D 级。（　　）

230. 妊娠晚期每日钙的摄入量应为 1 000 mg。
（　　）

231. 腹壁肌及膈肌收缩力在第二产程，特别是第二产程末配以宫缩时运用最有效。（　　）

232. 骨盆出口横径与分娩的关系密切，平均值为 9 cm。
（　　）

233. 宫颈在临产后的变化有宫颈管的消失和宫口扩张。
（　　）

234. 胎头矢状缝是确定胎位的重要标志，囟门判断胎位也很重要。
（　　）

235. 胎头以俯屈状态进入骨盆入口平面，以双顶径衔接。
（　　）

236. 胎头内旋转在第二产程期间完成。
（　　）

237. 胎膜自然破裂多发生在第二产程期间。
（　　）

238. 胎盘剥离及排出方式有母体面娩出和胎儿面娩出式。
（　　）

239. 活跃期按照前后顺序分别是：减速期、加速期、最大加速期。
（　　）

240. 会阴正中切开的优点为剪开组织少，出血少，愈合快。
（　　）

241. 胎盘母体面娩出，又称为希氏娩出，少见。
（　　）

242. 手取胎盘时若找不到疏松的剥离面无法剥离时，不应强行剥离。
（　　）

243. 分娩镇痛有效缓解分娩时的疼痛，且对胎儿无影响，值得推广。
（　　）

244. 产后 2 小时容易发生出血和严重的并发症，应在产房严密观察生命体征。
（　　）

245. 抢救新生儿窒息的原则及程序是清理呼吸道，建立呼吸，改善循环，预防感染。（　　）

246. 宫口于产后 7 日仍可容 2 指。（　　）

247. 约在产后 5 周阴道黏膜重新出现皱襞。
（　　）

248. 产后宫缩痛于产后 3～4 日出现，持续 1 周后自然消失，多见于初产妇。（　　）

249. 产褥早期皮肤排出大量汗液，于产后 1 周自行好转，不属于病态。
（　　）

250. 产后子宫内膜再生，基底层约需 3 周；胎盘附着部位全部修复需至产后 6 周。
（　　）

251. 产后雌孕激素水平急剧下降，至产后 1 周降至未孕时水平。
（　　）

252. 不哺乳的产妇通常在产后 6～10 周月经复潮，产后 10 周恢复排卵，需要避孕。
（　　）

253. 妊娠期高血压疾病的基本病理生理变化是全身小动脉痉挛，各系统各脏器灌注减少。
（　　）

254. 妊娠期高血压需在产后 12 周血压降至正常方可确诊。
（　　）

255. 子痫控制抽搐后 2 h 可考虑终止妊娠。
（　　）

256. 妊娠剧吐伴高热 39℃ 连续 2 日可考虑终止妊娠。
（　　）

257. 产后 24～48 小时需要停用硫酸镁。
（　　）

258. 流行病学研究发现，ICP 发病有季节性，夏季高于冬季。
（　　）

259. 孕妇发生水肿应该注意妊娠期高血压疾病的发生。
（　　）

260. 子痫发生时应该立即终止妊娠。（　　）

261. 眼底检查可以反映全身小血管痉挛的程度。
（　　）

262. 降压药物治疗后理想降压至收缩压 130～140 mmHg。
（　　）

263. 受精卵在卵巢着床和发育为卵巢妊娠。
（　　）

264. 子宫残角妊娠是指子宫残角内着床并生长发育，多发生于经产妇。
（　　）

265. 前置胎盘产后检查胎膜破口距胎盘边缘 7 cm 以上。
（　　）

266. B 型超声检查中晚期双胎的诊断准确率达 100%。
（　　）

267. B 型超声检查羊水量，以最大羊水暗区垂直深度测量＞9 cm 称为羊水过多。
（　　）

268. 妊娠晚期羊水量少于 500 mL 者称为羊水过少。
（　　）

269. 胎儿在子宫内死亡后，多在 2～3 周内自然娩出，若胎死宫内超过 4 周，发生 DIC 的机会明

显增多。 （　）

270. 胎儿脊柱裂时，羊水甲胎蛋白呈高值。 （　）

271. 妊娠期高血压疾病常引起急性胎儿窘迫。 （　）

272. 宫口开全前胎膜破裂，称为胎膜早破。 （　）

273. 胎膜早破 12 h 后应预防应用抗生素。 （　）

274. 围生期心肌病是发生于妊娠最后 3 个月至产后 6 个月内的扩张型心肌病。 （　）

275. 心脏病孕妇的主要死亡原因是心力衰竭和肾衰。 （　）

276. 病毒性肝炎是孕妇肝病和黄疸最常见的原因。 （　）

277. 妊娠结束后，部分尖锐湿疣有可能自然消失。 （　）

278. 目前对先天性染色体疾病，主要的处理原则是争取早期诊断，及时终止妊娠，达到优生优育的目的。 （　）

279. 近亲结婚是指夫妇中有一方的父母亲有共同祖先，有血缘关系。 （　）

280. 预防遗传病，产前诊断是唯一的选择。 （　）

281. 妊娠中期唐氏综合征筛查较妊娠早期筛查有更多优势。 （　）

282. 非整倍体畸形是妊娠早期流产的主要原因之一，因此对于妊娠早期反复流产的夫妇，应建议双方检测染色体。 （　）

283. 美国妇产科医师协会（ACOG）建议，所有孕妇均应在妊娠早期进行血清学的 AFP 检查。 （　）

284. 若前一胎发生先天性心脏病儿、再次妊娠发生同类型心脏畸形风险升高。 （　）

285. 性连锁遗传病以 X 连锁隐性遗传病居多，如红绿色盲、血友病等。 （　）

286. 在孕期必须通过有创性穿刺技术获得胎儿的细胞和染色体。 （　）

287. 在妊娠期，少量胎儿细胞和血浆游离DNA 可通过胎盘进入母体循环系统。 （　）

288. 测定羊水细胞或绒毛细胞的特异性酶活性，是产前诊断遗传性代谢缺陷病的必选方法。 （　）

289. 胎儿染色体非整倍体异常往往伴有超声可诊断的结构畸形。 （　）

290. 产力异常中，以子宫收缩力异常多见。 （　）

291. 骶耻外径 16.5～17.5 cm，骨盆入口前后径 8.5～9.5 cm，属于相对性骨盆狭窄。 （　）

292. 臀位胎儿脐部娩出后，一般应在 2～3 分钟娩出胎头，最长不能超过 8 分钟。 （　）

293. 胸部 X 摄片见双肺有弥散性点片状浸润影，沿肺门周围分布，伴有右心扩大，可确诊为羊水栓塞。 （　）

294. 胎盘植入是指胎盘绒毛植入子宫壁肌层。 （　）

295. 产褥感染时，累及下肢静脉形成血栓性静脉炎，使血液回流受阻，引起下肢水肿、皮肤发白，习称"股白肿"。 （　）

296. 绒毛穿刺取材的最佳孕龄是 6～9 周。 （　）

297. 孕 22 周以后胎儿免疫系统发育趋于成熟，可进行宫内感染的产前诊断。 （　）

298. 羊水过多时人工破膜应小心缓慢释放羊水，以防发生脐带脱垂或胎盘早剥。 （　）

299. 女性不孕因素中，以子宫因素和输卵管因素居多。 （　）

300. 目前常规限制移植的胚胎数目在 2～3个。 （　）

301. 胚胎植入前遗传学诊断主要解决有严重遗传性疾病风险和染色体异常夫妇的生育问题。 （　）

302. ABO 溶血病可发生在第一胎，Rh 溶血病一般较少发生在未输过血母亲的首次妊娠中。 （　）

303. 为尿潴留产妇导尿时，对膀胱高度膨胀者第一次放尿的量不应超过 1 000 mL。 （　）

304. 月经间期慢性下腹痛伴阴道少量流血，为排卵期疼痛。 （　）

305. 末次月经的英文缩写为 PMP。 （　）

306. 健康行为的宣传教育被称为当今艾滋病防治最有效的方法。 （　）

307. 女性生殖系统炎症应用抗生素的要求为及时、足量、规范、彻底、有效。 （　）

308. 急性淋病的治疗，首选抗生素是链霉素。 （　）

309. 无排卵性异常子宫出血多见于育龄妇女。 （　）

310. 2003 年中华医学会妇产科分会建议应用 HRT<4 年相对安全，风险较低。 （　）

311. 侵蚀性葡萄胎患者术后应选用宫内节育

器避孕。 （ ）

312. 育龄期妇女停经后阴道流血首先考虑排卵障碍性异常子宫出血。 （ ）

313. 血行转移为子宫内膜癌的主要转移途径。 （ ）

314. 为卵巢肿瘤患者放腹水时一次不宜超过3 000 mL。 （ ）

315. 子宫脱垂Ⅰ度轻型指宫颈已达处女膜缘,阴道口可见子宫颈。 （ ）

316. 产伤是引起尿瘘的主要原因。 （ ）

317. 术前准备和术后护理是保证尿瘘修补手术成功的重要环节。 （ ）

318. 人工授精的时机应在女方排卵前后进行。 （ ）

319. 哺乳期妇女宜选用宫内节育器或避孕套。 （ ）

320. 药物流产适用于妊娠 7 周内。 （ ）

321. 会阴擦洗的目的是保持局部清洁、促进伤口愈合、增进病人舒适、防止逆行感染。 （ ）

322. 固定宫颈位置、防止子宫下垂的韧带称为宫骶韧带。 （ ）

323. 下丘脑—垂体—卵巢轴形成完整而又协调的神经内分泌系统,完成月经周期的调节。 （ ）

324. 妊娠 8 周时子宫体约为非孕时的 2 倍,妊娠 12 周时宫体约为非孕时的 3 倍,可在耻骨联合上方触及子宫底。 （ ）

325. 骨盆外测量中最重要的径线是坐骨结节间径。 （ ）

326. 妊娠早期性交易引起流产,妊娠晚期性交易引起早产、胎膜早破或感染,故妊娠 12 周前和 32 周后应避免性生活。 （ ）

327. OCT 试验是通过静脉滴注缩宫素引起宫缩,了解胎盘于宫缩时一过性缺氧的负荷变化,测定胎儿的储备能力。 （ ）

328. 妊娠期心理变化可影响胎儿及母体的生理状态。 （ ）

329. 孕妇妊娠 13 周前体重无明显变化,以后平均每周增长 250 g 左右,正常不超过 500 g。 （ ）

330. 孕妇缺乏维生素 A 容易导致早产、胎儿畸形。 （ ）

331. 根据 FDA 药物对胎儿危害性的分级,A 级药物对胎儿有害,不能用。 （ ）

332. 遗传咨询分为婚前咨询、孕前咨询、产前咨询和一般咨询。 （ ）

333. 枕前位胎头俯屈后继续下降的径线是枕下前囟径。 （ ）

334. 胎头衔接是指双顶径达坐骨棘水平。 （ ）

335. 第二产程,胎儿的分娩机转是仰伸、外旋转。 （ ）

336. 临产开始的标志是阴道见红。 （ ）

337. 产后胎盘附着面的子宫内膜完全愈合的时间是 4～6 周。 （ ）

338. 产褥早期血液处于高凝状态。 （ ）

339. 产后宫缩痛多见于初产妇。 （ ）

340. 产后 10 天子宫应降入骨盆腔内。 （ ）

341. 产后正常血性恶露持续时间为 3～4 日。 （ ）

342. 预防早产的一个方法是:宫颈内口松弛者在妊娠 28 周行宫颈内口环扎术。 （ ）

343. 头盆不称易导致过期妊娠。 （ ）

344. 妊娠高血压疾病患者眼底检查结果:视网膜动静脉管径比例 1:2 提示血管痉挛加重,应考虑终止妊娠。 （ ）

345. 妊娠高血压的基本病变为全身小动脉痉挛,周围血管阻力增加,血压升高。 （ ）

346. HELLP 综合征可能与自身免疫机制有关。 （ ）

347. 妊娠肝内胆汁淤积症瘙痒与血清甘胆酸增高同步出现。 （ ）

348. 胎盘早剥的分类可分为 3 度,其中Ⅱ度早剥是指胎盘剥离面积达到 1/2。 （ ）

349. 前置胎盘的典型症状是妊娠中晚期无诱因、无痛性反复阴道流血。 （ ）

350. 多胎妊娠的并发症有妊娠期高血压、贫血、肝内胆汁淤积症、胎膜早破、宫缩乏力、胎盘早剥、产后出血、流产,其羊水过多的发生率约为 5%。 （ ）

351. 羊水过多的常见胎儿异常为神经管畸形,而羊水过少者则为泌尿道畸形。 （ ）

352. 确诊羊水过少,在除外胎儿畸形后,应选择剖宫产结束分娩。 （ ）

353. 胎儿生长受限孕期治疗,36 周后治疗效果较好。 （ ）

354. 胎儿窘迫,胎心变化在前,胎动变化在后,胎动消失 24 小时后胎心也会消失。 （ ）

355. 胎膜早破预防与积极预防与治疗下生殖道感染及牙周炎有关。 （ ）

356. 妊娠合并心脏病的孕妇、心功能Ⅱ级时可表现为:在日常体力活动或操作时感到疲劳,呼

吸困难或心绞痛。　　　　　　　（　　）

357. 母婴垂直传播是 HBV 传播的主要途径，其中产时传播是母婴传播的主要途径。（　　）

358. 糖尿病孕妇一旦并发高血压，病情较难控制，对母儿非常不利。（　　）

359. 协调性宫缩乏力又称低张性宫缩乏力。
　　　　　　　　　　　　　　（　　）

360. 第一产程潜伏期延长，初产妇＞20 小时，经产妇＞14 小时。（　　）

361. 梗阻性难产是引起子宫破裂最常见的原因。（　　）

362. 发生羊水栓塞时，应静脉滴注催产素，缓解由于栓塞带来的弥散性血管内凝血。（　　）

363. 羊水栓塞的常见病因有：胎膜早破、前置胎盘、子宫强直性收缩、子宫有开放的血管。
　　　　　　　　　　　　　　（　　）

364. 产褥感染严重时可形成冰冻骨盆的急性盆腔腹膜炎。（　　）

365. 子宫复旧不全所致的晚期产后出血多发生于产后 10 天。（　　）

366. 产褥期抑郁症多在产后 2 周内出现症状。（　　）

367. 母婴分离每天挤奶 24 小时内 3～4 次。
　　　　　　　　　　　　　　（　　）

368. 剖宫产后母婴皮肤接触应在有应答后 30 分钟开始，接触时间不得少于 30 分钟。（　　）

369. 超低出生体重儿（ELBW）是指出生体重小于 1 000 g 者。（　　）

370. 巨大儿是指出生体重大于 4 500 g 者。
　　　　　　　　　　　　　　（　　）

371. Apgar 评分 4 分是重度窒息。（　　）

372. 席汉综合征的主要病因为宫颈癌出血。
　　　　　　　　　　　　　　（　　）

373. 完全性葡萄胎区别于部分性葡萄胎主要在于有无胚胎或胎儿存在。（　　）

374. 生殖器结核最主要的传播途径是淋巴传播。（　　）

375. 正常子宫的位置一般是前倾后屈位。
　　　　　　　　　　　　　　（　　）

二、单项选择题

1. 新生儿可出现生理性体重下降，一般不超过出生体重的 10％，出生后_____恢复至出生体重（　　）
A. 7～10 天　　　　B. 3～7 天
C. 5～6 天　　　　D. 10～14 天
E. 15～21 天

2. 下列哪项不属于母乳喂养的好处（　　）
A. 营养价值高
B. 增加新生儿对疾病的免疫力
C. 增进母子感情
D. 预防母亲乳腺癌的发生
E. 降低母亲子宫肌瘤的发病率

3. 孕妇的合理膳食以下哪项是错误的
　　　　　　　　　　　　　　（　　）
A. 谷类每天 400～500 g
B. 蔬菜每天 500 g 左右，水果每天 100～200 g
C. 肉、禽、鱼、蛋每天 50～150 g
D. 鲜奶每天 500 mL
E. 油脂类每天 50 g

4. 精神病患者治疗稳定_____无复发，且对婚育无重要影响时应出具医学证明（　　）
A. 五年　　　　B. 二年

C. 一年　　　　D. 三年
E. 八年

5.《中国儿童发展纲要（2011—2020 年）》中，到 2020 年婴儿和 5 岁以下儿童死亡率应分别控制在多少以下（　　）
A. 10‰和 15‰　　B. 13‰和 10‰
C. 13‰和 15‰　　D. 10‰和 13‰
E. 15‰和 13‰

6. 托幼机构收托 150 名儿童至少设_____的比例配备卫生保健人员（　　）
A. 1 名专职卫生保健人员
B. 1 名兼职卫生保健人员
C. 2 名专职卫生保健人员
D. 2 名兼职卫生保健人员
E. 3 名专职卫生保健人员

7.《中国妇女发展纲要（2011—2020 年）》妇女与健康的主要目标中要求妇女常见病定期筛查率达到百分之_____以上，孕产妇死亡率控制在 10 万分之_____以下，提高宫颈癌和乳腺癌的早诊早治率，降低死亡率（　　）
A. 75　25　　　　B. 80　20
C. 85　5　　　　D. 90　15

E. 95　10

8. 以下哪项不是产后访视的内容　（　　）

A. 测小儿体重

B. 观察黄疸是否按时消退

C. 对小儿进行智力测试

D. 指导洗澡

E. 指导喂奶

9. 抢救新生儿窒息时最为重要的是　（　　）

A. 保暖　　　　　　B. 触觉刺激

C. 清理呼吸道　　　D. 用呼吸兴奋剂

E. 及时断脐

10. 关于婚前卫生咨询以下哪项是错误的

（　　）

A. 婚前卫生咨询是面对面,个人的咨询

B. 应包括婚育问题的咨询

C. 应包括个人、家庭个别医学问题的咨询

D. 应对服务对象做好保密工作

E. 与咨询的方法与技巧关系不大

11. 以下哪项不属于妊娠早期常见影响胎儿发育的问题　（　　）

A. 主动或被动吸烟　　B. 均小骨盆

C. 孕期宫内感染　　　D. 孕期发热

E. 饮酒

12. 孕前 3 个月至早孕期补服叶酸可预防胎儿

（　　）

A. 唇腭裂　　　　　　B. 先心病

C. 脑积水　　　　　　D. 神经管缺陷

E. 染色体疾病

13. 孕前保健常规健康指导内容有以下内容,除外　（　　）

A. 有准备、有计划的妊娠,避免高龄妊娠

B. 合理营养,控制体质量(体重)增加;合理选择运动方式

C. 改变不良的生活习惯(如吸烟、酗酒、吸毒等)及生活方式;避免高强度的工作、高噪音环境和家庭暴力

D. 工作压力大的单位,向领导申请更换适宜的岗位

E. 预防孕期及产后心理问题的发生

14. 下列哪项情况时不建议妊娠　（　　）

A. 慢性高血压

B. 房间隔缺损,心功能Ⅱ级

C. 1 型糖尿病合并血管病变

D. 甲状腺功能亢进药物控制甲功正常范围

E. 宫颈 CIN Ⅰ期

15. 以下哪项是对母婴损伤最小、最理想的分娩方式　（　　）

A. 子宫下段剖宫产　　B. 古典式剖宫产

C. 会阴侧切助产　　　D. 在家分娩

E. 自然分娩

16. 国家基本公共卫生服务要求孕妇应当至少接受_____产前检查并住院分娩,首次产前检查应当在怀孕_____周以前　（　　）

A. 5 次　20 周　　　B. 5 次　14 周

C. 5 次　12 周　　　D. 8 次　16 周

E. 8 次　12 周

17. 产前诊断的对象不包括　（　　）

A. 孕妇为乙型肝炎病毒携带者

B. 夫妇一方有染色体平衡易位

C. 本次妊娠有羊水过多或羊水过少、胎儿生长受限的孕妇

D. 35 岁以上高龄孕妇

E. 有分娩染色体异常儿史者

18. 艾滋病感染的产妇应选择适合的喂养方式,以下叙述错误的是　（　　）

A. 提倡人工喂养,避免母乳喂养

B. 无条件进行人工喂养的可以选择纯母乳喂养,尽早改为人工喂养

C. 无条件进行人工喂养的可以选择纯母乳喂养,并及时添加辅食

D. 无条件进行人工喂养的可以选择纯母乳喂养,时间不超过 6 个月

E. 杜绝混合喂养

19. 《母婴保健技术服务执业许可证》有效期为_____年。　（　　）

A. 三年　　　　　　B. 五年

C. 十年　　　　　　D. 十五年

E. 与医疗机构执业许可证年限一样

20. 中孕期母血清血筛查报告应由具有相应资质_____以上技术职称的人员审核　（　　）

A. 初级　　　　　　B. 中级

C. 副高　　　　　　D. 正高

E. 没有限制

21. 医疗保健机构为公民提供的婚前卫生咨询服务的内容有　（　　）

A. 生育知识的教育

B. 性卫生知识的教育

C. 有关婚配、生育保健问题提供医学意见

D. 性病防治知识的教育

E. 优生知识的教育

22. 初产妇临产 16 小时,肛诊宫口开全 2 小时,先露达棘下 2 cm,骨产道正常,枕后位,胎心

102 次/分。此时最恰当的分娩方式是 （　）

A. 即刻行子宫下段剖宫产术

B. 行会阴侧切术,产钳助娩

C. 手转胎头后等待自然分娩

D. 等待胎头自然旋转后阴道助产

E. 静脉高营养支持,等待阴道自娩

23. 子宫峡部的下端是 （　）

A. 组织学外口　　　　B. 组织学内口

C. 解剖学外口　　　　D. 解剖学内口

E. 鳞柱状上皮交界处

24. 关于胎盘的构成以下哪项正确 （　）

A. 羊膜,包蜕膜,叶状绒毛膜

B. 羊膜,底蜕膜,滑泽绒毛膜

C. 羊膜,真蜕膜,叶状绒毛膜

D. 羊膜,滑泽绒毛膜,包蜕膜

E. 羊膜,叶状绒毛膜,底蜕膜

25. 产后第 4 天双乳房胀,乳汁排流不畅,最常见的原因是 （　）

A. 进食少

B. 卧床不活动

C. 未给新生儿早吸吮、多吸吮

D. 未及早按摩、热敷乳房

E. 乳头凹陷

26. 关于软产道的组成,正确的是 （　）

A. 由子宫体、子宫颈及阴道会阴构成的通道

B. 由子宫下段、子宫颈及阴道、骨盆底软组织构成的通道

C. 由子宫底、子宫体、子宫颈及阴道构成的通道

D. 由子宫体、子宫下段、子宫颈及阴道构成的通道

E. 由子宫颈、阴道及骨盆底软组织构成的通道

27. 关于正常恶露,正确的是 （　）

A. 血性恶露约持续一周

B. 浆液性恶露含大量白细胞、细菌、坏死蜕膜组织等

C. 白色恶露约持续一周

D. 正常的恶露中含有血液,胎盘绒毛碎片、坏死蜕膜组织等

E. 胎盘或胎膜残留时恶露增多

28. 使用硫酸镁,下列哪项是错误的 （　）

A. 每日用量 15～20 g

B. 静脉滴速最快不超过 3g/h

C. 中毒现象首先为膝反射消失

D. 中毒加重可出现全身肌张力减退及呼吸抑制

E. 中毒最严重者心跳可突然停止

29. 产后 2 小时,阴道出血较多,下列哪项处理不妥 （　）

A. 注射缩宫素　　　　B. 按摩子宫

C. 检查软产道　　　　D. 给予立止血

E. 检查胎盘胎膜是否完整

30. 母乳能提供婴儿_____的全部营养 （　）

A. 3 个月　　　　　　B. 4 个月

C. 6 个月　　　　　　D. 10 个月

E. 12 个月

31. 在产科下列哪种妊娠合并症或并发症易导致多器官功能障碍 （　）

A. 胎膜早破

B. 前置胎盘

C. 重度妊娠高血压综合征

D. 过期妊娠

E. 早产

32. 子宫破裂的原因不包括 （　）

A. 骨盆狭窄

B. 头盆不称

C. 横位

D. 协调性子宫收缩过强

E. 协调性子宫收缩乏力

33. 梅毒孕妇传给胎儿其传染性最强的是 （　）

A. 早期潜伏梅毒　　B. 一、二期梅毒

C. 三期梅毒　　　　D. 晚期梅毒

E. 晚期潜伏梅毒

34. 妊娠对阑尾炎的影响不包括下列哪项 （　）

A. 阑尾移位以及大网膜被推开,使炎症不易局限

B. 妊娠使阑尾炎的表现更典型

C. 临产后子宫收缩进一步促使炎症扩散

D. 阑尾移位,不利于诊断

E. 盆腔充血,阑尾也充血,炎症发展迅速,易致坏死穿孔

35. 可引起产科休克的疾病不包括 （　）

A. 产后出血　　　　B. 早产

C. 羊水栓塞　　　　D. 胎盘早剥

E. 子宫破裂

36. 按需哺乳应该做到 （　）

A. 新生儿啼哭时才喂哺新生儿

B. 每天有效吸吮次数不少于 8 次

C. 新生儿喂奶间隔时间 1 小时

D. 新生儿喂奶持续时间不超过 30 分钟

E. 新生儿喂奶间隔时间 2 小时

37. 产前诊断的疾病种类不包括 （ ）

A. 染色体疾病

B. 精神障碍

C. 单基因遗传病

D. 非染色体性先天畸形

E. 遗传性代谢缺陷疾病

38. 诊断胎儿假肥大型肌营养不良症,可采用的方法是 （ ）

A. 胎儿 X 线检查

B. 胎儿染色体核型分析

C. 基因检测

D. 检测基因产物

E. 胎儿超声检查

39. 可以在妊娠早期通过胎儿超声检查诊断的先天畸形是 （ ）

A. 脑积水 B. 肾盂积水

C. 多囊肾 D. 连体双胎

E. 先天性膈疝

40. 诊断胎儿染色体疾病,可采用的方法是 （ ）

A. 胎儿影像学检查

B. 胎儿染色体核型分析

C. 基因检测

D. 检测基因产物

E. 胎儿镜检查

41. 不属于孕产期保健工作健康指标的是 （ ）

A. 孕产妇死亡率 B. 围产儿死亡率

C. 出生缺陷发生率 D. 剖宫产率

E. 低出生体重儿发生率

42. 为了了解孕妇的胎盘功能,应检测孕妇的 （ ）

A. 血清甲胎蛋白值 B. 血清 β-hCG 值

C. 尿雌激素/肌酐比值 D. 羊水肌酐值

E. 羊水卵磷脂/鞘磷脂比值

43. 在孕妇腹壁上听诊,与母体心率相一致的音响是 （ ）

A. 胎心音 B. 子宫杂音

C. 脐带杂音 D. 胎动音

E. 以上都是

44. 下列哪项不是产褥感染的诱因 （ ）

A. 妊娠合并贫血 B. 外阴阴道炎

C. 早产 D. 产钳助产

E. 胎膜早破

45. 关于换发和补发《出生医学证明》的相关规定,以下说法正确的是 （ ）

A. 异地《出生医学证明》可以换取申报出生登记地《出生医学证明》

B.《出生医学证明》换发后,原件由卫生行政部门存档保留

C. 因签发机构的责任而导致原《出生医学证明》无效的,可向原签发机构申请换发

D.《出生医学证明》因遗失、被盗等丧失原始凭证的情况要求补发的,可以向原签发单位申请补发

E. 异地《出生医学证明》不可以换取申报出生登记地《出生医学证明》

46. 妊娠晚期及分娩期合并急性病毒性肝炎,对产妇威胁最大的因素是 （ ）

A. 易发生产后出血

B. 易发展为重症肝炎,孕妇病死率高

C. 易合并妊娠期高血压疾病

D. 易发生宫缩乏力、产程延长

E. 易发生胎儿窘迫

47. 妊娠合并下列感染中,不属于性传播疾病的是 （ ）

A. 梅毒 B. 生殖器疱疹

C. 弓形虫感染 D. 沙眼衣原体感染

E. 尖锐湿疣

48. 筛查淋病的金标准方法是 （ ）

A. 取阴道分泌物镜检

B. 取阴道分泌物培养

C. 取尿道口、宫颈口分泌物培养

D. 取尿道口、宫颈口分泌物涂片找革兰阴性双球菌

E. 血培养阳性

49. 妊娠合并尖锐湿疣,下面错误的是（ ）

A. 好发部位以外阴部最常见

B. 常引起胎儿宫内感染

C. 妊娠结束后,部分尖锐湿疣有可能自然消失

D. 可以为非性接触传播

E. 妊娠后外阴阴道病灶增加

50. 巨细胞病毒母婴垂直传播引起宫内感染最常见于 （ ）

A. 妊娠 40～50 天 B. 妊娠最初 3 个月

C. 妊娠中期 D. 妊娠后期

E. 分娩

51. 唐氏综合征患儿其母亲妊娠期血清筛查

标志物的变化特点为 （　）

A. AFP 降低、hCG 降低、uE3 降低

B. AFP 升高、hCG 升高、uE3 降低

C. AFP 降低、hCG 升高、uE3 降低

D. AFP 降低、hCG 升高、uE3 升高

E. AFP 降低、hCG 减低、uE3 升高

52. 神经管畸形产前筛查的血清学指标为

（　）

A. AFP　　　　　B. hCG

C. PAPP-A　　　D. FSH

E. TSH

53. 血友病属于 （　）

A. 染色体病

B. X 连锁隐性遗传病

C. 常染色体显性遗传病

D. 常染色体隐性遗传病

E. X 连锁显性遗传病

54. 产后出血是指 （　）

A. 胎儿娩出后 24 小时内失血量超过 300 mL

B. 胎儿娩出后 24 小时内失血量超过 400 mL

C. 胎儿娩出后 24 小时内失血量超过 500 mL

D. 胎儿娩出后 12 小时内出血量超过 250 mL

E. 胎儿娩出后 2 小时内出血量超过 400 mL

55. 关于输卵管妊娠的诊断哪项是错误的

（　）

A. 有时没有腹痛史诊断仍可成立

B. 后穹隆穿刺抽不出血液可排除异位妊娠

C. 阴道有蜕膜管型排出有助诊断

D. 输卵管妊娠破裂常有昏厥与休克

E. 盆腔检查时宫颈可有举痛

56. 异位妊娠最常见的着床部位是 （　）

A. 子宫颈　　　　B. 输卵管

C. 卵巢　　　　　D. 腹腔

E. 子宫角

57. 不属于晚期产后出血的原因是 （　）

A. 胎盘胎膜残留

B. 继发性子宫收缩乏力

C. 胎盘附着面复旧不全

D. 胎盘附着面血栓脱落

E. 胎膜残留合并感染

58. 妊娠 19 周 Down's 综合征关键的检查是

（　）

A. 母血 AFP、β-hCG、E3 测定

B. 母血 PAPP-A 测定

C. 羊水 AFP 测定

D. 羊水染色体检查

E. 母血 β-hCG、E3 测定

59. 肩难产对新生儿最常见的影响是 （　）

A. 锁骨骨折　　　　B. 颅内出血

C. 臂丛神经损伤　　D. 股骨骨折

E. 新生儿窒息

60. 臀位妊娠时,胎儿宫内窘迫的诊断依据是

（　）

A. 羊水胎粪污染

B. 胎动增加

C. 胎儿头皮血 pH 值为 7.3

D. 胎心听诊 120～160 次/分

E. 胎动时胎心率加速不明显,基线变异小于 3 次/分

61. 下列哪项不是先兆子宫破裂的诊断依据

（　）

A. 先露部下降受阻,产程延长

B. 血尿

C. 病理性缩复环

D. 血红蛋白下降

E. 下腹剧痛拒按

62. 初产妇,孕 39 周,双胎,第一胎儿臀位脐带脱垂,臀牵引娩出,第二胎儿头位自娩,产后 20 分钟突然阴道出血 200 mL,无胎盘剥离征象。此时应如何处理 （　）

A. 观察胎盘剥离迹象,协助胎盘娩出

B. 牵引脐带,挤压宫底,迫使胎盘娩出

C. 手取胎盘

D. 检查软产道,除外损伤

E. 输液,静脉注射缩宫素

63. 造成子宫收缩乏力的主要原因,正确的是

（　）

A. 产妇疲劳过度或受到不良刺激可造成高张型宫缩乏力

B. 过多的使用镇痛镇静剂,抑制子宫收缩

C. 妊娠期子宫肌纤维数目增长缓慢

D. 胎先露压迫宫颈时间过长

E. 子宫肌肉对乙酰胆碱的敏感性增加

64. 关于臀位,正确的是 （　）

A. 胎体纵轴与母体纵轴垂直

B. 混合臀位是指胎儿双髋关节屈曲,双膝关节伸直

C. 胎心在母体脐下方

D. 妊娠 34 周前不必纠正胎位

E. 胎儿脐部娩出后,胎头娩出时长不能超过 8 分钟

65. 高张型子宫收缩功能紊乱时首选 （　）

A. 吗啡
B. 哌替啶
C. 小剂量麦角新碱
D. 缩宫素静脉点滴
E. 苯巴比妥钠

66. 关于正常骨产道,下列哪项是正确的 （　）

A. 骨盆入口前后径比横径大
B. 站立时骨盆入口平面与地平面平行
C. 骨盆入口平面是骨盆的最宽平面
D. 中骨盆平面横径比前后径大
E. 中骨盆平面是骨盆最窄平面

67. 骨盆入口前后径的正常平均值应是 （　）

A. 9 cm
B. 10 cm
C. 11 cm
D. 12 cm
E. 13 cm

68. 关于胎盘生乳素下列哪项正确 （　）

A. 由细胞滋养细胞产生
B. 是糖蛋白激素
C. 相对分子质量约为 35 000
D. 可从孕妇血中测出
E. 母血胎盘催乳素值与胎盘大小呈反比

69. 关于着床下列何项错误 （　）

A. 囊胚与子宫内膜的结合称为着床
B. 透明带在着床前消失
C. 着床的先决条件是囊胚和子宫内膜发育的同步化
D. 孕卵着床一般在受精后的第 8～9 天
E. 细胞滋养层(即朗汉斯巨细胞层)能分泌一种蛋白溶解酶,侵蚀子宫内膜,有利于着床

70. 胎儿血循环建立是在受精后的 （　）

A. 第 1 周
B. 第 2 周
C. 第 3 周
D. 第 4 周
E. 第 5 周

71. 下列哪项处理是正确的 （　）

A. 有规律宫缩但潜伏期延长,可注射地西泮
B. 潜伏期宫缩频而不规则,可静脉滴注缩宫素
C. 减速期,宫缩过强可注射哌替啶
D. 宫口开全,宫缩乏力可肌内注射缩宫素 5 U
E. 宫口开全,宫缩乏力可使用前列腺素类药物

72. 反映产程进展最重要的指标是 （　）

A. 子宫收缩的强度
B. 子宫收缩的频度
C. 子宫收缩的节律性
D. 胎头下降的程度
E. 是否破膜

73. 早产儿脑损伤的常见类型是 （　）

A. 脑软化
B. 脑梗死
C. 缺血缺氧性脑病
D. 脑出血
E. 脑室内出血与缺氧缺血性脑损伤

74. 关于妊娠期代谢变化哪项是错误的 （　）

A. 蛋白质代谢为负氮平衡
B. 糖代谢为胰岛素分泌增加
C. 脂类代谢为血脂升高
D. 妊娠最后 3 个月铁的需要量增加
E. 妊娠后期钙及磷需要量增加

75. 每小时正常胎动次数为 （　）

A. 10～12 次
B. 3～5 次
C. 5～8 次
D. 8～10 次
E. 2～3 次

76. 关于 Apgar 评分叙述,下列哪一项正确 （　）

A. 评分 8 分者,不需要特殊处理
B. 皮肤苍白评 5 分
C. 评为 7 分者应积极抢救
D. 必须在生后 1 分钟内评定新生儿状态
E. 出生后 5～10 分钟评分无意义

77. 下列哪项符合正常产褥期子宫复旧的规律 （　）

A. 产后 30 天,子宫体恢复正常大小
B. 产后 4 周时子宫颈完全恢复正常形态
C. 产后 4 天时宫颈内关闭
D. 产后 1 周,子宫于腹部不可扪及
E. 产后子宫底每天下降 3 cm

78. 下列哪项视网膜病变不属于妊高征眼底病变 （　）

A. 水肿
B. 小动脉痉挛
C. 出血
D. 渗出
E. 视乳头萎缩

79. 孕妇,33 岁,停经 35 周,发现血压升高伴尿蛋白 3 天,入院查体血压 140/90 mmHg,下肢水肿(＋),心肺(－),宫高 32 cm,头位,头浅入盆,胎心率 146 次/分,急查尿蛋白(＋＋＋),下列治疗方案应除外 （　）

A. 急查肝肾功能
B. 胎心监护
C. 首选解痉治疗
D. 查血球压积、尿比重以判定是否扩容治疗
E. 立即终止妊娠

80. 第一胎,孕 41 周,头浮,试产 4 h,胎心 132 次/分,突然阴道多量流水,清亮,儿头仍高浮,胎心 90 次/分,考虑可能为 （　）

A. 脐带过短   B. 脐带脱垂

C. 胎头受压   D. 脐带受压

E. 胎盘功能老化

81. 胎盘娩出后阴道多量出血,宫体软,伴轮廓不清的主要原因是 ( )

A. 胎盘剥离不全   B. 子宫胎盘卒中

C. 凝血功能障碍   D. 宫缩乏力

E. 软产道损伤

82. 孕期进行母乳喂养的宣传教育以下哪项不正确 ( )

A. 临近产期时应准备好奶瓶,奶粉

B. 母婴同室

C. 掌握正确的喂哺姿势

D. 按需哺乳

E. 早吸吮、早接触

83. 孕期保健不包括以下哪项 ( )

A. 孕早、中、晚期的保健

B. 性知识教育

C. 母乳喂养的宣传教育

D. 孕期心理准备

E. 了解影响孕期保健的社会因素及其预防方法和途径

84. 《中国儿童发展纲要(2011—2020 年)》中具体目标要求,不正确的是 ( )

A. 全国孕产妇住院分娩率达到 98% 以上

B. 农村孕产妇住院分娩率达到 85% 以上

C. 提高流动人口中的孕产妇和儿童保健管理率

D. 3 岁以下儿童系统管理率和 7 岁以下儿童保健管理率均达到 80% 以上

E. 降低流动人口中孕产妇、婴儿和 5 岁以下儿童死亡率

85. 正常出生新生儿听力筛查实行两阶段筛查:_____ 完成初筛,未通过者及漏筛者于_____ 均应当进行双耳复筛。复筛仍未通过者应当在_____ 转诊至省级卫生行政部门指定的听力障碍诊治机构接受进一步诊断 ( )

A. 出生后 48 小时至出院前   42 天内   出生后 3 个月龄内

B. 出生后 48 小时至出院前   20 天内   出生后 3 个月龄内

C. 出生后 72 小时至出院前   42 天内   出生后 3 个月龄内

D. 出生后 48 小时至出院前   42 天内   出生后 6 个月龄内

E. 出生后 72 小时至出院前   20 天内   出生后 6 个月龄内

86. 关于孕前指导以下哪项是错误的 ( )

A. 如果夫妇婚后不准备避孕应向双方进行孕前指导

B. 经济困难、居住拥挤不属于不利于妊娠的心理社会因素

C. 受孕应在夫妇双方身心健康良好的情况下进行

D. 如有长期接触对胎儿有毒有害物质的病史,暂不适合妊娠

E. 孕前指导是围产保健中的重要一环

87. 抢救新生儿窒息的程序应是 ( )

A. 清理呼吸道、建立呼吸、建立正常循环、用药

B. 建立呼吸、清理呼吸道、建立正常循环、用药

C. 清理呼吸道、用药、建立呼吸、建立正常循环

D. 清理呼吸道、建立正常循环、建立呼吸、用药

E. 用药、清理呼吸道、建立呼吸、建立正常循环

88. 下列哪项不是流产合并感染的诊断依据 ( )

A. 阴道流血时间长伴下腹痛

B. 子宫复旧不全有压痛

C. 流产前有性生活史

D. 曾患慢性阑尾炎

E. 阴道分泌物有臭味

89. 正常足月新生儿的出生体重应在_____ 之间 ( )

A. 2 400～3 500 g   B. 2 400～3 500 g

C. 2 500～4 000 g   D. 2 400～3 000 g

E. 2 500～3 500 g

90. 以下哪种情况,需要进行性别鉴定 ( )

A. 怀疑胎儿可能为伴性遗传病

B. 前次分娩女儿患特纳综合征者

C. 怀疑胎儿可能有肾脏积水者

D. 前次分娩女儿患唐氏综合征者

E. 怀疑胎儿可能有先天性心脏病者

91. 关于子宫峡部,下述哪项错误 ( )

A. 指子宫体与宫颈之间最狭窄部

B. 非孕时峡部 1 cm

C. 峡部上界为解剖学内口

D. 峡部上界为组织学内口

E. 妊娠足月时形成子宫下段

92. 母胎之间物质交换的基础是　　（　　）
 A. 胎儿—胎盘循环
 B. 绒毛毛细血管壁
 C. 绒毛上皮细胞及其基底膜
 D. 绒毛滋养细胞
 E. 毛细血管基底膜

93. 以下哪项与双胎输血综合征关系密切
　　　　　　　　　　　　　　　（　　）
 A. 通过胎盘间的动—静脉吻合支,血液从动脉向静脉单向分流
 B. 通过胎盘间动脉—静脉吻合支,血液从静脉向动脉单向分流
 C. 通过胎盘间浅层血管动脉—动脉吻合支分流
 D. 通过胎盘间浅层血管静脉—静脉吻合支分流
 E. 双绒毛膜双羊膜囊的双胎,易发生 TTTS

94. 前置胎盘的处理哪项错误　　（　　）
 A. 处理原则为止血及补充血容量
 B. 依孕周、类型、出血多少、有无休克决定是否用期待疗法
 C. 根据胎次、胎位、胎儿是否存活综合分析决定处理
 D. 超声检查,根据胎盘与宫口位置,可确诊前置胎盘类型
 E. 不论宫口开大与否,均禁忌行人工破膜

95. 产褥感染处理原则,错误的是　　（　　）
 A. 选用有效抗生素
 B. 纠正全身情况
 C. 半卧位以利引流
 D. 禁用宫缩剂,避免感染扩散
 E. 胎盘残留者应控制感染后清宫

96. 妊娠合并急性阑尾炎的治疗中正确的是
　　　　　　　　　　　　　　　（　　）
 A. 一旦确诊,积极抗感染同时尽快手术治疗
 B. 多数经非手术治疗有效
 C. 以保守疗法为主
 D. 终止妊娠后行保守治疗
 E. 阑尾手术同时行剖宫产终止妊娠

97. 下列产褥期疾病,属于产褥感染的是
　　　　　　　　　　　　　　　（　　）
 A. 急性子宫内膜炎　　B. 急性乳腺炎
 C. 急性膀胱炎　　　　D. 急性肠炎
 E. 急性胆囊炎

98. 骨盆入口狭窄的临床表现下列哪项不正确
　　　　　　　　　　　　　　　（　　）

 A. 胎膜早破　　　　B. 内旋转困难
 C. 产力异常　　　　D. 胎位异常
 E. 潜伏期延长

99. 臀位阴道分娩,胎儿脐部娩出后应结束分娩的时间是　　　　　　　　　（　　）
 A. 10 分钟内　　　　B. 9 分钟内
 C. 8 分钟内　　　　D. 7 分钟内
 E. 5 分钟内

100. 初产妇,宫口开全 1.5 小时,胎头已达盆底,持续性左枕横位。处理应为　（　　）
 A. 缩宫素静滴
 B. 行会阴侧切术
 C. 人工协助胎头顺时针旋转 90°
 D. 人工协助胎头逆时针旋转 90°
 E. 剖宫产

101. 26 岁初产妇,妊娠 39 周,阵发性下腹痛 14 小时,昨夜仅能睡眠 1 小时,今来诊。检查:骨盆外测量正常,左枕横位,胎心好,宫缩 20 秒,间隔 8～10 分钟,宫口开大 1 cm,先露－1,胎膜未破,首选下列哪项措施　　　　　　（　　）
 A. 严密观察,等待自然分娩
 B. 剖宫产
 C. 肌注缩宫素
 D. 肌注哌替啶
 E. 静滴催产素

102. 下列关于胚胎、胎儿发育特征错误的是
　　　　　　　　　　　　　　　（　　）
 A. 胎儿 16 周末已开始出现呼吸运动
 B. 20 周末胎儿开始出现吞咽、排尿功能
 C. 胎儿 24 周末出生后可有呼吸,但生存力极差
 D. 胎儿 12 周末外生殖器可辨别性别
 E. 胎儿 16 周末身长约 25 cm,顶臀长 16 cm,体重约 320 g

103. 对各种流产的特点,下列正确的是
　　　　　　　　　　　　　　　（　　）
 A. 不全流产:宫口闭,阴道出血量少
 B. 完全流产:腹痛,宫口松
 C. 难免流产:阴道出血少,未破水
 D. 先兆流产:宫口闭,阴道出血量少
 E. 先兆流产:阴道出血多,未破水

104. Wernicke 综合征见于哪种维生素缺乏
　　　　　　　　　　　　　　　（　　）
 A. A　　B. B$_1$　　C. B$_6$　　D. B$_2$
 E. D

105. 与产后出血无关的是　　　　（　　）

A. 早产　　　　　　B. 子宫肌瘤合并妊娠
C. 滞产　　　　　　D. 多次刮宫
E. 前置胎盘

106. 经腹羊膜穿刺抽取羊水不能诊断的胎儿疾病是　　　　　　　　　　（　　）
A. 血友病　　　　　B. Down's 综合征
C. 母儿血型不合　　D. 先天性室间隔缺损
E. 白化病

107. 胎盘早期剥离的主要病理变化是（　　）
A. 胎盘边缘血窦破裂　B. 胎盘血管痉挛
C. 包蜕膜出血　　　　D. 底蜕膜出血
E. 真蜕膜出血

108. 艾滋病病毒感染的孕妇,适宜的助产服务是　　　　　　　　　　　（　　）
A. 阴道侧切术
B. 使用胎头吸引器或产钳助产
C. 人工破膜
D. 择期剖宫产和阴道分娩术
E. 自然分娩不得干预

109.《出生医学证明》的签发对象是　（　　）
A. 活产儿
B. 断脐 24 小时后的活婴
C. 断脐 48 小时后的活婴
D. 断脐 72 小时后的活婴
E. 产后 1 月

110.《新生儿疾病筛查管理办法》规定的新生儿疾病筛查病种不包括　　　　　（　　）
A. 先天性甲状腺功能减低症
B. 新生儿眼病筛查
C. 听力障碍
D. 苯丙酮尿症等新生儿遗传代谢病

111. 羊水吸收的途径不包括　　　　（　　）
A. 胎膜　　　　　　B. 胎儿肺泡
C. 胎儿角化前皮肤　D. 胎儿吞咽
E. 脐带

112. 先兆流产与难免流产的主要鉴别要点是　　　　　　　　　　　　　（　　）
A. 出血时间长短　　B. 下腹痛的程度
C. 早孕反应是否存在　D. 宫口开大与否
E. 妊娠试验阳性

113. 初产妇,妊娠 28 周。半夜睡醒发现自己卧在血泊之中,入院呈休克状态,阴道出血稍减少。最可能的诊断是　　　　　　　　（　　）
A. 完全性前置胎盘　B. 边缘性前置胎盘
C. 子宫破裂　　　　D. 胎盘早剥
E. 前置血管破裂

114. 下列哪项不是导致巨大儿的常见因素　　　　　　　　　　　　　　（　　）
A. 糖尿病　　　　　B. 营养过剩
C. 体重过重　　　　D. 妊娠期高血压疾病
E. 家族性分娩巨大儿史

115. 妊娠合并病毒性肝炎,妊娠及分娩期的正确处理为　　　　　　　　　（　　）
A. 妊娠早期保胎治疗
B. 妊娠中期需立即终止妊娠
C. 分娩前备好新鲜血,注意防止产后出血
D. 对重症肝炎应积极治疗,并尽量自然分娩
E. 一经确诊考虑孕妇健康均需终止妊娠

116. 妊娠期重症肝炎与急性脂肪肝的鉴别主要依靠下列哪一项　　　　　　（　　）
A. 病情进展的快慢程度
B. 是否出现凝血功能障碍
C. 肝脏组织活检
D. 是否合并肾衰竭
E. 肝脏超声影像

117. B 超显示强回声的"亮肝"是　（　　）
A. 妊娠合并病毒性肝炎
B. 妊娠急性脂肪肝
C. 妊娠期肝内胆汁淤积症
D. 妊娠期药物性肝损
E. 妊娠合并胆囊炎

118. 妊娠妇女尿糖阳性应进行哪项检查以诊断糖尿病　　　　　　　　　　（　　）
A. 尿常规　　　　　B. 血常规
C. 空腹血糖　　　　D. 肾脏功能
E. OGTT

119. 妊娠合并糖尿病终止妊娠的指征哪项不正确　　　　　　　　　　　　（　　）
A. 严重的妊娠期高血压疾病者
B. 出现酮症酸中毒者
C. 严重的视网膜病变
D. 估计胎儿体重过大者
E. 合并羊水过少

120. 妊娠妇女患性传播疾病居第二位的是　　　　　　　　　　　　　　　（　　）
A. 梅毒　　　　　　B. 淋病
C. 尖锐湿疣　　　　D. 巨细胞病毒感染
E. 艾滋病

121. 妊娠晚期感染巨细胞病毒的处理原则是　　　　　　　　　　　　　　（　　）
A. 无需特殊处理,临产后可经阴道分娩
B. 立即剖宫产

C. 立即引产

D. 积极抗病毒治疗后剖宫产

E. 根据孕妇的意愿决定

122. 前置胎盘阴道出血的特点是 （ ）

A. 无痛性阴道流血

B. 宫缩时出血量可减少

C. 出血量与前置胎盘的种类无关

D. 破膜后胎先露下降仍不止血

E. 出血时子宫下段胎盘附着处有压痛

123. 妊娠合并急性病毒性肝炎的产科处理原则,下述哪项不当 （ ）

A. 早孕,轻症,可继续妊娠

B. 妊娠>12 周,治疗无效考虑终止妊娠

C. 重症肝炎临产积极治疗均阴道分娩

D. 分娩时积极做好输血准备

E. 产时常规用对肝脏无损害的抗生素

124. 唐氏综合征属于 （ ）

A. 染色体病

B. X 连锁隐性遗传病

C. 常染色体显性遗传病

D. 常染色体隐性遗传病

E. X 连锁显性遗传病

125. 软产道损伤不包括 （ ）

A. 会阴、阴道 B. 直肠

C. 宫颈 D. 子宫下段

E. 阴道穹隆

126. 原卫生部《贯彻 2011—2020 年中国妇女儿童发展纲要实施方案》中孕产妇梅毒检测率目标达到 （ ）

A. 75% B. 70%

C. 65% D. 80%

E. 85%

127. 重型病毒性肝炎孕妇口服广谱抗生素的主要目的是 （ ）

A. 控制肝炎发展 B. 清除体内病毒

C. 预防产后出血 D. 防止 DIC

E. 预防肝性脑病

128. 妊娠 34 周,疑胎儿地中海贫血,应采取下列哪种诊断技术对诊断最有意义 （ ）

A. 经腹羊膜穿刺术 B. 阴道 B 超

C. 经腹脐静脉穿刺术 D. 胎儿镜

E. 母血抗体跟踪

129. 肩难产对母体最常见的影响是 （ ）

A. 会阴重度裂伤 B. 宫颈裂伤

C. 子宫破裂 D. 生殖道瘘

E. 内分泌异常

130. 妊娠合并病毒性肝炎的处理原则中哪项是不正确的 （ ）

A. 注意休息,高碳水化合物、高维生素饮食

B. 低蛋白、低脂肪饮食预防肝昏迷

C. 中西药物结合,积极保肝治疗

D. 避免应用对肝脏有损害的药物

E. 注意休息,合理营养,定期跟踪

131. 下列对臀位妊娠的处理,不当的是 （ ）

A. 告知孕妇,有阴道流水应平卧来医院

B. 孕 34 周后可施行外倒转术

C. 骨盆入口径中度狭窄时行选择性剖宫产

D. 临产后禁止肥皂水洗肠

E. 一旦破水应立即听胎心,若胎心异常,应行阴道检查

132. 妊娠期易发生肾盂肾炎的原因,下列哪项是错误的 （ ）

A. 雌激素使泌尿系统平滑肌张力下降

B. 妊娠中期以后可见肾盂呈轻度扩张

C. 输尿管增粗,其蠕动减弱

D. 右侧输尿管受右旋子宫压迫

E. 妊娠期尿中葡萄糖含量增加,有利于细菌繁殖

133. 新生儿感染尖锐湿疣主要通过 （ ）

A. 宫内垂直传播 B. 软产道

C. 乳汁 D. 羊水

E. 羊膜

134. 下述哪种情况可使用缩宫素 （ ）

A. 宫颈水肿 B. 头盆不称

C. 不协调性宫缩乏力 D. 协调性宫缩乏力

E. 子宫痉挛性狭窄环

135. 低张型宫缩乏力,宫口开 2 cm,先露头"−2"时首选 （ ）

A. 吗啡 B. 哌替啶

C. 小剂量麦角新碱 D. 缩宫素静脉点滴

E. 人工破膜

136. 中骨盆坐骨棘间径平均值为 （ ）

A. 13 cm B. 12 cm

C. 11 cm D. 10 cm

E. 9 cm

137. 骨盆出口后三角平面两侧为骶结节韧带,顶端为 （ ）

A. 骶骨尖端 B. 骶骨相应部位

C. 骶骨下段 D. 骶尾关节

E. 骶岬

138. 与加强盆底肌肉托力无关的是 （ ）

A. 球海绵体肌 　　 B. 会阴浅横肌

C. 会阴深横肌 　　 D. 坐骨海绵体肌

E. 臀大肌

139. 分娩期宫口扩张主要靠 （　　）

A. 子宫收缩力 　　 B. 腹压

C. 宫腔内压 　　 D. 羊膜囊扩张

E. 胎先露压迫

140. 关于妊娠期子宫及其变化的描述错误的是 （　　）

A. 孕卵着床后,子宫内膜因受孕激素的影响而发生蜕膜变

B. 妊娠后期子宫多有不同程度的右旋

C. 妊娠后期子宫体部增长最快

D. 妊娠中期开始,子宫峡部伸展变长,逐渐形成子宫下段

E. 子宫的血流量在妊娠后期受体位的影响

141. 正常分娩保护会阴的时间是 （　　）

A. 初产妇宫口全时

B. 初产妇先露着冠时

C. 经产妇宫口开大 4～5 cm,宫缩规律有力时

D. 经产妇宫口开全时

E. 初产儿头拨露使会阴后联合皮肤紧张时

142. 世界卫生组织倡议,早产的定义为 （　　）

A. 妊娠满 26～36 孕周间分娩者

B. 妊娠满 28～38 孕周间分娩者

C. 妊娠满 28～37 孕周间分娩者

D. 妊娠满 30～37 孕周间分娩者

E. 妊娠满 27～37 孕周间分娩者

143. 关于会阴阴道裂伤,不正确的是 （　　）

A. 按裂伤的程度,可分为 4 度

B. 会阴皮肤及阴道黏膜撕裂,未达肌层为 Ⅰ度裂伤

C. 裂伤已达会阴体肌层,累及阴道后壁黏膜,但未伤及肛门外括约肌为 Ⅱ度裂伤

D. 肛门外括约肌已断裂为 Ⅲ度裂伤,阴道直肠间隔及直肠前壁断裂为 Ⅳ度裂伤

E. Ⅰ～Ⅱ度裂伤不需缝合

144. 用 Apgar 评分法,评定以下情况的新生儿为多少分:新生儿出生后,四肢青紫,吸痰清理呼吸道时患儿有恶心表现,四肢活动,心跳每分钟 90 次,呼吸浅慢不规则 （　　）

A. 0 分 　　 B. 3 分

C. 5 分 　　 D. 7 分

E. 10 分

145. 对于早产,下列哪种情况不能继续行保胎治疗 （　　）

A. 胎膜已破,但未发现明显感染

B. 活胎,无胎儿窘迫

C. 宫口扩张在 4 cm 以上

D. 子宫出现不规律宫缩

E. 未发现继续妊娠的禁忌证

146. 多胎妊娠孕期并发症最多见是 （　　）

A. 早产 　　 B. 妊高征

C. 缺铁性贫血 　　 D. 前置胎盘

E. 胎儿畸形

147. 晚期复发性流产最常见的原因是 （　　）

A. 孕卵发育异常 　　 B. 黄体功能不全

C. 甲状腺功能不全 　　 D. 染色体异常

E. 子宫颈内口松弛

148. 胎儿评估不包括 （　　）

A. 胎儿大小 　　 B. 胎儿位置

C. 胎心 　　 D. 胎儿发育异常

E. 胎儿长度

149. 下列关于难免流产的叙述中,哪个不正确 （　　）

A. 阴道流血增多

B. 出现阴道流水

C. 阵发性腹痛加重

D. 有部分胎盘嵌顿于宫颈口,部分胎盘排出

E. 子宫大小与停经月份相符或略小

150. 输卵管妊娠特征下列哪项是错误的 （　　）

A. 输卵管峡部妊娠发生破裂多、时间较早

B. 输卵管间质部妊娠破裂时,出血量多,后果最严重

C. 输卵管妊娠中以壶腹部妊娠最多见

D. 妊娠试验阳性

E. 后穹隆穿刺可抽出凝固的血液

151. 女,28 岁,初孕,孕 32 周因全身水肿及头痛来诊,妊娠前即有面部及下肢水肿。查体:血压 160/110 mmHg,尿蛋白（＋＋＋）,经治疗孕 37 周自然分娩,产后 6 周,血压降至 128/75 mmHg,尿蛋白（＋＋）,水肿（＋）。下列诊断以哪种可能性大 （　　）

A. 重度子痫前期

B. 妊娠合并肾炎

C. 妊娠合并原发性高血压

D. 慢性肾炎基础上并发重度子痫前期

E. 原发性高血压基础上并发重度子痫前期

152. 确诊前置胎盘,下列何项首选 （　　）

A. 产后检查胎膜破口距胎盘边沿 6 cm

B. 腹部正位平片,子宫体部无胎盘阴影

C. 窥器检查宫颈未见病变

D. B超检查可见胎盘阴影覆盖于子宫颈内口

E. 阴道穹隆扪诊,宫颈口周围有软组织

153. 前置胎盘的正确处理是 ( )

A. 有阴道出血即终止妊娠

B. 肛查了解宫口开大情况,决定分娩方式

C. 凡胎儿死亡均从阴道分娩

D. 疑前置胎盘,肛查宜轻柔

E. 大出血时,不需阴道检查,即行剖宫产

154. 胎盘早期剥离隐性出血可靠的诊断依据是 ( )

A. 腹部超声检查提示胎盘后血肿

B. 腹部有疼痛

C. 宫体某一点或全部有压痛

D. 破膜有血性羊水

E. 胎儿有异常心律

155. 妊娠早期心脏病患者,决定是否继续妊娠,主要依据 ( )

A. 心脏病种类　　　B. 心功能分级

C. 病变发生部位　　D. 胎儿大小

E. 患者年龄

156. 某孕妇,38岁,孕2月,从事家务劳动后感胸闷,气急,心跳,近一周来半夜常因胸闷而需起床。查:心率118次/分,呼吸22次/分,心界向左侧扩大,心尖区有Ⅲ级收缩期杂音,性质粗糙,肺底有细啰音,下肢水肿(+)。处理应是 ( )

A. 加强产前监护

B. 限制食盐摄入

C. 立即终止妊娠

D. 积极控制心衰,继续妊娠

E. 控制心衰后行人工流产术

157. 妊娠合并急性病毒肝炎,妊娠及分娩期的正确处理是 ( )

A. 妊娠早期安胎

B. 妊娠中期需终止妊娠

C. 妊娠晚期应早结束妊娠

D. 妊娠期注意防治妊娠期高血压

E. 为减轻肝脏负担,需作剖宫产

158. 妊娠期高血压最常见的并发症是 ( )

A. 胎盘早剥　　　B. 急性肾功能衰竭

C. 心脏病　　　　D. 视网膜剥离

E. HELLP 综合征

159. 观察产程进展时,进行胎心监测,哪项正确 ( )

A. 第二产程每20分钟听胎心一次

B. 听诊胎心应在宫缩期进行

C. 每次听诊1分钟

D. 活跃期每1小时一次

E. 潜伏期每3小时一次

160. 新生儿娩出后首先应 ( )

A. 断脐　　　　　　B. 清理呼吸道

C. 刺激新生儿足部　D. Apgar 评分

E. 称新生儿体重

161. 目前我国采用的围生期是 ( )

A. 妊娠满20周到产后4周

B. 妊娠满28周到产后1周

C. 妊娠满20周到产后1周

D. 妊娠满28周到产后4周

E. 胚胎形成到产后1周

162. 下列哪种乳汁中蛋白质含量最高 ( )

A. 初乳　　　　　　B. 过渡乳

C. 成熟乳　　　　　D. 晚乳

E. 含乳饮料

163. 诊断胎儿宫内窘迫的依据不包括 ( )

A. 胎心音不规律,<100次/分

B. 胎动频繁

C. 羊膜镜检羊水深绿色

D. 胎儿头皮血 pH 值<7.20

E. 胎位异常

164. 产科医护人员要帮助及促使母亲在产后_____内开始母乳喂养,并进行皮肤接触30分钟以上 ( )

A. 20分钟　　　　　B. 30分钟

C. 1小时　　　　　D. 2小时

E. 90分钟

165. 关于病理性缩复环描述不正确的是 ( )

A. 是先兆子宫破裂的征象

B. 多发生于头盆不称、持续性横位时

C. 常伴有血尿

D. 病理性缩复环环痕之上宫体压痛

E. 必须立即剖宫产,以避免子宫破裂发生

166. 对艾滋病病毒感染母亲所生婴儿进行喂养指导,不包括 ( )

A. 提倡人工喂养　　B. 避免母乳喂养

C. 杜绝混合喂养　　D. 混合喂养

E. 母亲喂养新生儿前要严格洗手

167. 下列哪项因素与产后宫缩乏力性出血无关 ( )

A. 产程延长　　　　B. 精神过度紧张

C. 羊水过多　　　　D. 感染

E. 胎膜早破

168. 各社区卫生服务中心、乡镇卫生院应在孕 12 周前为孕妇建立《孕产妇保健手册》，并进行第一次产前随访，对有妊娠危险因素和可能有妊娠禁忌证或严重并发症的孕妇，及时转诊至上级医疗机构，并在几周内随访 （　）

A. 1 周　　　　　B. 2 周
C. 3 周　　　　　D. 4 周
E. 5 周

169. 初产妇临产后 4 小时胎头仍未入盆，此时应测量哪条径线 （　）

A. 对角径　　　　B. 骶耻内径
C. 髂棘间径　　　D. 坐骨棘间径
E. 坐骨结节间径

170. 国家基本公共卫生服务规定应在几天内到产妇家中进行第一次家庭访视 （　）

A. 产后 3～7 天　　B. 产后 5～10 天
C. 出院后 3～7 天　D. 出院后 5～10 天
E. 出院后 7～10 天

171. 以下哪项条件可给予试产机会 （　）

A. 轻度头盆不称
B. 明显头盆不称
C. 中骨盆横径狭窄
D. 中骨盆及出口平面狭窄
E. 出口横径与后矢状径之和<15 cm

172. 关于产前筛查，以下说法错误的是
（　）

A. 被筛查疾病在人群中有较高发病率并严重影响健康
B. 产前筛查试验是确诊性试验
C. 产前筛查方法简便、可行、无创
D. 被筛查者应自愿参与，做到知情选择
E. 产前筛查试验高风险建议做产前诊断

173. 胎儿娩出后持续阴道流血，鲜红色，主要考虑出血原因是 （　）

A. 胎盘剥离不全　　B. 子宫胎盘卒中
C. 凝血功能障碍　　D. 宫缩乏力
E. 软产道损伤

174. 关于产前筛查的结果，判断正确的是
（　）

A. 筛查结果阴性，提示胎儿正常
B. 筛查结果阳性，提示胎儿异常
C. 筛查结果阳性，提示胎儿患病风险升高
D. 筛查结果阴性，提示胎儿患病风险为零
E. 筛查结果是确诊结果

175. 骨盆出口横径是指 （　）

A. 坐骨结节前端外侧缘之间的距离
B. 坐骨结节内侧缘之间的距离
C. 坐骨结节中段外侧缘之间的距离
D. 坐骨结节后端外侧缘之间的距离
E. 坐骨结节后端内侧缘之间的距离

176. 孕前保健服务实施主要通过 （　）

A. 建立孕前保健资料档案、加强管理并规范开展服务、孕前保健宣传
B. 加强组织领导、加强管理并规范开展服务、孕前保健宣传
C. 加强组织领导、加强管理并规范开展服务、积极探索当地服务模式
D. 加强组织领导、建立孕前保健资料档案、孕前保健宣传
E. 建立孕前保健资料档案、加强组织领导、孕前保健宣传

177. 孕前保健服务内容包括 （　）

A. 优生与遗传咨询、健康状况检查、健康指导
B. 健康教育与咨询、健康状况检查、优生指导
C. 优生指导、健康状况检查、健康指导
D. 健康教育与咨询、健康状况检查、健康指导
E. 优生指导、健康状况检查、健康教育与咨询

178. 妊娠期母体生殖系统的变化下述哪项是错误的 （　）

A. 足月妊娠时子宫血流量平均为 500 mL/min
B. 子宫峡部到孕足月时可达 7～10 cm
C. 妊娠期卵巢增大
D. 宫颈间质细胞可有蜕膜反应
E. 阴道的 pH 值增高

179. 正常妊娠时，绒毛膜促性腺激素出现高峰是在末次月经后的 （　）

A. 第 4～6 周　　　B. 第 6～8 周
C. 第 8～10 周　　　D. 第 10～12 周
E. 第 12～14 周

180. 国家基本公共卫生服务要求孕妇在整个妊娠期间至少提供几次产前检查 （　）

A. 3 次　　　　　B. 5 次
C. 7 次　　　　　D. 9 次
E. 8 次

181. 分娩后产妇需在分娩室观察几小时
（　）

A. 4 小时　　　　B. 3 小时
C. 2 小时　　　　D. 1 小时
E. 半小时

182. 关于羊水下列哪项正确 （　）

A. 羊水呈酸性

B. 妊娠早期羊水是由羊膜分泌的

C. 妊娠中期胎尿可能是羊水的重要来源

D. 羊水中的酶与母体血清中的含量相同

E. 妊娠足月时羊水无色透明

183. 胎盘由以下哪项组织合成 （ ）

A. 滑泽绒毛膜＋包蜕膜＋羊膜

B. 滑泽绒毛膜＋底蜕膜＋真蜕膜

C. 叶状绒毛膜＋包蜕膜＋真蜕膜

D. 叶状绒毛膜＋底蜕膜＋羊膜

E. 叶状绒毛膜牛真蜕膜＋底蜕膜

184. 妊娠期孕妇血容量较非孕期增加，于32～34周达到最高峰，增加 （ ）

A. 40％～45％　　　B. 20％～30％

C. 50％　　　　　　D. 10％～20％

E. 20％～40％

185. 孕期血液改变哪项是错误的 （ ）

A. 血容量增加

B. 血液呈高凝状态

C. 血沉增快

D. 血小板无变化或稍减少

E. 血胆固醇降低

186. 乙型肝炎病毒母婴传播主要途径是

（ ）

A. 宫内传播　　　B. 产时传播

C. 产后传播　　　D. 经乳汁传播

E. 经唾液传播

187. 妊娠期糖尿病产前应用胰岛素治疗的孕妇，产后 （ ）

A. 继续原剂量使用

B. 减少或停止使用

C. 加大剂量使用

D. 皮下注射改为口服药物

E. 继续静脉滴注

188. 关于胎儿电子监护提示胎儿缺氧的是

（ ）

A. 加速　　　　　B. 早期减速

C. 变异减速　　　D. 晚期减速

E. 以上都不是

189. 《出生医学证明》的补发只适用于＿＿＿以后出生的新生儿 （ ）

A. 1995 年 1 月 1 日　B. 1995 年 12 月 31 日

C. 1996 年 1 月 1 日　D. 1996 年 12 月 31 日

E. 1996 年 2 月 1 日

190. 第一产程宫颈扩张曲线，正确的是

（ ）

A. 潜伏期是指从感觉宫缩开始到宫颈扩张 6 cm

B. 潜伏期最大时限为 20 h

C. 宫颈扩张活跃期的加速阶段是宫口扩张从 3 cm 至 4 cm，约需 4 h

D. 活跃期最大倾斜阶段，是从 6 cm 扩至 9 cm，约需 8 h

E. 活跃期减缓阶段，是宫颈扩张从 9 cm 至 10 cm，约需 4 h

191. 产程活跃期是指临产后 （ ）

A. 宫颈扩张 3 cm 到近开全

B. 宫颈扩张 1～3 cm

C. 宫颈扩张 8～9 cm 到开全

D. 宫颈扩张 1～2 cm

E. 宫颈扩张 6 cm 至宫口开全

192. 关于妊娠与肝炎的相互影响，下列哪项不正确 （ ）

A. 妊娠期患肝炎易发展为重症肝炎

B. 妊娠期肝脏负担加重，易感染肝炎

C. 肝炎可使孕妇的早孕反应加重

D. 妊娠合并肝炎者其病死率与非孕者近似

E. 妊娠期免疫力增强，妊娠期重型肝炎发病率较非妊娠期增高

193. 有关妊娠期糖尿病的叙述下列哪项是错误的 （ ）

A. 是指妊娠期首次发现或发生的糖代谢异常

B. 口服糖耐量试验结果一次异常者可诊断

C. 妊娠期糖尿病多数可在产后恢复

D. 在原有糖尿病基础上合并妊娠者也称为妊娠期糖尿病

E. 妊娠期糖尿病多数仅需饮食控制

194. 孕妇 23 岁，第一胎，孕期检查未发现异常，妊娠 37 周，开始有规律宫缩 6 h，血压 120/70 mmHg，脉搏 80 次/分，胎儿右枕前位，胎心好，宫口开大 2 cm，估计胎儿体重 2 500 g，处理应为 （ ）

A. 用抑制宫缩剂保胎

B. 剖宫产

C. 缩宫素静脉点滴催产

D. 可以等待自然分娩

E. 以上均不对

195. 孕 38 周，第一胎，有规律宫缩 5 小时，破水 3 小时，宫口开大 5 cm，双顶径处在坐骨棘水平，阴道分泌物 pH 为 7，胎心正常，正确诊断和处理是

（ ）

A. 因胎膜早破，灌肠以促进宫缩

B. 系正常第一产程，灌肠以促进宫缩

C. 等待自然分娩

D. 剖宫产

E. 静脉点滴催产素引产

196. 妊娠期 ITP 处理方法,以下正确的是
（　　）

A. 一旦妊娠,立即终止

B. 肾上腺皮质激素为首选药物

C. 血小板<50×10⁹/L,予输入血小板

D. 以剖宫产为宜

E. 脾切除

197. 双羊膜囊单绒毛膜单卵双胎分裂发生在
（　　）

A. 受精后 3 日内　　B. 受精后第 4～8 日

C. 受精后第 9～13 日　D. 受精后 13 日以后

E. 受精后第 7～9 天

198. 下列哪一项不是《国家基本公共卫生服务规范(2011 年版)》规定的首次产前随访基本检查项目
（　　）

A. 血常规　　　　　B. 肝功能

C. 肾功能　　　　　D. 阴道分泌物检查

E. 乙型肝炎五项

199. 医师进行实验性临床医疗,应当　（　　）

A. 征得本人口头同意

B. 经医院批准

C. 征得患者本人或者其家属同意

D. 经医院批准并征得患者本人或者其家属同意

E. 与本人签订知情同意书

200. 停经 18 周,不觉胎动。产科检查:宫底高度在脐耻之间,胎方位及胎心不清。监测宫内胎儿情况首选的方法是
（　　）

A. 腹部 X 线摄片　　B. 多普勒超声检查

C. B 型超声检查　　D. 胎儿心电图检查

E. 有经验上级医师复查

201. 预防艾滋病母婴传播服务原则,下列叙述正确的是
（　　）

A. 提供科学的婴儿喂养指导

B. 知情同意、尊重和不歧视、告诉单位同事,不要歧视她们

C. 知情同意、尊重和不歧视、开展社会动员遏制 AIDS

D. 提供适宜的安全助产服务

E. 知情同意、尊重和不歧视、保密以及受益

202. 地中海贫血属于
（　　）

A. 多基因遗传病　　B. 单基因遗传病

C. 线粒体遗传病　　D. 染色体疾病

E. 体细胞遗传病

203. 血友病属于
（　　）

A. 多基因遗传病　　B. 单基因遗传病

C. 线粒体遗传病　　D. 染色体疾病

E. 体细胞遗传病

204. 淋病孕妇经阴道分娩后,不会发生
（　　）

A. 子宫内膜炎　　　B. 输卵管炎

C. VVC　　　　　　D. 播散性淋病

E. 新生儿淋菌性结膜炎

205. AIDS 的传播途径不包括　（　　）

A. 性传播　　　　　B. 血液传播

C. 母婴垂直传播　　D. 消化道传播

E. 母乳喂养传播

206. 头位难产中的病因发生率最高的是
（　　）

A. 高直后位、高直前位

B. 前不均倾位

C. 面先露

D. 持续性枕横位、持续性枕后位

E. RSA/LSA

207. 关于 Apgar 评分,错误的是　（　　）

A. Apgar 评分用于判断有无新生儿窒息及窒息的程度

B. Apgar 评分是以出生后 1 分钟内的心率、皮肤颜色、喉反射、呼吸、肌张力为依据

C. Apgar 评分应在出生 5 分钟、10 分钟分别评分

D. Apgar 评分 1 分钟反映在宫内的状况、5 分钟评分反映复苏效果

E. Apgar 评分以呼吸为基础、皮肤颜色最灵敏、心率为最终消失的指标

208. 出生 1 分钟的新生儿,心率 110 次/分,呼吸浅慢不规则,有咳嗽,四肢活动,身体红,四肢青紫
（　　）

A. Apgar 评分 9 分,不需要复苏

B. Apgar 评分 8 分,不需要复苏

C. Apgar 评分 8 分,需要复苏

D. Apgar 评分 6 分,立即复苏

E. Apgar 评分 5 分,复苏后再评分

209. 对于神经管缺陷高发的地区,在孕前开始补充哪种药物,可降低 70% 先天性神经管畸形的发生
（　　）

A. 维生素 E　　　　B. 钙剂

C. 阿司匹林　　　　D. 叶酸

E. 铁剂

210. 初产妇,25 岁,妊娠 39 周,宫口开全,LOA,头"+3",胎心 100 次/分。羊水Ⅱ。应如何

处理 （ ）

A. 产钳或胎吸助产　　B. 剖宫产

C. 等待自然分娩　　　D. 加腹压娩出

E. 静滴缩宫素

211. 初产妇,25 岁,妊娠 39 周,LOA、自然临产,胎膜未破,胎动后宫缩时胎心突然减慢,宫缩间期恢复。此时首选处理正确的是 （ ）

A. 吸氧、抬高臀部或改变体位

B. 人工破膜

C. 立即剖宫产

D. 立即阴道助产

E. B超检查

212. G_2P_1,孕 39 周,LSA。孕妇要求剖宫产,此时正确的处理是 （ ）

A. 建议孕妇经阴道分娩

B. 择期剖宫产

C. 用缩宫素引产

D. 结合产前检查结果选择分娩方式

E. 外倒转纠正胎位

213. 胎心监护出现变异减速,可能的原因有

（ ）

A. 胎儿窘迫　　　　B. 胎位异常

C. 胎头受压　　　　D. 脐带受压

E. 过期妊娠

214. 34 岁,G_2P_1,临产入院,宫口开 2 cm,S−2,行胎心监测出现频繁晚期减速,正确的处理是（ ）

A. 人工破膜加速产程

B. 静滴缩宫素加速产程

C. 立即剖宫产终止妊娠

D. 指导产妇用力

E. 人工破膜了解羊水性状

215. 32 岁初产妇,妊娠 17 周,筛查 21-三体发病风险概率是 1/3 000,应进一步做的检查是

（ ）

A. 羊膜腔穿刺　　　B. 绒毛活检

C. B超检查　　　　D. 引产

E. 不需进一步做确诊检查

216. 关于孕妇系统保健以下说法正确的是

（ ）

A. 孕妇系统管理应从确诊妊娠开始,到产后 6 月以母儿共同为监护对象

B. 系统产前检查,筛查出具有高危因素的孕妇,及早评估与诊治

C. 孕妇系统保健实行三级管理,发现问题、解决问题

D. 建立孕妇保健手册,提高产科疾病的诊

断率

E. 孕妇保健手册在产后应还给产妇,留作纪念

217. 出生缺陷的三级预防策略,下列说法错误的是 （ ）

A. 一级:防止出生缺陷儿的发生

B. 二级:减少缺陷儿的发生

C. 三级:针对出生缺陷的诊断和治疗

D. 胎儿干预的方法有胎儿镜手术、胎儿分流术等

E. 发现胎儿畸形,及时建议终止妊娠

218. 新生儿复苏过程中,以下哪项错误

（ ）

A. 清理呼吸道是先吸引新生儿口腔黏液,后鼻腔黏液

B. 刺激新生儿产生呼吸的正确方法是拍打后背

C. 刺激新生儿产生呼吸的正确方法是拍打或轻弹足底

D. 新生儿经过几秒钟刺激后,仍然无呼吸,应正压通气

E. 过强的刺激不能帮助新生儿产生呼吸,而且可以引起伤害

219. 关于肩难产的说法,错误的是 （ ）

A. 一旦发生肩难产,立即召集相关的医生到场救援,做好新生儿复苏准备

B. 进行会阴切开或加大切口

C. 屈大腿、耻骨上加压,超过50%的肩难产可得以成功解决

D. 产后认真检查新生儿有无臂丛神经损伤

E. HELPERR 口诀是操作顺序口诀,一定不能颠倒

220. 下列哪项不是产后出血的病因 （ ）

A. 产妇疲劳　　　　B. 胎儿窘迫

C. 宫颈裂伤　　　　D. 胎盘植入

E. 副胎盘

221. 初孕妇李某,27 岁,30 周妊娠,前来医院进行产前检查,做骨盆外测量,下列哪条径线低于正常 （ ）

A. 髂前上棘间径 26 cm

B. 髂嵴间径 27 cm

C. 骶耻外径 17 cm

D. 粗隆间径 30 cm

E. 坐骨结节间径 9 cm

222. 夫妻一方或者双方经县级以上医疗保健机构诊断胎儿可能患有伴性遗传性疾病需要进行

胎儿性别鉴定的,应由下列哪一种机构进行（　）

    A. 县卫生行政部门指定的医疗保健机构

    B. 市卫生行政部门指定的医疗保健机构

    C. 省卫生行政部门指定的医疗保健机构

    D. 国家卫生计生委指定的医疗保健机构

    E. 由省级医学技术鉴定组织指定的医疗保健机构

223.《中国妇女发展纲要（2011—2020）》中妇女与健康的主要目标,以下哪项不符合　（　）

    A. 妇女的人均预期寿命延长

    B. 孕产妇死亡率控制在 20/10 万以下

    C. 妇女常见病定期筛查率达到 90% 以上

    D. 妇女艾滋病感染率和性病感染率得到控制

    E. 降低孕产妇中重度贫血患病率

224.《中国妇女发展纲要（2011—2020）》中妇女与健康的策略措施中,加大专项资金投入,扩大哪些恶性肿瘤的检查覆盖范围　　　（　）

    A. 宫颈癌

    B. 乳腺癌

    C. 宫颈癌和内膜癌

    D. 宫颈癌、内膜癌和乳腺癌

    E. 宫颈癌、乳腺癌

225. 不符合卫生部贯彻《2011—2020 年中国妇女儿童发展纲要实施方案》总目标的为　（　）

    A. 女性青壮年文盲率控制在 3% 以下

    B. 2015 年婴儿和 5 岁以下儿童死亡率分别下降到 12‰ 和 14‰

    C. 2020 年,5 岁以下儿童贫血患病率控制在 12% 以下

    D. 2020 年婴儿死亡率下降到 10‰

    E. 2020 年 5 岁以下儿童死亡率下降到 13‰

226. 孕前保健的健康指导不包括　（　）

    A. 有准备、有计划的怀孕,避免大龄生育

    B. 合理营养,控制饮食,增补叶酸、碘、铁、钙等营养素及微量元素

    C. 接种流感和破伤风等疫苗

    D. 合理用药,避免使用可能影响胎儿正常发育的药物

    E. 保持心理健康,解除精神压力,预防孕期及产后心理问题的发生

227. 各级妇幼保健机构负责孕产期保健技术管理的具体组织和信息处理工作,不包括哪项内容　　　　　　　　　　　　　（　）

    A. 定期组织对各级各类医疗保健机构的孕产期保健工作进行技术指导及质量控制评价

    B. 为孕产期保健技术培训合格的专业人员颁发资质准入证

    C. 具体实施孕产妇死亡、围产儿死亡评审工作

    D. 负责信息资料的收集、分析和上报

    E. 有条件的可开展孕产妇危重症评审工作

228. 妊娠中期血清学筛查通常采用三联法,指的是　　　　　　　　　　　（　）

    A. 甲胎蛋白（AFP）＋绒毛膜促性腺激素（hCG）＋游离雌三醇（uE3）

    B. 甲胎蛋白（AFP）＋妊娠相关蛋白 A（PAPP-A）＋游离雌三醇（uE3）

    C. 甲胎蛋白（AFP）＋绒毛膜促性腺激素（hCG）＋人胎盘生乳素（hPL）

    D. 妊娠相关蛋白 A（PAPP-A）＋绒毛膜促性腺激素（hCG）＋游离雌三醇（uE3）

    E. 绒毛膜促性腺激素（hCG）＋人胎盘生乳素（hPL）＋游离雌三醇（uE3）

229. 为艾滋病感染孕产妇及所生儿童提供的干预措施不正确的是　　　　　（　）

    A. 应用抗艾滋病病毒药物

    B. 提供适宜的安全助产服务,及早确定分娩医院

    C. 对选择母乳喂养的感染产妇及其家人,要做好充分的咨询,同时积极创造条件,帮助其人工喂养至少 10 个月以上

    D. 为艾滋病感染孕产妇所生儿童提供随访与艾滋病检测

    E. 预防性应用复方新诺明

230. 为艾滋病病毒感染产妇所生儿童提供随访与艾滋病检测,随访登记卡应在儿童出生后什么时候随访填写　　　　　　　　（　）

    A. 1、3、6、9、12、18 月

    B. 3、6、9、12、18、24 月

    C. 1、2、6、9、12、18 月

    D. 2、4、6、8、12、18 月

    E. 1、2、3、6、12、18 月

231. 目前阻断 HIV 母婴传播最有效果措施是　　　　　　　　　　　　　（　）

    A. 药物阻断

    B. 与母亲隔离

    C. 施行剖宫手术

    D. 孕期注射免疫球蛋白

    E. 停止母乳喂养

232. 目前我国艾滋病传播方式中所占比例最高的是　　　　　　　　　　（　）

    A. 异性性接触　　　　B. 母婴传播

C. 输血　　　　　　D. 共用针具注射毒品

E. 同性性接触

233. 当 HIV 侵入机体后,未进入发病期者被称为　　　　　　　　　　　　　　(　　)

A. 艾滋病潜伏期　　　B. 艾滋病前期

C. 艾滋病窗口期　　　D. 艾滋病患者

E. 艾滋病病毒感染者

234. HIV 感染人体后主要导致哪个系统受损　　　　　　　　　　　　　　　　(　　)

A. 免疫系统　　　　　B. 生殖系统

C. 循环系统　　　　　D. 内分泌系统

E. 消化系统

235. 感染了艾滋病病毒的妇女通过妊娠、分娩和哺乳有可能把艾滋病传染给胎儿或婴儿。在我国,在未采取预防措施的情况下,约有多少比例的胎儿和婴儿可能会受到感染　　(　　)

A. 1/2　　B. 1/3　　C. 1/4　　D. 1/5

E. 1/8

236. 以下哪项属于 FDA 的 B 级药物　(　　)

A. 维生素　　　　　　B. 己烯雌酚

C. 地高辛　　　　　　D. 异丙嗪

E. 链霉素

237. 妊娠的什么时期药物容易通过胎盘扩散入胎体　　　　　　　　　　　　　(　　)

A. 早孕期　　　　　　B. 妊娠 12～20 周

C. 妊娠中期　　　　　D. 妊娠 32 周至分娩

E. 妊娠 20～28 周

238. 不可以透过胎盘的物质是　　　(　　)

A. IgA　　B. IgG　　C. 铁　　　D. 钙

E. 碘

239. 妊娠期体重变化,早孕期较理想的增重是　　　　　　　　　　　　　　　(　　)

A. 共增长 2 kg　　　　B. 共增长 1 kg

C. 共增长 2～3 kg　　　D. 共增长 1～2 kg

E. 共增长 3～4 kg

240. 规范的产后访视次数至少应为　(　　)

A. 1 次　　　　　　　B. 2 次

C. 3 次　　　　　　　D. 4 次

E. 5 次

241. 孕前保健常规体检必查辅助检查有　　　　　　　　　　　　　　　　　(　　)

A. 餐后 2 小时血糖

B. 宫颈阴道分泌物检查

C. TORCH 筛查

D. 宫颈细胞学检查(1 年内未查者)

E. 甲状腺功能检测

242. 高危妊娠不包括以下哪项　　　(　　)

A. 年龄小于 18 岁或大于 35 岁

B. 胆囊切除史

C. 病毒感染史

D. 有阴道助产史

E. 前次剖宫产史

243. 坐骨棘间径<10 cm,坐骨结节间径<8 cm,耻骨弓角度<90°,应属哪种类型骨盆　(　　)

A. 扁平骨盆　　　　　B. 漏斗骨盆

C. 均小骨盆　　　　　D. 类人猿型骨盆

E. 骨软化病骨盆

244. 下列哪项不是妊娠期正常乳房变化　　　　　　　　　　　　　　　　　(　　)

A. 乳房增大,充血明显

B. 乳头增大变黑,易勃起

C. 乳头有淡粉色溢液

D. 孕妇自觉乳房发胀或偶有刺痛,浅静脉明显可见

E. 乳晕变黑,有散在蒙氏结节

245. 不属于完全性子宫破裂临床表现的是　　　　　　　　　　　　　　　　(　　)

A. 突感下腹部撕裂样剧痛

B. 突感子宫收缩停止

C. 阴道大量出血

D. 腹壁下清楚扪及胎体

E. 胎头回缩,宫颈口缩小

246. 使用孕产妇系统保健册包括　　(　　)

A. 从孕前开始使用

B. 系统管理至产后结束

C. 系统管理至产后 1 个月

D. 分娩后社区医院接手册后进行产后随访

E. 系统管理至产后 7 天

247. 新生儿窒息复苏胸外按压的位置,正确的是　　　　　　　　　　　　　　(　　)

A. 胸骨体下 1/3 处　　B. 胸骨体 1/2 处

C. 胸骨体下 1/4 处　　D. 胸骨体上 1/3 处

E. 胸骨体上 1/4 处

248. 目前,农村孕产妇住院分娩补助标准为不低于人均多少元(人民币)　　　　(　　)

A. 200　　B. 300　　C. 400　　D. 500

E. 600

249. 下列属于高危妊娠的是　　　　(　　)

A. 孕妇年龄小于 20 岁或大于 35 岁

B. 孕期计算不准

C. 阑尾切除史

D. 孕妇贫血

E. 脐带绕颈

250. 男女双方出现以下情况,应该建议其可以结婚、但禁止生育　　　　　（　　）

A. 直系血亲和三代以内旁系血亲

B. 男女一方患严重的多基因遗传疾病又属于该病的高发家系

C. 男女双方患严重的常染色体显性遗传性疾病

D. 男女双方均患白化病

E. 女方患有 X 连锁隐性遗传病

251. 宫颈黏液呈典型羊齿状结晶,对正常月经周期的妇女在其周期的多少天时最清晰（　　）

A. 第 6～7 天　　　　B. 第 8～9 天

C. 第 13～14 天　　　D. 第 18～20 天

E. 第 23～25 天

252. 关于蜕膜以下哪项正确　　　（　　）

A. 孕卵着床后,子宫内膜受雌孕激素作用发生蜕膜变

B. 与极滋养层接触的蜕膜称包蜕膜

C. 覆盖在囊胚上面的蜕膜称真蜕膜

D. 除底蜕膜外,覆盖于子宫腔内的蜕膜为包蜕膜

E. 随着羊膜腔的增大,约在妊娠 18 周,包蜕膜与真蜕膜相贴近而宫腔消失

253. 下列哪项不是世界卫生组织提倡母乳喂养的重要原因是　　　　　　（　　）

A. 母乳中含有丰富的抗体、免疫活性物质,可以提高婴儿抗感染能力

B. 母乳既卫生又实惠,新鲜不变质

C. 母乳喂养儿生后生长发育永远正常

D. 成年后患代谢性疾病如肥胖、高血压、高血脂、糖尿病、冠心病几率明显降低

E. 初乳和过渡乳中含有较高的分泌性免疫蛋白等,能增加呼吸道、胃肠道抵抗力

254. 关于妊娠内分泌系统的变化,错误的是　　　　　　　　　　　　（　　）

A. 醛固酮含量减少

B. 妊娠期腺垂体增大

C. 促性腺激素分泌增加

D. 循环中皮质醇大量增加

E. 甲状腺中度增大

255. 关于胎盘功能哪项是错误的　　（　　）

A. 脂肪酸、钾、钠、镁可经简单扩散在母儿间自由交换

B. 免疫球蛋白 G(IgG)可通过胎盘,使胎儿出生后短期内具有免疫力

C. 具有良好防御功能,细菌、病毒均不能通过

D. 分泌大量雌孕激素参与母体妊娠期各系统改变

E. 合体细胞产生大量胎盘催乳素,促进胎儿发育

256. 下列退奶方法,哪项是错误的　（　　）

A. 芒硝外敷　　　　　B. 口服溴隐亭

C. 生麦芽煎饮　　　　D. 注射孕激素

E. 口服雌激素

257. 如发现下列何种情况,医师应当向夫妻双方说明情况,并提出终止妊娠的医学意见（　　）

A. 胎儿患遗传性疾病

B. 孕妇患传染病

C. 胎儿有缺陷

D. 胎儿患严重遗传性疾病

E. 胎儿小于孕龄

258. 母血与胎血不通过下列哪个组织在绒毛间隙中进行物质交换　　　　　　（　　）

A. 绒毛血管壁

B. 绒毛间质

C. 绒毛上皮细胞及其基底膜

D. 绒毛膜板

E. 毛细血管基底膜

259. 孕妇过度通气的主要原因是　　（　　）

A. 横膈升高,膈肌上下活动度增加

B. 由腹式呼吸转变为胸式呼吸

C. 孕激素对呼吸中枢的刺激

D. 母体血内二氧化碳分压增高

E. 孕中期耗氧量增加 30%～40%

260. 在医院妇产科接生一有缺陷婴儿,该医院应当　　　　　　　　　　（　　）

A. 出具《产妇健康证明》

B. 出具《新生儿健康证明》

C. 向计划生育部门报告

D. 向卫生行政部门报告

E. 向医院行政部门报告

261. 为什么要母婴同室,下列哪项是错误的　　　　　　　　　　　　　（　　）

A. 母亲可以随时拥抱和喂哺新生儿

B. 增进母亲感情

C. 促进乳汁分泌

D. 方便母亲喂养婴儿

E. 防止抱错婴儿

262. 初孕妇自觉胎动,多数开始于　（　　）

A. 妊娠 12～14 周　　B. 妊娠 15～17 周

C. 妊娠 18～20 周　　D. 妊娠 21～23 周

E. 妊娠 20～24 周

263. 关于正常妊娠,于 24 周末时手测宫底高度是 （　）

A. 脐下 1 横指　　　B. 脐耻之间

C. 脐上 3 横指　　　D. 脐上 1 横指

E. 脐平

264. 患者 28 岁,已婚,两年未孕,以往月经4～5天/1～6 个月,现停经 2 月,停经 33 天妊娠试验(一),停经 40 天曾每日肌注黄体酮 20 mg 持续5 天,停药无阴道出血,基础体温双相持续 3 周,诊断可能为 （　）

A. 妊娠　　　　　　B. 闭经

C. 子宫结核　　　　D. 子宫发育不良

E. 月经失调

265. 下列哪项是早期妊娠的诊断标准 （　）

A. 停经加恶心反应

B. 乳房胀痛

C. 基础体温高温期已 5 天

D. 黄体酮试验阴性

E. 以上均不是

266. FDA 分级属于 A 级别的药物是 （　）

A. 适量维生素　　　B. 青霉素

C. 红霉素　　　　　D. 盐酸四环素

E. 胰岛素

267. 关于正常妊娠哪项是错误的 （　）

A. 孕吐多出现在妊娠第 6 周前后

B. 自觉胎动多自妊娠第 20 周左右开始

C. 免疫学妊娠试验于妊娠第 8～10 周时阳性率最高

D. 超声多普勒在停经 5 周时即可听到胎心音

E. 胎心在妊娠 16 周可以听到

268. B 超显示强回声的"亮肝"是 （　）

A. 妊娠合并病毒性肝炎

B. 妊娠急性脂肪肝

C. 妊娠期肝内胆汁淤积症

D. 妊娠期药物性肝损

E. 妊娠合并胆囊炎

269. 下列哪项不是妊娠合并糖尿病的诊断依据 （　）

A. 有多饮、多食、多尿症状

B. 反复发作的念珠菌性阴道炎

C. 饭后尿糖呈阳性

D. 空腹血糖升高

E. 口服糖耐量试验结果一次异常者可诊断

270. 关于胎动不正确的是 （　）

A. 胎动与胎盘血流状态有关

B. 胎动减少,为胎儿宫内慢性缺氧的一种表现

C. 胎动减少至胎动消失往往历时数日至 1 周左右

D. 胎动完全停止到胎心消失,往往超过 48 h

E. 孕晚期胎动可稍减少

271. 25 岁初孕妇,孕 38 周,在门诊检查时主诉自觉胎动减少 1 天,查胎心率 148 次/分,为了解胎儿在宫内情况首先应作下列哪项检查 （　）

A. 胎儿心电图

B. CST 试验

C. 胎儿头皮血 pH 测定

D. NST 试验

E. 羊膜镜检查

272. 一产妇临产 9 h,肛门指诊检查头先露,宫口已开全,先露+5,此时产力为 （　）

A. 子宫收缩力

B. 子宫收缩力+腹肌收缩力

C. 子宫收缩力+肛提肌收缩力+腹肌收缩力

D. 子宫收缩力+腹肌收缩力+膈肌收缩力

E. 子宫收缩力+腹肌收缩力+膈肌收缩力+肛提肌收缩力

273. 正常足月分娩时,胎头以哪个径线通过中骨盆 （　）

A. 枕下前囟径　　　B. 枕额径

C. 枕颏径　　　　　D. 双顶径

E. 双颞径

274. 不均倾位最多见于 （　）

A. 正常骨盆　　　　B. 均小骨盆

C. 扁平骨盆　　　　D. 漏斗骨盆

E. 横径狭小骨盆

275. 下列哪一项不是胎盘剥离的征象 （　）

A. 宫底上升

B. 子宫呈葫芦形

C. 外露脐带延长

D. 阴道少量流血

E. 用手在耻骨联合上方轻压子宫下段,宫体上升而外露的脐带不再回缩

276. 治疗宫缩乏力,应用缩宫素注意事项正确的是 （　）

A. 适用于不协调性宫缩乏力

B. 出现胎儿窘迫立即停药

C. 适用于中骨盆狭窄

D. 常用于静脉推注

E. 适用于所有宫缩乏力

277. 产后出血原因中,首先以考虑切除子宫

止血的项目是 （ ）

A. 胎盘粘连　　　　B. 宫缩乏力

C. 凝血功能障碍　　D. 胎盘植入

E. 胎盘滞留

278. 为预防子宫破裂,手术注意事项不包括

（ ）

A. 尽量避免中高位产钳

B. 忽略性肩难产,不宜行内倒转

C. 对于有子宫畸形的产妇一律行剖宫产

D. 宫口未开全时避免助产

E. 充分评估防止肩难产

279. 38岁初产妇,在家中经阴道自然分娩,当胎儿胎盘娩出后,阴道持续出血1小时,时多时少,送来急诊。对诊断有价值的病史是 （ ）

A. 贫血　　　　　　B. 滞产

C. 高龄初产妇　　　D. 臀先露经阴道分娩

E. 羊水草绿色

280. 25岁初产妇,妊娠40周,临产9小时,骨盆外测量正常,左枕后位,胎心140次/分,宫缩10～15秒,间隔7～8分钟,宫口开大4 cm先露达棘平,胎膜已破,羊水清,应选择哪项处理 （ ）

A. 静滴缩宫素

B. 肌注哌替啶

C. 立即剖宫产

D. 待宫口开全行阴道助产

E. 等待自然分娩

281. 孕妇常见的高危妊娠因素不包括 （ ）

A. 孕妇本人的基本情况

B. 不良孕产史

C. 内外科合并症

D. 产科并发症

E. 社会因素

282. 苯丙酮尿症群体发病率为 （ ）

A. 1∶10 000　　　B. 1∶100 000

C. 1∶50　　　　　D. 1∶200

E. 1∶1 000

283. 血友病属于 （ ）

A. 多基因遗传病　　B. 单基因遗传病

C. 线粒体遗传病　　D. 染色体疾病

E. 体细胞遗传病

284. 下列哪种情况应限制生育 （ ）

A. X连锁隐性遗传病

B. 男女一方患严重的常染色体显性遗传病

C. 男女双方均患严重的常染色体隐性遗传病

D. 男女一方患严重的多基因遗传病

E. 三代以内旁系血亲

285. 羊水穿刺用于产前诊断应在妊娠何时进行 （ ）

A. 孕12～16周　　B. 孕16～26周

C. 孕20～28周　　D. 孕24～28周

E. 孕16～21周

286. 四部触诊法检查的内容不包括 （ ）

A. 宫底高度　　　　B. 宫缩频率

C. 胎产式　　　　　D. 胎先露

E. 胎先露衔接情况

287. 关于产程时间,下列哪项是错误的

（ ）

A. 总产程>24小时,为滞产

B. 初产妇第一产程需要11～22小时

C. 初产妇第二产程需要1～3小时

D. 第二产程>1小时为延长

E. 第三产程需要5～15分钟

288. 孕妇骨盆外测量数值最小的径线是

（ ）

A. 髂嵴间径　　　　B. 髂棘间径

C. 坐骨棘间径　　　D. 坐骨结节间径

E. 骶耻外径

289. 胎儿生长发育监测与下列哪项无关

（ ）

A. 孕妇宫高　　　　B. 孕妇腹围

C. 孕妇胸围　　　　D. 胎儿股骨长

E. 胎儿双顶径

290. 下列哪项检查可以诊断持续性枕后位

（ ）

A. 腹部检查清楚可及胎背

B. 阴道检查可以查到胎儿大囟门在1点

C. 阴道检查可以查到胎儿大囟门在4点

D. 矢状缝在骨盆斜径上

E. 第二产程延长

291. 产后出血最常见的原因是 （ ）

A. 宫缩乏力　　　　B. 胎盘完全植入

C. 孕妇高龄　　　　D. 宫颈裂伤

E. 羊水栓塞

292. 产时窒息的紧急处理首先是 （ ）

A. 弹足底,刺激呼吸　B. 清除呼吸道分泌物

C. 吸氧　　　　　　D. 呼吸兴奋剂

E. 保暖并清除呼吸道分泌物

293. 不属于高危妊娠范畴的是 （ ）

A. 32岁初产妇

B. 过期妊娠

C. 妊娠合并急性肾盂肾炎

D. 有子宫肌瘤切除术史

E. 前置胎盘

294. 第三产程中,新生儿的处理不正确的是

（　　）

A. 清理呼吸道

B. 新生儿 Apgar 评分

C. 处理脐带

D. 擦净足底胎脂,打新生儿足印于新生儿病历上

E. 在新生儿出生后 1~2 小时帮助吸吮乳头和指导母乳喂养

295. 关于产前诊断以下说法不正确的是

（　　）

A. 染色体疾病的诊断主要依据细胞遗传学方法

B. 99％的神经管畸形可以通过妊娠中期超声检查获得诊断

C. X线检查也可以观察胎儿的结构是否存在畸形

D. 胎儿超声心动图检查可以发现 99％的先天性心脏病

E. 胚胎植入前诊断技术是指在植入前进行遗传性诊断

296. 关于产前筛查,以下哪项是错误的

（　　）

A. 产前筛查的方法要求简便、可行、无创

B. 唐氏综合征的筛查方法包括孕妇血清学筛查、超声筛查、或两者结合

C. NT 检测需要经过专门技术培训,并建立相应的质量控制体系

D. 检测胎儿基因不是产前筛查胎儿畸形有效的技术手段

E. B超检查一旦发现先天性心脏病,应终止妊娠

297. 为预防和早期发现产后出血,在胎儿娩出后

（　　）

A. 产妇应留在产房观察 1 小时

B. 产妇应留在产房观察 2 小时

C. 产妇应留在产房观察 3 小时

D. 正确估计出血量,及早使用缩宫素

E. 抗生素预防感染

298. 会阴切开的适应证,错误的是　　（　　）

A. 初产妇会阴组织硬韧,会阴体伸展不良

B. 经产妇前次分娩会阴Ⅱ度裂伤

C. 肩难产

D. 胎儿窘迫或早产

E. 臀位助产

299. 关于胎儿脐动脉血流不正确的是（　　）

A. S/D 值越大说明脐血流阻力越大

B. S/D 值越大,胎儿危险性越小

C. 舒张期血流为零或反向时可发生胎儿宫内死亡

D. RI＝(S－D)/S

E. S/D 值检测应为平均值

300. 妊娠早期流产的主要原因　　（　　）

A. 生殖器官异常　　　B. 母体全身疾病

C. 遗传基因缺陷　　　D. 外界不良因素

E. 免疫因素

301. 母婴保健法及本实施办法所称的医疗、保健机构,是指依照何法律法规取得卫生行政部门医疗机构执业许可的各级各类医疗机构　（　　）

A.《中华人民共和执业医师法》

B.《医疗机构管理条例》

C.《医院工作条例》

D.《医疗机构管理办法》

E.《全国医院管理办法》

302. 母婴保健医学技术鉴定委员会进行医学鉴定时须有几名以上相关专业医学技术鉴定委员会成员参加　　　　　　　　（　　）

A. 2 名　　　　　　B. 3 名

C. 5 名　　　　　　D. 7 名

E. 3 名以上单数

303. 应由哪一级地方人民政府卫生行政部门及其指定的妇幼保健机构,负责提供关于婴幼儿喂养方面的资料或宣传材料　　　　（　　）

A. 县以上地方人民政府卫生行政部门

B. 市以上地方人民政府卫生行政部门

C. 省以上地方人民政府卫生行政部门

D. 乡镇以上地方人民政府卫生行政部门

E. 各级地方人民政府卫生行政部门

304. 实施医学需要的胎儿性别鉴定,应当由实施机构几人以上的专家组集体审核　　（　　）

A. 5 人以上的专家组集体审核

B. 2 人以上的专家组集体审核

C. 7 人以上的专家组集体审核

D. 4 人以上的专家组集体审核

E. 3 人以上的专家组集体审核

305. 不符合实施增补叶酸预防神经管缺陷项目总目标的是　　　　　　　　（　　）

A. 目标人群增补叶酸知识知晓率达到 90％

B. 叶酸服用率达到 90％

C. 叶酸服用依从率达到 70％

D. 对全国准备怀孕的城镇低保人群妇女和农

村妇女免费增补叶酸

　　E. 对全国准备怀孕的农村妇女免费增补叶酸

　　306. 对孕晚期间断阴道流血伴不规则腹痛患者首选的检查是　　　　（　　　）

　　A. B超检查　　　　B. 阴道检查

　　C. 肛查　　　　　　D. CT

　　E. MRI

　　307. 在常规孕产期保健、产科和儿童保健工作中,开展预防艾滋病、梅毒和乙肝母婴传播的医疗和技术服务,不包括　　　　（　　　）

　　A. 为所有孕产妇提供艾滋病、梅毒和乙肝的检测与咨询

　　B. 对感染艾滋病的孕产妇实行接触者筛查

　　C. 为艾滋病感染孕产妇所生儿童提供抗病毒药物应用

　　D. 为梅毒感染孕产妇提供规范治疗

　　E. 为乙肝病毒表面抗原阳性的孕产妇所生儿童在出生后24小时内注射乙肝免疫球蛋白和接种乙肝疫苗

　　308. 县级母婴保健医学技术鉴定委员会成员必须具有哪一级以上专业技术职称　　（　　　）

　　A. 主任医师　　　　B. 副主任医师

　　C. 主治医师　　　　D. 住院医师

　　E. 具备执业医师资格即可

　　309. 某医疗机构执业医师李某,利用超声技术为他人进行非医学需要的胎儿性别鉴定,情节严重,应由哪一级机构吊销其执业证书　（　　　）

　　A. 市级以上卫生计生委

　　B. 省级以上卫生计生委

　　C. 执业证书的发证机关

　　D. 县级以上卫生计生委

　　E. 同级人民政府

　　310. 艾滋病产妇进行纯母乳喂养的同时,应该服用相应的抗病毒药物,应持续到什么时候停药　　　　　　　　　　　　（　　　）

　　A. 完全停止母乳喂养后的1周

　　B. 完全停止母乳喂养后的2周

　　C. 完全停止母乳喂养后的4周

　　D. 完全停止母乳喂养后的6周

　　E. 完全停止母乳喂养后的8周

　　311. 无反应型NST评估不含下列哪项　　　　　　　　　　　　　　　　（　　　）

　　A. FHR<110次/分

　　B. FHR>160次/分超过30分钟

　　C. 正弦波

　　D. 变异≤5次/分

　　E. 晚期减速

　　312. 对于HIV/AIDS诊断最重要的依据是　　　　　　　　　　　　　　（　　　）

　　A. 具有高危性行为

　　B. 经确认HIV抗体阳性

　　C. 临床表现

　　D. 性伴侣为患者

　　E. CD4淋巴细胞总数异常

　　313. 下列哪项最终确定病人感染艾滋病病毒　　　　　　　　　　　　　　

　　A. 血常规

　　B. HIV抗体确诊试验

　　C. HIV抗体筛查试验

　　D. CD4/CD8比值

　　E. 血清p24抗原阳性

　　314. 下列哪项不是急性HIV感染的表现　　　　　　　　　　　　　（　　　）

　　A. 发热　　　　　　B. 淋巴结肿大

　　C. 咽痛　　　　　　D. 口腔真菌感染

　　E. 合并活动性肺结核

　　315. 艾滋病患者CD4细胞在什么数值时表示机体免疫功能极其低下,易继发各种机会性感染

　　A. CD4细胞计数>200/μL

　　B. CD4细胞计数<200/μL

　　C. CD4细胞计数<400/μL

　　D. CD4细胞计数>400/μL

　　E. CD4细胞计数<250/μL

　　316. 以下哪项属于FDA的A级药物　（　　　）

　　A. 维生素　　　　　B. 己烯雌酚

　　C. 地高辛　　　　　D. 异丙嗪

　　E. 链霉素

　　317. 妊娠32周以后,药物通过胎盘扩散入胎体的难度是　　　　　　　　　（　　　）

　　A. 增加了　　　　　B. 无变化

　　C. 减少了　　　　　D. 与早孕期一致

　　E. 不定

　　318. 按照国家2013年下发的《关于启用和规范管理新版〈出生医学证明〉的通知》精神,新版〈出生医学证明〉的启用时间为　　　（　　　）

　　A. 2013年10月1日　B. 2013年12月31日

　　C. 2014年1月1日　　D. 2014年3月1日

　　E. 2014年6月1日

　　319. 产后检查胎盘时不对的是　　（　　　）

　　A. 如有少许小块胎膜残留,可用宫缩剂期待自然排出

B. 如发现有副胎盘时,观察与正常胎盘是否有血管相连

C. 注意胎盘母体面有无缺损

D. 如仅一小部分胎盘残留,可用宫缩剂期待自然排出

E. 如有较多胎膜,应刮宫取出

320. 规范的产后访视应分别在以下时间进行 （ ）

A. 出院后 2 日内,产后 14 日,产后 28 日

B. 出院后 3 日内,产后 10 日,产后 28 日

C. 出院后 3 日内,产后 14 日,产后 42 日

D. 出院后 3 日内,产后 14 日,产后 30 日

E. 出院后 3 日内,产后 14 日,产后 28 日

321. 婚前卫生指导包括下列哪些内容（ ）

A. 生育知识及性卫生知识

B. 生理与病理知识

C. 保健知识

D. 传染病知识

E. 心理知识

322. 孕产期保健内容不包括以下哪阶段的系统保健 （ ）

A. 孕前 B. 孕期

C. 分娩期 D. 产褥期

E. 生育期

323. 有关婴幼儿喂养方面的资料或宣传材料,下列哪项是错误的 （ ）

A. 宣传母乳喂养的优越性

B. 告知添加辅助食品的适宜时间

C. 需要时,说明母乳代用品的正确使用方法

D. 告知添加辅助食品的适宜方法

E. 生产者、销售者可以按产品特征自行提供宣传材料或资料

324. 关于持续性枕后位,正确的是 （ ）

A. 多见于漏斗骨盆

B. 凡枕后位均需剖宫产

C. 阴道检查大囟门位于骨盆右后方,矢状缝在右斜径上,示枕后位

D. 产妇向下屏气,示宫口开全

E. 胎背偏向母体前方

325. 妊娠合并风心病,早期心力衰竭的可靠诊断依据是 （ ）

A. 心界扩大

B. 心尖部闻及 Ⅱ 级收缩期杂音

C. 肺底部持续性湿啰音

D. 休息时心率>100 次/分

E. 踝部凹陷性水肿

326. 产前诊断的方法,不包括 （ ）

A. 羊水胎儿细胞染色体核型分析

B. 羊膜镜检查

C. 超声检查

D. 基因检测

E. 绒毛细胞染色体核型分析

327. 在新生儿期,应进行哪些预防接种 （ ）

A. 卡介苗

B. 卡介苗,乙肝疫苗

C. 卡介苗,百白破疫苗

D. 乙肝疫苗,百白破疫苗

E. 卡介苗,乙肝疫苗,百白破疫苗

328. 28 岁初孕妇,36 周妊娠。阴道流水 2 小时入院。检查:阴道少量流水,色清,pH>7.0,胎心率 140 次/分,右枕前位,不规则宫缩,宫口未开,估计胎儿体重 2 600 g。以下处理错误的是（ ）

A. 卧床休息,置消毒会阴垫

B. 破膜 12 小时给予抗生素

C. 破膜 12 小时后不临产,则给予缩宫素静脉滴注

D. 注意羊水性状,观察胎心音变化

E. 予硫酸镁静脉滴注以抑制宫缩,保胎治疗

329. Apgar 评分的意义,错误的是 （ ）

A. 反映窒息的程度 B. 评价复苏效果

C. 有助评判预后 D. 以心率为基础

E. 一分钟评分反映宫内的情况

330. 30 岁,孕妇,G_3P_0,末次月经记不清。产科检查:宫高 28 cm(宫底于脐上 1 横指),胎头未入盆,胎心位于脐右下方。其孕周估计是 （ ）

A. 孕 40 周 B. 孕 24 周

C. 孕 28 周 D. 孕 34 周

E. 孕 30 周

331. 关于正常骨产道下述哪项是正确的 （ ）

A. 骨盆入口平面前后径比横径短

B. 骨盆出口平面是骨盆最窄平面

C. 骨盆入口平面与出口平面平行

D. 站立位时,骨盆入口平面与地面平行

E. 骨盆轴线的方向与脊柱平行

332. 骨盆最小平面其前方是耻骨联合下缘,两侧为坐骨棘,后方为 （ ）

A. 骶骨尖端 B. 骶骨相应部位

C. 骶骨下端 D. 骶尾关节

E. 骶岬

333. FDA 分级属于 X 级别的药物是 （ ）

A. 己烯雌酚　　　　B. 地高辛

C. 胰岛素　　　　　D. 异丙嗪

E. 黄体酮

334. 关于胎儿血液循环哪些正确　　（　　）

A. 脐动脉内是含氧量高的动脉血

B. 胎儿体内无完全动脉血而是动静脉混合血,各部位血氧含量只有程度上的差异

C. 胎儿上腔静脉血和胎儿下腔静脉血到达右心房混合通过卵圆孔

D. 胎儿上腔静脉和胎儿下腔静脉内均是含氧低的静脉血

E. 脐静脉与胎儿门静脉及下腔静脉相通,所以脐动脉内流动的是胎儿的静脉血

335. 心脏病患者可以妊娠的情况是　　（　　）

A. 扩张性心肌病,心脏明显增大

B. 心功能Ⅲ级～Ⅳ级

C. 既往有心衰史

D. 左向右分流型心脏病

E. 右向左分流型心脏病

336. 关于脐带下列哪项是错误的　　（　　）

A. 妊娠足月(40周末),脐带长度一般为55 cm

B. 脐带有两根脐动脉和1根脐静脉

C. 脐带表面由羊膜包围

D. 脐带静脉之氧分压低于脐动脉

E. 脐带杂音与胎心率相同

337. 与保持子宫前倾位有关的主要韧带是　　　　　　　　　　　　　　　　　（　　）

A. 圆韧带　　　　　B. 阔韧带

C. 卵巢固有韧带　　D. 主韧带

E. 骨盆漏斗韧带

338. 关于产褥早期体温变化下列哪些描述不正确　　　　　　　　　　　　　　　（　　）

A. 产后的体温多数在正常范围内

B. 产程延长时,产后最初24小时内体温可略升高

C. 产妇过度疲劳时产后体温也可略高

D. 不哺乳者产后3～4日乳房血管、淋巴管极度充盈也可发热,体温可达38.5℃

E. 因乳房充盈导致的体温升高可持续48小时以上,不属病变

339. 24岁已婚妇女,以往月经不规律2～3天/1～3个月。现停经6个月,于停经1个多月时感恶心,最近1个多月感胎动。检查乳头乳晕着色加深,宫高达脐上1指。借助多普勒探测仪可听到胎心音,诊断为　　　　　　　　　　（　　）

A. 妊娠6个月左右

B. 妊娠4个月左右

C. 妊娠3个月左右

D. 妊娠2个月左右

E. 妊娠5个月左右

340. 首次产检包括　　　　　　　　（　　）

A. 询问、产科检查及全身检查

B. 空腹血糖

C. 超声检查

D. 肝肾功能检查

E. 心电图检查

341. 下列除外哪种疾病易发生DIC　　（　　）

A. 过期流产　　　　B. 重度妊高征

C. 早产　　　　　　D. 胎盘早剥

E. 前置胎盘大出血休克

342. 初产妇,足月临产,肛查胎儿头坐骨棘下2 cm,宫口开大近全,因产程进展不佳,医生行阴道检查,查示胎头LOT位,宫缩时行徒手旋转为LOA位,胎心监护突然出现减速,最低胎心率80次/分,持续40 s,恢复后胎心一直正常。本症有可能是　　　　　　　　　　　　　　　（　　）

A. 慢性胎儿窘迫　　B. 胎盘功能减退

C. 脐带受压　　　　D. 胎头受压

E. 以上都不是

343. 缩宫素引产过程中,产妇突觉下腹撕裂样疼痛,检查脐下两指处呈环状凹陷,有压痛,导尿呈血性。下列处理哪些是不正确的　　（　　）

A. 立即停止缩宫素引产

B. 给予镇静止痛剂

C. 准备手术

D. 抢救休克

E. 待宫口开全行阴道助产

344. 头先露中最常见的是　　　　　（　　）

A. 枕先露　　　　　B. 前囟先露

C. 额先露　　　　　D. 面先露

E. 复合先露

345. 枕先露临产后肛查了解胎头下降程度的标志为　　　　　　　　　　　　　　（　　）

A. 骶岬　　　　　　B. 耻骨联合后面

C. 坐骨棘　　　　　D. 坐骨结节

E. 坐骨切迹

346. 25岁妇女,既往月经规律,停经50天,近3天晨起呕吐,厌油食,伴有轻度尿频,仍坚持工作,可能的诊断是　　　　　　　　　（　　）

A. 病毒性肝炎　　　B. 膀胱炎

C. 继发性闭经　　　D. 妊娠剧吐

E. 早期妊娠

347. 关于受精下列哪项是错误的 （ ）
A. 受精通常在输卵管壶腹部与峡部连接处
B. 精子与卵子相遇,精子顶体外膜破裂,释放出顶体酶
C. 精子必须在顶体酶的作用下才能穿过放射冠、透明带与卵子接触
D. 精子于受精前在女性生殖道内有一个获能过程
E. 卵母细胞在受精前已完成第二次分裂

348. 囊胚一般在受精后几天着床 （ ）
A. 第 3～4 天　　　　B. 第 6～7 天
C. 第 10～11 天　　　D. 第 14～15 天
E. 第 16～17 天

349. 晚期产后出血多发生于产后 （ ）
A. 24 小时至 48 小时　B. 72 小时内
C. 1～2 周内　　　　D. 4 周内
E. 3～7 天

350. 关于妊娠合并心脏病心功能Ⅰ级孕妇的分娩期处理是 （ ）
A. 剖宫产
B. 缩短第二产程
C. 忌用吗啡
D. 无感染者不需用抗生素
E. 为预防产后出血,应肌注麦角新碱

351. 下列关于异位妊娠的病因,哪些是不准确的 （ ）
A. 输卵管炎症
B. 输卵管妊娠史或手术史
C. 输卵管发育不良或功能异常
D. 避孕失败
E. 营养不良

352. 产后出血使用无菌纱条填塞宫腔,应于 （ ）
A. 12 小时取出　　　B. 24 小时取出
C. 36 小时取出　　　D. 16 小时取出
E. 18 小时取出

353. 下列关于妊娠期循环系统的生理改变不正确的是 （ ）
A. 孕妇心电图常出现电轴左偏
B. 妊娠 32 周时心排出量的增加达高峰
C. 心率于妊娠晚期休息时每分钟增加 10～15 次
D. 心脏容量至妊娠末期约增加 10%
E. 部分孕妇可闻及心间区Ⅰ～Ⅱ级柔和的吹风样舒张期杂音,产后逐渐消失

354. 下列哪项是妊娠图绘制时需要的数据 （ ）
A. 血压　　　　　　B. 胎心率
C. 体重　　　　　　D. 双顶径
E. 宫高

355. 妊娠 36 周,糖尿病,胎盘前壁,行羊水穿刺测定胎儿成熟度,穿刺时抽出 3 mL 血液,立即拔出穿刺针后压迫止血,同时行 B 超检查,在胎盘与子宫壁间有 3 cm×4.5 cm 的低回声区,胎心 110 次/分,正确的处理方法是 （ ）
A. 抗炎
B. 平卧休息保持安静 3 天
C. 吸氧
D. 立即行剖宫产术
E. 1 天后 B 超复查

356. 关于软产道裂伤,正确的是 （ ）
A. 宫颈微小裂伤即会引起较多量的出血
B. 会阴Ⅰ度裂伤仅为会阴皮肤及阴道黏膜损伤
C. 宫颈裂伤多发生于宫颈 6 点及 12 点处
D. 宫颈裂伤时应从裂伤的外端开始间断缝合
E. 胎儿娩出后即出血、颜色鲜艳多为宫颈裂伤

357. 产妇死亡的第一位原因是 （ ）
A. 妊娠合并心脏病　B. 妊娠期高血压疾病
C. 产后出血　　　　D. 羊水栓塞
E. 产褥期感染

358. 羊水栓塞是由羊水中的抗原成分引起 （ ）
A. Ⅰ型变态反应　　B. Ⅱ型变态反应
D. Ⅲ型变态反应　　D. Ⅳ型变态反应
E. 过敏反应

359. 羊水栓塞时羊水进入母体的途径是 （ ）
A. 阴道静脉　　　　B. 下肢静脉
C. 宫颈黏膜静脉　　D. 子宫静脉
E. 子宫动脉

360. 关于晚期产后出血的描述正确的是 （ ）
A. 分娩后的 2 小时内发生的大出血
B. 分娩后的 2 小时至 24 小时之间发生的大出血
C. 产后 24 小时至产后 1 周之内的大出血
D. 分娩 24 小时以后、在产褥期内发生的阴道大量出血
E. 分娩后的 1 小时内发生的大出血

361. 女,妊娠 39 周,入院待产,自发宫缩 4 小时后胎膜自破,羊水浑浊,胎心 170 次/分,下列处理措施错误的是　　　　　　　（　　）

A. 左侧卧位、吸氧、开放静脉通道

B. 连续胎心监护

C. 给予缩宫素加快产程进展

D. 宫口开全者,胎头双顶径已达坐骨棘平面以下,应尽快经阴道助娩

E. 预计短期内无法阴道自娩,应立即行剖宫产术

362. PKU 属于　　　　　　　　　　（　　）

A. 多基因遗传病　　　B. 单基因遗传病

C. 线粒体遗传病　　　D. 染色体疾病

E. 体细胞遗传病

363. CPAP 是　　　　　　　　　　（　　）

A. 吸气峰压　　　　　B. 持续气道正压

C. 呼气末正压　　　　D. 胸外按压

E. 氧分压

364. 孕妇怀孕早期高危筛查的内容不包括哪些　　　　　　　　　　　　　（　　）

A. 结婚年龄

B. 有无病毒类感染

C. 有无不适当的药物治疗

D. 有无接触有害的化学物质和物理因素

E. 有无不良孕育史

365. 某青年在婚前医学检查时发现患有淋病。按照母婴保健法,医生应当出具以下哪项意见　　　　　　　　　　　　　（　　）

A. 不能结婚

B. 应当暂缓结婚

C. 可以结婚,但不能生育

D. 可以结婚,治愈后可生育

E. 建议采取医学措施,尊重受检者意愿

366. 下列哪项不是艾滋病传播途径（　　）

A. 同性性行为

B. 母乳喂养

C. 血、血制品、器官移植和污染的注射器

D. 蚊虫叮咬

E. 产道分娩

367. 心脏病合并妊娠,发生产后出血时应避免使用　　　　　　　　　　　（　　）

A. 米索前列醇

B. 缩宫素注射液 10 U 肌内注射

C. 缩宫素注射液 20 U 静脉滴注

D. 麦角新碱肌内注射

E. 卡前列素氨丁三醇注射液宫体注射

368. 关于会阴裂伤分度以下说法错误的是　　　　　　　　　　　　　　（　　）

A. 会阴裂伤分 4 度

B. 会阴Ⅰ度裂伤要及时缝合

C. 会阴Ⅱ度裂伤达会阴体筋膜及肌层,出血较多

D. 会阴Ⅲ度裂伤肛门外括约肌已断裂

E. 会阴Ⅲ～Ⅳ度裂伤组织损伤严重,出血量可以不多

369. 关于孕期的劳动保护,下列哪项正确　　　　　　　　　　　　　　（　　）

A. 妊娠满 3 个月后不要延长劳动时间

B. 临近预产期不要从事夜班劳动

C. 妊娠满 7 个月后不要从事夜班劳动

D. 妊娠女职工在劳动时间不得进行产前检查

E. 妊娠期可以降低基本工资

370. 以下哪项医学建议恰当　　　　（　　）

A. 严重心脏病暂缓妊娠

B. 急性肝炎,治疗后肝功正常一年后可以怀孕

C. 甲状腺疾病碘[131]治疗后可以妊娠

D. 抑郁症可以妊娠

E. 2 型糖尿病不能妊娠

371. 关于产后出血的定义哪项是正确的　　　　　　　　　　　　　　（　　）

A. 分娩过程中出血量达 500 mL

B. 胎盘娩出后,阴道出血量达 500 mL 以上者

C. 胎儿娩出后,阴道出血量达 500 mL 以上者

D. 胎盘娩出后,24 小时内出血量达 500 mL 以上者

E. 胎儿娩出后,24 小时内出血量达 500 mL 以上者

372. 以下骨盆测量值中哪一项低于正常　　　　　　　　　　　　　　（　　）

A. 髂棘间径 25 cm　　B. 髂嵴间径 25 cm

C. 骶耻内径 12 cm　　D. 骶耻外径 16 cm

E. 坐骨结节间径 8 cm

373. 首次产前检查从何时开始　　（　　）

A. 早期妊娠　　　　　B. 妊娠 12 周

C. 妊娠 16 周　　　　D. 妊娠 28 周

E. 妊娠 36 周

374. 产后出血最常见的病因是　　（　　）

A. 产妇体力衰竭　　　B. 急产

C. 子宫收缩乏力　　　D. 凝血功能障碍

E. 胎盘残留

375. 胎儿窘迫的临床表现有　　　（　　）

A. 胎心监护 CST Ⅲ类

B. 羊水Ⅰ度污染

C. 胎心 160 次/分

D. 胎动每小时 5 次

E. 胎心 112 次/分

376. 新生儿出生后首要处理的是 （ ）

A. 刺激呼吸　　　B. 处理脐带

C. 清理呼吸道　　D. 人工呼吸

E. 洗澡、擦干

377. 目前我国最常见的性传播疾病是（ ）

A. 梅毒　　　　　B. 淋病

C. 尖锐湿疣　　　D. 艾滋病

E. 巨细胞病毒感染

378. 以下叙述正确的是 （ ）

A. 观察产程必须画产程图

B. 产程图可以反映宫缩频率和强度

C. 产程图有交叉产程图和伴行产程图两种

D. 产程图是描记宫口扩张的曲线

E. 产程图的纵坐标是临产时间

379. 关于胎动，下列哪项是不正确的 （ ）

A. 妊娠晚期胎动减少或不明显

B. 开始自觉胎动在妊娠 18～20 周

C. 用听诊器可以听到胎动

D. B超下可以看见胎动

E. 缺氧早期，胎动可以异常频繁

380. 四步触诊法检查的内容不包括 （ ）

A. 宫底高度　　　B. 宫缩频率

C. 胎产式　　　　D. 胎先露

E. 胎先露衔接情况

381. 根据《中国妇女发展纲要（2011—2020）》，我国孕产妇死亡率控制在多少以下（ ）

A. 2‰　　　　　B. 10/10 万

C. 15/10 万　　　D. 18/10 万

E. 20/10 万

382. 婚前医学检查表保存年限一般不少于多少年 （ ）

A. 10 年　　　　B. 15 年

C. 20 年　　　　D. 30 年

E. 50 年

383.《国家基本公共卫生服务规范（2011 年版）》规定的孕产妇健康管理考核指标包括 （ ）

A. 早孕建册率、孕妇健康管理率、产后访视率

B. 早孕建册率、孕产妇系统管理率、产后访视率

C. 孕产妇系统管理率、孕产妇健康管理率、产后访视率

D. 早孕建册率、孕产妇健康管理率、孕产妇保健覆盖率

E. 孕产妇健康管理率、早孕建册率、产后访视率

384. 下列属于《母婴保健法》规定可以申请医学技术鉴定的是 （ ）

A. 对孕妇、产妇保健服务有异议的

B. 对婚前医学检查结果有异议的

C. 对婚前卫生咨询有异议的

D. 对新生儿保健服务有异议的

E. 对医学指导意见有异议的

385. 根据《中国妇女发展纲要（2011—2020 年）》，至 2020 年，孕产妇系统管理率达到多少以上 （ ）

A. 70%　　　　　B. 80%

C. 85%　　　　　D. 90%

E. 95%

386. 按照增补叶酸预防出生缺陷项目方案要求，对高危待孕妇女服用叶酸进行随访的间隔时间的描述正确的是 （ ）

A. 村医每 1～2 周随访 1 次

B. 村医每 2～3 周随访 1 次

C. 村医每月随访 1 次

D. 乡镇卫生院妇幼保健人员每 1～2 周随访 1 次

E. 乡镇卫生院妇幼保健人员每 2～3 周随访 1 次

387.《中国妇女儿童发展纲要（2011—2020 年）》中有关孕产妇艾滋病和梅毒检测率 2020 年目标分别为 （ ）

A. 90%、90%　　　B. 90%、80%

C. 80%、70%　　　D. 85%、80%

E. 80%、90%

388. 哪项不是从事产前诊断的卫生专业技术人员的必备条件 （ ）

A. 从事临床工作的，应取得执业医师资格

B. 从事医技和辅助工作的，应取得相应卫生专业技术职称

C. 符合《从事产前诊断卫生专业技术人员的基本条件》

D. 经省级卫生行政部门批准，取得从事产前诊断《母婴保健技术考核合格证书》

E. 具有中级以上职业技术职称

389. 制定人口与计划生育实施方案的主要依据是什么 （ ）

A. 国民经济和社会发展计划

B. 人口发展规划

C. 计划生育管理条例

D. 计划生育技术服务管理条例

E. 人口与计划生育事业发展规划

390. 在我国,普遍认为艾滋病感染母亲所生儿童纯母乳喂养时间不应超过 （ ）

A. 4 个月 　　　　B. 6 个月

C. 10 个月 　　　　D. 12 个月

E. 18 个月

391. 下列哪一类梅毒感染孕产妇所生儿童不需要提供预防性治疗 （ ）

A. 孕期青霉素治疗疗程不足

B. 孕期头孢曲松钠方案治疗者

C. 孕期红霉素方案治疗者

D. 分娩前一月内发现并治疗者

E. 孕期接受规范治疗的,儿童出生时非梅毒螺旋体抗原血清学试验阴性者

392. 成人艾滋病无症状感染期平均时间是 （ ）

A. 5 年 　　　　　B. 6 年

C. 3 年 　　　　　D. 7 年

E. 8 年

393. 按照母婴保健法实施办法要求,医学需要的胎儿性别鉴定机构须由哪一个部门指定 （ ）

A. 所在地设区的市级卫生行政部门

B. 所在地设区的市级医学技术鉴定委员会

C. 所在地省级卫生行政部门

D. 所在地省级医学技术鉴定委员会

E. 国家卫生计生委

394. 国内认定的"艾滋病窗口期"是 （ ）

A. 3 个月 　　　　B. 2 周

C. 1 个月 　　　　D. 1 周

E. 6 周

395. 新生儿复苏中,以下哪项不是气管插管并发症 （ ）

A. 低氧血症 　　　B. 心律不齐

C. 气胸 　　　　　D. 气管或食道穿孔

E. 感染

396. 孕期监护不包括哪些内容 （ ）

A. 对孕妇的定期产检

B. 对胎儿的监护

C. 对胎儿成熟度的监测

D. 对胎盘功能的监测

E. 对孕妇工作及居住环境的监测

397. 妊娠期使药物吸收率降低的因素有 （ ）

A. 胃蠕动减慢 　　　B. 高雌激素水平

C. 弱碱性药物 　　　D. 弱酸性药物

E. 高孕激素水平

398. 我国营养学会提出,妊娠 4～6 个月间孕妇进食蛋白质每日应增加多少克 （ ）

A. 10 　　B. 15 　　C. 20 　　D. 22

E. 25

399. 妊娠期孕期体重变化,较理想的每周增重是 （ ）

A. 0.2～0.5 kg 　　　B. 0.3～0.5 kg

C. 0.3～0.6 kg 　　　D. 0.4～0.8 kg

E. 0.5～1.0 kg

400. 孕妇系统保健手册应系统管理至何时结束 （ ）

A. 产后访视结束 　　B. 产褥期结束

C. 产假结束 　　　　D. 哺乳期结束

E. 开始避孕措施

401. 妊娠期血液系统的变化,不正确的是 （ ）

A. 红细胞沉降率增加

B. 凝血因子Ⅱ、Ⅶ、Ⅷ、Ⅸ、Ⅺ均增加

C. 血浆蛋白自妊娠早期开始降低,主要是白蛋白减少

D. 血浆纤维蛋白原含量比非孕妇女约增加 50%

E. 妊娠期血容量于妊娠 6～8 周开始增加,妊娠 32～34 周达高峰,增加 40%～45%

402. 关于妊娠期呼吸系统的变化,不正确的是 （ ）

A. 肺活量无明显改变

B. 通气量每分钟约增加 40%,潮气量约增加 39%

C. 残气量约减少 20%

D. 肺泡的换气量约增加 85%

E. 受雌激素的影响,上呼吸道黏膜增厚,易发生上呼吸道感染

403. 妊娠期内分泌系统的变化,正确的是 （ ）

A. 妊娠期垂体稍增大,尤其在妊娠末期,腺垂体增大明显

B. 妊娠期间卵巢内的卵泡继续发育直至成熟,但是不会排卵

C. 催乳素妊娠 10 周开始增多,妊娠足月分娩前达高峰约 150 μg/L,是非孕妇女的 10 倍

D. 肾上腺皮质受妊娠期雌激素大量分泌的影响,孕妇多有肾上腺皮质功能亢进的表现

E. 妊娠早期孕妇血清甲状旁腺素水平升高

404. 28岁,已婚初孕妇,停经7周,下列哪项不可能出现 （ ）

A. 晨起恶心,呕吐 B. 尿酮体阳性

C. 乳房增大,乳晕着色 D. 尿频

E. 出现妊娠纹

405. 有关子宫收缩乏力引起的难产,下述哪项是不对的 （ ）

A. 初产妇宫颈扩张2～3 cm,宫缩力弱,潜伏期延长多见于原发性子宫收缩乏力

B. 总产程超过24 h为滞产

C. 初产妇宫口开全超过3 h而未分娩称第二产程延长

D. 子宫收缩乏力应剖宫产结束分娩

E. 产程开始时宫缩力正常,当产程进展到一定程度后出现了宫缩乏力称继发性宫缩乏力

406. 女性,30岁,妊娠34周,产前检查血压180/110 mmHg,拒绝住院治疗,3小时前突然腹痛伴阴道出血,血压75/30 mmHg,脉搏120次/分,宫底剑下2指,板状腹,胎位不清,胎心消失,宫颈不消失,最正确的处理是 （ ）

A. 立即剖宫产终止妊娠

B. 抢救休克,静脉滴注缩宫素引产

C. 人工破膜,静脉滴注缩宫素引产

D. 抢救休克,因胎死宫内不急于引产

E. 抢救休克,尽快剖宫产终止妊娠

407. 25岁,G_1P_0,妊娠35周,产前检查宫底高度30 cm,胎位LSA,胎心140次/分,了解胎儿在宫内安危状况最简易的方法是 （ ）

A. NST B. OCT

C. E3连续测定 D. 胎动计数

E. 血清胎盘催乳素的测定

408. 孕妇经产前检查诊断出胎儿有严重缺陷,实施医师的医学意见时应当 （ ）

A. 由医师和患者共同签署意见

B. 由医疗机构和患者共同签署意见

C. 经本人同意并签署意见

D. 经其监护人同意并签署意见

E. 2个以上医疗机构审核即可

409. 某孕妇,G_1P_0,孕41周,宫口开大4～5 cm,胎心100次/分,胎心监测示"晚期减速",胎儿头皮血pH值7.18,最恰当的处理为 （ ）

A. 面罩吸氧

B. 产妇左侧卧位,等待自然分娩

C. 加宫缩抑制剂缓解宫缩

D. 立即剖宫产

E. 待宫口开全,阴道助产缩短第二产程

410. 骨盆入口平面狭窄时主要会引起 （ ）

A. 胎儿宫内窘迫 B. 原发性宫缩乏力

C. 宫颈水肿 D. 胎儿先露不能衔接

E. 胎头长期受压而导致颅内出血

411. 国家基本公共卫生服务要求孕晚期至少进行两次随访,规定孕周为 （ ）

A. 28～32周、33～37周

B. 28～36周、37～40周

C. 30～36周、37～40周

D. 30～34周、36～40周

E. 24～28周、37～40周

412. 初产妇孕38周,宫口开全2 h,用力时未见胎头拨露。检查宫底部为臀,腹部前方触及胎儿小部分,肛查胎头已达+2,矢状缝与骨盆前后径一致,菱形囟门在前方,诊断为 （ ）

A. 骨盆入口轻度狭窄 B. 骨盆入口头盆不称

C. 原发宫缩无力 D. 持续性枕后位

E. 持续性枕横位

413. 以下哪些疾病建议暂缓妊娠 （ ）

A. 精神病治疗稳定期 B. 生殖道畸形

C. 乙型肝炎非活动期 D. 梅毒Ⅰ期未治疗

E. 心功能Ⅰ级

414. 患有以下疾病时建议不宜妊娠,除外 （ ）

A. 强直性肌营养不良 B. 原发性癫痫

C. 躁狂忧郁性精神病 D. 心功能Ⅲ期心脏病

E. 不明原因贫血

415. 初产妇,孕38周,腹部检查:子宫横椭圆形,儿头位于右侧腹,胎心于右脐旁可闻及,136次/分,子宫下段拉长压痛明显,宫缩时脐下可见环形凹陷,肛诊宫口开大8 cm,先露位置S-0,此时应采取最适宜的方法是 （ ）

A. 外倒转术 B. 内倒转术

C. 断头术 D. 碎胎术

E. 剖宫产术

416. 选用膝胸卧位方法,纠正臀先露的最佳时间是 （ ）

A. 妊娠20周前 B. 妊娠20～40周

C. 妊娠24～28周 D. 妊娠30～32周

E. 妊娠34周以后

417. 宫口开全2小时胎位为枕横位,以下哪项处理是正确的 （ ）

A. 胎头最低点在-1,静脉点滴稀释缩宫素

B. 胎头最低点在 0,手转胎头后产钳助产

C. 胎头最低点在+1,胎头吸引助产

D. 胎头最低点在+2,手转儿头产钳助产

E. 胎头最低点在+3,行剖宫产

418. 下述相关产科处理,哪项是不适当的( )

A. 臀位,珍贵胎儿行剖宫产术

B. 子宫破裂行剖宫取胎、子宫切除或修补术

C. 嵌顿性横位行内倒转臀牵引术

D. 宫口开全,双顶径在坐骨棘以下,胎儿窘迫行低中位产钳术

E. 头位死胎,先露入盆,宫口开全行穿颅术

419. 预防羊水栓塞,哪项是正确的 ( )

A. 羊水栓塞多发生在子宫收缩过弱孕妇

B. 人工破膜应避开子宫收缩时期

C. 中期引产钳刮术时应先注射缩宫素后破水再钳刮

D. 宫缩过程中不应给予减弱子宫收缩药物,以免影响产程进度

E. 中期妊娠羊膜腔穿刺引产术不会发生羊水栓塞

420. 羊水栓塞出现 DIC 早期,最先选用下述哪种措施 ( )

A. 肝素   B. 止血药

C. 输新鲜血   D. 纤维蛋白原

E. 阿托品

421. 初产妇,产钳助产娩出 4 200 g 男婴,胎盘娩出后出现时多时少间歇性阴道出血,宫体柔软。最可能的原因是 ( )

A. 宫颈裂伤   B. 凝血功能障碍

C. 产后宫缩乏力   D. 胎盘部分剥离

E. 阴道静脉破裂

422. 单女士,妊娠 38 周,因出现恶心、呕吐,食欲缺乏来院检查,诊断为急性病毒性肝炎入院待产,错误的处理是 ( )

A. 立即终止妊娠

B. 缩短第二产程

C. 胎儿娩出后注射宫缩剂

D. 产后避免母乳喂养

E. 新生儿注射乙肝疫苗

423. 预防产后出血,分娩期以下哪项是不正确 ( )

A. 防止产程延长,避免体力过度消耗

B. 胎头娩出后,宜注射宫缩剂,协助胎肩娩出

C. 若宫缩弱立即静点缩宫素

D. 胎儿娩出后压挤宫底,促胎盘娩出

E. 减少或避免产后出血常见原因的出现

424. 由于失血性休克导致多器官功能障碍的治疗原则与下列哪项无关 ( )

A. 去除病因

B. 补充血容量

C. 血管活性物质的使用

D. 抗感染

E. 抗过敏

425. 关于妊娠期糖尿病下列哪项不正确( )

A. OGTT(口服葡萄糖耐量试验)是用于确诊 GDM 的方法

B. 空腹血糖异常,即可诊断 GDM

C. 不建议孕早期常规 OGTT 检查

D. 糖尿病患者怀孕后,也应行糖筛查和 OGTT 检查

E. OGTT 一项异常,诊断为 GDM

426. 初产妇足月孕,规律宫缩 1 小时,查宫口开大 4 cm,由于宫缩过强,在产妇用力下,胎儿很快娩出,产后即有鲜血流出,5 分钟后胎盘自娩,检查胎盘完整,子宫收缩良好,但有持续性阴道出血(鲜红色伴有血块)达 400 mL,检查会阴无裂伤,最可能的出血原因为 ( )

A. 子宫收缩乏力性出血

B. 羊水栓塞

C. 胎膜残留

D. 宫颈裂伤

E. 凝血功能障碍

427. 正常产褥哪项是错误的 ( )

A. 产后宫底每天下降 1～2 cm

B. 浆液性恶露内含细菌

C. 产后体温略升高,一般不超过 38 ℃

D. 生理性贫血于产后 6～9 周恢复

E. 血沉于产褥期仍高,在产后 6～12 周恢复

428. 24 岁初产妇,行产科检查,量腹围 94 cm,宫高 33 cm(宫底在脐与剑突之间),胎头入盆,胎心位于脐右下方,其孕周为 ( )

A. 孕 24 周   B. 孕 28 周

C. 孕 32 周   D. 孕 36 周

E. 孕 40 周

429. 有关羊水的说法,下列错误的是 ( )

A. 羊水中含有胎儿尿液

B. 羊水可被胎儿吞咽

C. 妊娠 16 周后,可见少量羊水出入呼吸道

D. 羊水中含有肌酐是病态

E. 羊水中胆红素随妊娠月份而下降

430. 下列哪项适用于产钳助产 ( )

A. 胎儿窘迫,宫口没有开全

B. 头位死胎,宫口开全,先露+3

C. 宫口开全,颏后位

D. 妊娠合并糖尿病,胎儿中等大小

E. 臀位,后出头困难

431. 卵巢排卵后形成黄体,此时孕激素分泌旺盛,其高峰在月经周期的 （ ）

A. 第 7～8 天　　　B. 第 12～13 天

C. 第 17～18 天　　D. 第 22～23 天

E. 第 25～26 天

432. 关于妊娠期子宫及其变化的描述错误的是 （ ）

A. 孕卵着床后,子宫内膜因受孕激素的影响而发生蜕膜变

B. 妊娠后期子宫多有不同程度的右旋

C. 妊娠后期子宫体部增长最快

D. 妊娠中期开始,子宫峡部伸展变长,渐渐形成子宫下段

E. 子宫的血流量在妊娠后期受体位的影响

433. 孕 40 周,经产妇,第一胎早产分娩,现妊娠足月。宫口开大 2 cm,坐骨结节间径 7 cm,后矢状径 7 cm,常用的分娩方式是 （ ）

A. 自然分娩　　　B. 剖宫产

C. 会阴侧切分娩　D. 产钳术

E. 胎吸术

434. 正常枕前位分娩时,先露部到达中骨盆,胎儿头相应动作是 （ ）

A. 胎儿头变形　　B. 出现产瘤

C. 内旋转　　　　D. 仰伸

E. 俯屈

435. 羊水栓塞起病急,病情凶险,病死率高,下列哪项不属于其基本病理表现 （ ）

A. 肺动脉高压,呼吸及循环衰竭

B. 阴道出血,弥散性血管内凝血

C. 肾衰竭

D. 肝衰竭

E. 过敏性休克

436. 关于巨大胎儿预防,下列哪项是错误的 （ ）

A. 饮食控制　　　B. 加强孕期管理

C. 增加活动　　　D. 计划分娩

E. 及早诊治糖尿病

437. 母乳代用品包装标签上,应有下列哪项 （ ）

A. 说明母乳喂养优越性的警句

B. 印有婴儿图片

C. 使用"人乳化"的名词

D. 宣传人工喂养的好处

E. 使用"母乳化"的名词

438. 开展产前诊断技术《母婴保健技术服务执业许可证》每几年校验一次 （ ）

A. 1 年　　　　　B. 2 年

C. 3 年　　　　　D. 4 年

E. 5 年

439. 关于高危妊娠转诊原则不正确的是 （ ）

A. 高危妊娠产前评分＜10 分的孕妇,视情况可在卫生院分娩

B. 高危妊娠产前评分≤15 分的孕妇,可在中心卫生院以上的医疗保健机构分娩

C. 高危妊娠产前评分≤25 分的孕妇,要及时转诊到县级产科急救中心或市级转诊机构

D. 高危妊娠产前评分＞25 分的高危孕妇,必须及时转诊到市人民医院救治

E. 高危妊娠产前评分＝25 分的高危孕妇,视情况可在卫生院分娩

440. 24 岁初产妇孕足月,1 年前有流产史,胎儿顺利娩出 5 分钟后出现阴道暗红色间歇流血,约 150 mL,首先应考虑的原因是 （ ）

A. 宫颈管裂伤　　　B. 阴道静脉破裂

C. 胎盘嵌顿　　　　D. 正常位置胎盘剥离

E. 血凝障碍

441. 产科四部触诊可以了解 （ ）

A. 胎产式、胎方位、是否活胎

B. 是否是复合先露

C. 是否有脐带脱垂

D. 胎儿出生缺陷

E. 胎产式、胎方位、胎先露

442. 关于"地中海贫血",以下说法错误的 （ ）

A. 目前国际上公认预防该病的有效途径是"产前诊断,淘汰受累患儿"

B. 该病的高发区分布在热带和亚热带

C. 中国南方地区人群中疾病基因携带率高

D. 本病可以通过羊水穿刺,染色体核型分析进行产前诊断

E. 我国南方地区已开展本病的人群筛查计划

443. 关于"骨盆测量"以下说法正确的是 （ ）

A. 骨盆外测量可以直接了解骨盆大小及头盆是否相称

B. 骨盆内测量可以测量对角径、坐骨结节间径、坐骨切迹宽度

C. 骨盆内测量更精确,可以不做外测量,只做内测量

D. 肛门指诊可以了解坐骨棘间径、坐骨切迹宽度

E. 阴道检查可以测量后矢状径和骶尾关节活动度

444. 关于"胎心基线率",下面哪项是正确的（　）

A. 无胎动和无宫缩时,10 分钟以上的平均 FHR 水平

B. 无胎动和无宫缩时,4 分钟以上的平均 FHR 水平

C. 正常 FHR 为 120～160 次/分

D. FHR＞160 次/分,历时 4 分钟,为心动过速

E. FHR＜120 次/分,历时 10 分钟,为心动过缓

445. 关于"Manning 评分"说法正确的是（　）

A. Manning 评分满分是 12 分

B. 8 分以上无急、慢性缺氧

C. 6～7 分可能胎儿急性缺氧

D. 3～6 分胎儿窘迫

E. 5 分以下慢性胎儿窘迫

446. 以下关于胎心监护的图像解读错误的是（　）

A. FHR 周期性变化是判断胎儿安危的重要指标

B. 频繁早期减速,见于胎儿头部受压,无大碍

C. 晚期减速原因是缺氧致迷走神经亢进和/或对心肌的抑制所致

D. 宫缩正常、早期减速偶发,宫口已开 8 cm,无大碍

E. 宫缩正常,晚期减速频发,胎心基线变异消失,胎儿窘迫

447. 宫颈成熟与引产是否成功密切相关,下面正确的是（　）

A. Bishop 评分 7 分表示宫颈不成熟

B. Bishop 评分 6 分表示宫颈不成熟

C. Bishop 评分＜4,表示宫颈不成熟,要先促宫颈成熟后引产

D. Bishop 评分 4,要用欣母沛促宫颈成熟

E. Bishop 评分 5 分,引产多失败

448. 关于"产程图"以下哪项正确（　）

A. 产程图是描记宫口扩张及胎头下降的曲线

B. 产程图是用于观察产程的记录

C. 产程图在第二产程就不用画了

D. 产程图横坐标是宫口扩张程度

E. 产程图纵坐标左侧是胎头下降程度

449. 如发现下列何种情况,医师应当向夫妻双方说明情况,并提出终止妊娠的医学意见（　）

A. 胎儿患遗传性疾病

B. 孕妇患心脏病

C. 胎儿有缺陷

D. 胎儿患严重遗传性疾病

E. 胎儿小于孕龄

450. 关于唐氏综合征的筛查技术以下哪项是正确的（　）

A. 妊娠早期筛查:绒毛染色体检查

B. 妊娠中期筛查:血清学指标 AFP＋hCG＋E3

C. 妊娠中期筛查:血清学指标 PAPP-A β-hCG

D. 妊娠晚期筛查:超声检查胎儿颈项透明层(NT)

E. 妊娠晚期筛查:羊水染色体检查

451. 初产妇,足月妊娠临产。4 小时前宫口开 6 cm,现肛查宫口仍开 6 cm。检查宫缩 7～8 分钟一次,持续 30 秒,胎膜已破,余无异常,从产程上看,该妇存在的问题是（　）

A. 潜伏期延长　　　B. 滞产

C. 活跃期停滞　　　D. 第二产程延长

E. 第二产程停滞

452. 某孕妇,G_2P_0,妊娠 38 周,LOA,见红伴不规则宫缩 2 天入院,血压 130/90 mmHg,宫高 36 cm,腹围 105 cm,胎心 140 次/分,宫缩 20～30 秒/6～8 分,肛查宫口未开,先露－2。产妇入院后给予杜冷丁 50 mg 肌注,休息 4 小时后,宫缩 30 秒/2～3 分,宫口开 2 cm,先露－1.5,血压 130/90 mmHg 。此时不当的处理是（　）

A. 随意体位

B. 每隔一小时听胎心一次

C. 检查有无头盆不称

D. 人工破膜

E. 监测血压

453. 36 岁,已婚。现停经 31 周,不规则腹痛就诊。产科检查:宫高 28 cm,腹围 90 cm,LOA,胎心 150 次/分。来医院后,首先应进行的辅助检查是（　）

A. 阴道检查　　　　B. 肛门检查

C. 胎心监护　　　　D. B超检查

E. 抽静脉血作染色体检查

454. 第二产程胎心监护图上出现变异减速,

胎头娩出,脐带绕颈 2 周。新生儿娩出后全身青紫、肌张力低下且无明显呼吸动作。此时你必须对新生儿 (　　)

A. Apgar 评分后,如低于 7 分,要去叫人来帮助复苏

B. 立即开始复苏,保持体温、清理呼吸道、擦干、给予刺激

C. 有条不紊,在一分钟内完成初步复苏,保持体温、清理呼吸道、擦干、给予刺激

D. 初步复苏后,要尽快做 Apgar 评分,以决定是否需要修改复苏方案

E. 初步复苏后,再次做呼吸、心率、肌张力评估,以决定是否需要修改复苏方案

455. 母亲足月妊娠,GDM、肩难产娩出重度窒息儿,经复苏后新生儿心率 100 次/分,SpO_2 低,要做什么处理 (　　)

A. 评估对氧气和辅助通气的需求,安置监护仪

B. 保暖、监护、测血糖,尽快开始母乳喂养

C. 放入常温培育箱

D. X 线检查

E. 查血气分析,母婴同室

456. 26 岁经产妇,妊娠 42 周,临产入院。查宫口开 2 cm,先露−2,胎心正常。一小时后胎膜自破,羊水清,胎心 80 次/分,本例诊断应首先考虑 (　　)

A. 宫缩过强,急性胎儿窘迫

B. 胎盘功能不良,胎儿缺氧

C. 脐带脱垂,胎儿急性缺氧

D. 胎头受压

E. 先兆子宫破裂

457. 初产妇,妊娠 37 周,自然临产入院,查宫口开 3 cm,先露−1,胎膜完整,胎心监护时出现变异减速,阴道检查发现:前羊膜囊存在,胎头的侧方有脐带搏动,此时要考虑的诊断是 (　　)

A. 脐带先露　　　　B. 脐带脱垂

C. 脐带绕颈　　　　D. 脐血管数目异常

E. 脐带正常

458. 初产妇,29 岁,妊娠 19 周,唐氏筛查 21 三体风险 1∶2 000,18 三体风险 1∶5 000,NTD 高风险。下一步遗传咨询建议 (　　)

A. 重新做血清学筛查

B. 羊水穿刺,检查 AFP 水平

C. 超声筛查

D. CT 筛查

E. 羊水穿刺,基因检测

459. 初产妇,妊娠 40 周,头位,因宫缩乏力给予缩宫素加强宫缩后,产程进展顺利,现宫口开全 1 小时,先露+3,胎心 100～110 次/分,宫缩 30 秒/2～3 分。下列哪项说法或做法不正确 (　　)

A. 阴道检查,尽快产钳助产

B. 第二产程延长,立即剖宫产

C. 吸氧,停用缩宫素

D. 做好新生儿复苏准备

E. 诊断胎儿窘迫

460. G_5P_0,孕 40 周,产程进展顺利,胎儿娩出后 30 分钟,胎盘未娩出,阴道出血不多。最可能的原因是 (　　)

A. 胎盘剥离后滞留　　B. 胎盘剥离不全

C. 宫缩乏力　　　　　D. 胎盘完全粘连

E. 胎盘嵌顿

461. 孕产妇用药原则不正确的是 (　　)

A. 避免联合用药

B. 推荐联合用药,因各单药用量减少,对胎儿影响趋于减少

C. 小剂量用药

D. 孕早期病情确实需要用致畸药物,应先终止妊娠再用药

E. 病情许可尽量推迟到妊娠中晚期用药

462. 孕妇的合理膳食以下哪项是错误的 (　　)

A. 谷类每天 400～500 g

B. 蔬菜每天 500 g 左右,水果每天 100～200 g

C. 肉、禽、鱼、蛋每天 50～150 g

D. 鲜奶每天 500 mL

E. 油脂类每天 50 g

463. 2 个月婴儿已接种过的疫苗不包括 (　　)

A. 卡介苗　　　　　B. 乙肝疫苗

C. 百白破疫苗　　　D. 脊髓灰质炎疫苗

E. 上述都要

464. 孕期保健初诊工作流程中,建立孕产期保健手册首先应 (　　)

A. 体格检查

B. 评估危险因素

C. 盆腔检查

D. 确定宫内妊娠和孕周

E. 血清学检查

465. 妊娠 32～36 周的产前检查应进行的健康教育主要是 (　　)

A. 早产的认识与预防

B. 产褥期指导

C. 胎儿宫内情况的监护

D. 营养和生活方式的指导

E. 分娩相关知识

466. 下列哪个不是艾滋病的传播途径（　　）

A. 性传播　　　　　B. 使用未消毒注射器

C. 与艾滋病病人拥抱　D. 患有生殖道感染

E. 注射器吸毒

467. 预防艾滋病母婴传播的重点领域不包括

（　　）

A. 预防育龄妇女感染艾滋病

B. 预防艾滋病母婴传播

C. 在育龄人群中进行艾滋病筛查

D. 预防艾滋病患者非意愿妊娠

E. 为艾滋病家庭提供综合关怀和支持

468. 艾滋病的检测费用（　　）

A. 所有地区都是免费的

B. 所有患者都是免费的

C. 仅限于孕产妇免费

D. 对于吸毒人群是免费的

E. 在政府经费支持项目的地区是免费的

469. 艾滋病孕妇所生婴儿，出生后采血进行艾滋病感染的早期诊断检测的时间为（　　）

A. 4 周及 8 周各一次

B. 2 周及 4 周各一次

C. 6 周及 10 周各一次

D. 4 周及 6 个月各一次

E. 6 周及 3 个月各一次

470. 对于孕中、晚期发现感染梅毒的孕妇，应当立刻给予（　　）

A. 2 个疗程的抗梅毒治疗，疗程之间需间隔 1 周以上

B. 2 个疗程的抗梅毒治疗，疗程之间需间隔 4 周以上

C. 1 个疗程的抗梅毒治疗

D. 3 个疗程的抗梅毒治疗，疗程之间最少间隔 2 周

E. 3 个疗程的抗梅毒治疗，疗程之间最少间隔 1 周

471. 符合先天梅毒儿童的诊断指标的是

（　　）

A. 高倍显微镜检测到梅毒螺旋体

B. 暗视野显微镜检测到梅毒螺旋体

C. 梅毒螺旋体 IgA 抗体检测阳性

D. 梅毒螺旋体 IgG 抗体检测阳性

E. 出生时非梅毒螺旋体抗原血清学滴度高于母亲分娩前滴度的 2 倍

472. 符合中国儿童发展纲要中儿童健康策略的是（　　）

A. 7 岁以下儿童保健管理率达 90％以上

B. 新生儿听力筛查率 80％以上

C. 感染艾滋病、梅毒的孕产妇采取预防母婴传播干预措施率达 90％

D. 3 岁以下儿童保健管理率达 95％以上

E. 新生儿苯丙酮尿症筛查率达 90％以上

473. 孕前保健服务流程中专项检查不包括

（　　）

A. 乳腺疾病　　　　B. 严重遗传性疾病

C. 梅毒螺旋体感染　D. 艾滋病毒感染

E. 精神疾病

474. 不符合《孕产期保健工作规范》服务内容的是（　　）

A. 孕期至少检查 5 次

B. 妊娠 24～30 周行妊娠期糖尿病筛查

C. 妊娠 16～24 周行超声筛查胎儿畸形

D. 孕晚期至少 2 次检查

E. 新生儿出生 1 小时内实行早接触、早吸吮、早开奶

475. 申请开展产前诊断技术的医疗保健机构提交的文件不包括（　　）

A. 医疗机构执业许可证正本

B. 拟开展技术的人员配置

C. 可行性报告

D. 开展技术的规章制度

E. 拟开展技术的设备配置

476. 《孕产妇健康管理服务规范》考核中哪项是错误的（　　）

A. 进行孕产妇全程追踪与管理工作

B. 早孕建册率＝辖区内孕 12 周之前建册人数/该地该时间段内活产数×100％

C. 孕妇健康管理率＝辖区内按照规范要求在孕期接受 5 次及以上产前随访服务的人数/该地该时间内活产数×100％

D. 产后访视率＝辖区内产后 28 天内的接受过产后访视的产妇人数/该地该时间内活产数×100％

E. 产后访视率＝辖区内产后 42 天内的接受过产后访视的产妇人数/该地该时间内活产数×100％

477. 不符合增补叶酸项目的目标、范围和内容的是（　　）

A. 项目地区：全国 32 个省（区、市）

B. 项目对象：准备怀孕的农村妇女

C. 孕前 3 个月服用

D. 孕早期 3 个月服用

E. 2011 年叶酸服用依从率达到 70%

478. 以下哪项资质审批是错误的 （　　）

A. 施行结扎手术、终止妊娠手术的审批，由县级卫生行政部门负责

B. 婚前医学检查的审批，由县级卫生行政部门负责

C. 遗传病诊断的审批，由省级卫生行政部门负责

D. 涉外婚前医学检查的审批，由省级卫生行政部门负责

E. 产前诊断的审批，由省级卫生行政部门负责

479.《关于禁止非医学需要的胎儿性别鉴定和选择性别的人工终止妊娠的规定》自何时施行 （　　）

A. 2002 年 1 月 1 日起

B. 2002 年 11 月 1 日起

C. 2003 年 1 月 1 日起

D. 2003 年 3 月 8 日起

E. 2003 年 10 月 1 日起

480. 以下哪个机构没有参与《母乳代用品销售管理办法》的颁发 （　　）

A. 原卫生部　　　　B. 中国红十字会

C. 广播电影电视部　D. 新闻出版署

E. 中国轻工总会

481. 关于月经下列哪项是错误的 （　　）

A. 月经周期从月经来潮第 1 天算起

B. 经血一般不凝，是由于缺乏凝血因子

C. 一次月经出血量为 20～60 mL

D. 正常月经周期是 21～35 天

E. 经血中含有子宫内膜碎片、宫颈黏液及脱落的阴道上皮细胞

482. 绒毛膜促性腺激素的分泌量达高峰的时间 （　　）

A. 停经 11～15 天　　B. 停经 8～10 周

C. 妊娠 16 周　　　　D. 妊娠 32～34 周

E. 临产时

483. 下列哪项不是肛查的内容 （　　）

A. 胎方位　　　　　B. 先露高低

C. 是否破膜　　　　D. 宫口开大情况

E. 宫缩强度

484. 阴道检查中发现胎头大囟门位于 2 点，小囟门位于 7 点，其胎方位是 （　　）

A. 枕右前位　　　　B. 枕右后位

C. 枕左前位　　　　D. 枕左后位

E. 高直后位

485. 下列妊娠高血压疾病分类正确是（　　）

A. 妊娠期高血压、子痫前期轻度、子痫前期重度、慢性高血压并发子痫前期、妊娠合并慢性高血压

B. 妊娠期高血压、子痫前期轻度、子痫前期重度、子痫、慢性高血压并发子痫前期

C. 妊娠期高血压、子痫前期、子痫、慢性高血压并发子痫前期、妊娠合并慢性高血压

D. 妊娠期高血压、子痫前期轻度、子痫前期重度、子痫、妊娠合并慢性高血压

E. 子痫前期轻度、子痫前期重度、子痫、慢性高血压并发子痫前期、妊娠合并慢性高血压

486. 对妊娠高血压疾病高危人群的预防不包括 （　　）

A. 适度锻炼

B. 合理饮食

C. 补钙

D. 针对高凝倾向的孕期阿司匹林抗凝治疗

E. 服用多种维生素

487. 子痫患者控制抽搐的首选药物是（　　）

A. 地西泮　　　　　B. 苯妥英钠

C. 冬眠合剂　　　　D. 硫酸镁

E. 米唑安定

488. 重度子痫前期患者产后应继续使用硫酸镁多长时间，以预防产后子痫 （　　）

A. 12～24 小时　　　B. 24～72 小时

C. 48～72 小时　　　D. 24～48 小时

E. 3～6 天

489. 妊娠早期的黑加征（Hegarsign）是指 （　　）

A. 子宫增大变软

B. 子宫前后径变宽，略饱满呈球形

C. 子宫峡部极软，子宫颈和子宫体似不相连

D. 双合诊时感到子宫半侧较另半侧隆起

E. 双合诊时子宫呈前屈或后屈

490. 对早期妊娠的诊断中，下列各项最准确的是 （　　）

A. 自觉胎动

B. 停经伴恶心、呕吐

C. 阴道充血变软，显紫蓝色

D. B 超检查见妊娠囊及囊内可见有节律的胎心搏动

E. 子宫增大

491. 测骶耻外径（EC）的特点是 （　　）

A. 自第5腰椎棘突下至耻骨联合上缘中点

B. 自第5腰椎棘突下至耻骨联合下缘中点

C. 自髂后上棘连线中点至耻骨联合下缘中点

D. 自髂嵴连线中点至耻骨联合上缘中点

E. 自骶尾关节至耻骨联合上缘中点

492. 胎位是指 （ ）

A. 最先进入骨盆入口的胎儿部分

B. 胎儿先露部的指示点与母体骨盆的关系

C. 胎儿身体长轴与母体长轴的关系

D. 胎儿身体各部的相互关系

E. 胎儿位置与母体骨盆的关系

493. 有关检查胎位的四步触诊法，下述哪项是错误的 （ ）

A. 用以了解子宫的大小、胎先露、胎方位

B. 第一步是双手置于宫底部了解宫底高度，并判断是胎头还是胎臀

C. 第二步是双手分别置于腹部两侧，辨别胎背方向

D. 第三步是双手置于耻骨联合上方，弄清先露部为头还是臀

E. 第四步，双手插入骨盆入口，进一步检查先露部，并确定入盆程度

494. 子痫前期患者住院后突然出现抽搐时，紧急的处理应首选 （ ）

A. 移送于暗室，放置开口器

B. 即测血压，查眼底

C. 即行剖宫产术

D. 即静脉推注25％硫酸镁10 mL及镇静剂

E. 即快速静滴20％甘露醇250 mL

495. 妊娠40周，规律性腹痛20 h，破膜6 h，宫底剑下1横指，母体腹部右下方触及圆而硬的胎头，胎心位于脐耻之间，手脱出于阴道外口，右肩已入阴道内骶岬前方，胎位最正确的诊断是 （ ）

A. 肩右前位　　　　B. 肩右后位

C. 肩右横位　　　　D. 肩左前位

E. 肩左后位

496. 足月妊娠，阴道出血，为明确诊断入院后应立即行 （ ）

A. 肛门检查　　　　B. 血液系统检查

C. 胎儿电子监测　　D. B超检查

E. 阴道检查

497. 前置胎盘的临床表现下述哪项是错误的 （ ）

A. 主要症状是妊娠晚期无痛性阴道流血

B. 完全性前置胎盘，阴道流血出现较早

C. 常致胎头高浮及胎位异常

D. 产后检查胎膜破口距胎盘边缘7 cm以上

E. 子宫软，胎位清晰，胎心一般正常

498. 关于胎盘早剥处理，正确的是 （ ）

A. 纠正休克，大量补液

B. 确诊为Ⅱ度者，可行期待疗法

C. 经阴道分娩者不宜破膜

D. 一旦确诊，不论胎儿是否存活，均应及时行剖宫产术

E. 应用肝素治疗凝血功能障碍

499. 在第二产程孕妇的心脏负担最重，不是由于 （ ）

A. 血容量的增加

B. 宫缩使平均动脉压增高10％，心脏负担进一步加重

C. 腹肌及骨骼肌的运动使周围循环阻力加大

D. 产妇屏气用力，使肺循环压力增高，加重心脏负担

E. 腹压增加，使内脏血管区域血液涌回心脏，加重心脏负担

500. 妊娠合并心脏病孕妇，分娩时应做到 （ ）

A. 宫口开全后，鼓励孕妇屏气用力，以尽快结束分娩

B. 第二产程中应肌注吗啡

C. 胎儿娩出后，腹部放置沙袋加压

D. 为预防分娩期心力衰竭，产前要达到毛地黄饱和量

E. 急性心力衰竭时应即刻剖宫产结束分娩

501. 28岁初产妇，产钳助产，胎儿娩出后即出现阴道持续流血400 mL，色鲜红，血压110/70 mmHg，子宫硬，最适宜的处理是 （ ）

A. 注射麦角新碱

B. 注射缩宫素

C. 输液，配血

D. 开放静脉输液，手取胎盘，检查阴道及宫颈，如有裂伤则缝合

E. 仔细检查阴道及宫颈，有裂伤即缝合

502. 初产妇足月孕自娩，新生儿体重3 500 g，新生儿娩出后10 min阴道持续出血，量达200 mL，子宫轮廓清楚，应首选的措施是 （ ）

A. 按摩子宫底

B. 肌注缩宫素10～20 U

C. 开放静脉输血输液

D. 手取胎盘

E. 检查软产道，如有裂伤即缝合

503. 妊娠早期合并重症病毒性肝炎，最好的

处理是 （ ）

A. 积极治疗肝炎

B. 立即作人工流产术

C. 积极治疗肝炎,病情好转后作人工流产术

D. 肝炎好转后,继续妊娠

E. 以上都不是

504. 妊娠期糖尿病患者,孕晚期为预防胎死宫内应做到的内容不包括以下哪项 （ ）

A. 定期监测胎动次数 B. 每周进行 1 次 NST

C. 每周产前检查一次 D. 每周做 1 次 OCT

E. 无并发症者预产期入院引产

505. 妊娠中期合并急性阑尾炎的治疗原则是 （ ）

A. 一经确诊立即手术治疗

B. 以保守疗法为主

C. 终止妊娠后行保守治疗

D. 终止妊娠后行手术治疗

E. 手术治疗的同时都要行剖宫产

506. 26 岁,G_1P_0,孕 41 周,因臀位行臀牵引术,胎儿娩出后 5 分钟突发阴道出血约 400 mL,查 BP 100/60 mmHg,P 100 次/分,宫底脐平,此时最适宜的处理是 （ ）

A. 静脉点滴催产素

B. 检查软产道有无裂伤

C. 人工剥离胎盘

D. 按摩子宫

E. 纱布填塞宫腔

507. 初产妇,妊娠 40 周,来诊前 4 h 感阵发性腹痛,2 h 前呈持续性腹痛,伴阴道少量流血,产妇烦躁不安,面色苍白,脉搏 120 次/分,血压 170/100 mmHg,水肿,宫底剑突下 1 横指,有持续性宫缩,右侧有压痛,胎心音未闻及,最可能的诊断是 （ ）

A. 先兆子宫破裂 B. 子宫破裂

C. 前置胎盘 D. 胎盘早剥

E. 临产宫缩痛

508. 关于子宫痉挛性狭窄环不对的是 （ ）

A. 宫壁某部不协调收缩,多发生于破膜后,局部受刺激

B. 在上、下段交界,宫颈外口及围绕胎体的小部分易发生

C. 镇静剂、乙醚等药物,可能使环放松

D. 与病理收缩环相似,同为宫缩力异常所致

E. 纠正后不改善应行剖宫产分娩

509. 下列不属于持续性枕后位的特点是 （ ）

A. 需剖宫产终止妊娠

B. 枕骨压迫直肠,宫口未开全,很早有便意感

C. 易致宫颈水肿

D. 肛诊或阴道检查示骨盆腔后部空虚大囟门在前

E. 胎头衔接晚,宫缩乏力,产程延长

510. 子宫破裂的处理,正确的是 （ ）

A. 子宫破裂后胎儿死亡未娩出者,如宫口已开大,应先经阴道娩出死胎

B. 破裂时间较久有感染可能者,如无子女仍可行裂伤修补术,并加用抗生素

C. 先兆破裂如不能即刻经阴道助产,应行剖宫产术

D. 子宫破裂除可行修补术外,均应行子宫次全切除术

E. 子宫破裂发生后,即时用缩宫素缩小破口

511. 先兆子宫破裂与Ⅲ度胎盘早剥所共有的临床表现是 （ ）

A. 伴有头盆不称

B. 剧烈腹痛

C. 子宫呈板状硬不放松

D. 均有外伤史

E. 都伴有多量阴道出血

512. 当出现羊水栓塞症状时,最早的治疗措施是下述哪项 （ ）

A. 正压给氧

B. 纠正酸中毒

C. 地塞米松 20～40 mg,静脉推注

D. 静注氨茶碱

E. 使用肝素

513. 据 WHO 报道孕产妇死亡的主要原因是 （ ）

A. 产后出血 B. 感染

C. 妊娠期高血压疾病 D. 难产

E. 妊娠合并心脏病

514. 子痫控制后多长时间可终止妊娠（ ）

A. 3～4 小时 B. 4～6 小时

C. 6～8 小时 D. 2 小时

E. 1～2 小时

515. 除下述哪项外均是缩宫素引产的并发症 （ ）

A. 羊水栓塞

B. 子宫破裂

C. 胎儿窘迫

D. 新生儿高胆红素血症

E. 新生儿高钾血症

516. 26 岁,初产妇临产,产程进展顺利,宫口开全半小时,胎头已拨露,LOA,胎儿电子监测示"晚期减速",此时应采取哪项处理方法　（　　）

A. 立即行剖宫产术结束分娩

B. 产钳助产

C. 静脉点滴缩宫素加速分娩

D. 继续观察胎心图像变化

E. 等待阴道自然分娩

517. 24 岁初孕妇,孕 29 周,因夜间突发阴道出血 1 小时,量同月经量,伴下腹部间断性胀痛急诊就诊。查体:血压 130/90 mmHg,胎心 136 次/分,头位,浮。有不规则宫缩,无压痛。最可能的初诊为　（　　）

A. 胎盘早剥　　　　B. 胎盘边缘窦出血

C. 前置胎盘　　　　D. 先兆早产

E. 子宫颈息肉出血

518. 医疗保健机构对于下列哪些孕妇,无需作出说明并予以医学指导　（　　）

A. 妊娠合并严重心、肝、肺、肾疾病、糖尿病、血液病

B. 严重精神性疾病

C. 重度的妊娠期高血压综合疾病、产前出血

D. 影响怀孕和分娩的严重畸形

E. 生殖道性传播疾病

519. 女性,24 岁。停经 3 个月就诊。平时月经规则,周期 28～30 天,末次月经 2009 年 8 月 9 日。预产期为　（　　）

A. 2010 年 5 月 18 日　B. 2010 年 6 月 16 日

C. 2010 年 5 月 16 日　D. 2011 年 1 月 6 日

E. 2010 年 6 月 2 日

520. 30 岁已婚女性,月经平素不规律,现停经 26 周,阴道出血 1 天,下列哪项检查是不必要的　（　　）

A. B 超检查见到胎体

B. 超声多普勒探及胎心

C. 经腹壁触到胎儿肢体及胎头

D. 尿妊娠试验阳性

E. 测宫底高度

521. 产科四部触诊可以了解　（　　）

A. 胎产式、胎方位、是否活胎

B. 是否是复合先露

C. 是否有脐带脱垂

D. 胎儿出生缺陷

E. 胎产式、胎方位、胎先露

522. PKU 属于　（　　）

A. 可以产前诊断的多基因遗传病

B. 不可以产前诊断的单基因遗传病

C. 只能出生后诊断的单基因遗传病

D. 属于线粒体遗传病

E. 可以产前诊断的疾病

523. 妊娠高血压疾病的基本治疗原则不包括　（　　）

A. 休息、镇静

B. 解痉

C. 有指征地降压、利尿

D. 扩容

E. 密切监测母胎情况,适时终止妊娠

524. 胎心早期减速是　（　　）

A. 出现胎儿窘迫的表现

B. 宫缩开始胎心即变慢,FHR 曲线下降与宫缩曲线上升同时发生,子宫收缩后胎心迅速恢复正常

C. 由胎儿头部受压或脐带受压引起的胎心减速

D. 由胎儿脐带因素引起的胎心减速

E. 由于药物或机械刺激引起的胎心减速

525. 产后子宫变化最大,下列不属于产褥期子宫变化的是　（　　）

A. 子宫体肌纤维缩复

B. 子宫内膜再生

C. 子宫血管变化

D. 产后 2 周,宫颈内口关闭

E. 产后 4 周宫颈恢复至未孕状态

526. 软产道裂伤的缝合要求　（　　）

A. 彻底止血,按解剖层次逐层缝合

B. 宫颈裂伤小于 1 cm,都不需要缝合

C. 宫颈裂伤在 6 点,不需要缝合

D. 阴道壁裂伤缝合第一针要超过裂口顶端 1 cm

E. 为避免缝合时穿透肠黏膜,缝针不要缝的太深,可以适当留下空隙

527. 足月妊娠,促宫颈成熟的方法以下哪项不适合　（　　）

A. 机械性扩张如小水囊

B. 小剂量缩宫素静滴

C. 前列腺素制剂如普贝生

D. 米索前列醇 25 μg 阴道后穹隆放置

E. 米非司酮

528. 腹部听诊同胎心率相一致的是　（　　）

A. 子宫杂音　　　　B. 脐带血管杂音

C. 腹主动脉音　　　D. 胎盘杂音

E. 胎动音

529. 关于产前诊断常用方法下列哪项是错

误的 （ ）

A. 超声观察胎儿结构 B. 染色体核型分析

C. 唐氏筛查 D. 基因检测

E. 基因产物检测

530. 产程图中胎头下降曲线是以哪个骨性标志来判断胎头高低的 （ ）

A. 坐骨结节 B. 坐骨棘

C. 耻骨联合 D. 骶岬

E. 骶尾关节

531. 经产妇1-1-0-1。妊娠39周,规律腹痛3小时入院。查:宫底高度39 cm,腹围114 cm。LSA,宫口2 cm,FHR 144次/分。入院后30分钟,自然破膜,羊水黄绿色,胎心80次/分。本例初步诊断是 （ ）

A. G_2P_1 妊娠39周LSA胎膜早破、胎儿窘迫

B. G_2P_1 妊娠39周RSA、胎儿窘迫、巨大胎儿

C. G_2P_1 妊娠39周ROA胎膜早破、胎儿窘迫、巨大胎儿

D. G_3P_1 妊娠39周LSA临产、脐带脱垂、胎儿窘迫

E. G_3P_1 妊娠39周LSA临产、巨大胎儿、胎儿窘迫、胎盘早剥

532. 初产妇,规律宫缩4小时,宫口开大5 cm。先露头,矢状缝与中骨盆横径一致。前囟在9点,问胎头应该向哪个方向转动才能正常娩出 （ ）

A. 顺时针转90° B. 逆时针转90°

C. 顺时针转45° D. 逆时针转180°

E. 顺时针转135°

533. 初产妇孕38周,宫口开全2h,用力时见胎头拨露。检查宫底部为臀,腹部前方触及胎儿小部分,阴道检查胎头已达+3,大囟门在前方1点处,胎心110次/分,此时应 （ ）

A. 立即剖宫产

B. 徒手转胎头至枕前位后等待自然分娩

C. 缩宫素静滴加强宫缩

D. 会阴侧切、产钳助产

E. 持续性枕横位

534. 妊娠32周,产检发现胎儿是臀位,胎盘位于子宫前壁,位置正常。孕妇咨询是否要纠正胎位,你给她的建议是 （ ）

A. 臀位在临产前多能自行转为头先露,你不需要纠正

B. 胸膝卧位可以帮助矫正胎位,每天做2次,每次15分钟,要数好胎动

C. 外倒转不安全,最好不做

D. 及时为她做外倒转纠正胎位

E. 胎位不正常,不能顺产,等到预产期剖宫产即可

535. 足月妊娠,自然临产,宫口开全近2小时,胎头下降不明显,阴道检查,LOT先露+3,胎心正常,行胎吸助产,胎头娩出后,娩肩困难,以下哪项处理不正确 （ ）

A. 让产妇屈曲大腿

B. 叫人帮助压宫底增加腹压

C. 叫人帮助耻骨上加压

D. 手进入阴道旋肩

E. 先娩后肩

536. 关于胎头吸引术下列说法错误的是 （ ）

A. 初产妇应会阴侧切后胎吸助产

B. 宫口开全、胎膜已破是手术的基本条件

C. 宫缩乏力,宫口开全、胎头在+1,可以胎吸助产

D. 宫口开全、前次是剖宫产者,可以胎吸助产

E. 妊娠合并心脏病,需要缩短第二产程,可以胎吸助产

537. 开放性神经管缺陷不包括以下哪项 （ ）

A. 无脑儿 B. 脊柱裂

C. 脑膨出 D. 脊柱裂伴脑积水

E. 单纯脑积水

538. 关于高危妊娠的概念,下列哪项是正确的 （ ）

A. 高危妊娠与病理妊娠相同

B. 高危妊娠孕妇所娩出的新生儿均是有病儿

C. 高危妊娠孕妇的检查同一般产前检查

D. 加强高危妊娠管理与提高围生期质量有关

E. 高危妊娠孕妇分娩时都是难产

539. 下列哪项不是《中华人民共和国母婴保健法》中所规定的胎儿严重缺陷 （ ）

A. 无脑畸形、脑积水 B. 脊柱裂、脑脊膜膨出

C. 内脏膨出 D. 四肢短小畸形

E. 21-三体综合征

540. 以下项目中,哪些不属于产前诊断技术项目 （ ）

A. 遗传咨询 B. 医学影像

C. 生化免疫 D. 细胞、分子遗传

E. 临床诊断

541. 孕妇下列哪种情形不应当进行产前诊断 （ ）

A. 羊水过多或过少

B. 希望生育女孩

C. 胎儿发育异常或胎儿可能有畸形

D. 曾经分娩过先天性严重缺陷的婴儿

E. 有 DMD 患儿生育史

542. 不协调宫缩过强的表现,错误的是
（　）

A. 子宫痉挛性狭窄环

B. 病理性缩复环

C. 第三产程胎盘嵌顿

D. 强直性子宫收缩

E. 急产

543. 新生儿复苏时,下面处理正确的是
（　）

A. 羊水有胎粪,新生儿有呼吸抑制,在其他复苏措施前需要气管插管吸引胎粪

B. 羊水有胎粪,新生儿有呼吸抑制,在其他复苏措施前不需要气管插管吸引胎粪

C. 每个新生儿出生时都需要初步复苏

D. 完成气管插管时间应不超过 1 分钟

E. 体重小于 1 000 g 的早产儿,气管导管的内径应为 2 mm

544. 关于胎盘因素所致产后出血的处理以下哪项不正确
（　）

A. 残留胎盘黏膜组织徒手取出困难时,可用大号刮匙清除

B. 胎盘植入时可用甲氨蝶呤治疗

C. 不需要强调使用缩宫素加强宫缩

D. 胎盘剥离不全时可人工徒手剥离胎盘

E. 人工剥离胎盘困难时不强行剥离

545. 关于新生儿窒息,下列说法哪些是错误的
（　）

A. 指生后无自主呼吸者

B. 出生时无窒息,数分钟后出现呼吸抑制者

C. 可导致混合型酸中毒

D. 可导致低氧血症

E. 出生后低血糖引起

546. 初产妇潜伏期延长是指潜伏期超过
（　）

A. 24 小时　　　　B. 16 小时

C. 20 小时　　　　D. 10 小时

E. 12 小时

547. 母乳喂养一年后,艾滋病母婴传播危险为
（　）

A. 20%～30%　　　B. 10%～20%

C. 15%～30%　　　D. 20%～50%

E. 50% 以上

548. PITC 服务是指
（　）

A. 医务人群主动提供 HIV 检测与咨询

B. 服务对象主动寻求 HIV 检测与咨询

C. 免费提供 HIV 检测与咨询

D. 艾滋病孕妇选择 HIV 检测与咨询

E. 患者性伴侣进行 HIV 检测与咨询

549. 服务对象拒绝 HIV 检测时,正确的做法是
（　）

A. 通知社区进行卫生隔离

B. 通知家庭成员进行 HIV 检测

C. 告知今后可随时就诊接受检测

D. 暂不予婚姻登记

E. 孕妇暂不建立围产卡

550. 婴儿艾滋病感染早期检测的采血部位宜为
（　）

A. 足跟或外周静脉血　B. 仅限足跟血

C. 仅限耳垂血　　　　D. 仅限指尖血

E. 颈静脉血

551. 对于孕早期发现的梅毒感染孕妇,应当
（　）

A. 在孕早期与孕中期各提供 1 个疗程的抗梅毒治疗

B. 在孕早期与孕中期各提供 2 个疗程的抗梅毒治疗

C. 在孕早期提供 2 个疗程的抗梅毒治疗,孕中期提供 1 个疗程的抗梅毒治疗

D. 在孕早期提供 2 个疗程的抗梅毒治疗,然后监测至分娩后

E. 在孕早期与孕晚期各提供 1 个疗程的抗梅毒治疗

552. 出生时未符合诊断标准,而其后被诊断为先天梅毒儿童的适宜诊断指标是
（　）

A. 非梅毒螺旋体抗原血清学试验阴性者随访过程中血清学试验转阳,并达母亲分娩前滴度的 2 倍

B. 非梅毒螺旋体抗原血清学试验低度阳性者随访过程中滴度上升增加 4 倍

C. 非梅毒螺旋体抗原血清学试验由阴转阳且有临床症状

D. 随访至 6 月龄时非梅毒螺旋体抗原血清学试验仍持续阳性

E. 随访至 12 月龄时非梅毒螺旋体抗原血清学试验仍持续阳性

553. 在美国 FDA 对胎儿危害性的药物分级中,C 级药指的是
（　）

A. 无临床对照试验,未得出有害结论

B. 有足够证据证明对胎儿有害

C. 动物试验证实对胎儿有致畸性但未获得人类试验证实

D. 动物试验表明对胎儿有不良影响,需谨慎使用

E. 抗肿瘤药物等,需谨慎使用

554. 孕期保健初诊的基本检查项目不包括 ( )

A. 肝功能

B. 艾滋病病毒抗体检测

C. 血糖测定

D. 乙肝表面抗原

E. 梅毒血清学检测

555. 以下哪项不属于妊娠早期常见影响胎儿发育的问题 ( )

A. 主动或被动吸烟　　B. 均小骨盆

C. 孕期宫内感染　　　D. 孕期发热

E. 饮酒

556. 孕妇在何种情况下需查 Rh 系统血型 ( )

A. 少数民族地区

B. 双方 ABO 血型不同型

C. 女方有凝血功能障碍

D. 有血吸虫疫区居住史

E. 有输血史

557. 哪项是 20～23 孕周产前检查的备查项目 ( )

A. 宫颈评估　　　　B. GBS 筛查

C. 心电图复查　　　D. 宫颈细胞学检查

E. fFN 检测

558. 婚前检查和产前诊断结果的医学技术鉴定组织,可由哪一级机构设立 ( )

A. 县级以上地方人民政府

B. 市级以上地方人民政府

C. 县级以上医学会

D. 市级以上医学会

E. 省级以上医学会

559. 医学技术鉴定中,哪一类人需回避 ( )

A. 兼任行政公职

B. 认识当事人

C. 与当事人有利害关系

D. 专业人员已退休

E. 在民营机构执业

560. 区域规划指定的新生儿遗传代谢病筛查中心实验室的筛查检测量应达到 ( )

A. 2 万人次　　　　B. 3 万人次

C. 4 万人次　　　　D. 5 万人次

E. 6 万人次

561. 生育过严重缺陷患儿的妇女再次妊娠前,应到何处接受医学检查 ( )

A. 省级以上医疗保健机构

B. 市级以上医疗保健机构

C. 县级以上医疗保健机构

D. 三级以上医疗保健机构

E. 二级以上医疗保健机构

562. 早孕建册率是指 ( )

A. 辖区内孕 10 周之前建册人数/该地该时间段内活产数×100%

B. 辖区内孕 12 周之前建册人数/该地该时间段内分娩数×100%

C. 辖区内孕 10 周之前建册人数/该地该时间段内分娩数×100%

D. 辖区内孕 12 周之前建册人数/该地全年活产数×100%

E. 辖区内孕 12 周之前建册人数/该地该时间段内活产数×100%

563. 婚前卫生指导不包括 ( )

A. 遗传病基本知识

B. 有关结婚生育的法律法规

C. 环境对后代的影响

D. 受孕前准备

E. 计划生育指导

564. 按《中国妇女儿童发展纲要实施方案》的指导思想,为妇女儿童提供的医疗保健服务应 ( )

A. 安全、便捷、优质、适宜

B. 安全、有效、优质、经济

C. 安全、有效、便捷、适宜

D. 安全、有效、便捷、优质

E. 安全、高效、优质、适宜

565.《中国妇女儿童发展纲要实施方案》的具体目标正确的是 ( )

A. 全国住院分娩率达 96% 以上

B. 18 岁以下儿童伤害死亡率以 2012 年为基数下降 1/6

C. 妇女常见病筛查率＞80%

D. 0～4 月婴儿纯母乳喂养率达 60%

E. 巨大儿发生率控制 4% 以下

566. 施行终止妊娠手术的人员,其医学专业学历应为 ( )

A. 中专以上

B. 大专以上

C. 有医学中级职称以上人员即可

D. 本科以上

E. 获得母婴保健技术考核合格证书者均可

567. 高危妊娠管理的目的不包括 （　　）

A. 提高高危妊娠检出率

B. 提高高危妊娠治愈率

C. 提高高危妊娠随诊率

D. 提高高危妊娠住院分娩率

E. 降低围产儿死亡率

568. 下列哪项不属于高危儿 （　　）

A. 手术产儿

B. 出生体重<2 500 g

C. 孕龄<37 周或≥42 周

D. 妊高征产妇的新生儿

E. 生后 1 分钟内 Apgar 评分为 5 分

569. 产褥期感染不包括下列哪一项 （　　）

A. 急性宫颈炎　　　B. 急性子宫内膜炎

C. 急性输卵管炎　　D. 急性乳腺炎

E. 血栓性静脉炎

570. 关于骨盆以下哪项是错误的 （　　）

A. 中骨盆平面是指从耻骨联合中点,经过坐骨棘止于骶尾关节

B. 骨盆入口平面呈横椭圆形,以利胎头从入口斜径入盆

C. 真骨盆呈前浅后深的形态,它的形状、径线直接影响胎儿的分娩

D. 肛诊或阴道检查时可触到坐骨棘,是胎先露位置的重要标志点

E. 骨盆出口前后径大于横径

571. 妊娠水肿(＋＋＋)是指下列哪种情况

（　　）

A. 足部及小腿有轻度水肿,休息后能消退

B. 足部及小腿有轻度水肿,休息后不消退

C. 水肿延至大腿

D. 水肿涉及腹部及外阴

E. 全身水肿,伴有腹水

572. 过期流产致严重出血的原因,下列哪项除外 （　　）

A. 胚胎组织机化粘连,刮宫困难易致组织残留

B. 稽留日久,可发生凝血功能障碍

C. 刮宫困难易穿孔

D. 雌激素不足,子宫对催产素不敏感;宫缩乏力

E. 绒毛膜促性腺激素缺乏

573. 国家基本公共卫生服务要求第 4 次和第

5 次产前随访服务,应在 （　　）

A. 社区卫生服务中心

B. 乡镇卫生院

C. 有助产资质的医疗卫生机构

D. 妇幼保健机构

E. 各级医疗卫生机构

574. 关于妊娠期阑尾炎的特点,下列各项不正确的是 （　　）

A. 妊娠并不诱发阑尾炎,但妊娠期阑尾炎容易发生穿孔和腹膜炎

B. 妊娠期阑尾炎由于位置的改变及子宫体的增大,加大了诊断的难度

C. 妊娠期急性阑尾炎,如果处理不及时,容易发生子宫强直性收缩,引起流产、早产,甚至孕妇死亡

D. 妊娠早期急性阑尾炎以保守治疗为主,中、晚期妊娠合并急性阑尾炎以手术治疗为主

E. 妊娠期急性阑尾炎术后,如需继续妊娠,可给予保胎治疗

575. 开展产前诊断技术的医疗保健机构出具的产前诊断报告,应当有几名以上经资格认定的执业医师签发 （　　）

A. 1 名　　　　　　B. 2 名

C. 3 名　　　　　　D. 4 名

E. 5 名

576. 关于羊水穿刺产前诊断取材的时机正确的是 （　　）

A. 妊娠 10～13 周　B. 妊娠 12～14 周

C. 妊娠 16～22 周　D. 妊娠 24 周以后

E. 妊娠 20～24 周

577. 关于绒毛穿刺产前诊断取材的时机正确的是 （　　）

A. 妊娠 10～13 周　B. 妊娠 12～14 周

C. 妊娠 16～22 周　D. 妊娠 24 周以后

E. 妊娠 24～28 周

578. 多数是在妊娠晚期通过胎儿超声检查诊断的先天畸形有 （　　）

A. 开放性神经管缺陷　B. 全前脑

C. 肾盂积水　　　　　D. 单腔心

E. 无脑儿

579. 孕前保健一般在计划受孕前几个月进行

（　　）

A. 3 月　　　　　　B. 6 月

C. 9 月　　　　　　D. 12 月

E. 18 月

580. 妊娠期营养配备比例下列正确的是
（   ）

A. 蛋白质 15%、糖类 60%、脂肪 25%

B. 蛋白质 20%、糖类 60%、脂肪 20%

C. 蛋白质 20%、糖类 55%、脂肪 25%

D. 蛋白质 15%、糖类 65%、脂肪 20%

E. 蛋白质 10%、糖类 60%、脂肪 30%

581. 前置胎盘进行阴道检查时应具备的条件中哪项不正确
（   ）

A. 有输血输液的条件

B. 有即刻手术结束分娩的条件

C. 病人一般情况好，阴道无活动性出血

D. 完全性前置胎盘必须在内诊后决定分娩方式

E. 内诊操作必须轻柔

582. 关于妊娠剧吐哪一项是不正确的（   ）

A. 多胎妊娠产妇易发生

B. 葡萄胎患者发生率高

C. 频繁呕吐导致电解质紊乱

D. 精神及社会因素对发病有影响

E. 发病率为 10%

583. 流产是指
（   ）

A. 妊娠<37 周，胎儿体重<2 500 g 而终止者

B. 妊娠<28 周，胎儿体重<1 000 g 而终止者

C. 妊娠<24 周，胎儿体重<1 500 g 而终止者

D. 妊娠<24 周，胎儿体重<1 000 g 而终止者

E. 妊娠<20 周，胎儿体重<500 g 而终止者

584. 关于产前检查正确的是
（   ）

A. 每月检查一次

B. 每 2 周检查一次

C. 不定期根据情况检查

D. 孕 28 周后每 2 周检查一次

E. 孕期检查 5 次就可以

585. B 超检查最早几周看见妊娠囊 （   ）

A. 7 周
B. 6 周

C. 5 周
D. 8 周

E. 10 周

586. 超声多普勒最早在妊娠几周能听到胎心音
（   ）

A. 5 周
B. 6 周

C. 7 周
D. 10 周

E. 12 周

587. 产前检查每次均需检查的项目 （   ）

A. 体重指数、宫高、腹围

B. 血常规、尿常规

C. 产科 B 超

D. 肝肾功能

E. 凝血功能

588. 硫酸镁治疗妊娠期高血压疾病剂量过大时，最先出现的毒性反应是
（   ）

A. 头晕、血压过低
B. 呼吸减慢

C. 心率减慢
D. 膝反射减退或消失

E. 尿量过少

589. 产前检查常规检查项目中，NST 需从第几周开始每周一次
（   ）

A. 第 32 周
B. 第 34 周

C. 第 37 周
D. 第 38 周

E. 第 35 周

590. 胎心监护结果评估属 Ⅰ 类的是 （   ）

A. 基线率 100～160 次/分

B. 基线变异中度

C. 偶有晚期减速

D. 偶有变异减速

E. pH 值轻度偏酸中毒

591. 胎心监护结果评估属于 Ⅲ 类的是（   ）

A. 基线率 112 次/分

B. 出现一次明显的晚期减速

C. 出现 3～4 次变异减速

D. 多次早期减速

E. 基线率 166 次/分

592. 胎儿生物物理监测的内容不包括（   ）

A. NST
B. 肌张力

C. 胎动
D. 羊水指数

E. 胎盘成熟度

593. 关于高危妊娠转诊原则不正确的是
（   ）

A. 高危妊娠产前评分<10 分的孕妇，视情况可在卫生院分娩

B. 高危妊娠产前评分 10～15 分的孕妇，可在中心卫生院以上的医疗保健机构分娩

C. 高危妊娠产前评分 15～25 分的孕妇，要及时转诊到县级产科急救中心或市级转诊机构

D. 高危妊娠产前评分>25 分的高危孕妇，必须及时转诊到市人民医院救治

E. 高危妊娠产前评分=25 分的高危孕妇，视情况可在卫生院分娩

594. 子宫内翻的治疗措施不正确的 （   ）

A. 阴道徒手复位

B. 经腹手术复位

C. 经阴道手术复位

D. 经腹或经阴道部分或全子宫切除术

E. 使用宫缩剂

595. 下列脐带脱垂处理不正确的是 （ ）

A. 阴道检查如发现宫口内有搏动索状物,切不可人工破膜以便明确是否脐带

B. 破膜后发现脐带脱垂时,应争分夺秒地进行抢救,据宫口扩张程度及胎儿情况进行处理

C. 若宫颈未完全扩张,尽快行剖宫产术

D. 脐带脱垂一经诊断应立即使产妇取胸膝卧位

E. 脐带先露,经产妇,胎心正常可经阴道试产

596. 保护会阴最主要的措施是 （ ）

A. 用手掌鱼际顶住会阴部

B. 按分娩机转及时协助胎头俯屈和仰伸

C. 指导产妇适时放松或采用腹压

D. 在宫缩间隙娩出

E. 胎头娩出后仍不能放松保护

597. 初产妇孕 40 周。临产 16 小时,宫口开口 1 cm,以 5％葡萄糖液 500 mL 及缩宫素 5U,40～50 滴/分,静脉点滴,4 小时后宫口开大 9 cm。产妇诉腹痛,呕吐、烦躁;检查下腹部压痛、反跳痛明显,子宫轮廓不清,胎动、胎心消失,阴道少量出血。最可能的诊断是 （ ）

A. 前置胎盘   B. 胎盘早剥

C. 子宫破裂   D. 先兆子宫破裂

E. 妊娠合并急性胰腺炎

598. 25 岁,G_1P_0,妊娠 35 周,产前检查宫底高度 30 cm,胎位 LSA,胎心 140 次/分,了解胎儿在宫内安危状况最简易的方法是 （ ）

A. NST   B. OCT

C. E3 连续测定   D. 胎动计数

E. 血清胎盘催乳素的测定

599. 初产妇,产程顺利,宫口开全 1 小时,胎头已拨露,胎心监护为早期减速,应采取的处置是 （ ）

A. 立即剖宫产

B. 产钳助产

C. 立即静滴葡萄糖液

D. 静滴缩宫素

E. 等待自然分娩

600. 下述是一名孕妇于孕 36 周的各项检查的结果,其中哪项可能是病理性的 （ ）

A. 心率增快

B. 心界向左稍扩大

C. 下肢水肿,卧床休息后不消退

D. 心尖及肺动脉瓣区可闻及柔和收缩期吹风样杂音

E. 劳动后呼吸加快

601. 关于"骨盆测量"以下说法正确的是 （ ）

A. 可以测量 IS/IC/EC/TO 四条径线

B. 骨盆内测量可以测量 IS/IC/EC/TO 四条径线

C. 骨盆内测量在临近预产期测量较好,此时阴道松软

D. 后矢状径正常值为 7～9 cm

E. 做骨盆内测量同时应做软产道检查

602. 关于 PKU 以下说法错误的是 （ ）

A. 是氨基酸代谢异常中常见的疾病

B. 呈常染色体隐性遗传

C. 只能出生后诊断的单基因遗传病

D. 临床表现主要是智力低下、毛发黄

E. 属于可治性遗传病

603. 超声检查发现以下哪项与胎儿先心病无关 （ ）

A. 四腔心不对称

B. 胎儿心脏轴＞67°

C. 胎儿心脏占据胸腔面积 45％

D. 两大血管走向不清

E. 羊水过多

604. "产前诊断"指 （ ）

A. 胎儿发育检查

B. 对孕妇健康做出诊断

C. 对胎儿先天性和遗传性疾病做出诊断

D. 对孕妇进行遗传学诊断

E. 医师进行实验性临床医疗

605. X 连锁显性遗传病,夫为患者,妻正常,子代 （ ）

A. 儿子均发病   B. 女儿均发病

C. 子女各 1/2 发病   D. 子女均正常

E. 女儿为隐性携带者

606. 产前诊断时下面哪个方法不能获得胎儿细胞做染色体核型分析 （ ）

A. 在超声引导下绒毛活检

B. 在超声引导下羊水穿刺

C. 在超声引导下脐血穿刺技术

D. 胎儿镜下胎儿组织活检

E. 孕妇外周血

607. 胎粪污染的新生儿复苏后呼吸状况发生急性恶化,应可疑是 （ ）

A. 心衰   B. 气胸

C. 胸腔积液   D. 心动过缓

E. 肺透明膜病变

608. 新生儿复苏时应用肾上腺素后大约 1 分

钟，你应当做什么　　　　　　　　　（　　）

A. 插胃管　　　　　　B. 正压通气

C. 计数心率　　　　　D. 查看氧饱和度

E. 测体温

609. 面先露的临床诊断主要依据　　（　　）

A. B超检查　　　　　B. 四部触诊

C. 阴道检查　　　　　D. 肛查

E. 产程图

610. 以下哪项不是分娩镇痛标准　　（　　）

A. 对产妇和胎儿副作用小

B. 药物起效快，作用可靠，便于给药

C. 避免运动阻滞，不影响宫缩

D. 产妇清醒，能配合分娩过程

E. 产妇完全没有痛感

611. 下面哪项是分娩镇痛的适应证　（　　）

A. 产妇自愿　　　　　B. 血小板减少症

C. 子痫前期重度　　　D. 臀位，足先露

E. 相对性头盆不称

612. 四部触诊胎头在母体腹部右侧，胎背朝向母体腹壁，其胎方位是　　　　　　（　　）

A. 肩左前　　　　　　B. 肩右前

C. 肩左后　　　　　　D. 肩右后

E. 无法确定

613. 下列哪种疾病易发生 DIC 而致产后出血

　　　　　　　　　　　　　　　　　（　　）

A. 过期妊娠　　　　　B. 重度妊高征

C. 早产　　　　　　　D. 双胎妊娠

E. 前置胎盘

614. 胎心监护出现早期减速，可能的原因有

　　　　　　　　　　　　　　　　　（　　）

A. 胎儿窘迫　　　　　B. 胎位异常

C. 胎头受压　　　　　D. 脐带受压

E. 过期妊娠

615. 下列哪项不是胎吸的禁忌证　　（　　）

A. 严重未成熟儿　　　B. 宫口未开全

C. 面先露　　　　　　D. 胎头未衔接

E. 胎儿窘迫

616. 肩难产口诀中 E——进入内部操作的 Rubin 手法是指　　　　　　　　　　（　　）

A. 助产者用一只手的两个手指在前肩的后面、另一只手的两个手指在后肩的前面联合操作，将胎儿双肩径转到斜径上

B. 助产者用一只手进入阴道压在前肩的后面、另一只手的两个手指在后肩的前面联合操作，将胎儿双肩径转到斜径上

C. 助产者用一只手进入阴道压在前肩的前面、另一只手的两个手指在后肩的后面联合操作，将胎儿双肩径转到斜径上

D. 助产者用一只手的两个手指进入阴道压前肩、另一只手的两个手指在后肩的前面联合操作，将胎儿双肩径转到横径上

E. 助产者用一只手的两个手指在前肩的后面、另一只手的两个手指在后肩的前面联合操作，使胎儿双肩内收或屈曲

617. 复苏过程中持续心动过缓和低 SpO_2，最可能是　　　　　　　　　　　　　（　　）

A. 心脏问题　　　　　B. 通气不足

C. 过度通气　　　　　D. 酸中毒

E. 电解质紊乱

618. 关于"跨耻征检查"下面哪项正确

　　　　　　　　　　　　　　　　　（　　）

A. 是了解头盆是否相称的方法之一

B. 跨耻征阴性，表示胎头可入盆，可以顺产

C. 跨耻征阴性，表示胎头不可入盆，不能经阴道分娩

D. 跨耻征阳性，表示骨盆倾斜度异常，不能经阴道分娩

E. 跨耻征阳性，提示骨盆入口异常狭窄

619. 对于妊娠高血压产妇，产后应注意随访血压至产后　　　　　　　　　　　　（　　）

A. 6 周　　　　　　　B. 8 周

C. 10 周　　　　　　　D. 12 周

E. 20 周

620. B-Lynch 缝合法适用于　　　　（　　）

A. 剖宫产时凝血功能异常

B. 前置胎盘引起的出血

C. 宫缩乏力性产后出血

D. 剖宫产时宫缩乏力性出血

E. 阴道分娩后宫缩乏力性出血

621. 妊娠 39 周，顺产女婴，3 900 克，胎盘娩出完整，胎盘面积大，产后宫缩乏力，出血多达 800 mL，已给按摩子宫、缩宫素、前列腺素制剂治疗，宫缩时好时差，主任决定做宫腔纱条填塞，请你准备宫腔纱条，请选出以下哪项合适　　（　　）

A. 无菌绷带 10 m 长，4 卷

B. 无菌纱布垫 10 cm×10 cm 6 块

C. 宽 8 cm 长 50 cm 的四层纱布条 6 根

D. 宽 8 cm 长 2 米的无菌四层纱布条 2 根

E. 大量无菌纱布

622. 宫口开 8 cm，因肛查发现胎头位置偏高，羊膜囊突，胎心正常。行阴道检查。人工破膜，羊水清，检查发现胎头 LOA 位，S=+1，头右耳旁触

及胎儿手指。以下处理哪项正确 　　（　　）

A. 确认无头盆不称,让产妇向脱出肢体的对侧卧位

B. 确认无头盆不称,让产妇向脱出肢体的同侧卧位

C. 肢体回纳后就不会再进入盆腔

D. 立即剖宫产

E. 脱出肢体与胎头已入盆,宫口开近全的一般都无法上推肢体

623. 某女,37岁,来咨询羊水穿刺产前诊断问题,她十分关心羊膜腔穿刺手术并发症问题,请你告诉她,以下哪项不是羊水穿刺的并发症（　　）

A. 穿刺失败　　　　B. 羊水渗漏

C. 宫内感染　　　　D. 早产

E. 胎盘或脐带血肿

624. 初产妇,产钳助产娩出 4 200 g 男婴,胎盘娩出后间歇性阴道出血,宫体柔软。最可能的出血原因是 　　　　（　　）

A. 宫颈裂伤　　　　B. 凝血功能障碍

C. 产后宫缩乏力　　D. 胎盘部分剥离

E. 阴道静脉破裂

625. 初产妇,妊娠37周,双胎,自然临产。第一胎儿以 LOA 位娩出,发现第二个胎儿为肩先露,以下处理正确的是 　　　　（　　）

A. 立即剖宫产

B. 外倒转胎位

C. 破膜后内倒转胎位

D. 等待自然转胎,再破膜

E. 不做处理

626. 关于遗传筛查不正确的是 　（　　）

A. 包括对成年人、胎儿及新生儿遗传性疾病的筛查

B. 筛查方法应统一

C. 被筛查疾病应在人群中有较高的发病率

D. 筛查后有治疗和预防的方法

E. 每个孕妇必须筛查

627. 药物对胎儿的致畸期主要是 　（　　）

A. 早期囊胚着床后至 8 周

B. 早期囊胚着床后至 10 周

C. 早期囊胚着床后至 12 周

D. 晚期囊胚着床后至 10 周

E. 晚期囊胚着床后至 12 周

628. 孕中期保健特殊辅助检查的基本项目是 　　　　　　　　　　　　（　　）

A. 妊娠 13～16 周超声筛查胎儿畸形

B. 妊娠 16～24 周超声筛查胎儿畸形

C. 妊娠 16～20 周知情选择进行唐氏综合征筛查

D. 妊娠 16～24 周进行妊娠期糖尿病筛查

E. 妊娠 24～28 周进行妊娠期糖尿病筛查

629. 孕中期钙的适宜摄入量为每天多少 　　　　　　　　　　　　（　　）

A. 600 mg　　　　B. 800 mg

C. 1 000 mg　　　D. 1 200 mg

E. 1 500 mg

630. 孕妇补铁应从孕期何时开始 　（　　）

A. 妊娠 2 个月　　B. 妊娠 3 个月

C. 妊娠 4～5 个月　D. 妊娠 5～6 个月

E. 妊娠 6 个月

631. 哪项不是 14～19 孕周的常规产前检查项目 　　　　　　　　　　（　　）

A. 腹围

B. 胎心率

C. 体重

D. 母婴传播性疾病筛查

E. 非整倍体母体血清学筛查

632. 妊娠哪个时期艾滋病母婴传播危险性较高 　　　　　　　　　　（　　）

A. 妊娠 8～12 周　　B. 妊娠 10～14 周

C. 妊娠 20～28 周　　D. 妊娠 36 周以后

E. 妊娠 28 周前

633. 提供 VCT 服务时,必须遵循的原则又称 　　　　　　　　　　　　（　　）

A. 3D 原则　　　　B. 3C 原则

C. 2D 原则　　　　D. 3A 原则

E. 2C 原则

634. 对 HIV 检测结果阳性的孕妇,不正确的处理是 　　　　　　　　　（　　）

A. 选择终止妊娠者,提供术后避孕指导

B. 帮助其正确理解阳性的含义,并正视检测结果

C. 为继续妊娠的感染孕妇,提供抗病毒药物

D. 为继续妊娠的感染孕妇,停止抗病毒药物,改用替代药物

E. 建议和动员性伴侣接受 HIV 检测

635. 如果婴儿第一次采血检测 HIV 时已满 3个月,但未满 12 个月,则应该 　　（　　）

A. 一个月后采集第二份血样本

B. 一周后采集第二份血样本

C. 72 小时后采集第二份血样本

D. 尽快在不同时间采集第二份血样本

E. 同时采集第二份血样本

636. 孕妇治疗梅毒后随访,若发现其再次感染或复发 （ ）

A. 应当立即开始性伴侣的梅毒治疗

B. 应当立即再开始一个疗程的梅毒治疗

C. 应当立即再开始 2 个疗程的梅毒治疗

D. 应当立即再复测后开始 2 个疗程的梅毒治疗

E. 再感染开始一个疗程的梅毒治疗,复发则需 2 个疗程的梅毒治疗

637. 正确的梅毒感染孕产妇治疗方案是 （ ）

A. 普鲁卡因青霉素 G,100 万 U/日,肌内注射分两侧各 50 万 U,连续 15 日

B. 苄星青霉素 240 万 U,分两侧臀部肌内注射,每周 1 次,共 3 次

C. 青霉素过敏者,可用红霉素治疗,3 周

D. 青霉素过敏者,可用四环素治疗,3 周

E. 青霉素过敏者,可用多西环素治疗,3 周

638. 从事产前诊断结果的医学技术鉴定人员必备条件 （ ）

A. 具有副主任医师以上技术职称

B. 具有临床经验和医学遗传学知识

C. 经同级医学会聘任

D. 经本单位提名

E. 年龄 70 岁以下

639. 从事家庭接生人员,必须经过哪一部门考核 （ ）

A. 县级以上医院考核

B. 市级以上医院考核

C. 县市级以上医学会考核

D. 县级以上政府卫生行政部门考核

E. 市级以上政府卫生行政部门考核

640. 新生儿遗传代谢病筛查采血人员要求 （ ）

A. 具有医学大专以上学历

B. 从事医学临床工作 1 年以上

C. 具有母婴保健技术合格证

D. 从事医学临床工作 2 年以上

E. 从事医学临床工作 3 年以上

641. 依《母婴保健法》规定实施终止妊娠或结扎手术,本人无行为能力者,可由何人签署意见 （ ）

A. 近亲属　　　　　B. 委托人

C. 监护人　　　　　D. 单位领导

E. 当地卫计委主管部门

642. 新生儿死亡的报告正确的是 （ ）

A. 其父母持婴儿死亡证明 48 小时内报告

B. 其父母持婴儿死亡证明 72 小时内报告

C. 其父母应向县级以上计划生育行政部门报告

D. 由新生儿死亡所在的医疗机构向当地的计划生育行政部门报告

E. 向家庭户口所在地的派出所报告

643. 婚前医学检查项目由哪一级部门或机构规定 （ ）

A. 执行检查的二级以上医疗保健机构

B. 执行检查的医疗保健机构

C. 省级卫生行政部门

D. 当地医学会组织专家组讨论达成共识

E. 国务院卫生行政部门

644. 产后 6 周健康检查发现产妇产后康复欠佳,应 （ ）

A. 健康指导,一周后再随访

B. 转至分娩医院

C. 转至休养地附近医院

D. 嘱其去医院就诊

E. 现场医疗处理

645. 家庭接生员技术合格证书由何部门统一印制 （ ）

A. 国家卫计委　　　B. 省级卫计委

C. 市级卫计委　　　D. 县级卫计委

E. 上级妇幼保健机构

646. 符合新生儿访视体重记录要求的是 （ ）

A. 以克(g)为单位

B. 数字取整数记录

C. 数字记录至小数点后 1 位

D. 数字记录至小数点后 2 位

E. 数字记录至小数点后 3 位

647. 妊娠期发现哪种情形者,不应提出终止妊娠的医学意见 （ ）

A. 胎儿患有严重遗传性疾病

B. 胎儿有严重缺陷

C. 因患严重疾病,继续妊娠可能危及孕妇生命安全或者严重危害孕妇健康

D. 胎位不正

E. 孕 37 周后继续妊娠有胎死宫内风险

648. 哪项不是前置胎盘的预防措施 （ ）

A. 施行计划生育

B. 减少产褥感染

C. 避免多次施行人工流产

D. 注意月经期卫生,防止子宫内膜炎

E. 注意受孕时间

649. 下列哪项与妊娠期高血压疾病并发症无关 （　　）

A. 肾功能不全　　　B. 胎盘早剥

C. 产后循环衰竭　　D. 胎儿窘迫

E. 胎位异常

650. 孕产期保健质量指标不包括 （　　）

A. 高危孕妇发生率

B. 子痫发生率

C. 产后出血率

D. 产褥感染率

E. 孕产妇死亡率

651. 孕妇感染 HIV 感染胎儿的说法下列哪项是错误的 （　　）

A. 通过胎盘传染

B. 通过乳汁感染

C. 20％发生在妊娠 37 周前

D. 50％发生在分娩前几日

E. 30％于产时传染给胎儿

652. 妊娠期糖尿病产妇所生之新生儿，下列除外哪项措施出生后均应采取 （　　）

A. 测血糖　　　　　B. 监护

C. 按早产儿护理　　D. 监测胆红素

E. 口服葡萄糖

653.《产前诊断技术管理办法》自何时开始施行 （　　）

A. 2003 年 12 月 12 日　B. 2002 年 5 月 1 日

C. 2002 年 12 月 12 日　D. 2003 年 5 月 1 日

E. 2004 年 12 月 12 日

654. 关于母婴保健工作，以下说法错误的是 （　　）

A. 以保健为中心

B. 以保障生殖健康为目的

C. 实行保健和预防相结合的方针

D. 面向群体、面向基层

E. 预防为主

655. 胎儿成熟度检查不包括哪项 （　　）

A. 计算胎龄

B. 宫高、腹围

C. 足月胎儿 BPD＞90 cm

D. 羊膜腔穿刺羊水检查

E. 震荡试验

656. 各级妇幼保健机构受辖区卫生行政部门委托，负责孕产期保健技术管理的具体组织和信息处理工作，包括有 （　　）

A. 落实相关法律法规、进行技术指导及质量控制评价、开展专业人员技术培训、负责信息收集、分析和上报

B. 落实相关法律法规、开展专业人员技术培训、实施死亡评审工作、负责信息收集、分析和上报

C. 落实相关法律法规、进行技术指导及质量控制评价、实施死亡评审工作、负责信息收集、分析和上报

D. 进行技术指导及质量控制评价、开展专业人员技术培训、实施死亡评审工作、负责信息收集、分析和上报

E. 完善妇幼卫生服务网络、开展专业人员技术培训、负责信息收集、分析和上报

657. 饮食控制可以治疗的先天性疾病是 （　　）

A. 黏多糖增多症

B. 肝豆状核变性

C. 苯丙酮尿症

D. 先天性甲状腺功能减少症

E. 无丙种球蛋白血症

658. 关于产后出血，下列不正确的是 （　　）

A. 胎盘娩出后 24 小时内的出血量超过 500 mL 称为产后出血

B. 产后出血是我国目前孕产妇死亡最主要的原因

C. 产后出血的病因有宫缩乏力、胎盘因素、软产道裂伤和凝血功能障碍

D. 产后出血最常见的病因是宫缩乏力

E. 胎儿娩出后立即发生阴道多量出血应首先考虑软产道裂伤

659. 为他人进行非医学需要的胎儿性别鉴定的，根据情节由行政部门给予以下处理，除外 （　　）

A. 责令改正，给予警告

B. 没收从事检查的设备

C. 处以罚款

D. 没收违法所得

E. 情节严重的，由原发证部门吊销执业证书

660. 孕前医学检查健康状况基本辅助检查主要包括 （　　）

A. 血常规、尿常规、血型、梅毒检测、肝功能、生殖道分泌物、心电图、胸部 X 线及妇科 B 超

B. 血常规、尿常规、血型、血糖、梅毒检测、肝功能、生殖道分泌物、心电图、妇科 B 超

C. 血常规、尿常规、血型、血糖、肝功能、梅毒检测、心电图、胸部 X 线及妇科 B 超

D. 血常规、尿常规、血型、血糖、肝功能、生殖

道分泌物、心电图、胸部 X 线及妇科 B 超

E. 血常规、尿常规、血型、乙肝检测、梅毒检测、肝功能、生殖道分泌物、妇科 B 超

661. 女方孕前医学检查健康状况专项检查包括有　　　　　　　　　　　　（　　）

A. 严重遗传性疾病、艾滋病毒、精神疾病及其他影响妊娠的疾病等

B. 严重遗传性疾病、阴道炎、精神疾病及其他影响妊娠的疾病等

C. 严重遗传性疾病、盆腔炎、精神疾病及其他影响妊娠的疾病等

D. 严重遗传性疾病、宫颈炎、精神疾病及其他影响妊娠的疾病等

E. 遗传病、传染病、精神病检查

662. 孕妇，32 岁，妊娠中期，其孕期保健内容不包括　　　　　　　　　　（　　）

A. 血、尿常规

B. 控制体重，增长 0.2～0.5 千克/周

C. 20 周后绘制妊娠图

D. 唐氏筛查

E. 超声系统筛查

663. 关于产钳术，下列哪项正确　（　　）

A. 外阴可见少许胎儿头皮，说明无头盆不称，可行产钳术

B. 所有头先露均适于作产钳术

C. 放置产钳时，儿头颅骨最低处平坐骨棘水平为低、中位产钳术

D. 当胎儿窘迫时，上好产钳后不需要做阴道检查，可立即牵引

E. 应在宫缩时合拢钳柄，缓慢向下，向外牵拉

664. 不属于高危妊娠范畴的是　　（　　）

A. 32 岁初产妇

B. 过期妊娠

C. 妊娠合并急性肾盂肾炎

D. 有子宫肌瘤切除术史

E. 前置胎盘

665. 下列哪种胎儿畸形是双胎妊娠所特有　　　　　　　　　　　　　　　（　　）

A. 神经管缺陷　　　B. 先天性心脏病

C. 单一脐动脉　　　D. 无心畸胎

E. 唐氏综合征

666. 胎头衔接是指　　　　　　　（　　）

A. 胎头枕额径进入骨盆入口平面，胎头颅骨最低点达到或接近坐骨棘水平

B. 胎头以半俯屈状态进入骨盆入口

C. 胎先露达坐骨棘水平

D. 胎头双顶径进入骨盆入口平面，胎头颅骨最低点达到或接近坐骨棘水平

E. 胎头达坐骨棘水平

667. 羊水过多是指在妊娠期内羊水量超过　　　　　　　　　　　　　　　（　　）

A. 1 000 mL 者　　　B. 1 500 mL 者

C. 2 000 mL 者　　　D. 2 500 mL 者

E. 3 000 mL 者

668. 孕早期检查率指　　　　　　（　　）

A. 平均每百名活产中，在孕 8 周以内接受过产前检查的产妇数

B. 平均每百名活产中，在孕 12 周以内接受过产前检查的产妇数

C. 平均每千名活产中，在孕 8 周以内接受过产前检查的产妇数

D. 平均每千名活产中，在孕 12 周以内接受过产前检查的产妇数

E. 平均万千名活产中，在孕 12 周以内接受过产前检查的产妇数

669. 下列说法正确的是　　　　　（　　）

A. 脐静脉出生后闭锁为肝圆韧带

B. 脐动脉出生后 3～6 个月闭锁为动脉韧带

C. 动脉导管位于肺动脉与主动脉之间，出生后 2～3 个月闭锁为腹下韧带

D. 脐静脉的末支静脉导管出生后闭锁为腹下韧带

E. 卵圆孔出生后即闭合

670. 下列关于胚胎胎儿发育特征错误的是　　　　　　　　　　　　　　　（　　）

A. 胎儿 16 周末已开始出现呼吸运动

B. 16 周末胎儿开始出现吞咽功能

C. 胎儿 24 周末出生后可有呼吸，但生存力极差

D. 胎儿 12 周末外生殖器可辨别性别

E. 胎儿 16 周末身长约 25 cm，顶臀长 16 cm，体重约 320 g

671. 流产合并感染可引起下列哪种症状　　　　　　　　　　　　　　　　（　　）

A. 宫腔感染

B. 盆腔炎、腹膜炎

C. 败血症及感染性休克

D. 阴道出血时间长

E. 以上说法都对

672. 下述哪一部位不是淋病的好发部位　　　　　　　　　　　　　　　　（　　）

A. 尿道　　　　　　B. 尿道旁腺

C. 前庭大腺　　　　D. 大阴唇

E. 子宫内膜

673. 初孕妇,25 岁。38 周妊娠,双胎,LOA/RSA,头先露,平坐骨棘,宫缩规律,胎膜已破,宫口开大 2 cm。以下哪项处理是错误的　　（　　）

A. 经阴道分娩

B. 临产后静脉输液、备血

C. 胎儿娩出后宫底加沙袋

D. 第 1 胎儿娩出后即静脉注射缩宫素

E. 第 2 胎儿前肩娩出后静脉注射缩宫素

674. 妊娠期阑尾位置改变,于产后多少天恢复非孕位置　　　　　　　　　（　　）

A. 42 天　　　　　B. 10～12 天

C. 60 天　　　　　D. 20 天

E. 30 天

675. 双胎妊娠胎盘检查发现 2 个羊膜囊的中隔为 2 层,受精卵的分裂发生于　　（　　）

A. 囊胚期　　　　B. 桑葚期前

C. 羊膜囊形成后　　D. 原始胚盘形成后

E. 受精后 13 天以上

676. 妊娠期乳腺的生理变化,下列哪项正确　　　　　　　　　　　　　（　　）

A. 胎盘分泌雌激素刺激腺泡发育

B. 胎盘分泌孕激素刺激腺管发育

C. 乳腺发育只需泌乳素的作用

D. 妊娠期无乳汁分泌与雌、孕激素水平高有关

E. 妊娠期分娩前乳房没有乳汁分泌

677. 关于早期妊娠,正确的是　　　（　　）

A. 已婚育龄妇女,月经规律者,一旦月经推迟 10 日以上应疑为妊娠

B. 月经推迟未来潮,黄体酮试验阴性,应疑为妊娠

C. 哺乳期妇女月经尚未恢复,不会再次妊娠

D. 停经后没有早孕反应者妊娠的可能性小

E. 子宫增大变软是确定早孕最可靠的依据

678. 下列哪项不是胎盘剥离的征象　（　　）

A. 阴道少量流血

B. 压迫耻骨联合上方,脐带下降

C. 宫底下降

D. 外露的脐带下降

E. 胎儿娩出后轻轻牵拉外露脐带自行延长

679. 28 岁,已婚女性,G_2P_0,既往月经规则,现停经 42 天,近一周感嗜睡,乳房胀痛。基础体温高温相已持续 26 天,黄体酮试验无出血。最可能的诊断是　　　　　　　　　　（　　）

A. 月经不调　　　　B. 子宫性闭经

C. 早期妊娠　　　　D. 卵巢早衰

E. 垂体性闭经

680. 巨大儿对母体的影响不包括　（　　）

A. 肩难产

B. 子宫破裂

C. 产后出血

D. 巨大儿经阴道分娩可引起子宫内翻

E. 会阴损伤

681. 孕妇患乙型肝炎传给胎儿的主要方式为　　　　　　　　　　　　　　　（　　）

A. 经粪-口传播　　B. 注射血浆制品传染

C. 母婴垂直传播　　D. 经输血传播

E. 经哺乳传播

682. 妊娠合并病毒性肝炎的鉴别诊断下述哪项除外　　　　　　　　　　　（　　）

A. 妊娠呕吐

B. 原发性妊娠急性脂肪肝

C. 妊娠期高血压疾病

D. 妊娠合并糖尿病

E. 妊娠肝内胆汁淤积症

683. 早期妊娠合并心脏病,终止妊娠的指征何项错误　　　　　　　　　　（　　）

A. 心脏功能 II 级　　B. 活动性风湿热

C. 心脏明显扩大　　D. 严重心肌损害

E. 有心力衰竭史

684. 孕妇早期梅毒治疗首选　　（　　）

A. 青霉素　　　　　B. 红霉素

C. 庆大霉素　　　　D. 喹诺酮类

E. 甲硝唑

685. 孕产期保健服务指标不包括哪项（　　）

A. 孕早期检查率

B. 新生儿破伤风发生率

C. 住院分娩率

D. 产前筛查率

E. 产后访视率

686. 左侧卵巢静脉一般汇入　　（　　）

A. 髂总静脉　　　　B. 髂内静脉

C. 髂外静脉　　　　D. 左肾静脉

E. 子宫静脉

687. 最常用来推算预产期的依据是　（　　）

A. 末次月经开始的第一天

B. 早孕反应开始的时间

C. 孕早期的妇科检查结果

D. 开始感觉到胎动的时间

E. 白带呈拉丝状时间

688. 最常应用足月妊娠缩宫的药物是（ ）
A. 麦角新碱 B. 缩宫素
C. 前列腺素 C. 米非司酮
E. 安宝

689. 最常见的子宫收缩力异常是 （ ）
A. 协调性宫缩乏力 B. 不协调性宫缩乏力
C. 协调性宫缩过强 D. 不协调性宫缩过强
E. 不规则子宫收缩

690. 最常见的头先露是 （ ）
A. 枕先露 B. 额先露
C. 面先露 D. 前囟先露
E. 臀先露

691. 足月胎盘直径约 （ ）
A. 8～10 cm B. 10～12 cm
C. 12～14 cm D. 16～20 cm
E. 20～22 cm

692. 足月产是指在妊娠何时分娩 （ ）
A. 满 37 周至不满 42 周间
B. 满 38 周至不满 42 周间
C. 满 28 周至不满 37 周间
D. 满 33 周至不满 40 周间
E. 满 37 周至不满 41 周间

693. 子痫前期病人应用利尿药的禁忌证是
（ ）
A. 肺水肿 B. 脑水肿
C. 心力衰竭 D. 红细胞压积>35%
E. 低蛋白血症

694. 子宫血管走行于 （ ）
A. 圆韧带 B. 阔韧带
C. 宫骶韧带 D. 骨盆漏斗韧带
E. 卵巢固有韧带

695. 子宫下段剖宫产切口选择不正确的是
（ ）
A. 首选子宫下段横切口
B. 子宫下段横切口应选在子宫下段中间位置
C. 必要时可作子宫下段纵切口
D. 子宫切口通常选择在子宫下段上缘下方 2～3 cm 作横切口
E. 子宫下段横切口两端应横弧形向宫体部分延伸

696. 子宫脱垂患者阴道前后壁修补手术后应采取的体位是 （ ）
A. 头高脚低位 B. 平卧位
C. 半卧位 D. 侧卧位
E. 自由体位

697. 子宫脱垂Ⅱ度轻型是指子宫颈 （ ）
A. 外口在坐骨棘水平以下
B. 外口下降距处女膜缘不足 4 cm
C. 外口脱出阴道口外
D. 及部分子宫体脱出阴道口外
E. 及全部子宫体脱出阴道口外

698. 子宫收缩过强对胎儿的影响下列哪项是错误的 （ ）
A. 影响子宫胎盘的血液循环
B. 使胎儿宫内缺氧
C. 易发生胎儿宫内窘迫
D. 易发生新生儿窒息
E. 不会引起死亡

699. 子宫收缩乏力与哪项无关 （ ）
A. 双胎妊娠 B. 双角子宫
C. 子宫肌瘤 D. 胎膜早破
E. 羊水过多

700. 子宫收缩不协调,下列哪项处理正确
（ ）
A. 肌注哌替啶 B. 温肥皂水灌肠
C. 人工破膜 D. 缩宫素引产
E. 米索舌下含服

701. 子宫破裂一般发生在 （ ）
A. 子宫体部或子宫下段
B. 子宫体部或子宫颈
C. 子宫体部或子宫底
D. 子宫颈或子宫下段
E. 子宫体

702. 子宫内胎儿缺氧早期表现为 （ ）
A. 胎动减弱 B. 胎动次数减少
C. 胎动频繁 D. 胎动消失
E. 胎动无改变

703. 子宫内膜正确的描述 （ ）
A. 基底层受卵巢激素变化再生功能层
B. 表面 1/3 为功能层,下 2/3 为基底层
C. 表面 2/3 为功能层,下 1/3 为基底层
D. 表面 1/2 为功能层,下 1/2 为基底层
E. 基底层坏死脱落,形成月经

704. 子宫复旧不全所致晚期产后出血多发生于 （ ）
A. 1 周左右 B. 10 日左右
C. 2 周左右 D. 2～3 周
E. 1～2 周

705. 子宫动脉来自 （ ）
A. 髂外动脉 B. 髂内动脉
C. 髂总动脉 D. 腹主动脉
E. 阴部内动脉

706. 重度子痫前期孕妇应用硫酸镁治疗时,尿量 24 小时不应少于 （ ）
    A. 400 mL   B. 500 mL
    C. 600 mL   D. 700 mL
    E. 800 mL

707. 重度子痫前期患者发生抽搐时,首要的护理措施是 （ ）
    A. 使病人取头低侧卧位,保持呼吸道通畅
    B. 加床档,防止受伤
    C. 置病人于安静、暗光的单人病室
    D. 用舌钳固定舌头,防止舌咬伤及舌后坠,保持呼吸道通畅
    E. 密切观察生命体征

708. 重度子痫前期的并发症不包括 （ ）
    A. 胎儿生长受限   B. 胎盘早期剥离
    C. 肾衰竭   D. 前置胎盘
    E. 脑梗死

709. 重度妊高征患者需扩容治疗。查:脉搏 80 次/分,血红蛋白 100 g/L,血清总蛋白 56 g/L,白蛋白 29 g/L,血钾、钠、氯值正常。选用下列何种扩容剂较好 （ ）
    A. 低分子右旋糖酐 B. 白蛋白
    C. 全血   D. 平衡液
    E. 5%葡萄糖注射液

710. 重点评估孕妇高危因素不包括以下哪项 （ ）
    A. 孕妇年龄   B. 遗传性疾病
    C. 妊娠合并症   D. 胎儿宫内发育迟缓
    E. 丈夫年龄

711. 中位产钳是指胎头双顶径 （ ）
    A. 已过骨盆入口   B. 未达骨盆入口
    C. 已达骨盆底   D. 已过骨盆出口
    E. 达到骨盆出口

712. 中晚期妊娠的表现,不包括 （ ）
    A. 半数妇女有早孕反应
    B. 子宫增大使腹部逐渐膨隆
    C. 孕 18 周起自感胎动
    D. 孕 18~20 周起在腹壁听到胎心
    E. 子宫增大压迫膀胱导致尿频

713. 中期妊娠引产,羊膜穿刺应 （ ）
    A. 不超过 2 次   B. 不超过 3 次
    C. 不超过 4 次   D. 不超过 5 次
    E. 不超过 6 次

714. 中骨盆狭窄主要会导致 （ ）
    A. 跨耻征阳性
    B. 头盆倾势不均

    C. 持续性枕后位或持续性枕横位
    D. 胎儿窘迫
    E. 胎膜早破

715. 滞产指总产程超过 （ ）
    A. 12 小时   B. 18 小时
    C. 24 小时   D. 30 小时
    E. 48 小时

716. 治疗妊娠贫血,首选药物是 （ ）
    A. 硫酸镁   B. 硫酸亚铁
    C. 多种氨基酸片   D. 肝素
    E. 叶酸

717. 正常足月妊娠时,羊水的量约为 （ ）
    A. 350 mL   B. 500 mL
    C. 800 mL   D. 2 000 mL
    E. 1 000 mL

718. 正常足月妊娠,脐带平均长度是 （ ）
    A. 35 cm   B. 45 cm
    C. 55 cm   D. 60 cm
    E. 70 cm

719. 正常子宫的位置通常是 （ ）
    A. 前倾略前屈   B. 前倾略后屈
    C. 后倾略后屈   D. 后倾略前屈
    E. 中位子宫

720. 正常枕先露的分娩机转中,胎头下降过程中进行的适应性转动依次是 （ ）
    A. 衔接—内旋转—复位及外旋转—俯屈—仰伸
    B. 衔接—内旋转—复位及外旋转—仰伸—俯屈
    C. 衔接—俯屈—仰伸—内旋转—复位及外旋转
    D. 衔接—俯屈—内旋转—仰伸—复位及外旋转
    E. 衔接—复位及外旋转—俯屈—内旋转—仰伸—复位

721. 正常孕妇在妊娠 28 周后、36 周前应每隔几周做一次产前检查 （ ）
    A. 2 周 B. 3 周 C. 1 周 D. 4 周
    E. 8 周

722. 正常胎动每小时 （ ）
    A. 1~2 次   B. 2~3 次
    C. 3~5 次   D. 5~6 次
    E. 10 次以上

723. 正常妊娠全过程分期,错误的为 （ ）
    A. 妊娠 12 周末以前称为早期妊娠
    B. 妊娠 13 周末以前称为早期妊娠
    C. 妊娠 14~27 周末称为中期妊娠

D. 妊娠 28 周及其以后称为晚期妊娠

E. 妊娠全过程分为早期妊娠、中期妊娠、晚期妊娠

724. 正常妊娠期血容量达高峰的时期是

（　　）

A. 妊娠 10～12 周　　B. 妊娠 20～24 周

C. 妊娠 26～28 周　　D. 妊娠 32～34 周

E. 妊娠 37～40 周

725. 正常妊娠满 28 周末胎儿体重大致为

（　　）

A. 500 g　　　　　B. 1 000 g

C. 1 500 g　　　　D. 2 000 g

E. 1 200 g

726. 正常妊娠产前检查的正确时间是（　　）

A. 妊娠 12 周内不作检查

B. 妊娠 24 周起做产前系列检查

C. 妊娠 28～36 周期间每 4 周检查 1 次

D. 妊娠 36 周起每周检查 1 次

E. 妊娠 38 周起每 3 天检查 1 次

727. 正常情况下妊娠晚期孕妇体重每周增加

（　　）

A. <0.5 kg　　　　B. >0.5 kg

C. <1 kg　　　　　D. 1 kg

E. >1 kg

728. 正常脐带生理性扭转的周数是　（　　）

A. 4～5 周　　　　B. 6～8 周

C. 8～10 周　　　　D. 6～11 周

E. 12～15 周

729. 正常精液在室温中完全液化的时间是

（　　）

A. 15 分钟内　　　B. 20 分钟内

C. 30 分钟内　　　D. 1 小时内

E. 5 分钟

730. 正常妇女排卵后基础体温可升高（　　）

A. 0.1～0.2℃　　　B. 0.3～0.5℃

C. 0.6～1℃　　　　D. 1℃

E. 1～1.5℃

731. 正常分娩时，为预防产后出血，静注宫缩剂的正确时间是　　　　　　（　　）

A. 胎头拨露时　　　B. 胎头着冠时

C. 胎头娩出后　　　D. 胎肩娩出时

E. 胎盘娩出后

732. 正常分娩时，胎膜自然破裂多发生在

（　　）

A. 规律宫缩前　　　B. 宫口开大 2 cm

C. 宫口开大 6 cm　　D. 宫口近开全时

E. 规律宫缩时

733. 无排卵异常子宫出血诊断性刮宫病理不可能为　　　　　　　　　　（　　）

A. 雌激素撤退性出血

B. 雌激素突破性出血

C. 萎缩型子宫内膜

D. 子宫内膜病理提示增生期变化

E. 子宫内膜病理提示分泌不良

734. 正常的胎心音为　　　　　　（　　）

A. 80～110 次/分　　B. 110～120 次/分

C. 110～160 次/分　　D. 160～180 次/分

E. 120～180 次/分

735. 正常产褥的表现　　　　　　（　　）

A. 产后第二天宫底平脐

B. 产后子宫底每天下降<1 cm

C. 产后 10 日恶露为血性

D. 产后 24 小时内体温<38℃

E. 产后恶露持续 6～8 周

736. 正常产妇产后落实避孕措施的时间，下列正确的是　　　　　　　　（　　）

A. 产后 2 周　　　　B. 产后 4 周

C. 产后 6 周　　　　D. 产后 8 周

E. 产后 10 周

737. 正常产程进展的标志是　　　（　　）

A. 规律宫缩强度

B. 规律宫缩频度

C. 胎头下降程度及宫口扩张

D. 胎心率变化

E. 见红

738. 整个孕期正常产检共要做多少次（　　）

A. 6 次　　B. 8 次　　C. 9 次　　D. 10 次

E. 15 次

739. 枕左前位胎头进入骨盆入口的衔接径线是　　　　　　　　　　　　（　　）

A. 双颞径　　　　　B. 双顶径

C. 枕下前囟径　　　D. 枕额径

E. 前囟颏径

740. 枕先露的指示点是　　　　　（　　）

A. 骶骨　　B. 额骨　　C. 枕骨　　D. 髂骨

E. 颞骨

741. 诊断细菌性阴道病的指标不包括（　　）

A. 均质、稀薄的白带　B. 阴道 pH 值>4.5

C. 氨臭味试验阳性　　D. 加德纳尔菌

E. 沙眼衣原体

742. 诊断胎儿先天畸形，可采用的方法是

（　　）

A. 胎儿影像学检查

B. 胎儿染色体核型分析

C. 基因检测

D. 检测基因产物

E. 唐氏筛查

743. 诊断胎儿生长受限,哪一项检查意义最大 （　　）

A. hPL
B. hCG

C. 脐动脉血流
D. B超

E. 抗心磷脂抗体

744. 诊断胎儿染色体疾病,可采用的方法是 （　　）

A. 胎儿影像学检查

B. 胎儿染色体核型分析

C. 基因检测

D. 检测基因产物

E. 唐氏筛查

745. 诊断胎儿窘迫的胎儿头皮血 pH 值应为 （　　）

A. <7.20
B. 7.20～7.24

C. 7.25～7.29
D. 7.30～7.34

E. 7.35～7.40

746. 诊断胎儿假肥大型肌营养不良症,可采用的方法是 （　　）

A. 胎儿影像学检查

B. 胎儿染色体核型分析

C. 基因检测

D. 检测基因产物

E. 唐氏筛查

747. 诊断双胎妊娠最常用的方法是 （　　）

A. 听胎心
B. B型超声显像

C. X线腹部摄片
D. 多普勒超声检查

E. 四步触诊

748. 诊断前置胎盘安全可靠的方法是（　　）

A. B超检查
B. 阴道检查

C. 肛门检查
D. 检查胎位

E. X线检查

749. 诊断葡萄胎最有效的辅助检查手段是 （　　）

A. 血清 hCG
B. B超

C. 诊断性刮宫
D. 胸部 X 光片

E. 凝血常规

750. 诊断非淋菌性尿道炎,首先应做的检查为 （　　）

A. 分泌物细菌培养
B. 支原体培养

C. 衣原体检查
D. 尿常规检查

E. 尿培养

751. 诊断 ICP 的依据,哪项是错误的 （　　）

A. 瘙痒
B. 黄疸

C. 阴道出血
D. 血甘胆酸增高

E. 肝功能

752. 针对先兆子宫破裂,防止子宫破裂的护理措施,不妥的是 （　　）

A. 立即停止缩宫素静脉滴注

B. 吸氧建立静脉通路

C. 即刻给予抑制宫缩药物

D. 安置产妇头高脚低位

E. 急诊手术准备

753. 针对妊娠合并病毒性肝炎产妇的处理,下列哪项是特异性措施 （　　）

A. 临产后灌肠

B. 再次复查骨盆内外径线

C. 应用胎儿电子监护仪

D. 产前给予维生素 K₁ 肌内注射

E. 胎儿娩出后立即给予缩宫素

754. 着床发生在受精后多长时间 （　　）

A. 2～3 日
B. 3～4 日

C. 4～5 日
D. 6～7 日

E. 7～10 日

755. 张女士,27 岁,第 1 胎,妊娠 33 周,跌倒后腹部剧烈疼痛,伴少量阴道流血来急诊。接诊护士检查:血压 90/60 mmHg,脉搏 110 次/分,子宫大小如孕 35 周样,腹壁板硬、压痛明显,胎心 100 次/分。估计最可能患 （　　）

A. 早产
B. 前置胎盘

C. 胎盘早剥
D. 异位妊娠

E. 不完全性子宫破裂

756. 造成慢性胎儿宫内窘迫的原因是（　　）

A. 脐带绕颈

B. 孕妇低血糖

C. 宫缩过强或者不协调

D. 胎盘功能不全

E. 胎盘早剥

757. 造成宫颈黏液涂片镜下见羊齿状结晶的激素是 （　　）

A. 雌激素
B. 孕激素

C. 雄激素
D. 催乳激素

E. 甲状腺素

758. 早早孕诊断试纸采用的测定方法为 （　　）

A. 凝集抑制试验

B. 放射免疫测定法

C. 酶免疫测定法

D. 酶放大化学发光免疫分析

E. 以上都不是

759. 早期妊娠,即出现急性心力衰竭,正确的处理是 （ ）

A. 立即人工流产

B. 控制心衰后继续妊娠

C. 控制心衰后人工流产

D. 控制心衰后行药物流产

E. 立即药物流产

760. 早产指妊娠 （ ）

A. 达到 28 周　　　B. 达到 37 周

C. 28～37 周　　　D. 32～37 周

E. 20～37 周

761. 早产与下列哪项因素无关 （ ）

A. 雌、孕激素比例失调

B. 胎膜早破

C. 宫颈内口松弛

D. 子宫畸形

E. 双胎妊娠

762. 在孕妇腹壁上听诊,除听到胎心外还可听到的声音不包括 （ ）

A. 腹主动脉音　　　B. 脐带杂音

C. 子宫杂音　　　　D. 胎动杂音

E. 羊水流动音

763. 枕左前位分娩时与胎儿双肩径进入骨盆入口的同时,胎头的动作是 （ ）

A. 复位　　　　　　B. 外旋转

C. 仰伸　　　　　　D. 拨露

E. 着冠

764. 在下列吸宫术流产的严重并发症中,发病率低的是 （ ）

A. 子宫穿孔　　　　B. 吸宫不全

C. 漏吸　　　　　　B. 术中出血

E. 人工流产综合征

765. 在考虑子宫内膜异位症的辅助检查中,下列哪项无意义 （ ）

A. CA125 测定　　　B. 超声检查

C. 宫腔镜检查　　　D. 腹腔镜检查

E. 盆腔 CT

766. 在加强子宫收缩的方法中,下列哪项应有专人监护 （ ）

A. 灌肠　　　　　　B. 人工破膜

C. 针刺　　　　　　D. 催产素静脉滴注

E. 排空膀胱

767. 在第二产程,何时开始保护会阴 （ ）

A. 宫口开全时　　　B. 胎头俯屈时

C. 胎头拨露时　　　D. 胎头着冠时

E. 胎头仰伸

768. 再障与妊娠的相互关系下列哪项不正确 （ ）

A. 妊娠是导致再障的原因之一

B. 妊娠可使再障的病情加重

C. 再障可导致产后大出血

D. 再障孕妇多死于颅内出血

E. 妊娠期发生的再障往往在分娩后缓解

769. 再生障碍性贫血的病因为 （ ）

A. 骨髓造血功能障碍　B. 缺乏铁剂

C. 红细胞破坏过多　　D. 缺乏叶酸

E. 脾功能亢进

770. 孕早期用药对胎儿的影响,不包括 （ ）

A. 用药时胎龄

B. 药物的性质及毒性强弱

C. 用药的方法

D. 药物的价格

E. 药物的剂量

771. 孕早期心脏病病人,决定能否继续妊娠的最重要依据是 （ ）

A. 心脏病种类

B. 心脏病史长短

C. 心功能分级

D. 是否曾经足月分娩过

E. 自觉症状

772. 慢性胎儿窘迫最常见的原因是 （ ）

A. 妊娠合并贫血

B. 胎盘功能减退

C. 胎儿宫内感染

D. 妊娠期肝内胆汁淤积症

E. 胎盘早剥

773. 孕妇坐骨结节间径 7.5 cm 时,还应测量 （ ）

A. 耻骨弓角度　　　B. 出口后矢状径

C. 对角径　　　　　D. 坐骨棘间径

E. 骶耻外径

774. 孕妇早期梅毒治疗首选 （ ）

A. 青霉素　　　　　B. 红霉素

C. 庆大霉素　　　　D. 喹诺酮类

E. 阿奇霉素

775. 孕妇在妊娠后期易发生下肢水肿,应注意 （ ）

A. 少量多餐避免营养过剩

B. 有尿意时及时排空不可强忍

C. 避免长时间站立或坐,适当限制盐的摄入

D. 限制水分

E. 注意休息

776. 新生儿胸外按压和正压通气的比例是

（　　）

A. 1∶2　　　　　　 B. 2∶1

C. 1∶3　　　　　　 D. 3∶1

E. 4∶1

777. 孕妇羊水生化测定,反映胎儿肺成熟度的指标是

A. 肌酐测定

B. 胆红素测定

C. 乳酸脱氢酶测定

D. 卵磷脂与鞘磷脂的比值

E. 尿素氮测定

778. 孕妇缺钙可引起的症状,错误的是

（　　）

A. 腓肠肌痉挛　　　 B. 腰骶部疼痛

C. 坐骨神经痛　　　 D. 骨质疏松

E. 四肢乏力,麻木

779. 孕妇年龄＞35 岁的单胎妊娠,其胎儿发生染色体病的风险为多少　　（　　）

A. 妊娠中期发生非整倍体畸形风险为 1∶280

B. 妊娠中期发生 21-三体综合征风险为 1∶280

C. 妊娠晚期发生 21-三体综合征风险为 1∶280

D. 妊娠晚期发生非整倍体畸形风险为 1∶132

E. 妊娠中期发生非整倍体畸形风险为 1∶204

780. 孕妇进行产前系列检查应从何时开始

（　　）

A. 孕 12 周以内　　 B. 孕 16 周开始

C. 孕 20 周开始　　 D. 孕 24 周开始

E. 孕 26 周开始

781. 孕妇接受骨盆内测量的时间宜 （　　）

A. 12～20 周　　　 B. 20～24 周

C. 24～36 周　　　 D. 36～38 周

E. 39～40 周

782. 提示胎盘功能低下的是 （　　）

A. 胎儿监护试验阳性

B. 缩宫素激惹试验阴性

C. 羊膜镜检查羊水为白色浊状

D. 妊娠 36 周血清胎盘生乳素为 8 μg/mL

E. 妊娠 36 周尿雌三醇测定为 8 mg/24 h,1 周后测定为 4 mg/24 h

783. 孕妇患乙型肝炎传给胎儿的主要方式为

（　　）

A. 经粪-口传播　　 B. 注射血浆制品传染

C. 母婴垂直传播　　 D. 经输血传播

E. 密切接触

784. 孕妇骨盆外测量数值最小的是 （　　）

A. 髂嵴间径　　　　 B. 髂棘间径

C. 骶耻外径　　　　 D. 坐骨结节间径

E. 坐骨棘间径

785. 孕妇分娩过程中,出现不协调性子宫收缩乏力,正确的处理是 （　　）

A. 静脉滴注催产素

B. 肌注哌替啶

C. 阴道助产

B. 人工破膜

E. 即刻剖宫产

786. 孕妇发生左心衰竭的可靠依据是（　　）

A. 踝部有凹陷性水肿

B. 休息时心率超过 100 次/分

C. 夜里睡眠时常感胸闷

D. 肺底部有持续性湿啰音

E. 半卧位心慌不适

787. 孕妇出现尿妊娠试验阳性最早在停经

（　　）

A. 21～25 天　　　 B. 31～45 天

C. 51～60 天　　　 D. 60～70 天

E. 70 天以后

788. 孕妇 22 岁,G_1P_0,妊娠 40 周,破膜 10 小时,规律宫缩 7.5 小时,胎心规律 144 次/分,宫缩 2～3 分钟 1 次,持续 45 秒,宫口开全 1 小时,枕左前位,先露 S+2,最恰当的诊断是 （　　）

A. 第二产程延长　　 B. 活跃期停滞

C. 头盆不称　　　　 D. 正常产程

E. 胎头下降停滞

789. 孕妇,妊娠晚期时出现腹痛伴阴道多量出血,最可能的诊断是 （　　）

A. 胎盘早剥

B. 妊娠合并子宫颈息肉

C. 前置胎盘

D. 子宫破裂

E. 先兆临产

790. 孕妇,30 岁,G_3P_1,身高 150 cm,阴道分娩时,第二产程延长达 2 小时 30 分钟,行产钳助产。产后 8 天有阴道黄色流液,不能自控,考虑最可能的诊断 （　　）

A. 产后子宫内膜炎　 B. 产后尿道口松弛

C. 产伤尿瘘　　　　 D. 产后恶露增多

E. 张力性尿失禁

791. 孕 42 周产妇，给予缩宫素引产，4 h 后产妇主诉腹痛难忍。查体：子宫下段压痛明显，伴血尿。诊断先兆子宫破裂。首选护理措施是（　　）

A. 配血备皮　　　　B. 通知家属

C. 陪伴产妇　　　　D. 停缩宫素

E. 吸氧

792. 孕 40 周，头高浮，临产已 6 小时，宫缩 50 秒/3 分，胎心 140 次/分，破膜后突然胎心减慢为 80 次/分，应考虑为（　　）

A. 胎头受压　　　　B. 宫缩过强

C. 脐带脱垂　　　　D. 胎盘功能不全

E. 羊水过少

793. 孕 39 周，经产妇，妊娠足月腹型，宫口开大 2 cm，坐骨结节间径 7 cm，后矢状径 7 cm，常用的分娩方式是（　　）

A. 自然分娩　　　　B. 会阴侧切自然分娩

C. 剖宫产术　　　　D. 产钳术

E. 胎吸助产

794. 孕 30 周，骶左前位，胎心音的听诊部位应在（　　）

A. 脐下左侧　　　　B. 脐下右侧

C. 脐上右侧　　　　D. 脐上左侧

E. 脐周

795. 月经周期为 58 天，估计排卵发生在周期的第（　　）

A. 44 天　B. 32 天　C. 28 天　D. 14 天

E. 27 天

796. 月经周期为 32 天的妇女，其排卵时间一般在（　　）

A. 本次月经来潮后 16 天左右

B. 本次月经干净后 14 天左右

C. 下次月经来潮前 14 天左右

D. 本次月经净后 16 天左右

E. 下次月经来潮前 16 天左右

797. 月经周期规则，末次月经 2002 年 1 月 28 日，预产期应是（　　）

A. 2002 年 11 月 4 日　B. 2002 年 8 月 6 日

C. 2002 年 11 月 5 日　D. 2002 年 8 月 7 日

E. 2002 年 10 月 5 日

798. 月经史简写为 11 岁，4～5/28～30 天，2013－11－12，则下列描述错误的是（　　）

A. 初潮时间是 11 岁

B. 月经周期为 28～30 天

C. 经期持续时间为 4～5 天

D. 末次月经为 2013－11－12

E. 该患者月经周期不规则

799. 月经 3/28 天，停经 49 天，B 超子宫大小 8 cm×7 cm×5 cm，妊娠囊 3.5 cm×3.0 cm×2.5 cm，未见胚芽及胎心搏动，血 β-hCG 120 IU/L，正确处理方法（　　）

A. 肌注黄体酮

B. 2 周后复查 B 超

C. 动态观察血 β-hCG 变化

D. 人流终止妊娠

E. 卧床休息

800. 原发性子宫收缩乏力的表现是（　　）

A. 子宫如期扩张　　B. 胎先露部如期下降

C. 产程延长　　　　D. 子宫收缩转强

E. 产程缩短

801. 原发性宫缩乏力与假临产鉴别要点是（　　）

A. 哌替啶肌注后宫缩能否被抑制

B. 胎头是否入盆

C. 宫缩时腹部触及子宫强度不同

D. 是否宫口已经扩张

E. 是否伴有胎头下降

802. 遇可疑头盆不称的孕妇，进行试产的时间应是（　　）

A. 2～4 小时　　　B. 3～5 小时

C. 4～6 小时　　　D. 5～7 小时

E. 6～8 小时

803. 预防子宫脱垂的措施不包括（　　）

A. 积极开展计划生育

B. 选择性剖宫产

C. 推行科学接生和做好产褥期保健

D. 对老年人适当补充雌激素

E. 加强营养，增强体质

804. 预防羊水栓塞，正确的是（　　）

A. 羊水栓塞多发生于子宫收缩过弱的孕妇

B. 羊水栓塞不可能发生在自然破膜中

C. 人工破膜时应避开子宫收缩

D. 宫缩过强时为加速产程不要用宫缩抑制剂

E. 高龄初产妇、多产妇不易发生

805. 预防术后感染最重要的措施是（　　）

A. 提高机体免疫力

B. 严格遵守无菌操作原则

C. 术后早期离床活动

D. 术前、术中、术后大量应用抗生素

E. 术后加强营养

806. 预防生殖器官损伤性疾病的主要措施是

A. 提高妇科手术技术水平

B. 提高产科质量,正确处理异常分娩

C. 防止交通事故

D. 积极开展计划生育

E. 加强营养,增强体质

807. 预防脐带脱垂的措施不恰当的是（　　）

A. 临产后胎先露部未入盆者不作或少作肛查或阴道检查

B. 破膜后应行胎心监护

C. 临产后即行人工破膜

D. 先露较高者需行人工破膜时应采取高位破膜

E. 尽量不行人工破膜

808. 预防产后出血下列哪一项护理措施是正确的（　　）

A. 对高危的产后出血产妇产后应用镇静剂

B. 尽量延长产程

C. 产后观察时间增至 24 小时

D. 胎盘娩出后才给予宫缩剂

E. 尽早娩出胎盘

809. 与妊娠期高血压疾病无关的是　（　　）

A. 双胎妊娠　　　　B. 胎盘早剥

C. 前置胎盘　　　　D. 羊水过多

E. 营养不良

810. 与妊娠合并糖尿病无关的是　（　　）

A. 羊水过多　　　　B. 巨大胎儿

C. 早孕反应　　　　D. 新生儿低血糖

E. 胎儿畸形

811. 于臀先露时胎儿窘迫的诊断依据是（　　）

A. 临产后见胎便排出

B. 胎儿头皮血 pH 值为 7.30

C. 宫缩高峰时胎心 108 次/分

D. 胎动减弱

E. 变异减速

812. 右枕前位时胎儿的枕骨在母体骨盆的（　　）

A. 左前方　　　　B. 右后方

C. 右前方　　　　D. 左后方

E. 正前方

813. 有关子痫前期的病理生理变化与临床表现,下列哪项是不正确的（　　）

A. 脑—缺血缺氧,甚至脑溢血

B. 心—心肌缺血,心动过缓

C. 肾—肾小球肿胀,甚至梗死,尿酸升高

D. 肝—肝细胞缺血坏死,肝区疼痛

E. 血液—血液浓缩,高凝血状态

814. 有关子宫破裂,下述不正确的是　（　　）

A. 多数发生于分娩期

B. 少数发生于妊娠晚期

C. 经产妇发生率高于初产妇

D. 初产妇发生率高于经产妇

E. 分为自然破裂和损伤性破裂

815. 有关孕期检查的四步触诊法,下列错误的是　（　　）

A. 可以了解子宫的大小,判断胎先露,胎方位

B. 第一步是双手置于宫底部了解宫底高度,并判断是胎头还是胎臀

C. 第二步是双手分别置于腹部两侧,辨别胎背及胎肢的方向

D. 第三步是双手置于耻骨联合上方,判断先露部为头还是臀

E. 第四步是双手向骨盆入口方向插入,进一步检查先露部,并确定入盆程度

816. 有关预产期推算,错误的是　　（　　）

A. 从末次月经干净日起月数减 3（或加 9）,日数加 7

B. 早孕反应出现时间

C. 胎动出现时间

D. 宫底高度

E. 胎儿大小

817. 有关羊水错误的是　　　　（　　）

A. 妊娠 20 周时羊水量约为 200 mL

B. 羊水的吸收 50% 由羊膜完成

C. 早期来源于母体血清

D. 羊水可以保护母体和胎儿

E. 羊水与胎儿的交换,主要通过胎儿消化管、呼吸道、泌尿道及角化前皮肤等

818. 有关围生期的描述,错误的是　（　　）

A. 是指产前、产时和产后的一段时期

B. 国际上对围生期有 4 种规定

C. 围生期保健是围生医学的一个组成部分

D. 我国采用的围生期是指从妊娠满 20 周至产后 1 周

E. 围生期保健的目的是降低围生期死亡率

819. 有关完全性子宫破裂下列描述正确的是（　　）

A. 子宫肌层全部或部分破裂,浆膜层尚未穿破

B. 子宫肌层全层破裂,宫腔与腹腔相通

C. 子宫肌层全部或部分破裂,浆膜层尚未穿破,宫腔与腹腔未相通

D. 胎儿及附属物在腹腔内

E. 子宫破裂后,因宫缩消失患者无明显腹痛

820. 有关外阴炎患者局部治疗正确的是
( )

A. 1:3 000 高锰酸钾坐浴

B. 破溃时涂抗生素软膏

C. 瘙痒严重时用肥皂清洗

D. 坐浴水温为 50℃

E. 有手抓痕时不宜坐浴

821. 关于妊娠期子宫及其变化的描述错误的是
( )

A. 孕卵着床后,子宫内膜因受孕激素的影响而发生蜕膜变

B. 妊娠后期子宫多有不同程度的右旋

C. 妊娠后期子宫体部增长最快

D. 妊娠中期开始,子宫峡部伸展变长,渐渐形成子宫下段

E. 子宫的血流量在妊娠后期受体位的影响

822. 有关胎心音,下列哪种说法错误 ( )

A. 孕早期用超声多普勒听到胎心音可作为确诊依据

B. 用听诊器在孕妇腹部听到胎心音至少已达妊娠 18 周

C. 正常胎心音为 110～160 次/分

D. 胎心音似钟表"滴答"声

E. 胎心音与子宫杂音速率一致

823. 有关妊娠期糖尿病的叙述下列哪项是错误的
( )

A. 是指妊娠期首次发现或发生的糖代谢异常

B. 口服糖耐量试验结果一次异常者可诊断

C. 妊娠期糖尿病多数可在产后恢复

D. 在原有糖尿病基础上合并妊娠者也称为妊娠期糖尿病

E. 一次空腹血糖≥5.1 mmol/L,可诊断妊娠期糖尿病

824. 卵巢排卵后形成黄体,此时孕激素分泌旺盛,其高峰在月经周期的
( )

A. 第 7～8 天　　　 B. 第 12～13 天

C. 第 17～18 天　　 D. 第 22～23 天

E. 第 25～26 天

825. 有关女性生殖器淋巴解剖错误的是
( )

A. 分为外生殖器及内生殖器淋巴

B. 外生殖器淋巴分深、浅两部分淋巴结

C. 内生殖器淋巴分髂淋巴组、腰淋巴组、骶前淋巴组

D. 外生殖器有感染或肿瘤时,可直接传播到腰淋巴结,然后注入胸乳糜池

E. 阴道下段淋巴主要汇入腹股沟前淋巴结

826. 有关慢性胎儿窘迫的描述,正确的是
( )

A. 多发生于妊娠中期　 B. 多发生于妊娠末期

C. 多发生于分娩早期　 D. 多发生于分娩期

E. 多发生于第二产程

827. 有关会阴体的描述不正确的是 ( )

A. 妊娠时会阴组织变软有利分娩

B. 是阴道口与肛门之间的软组织

C. 中心腱联合一对肛门外括约肌及筋膜

D. 厚 3～4 cm

E. 阴道口和肛门之间的楔形软组织

828. 有关骨盆描述,下述哪项是错的 ( )

A. 骨盆由骶骨,尾骨和左右髋骨组成

B. 每块髋骨又由髂骨、坐骨和耻骨融合而成

C. 骶骨与尾骨之间有骶尾关节

D. 两坐骨联合由纤维软骨联接形成耻骨联合

E. 骨盆的韧带妊娠期松弛,有利于分娩

829. 有关弓形虫病,以下不正确的是 ( )

A. 先天感染多病情严重,有神经系统症状

B. 后天感染一般病情轻微,多无明显症状

C. 在妊娠期一旦确诊,应选用青霉素治疗

D. 应于妊娠早期做酶联免疫吸附,检测弓形虫 IgM

E. 在人体内仅有滋养体和包囊

830. 有关恶露的描述,错误的是 ( )

A. 有血腥味,但无臭味

B. 持续 4～6 周

C. 总量约为 500 mL

D. 血性恶露持续约 10 日

E. 白色恶露中含有大量白细胞、坏死蜕膜组织,表皮细胞及细菌

831. 有关产褥期的处理,下述不正确的是
( )

A. 可用 1/5 000 高锰酸钾液清洗会阴

B. 乙肝患者不宜用雌激素退奶

C. 子宫复旧不良者应予宫缩剂

D. 产后 4 小时未排尿应立即导尿

E. 如发生便秘,可使用缓泻剂

832. 有关产褥感染的处理原则,以下不正确的是
( )

A. 禁用宫缩剂,避免感染扩散

B. 改善全身一般情况

C. 半卧位以利引流

D. 选用有效的抗生素

E. 胎盘胎膜残留伴产褥感染,需充分抗炎治疗后清宫

833. 有关产科腹部触诊目的,错误的是 （ ）

A. 第一步了解宫底高度及宫底部是胎头还是胎臀

B. 第二步是分辨胎背及胎儿肢体位置

C. 第三步可查清先露是头还是臀

D. 第四步是再一次核对先露部分入盆程度

E. 还可以了解有无胎儿畸形

834. 有促进乳汁分泌作用的是 （ ）

A. 吸吮动作　　　　B. 前列腺素

C. 大剂量雌激素制剂 D. 孕激素制剂

E. 挤压乳房

835. 用胎心听诊不能监测到的指标是（ ）

A. 胎儿胎心率的变异 B. 胎儿是否存活

C. 胎儿是否宫内缺氧 D. 胎心的强弱

E. 胎心的节律

836. 用胎心电子监测仪检查,结果显示每次宫缩后均有晚期减速的胎心率图形,说明 （ ）

A. 胎盘功能不全　　B. 胎头受压

C. 胎体受压　　　　D. 脐带受压

E. 脐带受压

837. 用来估计胎儿大小的径线是 （ ）

A. 枕下前囟径　　　B. 枕额径

C. 枕颏径　　　　　D. 双顶径

E. 双肩径

838. 应用超声测量最大羊水暗区垂直深度(AFV)诊断羊水过少的标准是 （ ）

A. 5 cm　　　　　　B. 4 cm

C. 3 cm　　　　　　D. 2 cm

E. 7 cm

839. 应用超声测量羊水指数(AFI)诊断羊水过少的标准是 （ ）

A. 8 cm　　　　　　B. 7 cm

C. 6 cm　　　　　　D. 5 cm

E. 2 cm

840. 应用超声测量羊水指数(AFI)诊断羊水过多的标准是 （ ）

A. 8 cm　　　　　　B. 15 cm

C. 18 cm　　　　　D. 25 cm

E. 20 cm

841. 婴儿哺乳的体位,下列哪项不正确 （ ）

A. 婴儿身体贴近母亲 B. 脸向着乳房

C. 鼻子对着乳头　　D. 下颏不碰到乳房

E. 孩子头和身体成一直线

842. 引起产后出血最常见的原因是 （ ）

A. 凝血功能障碍　　B. 胎盘因素

C. 软产道裂伤　　　D. 子宫收缩乏力

E. 剖宫产切口选择不当

843. 引产出一胎儿,身长约 40 cm,体重 1 500～1 700 g,此产妇妊娠已达 （ ）

A. 20 周末　　　　　B. 24 周末

C. 28 周末　　　　　D. 32 周末

E. 36 周末

844. 阴道黏膜上皮为 （ ）

A. 单层高柱状上皮

B. 有纤毛的高柱状上皮

C. 复层鳞状上皮

D. 鳞状上皮化生

E. 鳞状上皮化

845. 阴道具有自净作用,这种现象受哪种激素影响 （ ）

A. 雌激素　　　　　B. 孕激素

C. 肾上腺皮质激素　D. 垂体促性腺激素

E. 雄激素

846. 阴道镜检查的适应证不包括 （ ）

A. 有接触性出血

B. 慢性宫颈炎治疗无效

C. 可能有阴道肿瘤

D. 宫腔粘连

E. 宫颈细胞学检查巴氏分级Ⅲ级

847. 因胎盘残留致晚期产后出血的产妇,首先的治疗是 （ ）

A. 绝对卧床　　　　B. 行开腹探查术

C. 行子宫动脉结扎　D. 输血,补充血容量

E. 刮宫术

848. 易发生蒂扭转的卵巢囊肿是 （ ）

A. 皮样囊肿　　　　B. 巧克力囊肿

C. 黏液性囊腺瘤　　D. 浆液性囊腺瘤

E. 滤泡囊肿

849. 以下属于急性胎儿窘迫表现的有（ ）

A. 胎心率 110 次或 170 次/分

B. 胎动减弱

C. 胎动频繁

D. 胎儿头皮血 pH<7.2

E. 以上都是

850. 以下情况中应该建议双方暂缓结婚的是 （ ）

A. 直系血亲和三代以内旁系血亲

B. 男女双方家系中患相同的遗传性疾病

C. 可以矫正的生殖器畸形

D. 男女一方患严重的多基因遗传疾病又属于该病的高发家系

E. 男女双方均患相同的内科疾病

851. 以下情况中应该建议双方禁止生育的是（ ）

A. 可以矫正的生殖器畸形

B. 男女双方均患严重的相同的遗传性疾病

C. 生殖系统感染

D. 男女双方均患相同的内科疾病

E. 男女一方患严重的多基因遗传疾病又属于该病的高发家系

852. 以下哪种维生素可降低胎儿神经管畸形的发病率（ ）

A. 维生素 A   B. 维生素 B_6

C. 叶酸   D. 维生素 B_{12}

E. 维生素 C

853. 以下哪项是药物对胎儿致畸影响的高危期（ ）

A. 受精开始到受精后 17 天

B. 受精后第 17～57 天

C. 受精开始到受精后 57 天

D. 受精后 57 天以后

E. 受精开始到受精后 84 天

854. 以下各选项中不属于肌壁间肌瘤临床特点的是（ ）

A. 发生率占子宫肌瘤总数的 60%～70%

B. 子宫增大并且表面不规则

C. 肌瘤增大后可使月经周期缩短,经期延长,经量增多

D. 可使子宫内膜腺体分泌增加,白带增多

E. 质软,呈暗红色

855. 以下各项不属于高危妊娠范畴的是（ ）

A. 右腿外伤史   B. 过期妊娠

C. 有剖宫产史   D. 双胎妊娠

E. 胎盘功能不全

856. 以下对高危孕妇出现情况处理不妥的是（ ）

A. 应用胎儿监护仪及时发现异常情况

B. 发现胎儿窘迫立即做剖宫产

C. 给产妇吸氧并做好术前准备

D. 做好新生儿窒息抢救

E. 有产后出血风险的产妇,产前做好备血

857. 遗传咨询常分为（ ）

A. 青春期咨询、婚前咨询、产前咨询

B. 婚前咨询、孕前咨询、产前咨询和一般遗传咨询

C. 婚前咨询、产后咨询、一般遗传咨询

D. 产前咨询、产后咨询、更年期咨询

E. 婚前咨询、孕期咨询、产后咨询和一般遗传咨询

858. 遗传方式遵循孟德尔法则,可以推算出子女发病风险的遗传性疾病是（ ）

A. 单基因遗传病   B. 染色体疾病

C. 多基因遗传病   D. 线粒体遗传病

E. 性染色体遗传病

859. 一孕妇,G_1P_0,妊娠 32 周,突然腰痛难忍,无阴道流血,自觉胎动消失。BP 120/90 mmHg,P110 次/分,尿蛋白(＋＋＋),触诊子宫敏感,张力较强,为明确诊断,最恰当的检查方法是（ ）

A. 腹部 X 光摄片

B. B 型超声检测

C. 无激惹试验

D. 急检白细胞总数及分类

E. 阴道检查

860. 一孕妇,38 岁,第 1 胎,现孕 38 周,近 2 周来自觉皮肤瘙痒明显,食欲欠佳,小便颜色较深,血清甘胆酸>85.9 $\mu mol/L$(参考值 0～5.6 $\mu mol/L$),ALT 123 U/L(参考值 0～45)。哪项处理不合适（ ）

A. 应进行血常规、凝血、生化检查、血清胆酸、肝炎的病毒学等实验室检查

B. 胎儿及孕妇肝胆胰脾 B 超

C. 采用腺苷蛋氨酸、熊去氧胆酸、古拉定等降黄保肝治疗

D. 加强胎儿宫内监护,等待自然分娩

E. 促宫颈成熟,尽早经阴道分娩终止妊娠

861. 一孕妇,28 岁,现孕 32 周,近 1 周来自觉皮肤瘙痒明显,食欲正常,小便颜色茶水样。查体,皮肤无黄染,腹部见抓痕。首先应考虑的诊断是（ ）

A. 妊娠合并肝炎

B. 肝功能损伤

C. 妊娠期急性脂肪肝

D. 妊娠期肝内胆汁淤积症

E. 妊娠期高血压

862. 一女性病人,60 岁,诊断子宫脱垂,有老慢支病史,责任护士向其讲解防治要点,下列哪项是重点（ ）

A. 增强体质   B. 增加营养

C. 避免便秘   D. 积极治疗咳嗽

E. 定期访视

863. 一患者,不规则阴道流血 2 个月,妇检发现宫颈表面有紫蓝色结节,病理检查结果为大量坏死组织中散在一些异型的滋养层细胞团,无绒毛结构。考虑诊断是　　　　　　　　　(　　)

A. 子宫内膜癌　　　　B. 子宫内膜异位症

C. 侵蚀性葡萄胎　　　D. 绒毛膜癌

E. 先兆流产

864. 一侧副中肾管发育正常,另一侧发育不全,形成下列哪种异常子宫　　　　(　　)

A. 双角子宫　　　　　B. 幼稚子宫

C. 纵隔子宫　　　　　D. 单角子宫

E. 鞍状子宫

865. 一般情况下,正常基线胎儿心率波动频率大于等于　　　　　　　　　(　　)

A. 3 次/分　　　　　　B. 4 次/分

C. 5 次/分　　　　　　D. 6 次/分

E. 7 次/分

866. 一般来讲,吸宫术适用于妊娠的周数是　　　　　　　　　　　　　　(　　)

A. 8 周内　　　　　　B. 9 周内

C. 10 周内　　　　　　D. 11 周内

E. 12 周内

867. 一般开始产前检查的时间应为　(　　)

A. 确诊早孕时　　　　B. 妊娠 12 周

C. 妊娠 20 周　　　　　D. 妊娠 28 周

E. 妊娠 32 周

868. 药物治疗多囊卵巢综合征最常用的有效药物是　　　　　　　　　　　(　　)

A. 肾上腺皮质类固醇　B. 雌激素

C. 孕激素　　　　　　D. 氯底酚胺

E. 绒毛膜促性腺激素

869. 药物流产最常用的药物是　(　　)

A. 黄体酮　　　　　　B. 前列腺素

C. 米非司酮　　　　　D. 甲地孕酮

E. 补佳乐

870. 药物流产适用于妊娠　　(　　)

A. 49 天内　　　　　　B. 52 天内

C. 56 天内　　　　　　D. 60 天内

E. 63 天内

871. 药物避孕的适应证是　　(　　)

A. 月经稀少　　　　　B. 血栓性疾病

C. 哺乳期　　　　　　D. 宫颈柱状上皮异位

E. 大于 40 岁

872. 羊水吸收的途径不包括　(　　)

A. 胎膜　　　　　　　B. 胎儿肺泡

C. 胎儿角化前皮肤　　D. 胎儿吞咽

E. 脐带

873. 羊水栓塞时羊水进入母体的途径是　　　　　　　　　　　　　　　(　　)

A. 阴道静脉　　　　　B. 下肢静脉

C. 宫颈黏膜静脉　　　D. 子宫静脉

E. 阴部内动脉

874. 羊水栓塞可在下述何处血管中寻找羊水成分　　　　　　　　　　　(　　)

A. 末梢毛细血管血　　B. 末梢静脉血

C. 动脉血　　　　　　D. 下腔静脉血

E. 子宫动脉

875. 羊水栓塞的诱因错误的是　(　　)

A. 胎膜早破　　　　　B. 前置胎盘、胎盘早剥

C. 羊水过少　　　　　D. 子宫破裂

E. 急产

876. 羊水栓塞的休克,是什么原因引起的　　　　　　　　　　　　　　　(　　)

A. 心力衰竭

B. 急性循环呼吸衰竭、肺栓塞

C. 肺动脉高压引起的心力衰竭,急性循环衰竭、呼吸衰竭及变态反应

D. 变态反应

E. 失血性休克

877. 羊水栓塞的胸片诊断正确的是　(　　)

A. 双肺弥漫阴影,左心扩大

B. 双肺弥漫阴影,右心扩大

C. 双肺弥散性点片状浸润阴影沿肺门周围分布,右心扩大

D. 双肺弥散性点片状浸润阴影沿肺门周围分布,左心扩大

E. 双肺弥散性点片状浸润阴影沿肺门周围分布,右心室扩大

878. 羊水栓塞常见病因有　　(　　)

A. 胎膜早破

B. 前置胎盘

C. 子宫强直收缩并血管开放

D. 胎盘早剥

E. 以上都对

879. 羊水栓塞 DIC 阶段的处理原则是(　　)

A. 抗休克

B. 早期抗纤溶、晚期抗凝

C. 补充白蛋白

D. 早期抗凝、晚期抗纤溶,同时补充凝血因子

E. 纠正贫血

880. 羊水内肺表面活性物质迅速增加的时间是　　　　　　　　　　　　(　　)

A. 25 周　B. 28 周　C. 30 周　D. 35 周

E. 37 周

881. 羊水量超过多少为羊水过多 （　）

A. 600 mL　　　　　B. 700 mL

C. 800 mL　　　　　D. 2 000 mL

E. 1 800 mL

882. 羊水过少的主要临床表现 （　）

A. 孕妇于胎动时感腹痛

B. 胎盘功能减退时常有胎动减少

C. 宫高腹围较同期妊娠小

D. 子宫敏感,轻微刺激引发宫缩

E. 以上都对

883. 羊水过多最常见的病因是 （　）

A. 胎儿畸形　　　　B. 双胎妊娠

C. 并发糖尿病　　　D. 母儿血型不合

E. 胎盘脐带病变

884. 羊水过多孕妇行羊膜腔穿刺放羊水时,速度应控制在每小时不超过 （　）

A. 300 mL　　　　　B. 400 mL

C. 500 mL　　　　　D. 600 mL

E. 800 mL

885. 羊水过多合并胎儿畸形的处理原则是

（　）

A. 终止妊娠　　　　B. 保胎治疗

C. 期待治疗　　　　D. 抽取羊水

E. 剖宫产

886. 血友病属于 （　）

A. 染色体病

B. X 连锁隐性遗传病

C. 常染色体显性遗传病

D. 常染色体隐性遗传病

E. X 连锁显性遗传病

887. 血型为 Rh 阴性母亲,若其胎儿血型为Rh 阳性,胎儿生后易患 （　）

A. 血友病　　　　　B. 白血病

C. 红细胞增多症　　D. 新生儿溶血病

E. 地中海贫血

888. 雄激素不敏感综合征属于 （　）

A. 女性假两性畸形

B. 男性假两性畸形

C. 真两性畸形

D. 混合型生殖腺发育不全

E. 真两性畸形

889. 性器官分化的决定因素不包括 （　）

A. Y 染色体上的睾丸决定基因

B. 卵巢

C. 睾丸支持细胞分泌的副中肾管抑制因子

D. 外阴组织中 5α-还原酶

E. 性激素

890. 依据我国《母婴保健法》通过婚前医学检查提出的婚育医学意见不包括以下哪类疾病

（　）

A. 不宜生育的严重遗传性疾病

B. 在传染期内的指定传染病

C. 医学上认为不宜结婚的其他疾病

D. 在发病期内的有关精神病

E. 生殖系统发育不良或畸形或全身性疾病

891. 性传播疾病居首位的是 （　）

A. 梅毒　　　　　　B. 淋病

C. 尖锐湿疣　　　　D. 巨细胞病毒感染

E. HIV

892. 新生儿窒息复苏的关键是 （　）

A. 通畅气道　　　　B. 建立呼吸

C. 恢复循环　　　　D. 药物治疗

E. 保暖

893. 新生儿窒息的原因不包括 （　）

A. 前置胎盘　　　　B. 母亲患妊高征

C. 早产儿　　　　　D. 母亲年龄 30 岁

E. 脐带脱垂

894. 新生儿是指出生多少天内的婴儿（　）

A. 7 天内　　　　　B. 28 天内

C. 30 天内　　　　　D. 35 天内

E. 42 天内

895. 新生儿娩出后首先应 （　）

A. 断脐　　　　　　B. 擦洗新生儿面部

C. 清理呼吸道　　　D. 刺激新生儿足部

E. 保暖

896. 新婚夫妇计划半年后生育,应采用哪一种避孕方法 （　）

A. 宫内节育器　　　B. 口服避孕药

C. 安全期避孕　　　D. 避孕套

E. 皮下埋植避孕针

897. 心脏病孕妇,为防止分娩时发生心衰,下列哪项处理是错误的 （　）

A. 鼻导管给氧

B. 尽量缩短第二产程

C. 防止产后出血应给予麦角新碱

D. 适当应用镇静药

E. 放宽剖宫产指征

898. 协助诊断子宫内膜癌经济有效的方法是

（　）

A. 阴道后穹隆脱落细胞检查

B. 诊断性刮宫

C. 分段诊断性刮宫

D. 宫腔冲洗法

E. 超声

899. 协调性子宫收缩乏力多为 （ ）

A. 继发性宫缩乏力

B. 原发性宫缩乏力

C. 强直性子宫收缩

D. 子宫痉挛性狭窄环

E. 无效宫缩

900. 协调性子宫收缩乏力的主要特征是

（ ）

A. 产程延长

B. 宫缩时手按宫底部可出现凹陷

C. 引起产后出血

D. 宫缩失去对称性和极性

E. 产妇疼痛难忍

901. 协调性子宫收缩乏力的处理原则下列哪项是错误的 （ ）

A. 支持疗法

B. 加强子宫收缩

C. 加强第二产程的观察

D. 静脉快速滴注催产素

E. 预防产后出血

902. 小于胎龄儿最常见的原因是 （ ）

A. 胎盘功能不全　　B. 母亲患妊高征

C. 双胎或多胎　　　D. 父母身材矮小

E. 营养因素

903. 先兆子宫破裂的体征正确的是 （ ）

A. 子宫体变薄

B. 子宫下段逐渐变厚

C. 子宫出现病理性缩复环

D. 迅速出现贫血

E. 阴道流血

904. 先兆流产与难免流产的主要鉴别是

（ ）

A. 出血时间长短　　B. 下腹痛的程度

C. 宫口扩张与否　　D. 早孕反应是否存在

E. 是否有组织物排出

905. 先兆流产患者需用孕激素治疗,下述哪种孕激素效果最好 （ ）

A. 黄体酮　　　　　B. 安宫黄体酮

C. 诀诺酮　　　　　D. 氯地孕酮

E. 甲羟孕酮

906. 先兆流产的特点是 （ ）

A. 阴道流血较多,腹痛剧烈

B. 宫颈口扩张,胚胎组织堵塞于宫颈口内

C. 妊娠产物已部分排出体外

D. 宫颈口未开,阴道少量流血

E. 子宫小于停经天数

907. 先兆临产是指 （ ）

A. 规律宫缩、宫口扩张、见红

B. 规律宫缩、胎儿下降感、见红

C. 假临产、胎儿下降感、见红

D. 假临产、宫口扩张、见红

E. 规律宫缩、宫口扩张、胎儿先露部下降

908. 下述有关妇科检查准备和注意事项,不妥的是 （ ）

A. 检查时应认真、仔细

B. 防止交叉感染

C. 男医生进行妇科检查,必须有女医务人员在场

D. 检查前应导尿

E. 更换一次性臀垫,患者膀胱结石位

909. 下述胎盘早剥与前置胎盘的鉴别诊断错误的是 （ ）

A. 胎盘早剥的出血可伴有腹痛

B. 胎盘早剥的出血破膜后即停止

C. 前置胎盘出血于子宫收缩时增多

D. 重度胎盘早剥时胎心音消失

E. 前置胎盘出血不多时,一般不影响胎心音

910. 下述哪种情况不适于作诊断性刮宫检查

（ ）

A. 妊娠

B. 排卵障碍性子宫出血

C. 子宫内膜结核

D. 子宫内膜癌

E. 阴道不规则出血

911. 下述哪项是卵巢肿瘤常见的并发症

（ ）

A. 蒂扭转　　　　　B. 破裂

C. 感染　　　　　　D. 恶变

E. 腹膜炎

912. 下述哪项不符合子宫肌瘤实际情况

（ ）

A. 多发性子宫肌瘤最多见

B. 很少发生在子宫体部

C. 肉瘤变极少

D. 月经量多,经期延长,更多见于黏膜下肌瘤

E. 可以导致不孕

913. 下述各项中不符合心脏压塞的体征是

（ ）

A. 血压下降或休克　　B. 颈静脉显著怒张

C. 心音弱且遥远　　　D. 脉压加大

E. 奇脉

914. 下述产程时间哪项不正确　（　）

A. 初产妇第一产程不超过 20 小时

B. 初产妇第二产程约需 1～3 小时

C. 第三产程不超过 15 分钟

D. 经产妇第二产程超过 2 小时为延长

E. 总产程超过 24 小时称为滞产

915. 下述不是乙型病毒性肝炎母婴传播途径的是　（　）

A. 子宫内经胎盘

B. 分娩时接触母血或羊水

C. 母乳喂养

D. 粪-口途径

E. 母亲亲吻

916. 下面哪种不是子宫内膜癌易发因素

（　）

A. 冠心病　　　　　B. 肥胖

C. 绝经延迟　　　　D. 高血压

E. 不孕不育

917. 下面不属于阴道正常菌群的是　（　）

A. 乳酸杆菌　　　　B. 葡萄球菌

C. 支原体　　　　　D. 衣原体

E. 假丝酵母菌

918. 下列造成胎儿宫内生长受限最常见的原因　（　）

A. 脐带绕颈　　　　B. 双胎

C. 臀位　　　　　　D. 妊娠期高血压疾病

E. 营养不良

919. 下列早产常见的原因,错误的是　（　）

A. 胎膜早破及生殖道感染

B. 妊娠并发症子宫过度膨胀

C. 子宫畸形

D. 免疫因素

E. 宫颈内口松弛

920. 下列与子宫脱垂无关的因素是　（　）

A. 盆底组织损伤

B. 卵巢功能减退

C. 子宫支持结构先天发育异常

D. 子宫增大以致压力增加

E. 长期腹压增加

921. 下列与保持子宫前倾位有关的韧带是

（　）

A. 圆韧带　　　　　B. 阔韧带

C. 卵巢固有韧带　　D. 骨盆漏斗韧带

E. 骶韧带

922. 下列有关子宫脱垂的原因,错误的是

（　）

A. 与长期咳嗽、便秘有关

B. 盆腔内巨大肿瘤或大量腹水

C. 不可能发生在未产妇及处女

D. 产后过早从事体力劳动

E. 产妇盆底组织损伤未能及时修补

923. 下列有关子宫托的使用,不正确的是

（　）

A. 护理人员应协助选择适应的型号

B. 指导病人放置子宫托前洗净双手

C. 子宫托必须由专业人员放置

D. 每天睡前应取出子宫托清洗消毒后备用

E. 上托后定期到医院检查

924. 下列有关无排卵性异常子宫出血的治疗原则叙述错误的是　（　）

A. 多见于青春期和围绝经期妇女

B. 围绝经期妇女止血后以调整周期、减少经量为原则

C. 青春期少女应以止血和调整周期为主

D. 青春期无排卵性异常子宫出血治疗宜常规刮宫

E. 围绝经期无排卵性异常子宫出血治疗宜常规刮宫

925. 下列有关生殖道鳞状上皮的叙述不正确的是　（　）

A. 为非角化性分层鳞状上皮

B. 分为表层、中层及底层

C. 其生长与成熟受卵巢雌激素影响

D. 细胞由表层向底层逐渐成熟

E. 可以通过阴道上皮细胞了解卵巢或胎盘功能

926. 下列有关绝经综合征临床表现的叙述错误的是　（　）

A. 月经紊乱是绝经过渡期的常见症状

B. 血管舒缩症状的主要表现为潮热

C. 记忆力减退也较常见

D. 绝经后骨质疏松最常发生在绝经一年内

E. 围绝经期妇女易出现情绪波动

927. 下列因素中可能导致产褥中暑的是

（　）

A. 产后过早进食

B. 产后过早下地活动

C. 产后过早哺乳

D. 产后关闭门窗、包头盖被、穿长衣长裤

E. 产程延长,产妇产后疲劳

928. 下列选项中，不是人工流产的远期并发症的是 （ ）
    A. 继发不孕　　　　B. 习惯性流产
    C. 宫腔粘连　　　　D. 双胎
    E. 闭经

929. 下列选项不提示胎盘功能不良的是 （ ）
    A. OCT 阳性
    B. NST 无反应
    C. 孕妇尿 E/C≥10
    D. 12 小时胎动＜10 次
    E. 晚期减速

930. 下列为临床上常用的代表体内雌激素水平的指数，除外 （ ）
    A. 成熟指数　　　　B. 致密核细胞指数
    C. BMI　　　　　　D. 嗜伊红细胞指数
    E. 角化指数

931. 下列说法中哪项是正确的 （ ）
    A. 卵巢功能衰退的最早征象是卵泡对 FSH 敏感性降低
    B. 绝经后卵巢仍分泌雌激素
    C. 绝经过渡期卵巢无排卵功能
    D. 围绝经期精神症状不可用镇静药物治疗
    E. 围绝经期雌激素水平明显下降

932. 下列属于鉴别下丘脑、垂体性闭经的方法是 （ ）
    A. BBT
    B. 经期诊刮
    C. 垂体兴奋试验(GnRH 刺激试验)
    D. 卵巢兴奋试验
    E. 染色体检查

933. 下列情况可以试产的是 （ ）
    A. 头位，骨盆出口平面狭窄
    B. 臀位，骨盆出口平面狭窄
    C. 臀位，骨盆入口平面狭窄
    D. 头位，骨盆入口平面狭窄
    E. 头位，中骨盆平面狭窄

934. 下列哪种情况不是输卵管结扎术的并发症 （ ）
    A. 感染　　　　　　B. 盆腔内出血和血肿
    C. 子宫内膜异位症　D. 输卵管复通
    E. 损伤膀胱

935. 下列哪种孕妇血清学生化指标不是孕期产前筛查项目 （ ）
    A. AFP　　　　　　B. hCG
    C. PAPP-A　　　　D. TSH
    E. E3

936. 下列哪种阴道炎患者可使用雌激素制剂来提高阴道抵抗力 （ ）
    A. 滴虫阴道炎　　　B. 念珠菌性阴道炎
    C. 萎缩性阴道炎　　D. 外阴炎
    E. 细菌性阴道病

937. 下列哪种药物对孕妇及胎儿安全影响最小 （ ）
    A. 青霉素　　　　　B. 四环素
    C. 雌激素　　　　　D. 氯霉素
    E. 睾酮

938. 下列哪种情况下不宜行人工流产术 （ ）
    A. 慢性宫颈炎
    B. 冠心病，心功能Ⅱ级
    C. 妊娠剧吐并有酸中毒
    D. 药物流产失败者
    E. 剖宫产史

939. 下列哪种情况可以行胎吸术 （ ）
    A. 妊娠合并心脏病需缩短产程
    B. 明显头盆不称
    C. 子宫脱垂术后妊娠
    D. 尿瘘修补术后妊娠
    E. 枕后位

940. 下列哪种情况不影响胎头入盆 （ ）
    A. 羊水过少　　　　B. 腹壁松弛
    C. 脑积水　　　　　D. 悬垂腹
    E. 巨大儿

941. 下列哪种情况不宜用宫腔镜检查或治疗 （ ）
    A. 子宫内膜息肉　　B. 疑子宫粘连
    C. 急性生殖道感染　D. 复发性流产
    E. 异常子宫出血

942. 下列哪种情况不宜行人工流产术 （ ）
    A. 慢性宫颈炎
    B. 急性盆腔炎
    C. 药物流产失败
    D. 流产前有一次体温升高达 37.5℃
    E. 剖宫产史

943. 下列哪种情况不宜产钳助产 （ ）
    A. 胎吸助娩失败
    B. 双顶径未入盆，先露未达坐骨棘水平
    C. 胎窘，双顶径达坐骨棘水平以下
    D. 产妇疲劳、第二产程延长
    E. 妊娠合并心脏病需缩短产程

944. 下列哪种类型的心脏病合并妊娠发病率

最高 （ ）
A. 先天性心脏病
B. 风湿性心脏病
C. 妊娠期高血压疾病性心脏病
D. 贫血性心脏病
E. 围生期心肌病

945. 下列哪种疾病最适合腹腔镜检查方法
（ ）
A. 绒癌　　　　　　B. 子宫内膜异位症
C. 子宫颈癌　　　　D. 子宫体癌
E. 卵巢癌

946. 下列哪种疾病属慢性盆腔炎性疾病
（ ）
A. 输卵管卵巢脓肿　B. 黄素囊肿
C. 巧克力囊肿　　　D. 卵巢囊肿
E. 输卵管系膜囊肿

947. 下列哪种疾病较容易并发非特异性外阴
炎 （ ）
A. 糖尿病　　　　　B. 手足真菌病
C. 肺炎　　　　　　D. 脑膜炎
E. 卵巢早衰

948. 下列哪种疾病的治疗首选雌激素（ ）
A. 子宫内膜异位症　B. 子宫肌瘤
C. 更年期综合征　　D. 卵巢肿瘤
E. 细菌性阴道病

949. 下列哪种不是不孕症患者行输卵管功能
检查的方法 （ ）
A. 输卵管通液
B. 子宫输卵管碘油造影
C. 女性激素测定
D. B型超声下输卵管通液
E. 宫腔镜输卵管插管通液

950. 下列哪一种肌瘤的月经改变最明显
（ ）
A. 浆膜下肌瘤　　　B. 黏膜下肌瘤
C. 阔韧带肌瘤　　　D. 肌壁间肌瘤
E. 子宫颈肌瘤

951. 下列哪一项是中骨盆、骨盆出口狭窄
（ ）
A. 畸形骨盆　　　　B. 均小骨盆
C. 漏斗骨盆　　　　D. 扁平骨盆
E. 横径狭窄骨盆

952. 下列哪一项是骨盆入口平面狭窄（ ）
A. 均小骨盆　　　　B. 扁平骨盆
C. 漏斗骨盆　　　　D. 畸形骨盆
E. 横径狭窄骨盆

953. 下列哪项不是急性输卵管妊娠破裂时的
体征 （ ）
A. 下腹明显压痛和反跳痛
B. 子宫稍大、软
C. 子宫颈举痛，子宫漂浮感
D. 移动性浊音阳性
E. 附件包块形成，边界清楚

954. 下列哪项在临床上需与先天性无阴道相
鉴别 （ ）
A. 完全型雄激素不敏感综合征
B. 双子宫
C. 女性假两性畸形
D. 单纯型性腺发育不全
E. 残角子宫

955. 下列哪项与子宫破裂无关 （ ）
A. 骨盆狭窄　　　　B. 胎位不正
C. 前置胎盘　　　　D. 宫缩剂应用不当
E. 瘢痕子宫

956. 下列哪项与臀位并发症无关 （ ）
A. 胎膜早破、脐带脱垂
B. 产后出血
C. 新生儿臂丛神经损伤
D. 阴道炎
E. 软产道损伤

957. 下列哪项与急产有关 （ ）
A. 总产程6小时内结束
B. 容易发生新生儿窒息或颅内出血
C. 发生产后出血少
D. 经产妇和初产妇发病率相同
E. 出现子宫痉挛性狭窄环

958. 下列哪项与发生强直性子宫收缩无关
（ ）
A. 胎盘早剥
B. 先兆子宫破裂
C. 子宫肌组织功能异常
D. 肌内注射缩宫素引产
E. 产程延长及停滞

959. 下列哪项因素与胎盘早剥无关 （ ）
A. 维生素C缺乏　　B. 长时间仰卧位
C. 妊娠期高血压病　D. 外伤
E. 羊膜腔穿刺

960. 下列哪项为子宫内膜异位症引起不孕的
重要原因 （ ）
A. 输卵管不通　　　B. 卵巢巧克力囊肿
C. 黄体功能缺陷　　D. 子宫后位
E. 卵子发育不良

961. 下列哪项为诊断子宫内膜异位症的最佳依据 （ ）
　A. 超声检查
　B. CA125 值升高
　C. 宫腔镜检查
　D. 腹腔镜检查并作组织活检
　E. 阴道镜检查

962. 下列哪项通常不作为产褥感染的诱发因素 （ ）
　A. 妊娠合并甲亢　　B. 妊娠期糖尿病
　C. 产钳助娩　　　　D. 胎膜早破
　E. 阴道炎

963. 下列哪项属于孕激素的生理作用 （ ）
　A. 使增生期子宫内膜转化为分泌期内膜
　B. 促使子宫发育及肌层变厚
　C. 使乳腺腺管增生
　D. 促使阴道上皮细胞增生、角化
　E. 促使水钠潴留

964. 下列哪项属于宫颈癌淋巴结转移的二级组 （ ）
　A. 腹股沟浅淋巴结　　B. 输尿管旁淋巴结
　C. 髂外淋巴结　　　　D. 闭孔淋巴结
　E. 宫旁淋巴结

965. 下列哪项属于副中肾管衍化物发育不全 （ ）
　A. 无子宫　　　　B. 双子宫
　C. 处女膜闭锁　　D. 阴道纵隔
　E. 阴道横隔

966. 下列哪项属于雌激素的生理作用 （ ）
　A. 降低妊娠子宫对缩宫素的敏感性
　B. 使子宫内膜增生
　C. 使宫颈黏液减少，变稠，拉丝度减少
　D. 加快阴道上皮细胞脱落
　E. 促进乳腺腺泡发育

967. 下列哪项是应用盆腔血管结扎止血的适应证 （ ）
　A. 子宫收缩乏力
　B. 前置胎盘
　C. 胎盘粘连
　D. 有严重子宫出血又需要保持生育功能
　E. 软产道裂伤

968. 下列哪项是围绝经期无排卵性异常子宫出血的防治原则 （ ）
　A. 监测体内激素水平
　B. 促排卵

C. 定期诊刮，以防癌变
　D. 调整周期，减少出血
　E. 促排卵，调整月经周期，减少月经量

969. 下列哪项是目前公认的宫颈癌的主要病因 （ ）
　A. HPV 感染　　　　B. 性生活过早
　C. 免疫功能低下　　D. 多个性伴侣
　E. 吸烟

970. 下列哪项是漏斗骨盆（髂前上棘间径、髂嵴间径、骶耻外径、坐骨结节间径） （ ）
　A. 25 cm、28 cm、19 cm、9 cm
　B. 24 cm、26 cm、18.5 cm、9 cm
　C. 25 cm、28 cm、18 cm、8.5 cm
　D. 25 cm、27 cm、17 cm、7.5 cm
　E. 25 cm、28 cm、18 cm、9 cm

971. 下列哪项是宫颈浸润癌的癌前病变 （ ）
　A. 宫颈纳氏囊肿　　B. 宫颈上皮内瘤变
　C. 宫颈肥大　　　　D. 宫颈柱状上皮异位
　E. 宫颈息肉

972. 下列哪项可以确诊妊娠 （ ）
　A. 停经、呕吐
　B. B 超见胎心搏动
　C. 停经后子宫增大
　D. 黄体酮试验无阴道出血
　E. 体温升高达 3 周

973. 下列哪项结果不提示胎儿窘迫 （ ）
　A. 胎儿头皮血 pH 小于 7.25
　B. 胎儿监护仪提示迟发胎心减速
　C. 羊膜镜检查羊水绿色
　D. OCT 试验阳性
　E. 胎动小于 10 次/12 小时

974. 下列哪项检查与子宫内膜异位症无直接关系 （ ）
　A. 痛经　　　　B. 白带增多
　C. 持续下腹疼痛　　D. 不孕
　E. 性交痛

975. 下列哪项检查可确诊子宫内膜异位症 （ ）
　A. B 超示一侧附件囊性肿块
　B. 腹腔镜检查见到典型病灶
　C. 输卵管通液检查示双侧输卵管阻塞
　D. 性激素试验性治疗有效
　E. 宫腔镜检查

976. 下列哪项检查结果不支持细菌性阴道病

的诊断 （ ）

    A. 阴道分泌物为匀质稀薄的白带

    B. 小阴唇内侧和阴道黏膜上附着白色膜状物

    C. 阴道 pH>4.5

    D. 线索细胞阳性

    E. 胺臭味试验阳性

977. 下列哪项检查被视为异位妊娠诊断的金标准 （ ）

    A. 血 β-hCG 测定　　B. 腹腔镜检查

    C. 阴道后穹隆穿刺　　D. 诊断性刮宫

    E. 超声检查

978. 下列哪项疾病诊断不需要诊刮 （ ）

    A. 闭经　　　　　　B. 子宫内膜癌

    C. 子宫内膜异位症　　D. 子宫内膜结核

    E. 异常子宫出血

979. 下列哪项非子宫脱垂病因 （ ）

    A. 分娩损伤　　　　B. 营养不良

    C. 腹压增加　　　　D. 早婚

    E. 雌激素水平下降

980. 下列哪项对子宫内膜异位症及子宫腺肌症的治疗方法选择影响最小 （ ）

    A. 有无生育要求　　B. 症状的轻重

    C. 患者饮食习惯　　D. 患者的肝功能情况

    E. 年龄

981. 下列哪项对判断卵巢排卵无意义 （ ）

    A. 子宫内膜活检　　B. 宫颈黏液检查

    C. 基础体温测定　　D. 输卵管通畅试验

    E. 阴道脱落细胞涂片检查

982. 下列哪项不提示胎儿窘迫 （ ）

    A. 胎儿头皮血 pH 下降

    B. 胎动 0~2 次/小时

    C. 胎心率大于 160 次/分不规律

    D. NST 实验为反应型

    E. 晚期减速

983. 下列哪项不属于羊水的功能 （ ）

    A. 保持宫腔内温度恒定

    B. 破膜后润滑产道

    C. 使宫腔内压力分布均匀,减少因胎动带来的不适

    D. 提供营养物质

    E. 破膜后冲洗阴道,减少感染机会

984. 下列哪项不属于妊娠期高血压疾病孕妇眼底检查病变 （ ）

    A. 水肿　　　　　　B. 出血

    C. 渗出　　　　　　D. 视乳头萎缩

    E. 视网膜剥离

985. 下列哪项不属于卵巢生殖细胞肿瘤 （ ）

    A. 畸胎瘤　　　　　B. 卵泡膜细胞瘤

    C. 无性细胞瘤　　　D. 内胚窦瘤

    E. 未成熟性畸胎瘤

986. 下列哪项不属于卵巢上皮性肿瘤 （ ）

    A. 浆液性肿瘤　　　B. 黏液性肿瘤

    C. 子宫内膜样肿瘤　　D. 颗粒细胞瘤

    E. 黏液性囊腺癌

987. 下列哪项不属于经腹壁羊膜穿刺术的适应证 （ ）

    A. 胎儿生长受限者

    B. 母儿血型不合需给胎儿输血

    C. 近亲婚配

    D. 孕妇年龄>30 岁

    E. 先天愚型家族史

988. 下列哪项不属于副中肾管衍化物融合障碍 （ ）

    A. 纵隔子宫　　　　B. 双角子宫

    C. 始基子宫　　　　D. 鞍状子宫

    E. 双子宫

989. 下列哪项不属于辅助生殖技术 （ ）

    A. 人工周期　　　　B. AIH

    C. PGD　　　　　　D. IVF-ET

    E. ICSSI

990. 下列哪项不是子宫内膜活组织检查的禁忌证 （ ）

    A. 急性、亚急性生殖道炎症

    B. 不孕症

    C. 可疑妊娠

    D. 急性严重全身性疾病

    E. 近期子宫穿孔

991. 下列哪项不是子宫内膜癌易发因素 （ ）

    A. 肥胖　　　　　　B. 多产

    C. 高血压　　　　　D. 糖尿病

    E. 绝经延迟

992. 下列哪项不是子宫内膜癌的高危因素 （ ）

    A. 肥胖　　　　　　B. 未婚

    C. 糖尿病　　　　　D. 少产

    E. 性生活紊乱

993. 下列哪项不是子宫肌瘤的继发变性 （ ）

A. 玻璃样变　　　　B. 囊性变

C. 红色样变　　　　D. 肉瘤样变

E. 纤维性变

994. 下列哪项不是重度子痫前期的表现
（　　）

A. 血压高于 21.3/14.7 kPa

B. 头痛、头晕、视力障碍

C. 下肢水肿（＋＋＋）

D. 24 小时尿蛋白定量＞5 g

E. 少尿

995. 下列哪项不是甾体类避孕药的副反应
（　　）

A. 突破性出血　　　B. 乳房胀痛

C. 溢乳　　　　　　D. 体重增加

E. 类早孕反应

996. 下列哪项不是诱发排卵药　（　　）

A. hCG 绒促性素

B. HMG 尿促性素

C. 氯米芬

D. GnRH-a 促性腺激素释放激素

E. 溴隐亭

997. 下列哪项不是新生儿窒息 Apgar 评分的
内容　　　　　　　　　　（　　）

A. 皮肤颜色　　　　B. 心率

C. 拥抱反射　　　　D. 呼吸

E. 肌张力

998. 下列哪项不是协调性宫缩乏力的表现
（　　）

A. 产程延长

B. 子宫收缩力保持其特征

C. 总产程超过 24 小时

D. 宫颈按正常的速度扩张

E. 胎先露下降缓慢

999. 下列哪项不是先兆临产的表现　（　　）

A. 子宫口开大

B. 阴道见红

C. 用镇静剂后宫缩消失

D. 胎儿下降感

E. 宫缩不规律

1000. 下列哪项不是无排卵性异常子宫出血
的特点　　　　　　　　　（　　）

A. 基础体温呈单相型

B. 好发于生育期

C. 阴道涂片提示雌激素中、高影响

D. 围绝经期阴道出血

E. 青春期阴道流血

1001. 下列哪项不是围绝经期综合征的临床
表现　　　　　　　　　　（　　）

A. 血管舒缩症状：潮红、潮热、出汗、血压波
动等

B. 体重下降

C. 外阴、阴道炎，泌尿系感染、关节痛

D. 月经改变

E. 精神神经症状

1002. 下列哪项不是糖尿病剖宫产术的指征
（　　）

A. 巨大胎儿，有相对头盆不称

B. 胎位异常

C. 有死胎、死产史

D. 需胰岛素控制血糖者

E. 胎盘功能不良

1003. 下列哪项不是胎盘早剥的典型表现
（　　）

A. 腹痛伴阴道流血

B. 肉眼血尿

C. 全身症状与外出血不成比例

D. 血性羊水

E. 腹部检查子宫大于妊娠周数

1004. 下列哪项不是胎盘早剥的并发症
（　　）

A. 产后出血　　　　B. 肝功能异常

C. 肾功能异常　　　D. 羊水栓塞

E. 胎儿宫内死亡

1005. 下列哪项不是胎膜早破的病因　（　　）

A. 臀位　　　　　　B. 羊水污染

C. 多胎妊娠　　　　D. 微量元素缺乏

E. 生殖道感染

1006. 下列哪项不是胎儿窘迫的临床表现
（　　）

A. 胎心率持续小于 110 次/分或大于
160 次/分

B. 头位，羊水胎粪污染

C. 胎动减弱，次数减少

D. 宫缩时胎心 110 次/分

E. 胎儿头皮血血气分析 pH＜7.2

1007. 下列哪项不是胎儿宫内生长受限的
病因　　　　　　　　　　（　　）

A. 病毒感染　　　　B. 多胎妊娠

C. 轻度妊娠期糖尿病　D. 胎儿染色体异常

E. 妊娠期高血压

1008. 下列哪项不是胎儿附属物 （　）

A. 蜕膜　　　　　　B. 胎膜

C. 胎盘　　　　　　D. 脐带

E. 羊水

1009. 下列哪项不是绒毛活检的并发症

（　）

A. 流产　　　　　　B. 感染

C. 羊水栓塞　　　　D. 胎儿畸形

E. 胎膜破裂

1010. 下列哪项不是妊娠合并糖尿病的诊断依据 （　）

A. 有多饮、多食、多尿症状

B. 反复发作的念珠菌性阴道炎

C. 饭后尿糖呈阳性

D. 空腹血糖升高

E. OGTT 阳性

1011. 下列哪项不是绝经综合征的近期症状

（　）

A. 月经紊乱　　　　B. 血管舒缩症状

C. 自主神经失调症状　D. 骨质疏松

E. 精神神经症状

1012. 下列哪项不是决定分娩难易程度的重要因素 （　）

A. 胎方位　　　　　B. 胎儿大小

C. 骨盆　　　　　　D. 胎心率

E. 孕妇精神心理因素

1013. 下列哪项不是经阴道子宫切除术的优点 （　）

A. 术中出血少　　　B. 术后恢复快

C. 患者易于接受　　D. 术后肠粘连少

E. 腹部无切口

1014. 下列哪项不是激素补充治疗用药过程中的注意事项 （　）

A. 用药期间监测基础体温

B. 定期行宫颈刮片、肝肾功能及血脂检查

C. 用药前详细询问病史

D. 定期随访检查乳腺

E. 定期随访检查子宫内膜

1015. 下列哪项不是黄体破裂的临床特点

（　）

A. 下腹突然剧痛

B. 有停经史

C. 可有恶心、呕吐、休克

D. 后穹隆饱满,宫颈举痛

E. 发生于黄体期

1016. 下列哪项不是宫颈环扎术的并发症

（　）

A. 出血　　　　　　B. 胎膜早破

C. 宫颈裂伤　　　　D. 肠道损伤

E. 感染

1017. 下列哪项不是腹腔镜检查的并发症

（　）

A. 皮下气肿　　　　B. 大网膜血肿

C. 心脑综合征　　　D. 膀胱损伤

E. 腹膜后大血管损伤

1018. 下列哪项不是放置宫内节育器的禁忌证 （　）

A. 轻度贫血　　　　B. 急性盆腔炎

C. 月经过频　　　　D. 生殖道肿瘤

E. 生殖器畸形

1019. 下列哪项不是放置宫内节育器的并发症

（　）

A. 感染　　　　　　B. 节育器异位

C. 脱环　　　　　　D. 血肿

E. 带环妊娠

1020. 下列哪项不是发生子宫痉挛性狭窄环的诱因 （　）

A. 精神紧张　　　　B. 子宫腺肌症

C. 过度疲劳　　　　D. 催产素使用不当

E. 胎盘早剥

1021. 下列哪项不是多囊卵巢综合征的病理生理变化 （　）

A. 高雄激素血症　　B. 胰岛素抵抗

C. 高泌乳素血症　　D. 持续性无排卵

E. 肾上腺内分泌异常

1022. 下列哪项不是导致巨大儿的常见因素

（　）

A. 糖尿病　　　　　B. 营养过剩

C. 体重过重　　　　D. 妊娠期高血压疾病

E. 过期妊娠

1023. 下列哪项不是雌激素的作用 （　）

A. 促进子宫内膜增生

B. 促进钙质沉积

C. 促进水与钠的排泄

D. 有助于卵巢积储胆固醇

E. 促进乳腺管增生

1024. 下列哪项不是产前保健的内容 （　）

A. 对孕妇进行定期检查

B. 及早发现和治疗各种合并症及并发症

C. 监测胎儿生长发育情况

D. 常规预防接种

E. 对高危妊娠进行筛查、监护和管理

1025. 下列哪项不是 HRT 的禁忌证 （　　）

A. 已知或怀疑妊娠

B. 原因不明的阴道出血

C. 已知或怀疑患有乳腺癌

D. 胃肠道疾病

E. 已知或怀疑患有子宫肿瘤

1026. 下列哪项不能作为妊娠的确诊依据

（　　）

A. 超声检查见到妊娠囊

B. 腹部检查触及胎体和胎头

C. X 光检查见到胎儿骨骼阴影

D. 尿妊娠试验阳性

E. 听到胎心音

1027. 下列哪项不会导致产后出血 （　　）

A. 软产道撕裂　　　　B. 子宫收缩乏力

C. 脐带过长　　　　　D. 胎盘或胎膜残留

E. 子宫破裂

1028. 下列哪项不符合子痫前期的临床表现

（　　）

A. 有重度子痫前期的高血压、尿蛋白表现

B. 尿蛋白＜0.5 g/24 小时

C. 尿量少于 50 mL/d

D. 视物模糊

E. 持续性头痛

1029. 下列哪项病原体不是"TORCH" （　　）

A. 弓形虫

B. 巨细胞病毒、单纯疱疹病毒

C. 风疹病毒

D. 流感病毒

E. 梅毒螺旋体

1030. 下列哪个不是外阴癌的临床表现

（　　）

A. 外阴溃疡　　　　　B. 外阴充血

C. 外阴触痛　　　　　D. 外阴瘙痒

E. 外阴肿块

1031. 下列哪个不是妊娠剧吐终止妊娠的指征

（　　）

A. 持续黄疸

B. 伴发 Wernicke 综合征等，危及孕妇生命时，需考虑终止妊娠

C. 体温升高，持续在 38℃ 以上

D. 心动过速（≥110 次/分）

E. 持续蛋白尿

1032. 下列哪个不是临产开始的标志是

（　　）

A. 见红

B. 规律宫缩，持续 30 秒，间歇 5～6 分钟

C. 进行性宫颈管消失

D. 胎先露部下降

E. 宫口扩张

1033. 下列哪个不是会阴切开的指征 （　　）

A. 会阴水肿、过紧，缺乏弹力，估计分娩时会阴撕裂不可避免

B. 早产时预防胎儿颅内出血

C. 初产妇行产钳或胎头吸引时

D. 初产妇，胎儿窘迫需马上结束分娩

E. 产妇疼痛难忍，想尽早结束分娩

1034. 下列慢性宫颈炎的治疗方法中，错误的是

（　　）

A. 激光治疗　　　　　B. 冷冻治疗

C. 抗生素治疗　　　　D. 药物治疗

E. 微波治疗

1035. 下列可诊断为子宫性闭经的项目是

（　　）

A. 雌激素试验阳性　　B. 孕激素试验阳性

C. 垂体兴奋试验阴性　D. 雌激素试验阴性

E. 孕激素试验阴性

1036. 下列检查中不能提示胎儿发育成熟的是

（　　）

A. B 超检查胎儿双顶径大于 8.5 cm

B. 羊水 L/S 小于 2

C. B 超检查胎盘为三级

D. 羊水中脂肪细胞出现率为 15%

E. 羊水泡沫震荡试验阳性提示胎肺成熟

1037. 下列何种情况发生母婴血型不合机会多

（　　）

A. 母 A 型，父 B 型　　B. 母 B 型，父 A 型

C. 母 AB 型，父 O 型　D. 母 B 型，父 O 型

E. 母 O 型，父 B 型

1038. 下列关于孕期保健的叙述，错误的是

（　　）

A. 妊娠时衣服应以宽松为宜

B. 妊娠中、晚期提倡淋浴

C. 妊娠期间应禁止性生活

D. 散步是孕妇最好的运动方法

E. 改变不良生活习惯如吸烟、酗酒等

1039. 下列关于胎先露的指示点的描述，错误的是

（　　）

A. 枕先露—枕骨　　B. 面先露—颏骨

C. 臀先露—臀部　　D. 肩先露—肩胛骨

E. 臀先露—骶骨

1040. 下列关于肩先露正确的是　　（　　）

A. 胎心通常在脐下方最清楚

B. 肛门检查不易触及胎先露

C. 阴道检查胎儿腋窝尖指向胎臀

D. B超不能准确探清肩先露，并确定胎方位

E. 胎手已脱出阴道口，可用握手法鉴别胎儿左手或右手

1041. 下列关于肝炎对妊娠造成的影响不正确的是　　（　　）

A. 受孕率低

B. 早期妊娠反应加重

C. 晚期妊高征发生率增加

D. DIC 发生率增加

E. 产后出血发生率增加

1042. 下列构成胎盘主要部分的是　　（　　）

A. 羊膜　　　　B. 底蜕膜

C. 叶状绒毛膜　　D. 包蜕膜

E. 胎膜

1043. 下列各项，不能推算胎龄的是　　（　　）

A. 末次月经

B. 胎动出现时间

C. 木质听筒开始听到胎心音

D. 黄体酮试验

E. 早孕反应出现时间

1044. 下列对于正常产褥期妇女的描述，正确的　　（　　）

A. 宫体恢复到未孕大小需要 4 周

B. 宫颈外形于产后 3 天恢复到未孕状态

C. 于产后 2 周宫颈完全恢复至正常状态

D. 于产后 10 天，腹部检查扪不到宫底

E. 胎盘附着部位修复需至产后 4 周

1045. 下列对妊娠期病毒性肝炎具有诊断意义的是　　（　　）

A. 出现蛋白尿、皮肤黄染及水肿

B. 妊娠晚期上腹部疼痛吐咖啡样物

C. 血清学检查 ALT 增高、总胆红素升高，尿胆红素阳性

D. 全身瘙痒、皮肤黄染，血清直接胆红素升高

E. 黄疸，皮肤瘙痒及皮疹

1046. 下列对产褥感染描述正确的是　　（　　）

A. 产褥感染的患者一定伴有发热

B. 产褥感染患者不一定伴有发热

C. 产褥感染患者体温一定超过 38℃

D. 产褥感染患者体温一定超过 37.3℃

E. 恶露异常考虑产褥感染

1047. 下列除哪项外均是胎盘剥离的征象　　（　　）

A. 阴道少量流血

B. 压迫耻骨联合上方，脐带回缩

C. 宫底升高

D. 外露之脐带下降

E. 压迫耻骨联合上方，脐带不回缩

1048. 下列不属于胎儿生物物理评分内容的是　　（　　）

A. 胎儿呼吸运动　　B. 胎儿肌张力

C. 羊水量　　　　　D. 胎盘分级

E. 胎动

1049. 下列不属于首次产前检查内容的是　　（　　）

A. 测量基础血压　　B. 心肺检查

C. 常规妇科检查　　D. 常规 B 超检查

E. 血尿常规检查

1050. 下列不属于生殖道损伤性疾病的是　　（　　）

A. 阴道前后壁膨出　　B. 粪瘘

C. 宫颈息肉　　　　　D. 陈旧性会阴裂伤

E. 子宫脱垂

1051. 下列不属于骨盆关节的是　　（　　）

A. 耻骨联合　　　　B. 骶髂关节

C. 骶尾关节　　　　D. 骶岬

E. 以上都不对

1052. 下列不属于高危妊娠的是　　（　　）

A. 孕妇年龄小于 18 岁或大于 35 岁

B. 过期妊娠

C. 阑尾切除史

D. 孕妇贫血

E. 妊娠期高血压

1053. 下列不属于高危儿高危因素的是　　（　　）

A. 出生体重 2 500 g

B. 孕龄＜37 周或≥42 周

C. 大于孕龄儿

D. 产时有感染

E. 手术产儿

1054. 下列不属于肛提肌组成的是　　（　　）

A. 耻尾肌　　　　B. 髂尾肌

C. 坐尾肌　　　　D. 坐骨海绵体肌

E. 以上都不对

1055. 下列不是造成不孕的原因是 （ ）

A. 子宫发育不良　　B. 子宫肌瘤

C. 子宫内膜异位症　D. 子宫颈松弛

E. 宫腔粘连

1056. 下列不是胎儿循环系统特点的是

（ ）

A. 脐静脉 1 条,脐动脉 2 条

B. 脐静脉闭锁为肝圆韧带

C. 胎儿的红细胞生命周期长

D. 卵圆孔开口正对于下腔静脉

E. 胎儿体内无纯动脉血

1057. 狭窄骨盆对胎儿和新生儿的影响不包括下列哪项 （ ）

A. 脐带脱垂发生率增高

B. 产程延长,胎头受压,易发生颅内出血

C. 早产儿发生率增加

D. 因手术导致新生儿产伤

E. 易发生胎膜早破,宫内感染

1058. 席汉综合征引起的闭经属于 （ ）

A. 子宫性闭经　　　B. 卵巢性闭经

C. 垂体性闭经　　　D. 下丘脑性闭经

E. 原发性闭经

1059. 吸宫术适用于妊娠的周数是 （ ）

A. 10 周内　　　　　B. 12 周内

C. 14 周内　　　　　D. 16 周内

E. 18 周内

1060. 无损伤、简便、经济的预测排卵的方法是 （ ）

A. 超声检查

B. 基础体温测定

C. 黄体期子宫内膜活组织检查

D. 女性激素测定

E. 阴道脱落细胞检查

1061. 无排卵性异常子宫出血的临床表现特点是 （ ）

A. 月经周期紊乱　　B. 月经周期缩短

C. 经期延长　　　　D. 月经周期正常

E. 月经量减少

1062. 23 岁孕妇,4 周前开始感到胎动,现用胎心听筒可听到胎心,请推断现在妊娠周数（ ）

A. 12 周　　　　　　B. 16 周

C. 20 周　　　　　　D. 24 周

E. 28 周

1063. 无并发症的妊娠足月孕妇的体重约

增加 （ ）

A. 8～10 kg　　　　B. 9～11 kg

C. 10～12 kg　　　　D. 14～16 kg

E. 16～18 kg

1064. 未治疗的晚期梅毒孕妇感染胎儿的可能性约为 （ ）

A. 100%　B. 80%　C. 50%　D. 30%

E. 40%

1065. 24 岁初孕妇,第一产程进展顺利,宫口开全已超过 2 小时,胎头位于棘下 2 cm 处,宫缩每 3～4 分钟持续 30 秒,胎心 128 次/分,诊断是

（ ）

A. 原发性宫缩无力　B. 滞产

C. 胎儿宫内窒息　　D. 第二产程延长

E. 正常分娩经过

1066. 未产妇子宫脱垂的主要原因是 （ ）

A. 分娩损伤　　　　B. 手术损伤

C. 腹压增加　　　　D. 盆底组织发育不良

E. 雌激素水平低

1067. 维持阴道正常酸性环境的菌种为

（ ）

A. 肠球菌　　　　　B. 葡萄球菌

C. 乳酸杆菌　　　　D. 链球菌

E. 加德纳菌

1068. 围生期保健重点不包括哪一项 （ ）

A. 遗传咨询

B. 羊水检查

C. 产前诊断

D. 新生儿代谢性疾病筛查

E. 高危妊娠筛查

1069. 为预防和控制子痫发作,首选药物是

（ ）

A. 硫酸镁　　　　　B. 复方降压片

C. 地西泮　　　　　D. 哌替啶

E. 非那更

1070. 为预防产后出血,下列哪项措施正确

（ ）

A. 胎儿娩出前肌注催产素

B. 胎肩娩出时肌注催产素

C. 胎儿娩出后立即手取胎盘

D. 胎儿娩出后立即按摩子宫,促使胎盘尽早剥离

E. 合理使用宫缩剂和镇静剂

1071. 为糖尿病病人留尿作尿糖定量检查采集尿标本的方法是 （ ）

A. 留清晨第 1 次尿约 100 mL

B. 随时留尿 100 mL

C. 饭前留尿 100 mL

D. 留 24h 尿

E. 用中段尿法留尿 5 mL

1072. 为确定病人为子宫内膜脱落不全时,取子宫内膜行镜检的最合适时间是 （　）

A. 月经来潮 12 小时内

B. 排卵期前后

C. 月经来潮第 5~6 天

D. 中草药止血

E. 肌注麦角新碱,促子宫收缩止血

1073. 为女病人导尿时,应在见尿后再将导尿管插入 （　）

A. 1~2 cm　　　　B. 3~4 cm

C. 5~7 cm　　　　D. 7~10 cm

E. 4~6 cm

1074. 为明确非剖宫产产妇晚期产后出血的原因,最好的诊断方法是 （　）

A. 阴道检查　　　B. B超检查

C. 诊断性刮宫　　D. CT 检查

E. 核磁共振检查

1075. 为了解孕妇的胎盘功能,应检测 （　）

A. 血清甲胎蛋白值

B. 血清 β-hCG 值

C. 尿雌激素/肌酐比值

D. 羊水肌酐值

E. 羊水脂肪细胞出现率

1076. 王女士,产后 3 个月,母乳喂养,要求避孕。妇科检查:宫颈光,子宫正常大小,无压痛,附件(一)。不宜选用的方法是 （　）

A. 放置宫内节育器　B. 安全期避孕

C. 口服避孕药　　　D. 阴茎套

E. 阴道套

1077. 晚期先天梅毒多出现于 （　）

A. 3 个月以后　　B. 半年以后

C. 1 年以后　　　D. 2 年以后

E. 3 年以后

1078. 晚期潜伏梅毒是指 （　）

A. 感染超过 2 年,临床有梅毒损害表现,梅毒血清试验阴性

B. 感染超过 1 年,临床有梅毒损害表现,梅毒血清试验阴性

C. 感染超过 2 年,临床无梅毒损害表现,梅毒血清试验阳性

D. 感染超过 1 年,临床无梅毒损害表现,梅毒血清试验阳性

E. 感染超过 2 年,临床无梅毒损害表现,行正规治疗,梅毒血清试验阳性

1079. 晚期卵巢癌的首选治疗方法是 （　）

A. 肿瘤切除术

B. 肿瘤细胞减灭术＋化学治疗

C. 激素治疗

D. 化学治疗

E. 放射治疗

1080. 晚期产后出血多发生于产后 （　）

A. 24~48 小时　　B. 72 小时内

C. 1~2 周内　　　D. 4 周内

E. 1 周左右

1081. 完全性子宫破裂的临床表现不包括下列哪项 （　）

A. 产妇突感腹部如撕裂样疼痛

B. 产妇进入休克状态

C. 产妇突感子宫收缩骤然停止

D. 宫底部上升

E. 胎心胎动消失

1082. 外阴阴道假丝酵母菌病阴道分泌物的典型特征呈 （　）

A. 血性　　　　　B. 脓性

C. 泡沫样　　　　D. 豆渣样

E. 黄水样

1083. 外阴手术前阴道准备内容,错误的是 （　）

A. 术前应坐浴　　B. 术晨阴道消毒

C. 术晨宫颈消毒　D. 术前 1 日皮肤准备

E. 术前 1 日开始阴道冲洗

1084. 外阴奇痒,白带呈豆腐渣样最可能的诊断是 （　）

A. 萎缩性阴道炎　B. 念珠菌性阴道炎

C. 滴虫阴道炎　　D. 慢性宫颈炎

E. 前庭大腺炎

1085. 外阴鳞状细胞癌的主要症状为 （　）

A. 外阴瘙痒及肿块

B. 外阴色素沉着

C. 外阴皮下的巨大肿块

D. 无明显症状

E. 外阴溃疡

1086. 外阴部外伤后最易发生血肿的部位是 （　）

A. 阴阜　　　　　B. 阴蒂

C. 大阴唇　　　　D. 小阴唇

E. 会阴体

1087. 外阴癌中最常见的病理类型是 （　　）

A. 基底细胞癌　　　　B. 汗腺癌

C. 前庭大腺癌　　　　D. 恶性黑色素瘤

E. 鳞状细胞癌

1088. 外阴、阴道创伤的主要原因是 （　　）

A. 分娩　　　　　　　B. 外伤

C. 强暴　　　　　　　D. 性交

E. 医疗操作

1089. 头先露中最常见的先露 （　　）

A. 额先露　　　　　　B. 面先露

C. 前囟先露　　　　　D. 枕先露

E. 颏先露

1090. 头先露胎儿宫内窘迫时可存在的征象是 （　　）

A. 羊水过多　　　　　B. 羊水过少

C. 羊水胎粪污染　　　D. 听胎心遥远

E. 宫缩时胎心下降

1091. 头先露时,胎头以下列哪条最小径线通过产道 （　　）

A. 枕下前囟径　　　　B. 双顶径

C. 双颞径　　　　　　D. 枕额径

E. 前囟颏径

1092. 停经60天,阴道流血一周伴低热,3日前排出一小块肉样组织,今晨突然大量阴道流血,T 38.6℃、BP 75/40 mmHg,P 120次/分,子宫如孕40天大小,有压痛,宫口可容纳一指,宫腔内可触及组织,阴道分泌物臭,Hb 70 g/L,WBC 18×10⁹/L,此时紧急处理应为 （　　）

A. 大量抗生素静滴

B. 立即彻底清宫

C. 抗感染同时夹出宫腔内组织

D. 注射宫缩剂止血

E. 抗感染同时彻底刮宫

1093. 停经46天,少量阴道流血3天,阴道流血增多伴阵发性下腹痛10小时就诊,就诊前腹痛加剧,随后排出烂肉样物1块,继之腹痛减轻,阴道流血减少。停经39天时曾查尿妊娠试验(+)。妇科检查:阴道内少量暗红色血,宫颈口闭,子宫稍大,双附件未及异常。其处理应首选 （　　）

A. hCG测定　　　　　B. 注射缩宫素

C. 注射抗生素　　　　D. 观察

E. 清宫治疗

1094. 停经3个多月,子宫平脐,B超示子宫增大,宫腔内无胎儿及其附属物,宫内充满弥漫分布

的蜂窝状大小不等的无回声区;其间可见边缘不整,境界不清的无回声区,子宫一侧可探到 6 cm×8 cm×5 cm大小的无回声区,最可能的诊断是 （　　）

A. 死胎　　　　　　　B. 不全流产

C. 卵巢肿瘤　　　　　D. 葡萄胎

E. 先兆流产

1095. 停经18周,不觉胎动。产科检查:宫底高度在脐耻之间,胎方位及胎心不清。监测宫内胎儿情况首选的方法是 （　　）

A. 腹部X线摄片　　　B. 多普勒超声检查

C. B型超声检查　　　D. 胎儿心电图检查

E. 阴道检查

1096. 停经17周,1个月来间断少量阴道出血,检查腹部无明显压痛、反跳痛,子宫颈口未开,子宫增大如孕8周,最可能的诊断为 （　　）

A. 先兆流产　　　　　B. 难免流产

C. 不全流产　　　　　D. 过期流产

E. 流产感染

1097. 调整围绝经期无排卵性异常子宫出血病人月经周期最常采用的方法是 （　　）

A. 人工周期

B. 雌、孕激素合并疗法

C. 后半周期疗法

D. 雄激素疗法

E. 促排卵,调整月经周期

1098. 体内睾丸和卵巢两种生殖腺同时存在属于 （　　）

A. 女性假两性畸形

B. 男性假两性畸形

C. 真两性畸形

D. 混合型生殖腺发育不全

E. 雄激素不敏感综合征

1099. 提示有胎儿宫内缺氧的检查结果是
（　　）

A. 胎动15次/12小时

B. 缩宫素激惹试验(+)

C. 胎儿头皮血pH值为7.30

D. 胎心监护出现胎心早期减速

E. 无激惹试验出现胎动时胎心加速

1100. 提倡母乳喂养,在新生儿出生后提倡"三早",不包括 （　　）

A. 早接触　　　　　　B. 早吸吮

C. 早洗澡　　　　　　D. 早开奶

1101. 糖尿病对胎儿、新生儿的影响,下列哪

项描述错误　　　　　　　　　　　（　　）

　　A. 畸形儿发生率高

　　B. 围产儿死亡率高

　　C. 低体重儿发生率高

　　D. 新生儿容易发生低血糖

　　E. 新生儿呼吸窘迫综合征发生率增高

1102. 糖尿病对妊娠的影响,下列哪项描述

错误　　　　　　　　　　　　　　（　　）

　　A. 死胎发生率高

　　B. 前置胎盘发生率增加

　　C. 合并妊娠高血压的发生率增加

　　D. 羊水过多发生率高

　　E. 易感染

1103. 妊娠期糖尿病病人首先采取的治疗方

案是　　　　　　　　　　　　　　（　　）

　　A. 饮食控制　　　　　B. 运动疗法

　　C. 磺脲类药物　　　　D. 胰岛素

　　E. 胰岛素增敏剂

1104. 唐氏综合征孕中期筛查的适宜时间是

　　　　　　　　　　　　　　　　（　　）

　　A. 孕 15～22 周　　　B. 孕 12～14 周

　　C. 孕 22～27 周　　　D. 孕 28～32 周

　　E. 孕 11～14 周

1105. 唐氏综合征属于　　　　　　（　　）

　　A. 染色体病

　　B. X 连锁隐性遗传病

　　C. 常染色体显性遗传病

　　D. 常染色体隐性遗传病

　　E. 性染色体显性遗传病

1106. 唐氏综合征患儿其母亲妊娠期血清筛

查标志物的变化特点为　　　　　（　　）

　　A. AFP 降低、hCG 降低、uE3 降低

　　B. AFP 升高、hCG 升高、uE3 降低

　　C. AFP 降低、hCG 升高、uE3 降低

　　D. AFP 降低、hCG 升高、uE3 升高

　　E. AFP 升高、hCG 升高、uE3 升高

1107. 唐氏综合征的筛查方式很多,根据筛查

时间可以分为　　　　　　　　　（　　）

　　A. 孕早期筛查和孕中期筛查

　　B. 孕早期筛查和孕晚期筛查

　　C. 孕中期筛查和孕晚期筛查

　　D. 血清学筛查和超声筛查

　　E. 母体筛查和胎儿筛查

1108. 胎心音的听诊下列哪项不对　（　　）

　　A. 骶右前位,母体脐上右侧

　　B. 枕右前位,母体脐下右侧

　　C. 枕左前位,母体脐下左侧

　　D. 骶左前位,母体脐下左侧

　　E. 肩先露,母体腹壁脐附近

1109. 胎头双顶径从妊娠 22 周以后每周增加

　　　　　　　　　　　　　　　　（　　）

　　A. 1.0 mm　　　　　B. 1.5 mm

　　C. 3.0 mm　　　　　D. 2.2 mm

　　E. 4 mm

1110. 胎头矢状缝在母体骨盆入口右斜径口,

小囟门在骨盆的左前方,其胎方位为　（　　）

　　A. LOA　　　　　　B. ROA

　　C. LOT　　　　　　D. ROT

　　E. LSA

1111. 胎头跨耻征阳性的初产妇于临产后检

查,下列哪项不会出现　　　　　（　　）

　　A. 子宫收缩力异常　B. 胎位异常

　　C. 胎头已衔接　　　D. 胎膜早破

　　E. 产程延长

1112. 胎盘转运葡萄糖的方式为　　（　　）

　　A. 简单扩散　　　　B. 易化扩散

　　C. 主动运输　　　　D. 胞饮方式

　　E. 主动扩散

1113. 胎盘粘连与下列哪项有关　　（　　）

　　A. 使用催产素不当　B. 多次人工流产

　　C. 膀胱过度充盈　　D. 过早牵拉脐带

　　E. 膀胱充盈

1114. 胎盘早剥与下列哪项无关　　（　　）

　　A. 双胎妊娠　　　　B. 羊水过多

　　C. 过期妊娠　　　　D. 妊娠高血压疾病

　　E. 外伤

1115. 胎盘胎膜残留是晚期产后出血常见原

因之一,下列叙述正确的是　　　（　　）

　　A. 多发生在产后 24 小时左右

　　B. 多发生在产后 3 天左右

　　C. 多发生在产后 7 天左右

　　D. 多发生在产后 10 天左右

　　E. 多发生在产后 2 周左右

1116. 胎盘嵌顿在狭窄环以上可用　（　　）

　　A. 静脉麻醉　　　　B. 应用宫缩剂

　　C. 按摩子宫　　　　D. 大刮匙清宫

　　E. 手取胎盘

1117. 胎盘娩出后,阴道出血,首先的处理是

　　　　　　　　　　　　　　　　（　　）

　　A. 检查子宫收缩情况

B. 检查胎盘胎膜是否完整

C. 检查软产道有无裂伤

D. 检查凝血功能

E. 探查宫腔

1118. 胎盘功能检查方法不包括 （　　）

A. 尿 E3 测定　　　B. 尿 E/C 比值

C. 血清 hPL 值　　　D. 缩宫素激惹试验

E. 羊水脂肪细胞出现率

1119. 胎盘附着部位的子宫内膜修复,约需要
（　　）

A. 24 小时　　　　B. 1 周

C. 3 周　　　　　D. 6 周

E. 10 天

1120. 胎膜早破指 （　　）

A. 胎膜在临产前破裂

B. 胎膜在潜伏期破裂

C. 胎膜破裂发生在活跃期

D. 胎膜破裂发生在第一产程末

E. 胎膜破裂发生在第二产程前

1121. 胎膜早破的原因,以下哪项是错误的
（　　）

A. 羊水过多　　　B. 宫口松弛

C. 胎膜炎　　　　D. 尿频、尿急

E. 胎位异常

1122. 胎膜早破的处理,错误的是 （　　）

A. 未临产,可回家卧床休息

B. 孕足月,未临产,应给予引产

C. 妊娠 28～35 周,不伴感染,羊水池深度≥
3,期待疗法

D. 破膜超过 12 h,应给抗生素预防感染

E. 明显羊膜腔感染,宫颈不成熟行剖宫产

1123. 胎膜破裂排出棕黄色羊水,胎儿监护时
可能出现 （　　）

A. 胎心变异减速　　B. 短暂的胎心率加速

C. 早发性胎心减速　D. 胎心晚期减速

E. NST 反应型

1124. 胎儿在宫内最早出现呼吸运动的时期是
（　　）

A. 12 周末　　　　B. 16 周末

C. 20 周末　　　　D. 24 周末

E. 28 周末

1125. 胎儿血液每分钟流经胎盘的流量约为
（　　）

A. 200 mL　　　　B. 300 mL

C. 500 mL　　　　D. 800 mL

E. 1 000 mL

1126. 胎儿先天畸形最常见的是 （　　）

A. 无脑儿　　　　B. 脑积水

C. 脊柱裂　　　　D. 腭裂

E. 21-三体综合征

1127. 胎儿先露部指示点与母体骨盆的关系
称为 （　　）

A. 胎方位　　　　B. 胎先露

C. 胎产式　　　　D. 胎体轴

E. 胎位

1128. 胎儿胃肠道功能基本建立的时间是
（　　）

A. 12 周　　　　　B. 16 周

C. 20 周　　　　　D. 24 周

E. 28 周

1129. 胎儿生长受限的病因最常见的是
（　　）

A. 宫内感染　　　B. 胎膜异常

C. 脐带因素　　　D. 孕妇因素

E. 胎盘因素

1130. 胎儿生理特点,错误的是 （　　）

A. 动脉导管出生后闭锁为动脉韧带

B. 肺循环阻力较大,体内无纯动脉血

C. 母儿血液在胎盘进行气体交换

D. 胎儿肾脏在 20 周后开始有排尿功能

E. 妊娠 16 周胃肠功能基本建立

1131. 胎儿缺氧的临床表现错误的是 （　　）

A. 胎动增加

B. 胎儿心率增快≥160 次/分

C. 胎动正常

D. 羊水被胎粪污染

E. 胎儿心率变异消失

1132. 胎儿脐血流阻力升高与下列哪项无关
（　　）

A. 胎儿窘迫　　　B. 胎儿生长受限

C. 羊水过多　　　D. 子痫前期

E. 脐带缠绕

1133. 胎儿能否顺利通过产道的决定因素是
（　　）

A. 产力

B. 产道

C. 胎儿的大小

D. 产力、产道与胎儿有无发育异常

E. 孕妇精神心理因素

1134. 胎儿娩出后随即阴道大量出血,首要的

处理方法是　　　　　　　　　　（　　）

  A. 检查软产道

  B. 抽血作交叉配血

  C. 静脉补液

  D. 检查凝血功能

  E. 检查子宫收缩情况

1135. 胎儿娩出后 3 分钟,产妇出现阴道活动性流血,最可能是　　　　　　　　　（　　）

  A. 宫颈裂伤　　　　　B. 阴道静脉破裂

  C. 胎盘部分剥离　　　D. 子宫收缩乏力

  E. 凝血功能障碍

1136. 胎儿宫内缺氧的初期表现是　（　　）

  A. 胎动减慢　　　　　B. 胎动微弱

  C. 胎动频繁　　　　　D. 胎动消失

  E. 胎动次数减少

1137. 胎儿宫内缺氧表现,不包括　（　　）

  A. 胎心率≥160 次/分　B. 胎心率 120 次/分

  C. 胎心率<100 次/分　D. 羊水混有胎粪

  E. 晚期减速

1138. 胎儿宫内窘迫的临床表现和诊断

　　　　　　　　　　　　　　　　（　　）

  A. 羊水 Ⅰ 度混浊

  B. 160 次/分

  C. NST 反应型

  D. OCT 出现晚期减速

  E. OCT 出现变异减速

1139. 胎儿发育的第一个内分泌腺体是

　　　　　　　　　　　　　　　　（　　）

  A. 甲状腺　　　　　　B. 胸腺

  C. 胰腺　　　　　　　D. 甲状旁腺

  E. 肾上腺

1140. 胎儿电子监测胎心率变化错误的是

　　　　　　　　　　　　　　　　（　　）

  A. FHR 基线变异消失提示胎儿有一定储备能力

  B. 基线胎心率为无宫缩时的胎心率平均值

  C. FHR 指每分钟胎儿心搏次数

  D. 周期性 FHR 与子宫收缩有关

  E. 宫缩后 FHR 增加 15~20 次,可能是脐带静脉暂时受压

1141. 28 岁初产妇,临产 15 小时,宫颈口开大 5 cm,胎心好,宫缩 20 秒/7~8 分,强度中,胎头已入盆,胎膜未破,可触及前沿羊水囊,首选的处理措施是　　　　　　　　　　　　　（　　）

  A. 肥皂水灌肠　　　　B. 人工破膜

  C. 建立静脉通路　　　D. 继续观察 2~4 h

  E. 针刺三阴交,合谷穴位

1142. 胎儿出现吞咽排尿功能的时间是

　　　　　　　　　　　　　　　　（　　）

  A. 12 周　　　　　　　B. 16 周

  C. 20 周　　　　　　　D. 24 周

  E. 28 周

1143. 胎动计数时,提示胎儿宫内缺氧

　　　　　　　　　　　　　　　　（　　）

  A. <15 次/12 h　　　　B. <10 次/12 h

  C. <5 次/h　　　　　　D. <10 次/h

  E. <12 次/12 h

1144. 胎动计数的正常值是　　　　（　　）

  A. 每小时胎动 2~3 次

  B. 每小时胎动 3~5 次

  C. 每小时胎动 10 次

  D. 每小时胎动 10~12 次

  E. 每小时胎动不小于 2 次

1145. 缩宫素应用中哪项有错　　　（　　）

  A. 出现胎儿窘迫应立即停药

  B. 臀位,阴道分娩中出现宫缩乏力也可应用缩宫素

  C. 缩宫素较其他类宫缩药安全,是因为其半衰期短

  D. 妊娠期高血压疾病禁止使用缩宫素

  E. 使用缩宫素时,需要警惕水中毒

1146. 随访葡萄胎患者时必须进行的常用检查方法是　　　　　　　　　　　　　（　　）

  A. 阴道脱落细胞涂片检查

  B. 测血 hCG 值

  C. B超检查有无胎囊

  D. 多普勒超声检查听取胎心

  E. 观察有无异常阴道流血

1147. 双胎妊娠的两个胎心率应相差　（　　）

  A. 5 次以上　　　　　B. 10 次以上

  C. 15 次以上　　　　　D. 20 次以上

  E. 25 次以上

1148. 属于肿瘤的囊肿是　　　　　（　　）

  A. 前庭大腺囊肿　　　B. 宫颈腺囊肿

  C. 卵巢黄素化囊肿　　D. 输卵管卵巢囊肿

  E. 卵巢皮样囊肿

1149. 属于应用 Apgar 评分法得分,正确的是

　　　　　　　　　　　　　　　　（　　）

  A. 心率 120 次/分、规律得 1 分

  B. 呼吸浅慢且不规律得 2 分

C. 肌张力松弛得 0 分

D. 刺激咽喉出现咳嗽、恶心得 1 分

E. 皮肤青紫 0 分

1150. 属于遗传咨询的内容是　　（　　）

A. 确立诊断和确定遗传方式

B. 估计再发风险率

C. 回顾性遗传咨询

D. 对婚姻、生育问题给予医学指导

E. 以上都对

1151. 属于胎盘功能检查的是　　（　　）

A. 测定孕妇尿雌二醇值

B. 测定孕妇血清游离雌三醇值

C. 测定孕妇尿胎盘生乳素值

D. 测定孕妇尿催产素酶值

E. 羊水测定胎儿成熟度

1152. 属于卵巢性索—间质细胞肿瘤的是

（　　）

A. 胚胎癌　　　　　B. 颗粒细胞癌

C. 绒毛膜癌　　　　D. 卵巢甲状腺肿

E. 畸胎瘤

1153. 属于卵巢上皮性肿瘤的是　（　　）

A. 浆液性囊腺瘤　　B. 无性细胞瘤

C. 内胚窦瘤　　　　D. 颗粒细胞瘤

E. 畸胎瘤

1154. 32 岁女性，1—0—0—1。去外地丈夫处探亲 2 周，拟用探亲避孕片 1 号，正确的服法是

（　　）

A. 月经来潮第 5 天起每晚服 1 片，连服 22 天

B. 探亲前 1 天或当天中午服 1 片，以后每晚服 1 片至探亲结束

C. 月经来潮第 5 天开始每晚服 1 片，连服 12 天

D. 性交后即刻服 1 片，次晨加服 1 片，以后每次性交后即服 1 片

E. 性交后即刻服 1 片，以后每晚服 1 片至探亲结束

1155. 属于良性卵巢肿瘤的是　　（　　）

A. 内胚窦瘤　　　　B. 库肯勃瘤

C. 透明细胞瘤　　　D. 无性细胞瘤

E. 卵泡膜细胞瘤

1156. 属于急性胎儿宫内窘迫的临床表现是

（　　）

A. 胎心 180 次/分　B. 胎心 140 次/分

C. 胎盘功能减退　　D. 胎动进行性减少

E. 早期减速

1157. 属于雌激素作用的是　　　（　　）

A. 宫颈黏液减少

B. 阴道上皮细胞脱落加快

C. 促进乳腺腺管发育成熟

D. 子宫内膜分泌反应

E. 升高体温

1158. 输卵管妊娠最易发生破裂的部位

（　　）

A. 峡部　　　　　　B. 伞部

C. 间质部　　　　　D. 壶腹部

E. 间质部与壶腹部交界处

1159. 输卵管妊娠最常见的原因为　（　　）

A. 输卵管慢性炎症　B. 输卵管发育不良

C. 受精卵外游走　　D. 有输卵管结扎术史

E. 避孕失败

1160. 输卵管妊娠流产与黄体破裂的主要鉴别点是　　　　　　　　　　　（　　）

A. 停经　　　　　　B. 右下腹痛

C. B 型超声检查　　D. 血 β-hCG 检测

E. 后穹隆穿刺

1161. 输卵管妊娠和阑尾炎的主要鉴别

（　　）

A. 呕吐　　　　　　B. 血 hCG 检测

C. 白细胞增多　　　D. 右下腹痛

E. 超声检查

1162. 输卵管的形态由内向外可分为　（　　）

A. 间质部、峡部、壶腹部、伞部

B. 间质部、壶腹部、峡部、伞部

C. 峡部、间质部、壶腹部、伞部

D. 峡部、壶腹部、间质部、伞部

E. 壶腹部、间质部、峡部、伞部

1163. 受精发生在排卵后多长时间内　（　　）

A. 6 小时　　　　　B. 8 小时

C. 12 小时　　　　　D. 24 小时

E. 48 小时

1164. 首选诊断早孕的辅助检查方法是

（　　）

A. 基础体温测定　　B. 尿妊娠试验

C. 黄体酮试验　　　D. B 超

E. 阴道脱落细胞检查

1165. 首次产前检查应在　　　（　　）

A. 妊娠 8 周　　　　B. 确定妊娠时

C. 妊娠 16 周　　　　D. 妊娠 20～24 周

E. 妊娠 14 周

1166. 手术者发生人工流产综合反应的症状

时,首选的护理措施为 （ ）

　　A. 帮助病人改变体位

　　B. 肌内注射 0.5 mg 阿托品

　　C. 安慰受术者

　　D. 注意保温

　　E. 配合医生尽快结束手术

1167. 手术人员在手术前正确的操作是

（ ）

　　A. 用口罩遮住口唇,鼻外露

　　B. 刷手后冲洗时手指朝下

　　C. 从手指向上刷到平肘关节处

　　D. 刷手后无菌毛巾要来回擦拭手臂

　　E. 感染手术后必须重新刷手才能进行下一台
手术

1168. 手术区铺盖无菌布单,正确的是（ ）

　　A. 无菌巾先铺相对不洁区或操作者的对侧

　　B. 无菌巾铺下后不可由内向外再移动

　　C. 开腹手术的术野区至少铺单 2 层

　　D. 无菌单下垂手术台边缘至少 10 cm

　　E. 术中手术中单湿透时,应撤去重铺

1169. 适用于晚期宫颈癌而疗效较好的是

（ ）

　　A. 手术治疗

　　B. 放射治疗

　　C. 化学疗法

　　D. 手术及放射综合治疗

　　E. 手术及化疗综合治疗

1170. 适用于高泌乳素血症导致排卵障碍者
的诱发排卵药物是 （ ）

　　A. hCG　　　　　　B. 氯米芬

　　C. HMG　　　　　 D. GnRH

　　E. 溴隐亭

1171. 适宜阴道毛滴虫生长、繁殖的阴道 pH 为

（ ）

　　A. 4.0~5.0　　　　B. 5.2~6.6

　　C. 6.0~6.5　　　　D. 6.5~7.5

　　E. 3.5~4.5

1172. 适合神经管畸形血清学产前筛查的孕
周应该在 （ ）

　　A. 妊娠 10~13 周　　B. 妊娠 15~20 周

　　C. 妊娠 14~22 周　　D. 妊娠 18~26 周

　　E. 妊娠 11~14 周

1173. 使用催产素引产时,输注液体的浓度配
置是 （ ）

　　A. 5 U 催产素加入 5% 葡萄糖 250 mL

　　B. 2.5 U 催产素加入 5% 葡萄糖 1 000 mL

　　C. 2.5 U 催产素加入 5% 葡萄糖 500 mL

　　D. 2.5 U 催产素加入 5% 葡萄糖 800 mL

　　E. 10 U 催产素加入 5% 葡萄糖 1 000 mL

1174. 使排卵后的基础体温上升 0.3~0.5℃
的是 （ ）

　　A. 雌激素　　　　　B. 孕激素

　　C. 雄激素　　　　　D. 绒毛膜促性腺激素

　　E. 黄体生成素

1175. 生殖器结核最常见的部位是 （ ）

　　A. 子宫内膜结核　　B. 输卵管结核

　　C. 卵巢结核　　　　D. 盆腔腹膜结核

　　E. 宫颈

1176. TORCH 检查除外下列哪项 （ ）

　　A. 疱疹病毒　　　　B. 风疹病毒

　　C. 巨细胞病毒　　　D. 弓形虫

　　E. 梅毒

1177. 生育年龄、月经规则、经期延长,应考虑

（ ）

　　A. 无排卵功血　　　B. 黄体萎缩不全

　　C. 黄体功能不全　　D. 排卵期出血

　　E. 围绝经出血

1178. 神经管畸形产前筛查的血清学指标为

（ ）

　　A. AFP　　　　　　B. hCG

　　C. PAPP-A　　　　D. FSH

　　E. CEA

1179. 少尿是指 24 小时尿量少于 （ ）

　　A. 50 mL　　　　　B. 100 mL

　　C. 200 mL　　　　D. 300 mL

　　E. 400 mL

1180. 上皮性卵巢癌的监测指标是 （ ）

　　A. CEA　　　　　　B. CA125

　　C. hCG　　　　　　D. AFP

　　E. CA724

1181. 筛查早期宫颈癌最常用的方法是什么

（ ）

　　A. 窥器检查

　　B. 阴道镜检查

　　C. 宫腔镜检查

　　D. 宫颈脱落细胞学检查

　　E. 宫颈锥切

1182. 筛查淋病的金标准方法是 （ ）

　　A. 取阴道分泌物镜检

　　B. 取阴道分泌物培养

C. 取尿道口、宫颈口分泌物培养

D. 取尿道口、宫颈口分泌物涂片找革兰阴性双球菌

E. 取阴道分泌物 ELISA 检测

1183. 沙眼衣原体患者感染新生儿的最常见途径是 （　　）

A. 宫内感染　　　　B. 产道感染

C. 剖宫产感染　　　D. 哺乳感染

E. 密切接触

1184. 三合诊不能扪清 （　　）

A. 后位子宫情况　　B. 输卵管位置

C. 子宫后壁病变　　D. 直肠子宫陷凹病变

E. 直肠与子宫的关系

1185. 若选用胸膝卧位矫正胎方位，合适的时间是 （　　）

A. 妊娠 20 周　　　　B. 妊娠 24 周以后

C. 妊娠 30 周以后　　D. 妊娠 36 周以后

E. 妊娠 28 周～30 周

1186. 若胎盘剥离后滞留，首先处理 （　　）

A. 给予宫缩剂　　　B. 清宫

C. 阴道及宫腔检查　D. 牵拉脐带

E. 按压子宫

1187. 若脐带血循环阻断超过下述哪一时段则胎死宫内 （　　）

A. 1～2 分钟　　　　B. 3～4 分钟

C. 5～6 分钟　　　　D. 7～8 分钟

E. 10～15 分钟

1188. 软产道异常中通常不需要剖宫产的是 （　　）

A. 宫颈癌　　　　　B. 阴道纵隔

C. 双子宫　　　　　B. 宫颈坚韧

E. 宫颈瘢痕

1189. 软产道损伤不包括 （　　）

A. 会阴　　　　　　B. 子宫体

C. 宫颈　　　　　　D. 子宫下段

E. 阴道

1190. 如人工流产术中出现子宫穿孔，下列哪项处理措施是错误的 （　　）

A. 立即停止操作

B. 观察生命体征、腹痛及有无出血情况

C. 给予宫缩剂及抗生素

D. 减小负压继续完成手术

E. 必要时剖腹探查

1191. 容易引起子宫破裂的胎位是 （　　）

A. 全臀位　　　　　B. 高直前位

C. 横位　　　　　　D. 枕横位

E. 枕后位

1192. 容易引起子宫破裂的软产道阻塞有 （　　）

A. 外阴水肿　　　　B. 阴道纵隔

C. 宫颈瘢痕　　　　D. 宫颈水肿

E. 处女膜闭锁

1193. 绒毛膜促性腺激素（hCG）妊娠期间分泌量大高峰的时间是 （　　）

A. 妊娠 5～7 周　　　B. 妊娠 8～10 周

C. 妊娠 11～13 周　　D. 妊娠 14～16 周

E. 妊娠 17～19 周

1194. 绒毛膜癌治愈，随访观察年限为（　　）

A. 1 年　　B. 2 年　　C. 3 年　　D. 5 年

E. 10 年

1195. 妊娠中期羊水的来源主要是 （　　）

A. 母体血清　　　　B. 胎儿尿液

C. 胎儿肺泡渗出　　D. 羊膜

E. 胎盘

1196. 妊娠中期血清学筛查通常采用三联法，指的是 （　　）

A. 甲胎蛋白（AFP）＋绒毛膜促性腺激素（hCG）＋游离雌三醇（uE3）

B. 甲胎蛋白（AFP）＋妊娠相关蛋白 A（PAPP-A）＋人胎盘生乳素（hPL）

C. 甲胎蛋白（AFP）＋绒毛膜促性腺激素（hCG）＋妊娠相关蛋白 A（PAPP-A）

D. 人胎盘生乳素（hPL）＋绒毛膜促性腺激素（hCG）＋游离雌三醇（uE3）

E. 以上都对

1197. 妊娠早期心脏病患者，下列哪项不是终止妊娠的指征 （　　）

A. 有心衰史

B. 肺动脉高血压表现

C. 心功能Ⅲ级或以上

D. 阵发性室上性心动过速

E. 年龄在 35 岁以上，心脏病病程较长者

1198. 妊娠早期心脏病患者，决定继续妊娠与否的最重要依据是 （　　）

A. 孕妇年龄　　　　B. 心功能分级

C. 心脏病类型　　　D. 心脏病变部位

E. 既往病史

1199. 妊娠早期确诊巨细胞病毒感染的处理原则是 （　　）

A. 立即终止妊娠

B. 密切观察,并预防流产

C. 无需处理,病毒感染为自限性

D. 行 B 超检查有无畸形,再做相应处理

E. 抗病毒治疗

1200. 妊娠早期卵巢变化的特征 （　）

A. 卵巢不断增大,黄体持续发育

B. 卵巢滤泡囊肿维持

C. 双侧卵巢黄体囊肿存在

D. 妊娠黄体功能在孕 10 周后由胎盘取代

E. 卵巢增大明显,分泌雌孕激素

1201. 妊娠早期淋菌感染对胎儿影响有

（　）

A. 流产　　　　　B. 皮疹

C. 楔状齿　　　　D. 神经性耳聋

E. 巨大儿

1202. 妊娠早期的羊水主要来源于 （　）

A. 胎儿肺分泌　　B. 胎儿未角化的皮肤

C. 呼吸道黏膜分泌　D. 胎儿尿液

E. 胎膜析出液

1203. 妊娠晚期无痛性阴道流血是哪一种疾
病的典型症状 （　）

A. 胎盘早剥　　　B. 羊水栓塞

C. 前置胎盘　　　D. 子宫破裂

E. 早产

1204. 妊娠晚期母体循环系统变化不包括

（　）

A. 心尖区听到Ⅰ～Ⅱ级柔和吹风样舒张期
杂音

B. 心脏电轴左偏 15°

C. 舒张压轻度降低,脉压差稍增大

D. 心率增加 10～15 次

E. 妊娠末期心脏容量增加 10%

1205. 妊娠晚期及分娩期合并急性病毒性肝
炎,对产妇威胁最大的因素是 （　）

A. 易发生产后出血

B. 易发展为重症肝炎,孕妇病死率高

C. 易合并妊娠期高血压疾病

D. 易发生宫缩乏力、产程延长

E. 肝功能损害、凝血因子减少致凝血功能
障碍

1206. 妊娠晚期感染巨细胞病毒的处理原
则是 （　）

A. 无需特殊处理,临产后可经阴道分娩

B. 立即剖宫产

C. 立即引产

D. 积极抗病毒治疗后剖宫产

E. 分娩后产妇及新生儿抗病毒治疗

1207. 妊娠晚期出血,怀疑前置胎盘时,不应
进行的检查是 （　）

A. 输血、输液及准备手术的条件下进行肛诊
检查

B. 输血、输液及准备手术的条件下进行阴道
检查

C. B 型超声检查

D. 产后仔细检查胎盘、胎膜

E. 必要时核磁共振检查排除胎盘植入

1208. 妊娠图中最主要的曲线为 （　）

A. 体重　　　　　B. 宫底高度

C. 腹围　　　　　D. 双顶径值

E. 血压

1209. 妊娠试验是检测受试者体内 （　）

A. E3　　B. FSH　　C. LH　　D. P

E. β-hCG

1210. 妊娠期重症肝炎与急性脂肪肝的鉴别
主要依靠下列哪一项 （　）

A. 病情进展的快慢程度

B. 是否出现凝血功能障碍

C. 肝脏组织活检

D. 是否合并肾衰竭

E. 超声检查

1211. 妊娠期营养配备比例下列正确的是

（　）

A. 蛋白质 15%、糖类 60%、脂肪 25%

B. 蛋白质 20%、糖类 60%、脂肪 20%

C. 蛋白质 20%、糖类 55%、脂肪 25%

D. 蛋白质 15%、糖类 65%、脂肪 20%

E. 蛋白质 25%、糖类 60%、脂肪 20%

1212. 妊娠期易发生肾盂肾炎的原因,下列哪
项是错误的 （　）

A. 雌激素使泌尿系统平滑肌张力下降

B. 妊娠中期以后可见肾盂呈轻度扩张

C. 输尿管粗,其蠕动减弱

D. 右侧输尿管受右旋子宫压迫

E. 妊娠期尿中葡萄糖含量增加,有利于细菌
生长

1213. 妊娠期血液系统变化错误的是 （　）

A. 血液处于高凝状态

B. 凝血因子Ⅱ、Ⅴ、Ⅶ、Ⅷ、Ⅸ、Ⅹ增加

C. 血小板增加

D. 白细胞增加

E. 血浆蛋白自妊娠早期开始降低

1214. 妊娠期血量的改变,哪项描述是正确的 （　　）

A. 妊娠期总血量增加 40%～45%

B. 血量增加是血浆增加少于红细胞增加

C. 妊娠期出现血液浓缩

D. 血红蛋白大于 100 g/L 以上为生理性贫血

E. 妊娠足月血容量增加达到高峰

1215. 妊娠期形成子宫下段的部位是 （　　）

A. 子宫底　　　　　B. 子宫峡部

C. 子宫角　　　　　D. 子宫颈

E. 子宫峡部及宫颈

1216. 妊娠期心脏病孕妇死亡的主要因素是 （　　）

A. 心衰与感染　　　B. 心脏病病程长

C. 产后哺乳　　　　D. 第二产程用力过度

E. 缺氧

1217. 妊娠期心脏病患者中下列哪项不是早期心衰体征 （　　）

A. 轻微活动后有胸闷气急及心悸感

B. 休息时心率大于 110 次/分

C. 休息时呼吸大于 20 次/分

D. 肝脾大、压痛

E. 肺底部出现少量持续性湿罗音,咳嗽后不消失

1218. 妊娠期下腔静脉压增高不会导致的症状是 （　　）

A. 痔疮

B. 外阴静脉曲张

C. 右侧肾盂肾炎

D. 仰卧位低血压综合征

E. 下肢静脉曲张

1219. 妊娠期糖尿病孕妇的新生儿,哪项处理不必要 （　　）

A. 观察新生儿有无低血钙症

B. 气管插管加压给氧

C. 注意新生儿有无反应性低血糖

D. 早期进行母乳喂养

E. 出生时留取脐血,进行血糖、胰岛素等测定

1220. 妊娠期糖尿病患者,孕晚期为预防胎死宫内应做到的内容不包括以下哪项 （　　）

A. 定期监测胎动次数

B. 每周进行 1 次 NST

C. 每周做 1 次 B 超,估计胎儿成熟度

D. 每周做 1 次 OCT

E. 有母儿合并症者,血糖控制不满意,适时终止妊娠

1221. 妊娠期糖尿病对胎儿、新生儿的影响,以下不对的是 （　　）

A. 巨大儿发生率增多

B. 畸形胎儿发生率增多

C. 容易发生新生儿高血糖表现

D. 容易发生新生儿低钙、低血糖表现

E. 容易出现胎儿生长受限

1222. 妊娠期乳腺的生理变化,下列哪项是正确的 （　　）

A. 胎盘分泌雌激素刺激腺泡发育

B. 乳腺发育只需泌乳素的作用

C. 妊娠晚期无乳汁分泌与母体雌、孕激素水平高有关

D. 妊娠期直至胎儿娩出前,挤压乳房不应有乳汁溢出

E. 产后胎盘娩出后反射性泌乳素分泌,乳汁分泌

1223. 妊娠期缺铁发生的机制下列哪项不正确 （　　）

A. 胎儿的生长发育需要铁

B. 孕妇的血容量增加对铁的需要量增加

C. 妊娠期孕妇对铁的摄取不足

D. 妊娠期孕妇对铁的排泄量增加

E. 妊娠期早期呕吐,胃肠功能紊乱导致的营养不良病史

1224. 妊娠期贫血下列哪项不正确 （　　）

A. 妊娠期贫血可由铁、叶酸及维生素 B_{12} 缺乏引起

B. 轻度的贫血对妊娠期孕妇及胎儿影响不大

C. 产妇对重度贫血的耐受性好,不易发生失血性休克

D. 贫血可降低产妇的抵抗力,易并发产褥感染

E. 在妊娠期各种类型贫血中,缺铁性贫血最常见

1225. 妊娠期健康教育正确的是 （　　）

A. 确诊怀孕即应减轻工作量

B. 充足睡眠,应午休 1～2 小时

C. 绝对禁止性生活

D. 应勤洗澡,防滑倒,应盆浴

E. 妊娠期早期呕吐为正常现象,不需要处理

1226. 妊娠期急性胆囊炎及胆石症与哪项因素无关 （　　）

A. 妊娠期孕激素水平增高

B. 妊娠期雌激素水平升高

C. 妊娠期胆汁中胆固醇增多,胆汁酸盐及磷脂分泌减少

D. 妊娠晚期子宫压迫胆囊

E. 胆囊炎和胆石病可发生于妊娠各个时期,但以妊娠晚期最为多见

1227. 妊娠期高血压水肿,以下哪项描述是错的　　　　　　　　　　　　　（　　）

A. 水肿仅限于踝部,休息后缓解是+

B. 水肿延及大腿为++

C. 水肿延及外阴和腹壁为+++

D. 全身水肿或伴有腹水为++++

E. 体重异常增加是患者水肿的首发症状

1228. 妊娠期高血压疾病治疗有效的血镁浓度是　　　　　　　　　　　　　（　　）

A. 0.75～1.0 mmol/L　B. 0.5～0.75 mmol/L

C. 1.0～1.7 mmol/L　D. 1.7～3.0 mmol/L

E. 3.0～3.5 mmol/L

1229. 妊娠末期,血清雌三醇值为非孕妇的　　　　　　　　　　　　　　　（　　）

A. 100 倍　　　　　　B. 500 倍

C. 1 000 倍　　　　　D. 2 000 倍

E. 1 500 倍

1230. 妊娠开始是　　　　　　　（　　）

A. 月经来潮后　　　　B. 排卵时

C. 精子达宫腔时　　　D. 卵子受精时

E. 胚胎着床时

1231. 妊娠剧吐治疗中哪项正确　（　　）

A. 门诊观察

B. 止吐后即可进普通饮食

C. 静脉补液,纠正电解质紊乱

D. 无需禁食

E. 补充维生素 B₆ 预防 Wernicke 脑病

1232. 妊娠后子宫的变化,不正确的描述是　　　　　　　　　　　　　　　（　　）

A. 子宫增大变软,肌纤维逐渐增生、肥大和伸长

B. 子宫腔容量变化,由非孕时的 50 mL,变为足月时的 1 000 mL

C. 子宫峡部渐渐伸展变长变薄

D. 子宫颈早期充血,变软,呈紫蓝色

E. 妊娠 12～14 周时,子宫出现不规则宫缩

1233. 妊娠合并子宫肌瘤,最易发生的继发变性是　　　　　　　　　　　　（　　）

A. 玻璃样变　　　　　B. 囊性变

C. 红色变　　　　　　D. 钙化

E. 恶变

1234. 妊娠合并重症肝炎的处理哪项是错误的　　　　　　　　　　　　　　（　　）

A. 应限制蛋白质的摄入,控制血氨,预防肝性脑病

B. 输新鲜血及凝血因子,纠正凝血功能障碍

C. 产后不应哺乳,用雌激素回乳效果好

D. 分娩方式以剖宫产为宜

E. 妊娠合并重型肝炎常发生产时产后出血,必要时剖宫产同时行子宫切除术

1235. 妊娠合并重症病毒性肝炎,服用广谱抗生素的目的是　　　　　　　　（　　）

A. 消除体内感染病灶

B. 预防感染

C. 防止 DIC

D. 抑制大肠杆菌、减少氨的生成

E. 抑制病毒复制

1236. 妊娠合并再障的诊断依据为　（　　）

A. 皮肤黏膜苍白　　　B. 头晕心悸、气短

C. 全血细胞减少　　　D. 血红蛋白<80 g/L

E. 妊娠期血红蛋白小于 60 g/L

1237. 妊娠合并心脏病患者的分娩期处理,下列不正确的是　　　　　　　　（　　）

A. 使用抗生素预防感染

B. 严密观察产妇的生命体征

C. 产后出血时,立即静脉注射麦角新碱

D. 不要让产妇屏气用力

E. 对心脏病孕妇放宽剖宫产指征

1238. 妊娠合并心脏病的处理哪项不合适　　　　　　　　　　　　　　　　（　　）

A. 临产后用抗生素,直至产后 1 周

B. 产后出血时应立即注射麦角新碱

C. 除非病情需要,一般不主张预防性用毛地黄

D. 产程进展慢,估计有头盆不称者,以剖宫产为宜

E. 胎儿娩出后,腹部放置沙袋,以防腹压骤降诱发心力衰竭

1239. 妊娠合并心脏病,在分娩期使用抗生素的原则是　　　　　　　　　　（　　）

A. 无感染征象不一定用抗生素

B. 有胎膜残留为预防感染用抗生素

C. 有胎膜早破时应用抗生素

D. 产程开始应用抗生素,维持至产后 1 周,预防亚急性心内膜炎

E. 羊水胎粪污染时应给抗生素

1240. 妊娠合并心脏病,下列提示早期心衰的是 （　　）

A. 心界扩大

B. 休息时心率>100 次/分

C. 肺底部持续性湿啰音,咳嗽后不消失

D. 心尖部闻及Ⅱ级收缩期杂音

E. 日常活动即感胸闷、心悸、气短

1241. 妊娠合并下列感染中,不属于性传播疾病的是 （　　）

A. 梅毒　　　　　B. 生殖器疱疹

C. 弓形虫感染　　D. 沙眼衣原体感染

E. 尖锐湿疣

1242. 妊娠合并糖尿病终止妊娠的指征哪项不正确 （　　）

A. 严重的妊娠期高血压疾病者

B. 出现酮症酸中毒者

C. 严重的视网膜病变

D. 胎儿生长受限

E. 孕妇肥胖明显

1243. 妊娠合并糖尿病需使用药物治疗时应选用哪种 （　　）

A. 优降糖　　　　B. 消渴丸

C. 胰岛素　　　　D. 降糖灵

E. 二甲双胍

1244. 妊娠合并贫血的治疗下列哪项是不正确的 （　　）

A. 血红蛋白<100 g/L 时应口服铁剂

B. 同时服用维生素 C 及稀盐酸促铁吸收

C. 血红蛋白<60 g/L 时应肌注右旋糖酐铁

D. 输血治疗时应少量多次,警惕发生左心衰

E. 产时产后应用广谱抗生素预防感染

1245. 妊娠合并阑尾炎的鉴别诊断不包括下列哪项 （　　）

A. 右侧输卵管妊娠　B. 右卵巢囊肿蒂扭转

C. 右侧肾盂肾炎　　D. 慢性肾炎

E. 盆腔炎

1246. 妊娠合并巨幼红细胞性贫血的主要治疗为 （　　）

A. 补充叶酸及维生素 B_{12}

B. 补充足量的维生素

C. 孕期多吃水果和蔬菜

D. 补充丰富的蛋白质

E. 补充铁剂

1247. 妊娠合并尖锐湿疣,下面错误的是 （　　）

A. 好发部位以外阴部最常见

B. 常引起胎儿宫内感染

C. 妊娠结束后,部分尖锐湿疣有可能自然消失

D. 可以为非性接触传播

E. 妊娠合并尖锐湿疣不是剖宫产指征

1248. 妊娠合并急性阑尾炎的治疗原则是 （　　）

A. 一旦确诊,应立即手术

B. 抗生素治疗

C. 退热治疗

D. 应及时终止妊娠

E. 手术后最好不放置引流管

1249. 妊娠合并急性阑尾炎的特点主要是 （　　）

A. 起病急

B. 进展快

C. 阑尾位置改变,诊断困难

D. 容易发生穿孔

E. 妊娠中晚期临床表现不典型,常无明显的转移性右下腹痛

1250. 妊娠合并急性病毒性肝炎的主要并发症是 （　　）

A. 产后出血　　　B. 产后感染

C. 宫缩乏力　　　D. 血栓形成

E. 肝性脑病

1251. 妊娠合并急性病毒性肝炎的护理措施哪项不妥 （　　）

A. 严格隔离,杜绝交叉感染

B. 出入病房应用消毒水洗手

C. 病人呕吐物、排泄物均应严格消毒处理

D. 病人的新生儿人工喂养

E. 新生儿应注射乙肝疫苗

1252. 妊娠合并急性病毒性肝炎,在妊娠晚期对母儿危害较大的原因是容易发生 （　　）

A. 子痫　　　　　B. 重症肝炎

C. 糖代谢障碍　　D. 早产

E. 宫缩乏力

1253. 妊娠合并风心病,早期心衰的可靠诊断依据是 （　　）

A. 心界扩大

B. 休息时心率>110 次/分

C. 心脏杂音

D. 全肺多量持续性湿啰音

E. 日常活动即感胸闷、心悸、气短

1254. 妊娠合并病毒性肝炎者,临近分娩期有出血倾向时可用 （ ）

A. 维生素 A
B. 维生素 C

C. 维生素 D
D. 维生素 E

E. 维生素 K

1255. 妊娠合并病毒性肝炎的妊娠及分娩期的正确处理 （ ）

A. 妊娠早期安胎

B. 妊娠中期需终止妊娠

C. 妊娠晚期要及早终止妊娠

D. 急性期严格隔离

E. 为防止肝脏负担需作剖宫产

1256. 妊娠合并病毒性肝炎的处理原则中除哪项外,均是正确的 （ ）

A. 注意休息,高碳水化合物、高维生素饮食

B. 低蛋白、低脂肪饮食预防肝昏迷

C. 中西药物结合,积极保肝治疗

D. 避免应用对肝脏有损害的药物

E. 注意防治感染

1257. 妊娠合并病毒性肝炎,正确的是（ ）

A. 引起过期妊娠

B. 均应终止妊娠

C. 分娩方式视产科指征

D. 高脂、高维生素饮食

E. 产后雌激素回奶

1258. 妊娠合并急性病毒性肝炎,妊娠及分娩期的正确处理为 （ ）

A. 妊娠早期保胎治疗

B. 妊娠中期需立即终止妊娠

C. 分娩前备好新鲜血,注意防止产后出血

D. 对重症肝炎应积极治疗,并尽量自然分娩

E. 减少药物应用,如抗生素等,避免对肝脏损害

1259. 产妇王某,产后 2 周出现弛张热,下腹疼痛且压痛明显,下肢肿胀伴疼痛,皮肤紧张发白,最可能的诊断是 （ ）

A. 子宫肌炎

B. 血栓性静脉炎

C. 急性盆腔结缔组织炎

D. 急性盆腔腹膜炎

E. 产后关节炎

1260. 妊娠高血压与下列哪项无关 （ ）

A. 前置胎盘
B. 胎盘早剥

C. 胎死宫内
D. 羊水过多

E. 双胎妊娠

1261. 妊娠妇女卧位应为 （ ）

A. 平卧位
B. 半卧位

C. 左侧卧位
D. 右侧卧位

E. 平卧位

1262. 妊娠妇女尿糖阳性应进行哪项检查以诊断糖尿病 （ ）

A. 尿常规
B. 血常规

C. 空腹血糖
D. 肾脏功能

E. 餐后血糖

1263. 妊娠妇女患性传播疾病居第二位的是 （ ）

A. 梅毒
B. 淋病

C. 尖锐湿疣
D. 巨细胞病毒感染

E. 衣原体感染

1264. 妊娠的哪一时期对母亲的不利因素最容易造成胎儿的先天畸形 （ ）

A. 妊娠早期
B. 妊娠中期

C. 妊娠晚期
D. 妊娠早中期

E. 胚胎着床前

1265. 妊娠 9 周时出现难免流产,首选的治疗原则是 （ ）

A. 保胎
B. 注射缩宫素

C. 抗生素抗感染
D. 尽快清宫

E. 止血治疗

1266. 妊娠 9 周行吸宫流产术时,出血量多,首要的处理是 （ ）

A. 输液输血
B. 按摩子宫

C. 排空宫腔内容物
D. 静脉注射止血剂

E. 缩宫素治疗

1267. 妊娠 6 周时,行妇科检查,可能出现何体征 （ ）

A. 宫颈管变短
B. 黑格征（＋）

C. 子宫变硬
D. 子宫缩小呈球形

E. 阴道分泌物减少,阴道黏膜呈紫蓝色

1268. 妊娠 52 天终止,目前最常用的方法是 （ ）

A. 负压吸引术
B. 药物流产

C. 钳刮术
D. 静滴催产素

E. 雷夫诺尔引产术

1269. 妊娠 4 个月后,大部分器官已形成,仍在分化发育的器官是 （ ）

A. 心脏
B. 生殖系统

C. 肺　　　　　　　　D. 肝脏

E. 甲状腺

1270. 妊娠 4 个月的胎儿体长约为　　（　　）

A. 12 cm　　　　　　B. 14 cm

C. 16 cm　　　　　　D. 18 cm

E. 20 cm

1271. 妊娠 39 周,主诉肋下有块状物。腹部检查:子宫呈纵椭圆形,胎先露部较软且不规则,胎心在脐上偏左,本例应为　　　　　　（　　）

A. 枕先露　　　　　　B. 臀先露

C. 复合先露　　　　　D. 肩先露

E. 横位

1272. 妊娠 38 周,血压 150/100 mmHg,尿蛋白(＋＋),血红蛋白 120 g/L,宫底剑突下 2 横指,左枕前位,头半固定,胎头及骨盆正常,宫口未开。此时选用最恰当的处理是　　　　（　　）

A. 剖宫产

B. 硫酸镁解痉

C. 大剂量利尿药

D. 缩宫素静脉滴注引产

E. 大剂量降压药

1273. 妊娠 37 周初产妇,自觉腹部阵痛,伴少量阴道流血,20 分钟后阴道多量流液。检查:枕左前位头已入盆,10 小时后肛查,宫口开大 3 cm,胎先露棘平,最恰当的诊断是　　　　（　　）

A. 胎膜早破　　　　　B. 假临产

C. 早产　　　　　　　D. 正常分娩经过

E. 急产

1274. 妊娠 36 周末,胎儿发育的特点正确的是　　　　　　　　　　　　（　　）

A. 胎儿身长 40 cm

B. 体重约 2 500 g

C. 皮下脂肪发育良好,皮肤呈粉红色

D. 有强烈的吸吮反射,四肢活动活泼

E. 指甲未达指尖

1275. 妊娠 36 周,孕期经过顺利,其宫底高度应在　　　　　　　　　　（　　）

A. 剑突下 2 横指　　　B. 脐上 1 横指

C. 脐上 3 横指　　　　D. 脐与剑突之间

E. 剑突下 1 横指

1276. 妊娠 36 周,糖尿病,胎盘前壁,行羊水穿刺测定胎儿成熟度,穿刺时抽出 3 mL 血液,立即拔出穿刺针压迫止血,同时行 B 超检查,在胎盘与子宫壁间有 3 cm×4.5 cm 的低回声区,胎心 120 次/分,正确的处理方法是　　　　（　　）

A. 抗炎

B. 平卧休息保持安静 3 天

C. 吸氧

D. 密切观察,必要时剖宫产

E. 止血治疗

1277. 妊娠 32 周,妊娠期高血压疾病,B 超示胎盘位于子宫底后壁,在胎盘与子宫肌层间出现一轮廓不清、边缘不整的无回声区,胎盘厚度 6 cm,羊水透声降低,可见散在漂浮的微细点状回声,最可能的诊断是　　　　　　　　（　　）

A. 子宫肌瘤　　　　　B. 胎盘水肿

C. 胎盘早剥　　　　　D. 胎盘血管瘤

E. 胎盘植入

1278. 妊娠 30 周经腹脐静脉穿刺后,立即听胎音 180 次/分,观察 3 分钟,胎音 170 次/分,正确的处理方法是　　　　　　　（　　）

A. 立即剖宫产

B. 静滴硫酸镁

C. 静滴止血敏

D. 继续观察胎心胎动变化 15 分钟

E. 平卧休息保持安静 3 天

1279. 妊娠 26 周,发现臀先露的孕妇应采取　　　　　　　　　　　　　（　　）

A. 胸膝卧位

B. 激光照射或艾灸至阴穴

C. 外转胎位术

D. 等待其自然转成头位

E. 内转胎位术

1280. 妊娠 24 周末,宫底高度　　　（　　）

A. 脐下一横指

B. 脐上一横指

C. 脐上二横指

D. 剑突与脐连线的中间位置

E. 脐与剑突之间

1281. 妊娠 24 周后听胎心部位哪项不对　　　　　　　　　　　　　　（　　）

A. 骶右前位在母体脐上右侧听

B. 枕左前位在母体右下腹听

C. 肩先露在母体脐附近听

D. 枕右前位在母体右侧听最响

E. 骶左前在母体脐上左侧

1282. 妊娠 24 周,腹胀 3 天,胎动减少 2 天,宫高 30 cm,胎位不清,疑羊水过多,下列哪些 B 超指标有助于诊断　　　　　　　　　（　　）

A. AFI 12 cm　　　　　B. AFV 9 cm

C. S/D 4.0　　　　D. AFV 6 cm

E. AFI 16 cm

1283. 妊娠 19 周 Down's 综合征关键的检查是　　　　　　　　　　　　　　（　　）

A. 母血 AFP、β-hCG、E3 测定

B. 母血 PAPP-A 测定

C. 羊水 AFP 测定

D. 羊水染色体检查

E. 颈项透明层厚度测定

1284. 妊娠 18 周,羊膜穿刺术后 3 天,出现畏寒发热、不规则腹痛,查体温 39℃,腹部穿刺点皮肤发红、有压痛,子宫有不规则宫缩、压痛,胎心音 170 次/分,B 超胎盘位于子宫后壁,血常规血红蛋白 126 g/L,白细胞 25×10⁹/L,中性 0.9,淋巴 0.1,可能的诊断是　　　　　　　　　　（　　）

A. 宫内感染　　　　B. 羊水栓塞

C. 胎盘早剥　　　　D. 腹壁血肿

E. 盆腔炎

1285. 妊娠 10 周时出现阵发性下腹痛、多量阴道出血伴小块组织物排出,并引起失血性休克。应首先考虑　　　　　　　　　　　（　　）

A. 先兆流产　　　　B. 不可避免流产

C. 完全流产　　　　D. 不全流产

E. 流产合并感染

1286. 人工喂养的适应证,除外哪项　（　　）

A. 母亲患急、慢性传染病

B. 半乳糖血症的婴儿

C. 严重肝、心脏疾病不宜哺乳

D. 急性乳腺炎

E. 母亲没有乳汁分泌

1287. 人工授精不适合于　　　　　（　　）

A. 输卵管结扎术后

B. 男方性功能障碍

C. 男方有不良遗传因素

D. 女方有抗精子抗体

E. 阴道宫颈狭窄

1288. 人工流产综合征发生的主要原因是
　　　　　　　　　　　　　　　　（　　）

A. 受术者高度精神紧张

B. 受术者有心脏病

C. 人工流产术中出血过多

D. 人工流产术中对子宫颈局部刺激引起迷走神经反应

E. 人工流产术中吸宫不全

1289. 产后 5 个月哺乳妇女,月经未复潮,要求避孕,妇科查为子宫正常大小,无压痛,活动,双附件(一),下列哪种方法不宜选用　　（　　）

A. 口服避孕药　　　B. 宫内节育器

C. 阴道隔膜　　　　D. 阴茎套

E. 体外排精

1290. 人工流产术后 10 多天,仍有较多阴道出血,首先应考虑　　　　　　　　（　　）

A. 吸宫不全　　　　B. 子宫穿孔

C. 子宫内膜炎　　　D. 宫颈裂伤

E. 漏吸

1291. 人工流产时,部分病人出现心动过缓,血压下降,面色苍白,应首先考虑　（　　）

A. 羊水栓塞　　　　B. 人工流产综合反应

C. 吸宫不全　　　　D. 子宫穿孔

E. 长时间仰卧截石位

1292. 确诊子宫破裂,应立即采取的措施是
　　　　　　　　　　　　　　　　（　　）

A. 抢救休克,同时抑制宫缩

B. 抢救休克,同时剖宫产

C. 抢救休克

D. 输血同时抑制宫缩

E. 抢救休克,如胎儿已死亡,阴道助娩

1293. 确定已进入第二产程的表现　（　　）

A. 胎膜已破　　　　B. 肛门稍松弛

C. 产妇屏气用力　　D. 肛查宫口开全

E. 规律宫缩,伴有宫颈缩短及宫口开大

1294. 确定胎膜早破最可靠的指标是　（　　）

A. 阴道液 pH 为 7

B. 自诉阴道有液体流出

C. 阴道液涂片见羊齿状结晶

D. 阴道液涂片见大量脂肪细胞

E. 羊水量减少

1295. 缺铁性贫血实验室检查下列哪项是错误的　　　　　　　　　　　　　　（　　）

A. 外周血象为小细胞低色素性贫血

B. 血红蛋白<110 g/L,红细胞比容<0.30

C. 白细胞及血小板计数也同时减少

D. 孕妇血清铁<6.5 μmol/L

E. 红细胞平均血红蛋白浓度<32%

1296. 缺铁性贫血的治疗首选的药物是
　　　　　　　　　　　　　　　　（　　）

A. 叶酸　　　　　　B. 硫酸亚铁

C. 维生素 B₁₂　　　D. 右旋糖酐铁

E. 维生素 C

1297. 缺乏下列哪种微量元素会引起孕妇围

生期心肌炎 （　）

A. 钙　　B. 硒　　C. 锌　　D. 碘

E. 铁

1298. 曲女士,35 岁,已婚,子宫如孕 40 天大小,月经正常,B 超提示子宫肌瘤,该患者的处理为 （　）

A. 随访观察　　　B. 雄激素治疗

C. 肌瘤剔除术　　D. 全子宫切除术

E. 孕激素治疗

1299. 轻度窒息的 Apgar 评分为 （　）

A. 1～4 分　　　　B. 4～7 分

C. 7～9 分　　　　D. 4～8 分

E. 1～7 分

1300. 青春期与围绝经期无排卵性异常子宫出血的治疗原则,下列哪一项不同 （　）

A. 止血　　　　　B. 调整周期

C. 减少经量　　　D. 促排卵

E. 性激素止血和调整月经周期

1301. 青春期无排卵性异常子宫出血的原因是 （　）

A. 黄体功能不足

B. 缺少孕激素

C. 黄体萎缩不全

D. 雌激素不足

E. 排卵期出血

1302. 青春期无排卵性异常子宫出血治疗原则不含哪项 （　）

A. 止血和调整周期为主

B. 促使卵巢功能恢复

C. 促进排卵

D. 激素治疗前常规刮宫

E. 纠正贫血

1303. 侵蚀性葡萄胎转移的最常见部位是 （　）

A. 肺　　　　　　B. 脑

C. 肝脏　　　　　D. 阴道

E. 子宫

1304. 侵蚀性葡萄胎与绒毛膜癌最主要的区别是 （　）

A. 活组织检查镜下见有无绒毛结构

B. 距葡萄胎排空后的时间长短

C. 子宫大小程度的不同

D. 尿中 hCG 值的高低

E. 有无子宫外器官的转移

1305. 侵蚀性葡萄胎与绒毛膜癌均可发生于下列哪种情况 （　）

A. 自然流产后　　B. 人工流产后

C. 输卵管妊娠后　D. 葡萄胎排空后

E. 足月妊娠生产后

1306. 侵蚀性葡萄胎死亡原因是 （　）

A. 肺转移　　　　B. 脑转移

C. 阴道、宫颈转移　D. 肝转移

E. 心脏

1307. 抢救新生儿窒息的程序应是 （　）

A. 清理呼吸道、建立呼吸、建立正常循环、用药

B. 清理呼吸道、用药、建立呼吸、建立正常循环

C. 清理呼吸道、建立正常循环、建立呼吸、用药

D. 用药、清理呼吸道、建立呼吸、建立正常循环

E. 清理呼吸道、建立呼吸、用药、建立正常循环

1308. 潜伏期延长是指 （　）

A. 总产程超过 24 小时

B. 宫口开大 6 cm 至宫口开全超过 8 小时

C. 从临产至宫口开大 6 cm,初产妇＞20 小时,经产妇＞14 小时

D. 初产妇宫口开全超过 3 小时,经产妇超过 2 小时尚未分娩

E. 从先兆临产(见红、不规则宫缩)到临产(出现规则宫缩伴有宫颈消失,宫口开大)超过 48 小时

1309. 潜伏期延长的定义是指初产妇临产至子宫颈扩张 6 cm 的时间超过 （　）

A. 18 h　　B. 16 h　　C. 14 h　　D. 12 h

E. 20 h

1310. 前置胎盘期待治疗不适用于 （　）

A. 妊娠＜34 周　　B. 胎儿体重＜2 000 g

C. 阴道流血量不多　D. 已临产

E. 胎儿未成熟,孕妇一般情况好

1311. 前置胎盘腹部检查所见的特征是 （　）

A. 枕先露者胎头高浮

B. 胎位不易摸清

C. 子宫大于妊娠月份

D. 不易发生胎位异常

E. 宫体压痛,宫缩间歇不放松

1312. 脐带中有几根动脉 （　）

A. 多根　　　　　B. 4 根

C. 3 根　　　　　D. 2 根

E. 1 根

1313. 脐带正常长度范围是多少 （　）

A. 30～40 cm　　B. 40～50 cm

C. 80 cm　　　　D. 30～100 cm

E. 70～100 cm

1314. 脐带先露或脱垂引起胎儿缺氧,以下哪种胎先露最重　　　　　　　　（　）
　　A. 肩先露　　　　　　B. 单臀先露
　　C. 足先露　　　　　　D. 头先露
　　E. 面先露

1315. 脐带先露或脱垂对母儿的影响,下列哪项不属于　　　　　　　　　　（　）
　　A. 增加产妇的手术产率
　　B. 胎心率异常
　　C. 胎儿缺氧
　　D. 胎头下降受阻
　　E. 胎死宫内

1316. 脐带先露,胎膜未破时,应考虑　（　）
　　A. 脐带位于胎头前方
　　B. 脐带位于胎头一侧
　　C. 脐带位于胎先露前方或一侧
　　D. 脐带位于胎头额部
　　E. 脐带位于胎头下方

1317. 脐带脱垂的原因下列哪项不正确　　　　　　　　　　　　　　　　（　）
　　A. 胎位异常　　　　　B. 羊水过少
　　C. 头盆不称　　　　　D. 胎儿畸形
　　E. 胎儿过小

1318. 脐带缠绕与下列哪项因素无关　（　）
　　A. 脐带过长　　　　　B. 羊水过少
　　C. 羊水过多　　　　　D. 胎动过频
　　E. 胎儿过小

1319. 剖宫产手术时切开子宫的位置是　　　　　　　　　　　　　　　　（　）
　　A. 子宫峡部　　　　　B. 子宫体
　　C. 子宫底　　　　　　D. 子宫颈
　　E. 子宫解剖学内口上方

1320. 破膜后一旦胎心率异常,行阴道检查,了解有无脐带脱垂和脐带血管有无搏动时,应注意下列哪种情况　　　　　　（　）
　　A. 不应用力触摸,以免延误处理时间及加重脐血管受压
　　B. 应用力上推胎先露
　　C. 应用力上推胎头
　　D. 尽量在阴道内寻找脱垂的脐带
　　E. 宫口已开全,阴道检查扪及脐带脱垂有搏动,上推胎头缓解脐带受压,等待阴道分娩

1321. 评价胎儿宫内安全的最简单的方法　　　　　　　　　　　　　　　（　）
　　A. 多普勒检查　　　　B. 超声检查

　　C. 羊水细胞检查　　　D. 胎心监护
　　E. 雌三醇

1322. 皮肤消毒时,不妥的方法是　　（　）
　　A. 一般选用 2.5％碘酊消毒液
　　B. 由手术区中心向四周依次涂擦
　　C. 会阴部应由四周向中心依次涂擦
　　D. 消毒范围手术区外 15 cm
　　E. 消毒区遗留空白时应返回纱布补擦

1323. 盆腔炎的合并症和后遗症极少是　　　　　　　　　　　　　　　　（　）
　　A. 输卵管妊娠　　　　B. 输卵管积水
　　C. 继发性不孕　　　　D. 慢性盆腔痛
　　E. 宫腔粘连

1324. 盆腔器官手术前留置导尿的目的是　　　　　　　　　　　　　　　（　）
　　A. 收集尿培养标本
　　B. 保持会阴部清洁干燥
　　C. 放出尿液,减轻病人痛苦
　　D. 排空膀胱,避免术中损伤
　　E. 减轻手术切口张力,利于愈合

1325. 胚胎早期红细胞生成主要在　（　）
　　A. 卵黄囊　　　　　　B. 肝脏
　　C. 骨髓　　　　　　　D. 脾脏
　　E. 胸腺

1326. 女性中骨盆和骨盆出口狭窄,入口正常,属于　　　　　　　　　　　（　）
　　A. 均小骨盆　　　　　B. 扁平骨盆
　　C. 漏斗骨盆　　　　　D. 横径狭小骨盆
　　E. 畸形骨盆

1327 女性胎儿卵巢发育时间约在妊娠多少周　　　　　　　　　　　　　（　）
　　A. 7 周　　　　　　　B. 8 周
　　C. 9 周　　　　　　　D. 11～12 周
　　E. 12～14 周

1328. 女性生殖系统结核常见的传播途径是　　　　　　　　　　　　　　（　）
　　A. 沿黏膜扩散　　　　B. 淋巴扩散
　　C. 血行扩散　　　　　D. 种植扩散
　　E. 性交传播

1329. 女性生殖器最常见的良性肿瘤为　　　　　　　　　　　　　　　　（　）
　　A. 外阴脂肪瘤　　　　B. 外阴纤维瘤
　　C. 黄体囊肿　　　　　D. 子宫肌瘤
　　E. 卵巢囊肿

1330. 女性生殖器结核最先累积的部位是　　　　　　　　　　　　　　　（　）

A. 子宫内膜　　　　B. 子宫颈

C. 输卵管　　　　　D. 粘连性子宫后屈

E. 弥漫性腹膜炎

1331. 女性生殖器恶性肿瘤放疗效果最好的是　　　　　　　　　　　　　（　　）

A. 子宫肉瘤　　　　B. 子宫内膜腺癌

C. 卵巢无性细胞瘤　D. 卵巢未成熟畸胎瘤

E. 绒毛膜癌

1332. 女性生殖器的邻近器官下列哪项应除外　　　　　　　　　　　　　（　　）

A. 膀胱　　　　　　B. 输尿管

C. 阑尾　　　　　　D. 乙状结肠

E. 直肠

1333. 女性生殖管道始基是　　（　　）

A. 中肾管　　　　　B. 副中肾管

C. 性索　　　　　　D. 苗勒氏管

E. 生殖嵴

1334. 产后第 3 天突然出现畏寒、高热,体温 40℃,伴有恶心、呕吐,下腹剧痛,压痛、反跳痛、腹肌紧张感明显。最可能的诊断是　　（　　）

A. 子宫内膜炎

B. 下肢血栓性静脉炎

C. 急性盆腔结缔组织炎

D. 急性盆腔腹膜炎

E. 产后宫缩

1335. 通常所指的围生期是指　（　　）

A. 胎龄满 28 周至生后 4 周

B. 胎龄满 37 周至生后一周

C. 胎龄满 37 周至生后 4 周

D. 胎龄满 28 周至生后一周

E. 胎龄满 32 周至生后一周

1336. 女性患者,45 岁,发现附件区包块,与盆底及子宫广泛粘连,活动性差,不考虑下列哪种疾病　　　　　　　　　　　　　　（　　）

A. 卵巢囊肿蒂扭转　B. 子宫内膜异位症

C. 盆腔炎症　　　　D. 妇科恶性肿瘤

E. 输卵管卵巢脓肿

1337. 女性患者,42 岁,进行性经期下腹痛,伴月经量增多,最可能的是（　　）

A. 子宫肌瘤　　　　B. 子宫腺肌症

C. 子宫内膜癌　　　D. 子宫内膜异位症

E. 慢性盆腔炎

1338. 女性患者,30 岁,G_1P_0,妇检发现右侧卵巢囊肿,直径约 7 cm,活动度良好,怀疑为成熟性畸胎瘤,最适宜的手术是　　　（　　）

A. 右卵巢囊肿剥除术＋快速病检

B. 右侧输卵管切除术

C. 右侧附件切除术

D. 全子宫切除术

E. 右侧卵巢切除术＋快速病检

1339. 女性患者,28 岁,停经 40 天,突发左下腹撕裂样疼痛伴肛门坠胀,应首先考虑（　　）

A. 黄体破裂　　　　B. 卵巢囊肿蒂扭转

C. 难免流产　　　　D. 异位妊娠

E. 泌尿系结石

1340. 女性患阑尾炎经哪种途径会引起右侧输卵管炎　　　　　　　　　　（　　）

A. 经淋巴系统蔓延　B. 经血液循环传播

C. 直接蔓延　　　　D. 播散传播

E. 生殖道黏膜逆行感染

1341. 女性第二性征的最初特征　（　　）

A. 音调变高　　　　B. 乳房发育

C. 阴毛出现　　　　D. 腋毛出现

E. 月经初潮

1342. 女性不孕症最常见的因素是（　　）

A. 输卵管　　　　　B. 卵巢

C. 子宫　　　　　　D. 宫颈

E. 阴道

1343. 女性,78 岁,阴道排液 2 月,左附件区可及一包块,活动度差,最可能诊断为（　　）

A. 卵巢癌　　　　　B. 宫颈癌

C. 输卵管癌　　　　D. 绒癌

E. 子宫内膜癌

1344 女,38 岁,妊娠 49 天,曾先后生育 2 胎先天性畸形儿,均为染色体异常,此患者宜采取下列哪项检查　　　　　　　　　（　　）

A. 夫妻双方染色体检查

B. 查母血 AFP、β-hCG、E3

C. 绒毛活检,染色体检查

D. TORCH 检查

E. 羊膜腔穿刺,染色体检查

1345. 女,35 岁,已婚,停经 16 周,下腹剧痛,血压 90/60 mmHg,诊断为残角子宫妊娠,下列哪项是错误的　　　　　　　　　（　　）

A. 残角往往不与另一侧宫腔相通

B. 残角子宫确诊后可不予处理

C. 该侧有正常输卵管和卵巢

D. 孕中期易发生残角破裂

E. 切除残角子宫

1346. 女,28 岁,结婚 2 年未孕,月经不规律,

BBT 单相,不孕的可能原因是 （ ）

A. 输卵管因素　　　B. 排卵障碍

C. 子宫因素　　　　D. 宫颈因素

E. 免疫因素

1347. 女,28 岁,继发性痛经进行性加重 3 年,结婚 2 年未孕,妇检:子宫后位,正常大小,活动受限,子宫右前方可触及一囊性包块,不活动。最可能诊断是 （ ）

A. 卵巢癌　　　　　B. 子宫肌瘤

C. 卵巢巧克力囊肿　D. 盆腔炎

E. 子宫腺肌症

1348. 女,47 岁,因病切除子宫,病理学检查见子宫肌壁内有水泡样组织,镜下见增生的滋养叶细胞。该患者的诊断为 （ ）

A. 葡萄胎　　　　　B. 侵蚀性葡萄胎

C. 绒毛膜癌　　　　D. 子宫内膜异位症

E. 子宫内膜炎

1349. 女,26 岁,人工流产吸宫术中突感胸闷、头晕,出冷汗。查体:血压 70/40 mmHg,心率 50 次/分,应用哪种药物治疗 （ ）

A. 哌替啶　　　　　B. 阿托品

C. 地西泮　　　　　D. 苯巴比妥

E. 洋地黄

1350. 女,26 岁,人工流产吸宫术后 5 天,发热 2 天伴下腹痛。查体:子宫稍大,压痛明显,附件阴性,白细胞总数 $20×10^9/L$,中性 0.84,应诊断为 （ ）

A. 急性盆腔腹膜炎

B. 急性盆腔结缔组织炎

C. 急性子宫内膜炎

D. 急性附件炎

E. 急性宫颈炎

1351. 女,26 岁,人工流产吸宫术后 15 天,仍有不规则阴道流血,经抗生素和宫缩剂治疗无效,首先应考虑为 （ ）

A. 吸宫不全　　　　B. 子宫复旧不全

C. 月经不调　　　　D. 子宫内膜炎

E. 漏吸

1352. 女,26 岁,人工流产后 2 年未孕,月经正常,应做下列哪项检查 （ ）

A. 卵巢功能检查　　B. 输卵管通畅试验

C. 性交后试验　　　D. 宫腔镜检查

E. 腹腔镜检查

1353. 尿瘘以哪种最多见 （ ）

A. 膀胱阴道瘘　　　B. 膀胱宫颈瘘

C. 尿道阴道瘘　　　D. 膀胱尿道瘘

E. 输尿管阴道瘘

1354. 尿瘘产生最主要的原因是 （ ）

A. 产伤　　　　　　B. 长期放置子宫托

C. 妇科手术创伤　　D. 生殖道晚期癌症

E. 膀胱结核

1355. 尿常规检查的目的不包括 （ ）

A. 观察尿液颜色　　B. 测定尿比重

C. 尿糖定量　　　　D. 尿蛋白定性

E. 检查尿中有无管型

1356. 内因性匀称型生长受限的特点,下列正确的是 （ ）

A. 体重、身长、头径匀称,但和孕周不相称,小于该孕龄正常值

B. 外表呈营养不良表现

C. 新生儿一般无先天畸形,预后良好

D. 产后新生儿极少有脑神经发育障碍

E. 属继发性胎儿生长受限

1357. 男性胎儿睾丸发育时间约为妊娠多少周 （ ）

A. 7 周　　　　　　B. 8 周

C. 9 周　　　　　　D. 11~12 周

E. 12~14 周

1358. 哪组肌肉损伤可引起直肠膨出 （ ）

A. 髂骨尾骨肌　　　B. 耻骨尾骨肌

C. 坐骨尾骨肌　　　D. 肛门外括约肌

E. 会阴深横机

1359. 哪项检查可测胎儿肺成熟度 （ ）

A. 血清胎盘生乳素

B. 卵磷脂与鞘磷脂比值

C. 无应激试验

D. 催产素激惹试验

E. 胆红素测定

1360. 哪项不是目前临床广泛应用产前筛查的先天性疾病 （ ）

A. 唐氏综合征　　　B. 苯丙酮尿症

C. 神经管畸形　　　D. 先天性心脏病

E. 18—三体

1361. 哪项不能估计预产期 （ ）

A. 早孕反应出现时间　B. 首次胎动时间

C. 子宫底高度　　　D. 胎儿大小

E. 尿频出现时间

1362. 哪项不符合细菌性阴道病的临床表现 （ ）

A. 10%~40%患者无临床症状

B. 有症状者主要表现为阴道分泌物增多且有

腥臭味

C. 阴道分泌物呈灰白色、均匀一致、稀薄、黏度低

D. 阴道黏膜有充血的炎症表现

E. 氨试验阳性

1363. 目前最常用的推算预产期的依据是 （ ）

A. 末次月经干净之日

B. 末次月经开始之日

C. 初觉胎动时间

D. 早孕反应开始的时间

E. 胎儿大小和宫底高度

1364. 目前我国引起产妇死亡占首位的原因是 （ ）

A. 妊娠合并心脏病　　B. 产后出血

C. 妊高征　　D. 产后感染

E. 羊水栓塞

1365. 目前我国使用的围生期是指 （ ）

A. 妊娠 24 周末到产后 1 个月

B. 妊娠 28 周末到产后 1 个月

C. 妊娠 24 周开始到产后 1 个月

D. 妊娠 28 周末到产后一周

E. 妊娠 20 周末到产后一周

1366. 母婴皮肤接触的时间应何时为宜 （ ）

A. 生后 60 分钟　　B. 生后 30 分钟

C. 生后 2 小时　　D. 生后 6 小时

E. 生后即刻

1367. 母婴分离时,24 小时挤奶多少次有利于保持泌乳 （ ）

A. 2 次　　B. 3 次

C. 5 次　　D. 6~8 次

E. 8~10 次

1368. 母乳喂养的新生儿患肠道感染者甚少的主要原因是,乳汁中含有大量 （ ）

A. IgG　　B. IgM

C. IgA　　D. 维生素

E. 蛋白质

1369. 某孕妇 35 岁,G_2P_1,现妊娠 35 周。既往健康。一年前因妊娠 7 个月死胎而行引产术。本次妊娠早期产前各项化验指标均正常。入院检查:血压 135/80 mmHg,体温 36.8℃,宫底高度 36 cm,胎心率正常,空腹血糖 7 mmol/L,尿糖(＋＋),尿白细胞 2~4 个/高倍视野,本病例最可能的诊断为 （ ）

A. 妊娠合并糖尿病　　B. 妊娠高血压综合征

C. 妊娠期糖尿病　　D. 妊娠合并尿路感染

E. 胎儿宫内生长受限

1370. 某孕妇,38 岁,妊娠 11 周,休息时仍胸闷、气急。查脉搏 120 次/分,呼吸 22 次/分,心界向左侧扩大,心尖区有Ⅱ级收缩期杂音,性质粗糙,肺底有啰音,处理应是 （ ）

A. 立即终止妊娠

B. 加强产前监护

C. 控制心衰后终止妊娠

D. 控制心衰后继续妊娠

E. 控制心衰,根据患者意愿决定是否继续妊娠

1371. 某孕妇,32 岁。以停经 8 个月为主诉就诊,产检时发现子宫脐上 3 横指,未闻及胎心。追问病史近 1 个月胎动消失。可能诊断为 （ ）

A. 胎儿窘迫　　B. 胎儿生长受限

C. 死胎　　D. 过期流产

E. 闭经

1372. 某孕妇,26 岁,妊娠 38 周,产检时发现外阴、阴道壁及宫颈可见多个乳头状赘生物,诊断为妊娠合并尖锐湿疣,最恰当的处理措施为 （ ）

A. 剖宫产

B. 阴道分娩

C. 先治疗尖锐湿疣后阴道分娩

D. 先治疗尖锐湿疣后剖宫产

E. 抗病毒治疗后剖宫产

1373. 某孕妇,25 岁。孕 32 周时,胎儿双顶径 7.0 cm。35 周时双顶径 7.3 cm,股骨长 5.4 cm,羊水指数 5 cm,胎盘 3 级钙化。考虑该患者为 （ ）

A. 正常妊娠　　B. 胎儿生长受限

C. 小头畸形　　D. 巨大儿

E. 胎儿窘迫

1374. 某女士,停经 8 个月未做过产前检查,下列检查无助于判断其胎儿成熟度的是 （ ）

A. 测量子宫底高度及腹围

B. B 超测胎头双顶径

C. B 超测胎盘成熟度

D. 胎心监护观察胎心率、胎动

E. 羊水泡沫试验

1375. 某女,妊娠 3 个月合并急性胆囊炎,下列哪项措施是错误的 （ ）

A. 禁食、胃肠减压

B. 纠正酸碱及水、电解质平衡紊乱

C. 应立即手术切除胆囊,防止炎症扩散

D. 给予阿托品解痉治疗

E. 给予大剂量抗生素抗感染

1376. 某妇,27 岁,停经 3 个月,不规则阴道流血 10 天,近日有恶心,频吐,子宫底平脐,未闻及胎心。下列哪项检查最有助于确诊 （　　）

A. 多普勒听胎心　　　B. 血 hCG 测定

C. 妇科检查　　　　　D. X 线腹部平片

E. B 超检查

1377. 某初孕妇,妊娠 40 周,规律性腹痛 4 小时,于 2:00 入院。骨盆外测量正常宫口开大 2 cm,当日晚 19:00 时,宫口开大 3 cm,最可能的诊断 （　　）

A. 潜伏期延长倾向　　B. 潜伏期延长

C. 活跃期延长　　　　D. 活跃期停滞

E. 正常产程

1378. 某 35 岁孕妇,G_2P_0,孕 40 周,自觉胎动减少 1 天入院,OCT 阳性,24 小时尿 E3<10 mg,则下一步处理是 （　　）

A. 尽快终止妊娠　　　B. 加强营养

C. 注意休息　　　　　D. 左侧卧位

E. 吸氧,等待临产

1379. 末次月经 2005 年 8 月 12 日,其预产期是 （　　）

A. 2006 年 1 月 15 日　B. 2006 年 1 月 21 日

C. 2006 年 5 月 19 日　D. 2006 年 5 月 5 日

E. 2006 年 9 月 5 日

1380. 末次月经 2003 年 5 月 4 日. 其预产期是 （　　）

A. 2003 年 2 月 4 日　B. 2003 年 2 月 11 日

C. 2004 年 2 月 19 日　D. 2004 年 3 月 14 日

E. 2004 年 2 月 11 日

1381. 米索前列醇禁用于妊娠妇女的原因是 （　　）

A. 升高血压作用　　　B. 胃肠道反应

C. 致畸作用　　　　　D. 子宫收缩作用

E. 升高眼压作用

1382. 美国食品药品管理局有关孕期用药的说法错误的是 （　　）

A. 多种维生素是属于 A 类药物

B. 青霉素是 B 类药物

C. 苯妥钠是 B 类药物

D. 利福平是 C 类药物

E. 硫酸链霉素是 D 类药物

1383. 美国 FDA 的妊娠期用药对胎儿危险度分类,错误的是 （　　）

A. A 级药物对孕妇、胚胎、胎儿均无危害

B. B 级药物对孕妇较安全,对胎儿基本无危害,孕妇可以自己使用

C. C 级药物仅在动物实验研究时证明对胎儿致畸或可杀死胚胎

D. 在妊娠前 12 周,以不用 C、D、X 级药物为好

E. X 级动物及人类试验证实会导致胎儿畸形

1384. 梅毒血清学检查不包括 （　　）

A. VDRL　　　　　　B. CMV

C. RPR　　　　　　　D. TPPA

E. FTA-ABS

1385. 梅毒的早期临床表现为 （　　）

A. 皮肤黏膜损害　　　B. 神经系统损害

C. 淋巴结肿大　　　　D. 心血管系统损害

E. 永久性皮肤黏膜损害

1386. 硫酸镁用于重度子痫前期治疗时,一旦中毒应立即选用的药物是 （　　）

A. 洛贝林　　　　　　B. 可拉明

C. 硫代硫酸钠　　　　D. 10%葡萄糖酸钙

E. 门冬氨酸钾镁

1387. 硫酸镁用于重度子痫前期治疗,如发生中毒,最早出现的症状是 （　　）

A. 呼吸减慢　　　　　B. 心率减慢

C. 膝反射消失　　　　D. 尿量减少

E. 肌张力降低

1388. 流产是指 （　　）

A. 妊娠<37 周,胎儿体重<2 500 g 而终止者

B. 妊娠<28 周,胎儿体重<1 000 g 而终止者

C. 妊娠<24 周,胎儿体重<1 500 g 而终止者

D. 妊娠<24 周,胎儿体重<1 000 g 而终止者

E. 妊娠<20 周,胎儿体重<500 g 而终止者

1389. 留置导尿管防止逆行感染的措施有错误的一项是 （　　）

A. 女病人每日 1~2 次用碘酊棉球擦拭外阴及尿道口

B. 男病人用苯扎溴铵酊棉球擦拭尿道口及龟头等

C. 每日定时更换集尿袋

D. 集尿袋引流管应低于耻骨联合

E. 每周更换导尿管一次

1390. 刘女士,G_2P_0,孕 42+2 周,"过期妊娠"入院,给予缩宫素引产,宫缩过强,胎心监护提示"胎儿窘迫"。应采取的首要急救护理措施是 （　　）

A. 左侧卧位 　　　 B. 吸氧

C. 术前准备 　　　 D. 立即停滴缩宫素

E. 给予硫酸镁抑制宫缩

1391. 淋病孕妇治疗首选 　　　　 (　　)

A. 青霉素 　　　　 B. 头孢曲松钠

C. 红霉素 　　　　 D. 苄星青霉素

E. 阿奇霉素

1392. 淋病奈氏菌感染沿下列哪条途径扩散

(　　)

A. 经淋巴系统蔓延

B. 经血液循环传播

C. 直接蔓延

D. 沿生殖器黏膜上行蔓延

E. 其他途径

1393. 临床最常见的子宫肌瘤类型为 (　　)

A. 黏膜下肌瘤 　　 B. 浆膜下肌瘤

C. 肌壁间肌瘤 　　 D. 子宫颈肌瘤

E. 阔韧带肌瘤

1394. 临床首选的促排卵的药物是 (　　)

A. 黄体生成激素释放激素

B. 溴隐亭

C. 氯米芬

D. 绒毛膜促性腺激素

E. 尿促性腺激素

1395. 临床上最常见的胎方位是 (　　)

A. 枕右前位 　　　 B. 枕左前位

C. 枕左后位 　　　 D. 骶左前位

E. 骶右前位

1396. 临床上计算妊娠期开始的时间是

(　　)

A. 受精之日 　　　 B. 末次月经第一天

C. 末次月经干净之日 D. 末次月经前 14 天

E. 末次月经后 14 天

1397. 临床常见的卵巢恶性肿瘤是 (　　)

A. 浆液性囊腺癌 　 B. 子宫内膜样癌

C. 无性细胞癌 　　 D. 颗粒细胞癌

E. 未成熟性畸胎瘤

1398. 临床产前筛查的时机为 (　　)

A. 唐氏综合征为孕中晚期

B. 神经管畸形为 22～24 周

C. 先天性心脏病为 16～18 周

D. 唐氏综合征为孕中期

E. 生殖道畸形孕晚期

1399. 临产后胎头迟迟不能入盆的最常见的原因是 (　　)

A. 脐带绕颈 　　　 B. 宫缩强度正常

C. 骨盆入口狭窄 　 D. 外生殖器肿瘤

E. 中骨盆狭窄

1400. 临产后怀疑有脐带过短,应进行下列哪项处理 (　　)

A. 给予催产素,加强宫缩尽快分娩

B. 静脉推注 20％葡萄糖及维生素 C

C. 抬高床尾,改变体位

D. 静脉滴注硫酸镁

E. 产钳助产

1401. 临产后的主要产力为 (　　)

A. 腹压 　　　　　 B. 宫缩

C. 肛提肌收缩力 　 D. 盆底肌收缩力

E. 膈肌收缩力

1402. 临产后的主要产力是指下列哪项

(　　)

A. 腹肌收缩力 　　 B. 膈肌收缩力

C. 子宫收缩力 　　 D. 骨骼肌收缩力

E. 盆底肌收缩力

1403. 临产的主要标志 (　　)

A. 见红、规律性子宫收缩、胎头下降

B. 规律性子宫收缩、破膜、胎头下降

C. 见红、破膜、宫口扩张

D. 规律性子宫收缩、胎头下降、宫口扩张

E. 宫口扩张,胎膜破裂

1404. 了解胎儿宫内生长发育的情况可根据

(　　)

A. 每天早、中、晚定时自测胎动

B. 宫高腹围及胎头双顶径测定

C. 羊膜镜检查

D. 羊水 L/S 值测定

E. 羊水泡沫试验

1405. 了解胎儿肺成熟度,可测定羊水的

(　　)

A. 肌酐比值 　　　 B. 胆红素比值

C. 卵磷脂/鞘磷脂比值 D. 脂肪细胞比值

E. 人胎盘生乳素

1406. 下列哪种方法不能用来诊断早孕

(　　)

A. 基础体温为双相,且高温曲线连续 3 周不下降

B. 妊娠免疫试验

C. 超声多普勒检查

D. 尿雌三醇测定

E. 肌内注射黄体酮后停药 7 天无阴道流血

1407. 可造成羊水过少的病因，以下哪项不对 （　　）

A. 胎儿畸形　　　　B. 羊膜病变

C. 多胎妊娠　　　　D. 过期妊娠

E. 妊娠期高血压

1408. 可以在妊娠早期通过胎儿超声检查诊断的先天畸形是 （　　）

A. 脑积水　　　　　B. 肾盂积水

C. 多囊肾　　　　　D. 连体双胎

E. 先天性心脏病

1409. 可以使用缩宫素的情况是 （　　）

A. 头盆不称　　　　B. 胎位异常

C. 宫颈水肿　　　　D. 子宫痉挛性狭窄环

E. 协调性子宫收缩乏力

1410. 可疑头盆不称者试产时间为 （　　）

A. 1～2 小时　　　　B. 2～4 小时

C. 4～6 小时　　　　D. 6～8 小时

E. 8～10 小时

1411. 可能导致产后抑郁症的心理因素通常不包括 （　　）

A. 既往精神障碍史

B. 婚姻关系紧张

C. 对分娩过程恐惧

D. 想哺乳，但却因故不能哺乳

E. 期望的新生儿性别与现实不一致

1412. 巨幼红细胞性贫血对胎儿的影响下列哪项不正确 （　　）

A. 可引起流产　　　B. 可引起早产

C. 可造成胎儿肾积水　D. 可引起死胎

E. 胎儿生长受限

1413. 巨幼红细胞性贫血的实验室检查哪项是错误的 （　　）

A. 外周血象为大细胞正常血红蛋白性贫血

B. 红细胞平均体积＞100 fL，平均血红蛋白＞32 pg

C. 网织红细胞明显增加

D. 骨髓象呈巨幼红细胞增多

E. 大卵圆形红细胞增多

1414. 巨幼红细胞性贫血的病因为 （　　）

A. 缺乏维生素 C

B. 缺乏铁剂

C. 缺乏维生素 B$_{12}$ 及叶酸

D. 缺乏蛋白质

E. 缺乏维生素 D

1415. 巨细胞病毒母婴垂直传播引起宫内感染最常见于 （　　）

A. 妊娠 40～50 天　　B. 妊娠最初 3 个月

C. 妊娠中期　　　　D. 妊娠后期

E. 胚胎着床时

1416. 巨大胎儿是指胎儿体重达到或超过 （　　）

A. 3 500 g　　　　　B. 4 000 g

C. 4 500 g　　　　　D. 5 000 g

E. 3 000 g

1417. 巨大儿对母体的影响不包括 （　　）

A. 肩难产

B. 子宫破裂

C. 产后出血

D. 巨大儿经阴道分娩可引起子宫内翻

E. 妊娠期高血压

1418. 经阴道行全子宫切除术，术前阴道灌洗开始时间为 （　　）

A. 术前 1 日　　　　B. 术前 2 日

C. 术前 3 日　　　　D. 术前 4 日

E. 术前 1 周

1419. 经皮脐血穿刺技术的应用范围，不包括 （　　）

A. 胎儿快速染色体核型分析

B. 血液系统疾病的产前诊断

C. 先天性髋关节脱位的产前诊断

D. 对胎儿各种贫血进行宫内输血治疗

E. 诊断胎儿宫内感染

1420. 经皮脐静脉穿刺取血术便于穿刺的部位为 （　　）

A. 脐带距胎盘 2～3 cm

B. 脐带与胎盘连接部位

C. 脐带与胎儿相连部位

D. 脐带中部

E. 脐带任何部位，易于穿刺为宜

1421. 经腹羊膜穿刺抽取羊水不能诊断的胎儿疾病是 （　　）

A. 血友病　　　　　B. Down's 综合征

C. 母儿血型不合　　D. 先天性室间隔缺损

E. 18—三体

1422. 结扎盆腔血管止血时，通常结扎的动脉是 （　　）

A. 子宫动脉或髂内动脉

B. 卵巢动脉

C. 阴部内动脉

D. 髂外动脉

E. 髂总动脉

1423. 以下可建议哺乳期妇女的避孕方法是
（　　）

A. 长效口服避孕药　　B. 探亲避孕药
C. 安全期避孕法　　　D. 工具避孕法
E. 短效口服避孕药

1424. 检查和监测脐带先露或脐带脱垂的手段除外下列哪项　（　　）

A. 胎儿监护仪　　　　B. 羊水深度检测
C. 脐带血流图　　　　D. 彩色多普勒
E. 阴道检查

1425. 尖锐湿疣是由于感染什么病原体引起的性传播疾病　（　　）

A. HPV　　　　　　　B. 支原体
C. HIV　　　　　　　D. 苍白密螺旋体
E. 支原体

1426. 继发性子宫收缩乏力的临床表现是
（　　）

A. 子宫收缩力转弱
B. 频率高
C. 宫缩间歇子宫壁不完全松弛
D. 产妇烦躁不安
E. 收缩波由下向上扩散

1427. 计算预产期的首选依据是　（　　）
A. 妇科检查确诊早孕日期
B. 开始早孕反应的日期
C. 末次月经第1天
D. 开始胎动的日期
E. 宫高腹围

1428. 急性羊水过多,发病的时间多在妊娠
（　　）

A. 20～24周　　　　B. 26～28周
C. 30～32周　　　　D. 35～36周
E. 18～20周

1429. 急性淋病的治疗,首选的抗生素是
（　　）

A. 链霉素　　　　　B. 青霉素
C. 庆大霉素　　　　D. 阿米卡星
E. 阿奇霉素

1430. 急性病毒性肝炎妇女,最好选择下列哪种避孕方法　（　　）

A. 安全期避孕　　　B. 使用避孕套
C. 放置宫内节育器　D. 口服短效避孕药
E. 皮下埋植避孕针

1431. 急产的定义是指总产程短于（　　）

A. 1小时　　　　　B. 2小时
C. 3小时　　　　　D. 4小时
E. 5小时

1432. 羊水过多有关的生化检测临床意义最大的是　（　　）

A. hPL　　　　　　B. AFP
C. E/C　　　　　　D. C/S
E. hCG

1433. 婚育史记录为1－0－1－1表明（　　）
A. 早产1次　　　　B. 无现存子女
C. 妊娠1次　　　　D. 足月分娩1次
E. 妊娠3次

1434. 会阴撕裂的诱因不包括　（　　）
A. 会阴水肿
B. 会阴体短
C. 会阴过紧缺乏弹性
D. 胎儿过大或娩出过快
E. 会阴保护不当

1435. 会阴湿热敷的适应证不包括　（　　）
A. 会阴部水肿　　　B. 会阴伤口硬结
C. 会阴血肿吸收期　D. 会阴血肿形成期
E. 以上都不是

1436. 会阴切开缝合术的产妇,术后采取的体位是　（　　）

A. 平卧位　　　　　B. 半卧位
C. 健侧卧位　　　　D. 伤口侧卧位
E. 自由体位

1437. 会阴冲洗患者应取的体位是　（　　）
A. 端坐位　　　　　B. 去枕平卧位
C. 膀胱截石位　　　D. 仰卧屈膝位
E. 半卧位

1438. 会阴擦洗时第一遍的顺序为　（　　）
A. 自上而下,自外向内
B. 自上而下,自内向外
C. 自下而上,自外向内
D. 自下而上,自内向外
E. 自上而下,由左向右

1439. 会阴部手术后,阴道填塞纱布取出的时间是　（　　）

A. 6小时内　　　　B. 6～12小时
C. 12～24小时　　D. 24～36小时
E. 36～48小时

1440. 患者剖宫产术后30天,突然阴道大出血3小时,入院时血压70/40 mmHg,心率130次/分,血色素60 g/L。患者出血的原因首先考虑
（　　）

A. 胎盘胎膜残留

B. 继发性子宫收缩乏力

C. 剖宫产后子宫切口裂开出血

D. 胎盘附着面血栓脱落

E. 胎盘部位滋养叶细胞疾病

1441. 患者曾流产 4 次,早产 1 次,足月产 2 次,现存 3 个子女,可简写为 （　　）

A. 2－1－4－3　　B. 1－2－3－4

C. 4－2－1－3　　D. 1－2－4－3

E. 4－1－2－3

1442. 患者 42 岁,闭经 3 月余,宫底脐下二指,阴道不规则出血 2 周,咳血 3 天,今日突然出现剧烈腹痛,血压下降,体检腹部有压痛、反跳痛及移动性浊音阳性,尿妊娠试验(＋)。诊断为 （　　）

A. 葡萄胎

B. 绒毛膜癌穿孔

C. 恶性葡萄胎子宫穿孔

D. 妊娠合并卵巢囊肿蒂扭转

E. 妊娠合并急性阑尾炎

1443. 患者 25 岁,停经 16 周,近 2 个月反复阴道少量流血。检查:子宫颈口未开,子宫体如妊娠 8 周大小,质略软,下述除哪项检查外均有意义 （　　）

A. 尿妊娠试验　　B. B 型超声检测

C. 测血中胎盘泌乳素　D. 凝血酶原时间测定

E. 血常规检测

1444. 患者 25 岁,初孕 34 周,3 小时前突然腹痛,阴道出血少量。BP 70/40 mmHg,脉搏 110 次/分,查:子宫硬,胎位不清,胎心音消失,首先应考虑为 （　　）

A. 完全性前置胎盘　　B. 胎盘早期剥离

C. 妊娠期高血压疾病　D. 部分性前置胎盘

E. 脐带脱垂

1445. 患者,女,25 岁,G_1P_1,由于滞产压迫致尿瘘,漏尿开始出现时间多是在 （　　）

A. 产后 3～7 天　　B. 分娩后立即出现

C. 产后 1 个月　　D. 产后 2 个月

E. 产后 6 月

1446. 环境有害因素对胚胎危害最严重的阶段 （　　）

A. 妊娠 8 周内　　B. 妊娠 12 周内

C. 妊娠 16 周内　　D. 妊娠 32 周内

E. 妊娠 12～16 周

1447. 化验报告提示尿妊娠试验(＋)。此化验是查体内的 （　　）

A. 催产素水平

B. 黄体酮水平

C. 雌激素水平

D. 人绒毛膜促性腺激素水平

E. 孕激素水平

1448. 衡量胎先露下降程度的重要指标是 （　　）

A. 宫颈外口　　B. 骶尾关节

C. 坐骨棘　　D. 坐骨结节间径中点

E. 骨盆入口

1449. 过长的脐带不易造成下列哪种情况 （　　）

A. 胎盘早剥　　B. 绕体

C. 绕颈　　D. 脐带受压

E. 脱垂

1450. 过期妊娠指妊娠达到或超过 （　　）

A. 40 周　　B. 41 周

C. 42 周　　D. 43 周

E. 37 周

1451. 过期妊娠与下列哪项因素无关 （　　）

A. 胎膜早破

B. 雌、孕激素比例失调

C. 头盆不称

D. 胎儿畸形

E. 遗传因素

1452. 过期妊娠时,下列情况需立即终止妊娠 （　　）

A. OCT 阴性　　B. NST 有反应型

C. 12 小时内胎动 12 次　D. B 超显示羊水过少

E. 胎心监测见变异减速

1453. 观察产程时,关于听胎心音,正确的方法是 （　　）

A. 在宫缩时听胎心音

B. 潜伏期 3 小时听 1 次

C. 活跃期 1 小时听 1 次

D. 宫口开全 30 分钟听 1 次

E. 破膜后立即听胎心

1454. 关于足月胎膜破裂时,哪项处理是不对的 （　　）

A. 立即听胎心

B. 到 24 h 仍未临产,宜等待观察

C. 大于 12 h 给抗生素

D. 不宜灌肠

E. 观察羊水性状

1455. 关于子宫收缩,下列描述不正确的是 （　　）

A. 子宫收缩是最主要的产力

B. 子宫收缩具有极性和对称性

C. 子宫收缩可使宫颈管消失、宫颈口扩张,胎头下降

D. 阵发性子宫收缩对胎儿造成压迫,是引起胎儿缺氧的重要原因

E. 贯穿于分娩全过程

1456. 关于子宫的描述,正确的是 （ ）

A. 子宫峡部下端为解剖学内口

B. 宫体与宫颈之间最狭窄的部分为子宫峡部

C. 幼年时宫体和宫颈的比例是 2∶1

D. 子宫峡部上端是组织学内口

E. 子宫峡部属于宫颈阴道上部

1457. 关于中肾管与副中肾管,下列哪项是错误的 （ ）

A. 中肾管与副中肾管位于生殖嵴的内侧

B. 两侧副中肾管头段形成两侧输卵管

C. 中肾管发育为附睾、输精管和精囊

D. 发育成女性时,中肾管退化

E. 中肾管为男性生殖管道始基

1458. 关于正常妊娠,于 24 周末时手测宫底高度是 （ ）

A. 脐下 1 横指   B. 脐耻之间

C. 脐上 3 横指   D. 脐上 1 横指

E. 脐上 2 横指

1459. 关于正常妊娠,于 12 周末时手测宫底高度是 （ ）

A. 双合诊才能够触及

B. 耻骨联合上 2～3 横指

C. 脐耻之间

D. 下腹部不能触及

E. 脐下 1 横指

1460. 关于正常妊娠,下述哪项是错的（ ）

A. 孕吐多在妊娠 6 周前后出现

B. 自觉胎动多在妊娠 20 周左右开始

C. 免疫学妊娠试验于妊娠 8～12 周时,几乎 100% 呈阳性

D. 约在妊娠第 5 周后,B 型超声波可见胎囊在子宫

E. 妊娠 14 周时,X 线摄片可见脊柱骨骼

1461. 关于正常产褥,正确的是 （ ）

A. 出汗量多,睡眠和初醒时更为明显

B. 产后 7 天腹部检查不易摸到子宫底

C. 子宫复旧主要是子宫肌细胞数减少和体积缩小

D. 浆液性恶露含细菌,色泽较白

E. 一般在产后 24 小时内体温轻度升高,超过 38℃

1462. 关于枕左前位分娩机转,下列哪项是最正确的 （ ）

A. 胎头矢状缝衔接于骨盆入口的左斜径上

B. 俯屈动作发生于胎头到达骨盆最宽平面时

C. 内旋转动作完成于第一产程初期

D. 胎头下降至阴道外口出现仰伸动作

E. 外旋转动作完成于第一产程初期

1463. 关于早吸吮描述,下列哪项是正确的 （ ）

A. 生后 30 分钟内,婴儿开始吸吮母亲乳头

B. 生后 2 小时内,婴儿开始吸吮母亲乳头

C. 生后 4 小时内,婴儿开始吸吮母亲乳头

D. 生后 6 小时内,婴儿开始吸吮母亲乳头

E. 生后婴儿即开始吸吮母亲乳头

1464. 关于早产治疗原则,下列哪项错误 （ ）

A. 若胎膜未破,胎儿存活、无胎儿窘迫,无严重并发症应尽可能延长至 34 周

B. 宫口已扩张,不管扩张多大均不需再保胎

C. 早产不可避免时应设法提高早产儿存活率

D. 应予宫缩抑制剂治疗

E. 孕周已达 34 周,顺其自然

1465. 关于早产,下列哪项错误 （ ）

A. 妊娠满 28 周至满 37 周间分娩者

B. 子宫畸形易发生早产

C. 既往有流产、早产史的孕妇易发生早产

D. 钙拮抗剂可用于治疗早产

E. 孕周已达 34 周,顺其自然

1466. 关于孕期用药,错误的是 （ ）

A. 孕早期用药不当可致胎儿畸形

B. 孕中期器官功能发育快,用药应谨慎

C. 孕晚期用药不当有时会影响胎儿和生后健康

D. 孕期用药对胎儿的不良影响常大于疾病本身对胎儿的影响

E. 孕期用药在医生指导下应用

1467. 关于孕激素的生理作用,下列哪项是正确的 （ ）

A. 使子宫内膜呈增生期改变

B. 促进女性第二性征发育

C. 降低子宫平滑肌对催产素的敏感性

D. 促进体内钠水潴留

E. 促进乳腺腺管增生

1468. 关于孕激素测定临床应用,错误的是 （ ）

A. 滋养细胞肿瘤的诊断和监测

B. 观察胎盘功能

C. 监测排卵

D. 孕酮替代疗法的监测

E. 卵巢功能

1469. 关于阴道炎,下列哪项是正确的（ ）

A. 妊娠后不易发生滴虫阴道炎

B. 滴虫阴道炎夫妻间不会相互传染

C. 绝经后雌激素水平降低易引起萎缩性阴道炎

D. 阴道假丝酵母菌病分泌物中有大量白细胞

E. 细菌性阴道病阴道 pH<4.5

1470. 关于异常恶露,正确的是 （ ）

A. 产后第 3 天,恶露有血腥味不臭

B. 产后第 4 天,血性恶露中有坏死蜕膜

C. 产后第 9 天恶露增多味臭

D. 产后 2 周,白色恶露

E. 白色恶露持续 3 周左右

1471. 关于羊水的叙述,错误的是 （ ）

A. 妊娠中期后,羊水主要是胎儿尿液

B. 妊娠足月胎儿每日吞咽羊水约 200 mL

C. 羊水吸收约 50% 由胎膜完成

D. 羊水呈中性或弱碱性,pH 值约为 7.2

E. 母体和羊水的交换主要通过胎膜

1472. 关于羊水穿刺产前诊断取材的时机正确的是 （ ）

A. 妊娠 10~13 周　　B. 妊娠 12~14 周

C. 妊娠 16~22 周　　D. 妊娠 24 周以后

E. 妊娠 14~18 周

1473. 关于羊水,哪项描述错误 （ ）

A. 妊娠 38 周时约为 1 000 mL

B. 羊水量是静止不变的

C. 孕晚期少于 300 mL 为羊水过少

D. 任何时期超过 2 000 mL 为羊水过多

E. 过期妊娠羊水量明显减少

1474. 关于羊膜穿刺术不正确的是 （ ）

A. 穿刺点一般在宫底下 2 横指,胎儿肢体侧

B. 耻骨联合上方,胎儿颈后较空虚部位穿刺

C. 避开胎盘位置

D. 充盈膀胱,使子宫位置上移,避免损伤胎先露

E. 针穿过腹壁和子宫壁时有两次落空感

1475. 关于协调性子宫收缩乏力,下列说法正确的是 （ ）

A. 子宫收缩极性倒置

B. 产程常延长

C. 不易发生胎盘滞留

D. 不宜静脉滴注缩宫素

E. 宫缩间歇子宫壁不放松

1476. 关于协调性宫缩乏力的说法,正确的是 （ ）

A. 宫缩极性倒置　　B. 易发生胎儿窘迫

C. 不宜静滴催产素　　D. 经常出现产程延长

E. 不易发生胎盘滞留

1477. 关于先天性心脏病,错误的是 （ ）

A. 对于有先天性心脏病儿分娩史的孕妇,应进行胎儿超声心动图检查

B. 多数有家族性遗传背景

C. 先天性心脏病的发病率约为 0.7%

D. 妊娠 20 周以后可以通过超声检查胎儿的心脏结构

E. 对于怀疑心脏血流异常高危胎儿,妊娠晚期应复查超声心动图

1478. 关于先天性无阴道,下述哪项是错误的 （ ）

A. 常合并无子宫

B. 常合并卵巢发育不良

C. 外阴及第二性征发育正常

D. 为双侧副中肾管发育不全的结果

E. 部分患者表现为青春期周期性腹痛

1479. 关于围生期范围的描述,下列正确的是 （ ）

A. 分娩前的一段时期

B. 分娩时的一段时期

C. 分娩后的一段时期

D. 分娩前和分娩时的一段时期

E. 分娩前、分娩时和分娩后的一段时期

1480. 关于晚期产后出血的描述正确的是 （ ）

A. 分娩后的 2 小时内发生的大出血

B. 分娩后的 2 小时至 24 小时之间发生的大出血

C. 产后 24 小时至产后 1 周之内的大出血

D. 分娩 24 小时以后、在产褥期内发生的阴道大量出血

E. 子宫收缩乏力是主要因素

1481. 关于外生殖器的发生,下列哪项是正确的 （ ）

A. 外生殖器向雌性分化必须有雌激素的作用

B. 两侧的尿生殖褶不合并形成大阴唇

C. 左右阴唇阴囊隆起发育形成小阴唇

D. 尿生殖沟扩展,并与尿生殖窦下段共同形成阴道前庭

E. 外生殖器发育完全受染色体支配

1482. 关于臀位以下哪种说法不正确 (　　)

A. 孕 30 周前臀先露较多,多能自然转为头位

B. 胎儿体重若小于 3 500 g 应阴道分娩

C. 胎儿较大应剖宫产

D. 经产妇胎儿易形成臀位

E. 是最常见的异常胎位

1483. 关于糖尿病妊娠妇女的护理,下列哪项错误 (　　)

A. 孕期停用一切降糖药,一律改用胰岛素治疗

B. 选择分娩时间很重要,一般选择孕 37~38 周终止妊娠

C. 糖尿病不是剖宫产指征

D. 产后 1~2 周内胰岛素用量应减少为原用量的 1/3~1/2

E. 多数在产后 1~2 周胰岛素用量恢复至孕前水平

1484. 关于胎吸助娩下列不正确的是 (　　)

A. 胎吸时间一般不超过 10 分钟为宜

B. 宫缩阵数最好在 5 次以内

C. 宜尽快形成较大的负压,以确保助娩成功

D. 牵引应与宫缩同步

E. 可应用于持续性枕后位、持续性枕横位胎头内旋转受阻,徒手旋转不成功,需要旋转牵出胎头者

1485. 关于胎盘早期剥离描述,错误的是 (　　)

A. 主要病理改变是晚期胎盘发育不良导致

B. 严重时可导致子宫胎盘卒中

C. 主要病理改变是底蜕膜出血并形成血肿

D. 胎盘早剥可引起胎儿急性缺氧,亦可导致 DIC 发生率增高

E. 常发生于妊娠期高血压疾病患者

1486. 关于胎盘早剥的描述,哪项不准确 (　　)

A. 常发生于妊娠期高血压疾病患者

B. 附着在子宫下段的胎盘发生剥离而引起临床症状

C. Ⅲ度胎盘早剥提示胎盘剥离面超过 1/2

D. 重型隐性胎盘早剥易诱发 DIC

E. 主要病理改变是底蜕膜出血并形成血肿

1487. 关于胎盘早剥,下列哪项错误 (　　)

A. 接近足月,胎儿存活,严密监护下,可以期待疗法

B. 一旦确诊,就必须尽快终止妊娠

C. 内出血严重时,可能出现子宫胎盘卒中

D. 产妇的贫血程度很可能与阴道出血量不符

E. 常发生于妊娠期高血压疾病患者

1488. 关于胎盘生乳素,下列哪项描述正确 (　　)

A. 是一种甾体激素

B. 主要由朗汉斯巨细胞分泌

C. 随妊娠进展而增加,直至孕末期

D. 可用于促排卵

E. 促进乳腺腺泡增生

1489. 关于胎盘的组成,正确的是 (　　)

A. 羊膜、平滑绒毛膜、真蜕膜

B. 羊膜、叶状绒毛膜、真蜕膜

C. 羊膜、叶状绒毛膜、底蜕膜

D. 羊膜、平滑绒毛膜、底蜕膜

E. 羊膜、底蜕膜

1490. 关于胎盘的防御功能,正确的是 (　　)

A. 胎盘的屏障功能很强

B. IgG 可以通过胎盘传给胎儿

C. 流感、风疹等病毒不能感染胎儿

D. 药物不能通过胎盘传给胎儿

E. 细菌、病毒、弓形虫不能通过胎盘屏障

1491. 关于胎盘残留,下列叙述中错误的是 (　　)

A. 胎盘残留是晚期产后出血常见原因之一

B. 阴道出血多发生在产后 20 天左右

C. 可以反复出血,淋漓不净,长达数周之久

D. 容易合并产褥感染

E. 临床表现为恶露时间延长

1492. 关于胎膜早破患者阴道流液的 pH 值说法正确的是 (　　)

A. pH 值 4.5~5.5　　B. pH 值 5.5~6.0

C. pH 值 6.0~6.5　　D. pH 值≥6.5

E. pH 值≥7.5

1493. 关于胎儿心音描述,下列哪项正确 (　　)

A. 初孕妇在妊娠 18~20 周用一般听诊器经腹壁可听及

B. 为单音

C. 胎心率与孕妇心率近似

D. 妊娠 24 周后,在胎儿肢体侧听得最清楚

E. 头位,妊娠晚期在脐周最清楚

1494. 关于胎儿生长受限描述,以下哪项错误 ( )

A. 内因性匀称型属于原发性胎儿生长受限,预后好

B. 内因性匀称型体重、头围和身长均受限

C. 外因性不匀称型属继发性胎儿生长受限

D. 外因性匀称型生长和智力常常受到影响

E. 妊娠期准确诊断胎儿生长受限不易

1495. 关于胎儿生长受限描述,哪项是错误的 ( )

A. 胎儿生长受限围生儿患病率与死亡率均高于正常体重儿

B. 胎儿生长受限围生儿对远期体格与智能发育没影响

C. 通过测量子宫长度、腹围、体重推测胎儿大小

D. 一般治疗包括卧床休息、均衡膳食、吸氧、左侧卧位改善子宫胎盘循环

E. 分娩方式一般选择剖宫产

1496. 关于胎儿脐动脉血流不正确的是 ( )

A. S/D 值越大说明脐血流阻力越大

B. S/D 值越大,胎儿危险性越小

C. 舒张期血流为零或反向时可发生胎儿宫内死亡

D. RI=(S−D)/S

E. 胎儿发育迟缓常表现为 S/D、RI 值增高

1497. 关于胎儿发育,下列哪项描述是正确的 ( )

A. 孕 10 周前称胚胎

B. 11 周以后称胎儿

C. 8 周末,胚胎已初具人形

D. 20 周末胎儿内脏器官已发育齐全

E. 28 周末身长约 35 cm,体重约 1 000 g,出生后生活力良好

1498. 关于胎产式,下列描述不正确的是 ( )

A. 在足月分娩过程中,横产式可转换为纵产式

B. 两者平行称纵产式

C. 两者垂直称横产式

D. 两者交叉成角度称斜产式

E. 头先露及臀先露为纵产式

1499. 关于死胎,下列不正确的是 ( )

A. B 超见胎动胎心消失是诊断死胎的可靠依据

B. 胎儿死亡后约 80% 在 2～3 周内自然娩出

C. 死胎一经确诊应立即引产

D. 若胎儿死亡超过 3 周或胎儿过大需行剖宫产

E. 胎儿死亡大于 4 周,应行凝血功能检查

1500. 关于双胎输血综合征,下列说法错误的是 ( )

A. 供血胎儿贫血

B. 可发生于双卵双胎

C. 受血儿生后可死于先天性心力衰竭

D. 受血儿可发生羊水过多

E. 死亡率高达 90%

1501. 关于受精卵的发育、运行及着床,正确的是 ( )

A. 卵子受精发生于输卵管的峡部

B. 受精后第 5 天受精卵分裂成为实心细胞团的桑葚胚

C. 精子获能是精子通过女性生殖道时接触子宫内膜白细胞而解除顶体酶上的去获能因子

D. 受精后第 8 天进入宫腔,第 10 天开始植入

E. 受精卵着床时出现透明带反应

1502. 关于生殖器解剖,下列说法错误的是 ( )

A. 肛提肌位于盆底内层

B. 子宫肌层外层纵行,内层环行,中层交织

C. 阔韧带外 1/3 为骨盆漏斗韧带

D. 前庭大腺开口于阴道前庭前方

E. 骨盆由骶骨、尾骨及左右两块髂骨组成

1503. 关于生殖道细胞学检查前准备错误的叙述是 ( )

A. 采集标本前 24 小时内可以性生活

B. 采集标本的用具必须无菌干燥

C. 取材前禁止阴道检查

D. 取材前禁止阴道灌洗

E. 阴道涂片的主要目的是了解卵巢或胎盘功能

1504. 关于生殖道细胞学检查的说法正确的是 ( )

A. 阴道涂片的主要目的是了解卵巢或胎盘功能

B. 对已婚妇女,一般在阴道侧壁下 1/3 处

刮取

  C. 对未婚女性,棉签取其阴道侧壁下 1/3 组织

  D. 刮取的黏液及细胞涂片后置于 75％乙醇中固定

  E. 取材前禁止阴道检查

  1505. 关于绒毛活检下列何种说法是正确的 ( )

  A. 绒毛活检适应于妊娠各个时期

  B. 操作简单安全对母儿无不良影响

  C. 是一种常规筛查胎儿染色体异常及性遗传性疾病的检查方法

  D. 绒毛活检有可能导致胎儿肢体发育缺陷,应严格掌握适应证

  E. 绒毛活检与羊水穿刺相比,可以更晚进行检测

  1506. 关于绒毛穿刺产前诊断取材的时机正确的是 ( )

  A. 妊娠 10～13 周 B. 妊娠 12～14 周

  C. 妊娠 16～22 周 D. 妊娠 24 周以后

  E. 妊娠 14～20 周

  1507. 关于妊娠与肝炎的相互影响,下列哪项不正确 ( )

  A. 妊娠期患肝炎易发展为重症肝炎

  B. 妊娠期肝脏负担加重,易感染肝炎

  C. 肝炎可使孕妇的早孕反应加重

  D. 妊娠合并肝炎者其病死率与非孕者近似

  E. 妊娠期病毒性肝炎常被忽视

  1508. 关于妊娠期子宫变化,错误的是 ( )

  A. 妊娠中期开始,子宫峡部伸展变长,逐渐形成子宫下段

  B. 妊娠后期大多数子宫向右旋

  C. 子宫的血流量在妊娠后期受体位影响

  D. 妊娠 10 周子宫底出盆腔

  E. 妊娠 12～14 周后子宫有不规则的无痛性收缩

  1509. 关于妊娠期孕妇循环系统改变,错误的是 ( )

  A. 妊娠晚期心脏向左、上移位

  B. 心脏容量到妊娠末期增加 10％

  C. 心率在妊娠末期增加 10～15 次/分

  D. 妊娠 20～28 周,血容量的增加达高峰

  E. 孕期血红蛋白常轻度降低

  1510. 关于妊娠期高血压疾病的说法,下列哪项正确 ( )

  A. 妊娠期高血压疾病均发生于孕 24 周以后

  B. 子痫多发生于妊娠晚期或临产前,产后不发生

  C. 有贫血者不易并发妊娠期高血压疾病性心脏病

  D. 有的子痫患者可以只有昏迷而无抽搐

  E. 不易发生胎盘早剥

  1511. 关于妊娠期高血压疾病,下列描述错误的是 ( )

  A. 妊娠期高血压疾病的发病原因至今尚未阐明

  B. 全身小动脉痉挛是基本病变

  C. 尿液中必须尿蛋白检出才能诊断

  D. 硫酸镁可以治疗妊娠期高血压疾病

  E. 通过观察眼底动脉了解小动脉痉挛情况

  1512. 关于妊娠期肝内胆汁淤积症 ICP 描述,哪项是错误的 ( )

  A. 仅是孕妇发生,产后迅速消失

  B. 多胎妊娠比单胎多发

  C. 主要影响胎儿安危

  D. 患者都应采取剖宫产分娩

  E. 可出现凝血功能异常

  1513. 关于妊娠母体变化正确的是 ( )

  A. 妊娠初期动脉血压增加,脉压减小

  B. 妊娠后期肺功能降低

  C. 促性腺激素分泌增多

  D. 易发生肾盂肾炎

  E. 血容量于妊娠 6～8 周开始增加

  1514. 关于妊娠合并心脏病心功能Ⅰ级,孕妇的分娩期处理是 ( )

  A. 剖宫产

  B. 缩短第二产程

  C. 忌用吗啡

  D. 无感染者不需用抗生素

  E. 产后不宜哺乳

  1515. 关于妊娠合并心脏病的叙述,哪项不正确 ( )

  A. 是孕产妇死亡的主要原因之一

  B. 妊娠 32～34 周时血容量达到最高峰

  C. 第二产程心脏的负担最重

  D. 风湿性心脏病占第一位

  E. 主张对心脏病孕妇适当放宽手术指征

  1516. 关于妊娠合并急性胆囊炎,不正确的描述是 ( )

  A. 妊娠期本病发生率并无增加

B. 因胎儿需要不必控制饮食

C. 在体内孕激素作用下血液及胆汁内胆固醇增加,易析出结晶

D. 发热、疼痛有引发胎儿宫内窘迫、流产、早产的危险

E. 临床表现与非孕期基本相同

1517. 关于妊娠合并急性病毒性肝炎,下列哪项不对　　　　　　　　　　　　（　　）

A. 妊娠晚期易并发妊高征

B. 分娩期易发生产后出血

C. 病毒经胎盘感染胎儿,易致流产

D. 产后避免母乳喂养

E. 要预防产后出血

1518. 关于妊娠合并肝炎,下述哪项描述不正确　　　　　　　　　　　　　　（　　）

A. 使早孕反应加重

B. 孕晚期易发生妊娠期高血压

C. 分娩期易发生产后出血

D. 妊娠期易发生病毒性肝炎

E. 易出现凝血功能障碍

1519. 关于人胎盘生乳素(hPL),下列说法错误的是　　　　　　　　　　　　（　　）

A. 由合体滋养细胞合成

B. 妊娠 34~36 周达高峰

C. 产后 1~2 周下降测不出

D. 促进乳腺腺泡发育

E. 抑制母体对胎儿排斥作用

1520. 关于人绒毛膜促性腺激素(hCG)分泌,下列哪项描述不正确　　　　　　（　　）

A. 最早受精后第 6 日开始分泌

B. 妊娠 8~10 周高峰期

C. 高峰持续 10 日下降

D. 产后 1 周内消失

E. 受精后 10 日母血清可以测出

1521. 关于人工破膜下列哪项是错误的　　　　　　　　　　　　　　　　　　　（　　）

A. 用于纠正宫缩乏力

B. 破膜后可促进胎头下降

C. 骨盆入口平面狭窄试产中可人工破膜

D. 宫口开大 3 cm 以上进行

E. 破膜后立即听胎心

1522. 关于人工流产术后发症,正确的是　　　　　　　　　　　　　　　　　（　　）

A. 子宫穿孔发生几率较高

B. 人工流产综合反应是患者有心脏病引起的

C. 宫腔粘连可造成闭经和周期性腹痛

D. 术后持续阴道流血主要是由于感染所致

E. 漏吸是常见并发症

1523. 关于染色体疾病,以下说法正确的是　　　　　　　　　　　　　　　　（　　）

A. 绝大多数是由于父母一方染色体异常引起的

B. 对于先天性染色体疾病可以进行有效的治疗

C. 染色体异常指的是染色体数目异常

D. 产前诊断是染色体疾病二级预防的主要方法

E. 特纳综合征是常见的女性性染色体异常疾病

1524. 关于染色体病的产前诊断,错误的是　　　　　　　　　　　　　　　　（　　）

A. 羊水穿刺一般在妊娠 14~22 周

B. 绒毛穿刺取样在妊娠 10~13 周

C. 经皮脐血穿刺术可对胎儿各种贫血进行宫内治疗

D. 性连锁遗传病妊娠早期可诊断

E. 产前诊断是染色体疾病二级预防的主要方法

1525. 关于青春期与围绝经期无排卵功血的治疗原则哪一项是不同的　　　　（　　）

A. 止血　　　　　　　B. 调整周期

C. 改善全身状况　　　D. 恢复卵巢功能

E. 以上都不是

1526. 关于前置胎盘的临床表现下述哪一项是正确的　　　　　　　　　　　（　　）

A. 妊娠晚期无痛性阴道流血

B. 胎盘位置越低,阴道流血出现越晚

C. 胎先露常如期入盆

D. 贫血程度与出血量不成正比

E. 只要明确诊断,均采取剖宫产分娩

1527. 关于前置胎盘的处理,下列哪项错误　　　　　　　　　　　　　　　　（　　）

A. 出血不多,接近足月,胎儿尚未成熟,可以期待疗法

B. 出血少,胎儿足月,应等待自然临产

C. 出血多,产妇休克,应抗休克的同时行剖宫产术

D. 在期待疗法中,禁止阴道检查和肛查

E. 纠正贫血和预防感染

1528. 关于前置胎盘病人的护理,错误的是　　　　　　　　　　　　　　　　（　　）

A. 绝对卧床休息,左侧卧位

B. 间断或持续吸氧

C. 维持血容量

D. 可以肛查,禁止阴道检查

E. 纠正贫血和预防感染

1529. 关于脐血管含氧量,下列哪项正确

（   ）

A. 脐动脉含氧量最高

B. 下腔静脉含氧量较低

C. 脐静脉含氧量较高

D. 主动脉含氧量较低

E. 肺静脉含氧量较少

1530. 关于脐带缠绕错误的是 （   ）

A. 可影响先露下降

B. 包括脐带绕颈、四肢或躯干

C. 脐带绕颈占 70%

D. 可引起胎儿窘迫

E. 脐带缠绕两圈呈 W 形

1531. 关于剖宫产的适应证,错误的是（   ）

A. 头盆不称

B. 胎儿窘迫

C. 部分性前置胎盘

D. 初产妇,足先露,胎儿较大

E. 达预产期胎头尚未入盆

1532. 关于盆腔炎的感染途径,不正确的是

（   ）

A. 链球菌感染多经淋巴系统蔓延

B. 葡萄球菌感染沿生殖器黏膜上行蔓延

C. 厌氧菌感染沿生殖器黏膜上行蔓延

D. 大肠埃希菌感染经淋巴系统蔓延

E. 淋病奈瑟菌感染沿生殖器黏膜上行蔓延

1533. 关于女用短效口服避孕药的副反应,正确的说法是 （   ）

A. 类早孕反应是孕激素刺激胃黏膜所致

B. 服药期间出现阴道流血,多因漏服药引起

C. 月经量多者,不宜服用短效口服避孕药

D. 体重增加是孕激素引起机体水钠潴留的结果

E. 面部皮肤出现色素沉着,是药物变质所致

1534. 关于女性外生殖器的解剖,正确的是

（   ）

A. 女性外生殖器即会阴

B. 舟状窝又称为阴道前庭窝

C. 双侧小阴唇前端为腹股沟韧带终止点

D. 前庭大腺称为斯氏腺

E. 阴道前庭为双侧大阴唇之间的菱形区

1535. 关于女性生殖器生理,正确的是（   ）

A. 排卵一般发生于月经周期第 14 天

B. 月经来潮时妇女的基础体温可升高 0.3～0.5℃

C. 月经来潮时子宫内膜自基底层剥脱

D. 排卵以后的卵泡称为闭锁卵泡

E. 正常月经第 23 天子宫内膜为晚分泌期

1536. 关于女性骨盆,正确的是 （   ）

A. 入口平面为横椭圆形

B. 中骨盆平面为横椭圆形

C. 坐骨棘突出

D. 骨盆呈漏斗状

E. 骶骨直而前倾

1537. 关于女性骨盆,下列哪项是正确的

（   ）

A. 入口平面的前后径大于横径

B. 中盆骨平面横径大于前后径

C. 骨盆最大平面的横径是坐骨棘间径

D. 骨盆最小平面即中骨盆平面

E. 出口平面的大小决定于骨盆出口前后径

1538. 关于尿瘘的临床表现,下列哪项描述是错误的 （   ）

A. 漏尿出现的时间多在产后或术后立即开始

B. 尿道阴道瘘仅在膀胱充盈时才漏尿

C. 外阴皮炎

D. 尿路感染

E. 部分患者变换体位出现漏尿症状

1539. 关于内胚窦瘤哪个正确 （   ）

A. 血中 AFP 不升高　　B. 化疗敏感

C. 不易早期转移　　　　D. 预后好

E. 多发生在老年妇女

1540. 关于母婴同室的意义,下列哪项描述不妥 （   ）

A. 有益于早吸吮、勤吸吮

B. 促进乳汁分泌

C. 有益于按时哺乳

D. 有益于母亲康复

E. 有益于增进母子感情

1541. 关于梅毒描述,错误的是 （   ）

A. 性接触为主要传播途径,约占 95%

B. 母血梅毒螺旋体 IgG 抗体可经胎盘传给胎儿

C. 治疗原则是早期确诊、及时治疗、用药足量、疗程规范

D. 妊娠合并梅毒引起死胎、早产与病菌量有直接关系

E. 妊娠 20 周后死胎均应行梅毒血清学检测

1542. 关于卵巢的叙述,错误的是 （ ）

A. 是一对扁椭圆形的性腺

B. 成年妇女的卵巢约 4 cm×3 cm×1 cm

C. 卵巢门是指卵巢系膜连接于阔韧带的后叶的部位

D. 卵巢外侧以卵巢固有韧带连于骨盆壁

E. 卵巢表面由立方上皮覆盖

1543. 关于流产的治疗原则,以下哪项错误 （ ）

A. 先兆流产于妊娠早期可肌注黄体酮

B. 难免流产可行吸宫术

C. 不全流产应尽快清宫

D. 感染性流产抗感染及刮宫应同时进行

E. 稽留流产要注意有无凝血功能障碍

1544. 关于妊娠期阑尾炎描述,哪点是错误的 （ ）

A. 随妊娠周数增加,阑尾的位置向上、向外、向后移位

B. 妊娠中晚期阑尾炎症状比较典型

C. 妊娠晚期应与先兆早产、胎盘早剥、急性脂肪肝等鉴别

D. 妊娠期急性阑尾炎不主张保守治疗

E. 炎症容易扩散

1545. 关于库肯勃瘤错误的是 （ ）

A. 原发部位是胃肠道 B. 双侧性

C. 中等大 D. 少有腹水

E. 镜下见印戒细胞

1546. 关于巨大胎儿的描述,错误的是（ ）

A. 新生儿出生后易发生低血糖

B. 体重越大的新生儿护理越容易

C. 应在出生后 30 分钟监测血糖

D. 于出生后 1～2 小时开始喂糖水,及早开奶

E. 糖尿病是巨大儿发生的高危因素

1547. 关于尖锐湿疣描述,错误的是 （ ）

A. 由人乳头瘤病毒感染

B. 主要经性交直接传播

C. 新生儿经产道分娩时感染

D. 治疗以静脉注射为主

E. 尖锐湿疣不是剖宫产指征

1548. 关于激素补充治疗的适应证,正确的是 （ ）

A. 血卟啉症

B. 泌尿生殖道萎缩的问题

C. 不明原因的子宫出血

D. 子宫内膜异位症

E. 子宫内膜癌切除卵巢

1549. 关于过期妊娠描述,哪项是错误的 （ ）

A. 胎盘功能可以正常也可以减退

B. 妊娠 42 周后羊水维持在 800 mL

C. 可以由胎儿畸形、头盆不称引起

D. 也可以由雌、孕激素比例失调或遗传因素引起

E. 胎儿窘迫,新生儿窒息率增高

1550. 关于恶露,下述哪种说法不正确（ ）

A. 恶露包括血液、坏死蜕膜组织

B. 血性恶露含大量血液,少量胎膜及坏死蜕膜组织

C. 浆液恶露中有细菌

D. 正常恶露有臭味,持续 4～6 周,总量约 500 mL

E. 恶露异常要考虑产褥感染

1551. 关于多胎妊娠描述,错误的是 （ ）

A. 孕龄≥34 周,第一胎儿臀位符合剖宫产指征

B. 多胎妊娠属于高危妊娠

C. 双卵双胎多有家族史

D. 单卵双胎必须是一个受精卵,一个羊膜囊

E. 胎儿畸形率高于单胎妊娠

1552. 关于多胎妊娠描述,错误的是 （ ）

A. 多胎妊娠孕妇易并发妊娠高血压、ICP、贫血、羊水过多、胎膜早破、产后出血等

B. 围生儿易并发早产、胎儿生长受限、双胎输血综合征、脐带异常、胎头交锁等

C. 双胎第一胎为头先露,第二胎为臀先露,分娩时易发生胎头交锁

D. 双胎妊娠的流产率高于单胎妊娠 2～3 倍

E. 胎儿畸形率高于单胎妊娠

1553. 关于多基因遗传病,以下说法错误的是 （ ）

A. 多基因遗传病的遗传基础是两对或两对以上的致病基因

B. 与环境因素的作用无关

C. 其遗传特点常有性别差异

D. 其病情越重,说明有越多的基因缺陷

E. 多基因遗传病一般有家族性倾向

1554. 关于第三产程处理的叙述,错误的是 （ ）

A. 胎儿娩出后即按摩子宫娩出胎盘

B. 检查胎盘胎膜是否完整

C. 第三产程超过 30 分钟,经一般处理无效应人工剥离胎盘

D. 子宫收缩乏力的产妇,可在胎肩娩出时静脉注射催产素

E. 胎儿娩出 10 分钟阴道流血多,考虑胎盘因素

1555. 关于催产素静脉滴注,下列哪项是正确的 （ ）

A. 用于协调性子宫收缩乏力,以加强宫缩

B. 用于胎儿窘迫,需尽快结束分娩的产妇

C. 滴注的速度及剂量始终保持一致

D. 教会孕妇自己调节滴速

E. 用于经产妇引产更敏感

1556. 关于雌激素、孕激素的周期性变化,下列哪项正确 （ ）

A. 雌激素有 1 个高峰

B. 孕激素有 2 个高峰

C. 雌激素仅在排卵后 7~8 天出现一高峰

D. 孕激素使阴道上皮细胞脱落加快

E. 雌激素通过中枢神经系统产生升温作用

1557. 关于纯母乳喂养的概念,以下错误的是 （ ）

A. 除母乳外不添加任何食物

B. 母乳不必定时

C. 产妇哺乳时取侧卧位或坐位

D. 哺乳后将新生儿横抱,轻拍背部

E. 按需哺乳

1558. 关于初乳,除下列哪项描述外均是正确的 （ ）

A. 免疫球蛋白及矿物质含量多

B. 糖和脂肪的含量较少

C. 易消化

D. 不适用于新生儿

E. 在分娩后的 1~2 天内,初乳的成分接近于母体的血浆

1559. 关于出生缺陷的预防可分三级,以下定义正确的是 （ ）

A. 一级预防——防止出生缺陷胎儿的发生,降低出生缺陷率

B. 二级预防——防止致残,减轻"疾病负担"

C. 三级预防——阻止严重缺陷儿出生,降低部分出生缺陷率

D. 二级预防——受孕前干预,降低出生缺陷率

E. 以上都不对

1560. 关于耻骨弓角度的描述错误的是 （ ）

A. 正常为 90°

B. 小于 80°为不正常

C. 反映骨盆出口前后径的大小

D. 属于骨盆外测量径线

E. 其弯度与角度反映骨盆出口大小

1561. 关于持续性枕后位,下列哪项错误 （ ）

A. 多见于男型骨盆

B. 胎头俯屈不良是主要原因之一

C. 子宫收缩乏力影响胎头俯屈和内旋转所致

D. 肛查时感到盆腔前部较空虚

E. 产妇常感便意和肛门坠胀

1562. 关于产褥期中暑的描述,不正确的是 （ ）

A. 产褥期中暑是一种非感染性疾病

B. 产褥期中暑是一种感染性疾病

C. 产褥期中暑是一种中枢性体温调节功能障碍性疾病

D. 产褥感染患者可有产褥期中暑

E. 关键在于预防

1563. 关于产褥期抑郁症患者治疗期间的哺乳问题,正确的描述是 （ ）

A. 产褥期抑郁症患者禁忌哺乳

B. 产褥期抑郁症患者均能哺乳

C. 产褥期抑郁症患者采用药物治疗期间,禁忌哺乳

D. 产褥期抑郁症患者采用药物治疗期间,如果用药得当可以进行哺乳

E. 哺乳会加重产妇症状

1564. 关于产褥期抑郁症的治疗方法描述正确的是 （ ）

A. 产褥期抑郁治疗可以通过心理治疗和药物治疗

B. 产褥期抑郁症必需应用药物治疗

C. 产褥期抑郁症只需心理治疗

D. 产褥期抑郁症不需要药物治疗

E. 一般产后能自愈

1565. 关于产褥期母体的生理变化,不正确的叙述是 （ ）

A. 因子宫肌纤维的缩复,产后 10 天子宫降到骨盆腔内

B. 产后 7～10 日宫颈内口关闭

C. 胎盘剥离面的子宫内膜再生、修复需 6 周

D. 妊娠血容量增加于产后 3 日恢复正常

E. 除乳腺外，产妇器官均能在产褥期后恢复至未孕状态

1566. 关于产褥感染描述正确的是 （ ）

A. 产后 1 周内由于病原菌侵入生殖道，造成局部和全身炎性改变的生殖系统疾病

B. 产后 6 周内由于病原菌侵入生殖道，造成局部和全身炎性改变的生殖系统疾病

C. 产后 30 天内由于病原菌侵入生殖道，造成局部和全身炎性改变的生殖系统疾病

D. 产后 6 周内由于病原菌侵入生殖道，造成局部和全身炎性改变的生殖系统疾病，必须伴有发热

E. 感染来源多为产妇自身感染

1567. 关于产前筛查的结果，判断正确的是 （ ）

A. 筛查结果阴性，提示胎儿正常

B. 筛查结果阳性，提示胎儿异常

C. 筛查结果阳性，提示胎儿患病风险升高

D. 筛查结果阴性，提示胎儿患病风险为零

E. 筛查结果阴性，提示胎儿患病

1568. 关于产前筛查，以下说法错误的是 （ ）

A. 被筛查疾病在人群中有较高发病率并严重影响健康

B. 产前筛查试验是确诊性试验

C. 产前筛查方法简便、可行、无创

D. 被筛查者应自愿参与，做到知情选择

E. 筛查结果阳性，提示胎儿患病风险升高

1569. 关于产前检查时间下列哪项不妥 （ ）

A. 妊娠 12 周以内建立围生期保健卡做第一次检查

B. 建立围生期保健卡时开始产前检查

C. 妊娠 28 周前每 4 周检查 1 次

D. 妊娠 28 周后每 1 周检查 1 次

E. 发现异常情况，增加检查次数

1570. 关于产前检查的时间，下列正确的是 （ ）

A. 妊娠 28 周以前每 2 周检查一次

B. 妊娠 28 周以前每 4 周检查一次

C. 妊娠 28 周以后每 4 周检查一次

D. 妊娠 36 周以前每 4 周检查一次

E. 妊娠 36 周以后每 2 周检查一次

1571. 关于产后子宫复旧的机制，正确的是 （ ）

A. 肌纤维细胞萎缩

B. 肌纤维的胞质减少，细胞缩小

C. 肌纤维数目减少

D. 肌纤维间的弹性纤维消失

E. 子宫肌浆中蛋白质增多

1572. 关于产后出血的诊断检查，下列正确的是 （ ）

A. 评估产后出血量

B. 监测生命体征，测血压 15～30 分钟一次

C. 腹部检查

D. 胎盘检查

E. 以上都对

1573. 关于产妇产后以下哪项处理不妥 （ ）

A. 注意排尿情况

B. 注意阴道流血

C. 产后产房观察 2 小时，如无异常则回病房

D. 绝对卧床休息

E. 注意产妇会阴疼痛情况

1574. 关于产程，下列叙述哪项错误 （ ）

A. 进入活跃期后，宫口不再扩张达 1 小时以上，称为活跃期停滞

B. 宫口开全后，初产妇＞3 小时，经产妇＞2 小时，称为第二产程延长

C. 减速期后胎头下降停止＞1 小时，称为胎头下降停滞

D. 从规律宫缩至宫颈口扩张 6 cm，初产妇＞20 小时，经产妇＞14 小时，称为潜伏期延长

E. 总产程超过 24 小时称为滞产

1575. 关于残角子宫，下述哪项是正确的 （ ）

A. 与正常宫腔间有狭窄通道

B. 残角子宫内膜无功能

C. 残角子宫不可能妊娠

D. 由于一侧副中肾管发育不全所致

E. 残角子宫妊娠常于 8～10 周发生妊娠破裂

1576. 关于不协调性宫缩乏力，正确的是 （ ）

A. 子宫肌肉不协调收缩，致使宫腔内压力处于高张状态

B. 子宫收缩极性倒置，但不影响宫口开大

C. 痉挛性狭窄环紧箍儿体，阻碍胎儿下降

D. 使用一般镇静药物效果不佳

E. 较少发生胎儿宫内窘迫

1577. 乙型病毒性肝炎传给婴儿的主要方式是 （ ）

A. 粪—口传染 B. 注射血浆制品

C. 输血 D. 母婴垂直传染

E. 密切生活接触

1578. 关于避孕方法，下列哪项失败率最高 （ ）

A. 安全期避孕 B. 阴道隔膜

C. 避孕套 D. 宫内节育器

E. 皮下埋植避孕针

1579. 关于闭经的分类，不正确的是 （ ）

A. 卵巢性闭经 B. 子宫性闭经

C. 垂体性闭经 D. 下丘脑性闭经

E. 输卵管性闭经

1580. 关于按需哺乳描述，除下列哪项外均是正确的 （ ）

A. 不规定次数 B. 不规定时间

C. 乳胀时不哺乳 D. 婴儿饥饿时即哺乳

E. 乳胀时即哺乳

1581. 关于艾滋病描述，不正确的是 （ ）

A. 艾滋病患者及 HIV 携带者均有传染性

B. 孕妇感染 HIV 能通过胎盘和软产道传给胎儿

C. 为降低传播风险，不宜哺乳

D. 宫内感染为垂直传播主要方式

E. 以上都不对

1582. 关于 HELLP 综合征描述，错误的是 （ ）

A. HELLP 综合征孕妇可并发肺水肿、胎盘早剥、产后出血、DIC

B. HELLP 综合征是妊娠期高血压疾病的严重并发症

C. 临床可有腹部疼痛、恶心、呕吐的症状

D. 应与阑尾炎鉴别

E. 溶血、肝酶升高及血小板减少为特点

1583. 关于 HELLP 综合征，下列描述错误的是 （ ）

A. 溶血

B. 肝酶升高

C. 血小板减少

D. 常与特发性血小板减少性紫癜并存

E. 多器官衰竭及 DIC 是 HELLP 综合征主要死亡原因

1584. 关于 Apgar 评分法，不正确的是（ ）

A. 1 分钟评分反映的是胎儿宫内情况

B. 5 分钟及以后的评分反映的是新生儿复苏效果，与预后关系密切

C. Apgar 评分以心率为基础，皮肤颜色最灵敏，呼吸是最终消失的指标

D. 临床恶化顺序为皮肤颜色—呼吸—肌张力—反射—心率

E. 4～7 分为轻度窒息

1585. 骨盆狭窄的诊断，下列哪项正确 （ ）

A. 骨盆各平面径线比正常值<1 cm 为均小骨盆

B. 坐骨棘间径<10 cm 为中骨盆狭窄

C. 对角径<13 cm 为骨盆入口狭窄

D. 坐骨结节间径与后矢状径之和<18 cm 为出口狭窄

E. 耻骨弓角度 85°提示骨盆出口平面异常

1586. 骨盆外测量坐骨结节间径小于 8 cm，进一步测量哪个径线 （ ）

A. 骶耻外径 B. 骨盆出口后矢状径

C. 骨盆出口前矢状径 D. 粗隆间径

E. 坐骨棘间径

1587. 骨盆外测量中下列哪项异常 （ ）

A. 髂棘间径 23～26 cm

B. 髂嵴间径 25～28 cm

C. 骶耻外径 17 cm

D. 坐骨结节间径 9 cm

E. 耻骨弓角度 90°

1588. 骨盆外测量时髂嵴间径正常值为 （ ）

A. 19～22 cm B. 20～23 cm

C. 23～26 cm D. 25～28 cm

E. 26～29 cm

1589. 骨盆外测量时，髂棘间径可间接判断骨盆入口平面的 （ ）

A. 前后径 B. 横径

C. 对角径 D. 斜径

E. 直径

1590. 骨盆外测量径线，以下错误的是（ ）

A. 髂嵴间径 25～28 cm

B. 髂棘间径 23～26 cm

C. 骶耻外径 18～20 cm

D. 耻骨弓角度，正常值为 90°，小于 70°为异常

E. 坐骨结节间径平均 9 cm

1591. 骨盆外测量骶耻外径的后据点是 （ ）

A. 第 5 腰椎棘突下

B. 米氏菱形窝的下角

C. 髂后上棘连线中点下 2～2.5 cm

D. 第 5 腰椎棘突上

E. 米氏菱形窝的中心

1592. 骨盆入口狭窄对分娩的影响,哪项是错的 （　　）

A. 多半有胎位异常

B. 易导致子宫收缩力异常

C. 易导致胎膜早破

D. 胎先露内旋转受阻

E. 入盆受阻

1593. 骨盆入口前后径短,横径正常者,属于 （　　）

A. 漏斗骨盆　　　　B. 均小骨盆

C. 畸形骨盆　　　　D. 男性骨盆

E. 扁平骨盆

1594. 骨盆入口径线正常,中骨盆、出口平面横径狭窄者,属于 （　　）

A. 男型骨盆　　　　B. 均小骨盆

C. 扁平骨盆　　　　D. 横径狭窄骨盆

E. 畸形骨盆

1595. 宫缩乏力性产后出血临床表现的描述,正确的是 （　　）

A. 胎儿娩出后即见血液不断流出

B. 血色暗红无凝块

C. 宫缩时出血量增多

D. 胎盘未剥离前即出血不止,多伴有第三产程延长

E. 宫体较软,宫底不硬

1596. 宫缩乏力性产后出血,其特点是（　　）

A. 间隙性阴道流血、血色暗红、有血凝块

B. 使用宫缩剂有效

C. 子宫轮廓不清质软、按摩后子宫收缩变硬

D. 宫体较软,宫底不硬

E. 以上都对

1597. 宫缩乏力型产后出血的处理,下列哪项是不恰当的 （　　）

A. 手法按摩子宫　　B. 用宫缩剂

C. 纱布填塞宫腔　　D. 用止血药

E. 水囊填塞宫腔

1598. 宫缩乏力的原因不包括 （　　）

A. 头盆不称　　　　B. 内分泌失调

C. 精神因素　　　　D. 使用过量镇静剂

E. 地塞米松

1599. 宫口未开全者发生脐带脱垂,第一项紧急措施是 （　　）

A. 紧急呼叫值班医生和麻醉医师

B. 氧气吸入并开放静脉输液

C. 配血、更衣、皮肤消毒

D. 取头低臀高位并手置阴道上推先露部

E. 立即剖宫产

1600. 有关过期妊娠的定义,准确的是（　　）

A. 妊娠达到 42 周

B. 妊娠超过 42 周

C. 妊娠达到或超过 40 周

D. 妊娠达到或超过 43 周

E. 妊娠达到或超过 42 周

1601. 根据胎动计数,下列哪项提示胎儿缺氧 （　　）

A. 胎动<10 次/12 h　　B. 胎动<15 次/12 h

C. 胎动<20 次/12 h　　D. 胎动<25 次/12 h

E. 胎动<12 次/12 h

1602. 根据宫高腹围估计胎儿大小正确的是 （　　）

A. 胎儿体重(克)=宫高(cm)×腹围(cm)+200

B. 胎儿体重(克)=宫高(cm)×腹围(cm)

C. 胎儿体重(克)=宫高(cm)×腹围(cm)-200

D. 胎儿体重(克)=宫高(cm)×腹围(cm)+300

E. 胎儿体重(克)=宫高(cm)×腹围(cm)-300

1603. 腹部四步触诊检查,以下哪项不正确 （　　）

A. 第一步面向孕妇头部,估计胎儿大小

B. 第二步测胎背及胎儿四肢在何侧

C. 第三步观察是否衔接

D. 检查者立于孕妇左侧

E. 第四步进一步确认胎儿先露部及是否衔接

1604. 腹部四步触诊不能了解到的是 （　　）

A. 胎儿有无先天畸形　B. 胎儿大小

C. 胎方位　　　　　　D. 估计羊水量多少

E. 先露部是否衔接

1605. 复合先露对母儿可造成的影响除外哪项 （　　）

A. 梗阻性难产　　　　B. 脐带脱垂

C. 羊水过少　　　　　D. 胎儿窘迫

E. 胎膜早破

1606. 风湿性心脏病孕妇分娩期处理,下列哪项正确 （　　）

A. 除产科指征外,均不做剖宫产

B. 忌用吗啡

C. 如无感染不用抗菌药

D. 宫口开全要防止产妇用力屏气

E. 尽量不干涉产程

1607. 初产妇,因第二产程延长,胎吸分娩胎儿体重 4 000 g。胎儿娩出后阴道持续出血,色鲜红,有凝血块。阴道出血原因最可能是因为( )

A. 产后宫缩乏力　　B. 软产道裂伤

C. 胎盘剥离不全　　D. 凝血功能障碍

E. 子宫破裂

1608. 分娩时完全性子宫破裂,下述哪项正确
( )

A. 持续大量阴道出血

B. 子宫底迅速上升

C. 宫缩增强,出现病理性缩复环

D. 先露升高,扪不清胎体,听不到胎心

E. 剧烈疼痛后,宫口开大

1609. 发现先兆子宫破裂首要的处理是
( )

A. 抑制宫缩

B. 剖宫产

C. 吸氧,纠正胎儿窘迫

D. 胎心监测胎儿情况

E. 打开静脉通道

1610. 发生糖尿病酸中毒的常见诱因,错误的
( )

A. 妊娠期糖尿病未得到及时诊断

B. 合并感染时胰岛素未及时调整用量

C. 使用肾上腺皮质激素

D. 妊娠晚期易发生

E. 糖尿病患者血糖控制不满意时妊娠

1611. 发生强直性子宫收缩时下列哪项处理是错误的( )

A. 立即停用催产素

B. 25%硫酸镁稀释后静脉缓慢推注

C. 10%葡萄糖酸钙静脉推注

D. 氧气吸入

E. 必要时立即剖宫产

1612. 初产妇,孕 35 周先兆子痫患者,突发腹痛,3 小时后胎动消失,子宫底明显升高,子宫硬,有压痛。孕妇重度贫血貌,阴道少量流血。宫口开1 指,头先露。下列处理最佳的是( )

A. 人工破膜

B. 缩宫素静脉滴注

C. 肌内注射哌替啶调整宫缩

D. 纠正休克,急诊剖宫产术

E. 宫口开全后行穿颅术

1613. 对子宫脱垂的病人采用子宫托的目的是
( )

A. 支持子宫和阴道壁并使其维持在阴道内

B. 使病人局部清洁舒适

C. 减轻病人肉体上和精神上的痛苦

D. 防止外阴部继发感染

E. 手术治疗的术前准备措施

1614. 对于协调性子宫收缩过强下列哪项正确
( )

A. 经产妇多见

B. 因是协调性收缩过强,故不易发生胎儿窘迫

C. 产后出血少见

D. 产程短,助产机会少,产伤和颅内出血机会少

E. 产程快,很少产褥感染

1615. 对于胎盘早剥,下列叙述正确的是
( )

A. 阴道流血量与病情严重程度呈正比

B. 以无诱因、无痛性反复阴道流血为特点

C. 是妊娠早期的一种严重并发症,起病急,进展快

D. 重型胎盘早剥孕妇的子宫硬如板状,有压痛

E. 因患者伴有腹痛,较易于诊断

1616. 对于神经管缺陷高发的地区,在孕前开始补充哪种药物,可降低 70% 先天性神经管畸形的发生( )

A. 维生素 E　　　　B. 钙剂

C. 阿司匹林　　　　D. 叶酸

E. 维生素 K

1617. 对于妊娠合并急性病毒性肝炎的描述,错误的是( )

A. 急性病毒性肝炎患者原则上不宜妊娠

B. 孕早期不宜终止妊娠因可增加肝损害

C. 妊娠晚期应预防妊高征

D. 分娩期应预防产后出血

E. 产褥期应用抗生素预防感染

1618. 对于产后 10 天内发热的患者,医生首先要做的是( )

A. 应用广谱抗生素控制感染

B. 对常见的需氧菌和厌氧菌联合用药

C. 除外非感染性发热

D. 确定感染部位

E. 足疗程广谱抗生素

1619. 对有遗传病家族史或分娩史的孕妇应在何时做羊水染色体核型分析 （ ）

A. 妊娠早期　　　　B. 妊娠中期

C. 妊娠28～30周　　D. 妊娠32～34周

E. 妊娠22～28周

1620. 对前置胎盘患者进行产科检查,错误的是 （ ）

A. 胎方位清楚

B. 先露高浮

C. 宫颈抬举痛明显

D. 子宫大小与停经月份一致

E. 耻骨联合上方听到胎盘杂音

1621. 对难以控制并危及产妇生命的产后出血需行子宫全切术的指征为 （ ）

A. 胎盘粘连

B. 胎盘植入

C. 子宫收缩乏力

D. 中央性或部分性前置胎盘

E. 胎盘早剥

1622. 对骨盆描述正确的是 （ ）

A. 骨盆入口横径又称为真结合径

B. 骨盆出口平面为最小平面

C. 骨盆入口横径是指坐骨棘间径

D. 骨盆出口横径是指坐骨结节间径

E. 骨盆出口横径小于8 cm,需加测坐骨切迹

1623. 对产妇进行生命观察中哪项不必要 （ ）

A. 每日测体温4次　　B. 每日测体温2次

C. 每日测呼吸2次　　D. 每日测血压1次

E. 重症子痫前期每4h测血压1次或更多

1624. 第二产程心脏负担最重不是由于 （ ）

A. 血容量增加

B. 外周阻力更增高

C. 肺循环压力增加

D. 全身肌肉活动使回心血量增加

E. 腹腔内压骤降

1625. 下列哪些药物出于对胎儿的安全性考虑,非在特殊情况下不得于妊娠期使用 （ ）

A. 红霉素　　　　　B. 阿奇霉素

C. 哌拉西林　　　　D. 林可霉素

E. 美洛西林

1626. 地西泮的作用中不包括哪项 （ ）

A. 使宫颈平滑肌松弛　B. 有对抗缩宫素作用

C. 利于产妇休息　　　D. 软化宫颈

E. 促进宫颈扩张

1627. 骶耻外径的正常值是 （ ）

A. 10～11 cm　　　B. 12～14 cm

C. 15～17 cm　　　D. 18～20 cm

E. 21～23 cm

1628. 低于正常值的骨盆测量数值是 （ ）

A. 髂棘间径25 cm　　B. 髂嵴间径28 cm

C. 骶耻外径19 cm　　D. 坐骨结节间径7 cm

E. 坐骨棘间径10 cm

1629. 低出生体重儿是指出生体重 （ ）

A. ＜2 000 g　　　B. ＜2 500 g

C. ≤2 500 g　　　D. ＜3 000 g

E. ≤2 800 g

1630. 导致新生儿出生缺陷最常见的遗传性疾病是 （ ）

A. 染色体病　　　　B. 单基因遗传病

C. 多基因遗传病　　D. 体细胞遗传病

E. 常染色体隐性遗传

1631. 导致慢性胎儿窘迫的原因是 （ ）

A. 脐带受压　　　　B. 胎盘早剥

C. 孕妇休克　　　　D. 胎盘功能不良

E. 营养不良

1632. 导致产褥病率的主要原因是什么 （ ）

A. 手术切口感染　　B. 乳腺炎

C. 泌尿系统感染　　D. 产褥感染

E. 上呼吸道感染

1633. 导致产后出血最常见的原因是 （ ）

A. 软产道裂伤　　　B. 子宫收缩乏力

C. 胎儿因素　　　　D. 胎盘因素

E. 凝血功能障碍

1634. 单纯扁平骨盆,骨盆外测量小于正常值的径线是 （ ）

A. 髂棘间径　　　　B. 髂嵴间径

C. 坐骨结节间径　　D. 骶耻外径

E. 粗隆间径

1635. 大剂量硫酸镁治疗子痫前期最早出现的中毒反应是 （ ）

A. 心率明显减慢　　B. 呼吸次数明显减少

C. 血压大幅度降低　D. 膝反射消失

E. 少尿

1636. 雌三醇测定的目的是了解 （ ）

A. 胎儿胎盘功能　　B. 胎儿宫内发育情况

C. 胎儿肝脏成熟情况 D. 胎儿皮肤成熟情况

E. 胎儿肾脏成熟情况

1637. 纯母乳喂养的时间应持续多长时间为宜 （　）

A. 1 个月　　　　B. 6 个月

C. 10 个月　　　D. 12 个月

E. 24 月

1638. 处理羊水栓塞首选的解痉药物是 （　）

A. 硫酸镁　　　　B. 罂粟碱

C. 盐酸利托君　　D. 阿司匹林

E. 吗啡

1639. 除下列哪项外均是肛查的范围 （　）

A. 是否已破膜　　B. 宫颈扩张程度

C. 骨盆腔大小　　D. 胎盘位置

E. 先露及位置

1640. 除下列哪项外,均是子宫收缩力异常 （　）

A. 低张性子宫收缩乏力

B. 高张性子宫收缩乏力

C. 生理性缩复环

D. 病理性缩复环

E. 强直性子宫收缩

1641. 除下列哪项外,均是母乳不足的常见原因 （　）

A. 未有效吸吮　　B. 喂奶次数不够

C. 吸吮时间短　　D. 婴儿睡眠不足

E. 母亲睡眠不足

1642. 初孕妇初次能感觉胎动的时间是 （　）

A. 14～16 周　　　B. 15～18 周

C. 18～20 周　　　D. 20～24 周

E. 24～28 周

1643. 初孕妇,妊娠 36 周。近期常感心悸、气促、胸闷,伴下肢水肿。该患者出现下列哪项体征可诊断为器质性心脏病 （　）

A. 有时可闻及期前收缩

B. 心率 110 次/分

C. 心尖部有舒张期雷鸣样杂音

D. 心尖部可闻及 Ⅱ 级收缩期杂音

E. 心律不齐

1644. 初孕妇,妊娠 36＋2 周,重度子痫前期,最恰当的处理原则是 （　）

A. 立即行剖宫产术

B. 立即人工破膜引产

C. 积极治疗等待自然分娩

D. 积极治疗后及时终止妊娠

E. 解痉、降压,待足月终止妊娠

1645. 初孕妇,28 岁,停经 30 周,宫底高度 24 cm,B 超检查 BPD 7.0 cm,羊水指数 10 cm,胎盘 Ⅰ 级,为明确胎儿宫内生长受限的诊断,应进行哪项检查 （　）

A. 询问月经史,核对末次月经

B. 尿雌三醇测定

C. 脐动脉血流检测

D. 胎儿生物物理评分

E. 胎儿股骨长测定

1646. 妊娠图的主要监测项目是 （　）

A. 体重、血压　　B. 宫高、腹围

C. 胎位、胎心　　D. 水肿、尿蛋白

E. 有无并发症

1647. 初产妇第一产程活跃期停滞是指宫颈口扩张≥6 cm,胎膜已破,宫缩正常,宫颈口停止扩张大于等于 （　）

A. 1 小时　　　　B. 2 小时

C. 3 小时　　　　D. 4 小时

E. 6 小时

1648. 初产妇第二产程延长的定义是指第二产程时间超过 （　）

A. 0.5 小时　　　B. 1 小时

C. 1.5 小时　　　D. 3 小时

E. 4 小时

1649. 初产妇 26 岁,妊娠足月腹型,单胎,LOA 位,宫口开全,胎膜已破,胎头 S＋3,宫缩弱 2 小时,胎心 120 次/分,最恰当的处理是 （　）

A. 静脉滴注催产素加强宫缩

B. 吸氧,等待自然分娩

C. 剖宫产术

D. 阴道产钳助产

E. 阴道胎吸助产

1650. 初产妇,足月临产 15 小时,向下屏气已 3 小时,宫缩 20 秒/8 分,胎心率 110 次/分,宫口开全,先露头,S＋3,儿头小囟门在母体骨盆右侧,矢状缝在横径上,骨盆无异常。最恰当的处理是 （　）

A. 胎头吸引术

B. 剖宫产术

C. 徒手顺时针转 90°后行产钳术

D. 徒手逆时针转 90°后行产钳术

E. 徒手顺时针转 90°后等待自然分娩

1651. 初产妇,孕 39 周正常临产,其正常胎膜

发生破裂的时间 （ ）

　A. 第一产程临产开始

　B. 第一产程宫口近开全时

　C. 临产前

　D. 宫口开大 3 cm 时

　E. 不规则宫缩时

1652. 初产妇,孕 39 周,宫口开全 2 小时频频用力,未见胎头拨露。检查:宫底部为臀,腹部前方可触及胎儿小部分肢体。肛查:胎头已达坐骨棘下 2 cm,矢状缝与骨盆前后径一致,大囟门在前方,诊断为 （ ）

　A. 持续性枕横位　　B. 持续性枕后位

　C. 骨盆入口轻度狭窄 D. 头盆不称

　E. 胎头高直位

1653. 初产妇,孕 37 周,8 小时前突然出现阴道流液,如小便样,6 小时前开始出现规律宫缩,胎手脱出于阴道口 1 小时就诊。查体:产妇烦躁不安,腹痛拒按,脉搏 110 次/分,呼吸 28 次/分,胎心 160 次/分,导尿时见血尿。诊断首先考虑 （ ）

　A. 胎盘早剥　　　　B. 子宫破裂

　C. 先兆子宫破裂　　D. 前置胎盘

　E. 胎膜早破

1654. 初产妇,妊娠 28 周。半夜睡醒发现自己卧在血泊之中,入院呈休克状态,阴道出血稍减少。最可能的诊断是 （ ）

　A. 完全性前置胎盘　B. 边缘性前置胎盘

　C. 子宫破裂　　　　D. 胎盘早剥

　E. 早产

1655. 初产妇,妊娠 41 周,下腹阵胀 10 小时。妇科检查:LOA,已入盆,胎心音 168 次/分,子宫处于持续紧张状态,间歇期不放松,产妇呼痛不已。肛门检查:宫口开大 1 cm,S=0,观察 2 小时产程无进展。初步诊断为 （ ）

　A. 先兆子宫破裂　　B. 高张性宫缩乏力

　C. 潜伏期延长　　　D. 活跃期停滞

　E. 子宫强直性收缩

1656. 初产妇,第二产程,何时应开始保护会阴 （ ）

　A. 宫口开全时

　B. 胎头拨露使会阴后联合紧张时

　C. 胎头着冠时

　D. 胎头仰伸时

　E. 胎头下降时

1657. 初产妇,35 岁,孕 39 周,不完全臀位,胎心好,胎膜未破,估计胎儿体重超过 3 500 g,最恰

当处理是 （ ）

　A. 抬高孕妇臀部

　B. 剖宫产

　C. 缩宫素静脉点滴加速产程

　D. 人工破膜

　E. 等待自然临产

1658. 初产妇,29 岁,G_2P_0,现妊娠 35 周,既往曾因孕 24 周脊柱裂胎儿而行引产 1 次。此次妊娠早期经过顺利。妊娠 32 周时超声检查发现羊水偏多,胎儿大于妊娠周数,未见明显畸形,孕妇体态肥胖,近期有多饮、多食、多尿症状。下列并发症中首选考虑哪项诊断 （ ）

　A. 胎盘早期剥离

　B. 胎儿消化道发育异常

　C. 母儿血型不合

　D. 妊娠期糖尿病

　E. 巨大儿

1659. 初产妇,27 岁,妊娠 37 周,抽搐 2 次,控制抽搐后 2 小时,血压 160/100 mmHg,胎心 164 次/分,无应激试验为有反应型,无宫缩,恰当处理为 （ ）

　A. 剖宫产　　　　　B. 产钳

　C. 胎头吸引　　　　D. 缩宫素引产

　E. 硫酸镁解痉

1660. 初产妇,27 岁,临产 16 h,宫缩 40 秒/2～3 分,胎心 100 次/分,阴道检查宫口开全,胎膜已破,枕左前位,先露"+2",羊水黄绿,最合适的处理方法是 （ ）

　A. 剖宫产

　B. 等待自然分娩

　C. 缩宫素静脉点滴催产

　D. 产钳助产

　E. 吸氧,左侧卧位

1661. 初产妇,27 岁,行会阴侧切分娩,术后 5 天拆线,伤口感染裂开,欲 1∶5 000 高锰酸钾坐浴,从何时开始为宜 （ ）

　A. 拆线后马上开始　B. 产后 7～10 天

　C. 拆线后 14 天　　D. 产后 2 周

　E. 产后 4 周

1662. 初产妇,25 岁,妊娠 38 周,规律宫缩 6 小时,血压 105/75 mmHg,骨盆正常,枕左前位,胎心正常,预测胎儿体重 2 700 g。肛查宫口开大 2 cm,S-2。本例最当的处理是 （ ）

　A. 静脉缓注 25%硫酸镁 16 mL(4 g)

　B. 静脉推注安定 10 mg

C. 人工破膜

D. 等待自然分娩,不予干涉

E. 缩宫素静脉点滴催产

1663. 初产妇,23岁,妊娠32周。阴道流水1h入院。检查:无宫缩,胎心率130次/分,胎头先露,未入盆,阴道液pH呈碱性。考虑胎膜早破,以下哪项处理不正确 ( )

A. 卧床,抬高床尾

B. 注意胎心音变化

C. OCT试验

D. 注意观察体温,测血常规

E. 地塞米松促胎肺成熟

1664. 出口横径的正常值应为 ( )

A. 18～20 cm   B. 12 cm

C. 10 cm   D. 8.5～9.5 cm

E. 7.5～8.5 cm

1665. 持续性枕后位的特点是 ( )

A. 发生原因之一是胎头仰伸

B. 产妇过早感觉肛门坠胀而使用腹压

C. 不易发生宫颈水肿

D. 肛查觉盆腔前部空虚

E. 阴道检查矢状缝在骨盆斜径上,前囟在骨盆后方

1666. 成年妇女子宫颈管的长度为 ( )

A. 1.0～2.0 cm   B. 2.0～2.5 cm

C. 2.0～3.5 cm   D. 2.5～3.0 cm

E. 3.0～3.5 cm

1667. 成年妇女骨盆倾斜度的正常值应是 ( )

A. 50°   B. 55°

C. 60°   D. 65°

E. 80°

1668. 产褥中暑分为中暑先兆、轻度中暑和重度中暑,关于重度中暑描述不正确的 ( )

A. 体温可以高达41℃

B. 稽留型高热

C. 弛张型高热

D. 病情危重,不及时抢救,数小时内可以因为呼吸、循环衰竭死亡

E. 幸存者也常遗留中枢神经系统疾病

1669. 产褥期抑郁症最常见于 ( )

A. 产后24小时内   B. 产后72小时内

C. 产后2周   D. 产后7天内

E. 产后一月

1670. 产褥期血液系统的变化,正确的是 ( )

A. 产褥早期血液转为低凝状态

B. 红细胞沉降率于产后1～2周降到正常

C. 红细胞计数及血红蛋白值逐渐增多

D. 白细胞总数于产褥早期较低

E. 白细胞产后一月恢复正常

1671. 产褥期时限至 ( )

A. 产后1日之内   B. 产后24小时～7日

C. 产后6周   D. 产后72日

E. 产后2月

1672. 产褥感染最常见的内源性病原菌是 ( )

A. 大肠杆菌   B. 金黄色葡萄球菌

C. 需氧性链球菌   D. 厌氧菌

E. 支原体

1673. 产褥感染中最常见的病原菌是 ( )

A. 溶血性链球菌   B. 需氧性链球菌

C. 大肠埃希菌   D. 葡萄球菌

E. 厌氧菌

1674. 产褥感染严重时可形成冰冻骨盆的是 ( )

A. 急性子宫内膜炎

B. 急性子宫肌炎

C. 急性盆腔结缔组织炎

D. 急性盆腔腹膜炎

E. 急性阑尾炎

1675. 产褥感染细菌的主要来源是 ( )

A. 阴道内的正常菌群

B. 阴道内或生殖道内的炎性病灶

C. 肠道内的菌群

D. 呼吸道内菌群

E. 产时感染病菌

1676. 产褥感染确定病原菌的方法有 ( )

A. 分泌物培养、病原体抗原抗体检测

B. 阴道镜检查

C. 妇科检查

D. B超

E. 分泌物涂片检查

1677. 产褥感染的病因,错误的描述是 ( )

A. 产道本身存在细菌工厂

B. 妊娠末期性交、盆浴

C. 催产素的使用

D. 医务人员的手、呼吸道以及各种手术器械的接触

E. 产程长、胎膜早破

1678. 产褥病率的定义是 ( )

A. 分娩 24 小时后体温 2 次大于或等于 38℃

B. 产后 1 月内体温 2 次大于或等于 38℃

C. 产后 24 小时至 10 日内体温 2 次大于或等于 38℃

D. 产后 10 日内体温 2 次大于或等于 38℃

E. 产后 24 小时至 10 日内,每天测体温 4 次,间隔 4 小时,有两次体温大于或等于 38℃

1679. 产前诊断的疾病种类不包括 （　）

A. 染色体疾病

B. 遗传性代谢缺陷疾病

C. 精神障碍

D. 非染色体性先天畸形

E. 性连锁遗传病

1680. 产前诊断的对象不包括 （　）

A. 孕妇为乙型肝炎病毒携带者

B. 本次妊娠有羊水过多或羊水过少、胎儿发育受限的孕妇

C. 夫妇一方有染色体平衡易位

D. 35 岁以上高龄孕妇

E. 曾经分娩过先天性严重缺陷婴儿

1681. 产前检查发现巨大胎儿,最需考虑的情况是 （　）

A. 孕妇并发糖尿病　　B. 营养过剩

C. 经产妇　　　　　　D. 父母身材高大

E. 羊水过多

1682. 产科复诊一般不再检查的项目是 （　）

A. 测体重　　　　　　B. 骨盆外测量

C. 胎方位　　　　　　D. 听胎心音

E. 测血压

1683. 产后子宫底下降至骨盆腔内的时间为 （　）

A. 产后 5 天　　　　　B. 产后 7 天

C. 产后 10 天　　　　 D. 产后 6 周

E. 产后 2 月

1684. 产后血清中浓度迅速下降,数小时消失的是 （　）

A. hCG　　　　　　　B. hPL

C. PRL　　　　　　　D. E

E. FSH

1685. 产后血清中浓度迅速下降,2 周消失的是 （　）

A. hCG　　　　　　　B. hPL

C. PRL　　　　　　　D. P

E. FSH

1686. 产后多长时间子宫降入骨盆腔内 （　）

A. 10 天　　　　　　 B. 9 天

C. 8 天　　　　　　　D. 7 天

E. 2 周

1687. 产后多长时间阑尾回复到接近原来位置 （　）

A. 1 周　　　　　　　B. 10～12 天

C. 2 周　　　　　　　D. 3 周

E. 1 月

1688. 产后第 4 天,双乳胀,乳汁排出不畅,最常见的原因是 （　）

A. 进食少　　　　　　B. 卧床不活动

C. 未及早按摩,热敷乳房

D. 未给新生儿早吸吮多吸吮

E. 按需哺乳

1689. 产后出血最常见原因是 （　）

A. 子宫收缩乏力　　　B. 胎盘滞留

C. 软产道损伤　　　　D. 胎膜残留

E. 产妇凝血功能障碍

1690. 产后出血应用无菌纱条止血应 （　）

A. 先按摩子宫　　　　B. 肌注缩宫剂

C. 给予静脉抗炎药物　D. 给予止血药物

E. 48 小时取出

1691. 产后出血是 （　）

A. 胎儿娩出后 24 小时内出血量超过 500 mL

B. 胎儿娩出后 24 小时内出血量超过 300 mL

C. 胎儿娩出后 24 小时内出血量超过 400 mL

D. 胎儿娩出后 12 小时内出血量超过 500 mL

E. 胎儿娩出后 48 小时内出血量超过 500 mL

1692. 产后出血使用无菌纱条填塞宫腔,应于 （　）

A. 6 小时取出　　　　B. 24 小时取出

C. 36 小时取出　　　　D. 16 小时取出

E. 48 小时取出

1693. 产后出血多发生在 （　）

A. 胎儿娩出时　　　　B. 胎盘娩出时

C. 产后 2 小时内　　　D. 产后 48 小时内

E. 产后 24 小时内

1694. 产后出血的主要临床表现为 （　）

A. 阴道流血过多,继发失血性休克,贫血,易于感染

B. 凝血功能障碍

C. 软产道损伤

D. 胎盘因素

E. 阴道不规则出血

1695. 产后出血的治疗原则错误的是 （　　）

A. 立即行子宫切除术

B. 针对原因迅速止血

C. 预防感染

D. 补充血容量、必要时补充血小板

E. 开通静脉通道

1696. 产后出血的定义是指胎儿娩出后 24 小时内出血量超过 （　　）

A. 200 mL　　　　　B. 300 mL

C. 400 mL　　　　　D. 500 mL

E. 600 mL

1697. 产后出血的产妇出院时,健康指导不包括 （　　）

A. 观察恶露形状

B. 明确产后复查时间

C. 注意加强营养和活动

D. 出院 2 周后可盆浴及性生活

E. 出现腹痛、阴道出血及时就医

1698. 产后出血病人的处理原则是 （　　）

A. 纠酸、扩容、抗感染

B. 输血、抗凝、抗感染

C. 止血、扩容、抗休克、抗感染

D. 切除子宫、扩容、抗感染

E. 输血、吸氧、按摩子宫

1699. 产后 2 个月的哺乳期妇女,其避孕方法应首选 （　　）

A. 宫内节育器　　　B. 口服避孕药

C. 阴茎套　　　　　D. 安全期避孕

E. 闭经可不避孕

1700. 产后 1～3 天,产妇体内的激素水平呈 （　　）

A. 低雌激素、高泌乳激素

B. 高雌激素、高孕激素

C. 低雌激素、高孕激素

D. 高雌激素、低泌乳激素

E. 低胎盘生乳素、低泌乳激素

1701. 产妇在产后第一天的生命体征变化为 （　　）

A. 体温↑、脉搏↑、呼吸↑、血压↑

B. 体温↑、脉搏↓、呼吸↓、血压正常

C. 体温↓、脉搏↑、呼吸↑、血压正常

D. 体温↓、脉搏↑、呼吸↑、血压↑

E. 体温正常、脉搏↓、呼吸↓、血压↓

1702. 产妇死亡的第一位原因是 （　　）

A. 妊娠合并心脏病　B. 妊娠期高血压疾病

C. 产后出血　　　　D. 羊水栓塞

E. 妊娠期急性脂肪肝

1703. 产妇宫颈扩张的最大加速期处于 （　　）

A. 活跃期的前端　　B. 活跃期的中段

C. 活跃期的末端　　D. 潜伏期的前端

E. 潜伏期的后端

1704. 产妇 G_1P_1,孕 40 周,因羊水Ⅲ度粪染产钳分娩,新生儿出生 1 分钟心率 90 次/分,呼吸 20 次/分,不规则,四肢屈肌张力略小,吸痰有喉反射、恶心,肤色青紫。正确的 Apgar 评分应是 （　　）

A. 4 分　　　　　　B. 5 分

C. 6 分　　　　　　D. 7 分

E. 8 分

1705. 测定孕酮的时间应为 （　　）

A. 月经第 3 天　　　B. 月经中期

C. 黄体中期　　　　D. 月经期

E. 排卵前

1706. 不协调性子宫收缩乏力的宫缩特点是 （　　）

A. 收缩强度低,具有协调性

B. 收缩力强,具有协调性

C. 收缩过强且持续,无节律性放松

D. 收缩极性倒置,间歇期子宫肌肉不能完全放松

E. 子宫上下段交界处子宫环形肌不协调性过强收缩

1707. 不协调性宫缩乏力的正确处理是 （　　）

A. 哌替啶肌内注射　B. 人工破膜

C. 静滴催产素　　　D. 针刺合谷三阴交

E. 支持疗法

1708. 不属于纵产式的胎方位是 （　　）

A. LOA　　　　　　B. RSP

C. LScA　　　　　　D. ROP

E. LSA

1709. 不属于晚期产后出血的原因是 （　　）

A. 胎盘胎膜残留

B. 继发性子宫收缩乏力

C. 胎盘附着面复旧不全

D. 胎盘附着面血栓脱落

E. 剖宫产切口选择不当

1710. 不属于首次产前检查内容的是 （　　）

A. 测量基础血压　　B. 心肺检查

C. 常规妇科检查　　D. 常规 B 超检查

E. 血尿常规检查

1711. 不属于高危妊娠范畴的是 　（　）

A. 32 岁初产妇

B. 过期妊娠

C. 妊娠合并急性肾盂肾炎

D. 有子宫肌瘤切除术史

E. 妊娠期高血压

1712. 不属于产前检查常规内容的是 （　）

A. 全身检查　　　　B. 肛查

C. 推算预产期　　　D. 询问病史

E. 了解上一次检查结果

1713. 不属于产前复诊的常规检查是 （　）

A. 肛查　　　　　　B. 测血压

C. 称体重　　　　　D. 听胎心

E. 测宫高腹围

1714. 初产妇,孕足月,临产 10 小时,胎心 136 次/分,宫口开大 6 cm,人工破膜,宫缩正常,4 小时后再次肛查宫口扩张无进展,诊断是 　（　）

A. 第一产程停滞　　B. 活跃期停滞

C. 潜伏期延长　　　D. 活跃期延长

E. 滞产

1715. 不能推算孕龄的项目是 　　（　）

A. 末次月经　　　　B. 早孕反应的时间

C. 胎动出现的时间　D. 手测宫底高度

E. 羊水振荡试验

1716. 哺乳期妇女适宜的避孕措施为 （　）

A. 服用探亲片一号　B. 服用探亲避孕丸

C. 放置宫内节育器　D. 注射长效针剂

E. 服用复方长效避孕药

1717. 哺乳期,恢复排卵通常在产后的多长时间 　　　　　　　　　　　　（　）

A. 6~10 周　　　　B. 12~14 周

C. 4~6 月　　　　　D. 10~12 月

E. 6~8 月

1718. 病理性缩复环最常见于 　　（　）

A. 头盆不称　　　　B. 面先露

C. 女型骨盆　　　　D. 枕后位

E. 枕横位

1719. 病理性缩复环提示将要发生 （　）

A. 胎盘早剥　　　　B. 软产道损伤

C. 头盆不称　　　　D. 子宫破裂

E. 胎膜早破

1720. 病毒性肝炎对妊娠的影响错误的是 　　　　　　　　　　　　　　（　）

A. 妊娠晚期患妊高征发生率高

B. 易发生产后出血

C. 妊娠期细胞免疫功能增强,不易发生重型肝炎

D. 早产与围生儿死亡率明显增高

E. 易发生 DIC

1721. 病毒性肝炎对妊娠的影响不包括以下哪项 　　　　　　　　　　　（　）

A. 妊娠晚期患病,妊高征的发生率高

B. 易发生产后出血

C. 早产发生与围产儿死亡率明显增高

D. 仅在妊娠中晚期并发肝炎

E. 妊娠早期合并急性肝炎易发生流产

1722. 避孕失败后最常用的补救措施 （　）

A. 药物流产　　　　B. 服避孕药

C. 放环　　　　　　D. 吸宫术

E. 引产

1723. 避孕及防止性传播疾病最好的措施是 　　　　　　　　　　　　　（　）

A. 皮下埋植药物　　B. IUD

C. 阴道隔膜加杀精药　D. 安全期避孕法

E. 避孕套

1724. 必须立即行人工剥离胎盘术的情况是 　　　　　　　　　　　　　（　）

A. 胎儿娩出后 20 分钟胎盘仍未剥离

B. 胎儿娩出后胎盘娩出前有活动性出血

C. 胎儿娩出后胎盘部分剥离引起少量出血

D. 前置胎盘,胎儿娩出后有少量出血

E. 胎盘早剥,胎儿娩出后无活动性出血

1725. 氨基酸在母儿间的转运方式是 （　）

A. 简单扩散　　　　B. 易化扩散

C. 主动运输　　　　D. 胞饮转移

E. 直接转运

1726. ICP 的病因是 　　　　　　（　）

A. 可能与女性激素、遗传与环境等因素有关

B. 曾经患传染性肝炎的病人易发生

C. 遗传因素决定 ICP 的严重程度

D. 非遗传因素决定 ICP 的易患性

E. 发病夏季高于冬季

1727. hCG 的检测不能协助诊断的疾病 　　　　　　　　　　　　　　（　）

A. 异位妊娠　　　　B. 葡萄胎

C. 子宫内膜异位症　D. 原发性卵巢绒癌

E. 妊娠

1728. G_1P_0,孕 38 周,规律宫缩 4 小时入院。产

科检查:宫口扩张 3 cm,胎心率 140 次/分,胎头已衔接。突发抽搐,继之意识消失,血压 170/120 mmHg,尿蛋白(+++)。应考虑为 ( )

A. 高血压危象　　　B. 脑出血

C. 子痫前期　　　　D. 子痫

E. 妊娠合并心脏病

1729. FDA 分级属于 X 级别的药物是 ( )

A. 己烯雌酚　　　　B. 地高辛

C. 胰岛素　　　　　D. 异丙嗪

E. 青霉素

1730. FDA 分级属于 A 级别的药物是 ( )

A. 适量维生素　　　B. 青霉素

C. 红霉素　　　　　D. 盐酸四环素

E. 胰岛素

1731. CO_2 在母儿间的转运方式是 ( )

A. 简单扩散　　　　B. 易化扩散

C. 主动运输　　　　D. 胞饮转移

E. 直接转移

1732. B 超诊断妊娠哪项不正确 ( )

A. 宫内妊娠 6 周时妊娠囊检出

B. 妊娠 12 周胎盘轮廓清楚

C. 妊娠 12 周可清楚辨别胎儿性别

D. 妊娠 5～6 周可见胎心搏动

E. 停经 9～12 周可以排除无脑儿

1733. B 超显示强回声的"亮肝"是 ( )

A. 妊娠合并病毒性肝炎

B. 妊娠急性脂肪肝

C. 妊娠期肝内胆汁淤积症

D. 妊娠期药物性肝损

E. 妊娠合并多发性肝囊肿

1734. Ⅲ度子宫脱垂病人,阴道脱出物的特点是 ( )

A. 呈茄子状,末端为子宫颈外口

B. 有长蒂与肿物相连

C. 肿物呈球形,两侧见输卵管开口

D. 肿物表面呈暗红色海绵状

E. 肿物呈囊性位于阴道前壁,表面为阴道黏膜

1735. 28 岁,妊娠 35 周,诊断为子痫前期,连用硫酸镁 15 g/日治疗 2 天,发现膝腱反射消失,血 Mg^{2+} 浓度>3.5 mmol/L。本例应首先选择的处理方法是 ( )

A. 给 20%甘露醇 250 mL 静脉快速静注

B. 立即肌注冬眠合剂半量

C. 立即停用硫酸镁,并给 10%葡萄糖酸钙 10 mL 缓慢静注

D. 静脉滴注低分子右旋糖酐 500 mL

E. 剖宫产终止妊娠

1736. 40 岁经产妇,妊娠 29 周,近 1 周来自觉胎动后腹痛难忍,来院就诊。查体:B 超示羊水指数 2 cm,胎儿先天性肾缺如,下一步应如何处理 ( )

A. 保胎治疗

B. 剖宫产

C. 采取引产措施经阴道分娩

D. 羊膜腔输液

E. 期待治疗

1737. 在卵泡生长发育中,卵母细胞周围之梭形细胞变为方形,并增生成为 ( )

A. 卵泡内膜细胞　　B. 卵泡外膜细胞

C. 颗粒细胞　　　　D. 卵细胞

E. 黄体细胞

1738. 36 岁,第二胎孕 20 周,做家务劳动后感胸闷气短,近 1 周夜间经常咳嗽、咳痰,不能平卧。检查:心率 120 次/分,心界向左扩大,心尖区可闻Ⅲ级收缩期杂音,双肺底闻小水泡音,双下肢水肿(+),最适宜的处理是 ( )

A. 加强产前监护

B. 控制心衰后终止妊娠

C. 立即终止妊娠

D. 控制心衰继续妊娠

E. 暂时不需处理,随访观察

1739. 33 岁,初产妇,孕 38 周,妊娠合并双胎。查体:血压 120/70 mmHg,脉搏 78 次/分,骨盆正常,宫高 40 cm,腹围 112 cm,一头一臀先露,FHR 140～148 次/分,有关该孕妇产程中处理哪项是错误的 ( )

A. 双胎易出现子宫收缩乏力,故应严密观察产程进展

B. 第一胎娩出后,助手在腹部固定胎儿维持纵产式

C. 第一胎儿娩出后,应等待胎儿自然娩出而不需要处理

D. 胎盘娩出后应仔细检查胎盘蜕膜判定双胎类型

E. 第一胎儿娩出后,胎盘侧脐带需夹紧

1740. 32 周妊娠,下列表现可诊断为早产临产的是 ( )

A. 少量阴道流血

B. 不规则子宫收缩,宫颈管无消退

C. 不规则子宫收缩,宫颈管消退 50%

D. 规则子宫收缩,宫颈管消退 75%,宫口扩张 2 cm 以上

E. 不规则子宫收缩,宫颈管消退 25%

1741. 30 岁,孕妇,G_3P_0,末次月经记不清。产科检查:宫高 34 cm(宫底于剑突下 2 横指),胎头入盆,胎心位于脐右下方。其孕周估计是　　(　　)

A. 孕 40 周　　　　B. 孕 24 周

C. 孕 28 周　　　　D. 孕 34 周

E. 孕 36 周

1742. 29 岁,妊娠 30 周,因腹部迅速增大,1 周来持续腹痛伴气急、心悸、不能平卧 2 天入院。检查:心率 102 次/分,呼吸 30 次/分,血压 120/80 mmHg,下肢水肿(++),宫底耻骨联合上 40 cm,腹围 102 cm,胎心音轻而远,胎位不清,应诊断为　　　　(　　)

A. 双胎

B. 妊娠合并心脏病

C. 妊娠合并卵巢囊肿蒂扭转

D. 急性羊水过多

E. 双胎妊娠

1743. 28 岁孕妇,孕 39 周,临产,产程进展顺利,宫口开全时突然出现胎心音变化,减慢至 100 次/分,则下一步处理欠妥的是　　(　　)

A. 吸氧　　　　B. 积极寻找原因

C. 尽快终止妊娠　　D. 立即剖宫产

E. 停缩宫素

1744. 28 岁女,已自然流产 2 次,现停经 4 个半月,阴道流血 2+月。为保胎一直拒绝妇科检查。此病人治疗前首先检查　　(　　)

A. 肝肾功　　　　B. 心电图

C. 血尿常规　　　D. B 超

E. 凝血功能

1745. 28 岁女,前 3 次妊娠均在孕 20 周时无明显宫缩而发生流产。现孕 16 周,担心上述情况再次发生,应予以怎样治疗为最佳　(　　)

A. 卧床休息

B. 口服安宫黄体酮片

C. 补充维生素 B、C、E 等

D. 宫颈内口环扎术

E. 硫酸镁抑制宫缩

1746. 27 岁,经产妇,孕 38 周,阴道流液 12 h 入院,正确的处理是　　　　(　　)

A. 立即剖宫产

B. 静推地塞米松

C. 应用抗生素,并催产素静滴引产

D. 禁止肛查

E. 等待自然临产

1747. 25 岁女性,因腹部包块一年余,无明显增大,月经正常,经检查发现左下腹囊性包块 16 cm×14 cm×8 cm,活动,X 线平片可见点状钙化阴影。应诊断为　　　　(　　)

A. 子宫肌瘤　　　B. 卵巢畸胎瘤

C. 卵巢巧克力囊肿　D. 纤维瘤

E. 炎性包块

1748. 25 岁初产妇孕足月,1 年前有流产史,胎儿顺利娩出 4 分钟后,出现阴道暗红色间歇流血 100 mL,首先应考虑的原因　　　(　　)

A. 颈管裂伤　　　B. 阴道静脉破裂

C. 血凝障碍　　　D. 正常位置胎盘剥离

E. 子宫收缩乏力

1749. 25 岁初产妇,妊娠 42 周无宫缩就诊,宫高 32 cm,枕右前位,胎头衔接,胎心率 132 次/分,催产素激惹试验于宫缩后重复出现晚期减速,考虑为　　　　　　(　　)

A. 胎儿躯干局部受压

B. 胎盘功能减退

C. 脐带受压

D. 胎头受压

E. 迷走神经兴奋

1750. 25 岁初产妇,妊娠 37 周,患妊娠期糖尿病。现胎心率 140 次/分,胎心监护 NST 无反应型。应首选下列哪项处理　　　(　　)

A. 根据母儿情况,选择分娩时机

B. 立即行剖宫产终止妊娠

C. 人工破膜观察羊水性状

D. 进一步做 OCT 试验

E. 促胎肺成熟

1751. 初产妇,足月妊娠临产 12 小时,产妇烦躁不安,呼痛不已。查:子宫收缩强,间歇时不放松,宫高 33 cm,腹围 100 cm,胎心 140 次/分,宫口开大 1 cm 以上,S=0。其处理应首选　(　　)

A. 肥皂水灌肠

B. 人工破膜

C. 静脉滴注小剂量缩宫素

D. 肌内注射哌替啶

E. 立即剖宫产

1752. 25 岁,妊娠 36 周,头晕、头痛 1 周,血压 170/110 mmHg,下肢凹陷性水肿,尿蛋白(+),LOA,胎心率 132 次/分。首选的处理原则是　　　　　　　　　　(　　)

A. 解痉　　　　　　B. 降压

C. 利尿　　　　　　D. 镇静

E. 终止妊娠

1753. 25 岁,初孕妇,急产,胎儿娩出后突然发生呼吸困难、呛咳,发绀,迅速出现呼吸衰竭、休克及昏迷,该产妇最大可能是　　　　　（　　）

A. 休克　　　　　　B. 子痫

C. 羊水栓塞　　　　D. 产后虚脱

E. 产后出血

1754. 24 岁孕妇,G_1P_0,妊娠 39 周,做家务时突感阴道流水,急来我院就诊。首先考虑何种诊断　　　　　　　　　　　　　　　　（　　）

A. 胎膜早破　　　　B. 见红

C. 前置胎盘　　　　D. 胎盘早剥

E. 临产

1755. 24 岁初孕妇,孕 24 周,在急诊室主诉夜间突然阴道流血 1 小时,无腹痛。检查:BP 105/68 mmHg,胎心率 140 次/分,胎位 LOA,头浮,子宫有不规则收缩,无压痛。最可能诊断是　（　　）

A. 先兆流产　　　　B. 胎盘早剥

C. 宫颈息肉　　　　D. 前置胎盘

E. 子宫破裂

1756. 23 岁初孕妇,孕 32 周,血压 160/110 mmHg,尿蛋白(＋＋),双下肢水肿(＋＋),诉头痛,头昏,眼花,最正确诊断为　　　　（　　）

A. 子痫

B. 重度子痫前期

C. 轻度子痫前期

D. 妊娠合并高血压病

E. 妊娠合并慢性肾炎

1757. 23 岁初孕妇,妊娠 36 周,突感剧烈腹痛伴阴道中量流血,检查 BP 160/110 mmHg,下肢水肿(＋＋),尿蛋白(＋＋),子宫如足月妊娠大,硬,压痛,胎心率 110 次/分,应首先考虑下述哪项疾病

A. 完全性前置胎盘　　B. 胎盘早期剥离

C. 先兆早产　　　　D. 子宫先兆破裂

E. 早产临产

1758. 22 岁,孕 30 周,既往体健,因血压升高,双下肢水肿,经解痉降压、利尿等治疗,效果不佳就诊。查:P 86 次/分,BP 160/110 mmHg,尿蛋白(＋＋),水肿(＋＋＋),伴头昏、眼花。入院行扩容治疗前,首选哪项检查　　　　　　（　　）

A. 红细胞压积　　　B. 24 小时尿蛋白量

C. 眼底检查　　　　D. 尿酸测定

E. 血生化检查

1759. 20 周末胎儿发育特征　　　　（　　）

A. 吸吮发育良好

B. 四肢活动活泼

C. 指甲已超过指端

D. 临床上用普通听诊器可听到胎心

E. 体重超过 1 000 g

1760. 足月分娩,胎盘娩出后,阴道出血量达 500 mL 以上,经诊断为宫缩乏力引起的出血,出血在继续,此病人应急处理哪项不妥　　（　　）

A. 先通知医生,在医生指导下处理

B. 立即按摩子宫

C. 压出宫腔内积血

D. 输液,做好输血准备

E. 注射宫缩剂

1761. 张女士平素月经规律,末次月经 2000 年 12 月 7 日,此孕妇预产期是　　　　（　　）

A. 2001. 9. 14　　　B. 2001. 8. 14

C. 2001. 8. 15　　　D. 2001. 7. 16

E. 2001. 7. 18

1762. 张女士,第一胎,足月顺产,当胎儿娩出后,即阴道出血约 500 mL,血液呈鲜红色,很快凝成血块,此时胎盘尚未娩出,根据上述情况,考虑出血原因的最大可能是　　　　　　　（　　）

A. 宫缩乏力　　　　B. 软产道损伤

C. 胎盘滞留　　　　D. 胎盘残留

E. 凝血功能障碍

1763. 孕妇 4 周前开始感到胎动,现用胎心听筒可听到胎心,请推断现在妊娠周数大约是（　　）

A. 12 周　　　　　B. 16 周

C. 20 周　　　　　D. 24 周

E. 28 周

1764. 孕妇 30 岁,妊娠 2 个月,常规作骨盆外测量,测得的数值最小的是　　　　　（　　）

A. 髂棘间径　　　　B. 髂嵴间径

C. 骶耻外径　　　　D. 粗隆间径

E. 坐骨结节间径

1765. 孕妇 28 周岁,G_1P_0,32 周妊娠,产前宣教嘱其每月数胎动次数,出现以下哪种情况时需来医院处理　　　　　　　　　　　（　　）

A. 胎动 5 次/h

B. 胎动 3 次/h

C. 胎动 20 次/12 h

D. 胎动少于 10 次/12 h

E. 不规则

1766. 一产妇产后半年月经未复潮,仍在哺乳,要求避孕,检查,子宫颈光滑,外口松,宫颈位于阴道口以上 2 cm,子宫大小正常,后倾,无压痛,活动,附件无异常。较好的避孕方法是 （　　）

A. 宫内节育器　　　B. 口服避孕药

C. 阴茎套　　　　　D. 安全期避孕

E. 体外排精法

1767. 一产妇,滞产,助产分娩,胎盘滞留,临床诊断产后出血,下列哪项护理措施不必要（　　）

A. 做好剖宫探查的准备

B. 平卧保暖

C. 再次检查胎盘胎膜是否缺损

D. 备血输液

E. 向产妇解释宫腔探查的目的

1768. 一产妇,心脏病,产钳助产,临床诊断产后出血,检查:宫底脐上二指,质软,膀胱脐下二指。下列哪项护理措施不恰当 （　　）

A. 肌注麦角新碱　　B. 导尿排空膀胱

C. 按摩宫底　　　　D. 协助查找原因

E. 备血输液

1769. 一产妇,临床诊断产后出血,在产后 2 小时观察中不必观察下列哪项 （　　）

A. 测量宫底高度、硬度

B. 测量 P、R、BP

C. 观察睡眠型态

D. 测量阴道出血量

E. 观察膀胱充盈度

1770. 欣女士,28 岁,已婚,未育,患单个较大宫体肌壁间肌瘤,经量大于 200 mL,最恰当的处理是 （　　）

A. 随访　　　　　　B. 雄激素小剂量治疗

C. 经腹肌瘤切除术　D. 子宫大部切除术

E. 子宫全切除术

1771. 下列哪种不是治疗子宫内膜异位症的药物 （　　）

A. 雌激素　　　　　B. 安宫黄体酮

C. 孕三烯酮　　　　D. 丹那唑

E. 促性腺激素释放激素

1772. 下列哪项是治疗痛经的药物 （　　）

A. 止血剂　　　　　B. 孕激素

C. 促排卵药　　　　D. 雌激素

E. 雄激素

1773. 翁女士,剖宫产分娩一健康男婴,非母乳喂养,拟采用宫内节育器避孕,手术时间应选择在剖宫产术后满 （　　）

A. 1 个月　　　　　B. 2 个月

C. 6 个月　　　　　D. 8 个月

E. 12 个月

1774. 未婚女性,19 岁。主诉为原发性闭经。体型、容貌呈女性型。乳房发育正常,肛查:外阴未见异常,子宫略小,双附件(一)。给予黄体酮未引起撤退性子宫出血,给予雌—孕激素序贯法也未引起子宫出血。本例闭经的原因首先考虑在（　　）

A. 子宫　　　　　　B. 卵巢

C. 肾上腺　　　　　D. 垂体

E. 丘脑下部

1775. 维持子宫在正常位置,是由于 （　　）

A. 盆底肌肉及其上下筋膜支配

B. 膀胱和直肠的支配

C. 子宫 4 对韧带及盆底肌肉、筋膜的支托作用

D. 腹腔压力作用

E. 子宫 4 对韧带的作用

1776. 为预防子宫脱垂,在卫生宣教内容方面错误的是 （　　）

A. 产后尽早参加体力劳动,以增强盆底组织

B. 实行劳动妇女五期保健制度

C. 加强营养,增强体质

D. 积极开展计划生育

E. 积极治疗增加腹压的疾病,如长期慢性咳嗽等

1777. 为某怀孕 36 周的妇女行电子胎心监护,提示胎儿正常。其胎心的变异频率大于等于 （　　）

A. 2 次/分　　　　　B. 3 次/分

C. 4 次/分　　　　　D. 5 次/分

E. 6 次/分

1778. 王女士,有糖尿病史,近日发现外阴瘙痒,阴道有大量白色稠厚豆渣样白带,最可能的疾病是 （　　）

A. 念珠菌性阴道炎　B. 滴虫阴道炎

C. 慢性宫颈炎　　　D. 子宫内膜炎

E. 输卵管炎

1779. 王女士,65 岁,G₃P₃,在家分娩,产后未很好休息,自感外阴有物脱出多年,近有加重,妇检:宫颈糜烂,子宫与宫颈均脱出阴道口外,应诊断为 （　　）

A. 子宫脱垂Ⅰ度　　B. 子宫脱垂Ⅱ度

C. 子宫脱垂Ⅲ度　　D. 子宫脱垂Ⅰ度轻型

E. 子宫脱垂Ⅱ度轻型

1780. 王女士,41 岁,月经量增多,经期延长 2 年,妇科检查:子宫增大约孕 12 周大小,质硬,表面凸凹不平,双附件(一),最可能的诊断是　　(　　)

A. 葡萄胎

B. 子宫内膜癌

C. 子宫颈癌

D. 功能失调性子宫出血

E. 子宫肌瘤

1781. 王某,孕 36 周行无应激试验,发现其 20 分钟内有 4 次胎动伴胎心率加速 15～20 次/分,则可称为　　(　　)

A. NST 有反应型　　B. NST 无反应型

C. CST 阳性　　D. CST 阴性

E. OCT 阳性

1782. 王某,身高 150 cm,G_1P_0,妊娠 3 个月。产前检查时医生告知骨盆出口偏小。当出口横径小于正常时应进一步测量　　(　　)

A. 前矢状径　　B. 出口后矢状径

C. 坐骨棘间径　　D. 坐骨结节间径

E. 真结合径

1783. 探亲当日午饭后服 1 片,当晚再服 1 片,以后每晚服 1 片,末次房事次晨加服 1 片,是下述哪种避孕药的用药方法　　(　　)

A. 探亲片一号　　B. 避孕针一号

C. 避孕片一号　　D. 避孕片二号

E. 长效三合一片

1784. 胎盘娩出后,持续阴道出血,检查胎盘完整,子宫软,轮廓不清。首选措施为　　(　　)

A. 按摩子宫,止住出血

B. 按摩子宫,同时肌肉注射缩宫素

C. 监视生命体征,注意观察尿量

D. 宫腔探查

E. 阴道内填塞纱条止血

1785. 胎儿娩出后,即大量阴道出血,下列哪项处理是恰当的　　(　　)

A. 立即设法使胎盘娩出,并注射宫缩剂

B. 立即阴道检查有无软产道损伤

C. 抽血交叉备血

D. 检查凝血功能

E. 立即静脉输入葡萄糖水

1786. 手术区皮肤消毒范围应包括切口周围　　(　　)

A. 5 cm　　B. 10 cm　　C. 15 cm　　D. 20 cm

E. 25 cm

1787. 试管婴儿是指　　(　　)

A. 人工授精

B. 配子输卵管内移植

C. 宫腔配子移植

D. 体外受精与胚胎移植

E. 胚胎移植

1788. 妊娠 8 周行吸宫术后半月,阴道持续流血,量时多时少。妇科检查:宫口松,子宫如 40 天妊娠大小,较软,尿妊娠试验(+),应考虑的诊断为　　(　　)

A. 吸宫不全　　B. 流产后感染

C. 异位妊娠　　D. 漏吸

E. 难免流产

1789. 女,25 岁,初产妇,孕 50 天,行人工流产术,术中出现心率 50 次/分,BP 80/50 mmHg,面色苍白,呕吐,应考虑为　　(　　)

A. 子宫穿孔　　B. 腹腔内出血

C. 吸宫不全　　D. 羊水栓塞

E. 人工流产综合征

1790. 女,24 岁,孕期进行产前检查,既往月经规则,周期为 28 天,末次月经为 6 月 1 日。下列错误的是　　(　　)

A. 排卵期约为 6 月 15 日

B. 若受孕,孕卵着床时间约在 6 月 18 日

C. B 超下可能发现妊娠环的最早日期约在 7 月 15 日后

D. B 超开始能观察到原始胎心搏动的时间约在 7 月 20 日后

E. 预产期应在次年 3 月 8 日

1791. 某孕妇忘记了自己的末次月经,但肯定提前了不少时间分娩,娩出时婴儿身长 35 cm,体重 1 000 g,皮下脂肪少,头发、指甲已达指端,估计该孕妇的妊娠时间可能为　　(　　)

A. 16 周末　　B. 20 周末

C. 24 周末　　D. 28 周末

E. 32 周末

1792. 某孕妇身体矮小,匀称,骨盆测量数值如下:髂前上棘间径 22 cm,髂嵴间径 24 cm,骶耻外径 17 cm,出口横径 7.5 cm,对角径 11.5 cm,此孕妇骨盆为　　(　　)

A. 扁平骨盆　　B. 畸形骨盆

C. 漏斗骨盆　　D. 横径狭小骨盆

E. 均小骨盆

1793. 某孕妇妊娠 35 周,有不规律子宫收缩,胎膜未破,宫口未开,胎心 140 次/分,估计胎儿大小为 2 300 g。目前的处理原则是　　(　　)

A. 立即人工破膜

B. 休息,监测胎儿情况

C. 监测胎盘功能

D. 积极引产预防感染

E. 观察阴道出血情况

1794. 某孕妇末次月经为 1998 年 2 月 6 日,预产期为 （ ）

A. 1998 年 11 月 13 日

B. 1998 年 11 月 14 日

C. 1998 年 12 月 24 日

D. 1998 年 11 月 20 日

E. 1998 年 11 月 30 日

1795. 某孕妇合并乙型肝炎,为了防止发生产后出血,下列护理措施错误的是 （ ）

A. 产前肌内注射维生素 K

B. 必要时补充新鲜冰冻血浆或冷沉淀改善凝血功能

C. 产时缩短第二产程

D. 产时密切观察,避免滞产

E. 胎儿娩出后不能使用催产素,因为会加重肝损害

1796. 某孕妇,月经周期为 28 天,持续 4 天,末次月经是 1992 年 3 月 25 日,其预产期是 （ ）

A. 1992 年元月 2 日

B. 1992 年 12 月 2 日

C. 1992 年 12 月 31 日

D. 1993 年元月 2 日

E. 1993 年 2 月 21 日

1797. 某孕妇,停经 3 个月,子宫大于孕月,鉴别正常妊娠、多胎妊娠的最好方法是 （ ）

A. 腹部 X 线摄片　　B. B 超检查

C. 超声多普勒检查　　D. 胎儿心电图检查

E. 羊水甲胎蛋白测定

1798. 某孕妇,妊娠早期突发乙型肝炎,对她的处理是 （ ）

A. 继续妊娠增加产前检查次数

B. 流产后用雌激素回奶

C. 人工流产

D. 注射乙肝免疫球蛋白

E. 注射乙肝疫苗

1799. 某孕妇,平素月经周期规律,末次月经是 2006 年 8 月 6 日,预产期应为 （ ）

A. 2007 年 5 月 9 日

B. 2007 年 5 月 13 日

C. 2007 年 5 月 15 日

D. 2007 年 5 月 18 日

E. 2007 年 5 月 21 日

1800. 某孕妇,末次月经时间是 2005 年 10 月 10 日,其预产期是 （ ）

A. 2006 年 7 月 7 日

B. 2006 年 7 月 13 日

C. 2006 年 7 月 17 日

D. 2006 年 7 月 19 日

E. 2006 年 7 月 22 日

1801. 某女士,产后 8 周,现母乳喂养,乳汁充足,产妇要求对避孕方式进行指导,该产妇适宜的避孕方法为 （ ）

A. 口服长效避孕药　　B. 口服短效避孕药

C. 安全期避孕　　D. 避孕套

E. 探亲避孕药

1802. 某女,身高 150 cm,足月妊娠,骨盆入口相对狭窄,胎儿估计体重 2 000 g,产力好,目前应 （ ）

A. 先试产 2～4 小时

B. 立即行剖宫产

C. 不应试产

D. 监护胎心,胎心正常行剖宫产

E. 作术前准备

1803. 某孕妇,34 岁,G_3P_0,妊娠 8 周首次来院作产前检查,病人担心新生儿有先天畸形,应在妊娠何时做羊膜穿刺 （ ）

A. 妊娠 8～9 周　　B. 妊娠 10～12 周

C. 妊娠 13～15 周　　D. 妊娠 16～20 周

E. 妊娠 20～24 周

1804. 某初产妇 26 岁,孕 41 周,因臀位行臀牵引术。胎儿娩出后 5 分钟突发阴道大量出血约 400 mL,检查血压 100/60 mmHg,脉搏 100 次/分,宫底脐平,此时最适宜的护理措施是 （ ）

A. 静脉点滴催产素

B. 检查软产道有无损伤

C. 做好人工剥离胎盘术准备

D. 按摩子宫

E. 纱布填塞宫腔

1805. 某产妇,孕期检查时,测骨盆入口前后径 9.5 cm,对角径 11 cm,其他化验等无异常。孕 40 周时胎心好,医生决定为其行催产素点滴试产。产妇较紧张,担心自己不能顺利分娩。在试产过程中,正确的护理措施是 （ ）

A. 专人看护

B. 有宫缩后灌肠

C. 给镇静剂减少焦虑

D. 勤肛查,及时了解产程进展

E. 试产 2~4 小时,胎头仍未入盆,加强宫缩

1806. 某产妇,因第二产程延长,经助产分娩一男婴,体重 3 500 g。胎盘娩出后阴道持续出血约 800 mL。护理措施正确的是 (　　)

A. 不能按摩子宫,以免再出血

B. 检查胎盘胎膜是否完整

C. 会阴垫不用保留

D. 产后 12h 下床活动

E. 预防感染,3 日后开始阴道灌洗

1807. 某产妇,第 1 胎,孕 39 周,会阴侧切娩出一活女婴。产后 3 天,产妇体温 38.8℃,下腹疼痛,恶露有臭味,诊断为急性子宫内膜、子宫肌炎。最有效对因治疗的措施为 (　　)

A. 鼓励产妇多饮水　　B. 加强口腔,皮肤清洁

C. 取健侧卧位　　D. 输入足量液体

E. 用敏感、足量、高效抗生素

1808. 某产妇,产后第 4 天,体温 38℃,子宫体轻压痛,恶露量多且臭。最可能的诊断是 (　　)

A. 产后宫缩痛　　B. 下肢血栓性静脉炎

C. 子宫内膜炎　　D. 急性盆腔腹膜炎

E. 急性盆腔结缔组织炎

1809. 某产妇,产后出现大量阴道出血,并且出血不止,导致产后出血最常见的原因是 (　　)

A. 子宫收缩过强　　B. 子宫收缩乏力

C. 软产道裂伤　　D. 胎盘残留

E. 凝血功能过强

1810. 某 40 岁妇女,白带多,偶伴性交后出血,妇科检查:宫颈重度糜烂样改变。为排除宫颈癌首选的检查是 (　　)

A. 宫颈刮片细胞学检查

B. 宫颈活检

C. 阴道镜

D. 分段诊断性刮宫

E. 碘试验

1811. 李某,28 岁,妊娠 32 周末宫底高度应在 (　　)

A. 脐上 1 横指　　B. 脐上 3 横指

C. 脐与剑突之间　　D. 剑突下 2 横指

E. 剑突下 1 横指

1812. 黄女士,28 岁,妊娠 29 周,胎方位为枕右前位,听诊胎心音部位应在 (　　)

A. 脐下右侧　　B. 脐下正中线处

C. 脐下左侧　　D. 脐上正中线处

E. 脐附近

1813. 患者 34 岁,妊娠足月临产,滞产,胎儿胎盘娩出后,出现间歇性阴道流血,量较多。检查子宫体柔软。其出血原因最大可能是 (　　)

A. 软产道损伤　　B. 胎盘剥离不全

C. 子宫收缩乏力　　D. 凝血功能障碍

E. 子宫破裂

1814. 管女士,30 岁,28 岁结婚。平时月经规律,去年生育一胎,现产后 52 天,正在哺乳。应该选择的避孕方法是 (　　)

A. 放置宫内节育器　　B. 口服短效避孕药

C. 口服长效避孕药　　D. 输卵管结扎术

E. 肌注长效避孕针

1815. 关于持续性枕后位,正确的是 (　　)

A. 多见于漏斗骨盆

B. 凡枕后位均需剖宫产

C. 阴道检查大囟门位于骨盆右后方,矢状缝在右斜径上,示枕后位

D. 产妇向下屏气,示宫口开全

E. 阴道口可见儿头,示宫口开全

1816. 初孕妇,30 岁,妊娠 32 周。有妊娠期糖尿病,估计胎儿重 3 500 g。在门诊做 B 超检查。下列常用来估计胎儿大小的径线是 (　　)

A. 双颞径　　B. 双顶径

C. 枕颏径　　D. 枕额径

E. 枕下前囟径

1817. 第一胎,产钳助产,产后 4 天,产妇自述发热,下腹微痛。查:体温 38℃,双乳稍胀,无明显压痛,子宫脐下 2 指,轻压痛,恶露多而混浊,有臭味。余无异常发现。首先考虑的疾病为 (　　)

A. 乳房炎　　B. 慢性盆腔炎

C. 急性胃肠炎　　D. 肾盂肾炎

E. 急性子宫内膜炎

1818. 导致慢性胎儿宫内窘迫的常见原因为 (　　)

A. 脐带受压　　B. 胎盘早剥

C. 孕妇休克　　D. 胎盘功能不全

E. 宫缩过强或持续时间过长

1819. 当测量骨盆出口横径<8 cm 时,应进一步测量 (　　)

A. 骶耻内径　　B. 骶耻外径

C. 出口前矢状径　　D. 出口后矢状径

E. 耻骨弓角度

三、多项选择题

1. 下列哪些是胎盘剥离征象 （ ）
   A. 子宫体变硬呈球形
   B. 子宫缩小，子宫底下降
   C. 阴道口外露脐带自行延长
   D. 阴道少量出血
   E. 轻压耻骨联合上方，外露脐带不再回缩

2. 关于骨盆哪些描述是正确的 （ ）
   A. 中骨盆平面是指从耻骨联合中点经过坐骨棘止于骶尾关节
   B. 骨盆入口平面是横椭圆形，以利胎头斜径入盆
   C. 真骨盆呈前浅后深的形态，它的形状、径线直接影响胎儿分娩
   D. 肛诊或阴道检查时可摸到坐骨棘，是胎先露位置的重要标志
   E. 骨盆出口前后径大于横径

3. 下述乳房的几种变化中，哪些与妊娠有关 （ ）
   A. 蒙氏结节出现
   B. 乳晕着色加深
   C. 乳房增大
   D. 分泌初乳
   E. 乳头凹陷

4. 关于胎儿血液循环哪些不正确 （ ）
   A. 脐动脉内是含氧量低的动脉血
   B. 胎儿体内无完全动脉血而是动静脉混合血，各部位血氧含量只有程度上的差异
   C. 胎儿上腔静脉血和胎儿下腔静脉血到达右心房混合通过卵圆孔
   D. 胎儿上腔静脉和胎儿下腔静脉内均是含氧低的静脉血
   E. 脐静脉与胎儿门静脉及下腔静脉相通，所以脐动脉内流动的是胎儿的静脉血

5. 孕妇经产前检查诊断出胎儿有严重缺陷，实施医师的医学意见时应当 （ ）
   A. 由医师和患者共同签署意见
   B. 由医疗机构和患者共同签署意见
   C. 经本人同意并签署意见
   D. 由家属和患者共同签署意见
   E. 本人无行为能力的经其监护人同意并签署意见

6. 以下项目中，哪些属于产前诊断技术项目 （ ）

   A. 遗传咨询
   B. 医学影像
   C. 生化免疫
   D. 细胞遗传
   E. 分子遗传

7. 孕产期保健工作规范要求各级卫生行政部门
   A. 制订辖区内孕产期保健工作规范实施细则，并负责组织实施
   B. 组织管理孕产妇死亡评审工作
   C. 组建由妇幼保健、妇产科、儿科等相关学科专家组成的技术指导组，负责专业人员培训
   D. 协同同级卫生监督机构，依法对医疗保健机构提供的孕产期保健服务进行监督，处罚违法行为
   E. 组织管理围产儿死亡评审工作

8. 分娩不适的应对技巧包括 （ ）
   A. 分散注意力
   B. 控制呼吸
   C. 无意识的放松
   D. 触摸放松
   E. 意念放松

9. 关于脐带，哪项是正确的 （ ）
   A. 妊娠足月脐带长度一般为 30～100 cm
   B. 2 根脐动脉，1 根脐静脉
   C. 脐带表面由羊膜包围
   D. 脐静脉的氧分压低于动脉
   E. 脐带在羊水形成起主要作用

10. 关于产褥早期体温变化下列哪些描述正确 （ ）
    A. 产后的体温多数在正常范围内
    B. 产程延长时，产后最初 24 小时内体温可略升高
    C. 产妇过度疲劳时产后体温也可略高
    D. 不哺乳者产后 3～4 日因乳房血管、淋巴管极度充盈也可发热，体温可达 38.5℃
    E. 因乳房充盈导致的体温升高可持续 48 小时以上，不属病变

11. 在开始哺乳后，每天正常的乳房护理应该是 （ ）
    A. 照常洗澡，应该避免用肥皂和油膏擦乳头
    B. 哺乳结束后，让乳头暴露于空气中
    C. 上厕所后洗净双手
    D. 哺乳后挤乳汁涂抹于乳头上

E. 以上都是

12. 高危儿包括 （　）

A. 出生体重<2 500 g

B. 出生体重>4 000 g

C. 产时感染

D. 早产或过期产

E. 胎儿窘迫

13. 临产后宫缩的作用是 （　）

A. 迫使宫颈管变短变直至消失

B. 宫口扩张

C. 胎先露下降

D. 胎盘娩出

E. 胎膜破裂

14.《爱婴医院管理监督指南》规定,医院制定的母乳喂养具体规定应张贴在下列哪些地方 （　）

A. 产科门诊　　　　B. 产科病房

C. 产房　　　　　　D. 手术室

E. 电梯

15. 关于母乳喂养好处,正确的是 （　）

A. 增进母子感情

B. 预防产后出血

C. 无污染、经济方便

D. 有免疫作用,但易过敏

E. 有免疫作用,不易过敏

16. 需采用人工破膜的项目包括 （　）

A. 单臀位,宫口开大 4 cm

B. 边缘性前置胎盘,宫口开大 6 cm,出血不多

C. Ⅰ度胎盘早剥,经产妇,宫口开大 4 cm

D. 双胎妊娠,第一胎儿娩出后 15 分钟无宫缩

E. 早产难免,宫口开大 4 cm,胎心 160 次/分

17. 临产后急性胎儿窘迫的处理措施包括 （　）

A. 检测胎心变化

B. 间断吸氧

C. 第一产程行剖宫产

D. 第二产程经阴道助产

E. 静滴缩宫素加速产程

18. 常见产褥感染致病菌 （　）

A. 大肠杆菌

B. 葡萄球菌

C. 需氧性链球菌

D. 厌氧性链球菌

E. 淋球菌

19. 妊娠期内分泌系统的变化,不正确的是 （　）

A. 妊娠期垂体稍增大,尤其在妊娠末期,腺垂体增大明显

B. 妊娠期间卵巢内的卵泡继续发育直至成熟,但是不会排卵

C. 催乳素妊娠 10 周开始增多,妊娠足月分娩前达高峰约 150 µg/L,是非孕妇女的 10 倍

D. 肾上腺皮质受妊娠期雌激素大量分泌的影响,孕妇多有肾上腺皮质功能亢进的表现

E. 妊娠早期孕妇血清甲状旁腺素水平降低

20. 糖尿病孕妇易发生糖尿病酮症酸中毒常见诱因 （　）

A. 妊娠期糖尿病未得到及时诊断而导致血糖过高

B. 糖尿病的患者未及时治疗即妊娠,且随孕周增加胰岛素用量未及时调整

C. 糖尿病的患者血糖控制不满意时妊娠随孕周增加胰岛素用量未及时调整

D. 合并感染时胰岛素未及时调整用量

E. 使用肾上腺皮质激素和 β-肾上腺素能受体兴奋剂影响孕妇糖代谢

21. 妊娠期心脏负担最重的哪些时期容易发生心衰 （　）

A. 早孕期

B. 孕 32 周到 34 周

C. 分娩期

D. 产褥期

E. 产后 3 日

22. 单卵双胎下列哪些不正确 （　）

A. 由一个受精卵分裂而形成的双胎妊娠

B. 单卵双胎占双胎妊娠的 2/3

C. 单卵双胎发生率受种族、遗传、药物影响

D. 受精后 9～13 日分裂,易和双卵双胎混淆

E. 单卵双胎两胎儿可以性别不同

23. 关于前置胎盘正确的是 （　）

A. 前置胎盘分为三种

B. 无诱因无痛性反复阴道出血是前置胎盘的主要症状

C. 心血管病变如妊娠期高血压疾病是病因之一

D. 均应剖宫产

E. 易合并植入胎盘

24. 各级政府应当 （　）

A. 采取措施,加强母婴保健工作

B. 促进母婴保健事业发展

C. 积极防治地方性高发疾病

D. 将母婴保健事业纳入经济和社会发展规划

E. 补充孕期营养

25. 临产后阴道检查适用于 （ ）

A. 在严密消毒下,可以作为常规检查

B. 破膜后立即进行,以明确是否有脐带脱出

C. 胎先露未衔接者

D. 产程进展缓慢者

E. 肛查不清楚时

26. 关于羊水过多以下说法正确的有 （ ）

A. 胎儿神经系统、泌尿系统、消化道畸形常出现羊水过多

B. 多胎妊娠时可以出现羊水过多

C. 妊娠期糖尿病 50% 以上伴有羊水过多

D. 羊水过多在分娩期易出现胎膜早破、胎盘早剥、羊水栓塞

E. 急性羊水过多较少见,慢性羊水过多较多见

27. 以下关于胎盘早剥并发症及处理错误的是 （ ）

A. 并发症有孕产妇死亡、胎儿死亡、DIC、肾功能衰竭

B. 胎儿娩出后立即给予子宫收缩药物,预防产后出血

C. 发生肾功能衰竭,应积极输液,补充血容量可以改善,不需进行血液透析

D. 凝血功能障碍必须在迅速终止妊娠的基础上进行纠正

E. 产后出血与子宫胎盘卒中有关,应积极处理,并做子宫切除

28. 未母乳喂养或未做到及时有效的母乳喂养的产妇,通常产后 3~4 天因乳房血管、淋巴管极度充盈可有发热,称为 （ ）

A. 产褥热,持续 1~2 天

B. 产后热,持续 4~16 小时

C. 泌乳热,持续 4~16 小时

D. 乳腺炎,持续 1~2 天

E. 不属病态

29. 羊水过少的处理原则恰当的有 （ ）

A. 晚期妊娠,可采用羊膜腔灌注液体补充羊水

B. 孕未足月患者,可采用羊膜腔灌注液体补充羊水

C. 孕足月患者,同时伴有胎儿生长受限,应采取期待治疗,延长孕周

D. 妊娠晚期每次 B 超均应测量羊水量

E. 产程中发现羊水过少应立即剖宫产终止妊娠

30. 关于孕期营养,下列说法正确的是（ ）

A. 与胎儿生长和智力发育密切相关

B. 孕期合理营养干预,可以预防出生缺陷

C. 控制和监测孕妇体重变化是孕期营养管理的重要内容

D. 成人期疾病,胎儿期“播种”疾病发生

E. 孕期营养必须高于非孕期

31. Apgar 评分包括以下哪几项内容 （ ）

A. 心率

B. 呼吸

C. 对刺激的反应

D. 肌张力

E. 皮肤颜色

32. 临产后阴道检查,判断胎方位的解剖标志有 （ ）

A. 前囟门

B. 枕骨

C. 后囟门

D. 矢状缝

E. 冠状缝

33. Ⅲ度胎盘早剥的临床表现包括 （ ）

A. 以外出血为主

B. 胎盘剥离面积超过胎盘的 1/2

C. 妊娠晚期有痛性阴道流血

D. 胎心消失

E. 无腹痛,阴道出血少

34. 孕产期保健内容包括以下各阶段的系统保健 （ ）

A. 孕前

B. 孕期

C. 分娩期

D. 产褥期

E. 生育期

35. 正常妊娠期间,泌尿系统的改变,错误的是 （ ）

A. 仰卧位尿量增加

B. 夜尿量少于日尿量

C. 孕妇易患急性肾盂肾炎,以左侧多见

D. 肾小管对葡萄糖的再吸收能力与肾小球滤过率是相应增加的

E. 受孕激素影响,泌尿系统平滑肌张力降低

36. 预防产后出血,下列哪些环节是恰当的 （ ）

A. 产时预防

B. 产前预防

C. 产后预防

D. 产时常规给予缩宫素

E. 产程开始均备好血

37. 软产道包括 （　　）

A. 阴道　　　　　B. 盆底软组织

C. 会阴　　　　　D. 子宫下段

E. 宫颈

38. 关于妊娠期呼吸系统的变化，正确的是 （　　）

A. 肺活量无明显改变

B. 通气量每分钟约增加 40%，潮气量约增加 39%

C. 残气量约减少 20%

D. 肺泡的换气量约增加 85%

E. 受雌激素的影响，上呼吸道黏膜增厚，轻度充血、水肿，易发生上呼吸道感染

39. 治疗原发性宫缩乏力，以下哪项处理是正确的 （　　）

A. 使用镇静剂，消除紧张情绪

B. 肥皂水灌肠易引起感染，所以不要灌肠

C. 立即剖宫产

D. 给予小剂量催产素静滴加强宫缩

E. 宫口开 3 cm，无头盆不称可以人工破膜

40. 以下哪些符合子宫胎盘卒中的描述 （　　）

A. 子宫表面呈现紫蓝色瘀斑

B. 又称库弗莱尔子宫

C. 子宫肌层肌纤维分离、断裂甚至变性

D. 血液甚至还可渗入输卵管系膜、卵巢生发上皮下、阔韧带内

E. 人工破膜可减少发生

41. 《中华人民共和国母婴保健法》规定的孕妇患影响生育的严重疾病是指 （　　）

A. 妊娠合并严重的心、肝、肺、肾疾病和糖尿病

B. 严重精神性疾病

C. 严重的妊娠期高血压疾病

D. 严重的妊娠并发症

E. 妊娠合并症

42. 婚前卫生指导包括下列哪些内容 （　　）

A. 生育知识　　　B. 性卫生知识

C. 遗传病知识　　D. 传染病知识

E. 心理知识

43. 下列哪项是《中华人民共和国母婴保健法》中所规定的胎儿严重缺陷 （　　）

A. 无脑畸形、脑积水　B. 脊柱裂、脑脊膜膨出

C. 内脏膨出　　　　　D. 四肢短小畸形

E. 内脏外翻

44. 医疗保健机构对于下列哪些孕妇，应当作出说明并予以医学指导 （　　）

A. 妊娠合并严重心、肝、肺、肾疾病、糖尿病、血液病

B. 严重精神性疾病

C. 重度的妊娠期高血压综合疾病

D. 影响怀孕和分娩的严重畸形

E. 产前出血

45. 未取得国家颁发的有关专项技术服务证书而从事该项服务，则 （　　）

A. 出具各类证明无效

B. 吊销其执业医师资格

C. 致人死亡、残疾、丧失或者基本丧失劳动能力的，依法追究刑事责任

D. 卫生行政部门可以予以警告或罚款等行政处罚

E. 致人死亡、残疾、丧失或者基本丧失劳动能力的，予以罚款

46. 《中华人民共和国母婴保健法》中，下列哪些选项是正确的 （　　）

A. 婚前保健服务包括婚前卫生指导、婚前卫生咨询、婚前医学检查

B. 婚前医学检查主要对严重遗传病、指定传染病、有关精神病进行检查

C. 经产前检查，发现或怀疑胎儿异常的，应当进行产前诊断

D. 医学技术鉴定实行回避制度

E. 有产妇和婴儿死亡以及新生儿出生缺陷情况的，应当向卫生行政部门报告

47. 容易造成剖宫产术后子宫切口出血的因素包括 （　　）

A. 子宫切口缝合过紧、过密

B. 子宫切口缝合过松

C. 子宫切口裂开

D. 子宫右旋明显，做切口前子宫未复位

E. 子宫切口过高、过低

48. 目前有关哺乳推荐的选项是 （　　）

A. 母乳喂养

B. 按需哺乳

C. 按时哺乳

D. 产后半小时内开始哺乳

E. 奶胀时不能人工吸乳

49. 根据下述哪些现象可以推算预产期 （　　）

A. 妊娠反应出现的时间

B. 初感胎动的时间

C. 基础体温记录

D. 测量子宫底高度的厘米数

E. 测量的腹围的厘米数

50. 心脏病产妇的处理，下列哪些处理合适 （　　）

A. 临产即用抗生素，至少维持至产后一周

B. 可适当应用镇静剂

C. 常主张使用维持剂量洋地黄预防心衰

D. 产程进展慢，估计有头盆不称，早做剖宫产

E. 产后出血较多时尽量避免输血

51. 关于双胎分娩方式选择的是 （　　）

A. 双胎妊娠两个胎儿均为头位，可阴道试产

B. 胎位异常，孕龄大于 34 周，第一个胎儿为臀位或横位时剖宫产结束分娩

C. 3 胎以上妊娠，可阴道试产

D. 联体双胎足月剖宫产结束分娩

E. 产力异常处理无改善，剖宫产结束分娩

52. 关于妊娠期钙、铁代谢，正确的是 （　　）

A. 胎儿发育需要大量的钙、铁

B. 胎儿钙主要在孕末 2 个月内积累

C. 近足月胎儿体内含钙约 25 g

D. 妊娠期约需铁 1 g，孕妇铁储备不足，易发生缺铁性贫血

E. 母体缺铁时，通过胎盘运输的铁相应减少

53. 下列关于异位妊娠的病因，哪些是正确的 （　　）

A. 输卵管炎症

B. 输卵管妊娠史或手术史

C. 输卵管发育不良或功能异常

D. 避孕失败

E. 辅助生殖技术

54. 26 岁，G_1P_0，孕 41 周，因臀位行臀牵引术，胎儿娩出后 5 分钟突发阴道出血约 400 mL，查 BP 100/60 mmHg，P 100 次/分，宫底脐平，此时适宜的处理是 （　　）

A. 静脉点滴催产素

B. 检查软产道有无裂伤

C. 人工剥离胎盘

D. 按摩子宫

E. 纱布填塞宫腔

55. 双胎妊娠临床表现哪项正确 （　　）

A. 双胎妊娠早孕反应比单胎重

B. 孕 10 周后子宫增大速度比单胎快

C. 妊娠中期可发生呼吸困难，下肢静脉曲张、水肿

D. 双胎妊娠容易出现妊娠贫血

E. 双胎妊娠胎位多为纵产式

56. 使用硫酸镁，下列哪项是正确的 （　　）

A. 每日用量 10～20 g

B. 静脉滴速最快不超过 3 g/h

C. 中毒现象首先为膝反射消失

D. 中毒加重可出现全身肌张力减退及呼吸抑制

E. 中毒最严重者心跳可突然停止

57. 单绒双胎所特有的并发症 （　　）

A. TTTS　　　　　B. sIUGR

C. TRAPS　　　　D. 胎头交锁

E. 胎头碰撞

58. 胎儿生长受限的终止妊娠指征 （　　）

A. 经治疗后 FGR 无改善，胎儿停止生长 3 周以上

B. 胎盘老化伴羊水过少等胎盘功能减退的表现

C. 各种检查提示胎儿缺氧

D. 妊娠合并症、并发症加重，继续妊娠危害母儿健康

E. 妊娠满 37 周

59. 巨大儿的高危因素 （　　）

A. 孕妇肥胖　　　B. 妊娠合并糖尿病

C. 过期妊娠　　　D. 初产妇

E. 高龄产妇

60. 为他人进行非医学需要的胎儿性别鉴定的，根据情节由行政部门给予 （　　）

A. 责令改正，给予警告

B. 没收违法所得

C. 处以罚款

D. 情节严重的，由原发证部门吊销执业证书

E. 不做处理

61. 目前艾滋病无治愈方法，重在预防，正确的是 （　　）

A. 对高危人群进行 HIV 抗体的检测，对阳性者随访防止继续播散

B. 对 HIV 抗体阳性者的配偶及性伴侣检测 HIV 抗体

C. 献血者献血前检测 HIV 抗体

D. 性生活时用避孕套可以起到预防作用

E. 对 HIV 抗体阳性者需治疗禁止妊娠

62. 新生儿窒息复苏方案包括 （ ）

A. 清除呼吸道分泌物

B. 建立呼吸,增加通气

C. 维持正常循环

D. 纠正酸中毒

E. 效果评估

63. 窒息复苏评估的三大指标是 （ ）

A. 皮肤颜色　　　　B. 呼吸

C. 肌张力　　　　　D. 心率

E. 体温

64. 临产开始的重要标志,哪些是正确的

（ ）

A. 规律性宫缩,持续 30 秒以上,间歇 5～6 分钟左右

B. 进行性子宫颈管展平、消失

C. 宫颈扩张

D. 阴道排出血性黏液

E. 胎先露下降

65. 关于胎儿监护,下列哪些是错误的（ ）

A. NST 试验是在临产后进行的

B. OCT 试验是在无宫缩时进行的

C. NST 试验的 20 分钟内应有 2 次胎动

D. 胎动后 FHR 增加＞15 次/分,持续 15 秒,表示加速良好

E. NST 试验中发现基线变异振幅为 9 次/分,则肯定存在胎儿窘迫

66. 超声检查对中期妊娠的意义不包括

（ ）

A. 显示胎儿情况　　B. 检测胎盘位置

C. 测量羊水量　　　D. 鉴定胎儿性别

E. 预测胎儿出生体重

67. 下面哪些症状提示已经发生子宫破裂

（ ）

A. 出现病理性缩复环

B. 下腹剧烈疼痛,子宫收缩骤然停止

C. 病人出现休克征象

D. 子宫圆韧带处有明显压痛

E. 已下降的胎先露又升高

68. 下列哪些与羊水栓塞的诊断有关 （ ）

A. 分娩时出现典型的临床表现

B. 床旁胸部 X 线摄片

C. 床旁心电图或心脏彩超提示右心扩大

D. 与 DIC 有关的实验室检查,提示凝血功能障碍

E. 血涂片查找胎儿细胞

69. 以下哪项不是产程中剖宫产指征 （ ）

A. 产程异常,经阴道检查发现胎方位为高直后位

B. 宫缩乏力,经积极处理后宫颈扩张及胎头下降仍无进展

C. 产程中出现胎儿急性缺氧,宫口开全,先露头"＋1",LOT

D. 宫口开全,先露头"＋2",FHR 110 次/分,羊水Ⅱ度,CST 第Ⅱ类

E. 足月妊娠,胎膜早破,自然临产,产程中出现宫缩乏力

70. 关于不协调宫缩乏力,下列哪些正确

（ ）

A. 易出现胎儿窘迫

B. 宫腔压力低

C. 多属原发性宫缩乏力

D. 宫缩间歇期子宫不完全放松

E. 多见潜伏期延长

71. 关于产前诊断以下说法正确的是 （ ）

A. 染色体疾病的产前诊断主要依据细胞遗传学方法

B. 羊水穿刺一般在妊娠 16～21 周进行

C. 利用超声、X 线检查、胎儿镜检查、磁共振等观察胎儿的结构是否存在畸形

D. 遗传性代谢缺陷病,目前无法诊断、无法治疗

E. 检测胎儿基因还没有用于临床

72. 对于足月活胎确诊后不必试产,需剖宫产的

（ ）

A. 前不均倾位　　　B. 颏前位

C. 颏后位　　　　　D. 高直前位

E. 后不均倾位

73. 胎儿发生染色体病的高危因素有 （ ）

A. 孕妇年龄＞35 岁的单胎妊娠

B. 前一胎常染色体三体史

C. 前一胎为 45,XO(特纳综合征)者

D. 夫妇一方染色体易位

E. 孕妇年龄＜18 岁的单胎妊娠

74. 中晚期妊娠的 B 超检查可以 （ ）

A. 胎儿径线测量

B. 胎盘定位探查羊水量

C. 估计胎儿体重

D. 确定胎儿性别

E. 确定胎位

75. 关于胎盘早剥,下列描述正确的有( )

A. 位于子宫下段的胎盘在胎儿娩出前,部分或全部从子宫壁剥离称胎盘早剥

B. 重度子痫前期、慢性肾病孕妇易发生胎盘早剥

C. 重度胎盘早剥以显性出血为主

D. 子宫胎盘卒中者需行子宫切除术

E. 胎盘早剥的主要病理变化是底蜕膜出血,形成血肿

76. 下列那些为早产的高危因素( )

A. 早产、流产史   B. 子宫畸形

C. 宫口松弛   D. 吸烟

E. 合并卵巢囊肿

77. 导致羊水过多的胎儿畸形有( )

A. 脊柱裂   B. 无脑儿

C. 联体儿   D. 泌尿道畸形

E. 消化道闭锁

78. 软产道损伤包括( )

A. 阴道   B. 子宫体

C. 会阴   D. 子宫下段

E. 宫颈

79. 产前诊断的对象包括( )

A. 生育过唇、腭裂儿者

B. 有新生儿死亡史者

C. 生育过先天性心脏病儿者

D. 生育过低体重儿者

E. 有糖尿病史

80. 目前已知的人类遗传性疾病有( )

A. 染色体疾病   B. 单基因疾病

C. 多基因疾病   D. 线粒体遗传病

E. 小头畸形

81. 羊水粪染与下列哪种因素无关( )

A. 交感神经兴奋   B. 迷走神经兴奋

C. 肠蠕动增强   D. 肛门括约肌紧缩

E. 呼吸运动减弱

82. G_1P_0,孕 40 周,宫口开大 4~5 cm 时,胎心 120 次/分,胎儿电子检测显示晚期减速。胎儿头皮血 pH 7.16。不恰当的处理是( )

A. 吸氧

B. 产妇检查卧床,观察产程,等待自然分娩

C. 静点催产素,加速产程

D. 立即行剖宫术

E. 待宫口开全,阴道助产,缩短第二产程

83. 人工喂养对宝宝有哪些危害( )

A. 腹泻和呼吸道感染较多

B. 营养不良、维生素 A 缺乏

C. 体重超重

D. 智力评分较低

E. 干扰母婴感情结合

84. 不属于正常骨产道的是( )

A. 最短的前后径是中骨盆前后径

B. 对角径等于入口前后径

C. 最短的横径是骨盆入口平面横径

D. 站立时骨盆入口平面与地面平行

E. 骨盆轴的上段向下向后,中段向下,下段向下向前

85. 关于妊娠期孕妇泌尿系统变化的描述,哪项不正确( )

A. 输尿管蠕动增加

B. 泌尿系统肌张力降低

C. 孕妇易发生左侧肾盂肾炎

D. 夜尿量少于日尿量

E. 肾小管对葡萄糖再吸收能力相应增加

86. 关于胎儿成熟度的判定正确的是( )

A. 羊水卵磷脂/鞘磷脂比值>2,提示肺成熟

B. 羊水肌酐值≥2 mg/dL 为肾成熟

C. 羊水胆红素<0.02 示胎儿肝成熟

D. 羊水脂肪细胞出现率达 20% 示胎儿皮肤成熟

E. 羊水无色澄清

87. 胎盘功能检查方法包括( )

A. 尿雌激素/肌酐比值

B. 血清胎盘生乳素值

C. 缩宫素激惹试验

D. 胎动

E. NST

88. 临产后宫缩的作用是( )

A. 迫使宫颈管变短直至消失

B. 宫口扩张

C. 胎先露下降

D. 胎盘娩出

E. 胎膜破裂

89. 下列哪些情况时不建议妊娠( )

A. 慢性高血压合并肾功能不全

B. 房间隔缺损,心功能Ⅱ级

C. Ⅰ型糖尿病合并血管病变

D. 甲状腺功能亢进药物控制甲功正常范围

E. 宫颈癌Ⅱa期

90. 骨盆狭窄对母儿的影响不包括 （　　）

A. 胎位异常　　　　B. 新生儿低血糖

C. 急产　　　　　　D. 宫缩乏力

E. 胎膜早破

91. 下列哪些属于高危新生儿 （　　）

A. 出生体重 4 200 g　B. 剖宫产新生儿

C. Apgar7 分　　　　D. 高危孕产妇的胎儿

E. 双胎儿

92. G_1P_0，妊娠 35 周，孕前体重 65 kg，目前体重 95 kg，OGTT：5.0－10.9－8.8 mmol/L，请问这种情况对胎儿和新生儿可能带来哪些影响

（　　）

A. 早产　　　　　　B. 胎儿发育异常

C. 新生儿低血糖　　D. 新生儿低血钙

E. 新生儿呼吸窘迫综合征

93. 关于新生儿复苏的步骤，以下说法正确的有 （　　）

A. 复苏应该从 Apgar 完成后立即开始

B. 初步复苏包括保暖、摆正体位、清理气道、刺激

C. 给予正压通气时，应用脉搏氧饱和度仪

D. 复苏过程 ABC 方案一步都不能少

E. 预计新生儿分娩时窒息，复苏器械应该打开备用

94. 妊娠合并乙肝对母儿的影响有 （　　）

A. 妊娠早期，使妊娠反应加重

B. 妊娠中晚期，流产、胎儿死亡发生率高

C. 与唐氏综合征的发病相关

D. 妊娠晚期，妊娠期高血压疾病的发病率增加

E. 产后出血的发生率较高

95. 产后出血原因中，首先考虑切除子宫止血的是 （　　）

A. 宫缩乏力　　　　B. 胎盘嵌顿

C. 胎盘植入　　　　D. 凝血功能障碍

E. 穿透性胎盘

96. 初产妇，第二产程宫缩乏力，产钳助产，娩出 3 800 g 活婴，产后 2 小时，伤口疼痛，肛门坠胀有便意，阴道流血不多。此时要做的处理是（　　）

A. 静滴缩宫素，按摩子宫

B. 宫腔探查，清除宫腔积血

C. 督促自解小便，排空膀胱

D. 肛门指诊

E. 阴道检查

97. 各级医疗保健机构应当依照《规范》全面实施和落实孕前保健服务，包括 （　　）

A. 开设孕前保健服务门诊

B. 有条件医疗保健机构可尝试婚前、孕前、孕期、产时、产后保健"一条龙"等系统化生育健康服务

C. 建立孕前保健资料档案，及时进行资料的汇总、统计和分析

D. 要逐步实行电子化管理，并与现行的孕产期系统管理相衔接

E. 承担本辖区孕前保健服务的技术指导、培训、资料收集和汇总等工作

98. 以下哪些属于我国妇幼卫生监测的内容

（　　）

A. 5 岁以下儿童死亡

B. 出生缺陷医院监测

C. 儿童营养与健康监测

D. HIV 感染孕产妇监测

E. 危重孕产妇医院监测

99. 以下哪几项属于国家妇幼重大公共卫生服务项目 （　　）

A. 农村孕产妇住院分娩补助

B. 增补叶酸预防神经管缺陷

C. 农村妇女"两癌"检查

D. 预防艾滋病梅毒乙肝母婴传播

E. 降低孕产妇死亡率和消灭新生儿破伤风

100. 目前艾滋病预防的最有效的措施是

（　　）

A. 艾滋病病毒疫苗　B. 免疫活性疫苗

C. 宣传教育　　　　D. 行为干预

E. 服用治疗药物

101. 预防艾滋病母婴传播服务的原则是

（　　）

A. 知情同意　　　　B. 尊重和不歧视

C. 保密　　　　　　D. 受益

E. 方便

102. 梅毒的传播途径包括 （　　）

A. 乳汁感染　　　　B. 性接触

C. 血液感染　　　　D. 手接触

E. 胎盘感染

103. 反应型 NST 的参数正确的为 （　　）

A. 基线 110～160 次/分

B. 变异 6～25 次/分

C. 无减速

D. 变异减速持续 30 秒

E. 20 分钟内＜2 次加速

104. 首次产前检查的主要目的是 （ ）
A. 确定孕妇的健康状况
B. 确定胎儿的健康状况
C. 估计和核对胎龄
D. 指定产检机构
E. 制定产前检查计划

105. 以下哪项不是胎儿成熟指标 （ ）
A. L/S＜2
B. 震荡试验出现泡沫环
C. BPD＞8.0 cm
D. 胎心率≥110 次/分
E. 胎龄≥37 周

106. 辅助生殖技术包括 （ ）
A. 人工授精
B. 体外授精—胚胎移植
C. 胚胎植入前遗传学诊断
D. 卵细胞质内单精子注射
E. 配子和胚胎冷冻

107. 以下有关"两禁止"规定的描述哪几项是正确的 （ ）
A. "两禁止"是指禁止胎儿性别鉴定和选择性别的人工终止妊娠
B. "两禁止"规定是由原国家计生委、卫生部和国家药品监管局联合签发的
C. 省级卫生行政部门负责医学需要的胎儿性别鉴定机构的准入工作
D. 实施医学需要的胎儿性别鉴定,应当由实施机构三人以上的专家组集体审核
E. 终止妊娠的药品(不包括避孕药品),仅限于在施行终止妊娠手术的医疗保健机构和计划生育技术服务机构使用

108. 产前诊断错误的定义是 （ ）
A. 对胎儿进行先天性缺陷和遗传性疾病的诊断,包括相应筛查。技术项目包括遗传咨询、医学影像、生化免疫、细胞遗传和分子遗传
B. 对胎儿进行先天性缺陷和遗传性疾病的诊断,包括相应筛查。技术项目包括优生咨询、医学影像、生化免疫、细胞遗传和分子遗传
C. 对胎儿进行先天性缺陷和遗传性疾病的诊断,包括相应筛查。技术项目包括优生咨询、医学影像、生物化学、细胞遗传和分子遗传
D. 对胎儿进行先天性缺陷和遗传性疾病的诊断,包括相应筛查。技术项目包括遗传咨询、医学影像、生物化学、细胞遗传和分子遗传
E. 对胎儿进行遗传性疾病的诊断,包括相应筛查。技术项目包括优生咨询、生化免疫、细胞遗传和分子遗传

109. 妊娠期随子宫增大,阑尾尾部位置发生的改变有 （ ）
A. 向上 B. 向下
C. 向外 D. 向前
E. 向后

110. 唐氏综合征的筛查方式很多,根据筛查时间分,下列哪些是错的 （ ）
A. 孕早期筛查和孕中期筛查
B. 孕早期筛查和孕晚期筛查
C. 孕中期筛查和孕晚期筛查
D. 血清学筛查和超声筛查
E. 孕前筛查和孕期筛查

111. 健康状况基本辅助检查主要包括（ ）
A. 血、尿常规
B. 血型、血糖
C. 梅毒检测、乙肝检测
D. 肝功能、生殖道分泌物
E. 心电图、胸部 X 线及妇科 B 超

112. 孕期保健内容包括 （ ）
A. 健康教育与状况评估
B. 健康教育与咨询指导
C. 全身体格检查
D. 产科检查
E. 辅助检查

113. 关于产后出血,下列正确的有 （ ）
A. 胎盘娩出后 24 小时内的出血量超过 500 mL 称为产后出血
B. 产后出血是我国目前孕产妇死亡最主要的原因
C. 产后出血的病因有宫缩乏力、胎盘因素、软产道裂伤和凝血功能障碍
D. 产后出血最常见的病因是宫缩乏力
E. 胎盘娩出前阴道多量出血应首先考虑宫缩乏力

114. 26 岁初产妇,妊娠 39 周,阵发性下腹痛 14 小时,昨夜仅能睡眠 1 小时,今来诊。检查:骨盆外测量正常,左枕横位,胎心好,宫缩 20 秒,间隔 8～10 分钟,宫口开大 1 cm,先露－1,胎膜未破,首选下列哪项措施是错误的 （ ）
A. 严密观察,等待自然分娩
B. 剖宫产
C. 肌注缩宫素
D. 肌注哌替啶

E. 静滴催产素

115.《新生儿疾病筛查管理办法》规定的新生儿疾病筛查病种包括 （ ）

A. 先天性甲状腺功能减低症

B. 新生儿眼病筛查

C. 听力障碍

D. 苯丙酮尿症

E. 新生儿肝炎

116. 关于子宫峡部，下述哪些正确 （ ）

A. 指子宫体与宫颈之间最狭窄部

B. 非孕时峡部 2 cm

C. 峡部上界为解剖学内口

D. 峡部下界为组织学内口

E. 妊娠足月时形成子宫下段

117. 胎先露指示点下面哪几项是正确的 （ ）

A. 头先露为枕骨　　B. 横位为肩胛骨

C. 臀位为骶骨　　　D. 面先露为额骨

E. 额先露为颧骨

118. 双卵双胎下列哪些不正确 （ ）

A. 双卵双胎是由两个卵子分别受精形成

B. 双卵双胎占双胎妊娠的 2/3

C. 双卵双胎可形成一个胎盘，血运相通

D. 双卵双胎两胎儿基因相同

E. 双卵双胎间隔膜为 2 层羊膜

119. 腹压的作用是 （ ）

A. 为第二产程娩出胎儿重要辅助力量

B. 运用不当可致宫颈水肿

C. 配以宫缩时应用最有效

D. 促使胎盘剥离及娩出

E. 产力的主要部分

120. 诊断胎儿宫内窘迫的依据包括 （ ）

A. 胎心音不规律，<100 次/分

B. 胎动异常

C. 羊膜镜检羊水深绿色

D. 胎儿头皮血 pH 值<7.20

E. 胎位异常

121. 持续性枕后位的特点是 （ ）

A. 腹部检查清楚可及胎背

B. 阴道检查可以确诊

C. 肛查感骨盆前部空虚，后部满

D. 矢状缝在骨盆斜径上，大囟门居骨盆后方，小囟门居骨盆前方

E. 第二产程延长

122. G_5P_0，孕 40 周，产程进展顺利，胎儿娩出后 30 分钟，胎盘未娩出，阴道出血不多。最可能的原因是 （ ）

A. 胎盘剥离后滞留

B. 胎盘剥离不全

C. 胎盘部分性植入

D. 胎盘完全粘连

E. 胎盘嵌顿

123. 产后出血的原因有 （ ）

A. 宫缩乏力

B. 胎盘植入

C. 胎盘胎膜残留

D. 软产道裂伤

E. 凝血功能障碍

124. 下列对臀位妊娠的处理，正确的是 （ ）

A. 孕 32～34 周后可施行外倒转术纠正胎位

B. B 超能准确探清臀先露类型

C. 臀位应剖宫产终止妊娠

D. 临产后禁止肥皂水洗肠

E. 一旦破水应卧床，抬高臀部

125. 以下哪项条件可给予试产机会 （ ）

A. 轻度头盆不称

B. 明显头盆不称

C. 中骨盆横径狭窄

D. 跨耻征可疑

E. 出口横径与后矢状径之和>15 cm

126. 早产儿在复苏期间面临独特的挑战，是因为 （ ）

A. 脆弱的大脑毛细血管可能出血

B. 体温控制能力差

C. 感染可能性高

D. 肺部缺乏肺泡表面活性物质

E. 体重低

127. 根据以下哪些项目，来确定新生儿是否需要初步复苏 （ ）

A. 呼吸或哭声　　B. Apgar 评分

C. 肌张力　　　　D. 是否足月

E. 体重

128. 关于"高危妊娠管理"以下说法正确的是 （ ）

A. 在妊娠各期均应当对孕产妇进行危险因素筛查，才能发现高危孕产妇

B. 对每一例高危孕产妇均要及时纳入高危孕产妇管理系统

C. 对本级不能处理的高危孕产妇，应当转至

上级医疗保健机构作进一步检查、确诊

D. 危重孕产妇转诊前,转诊医疗机构应当与接诊医疗保健机构联系,同时进行转诊前的初步处理,并携带相关的病情资料

E. 县(市、区)级以上医疗保健机构应当开设高危门诊

129. 婚前保健服务包括　　　　　　（　　）

A. 关于性卫生知识的教育

B. 关于生育知识的教育

C. 关于遗传病知识的教育

D. 婚前卫生咨询

E. 婚前医学检查

130.《中国妇女发展纲要(2011—2020)》制定的依据有　　　　　　　　　　（　　）

A. 中华人民共和国妇女权益保障法

B. 第三次世界妇女大会行动纲要

C. 联合国《消除对妇女一切形式歧视公约》

D. 第四次世界妇女大会通过的《北京宣言》

E. 中华人民共和国《宪法》

131. 根据《中华人民共和国母婴保健法实施办法》等相关规定,以下应吊销母婴保健技术执业资格或医师执业证书的情形有　　　（　　）

A. 从事两次以上胎儿性别鉴定

B. 以营利为目的的胎儿性别鉴定

C. 出具虚假医学证明文件给当事人身心健康造成严重后果

D. 出具虚假医学证明文件给有关部门造成严重经济损失后果

E. 医师未经批准擅自开办个体诊所行医导致孕产妇死亡

132. 我国预防艾滋病母婴传播实施方案中,推荐艾滋病感染孕产妇预防性用药方案是（　　）

A. AZT+3TC+LPV/r

B. AZT+3TC+EFV

C. AZT+3TC+NVP

D. AZT

E. 3TC+NVP

133. HIV母婴传播的主要途径有　　（　　）

A. 胎盘感染　　　　B. 软产道感染

C. 母乳喂养　　　　D. 基因遗传

E. 手接触

134. 晚期梅毒包括　　　　　　　（　　）

A. 硬下疳　　　　　B. 全身皮疹

C. 内脏梅毒　　　　D. 神经梅毒

E. 皮肤梅毒

135. 符合可疑型NST参数的为　　　（　　）

A. 基线100～110次/分

B. 变异≤5次/分

C. 无减速

D. 变异减速持续30～60秒

E. 20分钟内<1次加速

136. 孕妇hPL处于何值提示胎盘功能低下
　　　　　　　　　　　　　　　　（　　）

A. 突然降低30%

B. 突然降低50%

C. 足月妊娠时<10 mg/L

D. 足月妊娠时<4 mg/L

E. 足月妊娠时<5 mg/L

137. 下列哪些不符合按需哺乳　　　（　　）

A. 新生儿啼哭时才喂哺新生儿

B. 母亲奶胀就喂哺新生儿

C. 喂奶间隔时间1小时

D. 喂奶持续时间不超过30分钟

E. 喂奶间隔时间2小时

138. 羊水吸收的途径包括　　　　　（　　）

A. 胎膜　　　　　　B. 胎儿肺泡

C. 胎儿角化前皮肤　D. 胎儿吞咽

E. 脐带

139. 羊水栓塞的病理生理改变包括　（　　）

A. 肺动脉高压　　　B. 凝血功能障碍

C. 过敏反应　　　　D. 呼吸循环衰竭

E. 羊水过少

140. 产前诊断的对象包括　　　　　（　　）

A. 孕妇为乙型肝炎病毒携带者

B. 夫妇一方有染色体平衡易位

C. 本次妊娠有羊水过多或羊水过少、胎儿发育受限的孕妇

D. 35岁以上高龄孕妇

E. 有分娩染色体异常儿史

141. 正常脐带的解剖,下列哪些是错误的
　　　　　　　　　　　　　　　　（　　）

A. 1条脐动脉,1条脐静脉

B. 1条脐动脉,2条脐静脉

C. 2条脐动脉,1条脐静脉

D. 2条脐动脉,2条脐静脉

E. 2条脐动脉

142. 妊娠合并病毒性肝炎,妊娠及分娩期的处理,哪些不准确　　　　　　　　（　　）

A. 妊娠早期保胎治疗

B. 妊娠中期需立即终止妊娠

C. 分娩前备好新鲜血,注意防止产后出血

D. 对重症肝炎应积极治疗,并尽量自然分娩

E. 一经确诊考虑孕妇健康均需终止妊娠

143. 妊娠晚期及分娩期合并急性病毒性肝炎,对产妇及胎儿的影响因素是 （　　）

A. 易发生产后出血

B. 易发展为重症肝炎,孕妇病死率高

C. 易合并妊娠期高血压疾病

D. 易发生宫缩乏力、产程延长

E. 易发生胎儿窘迫

144. 妊娠妇女尿糖阳性,为诊断糖尿病,下列哪些非首选检查 （　　）

A. 尿常规　　　　B. 血常规

C. 空腹血糖　　　D. 肾脏功能

E. OGTT

145. 妊娠合并糖尿病终止妊娠的指征哪项正确 （　　）

A. 严重的妊娠期高血压疾病者

B. 出现酮症酸中毒者

C. 严重的视网膜病变

D. 估计胎儿体重过大者

E. 合并羊水过少

146. 下列关于妊娠期高血压,说法正确的是 （　　）

A. 孕妇无并发脏器功能损伤,收缩压应控制在 130~155 mmHg,舒张压应控制在 82~105 mmHg

B. 孕妇并发脏器功能损伤,收缩压应控制在 130~139 mmHg,舒张压应控制在 80~89 mmHg

C. 降压过程力求下降平稳,不可波动过大

D. 为保证子宫胎盘血流灌注,血压不可低于 130/80 mmHg

E. 高危孕妇每次产检均应检测尿蛋白

147. 孕妇,33岁,停经35周,发现血压升高伴尿蛋白3天,入院查体血压 140/90 mmHg,下肢水肿(+),心肺(-),宫高 32 cm,头位,头浅入盆,胎心率 146 次/分,急查尿蛋白(+++),应采取的治疗方案 （　　）

A. 急查肝肾功能

B. 胎心监护

C. 首选解痉治疗

D. 请肾内科会诊,以排除其他肾病可能

E. 立即终止妊娠

148. 受精卵着床必须具备的条件 （　　）

A. 透明带消失

B. 囊胚细胞滋养细胞分化出合体滋养细胞

C. 囊胚和子宫内膜同步发育且功能协调

D. 孕妇体内有足够量的孕酮

E. 子宫内膜处于增殖期

149. 高危孕产妇转诊处理正确的是 （　　）

A. 由家属自己送病人去上级医院

B. 根据不同情况,在转诊前给予必要处理与抢救

C. 转诊途中应备有血压计、听诊器、产包、氧气袋、药品等

D. 利用急诊急救转诊网络,及时和本地医疗保健机构联系

E. 在转送途中,应当做好病情评估、监测与记录

150. 妊娠期用药的原则包括哪些 （　　）

A. 必须有明确指征,避免不必要的用药

B. 妊娠早期若病情允许,尽量推迟到妊娠中晚期再用药

C. 能用一种药物,避免联合用药

D. 能用疗效肯定的药物,避免用尚难确定对胎儿有无不良影响的新药

E. 为缩短疗程,应使用最大剂量药物

151. 女,30岁,0－0－3－0,自然流产3次,此次怀孕前应行哪些检查 （　　）

A. 染色体　　　　B. TORCH

C. 糖代谢　　　　D. 甲状腺功能

E. 抗核抗体

152. 孕妇常见的高危妊娠因素包括 （　　）

A. 孕妇本人的基本情况

B. 不良孕产史

C. 内外科合并症

D. 产科并发症

E. 社会因素

153. 初产妇,入院2小时,顺产女婴4 000 g,胎儿娩出后阴道持续出血,有凝血块,胎盘20分钟未娩出,此时出血已达500 mL,正确的处理包括 （　　）

A. 开放静脉,配血,使用宫缩剂,按摩子宫

B. 给止血药、抗生素

C. 宫腔检查取出胎盘

D. 仔细检查宫颈、阴道及会阴是否有裂伤,并缝合裂伤

E. 宫腔纱条填塞

154. 孕妇应禁用或慎用的药物包括 （　　）

A. 烷化剂　　　　B. 肾上腺皮质激素

C. 华法林　　　　D. 己烯雌酚

E. 硫氧嘧啶

155. 肩难产是指　　　　　　　　　（　　）

A. 胎儿以肩部最先进入骨盆腔,经阴道分娩困难

B. 胎头至胎体娩出时间间隔≥60秒

C. 胎儿前肩嵌顿在母体骨盆的耻骨联合处,娩出困难

D. 胎头娩出后,需要使用其他辅助手法协助胎肩娩出

E. 肩难产都发生在巨大胎儿分娩时

156. MRSOPA的标准是　　　　　　（　　）

A. M,调整面罩使密闭性更好些

B. R,重新摆正体位

C. S,吸引口鼻;O,轻微张口

D. P,增加压力

E. A,插管通畅气道

157. 使用孕产妇系统保健手册是为了提高产科防治质量,降低"三率"。三率的具体内容是
　　　　　　　　　　　　　　　（　　）

A. 剖宫产率

B. 围生儿死亡率

C. 病残儿出生率

D. 高危妊娠住院分娩率

E. 孕产妇死亡率

158. 根据《中华人民共和国母婴保健法实施办法》,医疗、保健机构或者人员未取得母婴保健技术许可,擅自从事以下哪些事项的,由卫生行政部门依法予以警告,没收违法所得或并罚款（　　）

A. 婚前医学检查　　B. 出具出生医学证明

C. 从事终止妊娠手术　D. 从事产前诊断

E. 从事遗传病诊断

159. 根据《中华人民共和国母婴保健法实施办法》,由县级卫生行政部门负责许可的项目有
　　　　　　　　　　　　　　　（　　）

A. 终止妊娠手术　　B. 结扎手术

C. 产前诊断　　　　D. 婚前医学检查

E. 助产技术

160. 以下哪些情形可以换发《出生医学证明》
　　　　　　　　　　　　　　　（　　）

A. 因夫妻离婚,持离婚证书,要求只保留父亲或母亲信息的

B. 由户口登记机关提供相关证明不能进行出生登记而需变更新生儿姓名的

C. 当事人提供法定鉴定机构有关亲子鉴定的证明,要求变更父亲或母亲信息的

D. 因签发机构责任导致原《出生医学证明》无效的

E. 因当事人责任导致原《出生医学证明》无效的

161. 艾滋病母婴阻断孕产期保健目的与要求有　　　　　　　　　　　　　　（　　）

A. 孕早期及早发现HIV感染的孕产妇

B. 孕中期加强产前保健,注意监测胎儿宫内发育,及早确定抗病毒治疗方案

C. 为HIV感染的孕产妇和所生婴儿备好孕期、分娩及产后需用的抗病毒药物

D. 孕晚期指导HIV感染孕产妇及时服用抗病毒药物,提供婴儿喂养的咨询

E. 分娩时按照用药方案继续产时用药,提供安全助产服务

162. 对艾滋病孕妇处理原则描述正确的是
　　　　　　　　　　　　　　　（　　）

A. 对妊娠者建议终止妊娠

B. 继续妊娠者建议剖宫产

C. 推荐母乳喂养至6个月

D. 产后出血建议用麦角生物碱药物

E. 主要采用免疫调节药治疗

163. 梅毒的治疗原则,正确的是　　　（　　）

A. 首选青霉素治疗

B. 妊娠早期以后发现的梅毒,争取不间断完成2个疗程

C. 妊娠时,已接受正规治疗和随诊,无需再治疗

D. 青霉素过敏者,首选头孢菌素治疗

E. 先天梅毒儿应作脑脊液检查

164. 高危儿包括　　　　　　　　　（　　）

A. 产时感染　　　　B. 孕龄≥42周

C. 双胎　　　　　　D. 手术产儿

E. 1分钟Apgar≤6分

165. 首次产前检查的主要常规检查项目有
　　　　　　　　　　　　　　　（　　）

A. 体重指数　　　　B. 空腹血糖

C. Rh血型　　　　　D. 心电图

E. 宫颈细胞学检查

166. 何种胎动状态提示胎儿缺氧可能（　　）

A. <3次/小时　　　B. <8次/2小时

C. <6次/2小时　　　D. 减少30%

E. 减少50%

167. 有关婴幼儿喂养方面的资料或宣传材料,下列哪项是正确的　　　　　　（　　）

A. 宣传母乳喂养的优越性

B. 告知添加辅助食品的适宜时间

C. 需要时,说明母乳代用品的正确使用方法

D. 告知添加辅助食品的适宜方法

E. 生产者、销售者可以自行提供宣传材料或资料

168. 医疗保健机构应有哪项行为 （　　）

A. 抵制母乳代用品生产者在本单位所做的各种形式的推销宣传

B. 不在机构内张贴母乳代用品产品的广告

C. 不在机构内发放母乳代用品产品的有关资料

D. 可在机构内代售母乳代用品产品

E. 不在机构内展示母乳代用品产品

169. 国家基本公共卫生服务要求产后 42 天指导内容包括 （　　）

A. 避孕　　　　　　B. 婴儿喂养及营养

C. 性保健　　　　　D. 心理

E. 个人卫生

170. 产前诊断的疾病种类包括 （　　）

A. 染色体疾病

B. 遗传性代谢缺陷疾病

C. 精神障碍

D. 非染色体性先天畸形

E. 单基因遗传病

171. 不能在妊娠早期通过胎儿超声检查诊断的先天畸形是 （　　）

A. 脑积水　　　　　B. 肾盂积水

C. 多囊肾　　　　　D. 连体双胎

E. 先天性膈疝

172. 属于孕产期保健工作健康指标的是 （　　）

A. 孕产妇死亡率　　B. 围产儿死亡率

C. 出生缺陷发生率　D. 剖宫产率

E. 低出生体重儿发生率

173. 下列产后出血的述说正确的是 （　　）

A. 是我国产妇死亡的首位原因

B. 子宫收缩乏力是最常见原因

C. 分娩后 2 小时是高发时段,应密切监护

D. 处理原则主要为正确估计出血量,明确原因并快速止血,纠正休克

E. 产后出血胎儿娩出后 24 小时内失血超过 500 mL,剖宫产时超过 800 mL

174. 产前保健的内容包括 （　　）

A. 早孕诊断

B. 首次产前检查

C. 随后的产前检查

D. 胎儿出生缺陷的筛查和诊断

E. 胎儿出生缺陷干预

175. 新生儿复苏中,气管插管常见的并发症有 （　　）

A. 低氧血症

B. 心动过缓、呼吸暂停

C. 气胸

D. 气管或食道穿孔

E. 感染

176. 引起持续性枕后位、枕横位的原因是 （　　）

A. 骨盆异常　　　　B. 胎头俯屈不良

C. 子宫收缩乏力　　D. 宫颈肌瘤

E. 膀胱充盈

177. Apgar 评分范围的体征是 （　　）

A. 喉反射　　　　　B. 体温

C. 肌张力　　　　　D. 心率

E. 呼吸

178. 关于病理性缩复环,正确的是 （　　）

A. 多发生于头盆不称,忽略性横位

B. 环之上宫体有压痛

C. 常伴有血尿

D. 是先兆子宫破裂的征象

E. 尿潴留伴宫体下段压痛

179. 妊娠合并重症肝炎的处理哪项是正确的 （　　）

A. 应限制蛋白质的摄入,控制血氨,预防肝性脑病

B. 输新鲜血及凝血因子,纠正凝血功能障碍

C. 产后不应哺乳,用雌激素回乳效果好

D. 分娩方式以剖宫产为宜

E. 避免应用对肝脏有损害的药物

180. 关于出生缺陷的预防可分三级,以下定义错误的是 （　　）

A. 一级预防——防止出生缺陷胎儿的发生,降低出生缺陷率

B. 二级预防——防止致残,减轻"疾病负担"

C. 三级预防——阻止严重缺陷儿出生,降低部分出生缺陷率

D. 二级预防——受孕前干预,降低出生缺陷率

E. 一级预防——防止致残,降低出生缺陷率

181. 对于产前检查哪项不恰当 （　　）

A. 早孕检查 1 次,16～22 周期间每 4 周检查 1 次,32 周起每周检查 1 次

B. 早孕检查 1 次,16～36 周期间每 4 周检查 1 次,36 周起每周检查 1 次

C. 早孕检查 1 次,20～36 周期间每 4 周检查 1 次,36 周起每周检查 1 次

D. 16～36 周期间每 4 周检查 1 次,36 周起每周检查 1 次

E. 早孕检查 1 次,16～34 周期间每 4 周检查 1 次,34 周起每周检查 1 次

182. 母乳喂养对母亲有哪些好处 ( )

A. 促进母亲子宫复旧,减少产后出血

B. 减少母亲患乳腺癌的风险

C. 使母亲得到心理上的满足,增进母婴感情,促进乳汁分泌

D. 有利于子宫复旧、抑制排卵、推迟月经复潮,改善贫血病,延长生育间隔时间

E. 经济、方便、省力省时

183. 羊水栓塞发生与下列哪种情况有关 ( )

A. 胎盘早剥　　 B. 前置胎盘

C. 胎膜早破　　 D. 胎儿宫内窘迫

E. 子宫破裂

184. 关于宫缩乏力所致产程延长,正确的是 ( )

A. 初产妇潜伏期超过 20 小时称潜伏期延长

B. 总产程超过 24 小时称滞产

C. 减速期后胎头下降停止超过 2 小时称为胎头下降停滞

D. 初产妇第二产程超过 3 小时尚未分娩称第二产程延长

E. 进入活跃期后,宫缩正常,宫口不再扩张达 4 小时以上称活跃期停滞

185. 双胎妊娠并发症,下列哪些正确 ( )

A. 容易并发妊高征　 B. 容易合并羊水过少

C. 容易发生胎位异常　D. 容易发生过期妊娠

E. 容易发生前置胎盘

186. 下列哪种心脏病患者不能妊娠 ( )

A. 风湿性心脏病房颤

B. 既往有心慌气短不能平卧,即心衰史

C. 发绀型先天性心脏病

D. 曾继发脑梗死,现恢复尚不完全

E. 以上都不是

187. 妊娠期泌尿系统变化,不正确的是 ( )

A. 胎儿代谢物亦由母体肾脏排出

B. 肾小球滤过率与肾小管重吸收能力同时增加

C. 代谢产物尿素、肌酐等因排泄增多,孕妇血中浓度高于非孕妇女

D. 孕妇仰卧位时因子宫压迫,尿量减少

E. 受雌激素影响,泌尿系统平滑肌张力降低

188. 产后 2 小时,阴道出血较多,下列哪些处理正确 ( )

A. 注射缩宫素　　 B. 按摩子宫

C. 检查软产道　　 D. 给予立止血

E. 检查胎盘胎膜是否完整

189. 胎儿健康状况评估可以通过哪项手段 ( )

A. 电子胎儿监护是观察胎心及其与胎动和宫缩间的关系

B. 胎儿生物物理监测

C. 胎盘功能检查

D. B 超

E. 脐血穿刺检查

190. FHR 过速的临床意义,以下哪些正确 ( )

A. 单独存在,胎儿的预后良好

B. 合并有 FHR 基线变异差和(或)周期性减速,提示胎儿存在较严重缺氧

C. 孕期、产时 FHR 过速大多无重要意义

D. 分娩期 FHR 过速是胎儿窘迫信号

E. FHR 过速持续>180 次/分,提示胎儿缺氧

191. 促宫颈成熟的方法有 ( )

A. 机械性扩张如小水囊

B. 小剂量缩宫素静滴

C. 前列腺素制剂如普贝生

D. 米索前列醇

E. 米非司酮

192. 男女双方出现以下情况,应该建议其可以结婚、但禁止生育 ( )

A. 直系血亲和三代以内旁系血亲

B. 男女一方患严重的多基因遗传疾病又属于该病的高发家系

C. 男女一方患严重的常染色体显性遗传性疾病

D. 男女双方均为白化病患者

E. 女方患有 X 连锁隐性遗传病

193. 臀位助产容易出现的情况有 ( )

A. 后出头困难

B. 新生儿窒息

C. 新生儿臂丛神经损伤

D. 新生儿颅内出血

E. 新生儿死亡

194. 剖宫产手术的术式种类有 （ ）

A. 子宫下段剖宫产术 B. 古典式剖宫产

C. 腹膜外剖宫产 D. 二次剖宫产

E. 新式剖宫产

195. 产前诊断时获得胎儿细胞做染色体核型分析的方法有哪些 （ ）

A. 在超声引导下羊水穿刺

B. 脐血穿刺技术

C. 胎儿组织活检

D. 胎盘活检

E. 孕妇外周血

196. 产后访视流程包括 （ ）

A. 访视前电话预约

B. 社区访视统一着装

C. 携带上岗证

D. 接触母婴前消毒双手

E. 检查顺序先新生儿后产妇

197. 常见的妊娠合并母婴传播性疾病有
（ ）

A. 支原体感染 B. 艾滋病

C. 梅毒 D. 沙眼衣原体感染

E. 乙型肝炎

198. 推算预产期可根据 （ ）

A. 末次月经

B. 农历的末次月经依同一公式推算出预产期后再转换成公历日期

C. B超协助诊断

D. 手测宫底高度

E. 腹围

199. 胎心率基线的正确描述是 （ ）

A. 即指每分钟心搏次数

B. 基线正常为120～140次/分

C. 基线摆动频率正常≥6次/分

D. 胎心率<110次/分、历时10分钟为胎心动过缓

E. 正常变异的胎心率基线由副交感神经调节

200. HIV感染孕产妇采用抗病毒治疗指征为
（ ）

A. CD4$^+$T计数≤350个细胞/mm³

B. CD4$^+$T计数≤500个细胞/mm³

C. 临床Ⅱ期

D. 临床Ⅳ期

E. 临床Ⅲ期

201. 儿童HIV脑病是指感染HIV儿童出现无其他原因的以下症状之一者 （ ）

A. 大脑发育障碍 B. 间歇性癫痫

C. 智力障碍 D. 轻瘫

E. 持续中枢性高热

202. 艾滋病患者分娩助产时,可能增加传播机会的产科操作有 （ ）

A. 肛门指诊 B. 人工破膜

C. 胎吸助产 D. 会阴侧切

E. 胎儿头皮电极检测

203. 在实施母婴保健技术时,何种状况下可依刑法追究刑事责任 （ ）

A. 有合格证书,终止妊娠手术致人残疾

B. 无合格证书,终止妊娠手术经鉴定有差错但患者结局良好

C. 无合格证书,终止妊娠手术致人死亡

D. 有合格证书,终止妊娠手术致人基本丧失劳动能力

E. 无合格证书,终止妊娠手术致人残疾

204.《中华人民共和国母婴保健法实施办法》中关于医疗保健机构承担的儿童保健任务有
（ ）

A. 开展新生儿代谢病筛查和诊疗

B. 开展早期智力教育项目

C. 开展规定项目的婴儿预防接种

D. 为特殊婴儿提供配方奶

E. 为实施母乳喂养提供技术指导

205.《贯彻2011—2020年中国妇女儿童发展纲要实施方案》中组织实施的要点包括 （ ）

A. 2015年组织中期评估

B. 加强组织领导

C. 明确工作职责

D. 加强监测评估

E. 2020年底终期评估

206. 妊娠晚期出血的处理,下列哪项是正确的 （ ）

A. 前置胎盘应禁止作肛查

B. 中央性前置胎盘胎儿已死,尽可能阴道分娩

C. 子宫胎盘卒中,必要时切除子宫

D. 妊娠合并宫颈癌,可行剖宫产术

E. 妊娠合并宫颈息肉,可阴道分娩

207. 急性输卵管妊娠破裂特征,哪项是正确

的 （ ）

A. 病侧下腹明显压痛、反跳痛

B. 休克程度与阴道流血量不成正比

C. 宫颈举痛明显

D. 一侧附件必有肿块

E. 后穹隆穿刺抽出不凝血

208. 下列哪项是流产合并感染的诊断依据

（ ）

A. 阴道流血时间长伴下腹痛

B. 子宫复旧不全有压痛

C. 流产前有性生活史

D. 曾患慢性阑尾炎

E. 阴道分泌物有臭味

209. 关于母乳喂养正确的是 （ ）

A. 两侧乳房轮流喂哺

B. 按时哺乳,两次哺乳间隔 4 小时

C. 喂奶前用温水擦洗乳头

D. 喂奶后立即用清水清洗乳头

E. 纯母乳喂养指除了母乳外不应有其他食物,甚至是水

210. 如何判断喂奶姿势正确 （ ）

A. 婴儿嘴唇呈鱼嘴型

B. 两颊鼓起,缓慢吸吮

C. 可听到吞咽声

D. 母亲感觉乳头疼痛

E. 婴儿面向母亲,身体紧张

211. 促进乳汁分泌的措施有哪些 （ ）

A. 早开奶 B. 勤吸吮

C. 母婴同室 D. 母亲心情愉悦

E. 母亲进食营养易消化食物

212. 关于孕妇血容量变化的描述,哪些不正确 （ ）

A. 妊娠 32～34 周达高峰

B. 自妊娠 12 周血容量开始增加

C. 34 周后缓慢增加至足月

D. 红细胞增加多于血浆增加

E. 孕晚期血液处于浓缩状态

213. 以下哪些数值不用于妊娠图绘制（ ）

A. 血压 B. 胎心率

C. 孕周 D. 体重

E. 宫高

214. 关于正常产褥,下列哪些不正确 （ ）

A. 子宫体恢复至非孕大小需时 4 周

B. 宫颈外形约于产后 3 日恢复至未孕状态

C. 于产后 2 周宫颈完全恢复至正常状态

D. 于产后 10 日,腹部检查扪不到子宫底

E. 于产后 4 周,除胎盘附着处,子宫腔表面均由新生的内膜修复

215. 胎儿生物物理监测的内容包括 （ ）

A. NST B. 肌张力

C. 胎动 D. 羊水指数

E. 胎盘成熟度

216. 新生儿复苏前的准备工作包括 （ ）

A. 了解孕妇病史,提前预热辐射台及毛毯

B. 将吸氧管与吸氧设备及复苏气囊连接好

C. 选择面罩,检查气囊是否正常

D. 连接吸痰管与负压吸引器,检查吸引器压力

E. 洗手、穿好手术衣

217. Bishop 评分法得分错误的是 （ ）

A. 宫颈消退 60%,得 2 分

B. 宫颈位置中,得 1 分

C. 先露-2,得 1 分

D. 宫口开大 2 cm,得 2 分

E. 宫颈硬度为软,得 3 分

218. 艾滋病感染孕产妇应用抗病毒药物的原则 （ ）

A. 孕产妇因自身的健康需要使用抗病毒治疗,应该终身服用抗病毒药物

B. 在母乳喂养时期,提供有效的抗病毒治疗药物

C. 按照 CD4+T 细胞计数检测结果,确定用药方案

D. 在不同地区和国家考虑使用简单和统一的药物方案

E. 最大限度地发挥抗病毒药物降低母婴传播的干预效果

219. HIV 消耗综合征是指 （ ）

A. 患者持续腹泻超过 2 周

B. 患者持续腹泻超过一个月

C. 患者半年内体重减少＞10%

D. 患者半年内体重减少＞15%

E. 患者伴有持续发热超过一个月

220. 艾滋病产妇无条件进行人工喂养时,可

（ ）

A. 混合喂养 B. 只能纯母乳喂养

C. 母乳喂养 6 个月 D. 母乳喂养 10 个月

E. 母乳喂养 12 个月

221. 产后访视包必备物品有 （ ）

A. 听诊器 B. 消毒袖套

C. 婴儿秤　　　　　D. 体温计

E. 75%酒精

222. 没有任何孕期保健和相关检测,临产时初诊的孕妇,必须尽快进行哪些项目的检测(　　)

A. 支原体　　　　　B. 艾滋病

C. 梅毒　　　　　　D. 沙眼衣原体

E. 乙型肝炎

223. 以下哪些状况不宜继续妊娠　　(　　)

A. 无脑儿　　　　　B. 唇腭裂

C. 单腔心　　　　　D. 隐性脊柱裂

E. 内脏外翻

224. 胎儿生物物理监测 Manning 评分标准正确的是　　　　　　　　　　　(　　)

A. 0 分严重急性缺氧

B. 8 分无缺氧

C. 2~4 分急性缺氧伴慢性缺氧

D. 4~6 分有急性或慢性缺氧

E. 6~8 分可能慢性缺氧

225. 婚前医学检查证明应当列明的疾病有

(　　)

A. 发病期间的有关精神病

B. 曾经患过的精神病

C. 传染期内的指定传染病

D. 不宜生育的遗传性疾病

E. 医保范围规定的重病

226. B 超诊断胎儿停止发育的依据是(　　)

A. 胚囊变形　　　　B. 胎芽枯萎

C. 胎心搏动消失　　D. 子宫缩小

E. 胎儿小于停经月份

227. 我国《母婴保健法》中指出的"有关精神病"包括　　　　　　　　　　　(　　)

A. 精神分裂症

B. 抑郁症

C. 痴呆症

D. 躁狂抑郁型精神病

E. 各类重型精神病

228. 制定《母乳代用品销售管理办法》的目的是　　　　　　　　　　　　(　　)

A. 促进母乳喂养

B. 规范母乳代用品生产标准

C. 建立母乳代用品评价体系

D. 保护产妇身心健康

E. 保护婴儿身心健康

229. 正常妊娠的辅助检查描述正确的有

(　　)

A. 停经 6~8 周,尿 hCG 可呈阳性

B. 停经 8 周,血 hCG 才出现阳性

C. 黄体酮试验无阴道出血

D. 宫颈液见羊齿状结晶

E. 双相型基础体温高温相持续 3 周不降

230. 双胎输血综合征下列哪项正确　(　　)

A. 单卵双胎的胎盘间可有血液循环相通

B. 动脉间血管吻合可引起双胎输血综合征

C. 受血儿多尿可导致羊水过多

D. 受血儿心脏、肝、肾肥大,体重增长快

E. 供血儿贫血、脱水、体重轻

231. 下述哪些情况和巨大胎儿有关　(　　)

A. 胎儿宫内窘迫　　B. 臂丛神经损伤

C. 锁骨骨折　　　　D. 颅内出血

E. 新生儿高血糖

232. 关于早产的药物治疗,下列哪些描述正确　　　　　　　　　　　　　(　　)

A. β-肾上腺素受体激动剂可抑制宫缩,延长妊娠期

B. 硫酸镁可抑制宫缩,用药过程中应注意呼吸、膝反射和尿量

C. 临产后如孕妇精神紧张,可使用镇静剂

D. β-肾上腺素受体激动剂可使母胎心率增快、水钠潴留

E. 钙拮抗剂可抑制催产素及前列腺素释放,达到治疗早产的效果

233. 使用硫酸镁,下列哪些描述正确　(　　)

A. 每日用量 15~20 g

B. 静脉滴速最快不超过 3 g/h

C. 中毒现象首先为膝反射消失

D. 中毒加重可出现全身肌张力减退及呼吸抑制

E. 中毒最严重者心跳可突然停止

234. 停经 3 个月,子宫大于停经月份,宫底在脐耻之间,需做　　　　　　　(　　)

A. 尿妊娠试验

B. 超声检查

C. 超声多普勒检查

D. X 线腹部检查

E. 宫颈涂片

235. 妊娠合并卵巢肿瘤的处理哪些正确

(　　)

A. 早孕合并卵巢恶性肿瘤,等分娩后再手术

B. 早孕合并卵巢囊肿,立即手术治疗

C. 妊娠晚期发现卵巢肿瘤等待至足月再手术

D. 早孕合并卵巢囊肿,等待至妊娠 3 个月再进行手术

E. 中孕合并卵巢恶性肿瘤等分娩后再手术

236. 下列哪些疾病易发生 DIC 而致产后出血 （　　）

A. 过期妊娠 　　　　B. 重度妊高征

C. 早产 　　　　　　D. 胎盘早剥

E. 前置胎盘

237. 用纱布条填塞宫腔止血正确的是（　　）

A. 自宫底由内向外填紧

B. 48 小时后取出

C. 宫腔填塞后应密切观察生命体征和宫底高度

D. 无菌操作

E. 取出前使用缩宫素

238. 32 岁初产妇,妊娠 17 周,筛查 21-三体发病风险概率是 1/270,应进一步做的处理是（　　）

A. 重新做唐氏筛查 　　B. 羊膜腔穿刺

C. B 超检查 　　　　　D. 引产

E. 遗传咨询,跟踪随访至分娩后

239. 出生缺陷的三级预防策略,下列说法正确的是 （　　）

A. 一级:防止出生缺陷儿的发生

B. 二级:减少缺陷儿的发生

C. 三级:针对出生缺陷的诊断和治疗

D. 胎儿干预的方法有出生后随访、胎儿手术等

E. 发现胎儿畸形,及时建议终止妊娠

240. 产后访视的执行部门为 （　　）

A. 村卫生室 　　　　B. 镇卫生院

C. 乡卫生院 　　　　D. 社区卫生服务中心

E. 区妇保所

241. 下列符合瘢痕子宫妊娠经阴道分娩的条件有 （　　）

A. 本次剖宫产指征不再存在

B. 子宫瘢痕厚度大于 0.2 cm

C. 子宫下段无压痛

D. 宫口开大后先露达 −1 以下

E. 胎心率正常

242. 孕妇轻中度贫血的指导原则有 （　　）

A. 补铁口服给药为主

B. 需连续补铁 3 个月

C. 有挑食者适当补充维生素 B_6

D. 有挑食者适当补充叶酸

E. 补铁剂同时口服维生素 C

243. 胎儿生物物理监测 Manning 评分观察时间正确的是 （　　）

A. 无应激试验 20 分钟

B. 胎儿呼吸运动 20 分钟

C. 胎儿呼吸运动 30 分钟

D. 胎动 20 分钟

E. 胎动 30 分钟

244. 艾滋病抗病毒药物的缩写词正确的是 （　　）

A. 齐多夫定 AZT

B. 拉米夫定 3TC

C. 洛匹那韦/利托那韦 LPV/r

D. 齐多夫定 ATZ

E. 洛匹那韦/利托那韦 LBV/r

245. 持续性全身性淋巴腺病是指 （　　）

A. 不明原因的腹股沟以外的淋巴结肿大 ≥2 处

B. 不明原因的腹股沟以外的淋巴结肿大 ≥3 处

C. 上述淋巴结肿大直径>2 cm

D. 上述淋巴结肿大直径>3 cm

E. 上述淋巴结肿大持续 3 个月以上

246. 适宜的艾滋病孕产妇用过的物品处理方式有 （　　）

A. 消毒液浸泡后丢弃

B. 深埋

C. 餐具消毒液擦拭后再清洗

D. 焚烧

E. 餐具流动水清洗

247. 孕妇有以下情形之一者,医生应对其进行产前诊断 （　　）

A. 羊水过多或过少

B. 所有 35 岁以上孕妇

C. 有遗传病家族史

D. 患有孕期不能停药的疾病

E. 孕中期接触过可能导致胎儿缺陷的物质

248. 符合"婴儿配方食品"的定义解释有 （　　）

A. 按照适用的食品标准法典的标准配置

B. 满足 4～6 个月以内婴儿正常营养需要并符合其生理特点

C. 满足 4～10 个月以内婴儿正常营养需要并符合其生理特点

D. 母乳代用品

E. 可以家庭自制

249. 以下需采用人工破膜的情况包括（　　）

A. 单臀位,宫口开大 4 cm

B. 边缘性前置胎盘,胎方位正常,宫口开大 6 cm,出血不多

C. Ⅰ度胎盘早剥,经产妇,宫口开大 4 cm

D. 双胎妊娠,第一胎儿娩出后 15 分钟无宫缩

E. 早产难免,宫口开大 4 cm,胎心 160 次/分

250. 提高妇女生殖健康服务水平策略措施有（　　）

A. 大力普及生殖健康知识

B. 提高妇女自我保健意识和能力

C. 提供规范的青春期、育龄期、孕产期、更年期妇女生殖保健服务

D. 有针对性地解决妇女特殊生理时期的健康问题

E. 提供规范的老年期妇女生殖保健服务

251.《中国儿童发展纲要(2011—2020 年)》中加强妇幼卫生服务体系建设的策略措施有（　　）

A. 省、市、县均设置 1 所政府举办、标准化的妇幼保健机构

B. 加强县、乡、村三级妇幼卫生服务网络建设

C. 加强儿童医疗保健服务网络建设

D. 加强儿童卫生服务能力

E. 加强儿童卫生服务人才队伍建设

252. 孕妇下列哪种情形应当进行产前诊断（　　）

A. 羊水过多或过少

B. 年龄超过 30 周岁

C. 胎儿发育异常或胎儿可能有畸形

D. 曾经分娩过先天性严重缺陷的婴儿

E. 妊娠合并糖尿病

253. 诊断肩难产的要点包括（　　）

A. 胎头娩出后胎颈回缩

B. 胎儿颏部紧压会阴

C. 双肩径位于骨盆出口处

D. 胎肩娩出受阻

E. 会阴肿胀

254. 妊娠期高血压疾病高危因素（　　）

A. 年龄≥40 岁

B. 抗磷脂抗体阳性

C. 初次产检时 BMI≥35 kg/m²

D. 高度近视

E. 高血压、慢性肾炎、糖尿病史

255. HIV 高危人群有哪些（　　）

A. 静脉毒瘾者

B. 有多个性伴侣

C. 乙肝病毒感染者

D. 使用过不规范的血制品

E. 来自 HIV 高发区

256. TORCH 病原体有（　　）

A. 弓形虫　　　　B. 梅毒螺旋体

C. 风疹病毒　　　D. 巨细胞病毒

E. HBV

257. 我省签发的《出生医学证明》有下列哪些情形时,视为无效（　　）

A.《出生医学证明》未使用计算机打印的

B.《出生医学证明》被涂改的、填写字迹不清的、有关项目填写不真实的

C.《出生医学证明》副页由父母拆切的

D.《出生医学证明》未加盖出生医学证明专用章的

E.《出生医学证明》使用计算机打印的

258. 患有以下哪些疾病时建议不宜妊娠（　　）

A. 强直性肌营养不良　B. 原发性癫痫

C. 躁狂抑郁性精神病　D. 艾滋病

E. 不明原因贫血

259. 胎膜早破对母儿的影响包括（　　）

A. 增加产褥感染　　B. 诱发早产

C. 影响产程　　　　D. 脐带脱垂发生增加

E. 胎儿畸形

260. 目前妊娠合并贫血的标准正确的是（　　）

A. 红细胞计数小于 3.5×10¹²/L

B. 血红蛋白小于 100 g/L

C. 血细胞比容小于 0.30

D. 血清铁小于 7.0 μmol/L

E. 血黏度低于 0.33

261. 巨大儿对母体的影响包括（　　）

A. 肩难产

B. 子宫破裂

C. 产后出血

D. 巨大儿经阴道分娩可引起子宫内翻

E. 手术助产

262. 足月妊娠孕妇,终止妊娠前下列检查必要的是（　　）

A. 超声波检查,测量双顶径

B. 详细询问病史,确定胎龄

C. 胎盘功能测定

D. X 线骨盆测量

E. 胎儿成熟度检查

263. 子宫内翻的治疗措施有 （ ）

A. 阴道徒手复位

B. 经腹手术复位

C. 经阴道手术复位

D. 经腹或经阴道部分或全子宫切除术

E. 使用宫缩剂

264. 女，32岁，1—0—0—1，平素月经规则，停经20周，可能会出现以下哪些情况 （ ）

A. 腹部增大

B. 自感胎动

C. 闻及胎心

D. 宫底高度耻骨联合上3横指

E. 血压增高

265. 下列脐带脱垂处理正确的是 （ ）

A. 阴道检查如发现宫口内有搏动索状物，可人工破膜以便明确是否脐带脱垂

B. 破膜后发现脐带脱垂时，应争分夺秒地进行抢救，据宫口扩张程度及胎儿情况进行处理

C. 若宫颈未完全扩张，胎心好，无剖宫产条件行剖宫产者，脱垂的脐带则应消毒后行脐带还纳术

D. 脐带脱垂一经诊断应立即使产妇取臀高位

E. 脐带先露，胎心正常可经阴道试产

266. 请问以下哪项符合美国FDA制定的胎儿危害性的药物分级标准 （ ）

A. A级：维生素

B. B级：青霉素、红霉素、地高辛、胰岛素

C. C级：庆大霉素、异丙嗪、异烟肼

D. D级：硫酸链霉素

E. X级：甲氨蝶呤、己烯雌酚

267. 以下哪些是预防心脏病孕产妇发生心力衰竭的措施 （ ）

A. 凡不宜妊娠的心脏病孕妇，应在妊娠12周以前行治疗性人工流产

B. 妊娠超过12周时，应密切监护继续妊娠

C. 妊娠20周前，每2周产检一次

D. 孕期正常者，应提前住院待产

E. 择期剖宫产分娩

268. 关于产前筛查，以下哪些选项是错误的 （ ）

A. 产前筛查的主要内容是：非整倍体染色体异常、神经管畸形和胎儿严重畸形的筛查

B. 妊娠早期唐氏综合征的筛查方法包括：孕妇血清学筛查、超声筛查，或两者结合

C. NT检测需要经过专门技术培训，并建立相应的质量控制体系

D. 检测胎儿基因是产前筛查胎儿畸形有效的技术手段

E. 大部分的先天性心脏病无遗传背景，B超检查一旦发现，应终止妊娠

269. 产妇，32岁，自然分娩一男婴，30分钟后，胎盘未娩出，发现因子宫狭窄环所致的胎盘嵌顿，不正确的处理措施是 （ ）

A. 牵拉脐带，协助胎盘娩出

B. 徒手伸入宫腔剥离胎盘

C. 用刮匙取出残留胎盘

D. 按压宫底，协助胎盘娩出

E. 使用麻醉药后，用手取出胎盘

270. 女，妊娠39周，入院待产，自发宫缩4小时后胎膜自破，羊水浑浊，胎心180次/分，应采取何种处理措施 （ ）

A. 左侧卧位、吸氧、开放静脉通道

B. 连续胎心监护或胎儿头皮血pH测定

C. 给予缩宫素加快产程进展

D. 宫口开全者，胎头双顶径已达坐骨棘平面以下，应尽快经阴道助娩

E. 预计短期内无法阴道自娩，应立即行剖宫产术

271. 下面产褥期疾病属于产褥感染的有 （ ）

A. 急性子宫内膜炎　　B. 上呼吸道感染

C. 血栓静脉炎　　D. 急性乳腺炎

E. 尿路感染

272. 经产前诊断发现胎儿畸形，应如何处理 （ ）

A. 经治医师必须将继续妊娠和终止妊娠可能出现的结果明确告知孕妇

B. 由孕妇夫妻双方自行选择处理方案，并签署知情同意书

C. 经治医师可以建议孕妇做优生引产

D. 安排孕妇在有儿科专家的三级医疗机构分娩，使新生儿有条件在出生时及时得到治疗

E. 胎儿干预也是孕产妇的选择之一

273. 确定为产前诊断重点疾病，应当符合哪些条件 （ ）

A. 疾病发生率较高

B. 疾病危害严重，社会、家庭和个人疾病负担大

C. 疾病缺乏有效的临床治疗方法

D. 需应用基因诊断技术

E. 诊断技术成熟、可靠、安全和有效

274. 妊娠早期可发生妊娠期牙龈炎,主要表现为容易出现牙龈出血、肿胀、口臭等情况,这种现象是由于孕妇体内的_____增加　　（　　）

A. hCG　　　　　　B. 雌激素

C. 雄激素　　　　　D. 孕激素

E. 胎盘生乳素

275. 下列哪项可作为诊断中期妊娠的依据　　　　　　　　　　　（　　）

A. 子宫增大

B. 自觉胎动

C. 腹部触诊有胎头浮球感

D. 超声显示胎儿骨骼

E. 经腹听到胎心音

276. 遗传咨询必须遵循的原则有　（　　）

A. 尽可能收集证据原则

B. 非指令性咨询原则

C. 尊重患者原则

D. 知情同意原则

E. 守密和信任原则

277. 以下哪些是妊娠期高血压的好发因素　　　　　　　　　　　　（　　）

A. 初产妇、多胎妊娠

B. 慢性肾炎

C. 营养不良及低社会经济状况

D. 有妊娠期高血压病史及家族史

E. 体重指数＝20 kg/m²

278. CPAP 可以通过以下哪种方式获得　　　　　　　　　　　　　（　　）

A. 自动充气式气囊　B. 气流充气式气囊

C. T 组合复苏器　　D. 面罩给氧

E. 鼻导管给氧

279. 34 岁,经产妇妊娠 41 周 5 天,临产入院,肛查宫口开 2 cm 先露−1,行胎心监护检查出现频繁晚期减速,正确的处理是　　（　　）

A. 人工破膜,加速产程

B. 吸氧、变换体位

C. 做剖宫产术前准备

D. 硫酸镁抑制宫缩

E. 新生儿复苏准备

280. 第二产程保护会阴的要点是　（　　）

A. 利用手掌鱼际顶住会阴部

B. 宫缩强时鼓励产妇尽快在宫缩时娩出

C. 宫缩间歇时左手轻轻下压胎头枕部,协助胎头俯屈

D. 宫缩间歇时,保护会阴的右手稍放松

E. 胎头娩出后,右手即可帮助胎儿前肩娩出,不需再保护会阴

281. 超声诊断出生缺陷的主要技术特点有哪些　　　　　　　　　　　　（　　）

A. 此类出生缺陷必须存在解剖异常,且畸形必须明显到足以让超声影像所分辨和显现

B. 超声诊断受胎儿发育时间孕龄局限,大部分非致死性畸形须出生后随访

C. 若超声检查发现与染色体疾病有关的结构畸形,须行胎儿染色体核型分析确诊

D. 超声仅能作为产前筛查的手段

E. 超声对胎儿微小的形态改变检出率高

282. 不符合先天梅毒儿童的诊断指标的是　　　　　　　　　　　　　　（　　）

A. 高倍显微镜检测到梅毒螺旋体

B. 暗视野显微镜检测到梅毒螺旋体

C. 梅毒螺旋体 IgA 抗体检测阳性

D. 梅毒螺旋体 IgG 抗体检测阳性

E. 出生时非梅毒螺旋体抗原血清学滴度高于母亲分娩前滴度的 2 倍

283. 关于苯丙酮尿症,以下说法正确的是　　　　　　　　　　　　　　（　　）

A. 群体发病率为 1∶10 000

B. 无法在产前诊断的疾病

C. PKU 筛查阳性的新生儿及其父母要做基因检测诊断

D. 早诊断早治疗是本病的预后关键

E. 未经治疗的患儿表现为进行性智力低下

284. Bishop 评分法得分正确的是　（　　）

A. 宫颈消退 60%,得 2 分

B. 宫颈位置中,得 1 分

C. 先露−2,得 1 分

D. 宫口开大 2 cm,得 2 分

E. 宫颈硬度为软,得 3 分

285. 妊娠期发现哪种情形者,应提出终止妊娠的医学意见　　　　　　　　（　　）

A. 胎儿患有严重遗传性疾病

B. 胎儿有严重缺陷

C. 因患严重疾病,继续妊娠可能危及孕妇生命安全或者严重危害孕妇健康

D. 胎位不正

E. 孕 37 周后继续妊娠有胎死宫内风险

286. B 超诊断羊水过少的指标　（　　）

A. 最大羊水暗区垂直深度＜7 cm

B. 最大羊水暗区垂直深度≤2 cm

C. 羊水指数≤5 cm

D. 羊水指数<20 cm

E. 最大羊水暗区垂直深度<4 cm

287. 双人配合进行胸外按压+面罩气囊正压通气时,以下说法正确的是 （ ）

A. 一人保持患儿正确体位,进行面罩气囊正压通气

B. 另一人进行胸外按压,在胸骨体下 1/2 处按压

C. 另一人进行胸外按压并需与人工呼吸配合,不可同时进行

D. 胸外按压:人工呼吸频率=3:1,不可同时进行

E. 30 秒后重新评价患儿呼吸、心率

288. 双胎妊娠的剖宫产指征,下列哪些是正确的 （ ）

A. 第一胎为臀先露、肩先露

B. 宫缩乏力至产程延长,经积极治疗无效

C. 胎儿宫内窘迫,短时间内不能结束分娩

D. 联体双胎孕周大于 26 周

E. 严重妊娠并发症

289. 臀位的分类按胎儿双下肢姿势分为 （ ）

A. 单臀先露 B. 完全臀位

C. 不完全臀位 D. 足先露

E. 双臀先露

290. 胎儿健康状况可以从以下哪些方面进行评估 （ ）

A. NST B. OCT

C. Manning 评分 D. 孕妇 hCG

E. 孕妇尿 E3 测定

291. 胎膜早破的处理原则是 （ ）

A. 妊娠小于 24 周的孕妇应终止妊娠

B. 妊娠 28～35 周,若胎肺不成熟,无感染、无胎儿窘迫可期待治疗

C. 妊娠 28～35 周,若胎肺成熟或有明显感染者,应终止妊娠

D. 对胎儿窘迫,妊娠大于 36 周,终止妊娠

E. 妊娠小于 37 周应尽量保胎治疗

292. 治疗原发性宫缩乏力,以下哪项处理是正确的 （ ）

A. 使用镇静剂,消除紧张情绪

B. 肥皂水灌肠易引起感染

C. 立即剖宫产

D. 给予小剂量催产素静滴加强宫缩

E. 宫口开 3 cm,无头盆不称可以人工破膜

293. 羊水栓塞一旦怀疑,立即抢救,包括 （ ）

A. 抗过敏

B. 解除肺动脉高压、改善低氧血症

C. 抗休克

D. 防治 DIC

E. 防肾衰

294. 前置胎盘孕妇,可以期待疗法的情况是 （ ）

A. 妊娠小于 37 周

B. 胎儿体重估计在 2 000 克以上

C. 胎儿存活

D. 阴道流血不多

E. 孕妇一般情况良好

295. 子宫收缩乏力出血的处理原则有（ ）

A. 按摩子宫 B. 应用宫缩剂

C. 宫腔填塞 D. 压迫盆腔血管

E. B-lynch 缝合

296. Ⅲ度胎盘早剥可能发生下列哪些并发症 （ ）

A. 席汉氏综合征 B. 胎心早期减速

C. 弥散性血管内凝血 D. 急性肾衰

E. 羊水栓塞

297. Ⅲ度胎盘早剥的主要临床表现,下列哪些正确 （ ）

A. 先出现阴道流血随后剧烈腹痛

B. 阴道出血量与全身症状不成正比

C. 胎位、胎心清晰

D. 宫底升高

E. 四肢湿冷,血压下降

298. Ⅲ度胎盘早剥的处理是 （ ）

A. 密切观察血压、脉搏、子宫底高度等病情变化

B. 输液、输血、纠正休克

C. 用止血药物止血

D. 人工破膜

E. 积极终止妊娠

299. 中晚期妊娠的B超检查可用于 （ ）

A. 胎儿径线测量

B. 胎盘定位及探测羊水量

C. 估计胎儿体重

D. 确定胎儿性别

E. 胎儿生物物理监测

300. 滞产时可能发生的情况有 （　　）
A. 产后出血　　　　B. 生殖道瘘
C. 产褥感染　　　　D. 尿潴留
E. 新生儿产伤

301. 诊断输卵管妊娠的辅助检查包括（　　）
A. 后穹隆穿刺　　　B. 腹腔镜检查
C. 盆腔 B 超　　　　D. 输卵管造影
E. 诊断性刮宫

302. 诊断临产的主要标志 （　　）
A. 宫缩持续至少 20 秒以上
B. 宫缩逐渐增强,间隙逐渐缩短且有规律
C. 见红
D. 宫颈扩张,先露下降
E. 腹痛明显

303. 造成子宫收缩乏力的原因有 （　　）
A. 头盆不称或胎位异常
B. 子宫因素
C. 精神因素
D. 内分泌因素
E. 镇静药物使用

304. 早期妊娠的辅助诊断,下列正确的是
（　　）
A. 尿妊娠试验阳性
B. 超声检查于妊娠第 5 周见妊娠环
C. 双相型体温的妇女,高温相持续 18 天不下降
D. 黄体酮试验阴性
E. 停经 12 周时,测量胎儿头臀长度能准确的估计孕周

305. 在狭窄骨盆中发生胎儿窘迫的主要原因是
（　　）
A. 手术助产机会大　　B. 脐带脱垂
C. 胎儿慢性缺氧　　　D. 胎膜早破
E. 胎儿受到挤压

306. 在维持阴道生态平衡中起重要作用的是
（　　）
A. 雌激素　　　　　　B. 乳酸杆菌
C. 阴道 pH　　　　　D. 阴道自净作用
E. 孕激素

307. 37 岁,妊娠 18 周,曾生育 1 胎先天性愚型儿,可行下列哪些检查 （　　）
A. MRI
B. 羊水穿刺染色体检查
C. B 超
D. 胎盘绒毛活检染色体检查

E. 唐氏筛查

308. 在产力异常中采用强镇静药缓解症状的有 （　　）
A. 强直性子宫收缩　　B. 协调性宫缩乏力
C. 不协调性宫缩乏力　D. 子宫痉挛性狭窄环
E. 先兆子宫破裂

309. 再生障碍性贫血孕产妇多死于 （　　）
A. 颅内出血
B. 心力衰竭
C. 呼吸道、泌尿道感染
D. 败血症
E. 肾功能衰竭

310. 孕妇在妊娠期常缺乏的矿物质是（　　）
A. 铁　　B. 钠　　C. 钾　　D. 钙
E. 锌

311. 孕妇发生胎儿宫内窘迫,除给予吸氧外,还需采取下列哪些措施 （　　）
A. 分析产生缺氧的原因,分别处理
B. 纠正脱水,酸中毒及电解质紊乱
C. 变换体位,仰卧改为侧卧位
D. 宫口未扩张者可给予缩宫素静脉点滴
E. 胎儿已成熟,宫口未扩张者行剖宫产

312. 月经量多或经期延长但周期基本正常,可能为
（　　）
A. 子宫内膜癌　　　B. 子宫颈癌
C. 子宫肌瘤　　　　D. 免疫因素
E. 排卵性功血

313. 原发性痛经的病因有 （　　）
A. 前列腺素合成与释放异常
B. 子宫收缩异常
C. 神经、精神因素
D. 个体阈值
E. 子宫血管痉挛

314. 预防子宫破裂的措施有哪些 （　　）
A. 加强计划生育宣传及实施
B. 做好产前检查,对有胎儿异常者及时处理
C. 严格掌握子宫收缩剂的使用,避免损伤性较大的阴道助产及操作
D. 严格观察产程,警惕并尽早发现先兆子宫破裂征象
E. 正确掌握剖宫产指征

315. 与子痫前期胎盘病变密切相关的是
（　　）
A. FGR　　　　　　B. 胎盘早剥
C. DIC　　　　　　D. 羊水栓塞

E. 胎盘植入

316. 与子宫破裂有关的因素是 （ ）

A. 胎先露部下降受阻

B. 胎盘植入

C. 手术创伤

D. 子宫收缩剂使用不当

E. 前置胎盘

317. 与羊水栓塞相符合的描述是 （ ）

A. 多发生在分娩过程中,产妇死亡率达 70%～80%

B. 宫缩过强、急产是羊水栓塞的好发因素

C. 宫缩时破膜,羊水易进入母体血管

D. X 线胸片双肺有弥漫性点片状浸润影

E. 胎盘早剥、子宫不全破裂、剖宫产均可诱发羊水栓塞的发生

318. 与胎儿窘迫有关的因素有 （ ）

A. 孕妇患有高血压

B. 妊娠高血压孕妇

C. 宫缩过强或者不协调

D. 脐带扭转

E. 前置胎盘出血

319. 诱发早产的常见原因包括 （ ）

A. 胎膜早破

B. 下生殖道及泌尿道感染

C. 子宫过度膨胀

D. 宫颈内口松弛

E. 妊娠并发症和合并症如妊娠期高血压

320. 有关胎盘早剥的描述下列哪项正确

（ ）

A. 子宫局部压痛 B. 无痛性阴道流血

C. 子宫强直收缩 D. 胎心音可消失

E. 较早出现凝血功能异常

321. 有关胎膜早破正确的是 （ ）

A. 指在临产前胎膜破裂

B. 孕 28～35 周不伴感染,且羊水池深度≥1 cm 可期待治疗

C. 孕期达 35 周以上分娩发动者,可待其自然分娩

D. 为了防止感染,发生胎膜早破,即刻终止妊娠

E. 破膜超过 12 小时,给予抗生素预防感染

322. 有关双胎妊娠的叙述,正确的是 （ ）

A. 属高危妊娠范畴

B. 双胎第一胎为头位,第二胎为臀位,分娩时易发生绞锁

C. 孕妇易发生贫血、妊娠期高血压

D. 双胎儿大部分不能经阴道分娩

E. 易发生宫缩乏力性产后出血

323. 产前、产后子痫容易发生的时间分别为

（ ）

A. 妊娠晚期或临产前 B. 临产时

C. 产后 24 小时内 D. 产后 48 小时

E. 产程中

324. 有关宫颈妊娠下列哪些是正确的（ ）

A. 子宫体大小正常

B. 妊娠物完全在宫颈内

C. 分段诊刮,宫腔内未发现任何妊娠产物

D. 发生率低

E. 宫颈管具有延展性,妊娠一般能维持至 20 周

325. 由胎盘产生的激素是 （ ）

A. 黄体生成素

B. 绒毛膜促性腺激素、胎盘生乳素

C. 雌激素和孕激素

D. 蛋白激素和甾体激素

E. 卵泡生长激素

326. 产褥期抑郁症的主要表现为 （ ）

A. 情绪抑郁

B. 失眠或睡眠过度

C. 自我评价降低、对生活缺乏信心

D. 创造性思维受损、主动性降低

E. 烦躁

327. 易导致会阴裂伤的因素有 （ ）

A. 会阴水肿 B. 胎头过大

C. 胎儿娩出过速 D. 耻骨弓过低

E. 手术助产

328. 异位妊娠的临床类型包括 （ ）

A. 输卵管妊娠 B. 卵巢妊娠

C. 宫颈妊娠 D. 腹腔妊娠

E. 子宫残角妊娠

329. 以下孕前咨询不宜妊娠的情况包括

（ ）

A. 既往有心力衰竭史 B. 心功能Ⅲ～Ⅳ级

C. 肺动脉高压 D. 心功能Ⅰ～Ⅱ级

E. 心电图提示 ST-T 改变

330. 以下属于高危妊娠范畴的有 （ ）

A. 有卵巢手术史 B. 双胎妊娠

C. 有剖宫产史 D. 胎盘功能不全

E. 妊娠期糖尿病

331. 以下哪些是妊娠期高血压疾病的好发因素 （ ）

A. 初产妇、多胎妊娠

B. 慢性肾炎

C. 营养不良及低社会经济状况

D. 有妊娠期高血压病史及家族史

E. 孕妇年龄过小或大于 35 岁

332. 以下关于妊娠期高血压疾病病因学说正确的是 （　　）

A. 免疫因素　　　　B. 胎盘浅着床

C. 血管内皮细胞受损　D. 营养缺乏

E. 胰岛素抵抗

333. 产前保健基本检查项目应包括 （　　）

A. 测量血压、体重　B. 胎心、胎位

C. 尿蛋白、血红蛋白　D. 产前诊断

E. 产前筛查

334. 疑前置胎盘,下列哪些适宜的检查可帮助诊断 （　　）

A. B 型超声　　　　B. 肛查

C. 窥器检查　　　　D. 耻骨联合上方听诊

E. 产后检查胎盘和胎膜

335. 遗传咨询原则包括 （　　）

A. 尽可能收集证据的原则

B. 非指令性咨询的原则

C. 尽可能满足病人的原则

D. 尊重患者的原则

E. 守密和信任原则

336. 医护人员必须取得相应的《母婴保健技术考核合格证书》才可从事下列哪些工作 （　　）

A. 婚前保健　　　　B. 产前诊断

C. 遗传病诊断　　　D. 助产技术

E. 终止妊娠手术

337. 羊水栓塞的病理生理改变是 （　　）

A. 肺动脉高压

B. DIC

C. 小支气管痉挛

D. 肺内小血管形成血栓

E. 急性肾衰竭

338. 羊水过少的临床表现是 （　　）

A. 胎动时感腹痛

B. 腹围、宫高均较同期妊娠者小

C. 子宫敏感度低

D. 可致胎儿肺发育不全

E. 临产后阵痛明显,且宫缩多不协调

339. 产前诊断的方法,正确的是 （　　）

A. 羊水穿刺　　　　B. 胎儿镜检查

C. 母体染色体检查　D. 绒毛取样

E. 超声观察胎儿结构

340. 羊水分析的结果描述正确的是 （　　）

A. 卵磷脂与鞘磷脂之比>2 示肺成熟

B. 肌酐≥2 mg/dL(177 μmol/L)示肾成熟

C. 甲胎蛋白明显上升示神经管畸形

D. 羊水脱落细胞脂肪颗粒检查,橘黄色细胞>20%示皮脂腺成熟

E. 羊水泡沫试验是测定胎儿唾液腺成熟的方法

341. 羊膜穿刺常见并发症包括 （　　）

A. 母体腹壁血肿、子宫浆膜下血肿

B. 损伤胎儿、胎盘或脐带出血或形成血肿

C. 羊水渗漏、宫内感染

D. 流产或早产

E. 羊水过少

342. 严重心脏病孕妇伴有发绀,对胎儿的影响 （　　）

A. 早产　　　　　　B. 死胎

C. 胎儿宫内窘迫　　D. 胎儿宫内生长受限

E. 胎儿宫内感染

343. 需与恶性卵巢肿瘤鉴别的疾病 （　　）

A. 子宫内膜异位症　B. 盆腔结核性腹膜炎

C. 乙状结肠癌　　　D. 肝硬化腹水

E. 盆腔炎

344. 新生儿窒息的病因包括以下哪些 （　　）

A. 孕母因素,如母亲患有糖尿病、妊高征等

B. 胎盘和脐带因素,如前置胎盘、胎盘早剥、脐带绕颈等

C. 分娩因素,如难产、产程中药物使用不当等

D. 胎儿因素,如早产儿;先天畸形,如呼吸道畸形等

E. 孕妇应用麻醉药剂、镇静剂过量

345. 心脏病合并早孕,终止妊娠的指征为 （　　）

A. 心脏功能Ⅲ级或Ⅲ级以上者

B. 严重的心肌损害

C. 心脏明显扩大

D. 以往有心力衰竭史

E. 年龄大于 35 岁

346. 先兆子宫破裂的主要表现为 （　　）

A. 子宫病理缩复环形成

B. 下腹部压痛

C. 血尿

D. 胎心率改变

E. 子宫强直性收缩

347. 下丘脑—垂体—卵巢轴的生理功能有 （　）

A. 调节女性发育

B. 调节正常的月经

C. 调节性功能

D. 参与机体物质代谢的调节

E. 参与卵泡发育及成熟

348. 下列有利于诊断子宫内膜异位症的辅助检查有 （　）

A. 腹部或阴道超声检查

B. 抗子宫内膜抗体

C. 腹腔镜检查

D. 血清 CA125 测定

E. 阴道镜检查

349. 下列因素中容易造成剖宫产术后子宫切口感染出血的因素有 （　）

A. 宫口开全后因头盆不称行剖宫产

B. 胎膜早破患者剖宫产

C. 绒毛膜羊膜炎患者剖宫产

D. 贫血患者剖宫产

E. 术前产程延长

350. 下列选项中，哪些属于子宫内膜的周期性变化 （　）

A. 增殖期　　　　　B. 分泌期

C. 月经期　　　　　D. 排卵期

E. 黄体期

351. 下列叙述符合高张性宫缩乏力的有 （　）

A. 宫缩时宫底部不强、而是子宫下段强

B. 宫缩间隙时子宫壁完全松弛

C. 产程进展缓慢

D. 较早出现胎儿宫内窘迫

E. 多为原发性宫缩乏力

352. 下列哪种阴道炎与雌激素低下有关 （　）

A. 滴虫阴道炎

B. 外阴阴道假丝酵母菌病

C. 萎缩性阴道炎

D. 婴幼儿外阴阴道炎

E. 细菌性阴道病

353. 产前诊断的检测方法有 （　）

A. 影像学技术

B. 染色体核型分析技术

C. 分子生物学技术

D. 生物化学技术

E. 四部触诊

354. 下列哪些肿瘤标志物与相应的肿瘤有关 （　）

A. CA125 与上皮性肿瘤

B. AFP 与颗粒细胞瘤

C. hCG 与原发卵巢绒毛膜癌

D. E 与卵泡膜细胞瘤

E. AFP 与内胚窦瘤

355. 下列哪些是人工流产的并发症 （　）

A. 人工流产综合反应　B. 吸宫不全

C. 生殖系统感染　　　D. 子宫穿孔

E. 宫腔粘连

356. 下列哪些是陈旧性宫外孕的临床表现 （　）

A. 停经,腹痛

B. 反复不规则阴道流血

C. 休克

D. 盆腔包块

E. 子宫增大

357. 下列哪些情况应考虑妊娠合并心脏病和有早期心力衰竭的可能 （　）

A. 半夜胸闷需起床或到窗口呼吸新鲜空气

B. 呼吸每分钟 20 次以下

C. 轻微活动后即有胸闷、气急,休息时心率超过 110 次/分

D. 休息时心率 80 次/分

E. 肺底部出现少量持续性湿啰音

358. 下列哪些可能是早期习惯性流产的原因 （　）

A. 黄体功能不足　　　B. 宫颈内口松弛

C. 子宫肌瘤　　　　　D. 染色体异常

E. 子宫畸形

359. 下列产褥期疾病属于产褥感染的是 （　）

A. 急性子宫颈炎　　　B. 急性子宫内膜炎

C. 急性子宫肌炎　　　D. 急性输卵管炎

E. 急性乳腺炎

360. 维持子宫正常位置的是 （　）

A. 子宫韧带

B. 膀胱和直肠的支撑作用

C. 腹腔压力作用

D. 骨盆底肌肉和筋膜的支撑作用

E. 正常的性激素水平

361. 维持子宫正常位置的韧带有 （　）

A. 主韧带　　　　　B. 阔韧带

C. 卵巢固有韧带　　D. 圆韧带

E. 宫骶韧带

362. 臀位分娩，下列处理中错误的是　（　）

A. 破膜后立即听胎心音，了解有无脐带脱垂

B. 阴道口见胎足，应快速结束分娩

C. 宫缩时见胎粪流出为胎儿宫内窘迫

D. 堵臀时间越长越好

E. 不完全臀先露选择剖宫产为宜

363. 推算胎龄主要依据的条件是　　（　）

A. 末次月经　　　　B. 早孕反应出现时间

C. 首次胎动时间　　D. L/S 比值

E. 宫高、腹围

364. 产钳助产牵引困难的可能原因是（　）

A. 头盆不称

B. 胎头有产瘤等导致产钳放置位置不正

C. 牵引方向错误

D. 产力或腹压不足

E. 未静滴缩宫素

365. 产褥感染的护理措施有　　　（　）

A. 采取半卧位或抬高床头

B. 做好会阴护理、促进舒适及心理护理

C. 严密观察生命体征、子宫复旧、恶露情况

D. 保证产妇获得充足的休息和睡眠

E. 冲洗阴道

366. 特异性感染常见致病菌包括　　（　）

A. 结核杆菌　　　　B. 大肠杆菌

C. 绿脓杆菌　　　　D. 破伤风杆菌

E. 乳酸杆菌

367. 糖尿病对胎儿的影响，下列正确的是

（　）

A. 巨大儿　　　　　B. 胎儿生长受限

C. 易发生流产和早产　D. 易发生胎儿畸形

E. 胎儿肺成熟延迟

368. 胎心监测仪图像出现下列哪些变化，可考虑诊断胎儿窘迫　　　　　　　　（　）

A. 持续性减速　　　B. 晚期减速

C. 重度变异减速　　D. 基线波动消失

E. 早期减速

369. 胎位异常包括　　　　　　　（　）

A. 左枕前位　　　　B. 臀位与横位

C. 持续性枕后位　　D. 持续性枕横位

E. 右枕前位

370. 胎死宫内的声像表现是　　　（　）

A. 胎体萎缩　　　　B. 胎儿轮廓不清

C. 颅骨变形　　　　D. 羊水减少

E. 胎心胎动消失

371. 胎盘功能检查方法包括　　　（　）

A. 尿雌激素/肌酐(E/C)比值

B. 血清胎盘生乳素值

C. 缩宫素激惹试验

D. 胎动

E. 羊水脂肪细胞出现率

372. 胎盘剥离的征象是　　　　　（　）

A. 子宫底升高达脐上

B. 阴道少量流血

C. 外露的脐带自行下降延长

D. 压宫底时脐带不回缩

E. 牵拉脐带阴道流血增多

373. 胎儿生长受限病因是　　　　（　）

A. 孕妇因素　　　　B. 胎儿因素

C. 胎盘因素　　　　D. 脐带因素

E. 羊水因素

374. 胎儿窘迫的主要临床表现是　（　）

A. 胎心<110 次/分或>160 次/分

B. 胎动数 0～2 次/h

C. 头先露，羊水中伴有胎粪

D. 胎儿血液 pH<7.20

E. 早期减速

375. 胎儿发生染色体病的高危因素有（　）

A. 孕妇年龄>35 岁的单胎妊娠

B. 前一胎常染色体三体史

C. 前一胎为 45,XO(特纳综合征)者

D. 夫妇一方染色体易位

E. 双胎妊娠

376. 四步触诊法检查的目的是　　　（　）

A. 检查子宫的大小

B. 检查胎产式、胎先露、胎方位

C. 检查先露部是否衔接

D. 分辨胎背和肢体部分及胎儿大小

E. 检查子宫收缩情况

377. 属于晚期产后出血的原因是　　（　）

A. 子宫内膜修复不全

B. 胎盘附着部位子宫复旧不全

C. 产后子宫滋养细胞肿瘤

D. 子宫黏膜下肌瘤

E. 感染

378. 属于骨盆底外层的是　　　　（　）

A. 球海绵体肌　　　B. 会阴浅横肌

C. 肛门外括约肌　　D. 坐骨海绵体肌

E. 会阴浅横肌

379. 输卵管妊娠的病因包括 （ ）
A. 输卵管炎
B. 输卵管发育不良或功能异常
C. 子宫肌瘤或卵巢肿瘤压迫
D. 输卵管手术
E. 避孕失败

380. 生殖器结核的临床表现有 （ ）
A. 月经失调
B. 月经期下腹坠痛显著
C. 不孕
D. 输卵管结核最常见
E. 盗汗、乏力

381. 上皮性卵巢手术后化疗可以 （ ）
A. 杀灭残留癌灶 B. 控制复发
C. 缓解症状 D. 延长生命
E. 增加免疫力

382. 如果确诊为多囊卵巢综合征,其治疗方案可考虑 （ ）
A. 抗雄激素疗法 B. 抗雌激素疗法
C. 促排卵治疗 D. 卵巢打孔术
E. 孕激素治疗

383. 绒毛膜癌可继发于 （ ）
A. 子宫肌瘤恶变后 B. 葡萄胎后
C. 流产后 D. 阴道有紫蓝色结节
E. 足月妊娠分娩后

384. 妊娠中期急性阑尾炎需与下列哪种疾病鉴别 （ ）
A. 卵巢肿瘤蒂扭转 B. 急性肾盂肾炎
C. 输尿管结石 D. 急性胆囊炎
E. 急性胃肠炎

385. 妊娠期用药原则,正确的是 （ ）
A. 着床前期至受精2周,这段时间称"有或全无"
B. 妊娠前3个月,最好不用C、D、X级药物
C. 妊娠前3个月,应尽量选用A、B级药物
D. 妊娠4个月以后,由于胎儿大部分器官已经形成,可以使用雌激素类药物
E. 妊娠37周以后,胎儿各个系统发育成熟,无用药禁忌

386. 妊娠期糖尿病分娩时选择剖宫产指征是 （ ）
A. 巨大儿 B. 胎盘功能不佳者
C. 糖尿病病情严重者 D. 胎位异常
E. 糖尿病微血管病变

387. 妊娠期母体凝血功能,正确的是 （ ）

A. 血浆纤维蛋白原增加50%
B. 血小板数增加2倍
C. 凝血因子Ⅺ、Ⅹ、Ⅲ降低
D. 纤溶活性降低
E. 妊娠期血液处于高凝状态

388. 妊娠期泌尿系统变化,正确的是 （ ）
A. 孕妇与胎儿代谢物均由肾脏排出
B. 夜尿少于日尿量
C. 孕妇血中尿素肌酐浓度低于非孕期
D. 孕妇易患急性肾盂肾炎
E. 孕妇饭后易出现妊娠期生理性糖尿

389. 妊娠期代谢的变化包括 （ ）
A. 妊娠晚期基础代谢可增高15%～20%
B. 12周前体重增加约2.5 kg
C. 妊娠期常见血脂增高
D. 妊娠期水钠潴留易发生水肿
E. 孕妇空腹血糖值略高

390. 妊娠期不参与母体乳腺发育的激素有
（ ）
A. 雌激素
B. 孕激素
C. 促性腺激素释放激素
D. 甲状腺素
E. 雄激素

391. 妊娠合并心脏病易发生心衰的几个时期为 （ ）
A. 妊娠28～30周 B. 妊娠32～34周
C. 分娩期 D. 产后最初3天
E. 产后一周

392. 妊娠合并心脏病易发生心力衰竭的时间是 （ ）
A. 妊娠32～34周 B. 分娩期
C. 产后3天内 D. 妊娠40周
E. 产后一周

393. 妊娠合并心脏病的孕妇产褥期的处理,正确的是 （ ）
A. 产后1周内仍容易发生心力衰竭
B. 产后应继续使用抗生素预防感染,直到产后1周左右,无感染征象时停药
C. 凡属不宜再妊娠者,可在产后1周施行输卵管结扎术
D. 心功能Ⅲ级以上者不宜哺乳
E. 产后3日产妇必须充分休息,严格卧床

394. 妊娠合并急性病毒性肝炎,下列正确的是 （ ）

A. 中、晚期不宜终止妊娠

B. 早孕期应治疗后行人工流产,以防止畸形

C. 妊娠继续时,注意防止传播给新生儿

D. 产后用抗生素预防感染

E. 妊娠合并重型肝炎常发生产时产后出血,必要时剖宫产同时行子宫切除术

395. 产褥感染的诱因有 ( )

A. 孕期贫血、营养不良

B. 产程长、胎膜早破

C. 手术产、产道撕裂伤

D. 产程中多次阴道检查

E. 缩宫素引产

396. 妊娠肝内胆汁淤积症正确描述的是 ( )

A. 以皮肤瘙痒为特征

B. 围产儿死亡率高

C. 容易导致产后出血

D. 不论病情严重与否,最好采取剖宫产终止妊娠

E. 妊娠 37～38 周引产,积极终止妊娠,加强胎儿监护

397. 妊娠 36 周,阴道少量流液 1 天,阴道内液体检查哪些提示胎膜早破 ( )

A. pH 值>7

B. 可见阴道脱落细胞,表层细胞<20%

C. 可见羊齿植物叶状结晶

D. 早早孕诊断试纸条出现两条红线

E. 苏丹 III 染色见黄色脂肪颗粒

398. 人工授精包括 ( )

A. IVF-ET   B. ICSI

C. AIH   D. AID

E. PGD

399. 人工流产术常见的并发症有 ( )

A. 子宫穿孔   B. 人工流产综合征

C. 吸宫不全或漏吸   D. 出血

E. 羊水栓塞

400. 缺铁性贫血的实验室检查依据为 ( )

A. 血红蛋白<110 g/L

B. 红细胞<3.5×10^{12}/L

C. 血细胞比容<0.30

D. 血清铁<6.5 μmol/L

E. 红细胞平均血红蛋白含量>32 pg

401. 轻度头盆不称试产的指征正确的是 ( )

A. 跨耻征阳性

B. 骶耻外径 16.7～17.5 cm

C. 骨盆入口前后径 9.5～10.5 cm

D. 足月活胎体重<3 000 g

E. 胎心率正常

402. 潜血试验前 3 天内病人不能吃 ( )

A. 猪肉   B. 菠菜   C. 白菜   D. 鸡蛋

E. 猪肝

403. 剖宫产时出现下列哪些情况不宜行硬膜外麻醉 ( )

A. 背部皮肤局部或全身感染

B. 凝血功能异常

C. 严重低血压或低血容量

D. 合并内科疾病,如高血压、糖尿病

E. 脊柱侧弯

404. 盆腔粘连的常见原因有 ( )

A. 炎症   B. 恶性肿瘤

C. 子宫内膜异位症   D. 既往手术史

E. 先天性

405. 女性青春期的生理特点 ( )

A. 第二性征发育

B. 具备生育能力,但生殖器官尚未发育完善

C. 身高不再增长

D. 月经初潮是青春期的标志

E. 11～12 岁青春期少女体格生长呈直线加速

406. 女性不孕因素有哪些 ( )

A. 宫颈因素   B. 排卵障碍

C. 输卵管因素   D. 子宫因素

E. 阴道因素

407. 女性不孕特殊检查有 ( )

A. 基础体温测定   B. 子宫输卵管造影

C. 宫腔镜检查   D. 性激素水平测定

E. B 超监测排卵

408. 按发生子宫破裂的程度分类可分为 ( )

A. 部分性破裂   B. 不完全性破裂

C. 完全性破裂   D. 子宫疤痕破裂

E. 先兆子宫破裂

409. 男女双方出现以下情况,应该建议其不能结婚 ( )

A. 直系血亲和三代以内旁系血亲

B. 男女双方家系中患相同的遗传性疾病

C. 男女双方均患严重智力低下合并各种畸形,生活不能自理者

D. 男女一方患严重的常染色体显性遗传性疾病

E. 男女双方患性传播疾病

410. 哪项不是女性生殖器的自然防御功能 （　）

A. 子宫内膜周期性脱落

B. 阴道杆菌分解糖原为乳酸使阴道呈碱性环境

C. 盆底肌肉的作用使阴道口闭合,防止外界感染

D. 孕激素对维持阴道酸性环境有较大作用

E. 宫颈黏液栓内含有溶菌酶

411. 母婴同室的优点 （　）

A. 提倡母乳喂养、有益于按需哺乳

B. 可减少产妇活动

C. 提高母乳喂养率

D. 使产妇早日学到育婴知识

E. 增加母子感情

412. 母乳不足的原因是 （　）

A. 未有效吸吮、喂奶次数不够

B. 产妇睡眠不足

C. 吸吮时间短

D. 姿势不正确

E. 产妇精神心理因素

413. 某患者停经 36 周,头痛、头昏 1 天,突然双目失明就诊,血压 180/110 mmHg,检查过程中发生全身抽搐,正确的处理包括 （　）

A. 应用镇静药

B. 静滴硫酸镁

C. 出现肺水肿予速尿 20～40 mg 静注

D. 给予 20％甘露醇 250 mL 快速静滴降颅压

E. 抽搐控制两小时后可考虑中止妊娠

414. 硫酸镁用于治疗妊娠期高血压疾病的原理包括 （　）

A. 硫酸镁促进钙离子内流

B. 镁离子能抑制运动神经末梢释放乙酰胆碱,阻断神经肌肉传递

C. 镁离子使血管内皮合成的前列环素减少

D. 硫酸镁有扩张血管作用

E. 提高孕妇和胎儿血红蛋白的亲和力

415. 刘女士,G_3P_0,孕 42＋2 周"过期妊娠",入院给予缩宫素引产,宫缩过强,胎心监护提示"胎儿窘迫",针对产妇的心理紧张,采取的措施是 （　）

A. 告知产妇夫妇目前的真实情况

B. 告知产妇夫妇预期结果

C. 对产妇夫妇的焦虑给予适当安慰

D. 讲解相关知识,减轻产妇紧张心理

E. 与患者家属沟通,根据患者意愿选择分娩方式

416. 淋球菌主要侵袭下列哪些部位 （　）

A. 尿道旁腺　　　　B. 前庭大腺

C. 输卵管　　　　　D. 宫颈

E. 尿道

417. 临床表现为孕妇烦躁不安,持续性腹痛和胎心改变的有 （　）

A. 强直性子宫收缩

B. 不协调性子宫收缩过强

C. 不协调性宫缩乏力

D. 子宫痉挛性狭窄环

E. 病理性缩复环

418. 临产后阴道检查,判断胎方位的标志是 （　）

A. 前囟门　　　　　B. 枕骨

C. 后囟门　　　　　D. 矢状缝

E. 肢体

419. 临产后宫缩的作用是 （　）

A. 迫使宫颈管变短直至消失

B. 宫口扩张

C. 胎先露下降

D. 胎盘娩出

E. 胎儿娩出

420. 可引起胎盘早期剥离的病因包括 （　）

A. 妊娠期高血压疾病

B. 腹部受撞击挤压

C. 外倒转术

D. 子宫静脉压突然增高

E. 羊膜腔穿刺

421. 病毒性肝炎合并妊娠的处理,下列哪项是正确的 （　）

A. 早期妊娠应行人工流产

B. 近预产期应使用维生素 K_1 并备新鲜血

C. 禁用四环素治疗和预防感染

D. 产时应常规选用对肝脏无害的抗生素

E. 新生儿联合使用主被动免疫

422. 过期妊娠易发生 （　）

A. 胎盘功能退化

B. 胎儿窘迫、胎粪吸入综合征

C. 头盆不称、产程延长

D. 新生儿窒息

E. 新生儿肺透明膜病变

423. 关于子痫前期的预测,下列哪些是正

确的 （ ）

A. 测尿 E/C 比值

B. 测尿钙/肌酐比值

C. 全血黏度≥3.6,血浆黏度≥1.6 提示孕妇有发生妊娠高血压病症倾向

D. 翻身试验一般在 26～30 周进行

E. 眼底检查

424. 关于子宫复旧,正确的是 （ ）

A. 产后第一天,子宫底约脐平

B. 产后 3 周,子宫降入骨盆腔内

C. 初产妇比经产妇复旧快

D. 产后 6 周,子宫恢复到非孕期大小

E. 产后一周时子宫缩小至妊娠 12 周大小

425. 关于孕期神经管畸形的筛查,以下说法错误的是 （ ）

A. 约 95% 神经管畸形患者有该疾病家族史

B. 绝大部分患者的血清和羊水中 AFP 水平升高

C. 99% 神经管畸形可通过妊娠早期超声检查获得诊断

D. 少数神经管畸形胎儿因非开放性畸形,羊水 AFP 水平在正常范围

E. 部分神经管畸形患者抗叶酸抗体比例增高

426. 关于性传播疾病描述,正确的是 （ ）

A. 以性接触为主要传播途径

B. 我国重点监测的有 6 种性传播疾病

C. 孕妇一旦感染,易垂直传播给胎儿

D. 易导致流产、早产、死胎、死产及新生儿感染

E. TORCH 检测病原体均为性传播

427. 关于胎心音正确的是 （ ）

A. 妊娠 18～20 周用一般听筒可经孕妇腹壁听到

B. 正常每分钟 110～160 次

C. 24 周后在胎儿肢体侧听得最清楚

D. 多伴有杂音

E. 头位,妊娠晚期在脐周最清楚

428. 关于胎膜早破的病因,相关因素有 （ ）

A. 创伤

B. 生殖道感染

C. 胎位异常

D. 头盆不称及羊水过多

E. 羊水过少

429. 关于胎膜早破,下列描述正确的是 （ ）

A. 发生于临产前

B. 破膜后 12 小时尚未分娩者,给予抗生素预防感染

C. 破膜后,阴道液呈酸性

D. 破膜 24 小时后,均应立即终止妊娠

E. 足月胎膜早破,12 小时未临产,予以药物引产

430. 关于胎儿窘迫,下列哪几项是正确的 （ ）

A. 胎儿窘迫是指胎儿宫内缺氧而危及胎儿的健康和生命

B. 急性胎儿窘迫主要发生于分娩期

C. 慢性胎儿窘迫主要发生于妊娠晚期

D. 加强产前检查与孕期保健,加强分娩期监护是防治胎儿窘迫的重要措施

E. 羊水胎粪污染应考虑胎儿宫内窘迫

431. 关于胎儿成熟度的判定正确的是 （ ）

A. 羊水卵磷脂/鞘磷脂比值＞2,提示胎肺成熟

B. 羊水肌酐测定≥2 mg/dL(177 μmol/L)为肾成熟

C. 羊水胆红素＜0.02 示胎儿肝脏成熟

D. 羊水脂肪细胞出现率达 20% 示胎儿皮肤成熟

E. 羊水震荡试验阳性提示唾液腺发育成熟

432. 关于胎动哪项是正确的 （ ）

A. 12h 小于 10 次,提示胎儿宫内缺氧

B. 12h 大于 30 次为正常

C. 胎动频繁挣扎,提示胎儿有急性缺氧

D. 观察 20 分钟无胎动,提示胎儿储备能力下降

E. 妊娠足月时胎动较前减少减弱

433. 关于妊娠早期唐氏综合征筛查,以下说法正确的是 （ ）

A. 孕早期唐氏综合征筛查包括孕妇血清学检查、超声检查

B. 血清学检查指标有 β-hCG 和妊娠相关蛋白 A(PAPP-A)

C. 超声检查指标有胎儿颈项后透明带宽度(NT)

D. 联合应用血清学和颈项透明层的方法,唐氏综合征检出能力高于妊娠中期筛查

E. 唐氏筛查高风险医学建议终止妊娠

434. 关于妊娠期血液的变化,描述正确的是 （ ）

A. 血容量平均增加约 1 450 mL

B. 妊娠期血浆纤维蛋白原含量增高

C. 妊娠晚期白细胞增加

D. 妊娠期易出现生理性贫血

E. 妊娠期血液处于高凝状态

435. 关于妊娠期母体血液的变化,正确的是 （ ）

A. 红细胞增加多于血浆增加

B. 血液处于高凝状态

C. 白细胞稍增加

D. 血浆蛋白降低

E. 妊娠期淋巴细胞明显增加

436. 关于妊娠合并心脏病的处理哪项是正确的 （ ）

A. 心功能Ⅱ级患者于早孕时可给予保胎治疗

B. 急性心力衰竭发生时应即行剖宫产术

C. 产程开始时给予抗生素预防感染

D. 发生急性心力衰竭时应用甘露醇利尿

E. 产后不宜哺乳

437. 关于妊娠合并心脏病,下列哪项处理正确 （ ）

A. 二尖瓣狭窄患者无症状时,亦应于预产期前 1 周入院待产

B. 心功能Ⅲ级或以上者均应住院治疗

C. 积极治疗妊娠期各种合并症,以减少心力衰竭的发生

D. 产后 24 h 内应行输卵管结扎术

E. 产程开始时即给予抗生素预防感染

438. 关于妊娠合并糖尿病对母儿的影响,正确的是 （ ）

A. 孕早期自然流产增加

B. 产后出血增加

C. 巨大儿发生率高

D. 新生儿容易发生低血糖

E. 胎儿畸形发生率增高

439. 关于妊娠合并阑尾炎描述,哪些是正确的 （ ）

A. 随妊娠周数增加,阑尾的位置向上、向外、向后移位

B. 早孕反应与阑尾炎症状相似

C. 妊娠晚期应与先兆早产、胎盘早剥、急性脂肪肝等鉴别

D. 妊娠中晚期急性阑尾炎与非孕期表现不同

E. 妊娠期阑尾炎不主张保守治疗

440. 关于妊娠合并急性胆囊炎描述,正确的是 （ ）

A. 妊娠对本病有重要影响

B. 发热、疼痛有引发胎儿宫内窘迫、流产、早产的危险

C. 目前都主张腹腔镜下行胆囊切除术

D. 因胎儿需要不必控制饮食

E. 妊娠期不增加急性胆囊炎发生率

441. 关于妊娠合并肝炎,母婴传播的途径有 （ ）

A. 子宫内经胎盘传播

B. 分娩时胎儿接触母血

C. 分娩时经羊水传播

D. 分娩时胎儿接触分泌物

E. 呼吸道传播

442. 关于妊高征的说法,正确的是 （ ）

A. 妊高征的病理改变是全身小动脉痉挛

B. 妊高征均发生于孕 24 周以后

C. 子痫多发生于妊娠晚期或临产前

D. 子痫前期分为轻、中、重度

E. 蛋白尿为主要临床表现

443. 关于前置胎盘期待疗法,正确的是 （ ）

A. 抑制宫缩、止血

B. 纠正贫血和预防感染

C. 卧床休息、延长孕周

D. 只要明确诊断,均采取剖宫产分娩

E. 孕妇发生多量出血,无论胎儿成熟与否,应终止妊娠

444. 产后出血的处理原则是 （ ）

A. 针对原因,迅速止血 B. 补充血容量

C. 纠正失血性休克 D. 控制感染

E. 切除子宫

445. 关于女性骨盆特点的叙述,下列哪些是正确的 （ ）

A. 骨盆入口呈横椭圆形

B. 入口横径较前后径稍长

C. 耻骨弓较宽

D. 坐骨棘间径<10 cm

E. 骶坐切迹呈圆形

446. 产后引起子宫收缩乏力常见的因素有 （ ）

A. 胎盘剥离不全 B. 全身性因素

C. 胎盘嵌顿 D. 子宫肌层局部出血

E. 产前缩宫素使用

447. 关于巨大儿描述正确的是 （ ）

A. 糖尿病是巨大儿发生的高危因素

B. 易并发子宫收缩乏力致产后出血

C. 手术产易引起新生儿并发症

D. 均衡营养与适当运动是降低巨大儿发生的好方法

E. 新生儿出生后易发生低血糖

448. 关于过期妊娠的处理,下列哪项正确的是 （　　）

A. 立即剖宫产终止妊娠

B. 首先要核对孕周

C. B型超声检查了解羊水量

D. 加强胎儿监测

E. 适当放宽剖宫产指征

449. 关于骨盆下列叙述正确的是 （　　）

A. 骨盆入口前后径又叫真结合径

B. 类人猿型骨盆的入口横径长而前后径短

C. 坐骨结节间径平均 9 cm

D. 骨盆倾斜度为 60°,其大小和胎头衔接无关

E. 各径线小于正常值 2 cm 为均小骨盆

450. 关于风湿性心脏病孕妇的分娩期处理,错误的是 （　　）

A. 主张预防性应用洋地黄药物

B. 产时、产后常规使用抗生素

C. 缩短第二产程

D. 为预防产后出血,应肌注麦角新碱

E. 适当放宽剖宫产指征

451. 关于恶露的叙述,正确的是 （　　）

A. 血性恶露约持续 3～4 天

B. 浆液性恶露持续 10 天

C. 白色恶露约持续 3 周

D. 恶露含血液、坏死蜕膜和黏液

E. 恶露异常要考虑产褥感染可能

452. 关于产程,下列哪些是正确的 （　　）

A. 第一产程又称宫颈扩张期,初产妇约需 11～20 小时

B. 初产妇第三产程不超过 30 分钟

C. 活跃期指宫口扩张 6～10 cm

D. 总产程超过 24 小时,称为滞产

E. 进入活跃期后,破膜后,宫缩正常,宫口不再扩张达 4 小时以上,称为活跃期停滞

453. 关于 HELLP 综合征,正确的描述 （　　）

A. 是妊娠期高血压疾病的严重并发症

B. 发生可能与自身免疫有关

C. 可对母儿产生极严重的影响

D. 分娩结束后对母儿的影响全部消失

E. 溶血、肝酶升高及血小板减少为特点

454. 关于 hCG 的产生部位、结构及功能正确的是 （　　）

A. 一种糖蛋白,有 α 亚基和 β 亚基

B. 由胎盘合体滋养层细胞产生

C. β 亚基的排列方式与 LH,FAH,FSH 极为近似,可产生交叉反应

D. 妊娠第 60～80 天出现第一次高峰

E. 刺激甲状腺活性

455. 骨盆按其形状分为 （　　）

A. 女型骨盆　　　　　B. 扁平型骨盆

C. 类人猿型骨盆　　　D. 男型骨盆

E. 畸形骨盆

456. 高危儿包括 （　　）

A. 出生体重<2 500 g　B. 出生体重>4 000 g

C. 产时感染　　　　　D. 早产或过期产

E. 胎膜早破

457. 腹压的作用是 （　　）

A. 为第二产程娩出胎儿的重要辅助力量

B. 运用不当可致宫颈水肿

C. 配以宫缩时运用最有效

D. 促使胎盘剥离及娩出

E. 第一产程辅助力量

458. 分娩的要素有 （　　）

A. 胎儿　　　　　　　B. 产力

C. 体重　　　　　　　D. 精神心理因素

E. 产道

459. 发生复合先露的常见原因有 （　　）

A. 胎头高浮　　　　　B. 早产

C. 羊水过多　　　　　D. 骨盆狭窄

E. 双胎妊娠

460. 产褥期发热可能的原因有 （　　）

A. 产褥感染　　　　　B. 乳腺炎

C. 泌尿系统感染　　　D. 上呼吸道感染

E. 产褥期糖尿病

461. 对于足月活胎确诊后不必试产,需剖宫产的有 （　　）

A. 前不均倾位　　　　B. 额前位

C. 额后位　　　　　　D. 高直前位

E. 臀位

462. 对协调性宫缩乏力的产妇,加强宫缩的措施有 （　　）

A. 温肥皂水灌肠　　　B. 排空充盈膀胱

C. 人工破膜　　　　　D. 静脉滴注催产素

E. 麦角新碱肌注

463. 对下列哪些孕妇,应该建议其进行产前诊断 （ ）

A. 产前筛查为低风险的孕妇

B. 本次妊娠有持续性羊水过多,疑有畸胎的孕妇

C. 生育过唇腭裂患儿的孕妇

D. 生育过 21—三体儿的孕妇

E. 年龄大于 35 岁

464. 对产褥中暑患者正确的处理是 （ ）

A. 立即改变高温和不通风的环境

B. 迅速降温

C. 及时纠正水、电解质紊乱和酸中毒

D. 及时纠正休克

E. 进行心理疏导

465. 初产妇,28 岁,孕 37 周,清晨醒来发现阴道流血约 200 mL,鲜红色,查血压 115/70 mmHg,胎心 140 次/分,LOA,无宫缩,B 超示中央性前置胎盘,正确的处理是 （ ）

A. 查血常规,血型,备血

B. 预防产后出血及感染

C. 静滴催产素

D. 立即行剖宫产

E. 如无再次出血,等待自然临产

466. 初产妇,28 岁,停经 35 周,双下肢水肿 1 月,头痛 1 天入院,血压 165/100 mmHg,宫高 24 cm,腹围 90 cm,双下肢水肿(＋＋＋),尿蛋白(＋＋),红细胞压积 0.36,CO_2CP 20 mmol/L,眼底小动脉痉挛,心电图示左室面高电压,应诊断为 （ ）

A. 慢性肾炎合并妊娠 B. 子痫前期

C. 胎儿宫内生长迟缓 D. 慢性肾功能不全

E. 妊娠合并心脏病

467. 出现宫缩乏力,行人工破膜加速产程进展适用于 （ ）

A. 臀先露,宫口开大 3 cm 以上

B. 肩先露,宫口开大 2 cm

C. 头先露,已衔接,宫口开大 4 cm

D. 头盆不称

E. 枕横位,宫口开大 3 cm,先露＝0

468. 成年妇女子宫正确的是 （ ）

A. 重约 50g

B. 体积(7～8)cm×(4～5)cm×(2～3)cm

C. 宫腔容量约 5 mL

D. 宫体与宫颈比为 2∶1

E. 前后饱满的倒置梨形

469. 产褥期抑郁症描述正确的是 （ ）

A. 分娩后出现的抑郁症状

B. 产褥期精神综合征的最常见类型

C. 通常在产后一个月出现症状

D. 通常需要的治疗包括心理治疗和药物治疗

E. 70%患者一年内治愈

四、答 案

一、判断题

1. ×	2. √	3. √	4. ×	5. √	6. √
7. ×	8. √	9. √	10. ×	11. ×	12. ×
13. ×	14. ×	15. √	16. √	17. ×	18. ×
19. ×	20. √	21. ×	22. √	23. ×	24. √
25. ×	26. √	27. √	28. √	29. ×	30. ×
31. ×	32. ×	33. √	34. √	35. ×	36. √
37. ×	38. √	39. ×	40. √	41. ×	42. ×
43. ×	44. √	45. √	46. √	47. √	48. √
49. ×	50. √	51. √	52. ×	53. √	54. ×
55. ×	56. ×	57. √	58. √	59. ×	60. √
61. ×	62. √	63. √	64. √	65. √	66. √
67. ×	68. √	69. √	70. ×	71. √	72. √
73. √	74. √	75. √	76. ×	77. √	78. ×
79. √	80. ×	81. √	82. √	83. √	84. ×
85. ×	86. √	87. ×	88. √	89. √	90. √
91. ×	92. √	93. ×	94. √	95. ×	96. √
97. √	98. √	99. √	100. √	101. √	102. √
103. √	104. ×	105. √	106. √	107. √	108. √
109. ×	110. √	111. √	112. ×	113. √	114. √
115. √	116. √	117. √	118. √	119. √	120. √
121. √	122. ×	123. ×	124. √	125. ×	126. ×
127. ×	128. ×	129. √	130. √	131. ×	132. √
133. ×	134. √	135. √	136. √	137. √	138. √
139. √	140. √	141. √	142. √	143. ×	144. √
145. √	146. √	147. √	148. √	149. √	150. √
151. √	152. √	153. √	154. ×	155. √	156. √
157. √	158. √	159. √	160. √	161. √	162. √
163. ×	164. √	165. √	166. √	167. √	168. √
169. √	170. √	171. √	172. √	173. ×	174. √
175. √	176. √	177. √	178. √	179. √	180. √
181. ×	182. ×	183. √	184. √	185. ×	186. √
187. √	188. √	189. √	190. √	191. √	192. √
193. √	194. ×	195. √	196. √	197. √	198. √
199. √	200. √	201. √	202. √	203. √	204. √
205. √	206. ×	207. √	208. √	209. √	210. √
211. ×	212. √	213. √	214. ×	215. √	216. √
217. ×	218. √	219. √	220. √	221. √	222. √
223. ×	224. √	225. √	226. √	227. ×	228. √
229. √	230. √	231. √	232. √	233. √	234. √
235. ×	236. √	237. √	238. √	239. √	240. √
241. ×	242. √	243. ×	244. √	245. √	246. ×

247. ×	248. ×	249. √	250. √	251. √	252. √
253. √	254. √	255. √	256. √	257. √	258. ×
259. √	260. ×	261. √	262. ×	263. √	264. √
265. ×	266. √	267. ×	268. ×	269. √	270. √
271. ×	272. √	273. √	274. √	275. ×	276. √
277. √	278. √	279. ×	280. ×	281. ×	282. √
283. ×	284. √	285. √	286. ×	287. √	288. √
289. √	290. √	291. √	292. √	293. ×	294. √
295. √	296. √	297. √	298. √	299. √	300. √
301. √	302. √	303. √	304. √	305. ×	306. √
307. ×	308. √	309. ×	310. ×	311. √	312. √
313. ×	314. √	315. ×	316. √	317. √	318. √
319. √	320. √	321. √	322. √	323. √	324. √
325. ×	326. √	327. √	328. √	329. √	330. √
331. ×	332. √	333. √	334. √	335. √	336. ×
337. √	338. √	339. √	340. √	341. √	342. ×
343. √	344. ×	345. √	346. √	347. ×	348. ×
349. √	350. ×	351. √	352. √	353. √	354. √
355. √	356. √	357. √	358. √	359. √	360. √
361. √	362. ×	363. √	364. ×	365. ×	366. √
367. ×	368. √	369. √	370. ×	371. ×	372. √
373. √	374. ×	375. ×			

二、单项选择题

1. A	2. E	3. E	4. B	5. D	6. A
7. B	8. C	9. C	10. E	11. B	12. D
13. D	14. C	15. E	16. C	17. A	18. C
19. A	20. C	21. C	22. B	23. B	24. E
25. C	26. B	27. E	28. B	29. D	30. C
31. C	32. E	33. B	34. B	35. C	36. B
37. C	38. C	39. D	40. C	41. D	42. C
43. B	44. C	45. C	46. B	47. C	48. C
49. B	50. D	51. C	52. A	53. C	54. C
55. B	56. B	57. B	58. D	59. C	60. E
61. D	62. C	63. B	64. E	65. B	66. E
67. C	68. D	69. D	70. C	71. A	72. D
73. E	74. A	75. B	76. A	77. B	78. E
79. E	80. B	81. D	82. A	83. B	84. B
85. A	86. B	87. A	88. D	89. C	90. A
91. D	92. A	93. A	94. E	95. D	96. A
97. A	98. B	99. C	100. D	101. D	102. E
103. D	104. B	105. A	106. D	107. D	108. D
109. D	110. B	111. B	112. D	113. A	114. D

115. C 116. C 117. B 118. C 119. D 120. C
121. A 122. A 123. C 124. A 125. B 126. B
127. E 128. C 129. A 130. B 131. B 132. A
133. B 134. D 135. D 136. D 137. D 138. E
139. A 140. C 141. E 142. C 143. E 144. C
145. C 146. A 147. E 148. E 149. B 150. E
151. D 152. E 153. E 154. A 155. B 156. E
157. D 158. A 159. C 160. B 161. B 162. A
163. E 164. B 165. D 166. C 167. E 168. B
169. A 170. C 171. A 172. B 173. E 174. C
175. B 176. B 177. D 178. E 179. C 180. B
181. C 182. B 183. B 184. B 185. E 186. B
187. B 188. D 189. C 190. E 191. E 192. C
193. D 194. B 195. C 196. E 197. B 198. D
199. D 200. C 201. E 202. B 203. B 204. C
205. D 206. D 207. C 208. B 209. D 210. A
211. A 212. D 213. B 214. C 215. E 216. B
217. E 218. B 219. E 220. B

221. C 【解析】髂嵴间径正常值为25～28 cm；骶耻外径正常值为18～20 cm；坐骨结节间径正常值为8.5～9.5 cm；髂前上棘间径正常值为23～26 cm。

222. C 223. C 224. E 225. A 226. C 227. B
228. A 229. C 230. A 231. A 232. A 233. E
234. A 235. B 236. C 237. D 238. A 239. D
240. C 241. D 242. B 243. B 244. C 245. C
246. D 247. A 248. D 249. D 250. B 251. C
252. A 253. C 254. A 255. C 256. D 257. D
258. D 259. A 260. D 261. E 262. C 263. D
264. C 265. E 266. A 267. D 268. B 269. C
270. D 271. D 272. E 273. A 274. C 275. B
276. B 277. D 278. C 279. B 280. A 281. E
282. B 283. B 284. B 285. E 286. B 287. D
288. D 289. C 290. E 291. A 292. E 293. A
294. E 295. D 296. E 297. D 298. D 299. B
300. C 301. B 302. C 303. A 304. E 305. D
306. A 307. B 308. C 309. C 310. A 311. A
312. B 313. C 314. C 315. B 316. A 317. C
318. C 319. D 320. E 321. A 322. E 323. E
324. A 325. C 326. B 327. C 328. E 329. D
330. B 331. A 332. C 333. A 334. B 335. E
336. D 337. A 338. E 339. A 340. A 341. C
342. D 343. E 344. A 345. C 346. E 347. E
348. A 349. E 350. B 351. E 352. E 353. E
354. E 355. D 356. C 357. C 358. A 359. C
360. D 361. C 362. B 363. B 364. A 365. B

366. D 367. D 368. B 369. C 370. B 371. E
372. D 373. A 374. C 375. A 376. C 377. E
378. C 379. A 380. B 381. E 382. D 383. A
384. B 385. C 386. A 387. C 388. E 389. B
390. B 391. E 392. E 393. C 394. A 395. B
396. E 397. D 398. B 399. B 400. E 401. B
402. D 403. A 404. E 405. D 406. E 407. D
408. C 409. D 410. E 411. B 412. D 413. D
414. E 415. E 416. E 417. D 418. C 419. B
420. A 421. C 422. D 423. D 424. C 425. D
426. D 427. E 428. E 429. D 430. E 431. D
432. C 433. B 434. C 435. D 436. C 437. A
438. E 439. E 440. D 441. B 442. E 443. C
444. A 445. B 446. B 447. C 448. A 449. D
450. B 451. C 452. D 453. C 454. B 455. A
456. C 457. A 458. E 459. B 460. D 461. B
462. E 463. C 464. D 465. E 466. C 467. C
468. E 469. E 470. B 471. C 472. C 473. A
474. B 475. A 476. B 477. E 478. C 479. C
480. B 481. B 482. C 483. E 484. B 485. C
486. E 487. D 488. D 489. C 490. D 491. A
492. B 493. D 494. C 495. B 496. D 497. D
498. D 499. A 500. C 501. E 502. C 503. C
504. D 505. A 506. C 507. D 508. D 509. A
510. C 511. B 512. A 513. A 514. D 515. E
516. B 517. D 518. E 519. C 520. D 521. E
522. E 523. D 524. C 525. D 526. A 527. C
528. B 529. C 530. B 531. D 532. B 533. D
534. B 535. D 536. C 537. C 538. D 539. E
540. E 541. C 542. E 543. C 544. C 545. C
546. C 547. B 548. A 549. C 550. A 551. E
552. C 553. D 554. C 555. B 556. A 557. A
558. A 559. C 560. B 561. D 562. B 563. B
564. C 565. D 566. A 567. E 568. E 569. D
570. A 571. D 572. E 573. C 574. C 575. B
576. C 577. A 578. C 579. B 580. D 581. D
582. E 583. B 584. D 585. C 586. C 587. A
588. D 589. C 590. B 591. C 592. E 593. E
594. E 595. D 596. B 597. C 598. D 599. E
600. C 601. A 602. C 603. E 604. C 605. B
606. E 607. B 608. C 609. C 610. E 611. A
612. B 613. B 614. C 615. E 616. E 617. B
618. A 619. D 620. D 621. C 622. A 623. D
624. C 625. C 626. E 627. C 628. C 629. C
630. C 631. E 632. D 633. B 634. D 635. D
636. B 637. B 638. B 639. D 640. D 641. C

642. A 643. E 644. B 645. A 646. D 647. D

648. E 649. B 650. A 651. C 652. E 653. D

654. C 655. C 656. D 657. C 658. A 659. D

660. D 661. A 662. B 663. E 664. D 665. D

666. D 667. C 668. D 669. A 670. D 671. E

672. B 673. D 674. D 675. D 676. D 677. A

678. C 679. C 680. D 681. C 682. D 683. A

684. A 685. B

686. D 【解析】卵巢动脉来自腹主动脉(左侧可来自左肾动脉),左卵巢静脉回流至左肾静脉。

687. A 688. B

689. A 【解析】常见的子宫收缩力异常为协调性宫缩乏力、不协调性宫缩乏力、协调性宫缩过强和不协调性宫缩过强。其中,协调性宫缩乏力最为常见。

690. A 691. D 692. A 693. D 694. B 695. B

696. B 【解析】子宫脱垂患者经手术切除子宫后,应取平卧位,禁止半卧位,以免阴道顶端伤口受到压力而影响伤口愈合。

697. C

698. E 【解析】子宫收缩过强易发生胎儿窘迫、新生儿窒息或死亡。对产妇可致子宫破裂,产褥感染,胎盘滞留或产后出血。

699. D 700. A 701. A 702. C 703. C 704. C

705. B 【解析】子宫动脉为髂内动脉前干的分支,于约距宫颈内口水平2 cm处横跨输尿管达子宫侧缘,又于阴道上宫颈部分为上下两支;阴道上段由子宫动脉供应,阴道下段主要由阴部内动脉和痔中动脉供应。

706. A 707. D 708. D

709. B 【解析】重度妊高征患者需扩容治疗最好选用白蛋白。

710. E 【解析】孕妇高危因素包括孕妇年龄、遗传性疾病、妊娠合并症、胎儿宫内发育迟缓,不包括丈夫年龄,故选E。

711. A 【解析】中位产钳是指胎头双顶径已过骨盆入口,但未达到骨盆底。低位产钳是指胎头骨质部分已达骨盆底,矢状缝在骨盆出口前后径上。高位产钳是指双顶径未过骨盆入口。故选A。

712. A

713. A 【解析】中期妊娠引产羊膜穿刺若一次不成功,可另选穿刺点进行二次穿刺,但穿刺不得超过2次。

714. C

715. C 【解析】临床上从分娩全过程来看,凡总产程延长超过24小时称为滞产。滞产可由宫缩乏

力、骨盆异常、胎位不正等因素引起。

716. B 717. C 718. C 719. A 720. D 721. A

722. C 723. A 724. D 725. B 726. D 727. A

728. D 729. C 730. B

731. D 【解析】正常分娩时,为预防产后出血情况,可按医嘱静注宫缩剂,其正确时间应在胎肩娩出后,过早使用会影响胎儿娩出过程。

732. D

733. E 【解析】子宫内膜只要有分泌反应,表示有孕激素影响,就应诊断为有排卵月经,分泌不良为有排卵但黄体功能不足的特点。其他几项均正确。

734. C 735. D 736. C 737. C 738. C 739. D

740. C

741. E 【解析】细菌性阴道病时,阴道内乳酸杆菌减少而其他细菌大量繁殖,主要有加德纳尔菌、动弯杆菌及其他厌氧菌。

742. A 743. D 744. B 745. A 746. C 747. B

748. A 749. B 750. D 751. C 752. D

753. D 【解析】对于孕妇合并有病毒性肝炎的病人每天需给大量维生素C、维生素K_1及维生素B_1、维生素B_6、维生素B_{12}等。因维生素C为机体参与氧化还原过程的重要物质,有增加抗感染能力、促进肝细胞再生与改善肝功能的作用;维生素K_1可促进凝血酶原、纤维蛋白原及某些凝血因子(因子Ⅶ、Ⅹ)合成作用。

754. D 755. C 756. D

757. A 【解析】选A宫颈黏液涂片排卵期呈羊齿状结晶,雌激素作用所致;排卵后或妊娠期由于孕激素作用,结晶断裂成小块,呈椭圆体,故选A。

758. C 759. C 760. C 761. D

762. E 【解析】在孕妇腹壁上听诊,除听到胎心外还可听到脐带杂音、胎动音、子宫杂音、腹主动脉音,所以答案选E。

763. C

764. A 【解析】子宫穿孔是手术流产严重并发症,但是发生率低。

765. C

766. D 【解析】催产素静脉滴注时,必须专人看护,根据子宫收缩情况随时调节剂量、浓度和滴速。

767. C 768. A 769. A 770. D 771. C 772. B

773. B 774. A 775. C 776. D

777. D 【解析】胎儿成熟度检查:常用的方法有羊水中卵磷脂/鞘磷脂比值,羊水中肌酐值,胆红素类物质含量,淀粉酶值及脂肪细胞出现率等。

778. C 779. B 780. A

781. C 【解析】一般接受骨盆内测量的时间以妊

娠24～36周,阴道松软时进行为宜。所以答案选C。

782. E **783.** C **784.** D

785. B 【解析】不协调性子宫收缩乏力者,可使用哌替啶,确保产妇充分休息。

786. D **787.** B **788.** D **789.** A **790.** C **791.** D

792. C **793.** C

794. D 【解析】推断题。胎心音在胎儿胎背侧上方听得比较清楚。

795. A **796.** C **797.** A **798.** E **799.** D

800. C 【解析】原发性子宫收缩乏力是指产程开始即子宫收缩乏力,宫口不能如期扩张,胎先露部不能如期下降,产程延长。

801. A

802. A 【解析】轻度头盆不称的孕妇,在严密监护下,可以试产,试产时间为2～4小时,胎头仍未入盆,并伴胎儿窘迫者,停止试产。

803. B **804.** C **805.** B

806. B 【解析】分娩是导致外阴、阴道创伤的主要原因,故正确处理异常分娩是预防外阴、阴道创伤的主要措施。故选B。

807. C

808. C 【解析】预防产后出血,胎肩娩出后立即静脉滴注或肌注催产素,减少出血,第一产程避免产程延长,必要时给予镇静剂以保证产妇的休息。

809. C **810.** C **811.** D **812.** C **813.** B **814.** D

815. D 【解析】四步触诊的第三步应是检查者右手拇指与其他四指分开,置于孕妇耻骨联合上方,握住先露部进一步查清先露部是胎头还是胎臀,并确定入盆程度。

816. A 【解析】预产期的计算方法是:末次月经第1天算起,月份减3或加9,日期加7。如为阴历,月份仍减3或加9,但日期加15,A错;其他四项均可间接推断出预产期,故选A。

817. A

818. D 【解析】围生期保健是围生医学的一个组成部分。围生期是指产前、产时和产后的一段时期。国际上对围生期的规定有4种:(1)围生期Ⅰ:从妊娠满28周至产后1周;(2)围生期Ⅱ:从妊娠满20周至产后4周;(3)围生期Ⅲ:从妊娠满28周至产后4周;(4)围生期Ⅳ:从胚胎形成至产后1周。我国采用围生期Ⅰ计算围生期死亡率。围生期保健的目的是降低围生期死亡。故选D。

819. B

820. B 【解析】外阴炎患者应保持局部清洁、干燥,局部使用1∶5 000高锰酸钾坐浴,水温40℃左右,每次15～30分钟,5～10次为1疗程。局部严禁搔抓,勿用刺激性药物或肥皂擦洗。外阴破溃者要预防继发感染,局部涂抗生素软膏。故选B。

821. C

822. E 【解析】孕早期用超声多普勒听到胎心音可作为确诊依据,妊娠18～20周胎心音用木制听筒在孕妇腹壁上可以听到胎心音,呈双音,第一音与第二音相接近,如钟表的"滴答"声,速度较快,每分钟110～160次/分,比子宫杂音速率快,故选E。

823. D **824.** D **825.** D **826.** B **827.** C **828.** D

829. C **830.** D **831.** D **832.** A

833. E 【解析】腹部触诊可以了解子宫的大小,胎先露,胎方位。第一步了解宫底高度及宫底部是胎头还是胎臀,第二步是分辨胎背及胎儿肢体位置,第三步可查清先露是头还是臀,第四步是再一次核对先露部入盆程度。通过腹部触诊不可以判断有无胎儿畸形。故选E。

834. A **835.** B **836.** A **837.** D **838.** D **839.** D

840. C **841.** D **842.** D

843. D 【解析】属记忆型题。当妊娠20周末时胎儿发育为身长约25cm,体重300 g左右;24周末时胎儿发育为身长约30 cm,体重700 g左右;28周末时胎儿发育为身长约35 cm,体重1 000 g;32周末时胎儿发育为身长约40 cm,体重1 500～1 700 g;36周末时胎儿发育为身长约45 cm,体重2 500 g。

844. C **845.** A **846.** D

847. E 【解析】此产妇产后出血的原因为胎盘残留,影响子宫收缩,故应针对病因行刮宫术。

848. C **849.** E **850.** C **851.** D **852.** C **853.** B

854. E 【解析】肌壁间肌瘤临床特点是:发生率占子宫肌瘤总数的60%～70%;子宫增大并且表面不规则呈结节状;肌瘤增大后可使月经周期缩短,经期延长,经量增多;可使子宫内膜腺体分泌增加,白带增多。

855. A 【解析】高危妊娠是指妊娠期有某种并发症或合并症可能危害孕妇、胎儿及新生儿,产妇者。包括年龄≥35岁或<16岁,身高<140 cm等,有产科病史、各种妊娠合并症、目前产科妊娠并发症等。选A。

856. B **857.** B **858.** A **859.** C **860.** D **861.** D

862. D 【解析】慢支病人咳嗽较重,咳嗽时使用腹压,加重子宫脱垂现象。

863. D **864.** C

865. D 【解析】属记忆型题。正常基线胎儿心率≥6次/分。故选D。

866. C 【解析】记忆型题。人工流产负压吸引术:适用孕 10 周以内。

867. A 【解析】产前检查从确诊早孕开始,妊娠 28 周前每 4 周查 1 次,妊娠 28 周后每 2 周查 1 次,妊娠 36 周后每周查 1 次,故选 A。

868. D **869.** C

870. A 【解析】记忆型题。药物流产适用于妊娠 49 天内。

871. D **872.** B **873.** C **874.** D **875.** C **876.** C **877.** D **878.** E **879.** D **880.** E **881.** D **882.** E **883.** A **884.** C **885.** A **886.** B **887.** D **888.** B **889.** B **890.** E **891.** B **892.** D **893.** D **894.** B **895.** C **896.** C **897.** C **898.** C **899.** A

900. B 【解析】协调性子宫收缩乏力时子宫收缩达高峰时,子宫体不隆起和变硬,用手指压宫底部肌壁仍可出现凹陷。

901. D 【解析】协调性子宫收缩乏力者将催产素 2.5 U 加入 5% 葡萄糖液 500 ml 内,使每滴糖液含催产素 0.33 mU,从 8 滴/分即 2.5 mU/min 开始,根据宫缩强弱进行调整,通常不超过 10 mU/min(30 滴/分),维持宫缩时宫腔内压力达 6.7～8.0 kPa(50～60 mmHg),宫缩间隔 2～3 分钟,持续 40～60 秒。

902. A **903.** C **904.** C **905.** A **906.** D **907.** C **908.** D

909. B 【解析】胎盘早剥的出血破膜后仍不能停止。

910. A

911. A 【解析】卵巢肿瘤常见的并发症蒂扭转。

912. B

913. D 【解析】心脏压塞系心包腔内大量或急骤积液造成急性循环衰竭,表现为动脉压下降甚至休克,收缩压降低,舒张压不变,所以脉压变小,故不可能出现脉压加大现象。

914. C

915. D 【解析】属记忆型题。乙型病毒性肝炎由乙型肝炎病毒(HBV)引起,可经消化道、输血或血制品、注射用品等多途径感染,而母婴传播是其主要的传播途径。(1)垂直传播:HBV 通过胎盘引起宫内传播。(2)产时传播:是母婴传播的主要传播途径,占 40%～60%。胎儿通过产道接触母血、羊水、阴道分泌物或子宫收缩使胎盘绒毛破裂,母血漏入胎儿血循环引起。(3)产后传播:产后母乳喂养及接触母亲唾液传播。选 D。

916. A **917.** D **918.** D **919.** D

920. D 【解析】分娩损伤是子宫脱垂最主要的发病因素,产后过早从事重体力劳动、长期腹压增加、盆底组织松弛等均会诱发子宫脱垂。子宫脱垂偶见于未产妇或处女,多系先天性盆底组织发育不良或营养不良所致。故选项 C 错误。

921. A

922. C 【解析】子宫脱垂偶见于未产妇及处女,多系先天性盆底组织发育不良或营养不良所致,常伴有其他脏器如胃等下垂。故选 C。

923. C 【解析】子宫托可在护士教会病人正确放方法后,由病人自己放置。故选 C。

924. D **925.** D **926.** D **927.** D **928.** D **929.** C **930.** C **931.** A

932. C 【解析】垂体兴奋试验用以了解垂体功能减退起因于垂体或下丘脑。故此题选 C。

933. D 【解析】此处主要是测试对骨盆异常的了解情况。若已明确出口平面狭窄原则上不试产,所以排除 A、B 项;中骨盆平面狭窄,除非胎头双顶径已达坐骨棘,否则不主张试产,故排除 E 选项。对于入口平面狭窄,轻度头盆不称者可适当试产,而臀位者,不主张试产。所以选 D。

934. C **935.** D **936.** C **937.** A **938.** C **939.** A **940.** A **941.** C **942.** B **943.** B **944.** A **945.** B **946.** A **947.** A **948.** C **949.** C

950. B 【解析】黏膜下肌瘤常表现为月经过多,随肌瘤增大,经期延长。

951. C 【解析】中骨盆、骨盆出口狭窄常见于漏斗骨盆,即骨盆入口平面各径线正常,两侧骨盆壁向内倾斜,状似漏斗。

952. B 【解析】骨盆入口平面狭窄时骨盆入口平面呈横椭圆形,常见有单纯扁平骨盆和佝偻病性骨盆。

953. E 【解析】急性输卵管妊娠破裂时附件包块形成,边界多不清楚。

954. A **955.** C **956.** D **957.** B **958.** C **959.** A **960.** A **961.** D **962.** A **963.** A **964.** A **965.** A **966.** B **967.** D **968.** D **969.** A

970. D 【解析】漏斗骨盆入口各径线正常。中骨盆及骨盆出口平面均狭窄,使坐骨棘间径、坐骨结节间径缩短。

971. B **972.** B **973.** A **974.** B **975.** B **976.** B **977.** D **978.** D **979.** D **980.** D **981.** B **982.** D **983.** D **984.** D **985.** D **986.** D **987.** D **988.** C **989.** A **990.** B **991.** B **992.** E

993. E 【解析】子宫肌瘤的常见变性有玻璃样变、囊性变、红色变、肉瘤样变及钙化。

994. C **995.** C **996.** E **997.** C

998. D 【解析】协调性子宫收缩乏力(低张性子宫收缩乏力)时子宫收缩具有正常的节律性、对称性和极性,但收缩力弱,宫腔压力低(<2.0kPa),持续时间短,间歇期长且不规律,宫缩<2次/10分钟。

999. A

1000. B 【解析】有排卵性异常子宫出血多见于生育期。

1001. B **1002.** D **1003.** B **1004.** B **1005.** B
1006. D **1007.** C **1008.** A **1009.** C **1010.** C
1011. D **1012.** D **1013.** D **1014.** A **1015.** B
1016. D **1017.** D **1018.** D **1019.** D **1020.** B
1021. C **1022.** D **1023.** C **1024.** D **1025.** D
1026. D

1027. C 【解析】脐带过长容易导致脐带绕颈胎儿死亡,并非产后出血。其他选项的情况均可导致产后大出血。故选C。

1028. B **1029.** D **1030.** C **1031.** D **1032.** A
1033. E **1034.** C

1035. D 【解析】雌激素停药后出现撤药性出血说明子宫内膜功能正常,如无撤药性出血可诊断为子宫性闭经。故此题选D

1036. B

1037. E 【解析】ABO血型不合多为母亲O型而父亲A型或B型的新生儿。

1038. C **1039.** C **1040.** E

1041. A 【解析】孕妇患有肝炎后,恶心、呕吐情况频繁,妊娠反应加重,妊娠晚期易患妊高征,可能与肝炎时醛固酮灭活能力下降有关;因肝功能受损致凝血因子合成下降,DIC发生率增加,产后出血的发生率较高,而肝炎对受孕并不造成影响,所以本题应选A。

1042. C

1043. D 【解析】黄体酮试验是利用孕激素在体内突然撤退引起子宫出血的原理,为判断早孕所用,不能推算出胎龄,末次月经、胎动出现时间、木质听筒开始听到胎心音、早孕反应出现时间它们都有具体的时间,可以根据此来推算出胎龄,故选D。

1044. D

1045. C 【解析】肝功能检查:血清中丙氨酸基转移酶(ALT)增高,数值常大于正常10倍以上,持续时间长,血清>17 μmol/L(1 mg/dl)尿胆红素阳性对病毒性肝炎有诊断意义。故选C。

1046. B **1047.** B **1048.** D

1049. D 【解析】测量基础血压、心肺检查、常规妇科检查、血尿常规检查均属于首次产前检查的内容,常规B超检查为早期妊娠检查,是检查早期妊娠快速准确的方法,不属于首次产前检查的内容,故选D。

1050. C 【解析】属记忆型题。宫颈息肉不属于生殖道损伤性疾病,属子宫本身病变。

1051. D **1052.** C

1053. A 【解析】孕龄达到37周至不足42周,出生体重$\geq2\ 500$ g的新生儿称为足月儿。选A。其他选项都是高危儿高危因素。

1054. D **1055.** D **1056.** C **1057.** C **1058.** C

1059. A 【解析】记忆型题。吸宫术适用于妊娠10周以内。故选A

1060. B **1061.** C **1062.** C **1063.** C **1064.** D
1065. E **1066.** D **1067.** C **1068.** B **1069.** A
1070. B

1071. D 【解析】主要考查留24 h尿标本的目的。24 h尿标本可以做尿糖定量检查,因此D为正确答案。

1072. C

1073. A 【解析】为女病人导尿时,尿管插入尿道$4\sim6$ cm,见尿液流出再插入1 cm。故正确答案为A。

1074. B **1075.** C **1076.** C **1077.** D **1078.** C

1079. B 【解析】卵巢癌治疗原则手术为主,加用化疗、放疗的综合治疗。早期采用手术治疗,晚期主要是肿瘤细胞减灭术＋化学治疗,故选B。

1080. C **1081.** D

1082. D 【解析】外阴阴道假丝酵母菌病属念珠菌阴道炎,急性期白带增多,白带特征是白色稠厚呈凝乳或豆渣样。

1083. E 【解析】正常人阴道不是无菌环境,为防止术后感染,应在术前3日开始进行阴道准备,故E错误。

1084. B 【解析】念珠菌性阴道炎表现为外阴瘙痒、灼痛,严重时坐卧不宁,还可伴有尿频、尿痛及性交痛,急性期白带增多,白带特征是白色稠厚呈凝乳或豆渣样。

1085. A 【解析】属记忆型题。主要症状为不易治愈的外阴皮肤瘙痒和不同形态的肿物,搔抓后破溃、出血。故选A。

1086. C 【解析】大阴唇皮下组织松弛,脂肪中有丰富的静脉、神经及淋巴管,若受外伤,易形成血肿,疼痛较甚。

1087. E 【解析】属记忆型题。原发性外阴癌95%为鳞状细胞癌,只有少数发生在前庭大腺或汗腺的腺癌。故选E。

1088. A 【解析】属记忆型题。分娩是导致外阴、阴道创伤的主要原因。故选A。

1089. D 1090. C 1091. A 1092. C 1093. D
1094. D 1095. C 1096. D 1097. C 1098. C

1099. B 【解析】属记忆理解型题。缩宫素激惹试验是通过子宫收缩造成的胎盘一过性缺氧负荷实验及测定胎儿储备能力的实验。缩宫素激惹试验阳性时胎心率晚期减速连续出现,至少说明胎儿氧合状态不理想。故选B。

1100. C 1101. C 1102. B 1103. A 1104. A
1105. A 1106. C 1107. A

1108. D 【解析】胎心音多在脐下正中或稍偏左或右听到。在胎儿胎背侧听得比较清楚。

1109. C 1110. A 1111. C 1112. B 1113. B
1114. C 1115. D 1116. A 1117. B 1118. E
1119. D 1120. A 1121. D 1122. A 1123. D
1124. C 1125. C 1126. A 1127. C 1128. B
1129. D 1130. A 1131. C 1132. C 1133. C
1134. C 1135. C 1136. C 1137. B 1138. C
1139. C 1140. A 1141. C 1142. C 1143. B

1144. B 【解析】属记忆性题,胎动每小时 3~5 次,故选B。

1145. D 1146. B 1147. B

1148. E 【解析】卵巢皮样囊肿为成熟畸胎瘤,属良性肿瘤,故选E。

1149. C 1150. E 1151. B

1152. B 【解析】卵巢性索—间质细胞肿瘤来源于原始性腺中的性索及间质组织,包括颗粒细胞瘤、卵泡膜细胞瘤,纤维瘤,睾丸母细胞瘤,故选B。

1153. A 1154. B

1155. E 【解析】内胚窦瘤较罕见,恶性程度高;库肯勃瘤是卵巢的一种特殊的转移性腺癌,原发部位在胃肠道;颗粒细胞瘤为低度恶性肿瘤;无性细胞瘤为中等恶性的实性肿瘤;卵泡膜细胞瘤为良性肿瘤,故选E。

1156. A 1157. C 1158. A 1159. A 1160. D
1161. B 1162. A 1163. C 1164. B

1165. B 【解析】产前检查时间应从确诊妊娠后开始,一般孕 28 周前每月一次,孕 28~36 周每 2 周一次,末一个月每周一次,若有异常情况,酌情增加检查次数。

1166. B 【解析】发生人工流产综合反应立即肌内注射 0.5 mg 阿托品。

1167. E 【解析】手术人员口罩必须遮住口鼻,刷手后冲洗时手指朝上,刷手时,从手指向上刷到肘上 10 cm,刷手后无菌毛巾不能来回擦拭手臂。

1168. A 【解析】第一助手接过折边的无菌巾,分别铺于切开下方、上方及对侧,最后铺自身侧。腹部手术一般三重单,铺下的手术巾若需要少许调适,只允许自内向外移动,要求短端盖住麻醉架,长端盖住器械托盘,两侧和足端应垂下超过手术床边 30 cm,术中手术中单湿透时,可以加铺一层。

1169. B 1170. B 1171. B 1172. C

1173. C 【解析】用 5% 葡萄糖 500 ml 加入催产素 2.5~5 IU,滴速为 8~10 滴。

1174. B 1175. B 1176. A 1177. B 1178. A

1179. E 【解析】少尿指 24 小时尿量少于 400 ml 或每小时尿量少于 17 ml。

1180. B 1181. D 1182. C 1183. B 1184. C
1185. C 1186. C 1187. D 1188. C 1189. B
1190. D 1191. C 1192. C

1193. B 【解析】绒毛膜促性腺激素(hCG),至妊娠第 8~10 周时分泌达高峰,持续 1~2 周后逐渐下降。故选B。

1194. D 1195. B 1196. A 1197. D 1198. B
1199. C 1200. D 1201. B 1202. E 1203. C
1204. A 1205. B 1206. A 1207. A

1208. B 【解析】妊娠图是反映胎儿在宫内发育及孕妇健康的动态曲线图,其中宫底高度曲线是妊娠图中最重要的曲线,故选B。

1209. E 1210. C 1211. D

1212. A 【解析】雌激素使泌尿系统平滑肌张力增高。

1213. C 1214. A 1215. B 1216. A 1217. D
1218. C 1219. B 1220. C 1221. C 1222. C
1223. D 1224. C 1225. C 1226. C 1227. A
1228. C 1229. C 1230. C 1231. C 1232. B
1233. C 1234. C

1235. B 【解析】应用对肝脏损伤小的广谱抗生素预防产褥感染,避免因感染加重肝炎病情。

1236. C 1237. C 1238. C 1239. D 1240. C
1241. C 1242. E 1243. C 1244. C 1245. D
1246. A 1247. B 1248. A 1249. C

1250. A 【解析】孕妇患有病毒性肝炎后,分娩后因肝功能受损致凝血因子合成下降,产后出血的几率下降。

1251. D 【解析】妊娠合并急性病毒性肝炎新生儿应隔离 4 周,并注射乙肝疫苗和高效价乙肝免疫球蛋白,预防母婴垂直传播。

1252. B 1253. B

1254. E 【解析】预防 DIC 分娩前 1 周肌注维生素 K_1 每日 20~40 mg,配备新鲜血液。密切观察产妇有无口鼻、皮肤黏膜出血倾向,监测出血凝血时间及凝血酶原等。故选 E。

1255. D **1256.** B

1257. C 【解析】雌激素主要在肝脏代谢,高脂对肝脏不利,肝炎不会引起过期妊娠,因肝功能损坏易引起产后出血,可从阴道分娩,但有产科指征等需剖宫产结束分娩。

1258. C **1259.** B **1260.** A **1261.** C **1262.** C **1263.** C **1264.** A **1265.** D **1266.** C

1267. B 【解析】早期妊娠检查时,子宫增大变软,妊娠6~8周时,阴道黏膜及子宫颈充血,呈紫蓝色,阴道检查子宫随停经月份而逐渐增大,子宫峡部极软,子宫体与子宫颈似不相连,称黑格征,故选B。

1268. A **1269.** B **1270.** C **1271.** B

1272. B 【解析】根据孕妇临床表现考虑为妊高征重度子痫前期,治疗上使用硫酸镁解痉治疗。

1273. D **1274.** D **1275.** D **1276.** D **1277.** C **1278.** D **1279.** D **1280.** B

1281. B 【解析】枕左前位,胎心在母体脐下方左侧听。

1282. B **1283.** B **1284.** A **1285.** D **1286.** D **1287.** A

1288. D 【解析】人工流产综合征发生的主要原因是宫体以及宫颈受机械性刺激导致迷走神经兴奋,冠状动脉痉挛、心脏传导功能障碍;次要原因是受术者精神紧张。

1289. A **1290.** A **1291.** B **1292.** B **1293.** D **1294.** D **1295.** C **1296.** B **1297.** B **1298.** A **1299.** D **1300.** D **1301.** D **1302.** D **1303.** A **1304.** A **1305.** D **1306.** A **1307.** A **1308.** C **1309.** E **1310.** D **1311.** A **1312.** D **1313.** D **1314.** D **1315.** D **1316.** C **1317.** B **1318.** B **1319.** A **1320.** A **1321.** D

1322. E 【解析】手术区消毒的原则是自清洁处逐渐向污染处涂擦,已接触污染部位的药液纱球不可再返擦清洁处。

1323. E **1324.** D **1325.** A **1326.** C **1327.** D **1328.** C **1329.** D **1330.** C

1331. C 【解析】卵巢无性细胞瘤对放疗最为敏感,颗粒细胞瘤中度敏感,上皮性癌也有一定敏感性。无性细胞瘤、未成熟畸胎瘤等生殖细胞肿瘤对化疗更敏感。子宫肉瘤治疗以手术为主,绒毛膜癌以化疗为主。

1332. D 【解析】女性生殖器的邻近器官临近器官有尿道、膀胱、输尿,直肠和阑尾。

1333. B **1334.** D **1335.** D **1336.** A **1337.** B **1338.** A **1339.** D **1340.** C **1341.** D **1342.** A **1343.** C **1344.** C **1345.** B **1346.** B **1347.** C

1348. B 【解析】因葡萄胎组织侵入肌层,考虑为侵蚀性葡萄胎。

1349. C **1350.** C **1351.** A **1352.** B **1353.** A **1354.** A

1355. C 【解析】尿常规检查的目的包括:检查尿液的色泽、透明度、细胞及管型,测定尿比重,作尿蛋白及尿糖定性。尿糖的定量检查需留取12 h或24 h尿标本。所以C选项为正确答案。

1356. A **1357.** C **1358.** B

1359. B 【解析】胎儿成熟度检查:常用的方法有羊水中卵磷脂/鞘磷脂比值,羊水中肌酐值,胆红素类物质含量,淀粉酶值及脂肪细胞出现率等

1360. B

1361. E 【解析】除末次月经时间外,早孕反应出现时间;首次胎动时间;子宫底高度及胎儿大小均可以推算预产期。

1362. D

1363. B 【解析】B、C、D、E 均可作为推算预产期的依据。但目前最常用的方法是以末次月经开始之日的日期,月份—3 或+9;日数+7 作为推算预产期的方法。

1364. B 【解析】产后出血是分娩期的严重并发症,可在短时间内大量失血造成失血性休克,在我国居产妇死亡原因的首位,故选B。A项在我国孕妇死因顺位中高居第二位。C项是导致我国孕产妇死亡的第二位死因。D是产妇死亡的四大原因之一但并非首因。E极少造成死亡。故选B。

1365. D **1366.** B **1367.** D **1368.** C **1369.** C **1370.** C **1371.** B **1372.** A **1373.** B **1374.** C **1375.** C

1376. E 【解析】根据患者临床表现考虑为葡萄胎可能。

1377. B **1378.** A

1379. C 【解析】预产期的推算方法是:末次月经第1天算起,月份减3加9,日期加7。此孕妇末次月经2005年8月12日。故可计算出她的预产期是在2006年5月19日,故选C

1380. E 【解析】了解末次月经(LMP)的日期以推算预产期(EDC)。计算方法为:末次月经第1天起,月份减3或加9,日期加7。如为阴历,月份仍减3或加9,但日期加15。本题的计算方法是月份为5+9=14,月份12进1,为2004年2月;日期为

4+7＝11;因此其预产期为2004年2月11日。所以本题选E。

1381. D **1382.** C **1383.** B **1384.** B **1385.** A **1386.** D **1387.** C

1388. B 【解析】本题主要考核流产的概念。妊娠不足28周,胎儿体重不足1000克而终止妊娠者称为流产,因此选择B。

1389. A 【解析】碘酊刺激性强不能用于黏膜消毒,故选A。

1390. D **1391.** B **1392.** D **1393.** C **1394.** C **1395.** B

1396. B 【解析】卵子受精是妊娠的开始,胎儿及附属物自母体排出是妊娠的终止。月经周期正常,临床上计算妊娠期开始的时间是末次月经第一天。

1397. A **1398.** D

1399. C 【解析】骨盆入口狭窄影响先露部衔接,使得临产后胎头迟迟不能入盆。

1400. C **1401.** B **1402.** C **1403.** D

1404. B 【解析】属记忆理解型题。测量孕妇的宫底高度、腹围,估计胎龄及胎儿大小,以了解胎儿宫内发育情况。宫底高度是指耻骨联合上缘至宫底的弧形长度。腹围指下腹最膨隆处绕脐一周的周径。故选B。

1405. C **1406.** D **1407.** C **1408.** D

1409. E 【解析】缩宫素静脉滴注:适用于协调性宫缩乏力、胎心良好、胎位正常、头盆相称者。

1410. B 【解析】在良好的宫缩下观察2—4小时胎头是否能入盆,产程是否有进展,如无进展,尽快进行剖宫产手术。

1411. B **1412.** C **1413.** C **1414.** C **1415.** B
1416. B **1417.** D **1418.** C **1419.** C **1420.** A
1421. D **1422.** A

1423. D 【解析】哺乳期妇女宜选用宫内节育器、避孕套或阴道套,不宜选用药物避孕

1424. B **1425.** A

1426. A 【解析】继发性子宫收缩乏力是指产程开始收缩正常,在产程进行到某一阶段子宫收缩较弱,产程进展缓慢,甚至停滞。

1427. C **1428.** A **1429.** B **1430.** B

1431. C 【解析】分娩时宫颈口在短时间内迅速开全,分娩短时间结束,称为急产,总产程不超过3小时。

1432. B **1433.** D **1434.** B **1435.** D **1436.** C
1437. C **1438.** A

1439. C 【解析】属记忆型题。阴道内纱布一般在术后12～24小时内取出。选C。

1440. C **1441.** A **1442.** C **1443.** C **1444.** B
1445. A **1446.** B **1447.** D **1448.** C **1449.** A
1450. C **1451.** B **1452.** D **1453.** E **1454.** B
1455. D

1456. B 【解析】宫颈上端与子宫峡部相连,因剖上狭窄,称解剖学内口。在其稍下方,宫腔内膜开始转变为宫颈黏膜,称组织学内口。宫体与宫颈相连部较狭小,称子宫峡部。宫体与宫颈之比在幼年时为1:2。

1457. A **1458.** D **1459.** B

1460. E 【解析】妊娠16周末时,X线摄片可见脊柱骨骼,故选E。

1461. A **1462.** D **1463.** A **1464.** B **1465.** A
1466. D **1467.** C **1468.** A **1469.** C **1470.** C
1471. B **1472.** C **1473.** D **1474.** D **1475.** B

1476. D 【解析】协调性宫缩乏力的特点具有正常的节律性、对称性和极性,但收缩力弱,宫腔压力低,持续时间短,间歇时间长,使产程延长或停滞,所以正确的答案是D。应加强宫缩。由于宫腔压力低,对胎儿的血供影响小,胎儿窘迫的发生率低。

1477. B **1478.** B

1479. E 【解析】我国采用国际上围生期Ⅰ的概念,指从妊娠28周(即胎儿体重≥1000 g或身长≥35 cm)至产后1周。即分娩前、分娩时和分娩后的一段时期。选E。

1480. D **1481.** D **1482.** B **1483.** B **1484.** C
1485. D **1486.** D **1487.** A **1488.** E **1489.** C
1490. B **1491.** D **1492.** D **1493.** A **1494.** A
1495. B **1496.** C **1497.** C **1498.** A **1499.** D
1500. D **1501.** D **1502.** D **1503.** D **1504.** D
1505. D **1506.** A **1507.** D

1508. D 【解析】妊娠12周子宫底出盆腔。

1509. D 【解析】妊娠32～34周,血容量的增加达高峰。

1510. D **1511.** C **1512.** D **1513.** D **1514.** B
1515. D **1516.** B **1517.** D **1518.** D **1519.** C
1520. D **1521.** D **1522.** D **1523.** D **1524.** D
1525. D **1526.** D **1527.** D **1528.** D

1529. C 【解析】脐血管含氧量脐静脉含氧量较高。

1530. C

1531. E 【解析】达预产期胎头尚未入盆考虑过期产,不是剖宫产的适应证。

1532. C

1533. B 【解析】排除法。口服短效避孕药的常见副反应及原因:类早孕反应是雌激素刺激胃黏膜所致(排除A);出现阴道流血多因漏服、迟服避孕药

引起;体重增加是雌激素引起机体水钠潴留的结果;面部皮肤出现色素沉着,是激素所致(排除E)。月经过少是药物避孕的禁忌证,而月经过多不是(排除C)。所以选B。

1534. B 【解析】女性外生殖器称外阴,双侧大阴唇前端为腹股沟韧带终止点,前庭大腺称为巴氏腺,阴道前庭为双侧小阴唇之间的菱形区。

1535. E 【解析】排卵一般发生于下一次月经来潮前14天,月经来潮时子宫内膜自功能层剥脱,排卵以后的卵泡变为血体,排卵后妇女的基础体温可升高0.3~0.5℃。

1536. A 【解析】女性骨盆入口平面为横椭圆形,中骨盆平面为纵椭圆形。坐骨棘突出,骶骨直而前倾,骨盆呈漏斗状是男性骨盆的特点。

1537. D 【解析】女性骨盆最小平面为中骨盆平面。

1538. A **1539.** B **1540.** C **1541.** D **1542.** D
1543. D **1544.** B **1545.** D **1546.** B **1547.** D
1548. B **1549.** B **1550.** B **1551.** D **1552.** C
1553. B **1554.** A

1555. A 【解析】催产素静脉滴注时,必须专人看护,根据子宫收缩情况随时调节剂量、浓度和滴速。

1556. D **1557.** D **1558.** D **1559.** A **1560.** C
1561. D **1562.** D **1563.** D **1564.** A **1565.** D
1566. D **1567.** C **1568.** B **1569.** D

1570. B 【解析】产前检查从确诊早孕开始,妊娠28周前每4周检查一次;妊娠28周后起每两周检查一次,自妊娠36周后每周检查一次,故选B。

1571. D **1572.** E **1573.** D **1574.** D **1575.** D

1576. A 【解析】不协调性宫缩乏力,表现为子宫收缩极性倒置,节律不协调,不能使宫口扩张和先露下降。由于胎儿—胎盘循环障碍,可出现胎儿宫内窒迫。痉挛性狭窄环见于不协调性宫缩过强时。处理原则是恢复子宫收缩的生理极性和对称性,给予适当的镇静剂如地西泮、哌替啶等。答案为A。

1577. D **1578.** A

1579. E 【解析】闭经按解剖部位不同分为子宫性闭经、卵巢性闭经、脑垂体及下丘脑性闭经。

1580. C **1581.** E **1582.** D **1583.** D **1584.** C
1585. D **1586.** B

1587. C 【解析】骶耻外径测量第五腰椎棘突下凹陷处至耻骨联合上缘中点的距离,正常值为18~20 cm。

1588. D

1589. B 【解析】髂棘间径、髂嵴间径可间接推测骨盆入口平面横径的长度。

1590. D **1591.** A **1592.** D

1593. E 【解析】有的骨盆呈扁平状,入口前后径很短,胎儿就不能通过骨盆入口,称为扁平骨盆。

1594. A

1595. E 【解析】子宫收缩乏力性出血及胎盘因素所导致的出血者,子宫轮廓不清,触不到宫底,按摩后子宫收缩变硬,停止按摩又变软。故选E。

1596. E **1597.** D

1598. E 【解析】子宫收缩乏力常见的原因有:精神因素;产道与胎儿因素,是最常见原因,如头盆不称等;子宫因素;内分泌失调;药物影响,临产后不适当地使用大剂量镇静剂与止痛剂如吗啡、哌替啶、巴比妥等可使子宫收缩受到抑制。地塞米松属于糖皮质激素,主要用于抗炎、抗过敏,无镇静作用。故答案为E。

1599. D **1600.** E **1601.** A **1602.** A **1603.** D
1604. A **1605.** C **1606.** D **1607.** B **1608.** D
1609. A **1610.** D **1611.** C **1612.** D

1613. A 【解析】子宫托是一种支持子宫和阴道壁并使其维持在阴道内而不脱出的工具,故选A。

1614. A **1615.** D **1616.** D

1617. B 【解析】急性病毒性肝炎患者原则上不宜妊娠,孕早期应行人工流产,重症者积极治疗肝炎,病情好转后再考虑人工流产。

1618. C **1619.** B **1620.** C **1621.** B **1622.** D

1623. A 【解析】对产妇进行生命观察时,每日测体温2次,每日测呼吸2次,每日测血压1次,重症子痫前期每4 h测血压1次或更多,故选A。

1624. A **1625.** C **1626.** B

1627. D 【解析】骶耻外径的长度一般为18~20 cm。

1628. D **1629.** B **1630.** A **1631.** D **1632.** D

1633. B 【解析】胎儿娩出后24小时内阴道流血量超过500 ml者,称为产后出血,最主要的原因是宫缩乏力。

1634. D **1635.** D

1636. A 【解析】属记忆理解型题。雌三醇测定包括尿雌三醇测定和血清游离雌三醇测定,前者用于判断胎盘功能,后者用于协助确定胎龄及胎儿胎盘功能。故选A。

1637. B **1638.** B **1639.** D **1640.** C **1641.** D
1642. C **1643.** C **1644.** D **1645.** A **1646.** B
1647. D

1648. D 【解析】第二产程初产妇超过3小时,经产妇超过2小时尚未分娩,为第二产程延长。

1649. A

1650. C 【解析】根据产妇临床表现考虑存在胎位异常,徒手顺时针转 90° 后行产钳术。

1651. B **1652.** B **1653.** C **1654.** A

1655. B 【解析】根据产妇临床表现考虑为高张性宫缩乏力。

1656. C **1657.** B **1658.** D **1659.** A **1660.** D

1661. B **1662.** D **1663.** C **1664.** D **1665.** B

1666. D **1667.** C **1668.** D **1669.** C **1670.** C

1671. C **1672.** C **1673.** C **1674.** C **1675.** A

1676. A **1677.** C **1678.** E **1679.** C **1680.** A

1681. A

1682. B 【解析】骨盆外测量是了解产道情况,判断能否自然分娩,是产前检查的内容。

1683. C **1684.** B **1685.** A **1686.** A **1687.** B

1688. D

1689. A 【解析】子宫收缩乏力是产后出血的最主要原因,占产后出血的 70%～80%。

1690. C **1691.** A **1692.** B **1693.** C **1694.** A

1695. A

1696. D 【解析】此题属于记忆型题。胎儿娩出后 24 小时内出血量超过 500 mL 者为产后出血。故选 D。

1697. D 【解析】A 观察恶露形状,B 明确产后复查时间,C 注意加强营养和活动,E 出现腹痛、阴道出血及时就医,均可以了解产妇的恢复情况,及时发现问题,使其尽快恢复健康。同时应提供避孕指导,使产妇注意产褥期一般 6 周禁止盆浴,禁止性生活。因此出院 2 周后可盆浴及性生活错误。故选 D。

1698. C 【解析】对于产后出血病人的处理原则:针对原因迅速止血,补充血容量(扩容)、纠正休克,及防止感染。选 C。

1699. C **1700.** A **1701.** B **1702.** C **1703.** B

1704. C **1705.** C

1706. D 【解析】不协调性子宫收缩乏力的宫缩特点是:子宫收缩极性倒置,节律不协调。宫缩时宫底部不强,而是中段或下段强,宫缩间歇期子宫壁不能完全松弛,表现为宫缩不协调。答案为 D。

1707. A 【解析】不协调性子宫收缩乏力原则上是恢复子宫收缩的节律性、对称性和极性,给予适当的镇静剂如地西泮、哌替啶等,使产妇恢复为协调性子宫收缩,在恢复之前,严禁使用催产素。

1708. C **1709.** B **1710.** D **1711.** A

1712. B 【解析】肛查不属于常规检查,在有必要的情况下才进行。

1713. A **1714.** B

1715. E 【解析】属记忆理解型题。确定孕龄根据末次月经、早孕反应的时间、胎动出现的时间。故排除 E。

1716. C 【解析】哺乳期妇女不宜使用药物避孕包括口服、注射长效避孕针等,可以放置宫内节育器。

1717. C **1718.** A **1719.** D

1720. C 【解析】妊娠早期患乙型病毒性肝炎,婴儿感染率为 70%;孕中期患病者,胎儿感染率 25%。

1721. D **1722.** D

1723. E 【解析】避孕套有预防性传播疾病的作用。

1724. B 【解析】胎儿娩出后胎盘娩出前如果仍有活动性出血,产妇则有大出血的危险,因此必须行人工剥离胎盘,故选 B。

1725. C **1726.** A **1727.** C **1728.** D **1729.** A

1730. A **1731.** C **1732.** C **1733.** B **1734.** A

1735. C **1736.** C **1737.** C **1738.** C **1739.** C

1740. D **1741.** A **1742.** C **1743.** C **1744.** C

1745. C **1746.** C **1747.** C **1748.** D **1749.** B

1750. C **1751.** C **1752.** C **1753.** C **1754.** A

1755. D **1756.** C **1757.** B **1758.** A **1759.** D

1760. A 【解析】产后出血处理原则是针对原因迅速止血、补充血容量纠正休克,及防治感染。

1761. A 【解析】预产期的推算:末次月经第 1 日起,月份减 3 或加 9,日期加 7。

1762. B 【解析】因为血液很快凝集成血块可排除凝血功能障碍,而此时胎盘尚未娩出,且血液呈鲜红色,所以排除胎盘因素,由此考虑可能是由软产道裂伤导致的出血。

1763. C 【解析】开始感觉胎动的时间是 16 周。

1764. E 【解析】髂棘间径正常值为 23～26 cm,髂嵴间径正常值为 25～28 cm,骶耻外径正常值为 18～20 cm,坐骨结节间径正常值为 8.5～9.5 cm,所以坐骨结节间径是最小的。

1765. D 【解析】凡 12 小时内胎动累计数小于 10 次,或逐日下降大于 50% 而不能恢复者,均视为子宫胎盘功能不足,胎儿有宫内缺氧,应及时就诊,故选 D。

1766. C

1767. A 【解析】产后出血病人无需进行剖宫探查,在必要的时候可以进行宫腔探查。

1768. A 【解析】产后出血病人患有心脏病、高血压慎用麦角新碱。

1769. C 【解析】不需要观察睡眠型态,其余表现均对诊断产后出血有帮助。

1770. C 【解析】年轻又希望生育的子宫肌瘤患者,术前排除子宫及宫颈的癌前病变后可考虑经腹切除肌瘤,保留子宫。

1771. A **1772.** B

1773. C 【解析】剖宫产术后半年,哺乳期排除早孕,可放置宫内节育器。

1774. A 【解析】给予黄体酮未引起撤退性子宫出血,给予雌孕激素序贯法也未引起子宫出血提示子宫内膜有缺陷或被破坏,可诊断为子宫性闭经。

1775. C 【解析】维持子宫在正常位置,是由于子宫4对韧带与盆底肌肉、筋膜的支托作用。

1776. A 【解析】产褥期过早体力劳动可因子宫筋膜韧带功能未完全恢复导致子宫脱垂的发生。故选A。

1777. E

1778. A 【解析】念珠菌性阴道炎阴道分泌物典型特点为干酪样白带或豆渣样白带,孕妇、糖尿病、大量雌激素治疗、长期应用抗生素者、服用皮质类固醇激素或免疫缺陷综合征者易发此症。慢性子宫颈炎主要症状为阴道分泌物增多,如有宫颈息肉时为血性分泌物或性交后出血。子宫内膜炎表现为子宫内膜充血、水肿、坏死、有脓性渗出物。输卵管炎主要表现为下腹痛、腹胀、发热、阴道分泌物增多或不规则阴道流血等。

1779. C

1780. E 【解析】不同点:葡萄胎双侧卵巢囊性增大,血、尿 hCG 处于高值范围且持续不降或超出正常妊娠水平,子宫异常增大,变软;子宫内膜癌子宫增大,质稍软;子宫颈癌表现为点滴样出血或接触性出血,妇科检查可扪及宫旁双侧增厚,结节状,质地与癌组织相似,浸润盆腔时,形成冰冻盆腔,子宫无增大;功能失调性子宫出血盆腔检查排除器质性病灶,常无异常发现。

1781. A 【解析】无应激试验,在正常情况下,20分钟内至少有3次以上胎动伴胎心率加速大于15次/分,时间大于15秒称 NST 有反应。

1782. B 【解析】出口横径正常值为 8.5～9.5 cm,平均值为 9 cm,如果出口横径<8 cm,应测量出口后矢状径,正常值为 15cm,出口横径与出口后矢状径之和大于 15 cm,一般足月胎儿可以娩出。

1783. A 【解析】探亲片一号探亲当日午饭后服 1片,当晚再服 1片,以后每晚服 1片,末次房事次晨加服 1片。

1784. B 【解析】此种情况下产后出血的原因是宫缩乏力,所以处理措施为按摩子宫,同时肌肉注射缩宫素,加强宫缩。

1785. B 【解析】子宫收缩力过强,产程进展过快,胎儿过大,往往可致胎儿尚未娩出时宫颈和(或)阴道已有裂伤。保护会阴不当、助产手术操作不当也可致会阴阴道裂伤。软产道裂伤出血特点是出血发生在胎儿娩出后,此点与子宫乏力所致产后出血有所不同。软产道裂伤流出的血液能自凝,若裂伤损及小动脉,血色较鲜红。

1786. C 【解析】手术区皮肤消毒范围应包括切口周围至少 15cm,目的是杀灭切口及其周围皮肤上的病原微生物。正确答案选C。

1787. D **1788.** A

1789. E 【解析】术中出现心动过缓、血压下降、面色苍白、呕吐,患者情况符合人工流产综合征。

1790. B 【解析】排卵期为末次月经时间往后推 14天,故 A 对;孕卵着床时间约在受精后第 6～7 日开始,故应是在 6 月 21 日或 6 月 22 日,故 B 错;最早在妊娠第 5 周,亦就是月经过期一周,在 B 型超声波屏上就可显示出子宫内有圆形的光环,妊娠环,故 B 超下可能发现妊娠环的最早日期约在 7 月 15日后,C 对;根据妊娠第 8 周末,超声显像可见早期心脏已形成且有搏动,所以 D 对;根据预产期的计算方法是:末次月经第 1 天算起,月份减 3 或加 9,日期加 7。如为阴历,月份仍减 3 或加 9,但日期加15,该孕妇预产期应在次年 3 月 8 日,E 对,故选B。

1791. D 【解析】从婴儿身长 35 cm,体重 1 000 g,皮下脂肪少,头发、指甲已达指端,可推断出此时为该孕妇妊娠第 28 周末,故选D。

1792. E 【解析】各径线均小是均小骨盆。

1793. B

1794. A 【解析】预产期计算方法为:末次月经第一日起,月份减 3 或加 9,日期加 7。如为阴历,月份仍减 3 或加 9,但日期加 15。此孕妇末次月经为1998 年 2 月 6 日,月份加 9 为 11 月,日期加 7 为 13日。所以她的预产期应为 1998 年 11 月 13 日。

1795. E 【解析】催产素不会引起肝脏损害,因此可以应用。ABCD 都是为了预防产后出血。为了预防产后出血,肝炎产妇于胎儿娩出后即遵医嘱使用催产素。为了防止出血的发生,产前要备好抢救物品,肌内注射维生素 K,产时注意缩短第二产程,密切观察产程进展,促进宫缩,避免发生滞产。与产后出血对人体影响相比,短期使用催产素不会对肝造成致命性损害。

1796. D 【解析】预产期的推算:末次月经第 1 日起,月份减 3 或加 9,日期加 7。

1797. B 【解析】B 超检查是检查早期妊娠快速准

确的方法,还可以鉴别多胎妊娠,故选B。

1798. C 【解析】妊娠期并发肝炎会使原有的肝病加重,严重危害孕产妇的生命安全,此病例中肝炎为突发,处于活动期,所以应人工流产。

1799. B 【解析】预产期的测算方法:从末次月经第一天算起,月份减3或加9,日期加7,即推测得阳历预产期。此题,月份8-3为5月,日期6+7为13日,答案即为B,2007年5月13日。

1800. C 【解析】预产期计算方法是:末次月经第1天算起,月份减3或加9,日期加7。此孕妇末次月经2005年10月10日。故可计算出她的预产期是在2006年7月17日,故选C。

1801. D 【解析】哺乳期妇女不宜用药物避孕,安全期避孕法并不可靠。

1802. A 【解析】胎儿不大,产力好,可试产。

1803. D 【解析】属记忆型题,在妊娠16~20周时做羊膜穿刺,可以诊断胎儿有无出生缺陷。故选D。

1804. C 【解析】产妇在胎儿娩出后5分钟突发阴道大量出血约400 ml,且血压下降,脉搏加快,宫底脐平,为防止发生大出血,危及产妇生命,应采取人工剥离胎盘术准备。故选C。

1805. A 【解析】试产的护理要点为:专人守护,保证良好的产力;少肛查,禁灌肠,试产中一般不用镇静镇痛药;密切观察胎儿情况及产程进度,注意有无脐带脱垂;试产2~4小时,胎头仍未入盆,并伴胎儿窘迫,停止试产;注意先兆子宫破裂的征象。

1806. B 【解析】产后出血病人应保留会阴垫,不宜过早下床活动,并应注意预防感染。胎盘娩出后仍有阴道持续大量出血,应检查胎盘胎膜是否完整,有否残留导致出血。

1807. E 【解析】用敏感、足量、高效抗生素治疗急性子宫内膜、子宫肌炎。

1808. C 【解析】急性子宫内膜炎轻型者表现为恶露量多,混浊有臭味,下腹疼痛、宫底压痛、质软伴低热。

1809. B 【解析】子宫收缩乏力是产后出血的最主要原因,占产后出血的70%~80%。

1810. A 【解析】宫颈刮片细胞学检查是发现宫颈癌前期病变和早期宫颈癌的普查方法。能直观的看到镜下是否存在可疑细胞。

1811. C 【解析】妊娠32周末,宫底高度应在脐与剑突之间。

1812. A 【解析】胎心在胎背最清楚,现在是枕位,所以听诊部位在脐下右侧。

1813. C 【解析】子宫收缩乏力是产后出血的最主

要原因,产程时间过长或难产,造成产妇体力衰竭,可以引起子宫收缩乏力。表现为阴道出血较多。子宫收缩乏力性出血及胎盘因素所致出血者,子宫轮廓不清,触不到宫底,按摩后子宫收缩变硬,停止按摩又变软。

1814. A 【解析】排除法。D为绝育方法不是避孕方法,与题意不符首先排除;B、C、E是药物避孕方法,避孕药中的雌激素可抑制乳汁分泌,影响其质量,且可通过乳汁分泌影响胎儿,所以哺乳期是药物避孕的禁忌证,应排除;所以选A。

1815. A 【解析】持续性枕后位多见于漏斗骨盆。

1816. B

1817. E 【解析】急性子宫内膜炎起病较急,有恶寒甚至寒战,发烧(38~40℃),脉搏加快,全身无力,出汗,下腹疼痛甚剧,下坠,腰酸。大量血性、脓性或水样白带,并有臭味。产后感染则恶露呈泥土色。体征:病人下腹部压痛。窥器检查可见子宫口有大量脓性或污秽血性臭味分泌物外溢。双合诊时子宫颈举痛。宫体因充血水肿而胀大,柔软,压痛明显。

1818. D 【解析】胎盘功能不全是导致慢性胎儿宫内窘迫的常见原因。

1819. D 【解析】骨盆出口横径<8 cm时,应测量出口后矢状径,出口后矢状径和坐骨结节间径之和>15 cm,表明骨盆出口无明显狭窄。

三、多项选择题

1. ACDE 2. BCDE 3. ABCD 4. CDE 5. CE
6. ABCDE 7. ABCDE 8. ABDE 9. ABC
10. ABCD 11. ACD 12. ABCDE 13. ABCD
14. ABCE 15. ABCE 16. BCDE 17. ABCD
18. ABCD 19. BCD 20. ABCDE 21. BCE
22. BCDE 23. ABE 24. ABCD 25. ADE
26. BE 27. CE 28. CE 29. BD 30. ABCDE
31. ABCDE 32. ABCD 33. BCD 34. ABCD
35. BCD 36. ABC 37. ABCDE 38. ABCE
39. ADE 40. ABCD 41. ABCD 42. ABC
43. ABCDE 44. ABCDE 45. ACD 46. ABCDE
47. ABCDE 48. ABD 49. ABC 50. ABD
51. ABDE 52. ABCD 53. ABCDE 54. ABCD
55. ABDE 56. CDE 57. ABC 58. ABCD
59. ABCE 60. ABCD 61. ABCD 62. ABCDE
63. ABD 64. ABCE 65. ABCE 66. DE
67. BCE 68. ABCD 69. CDE 70. ACDE
71. ABC 72. AC 73. ABD 74. ABCDE 75. BE
76. ABCD 77. ABE 78. ACDE 79. ABC
80. ABCD 81. ADE 82. BCE 83. ABE

84. ABCD 85. ACDE 86. ABCD 87. ABCD
88. ABCD 89. ACE 90. BC 91. ABDE
92. ABCE 93. BCE 94. ABDE 95. CE 96. DE
97. ABCDE 98. ABCE 99. ABCDE 100. CDE
101. ABCD 102. BCE 103. ABC 104. ABCE
105. ACD 106. ABCDE 107. ABCD 108. BCDE
109. ACE 110. BCDE 111. ABDE 112. BCDE
113. BCD 114. ABCE 115. ACD 116. ACDE
117. ABC 118. CDE 119. ABCD 120. ABCD
121. BE 122. CD 123. ABCDE 124. ABDE
125. ADE 126. ABCD 127. ACD 128. ABCDE
129. ABCDE 130. ACDE 131. ABCE 132. AB
133. ABC 134. CDE 135. ABD 136. BD
137. ACDE 138. ACDE 139. ABCD 140. BCDE
141. ABDE 142. ABDE 143. ABCDE 144. ABDE
145. ABCE 146. ABCDE 147. ABCD 148. ABCD
149. BCDE 150. ABCD 151. ABCDE 152. ABCD
153. ACD 154. ABCDE 155. BCD 156. ABCDE
157. BCE 158. ABCDE 159. ABE 160. BCDE
161. ABCDE 162. AB 163. ACE 164. ABCD
165. ABCD 166. ACE 167. ABCD 168. ABCE
169. ABDE 170. ABDE 171. ABCE 172. ABCE
173. ABCD 174. ABCD 175. ABCDE
176. ABCDE 177. ACDE 178. ACDE
179. ABDE 180. BCDE 181. ABCDE
182. ABCDE 183. ABCE 184. ABDE
185. ACE 186. ABCD 187. BCDE
188. ABCE 189. ABCD 190. ABDE
191. ABCD 192. BCD 193. ABCDE
194. ABC 195. ABC 196. ABCE 197. ABCDE
198. ACD 199. CD 200. ADE 201. ACD
202. BCDE 203. CE 204. ACE 205. BCD
206. ACDE 207. ABCE 208. ABCE 209. ACE
210. ABC 211. ABCDE 212. BCDE 213. ABD
214. ABCE 215. ABCD 216. ABCD 217. DE
218. ACDE 219. BCE 220. BC 221. ACDE
222. BCE 223. ACE 224. BCD 225. ACD
226. ABCD 227. ADE 228. AE 229. ACE
230. ACDE 231. BCD 232. ABDE
233. ACDE 234. ABC 235. CD 236. BD
237. ACDE 238. BE 239. ABC 240. ABCD
241. ACE 242. ABDE 243. ACE 244. ABC
245. AE 246. ABCDE 247. ABC 248. ABDE
249. BCDE 250. ABCDE 251. ABCDE
252. ACD 253. ABD 254. ABCE 255. ABDE
256. ABCD 257. ABCD 258. ABC 259. ABD

260. AC 261. ABCE 262. ABCE 263. ABCD
264. ABCE 265. BCD 266. ABCDE
267. ABCD 268. DE 269. ABCD 270. ABDE
271. AC 272. ABDE 273. ABCE 274. BC
275. BCDE 276. ABCDE 277. ABCD 278. BC
279. BCE 280. AD 281. ABC 282. ACDE
283. ACDE 284. ABC 285. ABCE 286. BC
287. ACDE 288. ABCDE 289. ABC 290. ABCE
291. ABCD 292. ADE 293. ABCDE 294. CDE
295. ABCE 296. ACDE 297. BDE
298. ABE 【解析】重型胎盘早剥的处理是密切观察血压、脉搏、子宫底高度等病情变化;输液、输血、纠正休克;尽快终止妊娠。
299. ABCDE 300. ABCDE 301. ABCE
302. BD 303. ABCDE 304. ABCDE 305. ABD
306. ABCD 307. BC 308. CDE 309. ABCD
310. AD 311. ABCE 312. CE 313. ABCDE
314. ACDE 315. ABC 316. ACD 317. ABCDE
318. ABCDE 319. ABCDE 320. ACDE
321. ACE 322. ACE 323. AD 324. ABCD
325. BCD 326. ABCD 327. ABCDE
328. ABCDE 329. ABC 330. BCE 331. ABCDE
332. ABCDE 333. ABC 334. ACDE 335. ABDE
336. ABCDE 337. ABCD 338. ABE 339. ABDE
340. ABCD 341. ABCD 342. ABCD 343. ABCDE
344. ABCDE 345. ABCD 346. ABCDE
347. ABCDE 348. ABCD 349. ABCD 350. ABC
351. ACDE 352. CD 353. ABCD 354. ACDE
355. ABCDE 356. ABD 357. ACE 358. AD
359. ABCD 360. AD 361. ABDE 362. BCD
363. ABC 364. ABCD 365. ABCD 366. AD
367. ABCDE 368. ABCD 369. BCD
370. ABCDE 371. ABCD 372. ABC
373. ABCD 374. ABCD 375. ABD 376. ABC
377. ABCDE 378. ABCD 379. ABCDE
380. ABCDE 381. ABCD 382. ACD 383. BCE
384. ABCDE 385. ABC 386. ABCDE
387. ACDE 388. ACDE 389. ACD 390. CE
391. BCD 392. ABC 393. ABCD 394. BCDE
395. ABCD 396. ABCE 397. ACE 398. CD
399. ABCD 400. ABCD
401. BCDE 【解析】跨耻征阳性提示存在头盆不称,不能进行试产。
402. ABE 403. ABC 404. ABCD 405. ABDE
406. ABCD 407. ABCDE 408. BC 409. ABC
410. BD 411. ACDE 412. ABCDE

413. ABCDE 414. BDE 415. ABCD
416. ABDE 417. ABDE 418. ABCD
419. ABCDE 420. ABCDE 421. ABCDE
422. ABCD 423. BCD 424. ADE 425. AC
426. ACD 427. AB 428. ABCD 429. ABE
430. ABCD 431. ABCD 432. ABCE
433. ABCD 434. ABDE 435. BCD 436. AC
437. ABCE 438. ABCDE 439. ABCDE
440. ABCE 441. ABCD 442. AC 443. ABCE
444. ABCD

445. ABCE 【解析】女性骨盆,坐骨棘间径平均值约为 10 cm。
446. ABCD 447. ABCDE 448. BCDE
449. ACE 450. AD 451. ABCDE
452. ABCDE 453. ABCE 454. ABDE
455. ABCD 456. ABCD 457. ABCD
458. ABDE 459. ABCDE 460. ABCD
461. AC 462. BCD 463. BCDE 464. ABC
465. ABD 466. BC 467. CE 468. ABCD
469. ABDE

第四章 计划生育技术

一、判断题

1. 带器中、晚期妊娠应在胎儿、胎盘娩出时检查宫内节育器是否随之排出，如未排出，可在产后3个月或转经后再取。　　　　（　）

2. 某女，人工流产术后一周，腹痛伴有发热一天而入院。查体：T 38.8℃、P 101 次/分、BP 90/60 mmHg，下腹压痛及反跳痛，阴道后穹隆饱满、触痛、宫颈举痛、子宫略大，压痛，可能诊断为急性阑尾炎。　　　　（　）

3. 输精管绝育术中如果未行精囊灌注，术后应坚持避孕3个月，经精液检查证实无精子后，再停用其他避孕措施。　　　　（　）

4. 妇女保健工作包括：青春期保健、婚前保健、生育期保健、围绝经期保健和老年期保健。　　　　（　）

5. 宫内节育器的避孕原理主要是干扰着床。　　　　（　）

6. 宫内节育器的副反应有出血及腰酸腹坠感。　　　　（　）

7. 由于长效口服避孕药中含雌激素剂量大，副反应较明显，现将趋淘汰。　　　　（　）

8. 放置宫内节育器合适的时间是剖宫产术后半年以上。　　　　（　）

9. 妊娠合并病毒性肝炎治疗性流产的时间应尽量在妊娠早期施行。如就诊时已达中期妊娠时不宜行引产术。　　　　（　）

10. 计划生育技术服务机构未经批准擅自从事产前诊断，对没有违法所得的，执法主体责令改正，给予警告，没收有关药品和医疗器械，并处罚款的数额为5万元以上经济处罚。　　　　（　）

11. 国家为实行计划生育的育龄夫妻免费提供计划生育药具，育龄夫妻在户籍所在地或者现居住地可以免费获得计划生育药具。　　　　（　）

12. 胚胎6~7周之前，无法根据生殖腺结构、外生殖器形态来区分男女胚胎。　　　　（　）

13. 严禁使用技术手段对胎儿进行性别鉴定，但医学上确有需要的除外。　　　　（　）

14. 女性患者，34岁，平素体健。4年前自然分娩史，曾2次放置T形IUD，均自行脱落。该妇女IUD脱落的原因可能为宫颈内口松弛或手术者放置技术欠佳等。　　　　（　）

15. 每年的12月1日为"世界艾滋病日"。　　　　（　）

16. 服用短效口服避孕药时，漏服1片时就会影响避孕效果。　　　　（　）

17. 常见的输卵管绝育术远期并发症包括慢性盆腔炎、盆腔静脉淤血综合征、大网膜粘连综合征等。　　　　（　）

18. 既往异位妊娠史的妇女避孕应避免选择低负荷宫内节育器，预防异位妊娠再次发生。　　　　（　）

19. 输精管自然再通是技术操作失败最常见的原因，不属于手术并发症。　　　　（　）

20. 服用紧急避孕药物的有效时限应是在无保护性生活72~120小时以内。　　　　（　）

21. 30岁妇女，第一胎顺产后7个月，哺乳期，可选择宫内节育器作为避孕措施。　　　　（　）

22. 心脑综合征即人工流产综合征，是人工流产负压吸引术或钳刮术时，子宫颈管或子宫受到机械性刺激，引起迷走神经反射，出现迷走神经兴奋症状导致的，此时释放的神经递质是5-羟色胺。　　　　（　）

23. 用长效避孕药的妇女如有生育计划，最好要在停药6个月以后再考虑妊娠。　　　　（　）

24. 各级计划生育药具管理机构，对计划生育药具的入库、库存、出库、发放情况，进行实时统计和监控。　　　　（　）

25. 人工流产不全可引起术后持续性或多量阴道出血，阴道排出胚胎或附属物，常需再次清宫术达到完全流产。　　　　（　）

26. 宫内节育器的并发症包括：节育器下移，肺梗塞，节育器嵌顿，子宫穿孔。　　　　（　）

27. 28岁妇女，第一胎产后7个月，哺乳期，可选口服短效避孕药避孕。　　　　（　）

28. 人工流产负压吸宫术适用于妊娠11~14周。　　　　（　）

29. 吸宫术后闭经伴周期性下腹痛考虑

Asherman 综合征。　　　　　　　　　　（　　）

30. 引起我国出生人口性别比偏高的最直接原因是一些人利用超声技术和其他技术手段进行非医学需要的胎儿性别鉴定和选择性别的人工终止妊娠。　　　　　　　　　　　　　（　　）

31.《中华人民共和国人口与计划生育法》于2002 年 9 月 1 日经第八届全国人大常务委员会第25 次会议审议通过。　　　　　　　　　（　　）

32. 对村级计划生育药具发放人员的"三到户"要求是指宣传和思想工作到户、送药具到户、随访和基本问题解决到户。　　　　　　　（　　）

33. 长效口服避孕药的类早孕反应比短效口服避孕药严重，反应发生时间一般在服药后 8～12小时，因此将服药时间定于午饭后，使反应高潮恰在熟睡中，可使之减轻。　　　　　　　（　　）

34. 从事计划生育技术服务的机构施行避孕、节育手术、特殊检查或者特殊治疗时，应当征得受术者本人同意。　　　　　　　　　　（　　）

35. 急性胎儿窘迫主要发生在分娩期。（　　）

36. 计划生育工作具体包括：晚婚、晚育、节育、提高人口素质。　　　　　　　　　（　　）

37. 产后哺乳期妊娠是人工流产手术的高危对象，可行药物流产，但服药期间应暂停哺乳，以免药物成分从乳汁分泌影响婴儿健康。（　　）

38. 中期妊娠引产采用利凡诺羊膜腔内注射方法的最大缺点是依沙吖啶使蜕膜变性坏死的作用较强，蜕膜不易完整排出，残留率较高。（　　）

39. 基础体温逐步上升者，连续 3 天都高于上升前 6 天的平均体温 0.3～0.6℃后，为不易受孕期。　　　　　　　　　　　　　　　（　　）

40. 大网膜粘连综合征可以消化道症状如食欲缺乏、腹胀、恶心、呕吐、便秘等为主要表现。　　　　　　　　　　　　　　　　　（　　）

41. 紧急放置带铜宫内节育器，可以用作紧急避孕方法，一般应在无保护性生活后 7 日内放入带铜宫内节育器，其妊娠率＜1％。　　　（　　）

42. 国家卫生计生委药具管理中心主要承担的任务包括组织实施国家储备的计划生育药具的计划、采购、调拨三个方面。　　　　　（　　）

43. 中国 13 亿人口日是在 2004 年 1 月 6 日。　　　　　　　　　　　　　　　　　（　　）

44. 放置、取出宫内节育器、输精管结扎术、放置皮下埋植剂等都属于计划生育手术免费项目范围。　　　　　　　　　　　　　　（　　）

45. 控制人口数量的措施一般包括法律措施、行政措施、经济措施、技术措施。　　（　　）

46. 负责组织实施推进与计划生育优质服务相关的科学研究、技术发展、新技术引入和推广项目的政府行政部门是省、自治区、直辖市卫生计生委。　　　　　　　　　　　　　　（　　）

47. 口服雌激素效应最强的是戊酸雌二醇。　　　　　　　　　　　　　　　　　（　　）

48. 人工流产术后可能出现的近期并发症是月经失调。　　　　　　　　　　　　（　　）

49. 人工流产术中未吸出绒毛及胎囊，应警惕漏吸、滋养细胞疾病、异位妊娠、残角子宫妊娠、部分性葡萄胎等疾病。　　　　　　　　（　　）

50. 经阴道后穹隆穿刺未抽出不凝血可排除异位妊娠。　　　　　　　　　　　　（　　）

51. 产前、产后保健的教育和服务、不孕症的预防、生殖道感染防治、计划生育咨询都属于生殖保健服务。　　　　　　　　　　　（　　）

52. 现患乳腺癌者不能使用单纯孕激素类避孕药。　　　　　　　　　　　　　　（　　）

53. 避孕套可以防止包皮垢对宫颈的刺激，降低宫颈癌发生的危险性。　　　　　（　　）

54. 药物终止妊娠方案最大的优点是使用对象可以在药店自行买药终止妊娠。　（　　）

55. 宫颈帽比阴道隔膜小而坚固，存留在体内的时间比阴道隔膜长。　　　　　　（　　）

56. 使用《避孕方法知情选择咨询指南》时，对每个服务对象都要从欢迎页面开始。　（　　）

57. 无论服用哪种避孕药，要改换其他避孕药或避孕方法，必须坚持服完一个周期。（　　）

58. 实施男性绝育术在复通后比女性绝育术复通后的复孕率要高。　　　　　　　（　　）

59. 复方口服避孕药中孕激素成分对子宫内膜有保护作用，可减少子宫内膜癌的发病几率。　　　　　　　　　　　　　　　（　　）

60. 哺乳期妇女避孕可选用宫内节育器和避孕套，不宜选用甾体激素避孕药。　　（　　）

61. 利凡诺羊膜腔内注射引产，第一次注药引产失败，应在 48 小时后再行利凡诺羊膜腔内注射引产。　　　　　　　　　　　　（　　）

62. 第一次水囊引产失败后，如无特殊情况，休息 72 小时后再行水囊引产。　　　（　　）

63. 阴道分娩患者，胎盘娩出后检查胎盘完整，胎膜缺少许，阴道出血不多，根据患者意愿，产后即时放置宫内节育器。　　　　　（　　）

64. T 型节育器嵌顿颈管取出困难时，可扩张宫口后用取器钳钳夹 T 型环纵臂向宫腔外轻拉出

约 1 cm 后旋转取出。　　　　　　　　（　　）

65. 输卵管吻合术,根据输卵管情况及吻合部位可采用端端吻合、端斜吻合、漏斗形缝合,袖套缝合等法,同时吻合双侧输卵管。　　　　（　　）

66. 置于无菌储槽中的灭菌物品(棉球、纱布等)一经打开,使用时间最长不得超过 48 小时。
　　　　　　　　　　　　　　　　（　　）

67. 在使用激素避孕针后,更换到复方口服避孕药应在预期下次注射的时间开始服用,而无须采用其他避孕措施。　　　　　　　（　　）

68. 优生优育包括遗传咨询、产前诊断、选择性流产、妇幼保健四个方面。　　　　（　　）

69. 证照齐全的个体医疗机构可以从事计划生育手术。　　　　　　　　　　　（　　）

70. 水囊引产时一般放置 24 小时取出水囊,如宫缩过强、出血较多或有感染征象及胎盘早剥时,应提早取出水囊,并设法结束妊娠,清除宫腔内容物。　　　　　　　　　　　　（　　）

71. 经产前检查,医师发现或者怀疑胎儿异常的,可以直接终止妊娠。　　　　　（　　）

72. 输卵管结扎术后神经症与结扎术本身有直接关系。可因受术者本身的神经类型,以及术前未作好咨询工作和术中的精神刺激(包括手术本身和医务人员的语言刺激),造成术后过度紧张,表现出神经精神异常。　　　　　　　（　　）

73. 只要确定没有怀孕,在月经来潮的 5 天后也可以开始服用复方口服避孕药,不必等到下次月经,但是在服用第一片药的最初 7 天应避免性生活或使用避孕套。　　　　　　　　（　　）

74. 在服用 28 片包装的复方口服避孕药过程中,如果第 22、23 天漏服了两天,应该马上补服一片,并继续服用其余的药。　　　（　　）

75. 引产中羊膜腔穿刺时,进入羊膜腔后,如见血液溢出,可以继续注药,不需调整穿刺部位、方向。　　　　　　　　　　　　（　　）

76. 复方三相口服避孕药的特点是副反应轻,闭经发生率低,控制月经周期好。　　（　　）

77. 发现药具不良反应的,及时报告同级人口和计划生育行政部门,对计划生育药具严重不良反应的,应当同时逐级上报至国家人口计生委。
　　　　　　　　　　　　　　　　（　　）

78. 宫内节育器放置数天后出血,多数因局部内膜受压坏死、感染所致。应首先给予止血、抗感染治疗。　　　　　　　　　　（　　）

79. 人工流产综合征主要是子宫颈受机械性刺激引起交感神经兴奋所致,一旦发生给予阿托品

治疗。　　　　　　　　　　　　　　（　　）

80. 一般在无保护性生活后 5 天之内放入带铜的 IUD,避孕有效率可达 99% 以上。（　　）

81. 输精管绝育术手术切口选择在阴囊血管稀少区,在阴囊手术入口处进行皮肤浸润麻醉及精索阻滞麻醉。　　　　　　　　　（　　）

82. 避孕套、宫颈帽、阴道海绵等都属于屏障避孕法,所以都可以有效的预防性传播疾病。
　　　　　　　　　　　　　　　　（　　）

83. 在闭经的情况下,如能确认未怀孕,可随时开始服用复方口服避孕药。　　（　　）

84. 排卵后因孕激素的影响,体温上升 0.3～0.5℃,根据基础体温的周期性变化,选择后安全期性生活可以达到避孕的目的。　　（　　）

85. 输卵管结扎术手术时间可以为分娩后、中期妊娠引产流产后及人流后,但不适用银夹法。
　　　　　　　　　　　　　　　　（　　）

86. 使用 DMPA 期间,骨密度轻度降低,停止使用后又升高至正常,这种变化会增加骨折的风险。　　　　　　　　　　　　（　　）

87. 由于使用激素方法避孕的妇女,很难知道自己是否已经绝经,因此建议在停用激素避孕后,可以使用 1 年的避孕套,如此期间没有月经来潮,则不再需要避孕。　　　　　（　　）

88. 人工流产发生子宫穿孔,行子宫修补术时,如胚胎及妊娠组织尚未清除干净,可在破口处进行吸引及刮宫,进一步清除。　（　　）

89. 标准日法避孕使用的标识环上棕色珠子表示易受孕日,需要避免性生活或使用避孕套或其他屏障法避孕。白色珠子表示不可能怀孕的日子,无需避孕。　　　　　　　　（　　）

90. 月经来潮的 5 天后想从 IUD 更换用复方口服避孕药,可以即时开始服药,保留 IUD 至下次月经后取出。　　　　　　　（　　）

91. 女,15 岁,于高处不慎摔下,呈骑跨式,伤及外阴,一般最易出现外阴血肿的部分是小阴唇。
　　　　　　　　　　　　　　　　（　　）

92. 在月经来潮的 7 天后,确认没有怀孕并开始使用长效避孕针,在注射第一针后的 7 天内,应避免性生活或使用避孕套。　　（　　）

93. 判断是否感染 HIV 的唯一途径是血液检测,通常在暴露于病毒 4 周后呈阳性结果。（　　）

94. 子宫体与子宫颈之间形成的最狭窄部分,在非孕期长约 1 cm,上端称解剖学内口,下端称组织学内口。　　　　　　　　　　（　　）

95. 宫内节育器在自然流产或药物流产正常

转经后放置。　　　　　　　　　　（　　）

96. 活性口服避孕药分为短效、长效、探亲和紧急避孕药四类。　　　　　　　　　（　　）

97. 宫内节育器因其含有孕酮成分,不仅能抑制宫内妊娠,还可抑制宫外孕。　　　（　　）

98. 在人工流产后可以马上开始服用复方口服避孕药,服用后 7 天内应采用其他避孕措施。　　　　　　　　　　　　　（　　）

99. 紧急避孕药物对服药后的同房无保护作用。　　　　　　　　　　　　　（　　）

100. 需要取出皮下埋植剂时,局部皮肤感染时先控制感染后再取,如因埋植剂引起的感染需在抗感染同时立即取出埋植剂。　（　　）

101. 输卵管结扎时遵循微创原则、减少损伤,尽量选择小切口,一刀切开。　　　（　　）

102. 女性,25 岁,停经 47 天,妇科检查子宫增大,B超提示宫腔内妊娠,孕囊为 20 mm×28 mm×30 mm,可见胚芽及胎心,结合患者意愿,予以米非司酮＋米索前列醇药物流产。　　（　　）

103. 前庭大腺囊肿造口术方法简单且损伤小,术后能保留腺体功能,已取代以往的前庭大腺囊肿剥除术。　　　　　　　（　　）

104. 阴道内查到阴道毛滴虫而阴道黏膜无异常改变的患者,仅能称为滴虫带虫者。（　　）

105. 外阴阴道假丝酵母菌病多见于孕妇、糖尿病患者、大量应用免疫抑制剂、长期应用抗生素患者。　　　　　　　　　　（　　）

106. 萎缩性阴道炎的治疗原则是增加阴道抵抗力和抑制细菌生长。　　　　　（　　）

107. 目前急性宫颈炎最常见的病原体为淋病奈瑟菌和溶血性链球菌。　　　　（　　）

108. 输卵管发炎波及卵巢,输卵管与卵巢相互粘连形成炎性包块,或输卵管伞端与卵巢粘连并贯通,液体渗出而形成输卵管卵巢囊肿。（　　）

109. 慢性盆腔炎有时与子宫内膜异位症不易鉴别。　　　　　　　　　　　（　　）

110. 子宫内膜结核常由卵巢结核蔓延而来。　　　　　　　　　　　　　（　　）

111. 阴道或腹部 B 型超声检查是鉴别卵巢子宫内膜异位囊肿和阴道直肠隔内异症的重要方法。　　　　　　　　　（　　）

112. 治疗内异症的根本目的是:缩减和去除病灶,减少和控制疼痛,治疗和促进生育,预防和减少复发。　　　　　　　　（　　）

113. 内异症需与卵巢恶性肿瘤、盆腔炎性疾病、子宫肌腺病相鉴别。　　　　（　　）

114. 真两性畸形个别有子宫的患者,在切除睾丸组织后可有月经来潮及正常生育能力。　　　　　　　　　　　　（　　）

115. 绝经不会导致子宫脱垂加重。　（　　）

116. 大多数宫颈上皮内瘤样病变患者与人乳头瘤病毒感染有关。　　　　　（　　）

117. 宫颈癌的转移途径主要是直接蔓延和淋巴转移。　　　　　　　　　（　　）

118. 晚期宫颈癌常压迫输尿管引起肾积水甚至肾功能衰竭。　　　　　　（　　）

119. 子宫肌瘤的发生部位,宫体肌瘤占 90％,宫颈肌瘤占 10％。　　　　（　　）

120. 子宫内膜癌发病全部与雌激素有关。　　　　　　　　　　　　（　　）

121. 直接蔓延及腹腔种植是恶性卵巢肿瘤主要的转移途径。　　　　　　（　　）

122. 卵巢肿瘤标志物包括糖类蛋白抗原 CA125、甲胎蛋白 AFP。　　　（　　）

123. 化疗是卵巢恶性肿瘤重要的辅助治疗手段。　　　　　　　　　　（　　）

124. 卵巢上皮性癌对化疗敏感,即使有广泛转移也能取得一定的疗效。　（　　）

125. 卵巢合成及分泌的性激素均为甾体激素。　　　　　　　　　　（　　）

126. 排卵性月经失调多见于青春期女性。　　　　　　　　　　　（　　）

127. 子宫内膜不典型增生属癌前病变,10％～15％可转化为子宫内膜癌。（　　）

128. Ⅰ度闭经指子宫内膜未受雌激素影响,用孕激素后不出现撤退性子宫出血,提示卵巢分泌雌激素功能缺陷或停止。　　（　　）

129. 痛经分为原发性与继发性两种。（　　）

130. B 超可见多囊卵巢综合征(PCOS)患者一侧或双侧卵巢内卵泡≥8 个。　（　　）

131. PCOS 患者的血清雌酮(E1)降低,且 E1/E2＜1。　　　　　　　　（　　）

132. 绝经前后最明显变化是卵巢功能衰退。　　　　　　　　　　（　　）

133. 绝经后期女性患阿尔茨海默病的罹患率比男性低。　　　　　　　（　　）

134. 阴道流血时均不能行阴道检查。（　　）

135. 阴道检查时只需排空膀胱,无需排空大便。　　　　　　　　　（　　）

136. 生殖道细胞涂片前 24 小时内禁止性生活、阴道检查、阴道灌洗及用药。（　　）

137. 高度鳞状上皮内病变包括 CINⅡ、CINⅢ

和原位癌。（　）

138. 若 LH/FSH＞3 表明 FSH 呈高值,LH 处于低水平。（　）

139. CA125 是目前世界上应用最广泛的卵巢上皮性肿瘤标志物。（　）

140. 复发性流产是宫腔镜检查的适应证。（　）

141. 阴道镜检查主要在碘着色区活检。（　）

142. 子宫内膜异位症患者不宜选择经阴道子宫切除术。（　）

143. 卵巢囊肿蒂扭转后首选卵巢囊肿剥除术。（　）

144. 围绝经期妇女因为月经不规则,不需要避孕。（　）

145. 围绝经期综合征是由于性激素减少所致的症状,表现为月经紊乱、精神神经症状、泌尿生殖道改变、心血管系统变化以及骨质疏松。（　）

146. 围绝经期无排卵性异常子宫出血的治疗,在止血后以调整月经周期和减少经量,防止子宫内膜病变为原则。（　）

147. 人工绝经系指手术切除子宫引起的闭经。（　）

148. 绝经后妇女会出现轻度多毛症。（　）

149. 绝经后妇女冠心病的发生率较绝经前期妇女高,主要因雌激素水平下降所致。（　）

150. 罹患子宫肌瘤和子宫腺肌症的妇女绝对不能应用激素补充治疗。（　）

151. 激素补充治疗中使用孕激素主要是对抗雌激素促进子宫内膜生长的作用。（　）

152. 妇科常见症状包括阴道流血、异常白带、下腹部肿块及下腹痛。（　）

153. 子宫内膜增生期中期,在月经周期第 8～10 日。（　）

154. 白带为脓性分泌物,色黄或黄绿,质稠伴臭味为细菌感染所致。（　）

155. 月经间期一侧下腹隐痛伴阴道少量流血,为排卵期疼痛。（　）

156. 女性生殖系统炎症应用抗生素的要求为及时、足量、规范、彻底、有效。（　）

157. 阴道假丝酵母菌病可用 0.5% 醋酸溶液或 1% 乳酸灌洗。（　）

158. 急性淋病的治疗,首选抗生素是链霉素。（　）

159. 无排卵性异常子宫出血多见于育龄妇女。（　）

160. 排卵性异常子宫出血多见于青春期及绝经过渡期妇女。（　）

161. 异常子宫出血的护理措施中应指导患者遵医嘱使用性激素,按时按量服用。（　）

162. 月经改变是围绝经期出现最后的临床症状。（　）

163. 潮热、出汗是围绝经期出现的最突出的特征性临床症状之一。（　）

164. 宫颈癌 Ⅱ 期指病灶已超出宫颈,达到盆壁。（　）

165. 宫颈癌血行转移多发生于早期。（　）

166. 子宫肌瘤一般认为其发生和生长与雌、孕激素长期刺激有关。（　）

167. 子宫肌瘤常见变性有玻璃样变、囊性变、红色样变、肉瘤样变及钙化。（　）

168. 子宫内膜癌发生于子宫体的内膜层,以腺癌为主。（　）

169. 血行转移为子宫内膜癌的主要转移途径。（　）

170. 子宫内膜癌术后 2 年内应每 6～12 个月进行随访一次。（　）

171. 绝经后阴道出血是子宫内膜癌最典型的症状。（　）

172. 卵巢浆液性囊腺癌是最常见的卵巢恶性肿瘤。（　）

173. 卵巢恶性肿瘤的主要转移途径为直接蔓延、腹腔种植和淋巴转移。（　）

174. 为卵巢肿瘤患者放腹水时一次不宜超过 3 000 mL。（　）

175. 卵巢癌术后一年内应每 3 个月随访一次。（　）

176. 子宫脱垂 Ⅰ 度轻型指宫颈已达处女膜缘,阴道口可见子宫颈。（　）

177. 盆底功能障碍性疾病护理措施中的盆底肌肉锻炼每天 2～3 次,每次 10～15 分钟。（　）

178. 外阴癌的癌前病变包括外阴上皮不典型增生及原位癌。（　）

179. 外阴癌 Ⅰ 期是指肿瘤局限于外阴或会阴,肿瘤最大直径≤1 cm。（　）

180. 子宫内膜异位症最典型的症状为继发性痛经。（　）

181. 腹腔镜检查是目前国际公认的子宫内膜异位症诊断的最佳方法和治疗的常用方法。（　）

182. 子宫腺肌病临床表现为经量增多和经期延长、以及逐渐加剧的进行性痛经。（　）

183. 孕激素使阴道上皮细胞脱落加快。
（　　）

184. 子宫脱垂常会引起月经失调和不孕。
（　　）

185. 子宫腺肌病常合并子宫肌瘤,肉眼观腺肌病不同于肌瘤之处在于无包膜。（　　）

186. 席汉综合征的主要病因为宫颈糜烂出血。（　　）

187. 卵巢囊肿蒂扭转的蒂中常有骨盆漏斗韧带、卵巢固有韧带、输卵管。（　　）

188. 生殖器结核最主要的传播途径是淋巴传播。
（　　）

189. 宫颈上皮内瘤变Ⅱ级与Ⅲ级的区别在于受累的上皮细胞是否超过上皮下 2/3 层。（　　）

190. 对未有性生活女性患者可行肛腹诊。
（　　）

191. 正常子宫的位置一般是前倾后屈位。
（　　）

192. 末次月经的英文缩写为 PMP。（　　）

193. 第二代宫内节育器,其内含有活性物质如金属、激素、药物及磁性物质等。（　　）

194. 妊娠早期易发生尿频,多在妊娠 16 周时自行消失。
（　　）

195. 妊娠 5 周即可在 B 型超声检查时见到妊娠囊。
（　　）

196. 宫内节育器放置的时间应在月经干净后 7 天。
（　　）

197. 活性宫内节育器的优点是无月经改变,缺点是失败率略高。
（　　）

198. 短效避孕药由雌激素和孕激素类药物组成。
（　　）

199. 哺乳期妇女宜选用宫内节育器或避孕套。
（　　）

200. 宫内节育器的避孕原理主要是机械作用引起子宫内膜的无菌性炎性反应,阻止孕卵着床。
（　　）

201. 宫内节育器最佳放置时间是月经干净 3～7 天,当月无性生活。
（　　）

202. 含孕激素的宫内节育器在月经第 3 天放置。
（　　）

203. 妊娠 12 周要求终止妊娠者可选择负压吸引术。
（　　）

204. 体外排精避孕法将精液排在阴道外,使精卵不能相遇,避孕效果可靠。
（　　）

205. 孕妇心电图因心脏左移出现电轴轻度右偏。

206. 新婚夫妇要求短期避孕可选择口服短效避孕药或屏障避孕法。
（　　）

207. 我国妇女最常用的避孕方法为口服短效避孕药。

208. 部分孕妇自觉腰骶部及肢体疼痛不适,可能与松弛素使骨盆韧带及椎间盘的关节、韧带松弛有关。

209. 妊娠 8 周时子宫体约为非孕时的 2 倍,妊娠 12 周时宫体约为非孕时的 3 倍,可在耻骨联合上方触及子宫底。

210. 骨盆外测量中最重要的径线是坐骨结节间径。
（　　）

211. 妊娠早期性交易引起流产,妊娠晚期性交易引起早产、胎膜早破或感染,故妊娠 12 周前和 32 周后应避免性生活。
（　　）

212. OCT 试验是通过静脉滴注缩宫素引起宫缩,了解胎盘于宫缩时一过性缺氧的负荷变化,测定胎儿的储备能力。

213. 妊娠期心理变化可影响胎儿及母体的生理状态。

214. 孕妇妊娠 13 周前体重无明显变化,以后平均每周增长 250 g 左右,正常不超过 500 g。
（　　）

215. 孕妇缺乏维生素 A 容易导致早产、胎儿畸形。

216. 枕前位胎头俯屈后继续下降的径线是枕下前囟径。
（　　）

217. 胎头衔接是指双顶径达坐骨棘水平。
（　　）

218. 第二产程,胎儿的分娩机转是仰伸、外旋转。

219. 临产开始的标志为阴道见红。（　　）

220. 产后胎盘附着面的子宫内膜完全愈合的时间是 4～6 周。

221. 产褥早期血液处于高凝状态。（　　）

222. 产后宫缩痛多见于初产妇。（　　）

223. 产后 10 天子宫应降入骨盆腔内。
（　　）

224. 产后正常血性恶露持续时间为 3～4 日。
（　　）

225. 预防早产的一个方法是:宫颈内口松弛者在妊娠 28 周行宫颈内口环扎术。（　　）

226. 头盆不称易导致过期妊娠。（　　）

227. 妊娠期高血压疾病患者眼底检查结果:视网膜动静脉管径比例 1：2 提示血管痉挛加重,应考虑终止妊娠。
（　　）

228. 妊娠期高血压疾病的基本病变为全身小动脉痉挛,周围血管阻力增加,血压升高。( )

229. HELLP综合征可能与自身免疫机制有关。( )

230. 妊娠肝内胆汁淤积症瘙痒与血清甘胆酸增高同步出现。( )

231. 胎盘早剥的分类可分为3度,其中Ⅱ度早剥是指胎盘剥离面积达到1/2。( )

232. 前置胎盘的典型症状是妊娠中晚期无诱因、无痛性反复阴道流血。( )

233. 多胎妊娠的并发症有妊娠期高血压、贫血、肝内胆汁淤积症、胎膜早破、宫缩乏力、胎盘早剥、产后出血、流产,其羊水过多的发生率约为5%。( )

234. 羊水过多的常见胎儿异常为神经管畸形,而羊水过少者则为消化道畸形。( )

235. 确诊羊水过少,在除外胎儿畸形后,应选择剖宫产结束分娩。( )

236. 胎儿生长受限孕期治疗,36周后治疗效果较好。( )

237. 胎儿窘迫,胎心变化在前,胎动变化在后,胎动消失24小时后胎心也会消失。( )

238. 胎膜早破预防与积极预防和治疗下生殖道感染及牙周炎有关。( )

239. 妊娠合并心脏病的孕妇、心功能Ⅱ级时可表现为:在日常体力活动或操作时感到疲劳,呼吸困难或心绞痛。( )

240. 糖尿病孕妇一旦并发高血压,病情较难控制,对母儿非常不利。( )

241. 约1/3新生儿通过未治疗产妇软产道时感染淋菌,其可能在2周后发生淋菌性结膜炎、肺炎,甚至出现败血症,使围产儿死亡率明显增加。( )

242. 协调性宫缩乏力又称低张性宫缩乏力。( )

243. 完全流产若无感染时一般不需要特殊处理。( )

244. 梗阻性难产是引起子宫破裂最常见的原因。( )

245. 发生羊水栓塞时,应静脉滴注催产素,缓解由于栓塞带来的弥散性血管内凝血。( )

246. 羊水栓塞的常见病因有:胎膜早破、前置胎盘、子宫强直性收缩、子宫有开放的血管。( )

247. 产褥感染严重时可形成冰冻骨盆的急性盆腔腹膜炎。( )

248. 子宫复旧不全所致的晚期产后出血多发生于产后10天。( )

249. 产褥期抑郁症多在产后2周内出现症状。( )

250. 剖宫产后母婴皮肤接触应在有应答后30分钟开始,接触时间不得少于30分钟。( )

251. 女性不孕因素中,以子宫因素和输卵管因素居多。( )

252. 男性不育因素主要是生精障碍和输精障碍。( )

253. 氯米芬为诱发排卵的首选药。( )

254. 目前常规限制移植的胚胎数目在2~3个。( )

255. 胚胎植入前遗传学诊断主要解决有严重遗传性疾病风险和染色体异常夫妇的生育问题。( )

256. 不孕夫妇初诊的第一步检查是监测排卵。( )

257. 不孕症诊疗步骤中,男方只需做一次精液常规,如正常只需检查女方。( )

258. 孕妇接触动物而感染弓形虫病是导致胎儿大脑发育受损的原因之一。( )

259. 人工授精的时机应在女方排卵前后进行。( )

260. 不孕症女方激素的测定,以月经周期第2~5天的血清基础内分泌水平的检测最为重要。( )

261. 唐氏综合征占整个新生儿染色体病的90%,是产前筛查重点。( )

262. 羊水检查是经羊膜腔穿刺取羊水进行羊水分析的出生前的一种诊断方法。( )

263. 早产儿易发生低血糖,且生理性体重下降幅度较大。( )

264. 遗传咨询可降低人群中出生缺陷发生率和遗传病。( )

265. 医师发现或者怀疑患严重遗传性疾病的育龄夫妻,应当提出医学意见,育龄夫妻应当根据医师的医学意见采取相应的措施。( )

266. 先天性脑积水属于神经管缺陷。( )

267. 绒毛穿刺取材的最佳孕龄是6~9周。( )

268. 胎儿脑积水时,羊水甲胎蛋白呈高值。( )

269. 目前对先天性染色体疾病,主要的处理原则是争取早期诊断,及时终止妊娠,达到优生优育的目的。( )

270. 预防遗传病,产前诊断是唯一的选择。（　　）

271. 妊娠中期唐氏综合征筛查较妊娠早期筛查有更多优势。（　　）

272. 非整倍体畸形是妊娠早期流产的主要原因之一,因此对于妊娠早期反复流产的夫妇,应建议双方检测染色体。（　　）

273. 若前一胎发生先天性心脏病儿,再次妊娠发生同类型心脏畸形风险升高。（　　）

274. 性连锁遗传病以 X 连锁隐性遗传病居多,如红绿色盲、血友病等。（　　）

275. 在孕期必须通过有创性穿刺技术获得胎儿的细胞和染色体。（　　）

276. 测定羊水细胞或绒毛细胞的特异性酶活性,是产前诊断遗传性代谢缺陷病的必选方法。（　　）

277. 胎儿染色体非整倍体异常往往伴有超声可诊断的结构畸形。（　　）

278. 根据 FDA 药物对胎儿危害性的分级,A 级药物对胎儿有害,不能用。（　　）

279. 遗传咨询分为:婚前咨询、孕前咨询、产前咨询和一般咨询。（　　）

280. 若夫妇双方之一的同胞中有常染色体显性遗传病患者,而夫妇双方是正常的,则子女患病危险率与一般人患病率相同,可以生育。（　　）

281. 唐氏综合征属于常染色体显性遗传病,后代再发风险率高达 75%。（　　）

282. 先天性卵巢发育不全综合征又称 Turner 综合征,是染色体异常引起卵巢发育不全的一种疾病,为较常见的性染色体异常。（　　）

283. 个体医疗机构可以从事计划生育手术。（　　）

284. 妊娠晚期子宫呈不同程度左旋。（　　）

285. 任何机构和个人不得进行非医学需要的胎儿性别鉴定或者选择性别的人工终止妊娠。（　　）

286.《计划生育技术服务管理条例》规定,向农村实行计划生育的育龄夫妻提供避孕、节育技术服务,可以根据情况适当收取费用。（　　）

287. 家属有要求时,医疗保健机构可以采用技术手段对胎儿进行性别鉴定。（　　）

288. 按照有关法律规定,医疗卫生机构开展计划生育技术服务由同级卫生行政部门许可,并接受其监督管理。（　　）

289. 具有助产技术服务资质的二级以上(含二级)医疗保健机构(县级妇幼保健院除外)应产妇要求可以为孕产妇提供首次建卡服务。（　　）

290. 江苏省《出生医学证明》实行计算机管理,填写项目全部由电脑打印,手工填写的属无效证件。（　　）

291. 从事涉外婚前保健、产前诊断和遗传病诊断、新生儿疾病筛查和医学需要的胎儿性别鉴定的医疗保健机构须由省级卫生行政部门许可审批,取得《母婴保健技术服务执业许可证》后才可开展相应服务。（　　）

292. 药物诱导排卵的卵泡数目并不是越多越好。（　　）

293. 妇女保健是以维护和促进妇女健康为目的,以妇女群体为服务对象,以预防为主,以保健为中心,以基层为重点,开展以生殖健康为核心的保健服务。（　　）

294. WHO 给予生殖健康的定义为"在生命所有各个阶段的生殖功能和生命全过程中,身体、心理和社会适应的完好状态,而不仅仅是没有疾病和虚弱"。（　　）

295. 健全妇女防癌保健网,定期进行妇女疾病及恶性肿瘤的普查普治工作,35 岁以上妇女每半年普查一次。（　　）

296. 子宫内膜异位症引起不孕的主要机制涉及排卵、受精、着床等环节。（　　）

297. 国际老年学会规定 65 岁以上为老年期。（　　）

298. 为避免过期妊娠,妊娠 40 周以后应立即终止妊娠。（　　）

299. 已获得从事产前诊断资质人员,可以接受其他医疗保健机构聘请,从事产前诊断相关技术工作。（　　）

300. 从事婚前保健、产前诊断和遗传病诊断、助产技术、终止妊娠和结扎手术的妇幼保健机构要依法取得《母婴保健技术服务执业许可证》。（　　）

301. 从事助产技术服务人员持有的《母婴保健技术考核合格证书》有效期为 3 年。（　　）

302. 新生儿疾病筛查应遵循每个新生儿都必须筛查的原则。（　　）

303. 在港、澳、台或境外出生的新生儿可以凭出生地签署的出生证明文件到境内常住地办理户籍登记。（　　）

304. 产妇有母乳喂养条件的,无医学指征禁止给新生儿吃任何食物或饮料。（　　）

305. 产科病房实行母婴同室,每床净使用面积不少于 8m² (含婴儿床)。（　　）

306. 母乳代用品包装标签上,应用醒目的文字标有说明母乳喂养优越性的警句,不得印有婴儿图片,不得使用"人乳化"、"母乳化"或类似的名词。（　　）

307. 医疗保健机构对不能确诊的疑难病症,应由原婚前医学检查单位转至设区的市级以上人民政府卫生行政部门指定的医疗保健机构进行确诊。（　　）

308. 对在婴儿未满二周岁哺乳期内的女职工,所在单位不得安排其从事国家规定的第三级体力劳动强度的劳动。（　　）

309. 因妊娠各期的意外死亡和外省因病来江苏省就诊而死于江苏境内的孕产妇不列为孕产妇死亡监测的对象。（　　）

310. 医疗机构发现新生儿患有遗传代谢病和听力障碍的,应及时告知其监护人并提出治疗和随诊建议。（　　）

311. 卵巢外形呈扁椭圆形,位于输卵管后下方,表面由腹膜覆盖。（　　）

312. 女性内生殖器官位于骨盆内,包括阴道、子宫、输卵管及卵巢。（　　）

313. 子宫的圆韧带、宫骶韧带对维持子宫前倾位置起重要作用。（　　）

314. 卵巢动脉由腹主动脉分出(右侧可来自右肾动脉)。（　　）

315. 子宫动脉为髂外动脉前干分支,沿骨盆侧壁向下、向前行,穿越阔韧带基底部、宫旁组织,到达子宫外侧。（　　）

316. 盆膈为骨盆底最里层、最坚韧的组织,由肛提肌及其上下筋膜组成。（　　）

317. 女性青春期出现女性特有的性征即第二性征,如阴阜隆起、大小阴唇变肥厚并有色素沉着、出现阴毛及腋毛、乳房发育等。（　　）

318. 排卵多发生在月经来潮后的14天左右。（　　）

319. 排卵后9～10天,黄体体积和功能达到高峰。（　　）

320. 子宫内膜基底层受卵巢激素变化的调节,具有周期性增殖、分泌和脱落性变化。（　　）

321. 受雌激素影响,宫颈黏液涂片可见羊齿植物状结晶,到排卵期结晶性状最清晰而典型。（　　）

322. 雌激素促进乳腺小叶及腺泡生长。（　　）

323. 肾上腺皮质是女性雄激素的主要来源。（　　）

324. 孕激素可促进水钠排泄。（　　）

325. 孕激素可促进输卵管肌层发育及上皮的分泌活动,加强输卵管肌节律性收缩的振幅。（　　）

326. 雌激素可使宫颈口松弛、扩张,宫颈黏液分泌增加,性状变稀薄,有利于精子通过。（　　）

327. 受精多发生在排卵后的16小时内。（　　）

328. 受精后72小时,含有16个细胞的实心细胞团形成,称桑葚胚。（　　）

329. 由于胎儿循环的特点,胎儿体内无纯动脉血。（　　）

330. 人绒毛膜促性腺激素由合体滋养细胞合成。（　　）

331. 妊娠中期以后,胎儿尿液是羊水的主要来源。（　　）

332. 羊水量于妊娠36～38周时达高峰,可达1 000～1 500 mL。（　　）

333. 妊娠期间,心排出量自8～10周渐增加,孕32～34周时达高峰。（　　）

334. 妊娠期间母体血容量自6～8周开始增加,孕34～36周达高峰值。（　　）

335. 妊娠期间血浆增加多于红细胞增加,血液相对稀释。（　　）

336. 妊娠期间,孕妇易形成肾盂及输尿管轻度扩张,以右侧明显。（　　）

337. 受精后第7日,即可在孕妇血清中测出hCG,至妊娠8～10周,血清浓度达高峰。（　　）

338. 我国目前采用围生期的规定为:从妊娠满28周至产后4周。（　　）

339. 骶耻外径正常值为18～20 cm,此径线可间接推断中骨盆前后径长度。（　　）

340. 坐骨结节间径即为出口横径,正常值8.5～9.5 cm。（　　）

341. OCT阳性提示胎盘功能良好,一周内胎儿无死亡危险。（　　）

342. 出生缺陷干预措施中的三级干预指妊娠前干预,预防出生缺陷胎儿的发生。（　　）

343. 输卵管妊娠时,子宫内膜有时可见高度分泌反应或Arias-Stella反应。（　　）

344. 孕妇体重每周突然增加0.5 kg以上或每月增加2.7 kg以上表明有隐性水肿存在。（　　）

345. 妊娠晚期羊水量少于400 mL称羊水过少。（　　）

346. 孕20周后,胎盘附着于子宫下段,其下缘甚至达到或覆盖宫颈内口,低于胎先露部,称前

置胎盘。　　　　　　　　　　　（　）

347. 妊娠 32～34 周、分娩期及产后 3 日内为妊娠合并心脏病孕妇易发心衰时期。（　）

348. 妊娠合并心脏病孕妇心功能Ⅲ级以上不宜哺乳。　　　　　　　　　　　（　）

349. 甲型肝炎病毒一般不能通过胎盘屏障传给胎儿,垂直传播的可能性极小。（　）

350. 慢性活动性肝炎于妊娠后对母儿威胁较大,应适当治疗后终止妊娠。　（　）

351. 新生儿 Apgar 评分是以出生后一分钟内的心率、呼吸、肌张力、哭声及皮肤颜色 5 项体征为依据,用以判断有无新生儿窒息及窒息的严重程度。　　　　　　　　　　　（　）

352. 产后出血是指胎盘娩出后 24 小时内阴道出血量超过 500 mL。　　　　（　）

353. 产后出血的原因依次为子宫收缩乏力、胎盘因素、软产道裂伤及凝血功能障碍。（　）

354. 卵巢主要合成雌二醇、雌酮和雌三醇 3 种雌激素。　　　　　　　　　（　）

355. 雌激素代谢主要在肝脏降解。　（　）

356. 月经期体内雌激素及孕激素水平处于低水平。　　　　　　　　　　　（　）

357. 放射冠消失是受精卵着床必备条件之一。　　　　　　　　　　　　（　）

358. 妊娠 40 周时羊水量最多。　　（　）

359. 构成胎盘的胎儿部分有羊膜和叶状绒毛膜。　　　　　　　　　　　（　）

360. 在胎盘内进行物质交换的部位,主要在绒毛膜。　　　　　　　　　　（　）

361. 妊娠 29 周及其以后为晚期妊娠。
　　　　　　　　　　　　　　（　）

362. 凡是停经时间≥42 周者均诊断为过期妊娠。　　　　　　　　　　　（　）

二、单项选择题

1. 《人口与计划生育法》自何时起施行（　）
A. 2002 年 1 月 1 日　　B. 2001 年 12 月 29 日
C. 2002 年 5 月 1 日　　D. 2002 年 9 月 1 日
E. 2002 年 9 月 9 日

2. 免费提供的计划生育技术服务基本项目所需经费,按照国家有关规定列入下列哪项或者由社会保险予以保障　　　　　　　　　（　）
A. 地方财政　　　　B. 医疗保险
C. 生育保险　　　　D. 财政预算
E. 中央财政

3. 对下列哪些人群提倡选择长效避孕措施
　　　　　　　　　　　　　　（　）
A. 未生育子女的夫妻　B. 已婚育龄妇女
C. 已生育子女的夫妻　D. 育龄人群
E. 新婚夫妇

4. 刘某以不正当手段取得了计划生育证明,应当由下列哪个行政部门取消其计划生育证明
　　　　　　　　　　　　　　（　）
A. 卫生和计划生育　　B. 卫生
C. 主管　　　　　　　D. 计划生育
E. 民政

5. 下述关于《计划生育技术服务管理条例》法律效力的说法,正确的是　　　　（　）
A. 《计划生育技术服务管理条例》是部门规章,只对各级计划生育技术服务机构和服务人员具有法律效力

B. 《计划生育技术服务管理条例》是国务院行政法规,对从事计划生育技术服务的各级各类机构和服务人员具有法律效力

C. 《计划生育技术服务管理条例》是部门规章,对从事计划生育技术服务的各级各类机构和服务人员具有法律效力

D. 《计划生育技术服务管理条例》只对各级计划生育行政部门具有法律效力

E. 《计划生育技术服务管理条例》只对各级计划生育技术单位具有法律效力

6. 从事计划生育技术服务的机构施行避孕、节育手术时,应当征得何人的同意　（　）
A. 施术者本人　　　B. 受术者本人
C. 施术者家属　　　D. 受术者家属
E. 单位领导

7. 需要向原发证机关定期校验的是　（　）
A. 法人代表的身份证明
B. 计划生育技术服务机构设置批准书
C. 从事计划生育技术服务的机构的执业许可证明文件
D. 法人代表的学历证明
E. 法人代表的年龄证明

8. 计划生育技术服务机构　　　　（　）
A. 可以随意开展计划生育技术服务工作

B. 按照设区的市级以上人民政府计划生育行政部门批准的业务范围执业

C. 按照县级以上人民政府卫生行政部门批准的业务范围执业

D. 按照县级人民政府计划生育行政部门批准的业务范围执业

E. 按照县级以上人民政府计划生育行政部门批准的业务范围执业

9. 计划生育技术服务人员实行以下哪项制度 （　　）

A. 持证上岗　　　　　B. 技术准入

C. 全员聘任　　　　　D. 末位淘汰

E. 优秀奖励

10.《计划生育技术服务人员合格证》的有效期为 （　　）

A. 1 年　　　　　　　B. 3 年

C. 5 年　　　　　　　D. 10 年

E. 15 年

11. 成年妇女子宫体积为 （　　）

A. 长 4～5 cm,宽 7～8 cm,厚 2～3 cm

B. 长 7～8 cm,宽 2～3 cm,厚 4～5 cm

C. 长 8～9 cm,宽 4～5 cm,厚 2～3 cm

D. 长 7～8 cm,宽 2～3 cm,厚 1～2 cm

E. 长 7～8 cm,宽 4～5 cm,厚 2～3 cm

12. 有关骨盆出口平面,错误的说法是（　　）

A. 由两个在不同平面的三角形构成

B. 前界为耻骨联合下缘

C. 后界为骶尾关节

D. 两侧界为耻骨降支,骶棘韧带和坐骨棘

E. 前后两个三角形具有共同的底边

13. 关于非妊娠期成人正常子宫,下列说法错误的是 （　　）

A. 子宫长 7～8 cm

B. 子宫体位于骨盆腔中央,坐骨棘水平以下

C. 子宫容积约为 5 mL

D. 宫颈宫体相连处称峡部

E. 峡部长约 1 cm

14. 有关卵巢表述哪项是错误的 （　　）

A. 扁椭圆形状　　　　B. 是妇女性腺器官

C. 产生卵子　　　　　D. 分泌激素

E. 绝经后卵巢增大

15. 宫口开全,破膜超过 12 小时尚未分娩,以下措施正确的是 （　　）

A. 抗炎　　　　　　　B. 立即剖宫产

C. 尽快结束产程　　　D. 无需干预

E. 产钳助产

16. 我国妇女骨盆类型最多见的是 （　　）

A. 扁平型骨盆　　　　B. 男性型骨盆

C. 女性型骨盆　　　　D. 类人猿骨盆

E. 佝偻病骨盆

17. 卵巢的排卵多发生在 （　　）

A. 两次月经的中期

B. 月经来潮后第 14 天

C. 下次月经来潮前 14 天

D. 下次月经来潮后 10 天

E. 下次月经来潮前 10 天

18. 月经周期为 30 天,末次月经为 4 月 2 日,假如妊娠,孕卵着床的时间约在 （　　）

A. 4 月 15 日　　　　B. 4 月 20 日

C. 4 月 25 日　　　　D. 4 月 28 日

E. 4 月 30 日

19. 下述各项作为推算预产期的根据哪项最不合适 （　　）

A. 末次月经　　　　　B. 孕妇体重

C. 妊娠反应　　　　　D. 初觉胎动

E. 早期检查

20. 建议使用时间最长的宫内节育器是 （　　）

A. TCu200　　　　　B. VCu200

C. TCu380A　　　　D. 宫铜 IUD

E. 母体乐铜 375

21. 关于输卵管通液正确的说法是 （　　）

A. 随时可以做检查

B. 月经净后 3～7 天内行通液术,禁性生活

C. 顺利推注生理盐水无阻力提示输卵管通畅

D. 推注压力不超过 80 mmHg

E. 输卵管通液只有检查没有治疗效果

22. 下面哪一项不是对象做出知情选择的必要条件 （　　）

A. 服务提供者建议的选择

B. 获得适当的信息

C. 自愿的决策过程

D. 可获得足够的服务选项

E. 提供对象所需的避孕方法

23. 我国开始临床应用药物避孕是在 （　　）

A. 1953 年　　　　　B. 1956 年

C. 1960 年　　　　　D. 1963 年

E. 1966 年

24. 下列哪种激素被应用于 IUD 中 （　　）

A. 左炔诺孕酮　　　　B. 复方乙酸羟孕酮

C. 庚炔诺酮　　　　　D. 复方炔雌醚

E. 吲哚美辛

25. 目前复方口服避孕药中最常用的雌激素成分是 （ ）

A. 炔雌醚 　　　　　 B. 炔雌醇

C. 戊酸雌二醇 　　　 D. 炔雌醇 3-甲醚

E. 环戊丙酸雌二醇

26. 甾体激素避孕药的作用机制正确的是 （ ）

A. 促进下丘脑 GnRH 的释放

B. 促进垂体促性腺激素分泌细胞功能

C. 促进 FSH 和 LH 的合成与释放

D. 卵巢雌、孕激素分泌增加

E. 抑制排卵

27. 雌、孕激素的协同作用是 （ ）

A. 促进子宫的收缩

B. 促进输卵管的蠕动

C. 促进宫颈黏液的分泌

D. 促进阴道上皮细胞角化

E. 促进乳房的发育

28. 吸烟者口服避孕药在什么年龄慎用 （ ）

A. ≥20 岁 　　　　　 B. ≥25 岁

C. ≥30 岁 　　　　　 D. ≥35 岁

E. ≥40 岁

29. 口服避孕片 1 号需连服 （ ）

A. 20 天 　　　　　　 B. 21 天

C. 22 天 　　　　　　 D. 28 天

E. 30 天

30. 关于避孕药的类早孕反应不恰当的处理是 （ ）

A. 睡前服药 　　　　 B. 维生素 B_6 口服

C. 抗反应片口服 　　 D. 维生素 B_1 口服

E. 山莨菪碱口服

31. 停用注射避孕针下列最多见的不良反应是 （ ）

A. 头痛 　　　　　　 B. 头晕

C. 疲乏 　　　　　　 D. 性欲减退

E. 抑郁

32. 妇女,27 岁,口服 1 号避孕片时,发现药片的糖衣已潮解,处理的办法应选择 （ ）

A. 继续口服 　　　　 B. 更换合格药片

C. 停服 1 次 　　　　 D. 把糖衣去掉后口服

E. 碾碎药片口服

33. 放置宫内节育器后妊娠,应采取的处理方法是 （ ）

A. 无须处理继续妊娠

B. 终止妊娠保留节育器

C. 注意休息保胎治疗

D. 取器后继续妊娠

E. 终止妊娠同时取器

34. 下列各种宫内节育器建议使用年限最短的是 （ ）

A. 活性 γ 形 　　　　 B. 活性环形

C. 宫腔形 　　　　　 D. TCu380A

E. TCu220C

35. 检查宫内节育器是否存在最常用的方法是 （ ）

A. 盆腔 X 线透视 　　 B. 子宫探针探触

C. 盆腔 B 超检查 　　 D. 子宫碘油造影

E. 宫腔镜检查

36. 下列可以放置宫内节育器的是 （ ）

A. 血小板减少性紫癜

B. 葡萄胎清宫术后 3 年以后

C. 多发性子宫肌瘤

D. 子宫颈内口松弛

E. 慢性盆腔炎

37. 含铜避孕器的作用机理是 （ ）

A. 碱性磷酸酶的活性降低

B. 碳酸酐酶的活性增加

C. 促进宫颈黏液的合成作用

D. 乳酸脱氢酶的活性作用增加

E. 碱性磷酸酶的活性升高

38. 关于放置 IUD 的术前准备,不恰当的是 （ ）

A. 排空小便 　　　　 B. 测量体温

C. 阴道分泌物检查 　 D. 宫颈脱落细胞检查

E. 冲洗外阴及阴道

39. 关于放置 IUD 的方法错误的是 （ ）

A. 节育器的上缘必须达宫底部

B. 用叉形放置器时要一次送达宫底部

C. 放置时遇阻力应取出重新放置

D. 放置时可任意扭转放置器的方向

E. 放置器不宜插在金属环丝的结头上

40. 超声显像 IUD 上缘距宫底浆膜层的距离正常的是 （ ）

A. 0.2～1 cm 　　　　 B. 1.2～2 cm

C. 0.2～2 cm 　　　　 D. 1.2～3 cm

E. 2.2～3 cm

41. 主要不良反应为闭经的 IUD 是 （ ）

A. TCu220 　　　　　 B. Vcu-IUD

C. LNG-IUD 　　　　 D. MLCu375

E. TCu380A

42. 常见宫内节育器的不良反应是 （ ）

A. 阴道出血　　　B. 子宫穿孔
C. 感染　　　　　D. IUD 异位
E. IUD 嵌顿

43. 吲哚美辛 IUD 是属于下列哪项　（　）
A. 含雌激素类 IUD
B. 含孕激素类 IUD
C. 含前列腺素抑制剂 IUD
D. 含带铜离子 IUD
E. 带磁性物质 IUD

44. 下列哪项不是第一代 IUD　（　）
A. 不锈钢单环
B. 硅胶 V 形 IUD
C. 塑料宫腔形 IUD
D. 含铜 T 形 IUD
E. 尼龙麻花形 IUD

45. 关于 IUD 下列哪项是错误的　（　）
A. 放置后很快产生避孕作用
B. 取出后避孕作用很快消失
C. 放置后仍有规律的月经周期
D. 月经量的多少与 IUD 的材料有关
E. 影响机体甾体激素的周期分泌

46. 月经过多是指月经量　（　）
A. >10 mL　　　B. >20 mL
C. >40 mL　　　D. >60 mL
E. >80 mL

47. 下列哪项不是放置 IUD 月经异常的常见
表现　（　）
A. 月经量增多　　　B. 经期延长
C. 月经周期改变　　D. 阴道不规则流血
E. 阴道点滴样流血

48. 放置 IUD 后 15 天,一直腰骶部疼痛,最常
见的原因是　（　）
A. IUD 过大　　　B. IUD 下移
C. IUD 粘连　　　D. IUD 嵌顿
E. 合并感染

49. 关于 IUD,哪项是错误的　（　）
A. 异物刺激引起无菌炎症反应
B. 铜离子引起子宫内膜腺体萎缩,不利着床
C. 子宫内膜受压缺血使局部纤溶活性增强
D. 剖宫产术后半年放置 IUD
E. 性生活后 5 天内放置 IUD 能紧急避孕

50. 下列哪项不是放置 IUD 引起感染的病
原体　（　）
A. 人乳头瘤病毒　　B. 巨细胞病毒
C. 单纯疱疹病毒Ⅱ　D. 沙眼衣原体
E. 支原体感染

51. 女性,28 岁,正常产后 3 个月,查体宫颈糜
烂样改变Ⅱ度,子宫正常大小,化验尿 β-hCG(−),
最常选用的避孕方法是　（　）
A. 口服避孕药　　　B. 阴茎套
C. 阴道隔膜　　　　D. 阴道避孕海绵
E. 宫内节育器

52. 女性,30 岁,放置 IUD 后应建议其休息的
天数是　（　）
A. 1 天　　　　B. 2 天
C. 5 天　　　　D. 7 天
E. 14 天

53. 女性,35 岁,放置宫内节育器后经期延长、
经量过多 2 年。检查:子宫正常大小,双附件未见
异常,经治疗半年后无好转。选用何种方法适宜
（　）
A. 氨基己酸口服　　B. 诊断性刮宫
C. 取出宫内节育器　D. 吲哚美辛口服
E. 口服硫酸亚铁

54. 女性,28 岁,放置 TCu220C 宫内节育器后
20 天,出现下腹部疼痛,无发热,B 超检查提示宫内
IUD 位置正常,应首选下列何种处置　（　）
A. 取出 IUD　　　B. 更换 IUD 种类
C. 换用较小 IUD　D. 吲哚美辛口服
E. 止痛片口服

55. 妇女,28 岁,放置 IUD 10 天。第二天出现
发热,T 38.2℃,伴下腹疼痛。妇检:宫颈有举痛,
宫体常大,有压痛,左附件区有压痛。最可能的诊
断是　（　）
A. IUD 异位　　　B. 子宫穿孔
C. 节育器嵌顿　　D. 合并感染
E. 异位妊娠

56. 输卵管绝育术最常用的方法是　（　）
A. 钳夹　　　　B. 结扎
C. 电凝　　　　D. 环套
E. 药物粘堵

57. 关于输卵管结扎术的术前检查,必须做
的是　（　）
A. 血常规　　　B. 胸部 X 线片
C. 肾功能　　　D. CT 检查
E. 核磁共振

58. 关于输卵管吻合术适应证正确的是
（　）
A. 严重的盆腔粘连
B. 月经、生殖器正常
C. 结核性输卵管炎
D. 双侧输卵管多处阻塞

E. 急性病毒性肝炎

59. 行输卵管复通术,术前准备不包括（　　）

A. 妇科检查

B. 了解结扎方式

C. 准备宫颈

D. 子宫输卵管碘油造影

E. 全身检查

60. 女性,35 岁,2 - 0 - 6 - 1,一般避孕效果不佳,应选择（　　）

A. 避孕套　　　　　B. 避孕膜

C. 输卵管结扎　　　D. 口服避孕药

E. 输卵管切除

61. 下列哪项不是人工流产的禁忌证（　　）

A. 急性肾炎　　　　B. 急性盆腔炎

C. 卵巢囊肿　　　　D. 妊娠剧吐酸中毒

E. 术前两次体温≥37.5℃

62. 人工流产术中,下列哪项不是吸宫不全的因素（　　）

A. 哺乳期子宫妊娠　B. 妊娠合并子宫肌瘤

C. 畸形子宫妊娠　　D. 妊娠子宫过度前屈

E. 妊娠子宫过度后屈

63. 关于子宫穿孔处理下列正确的是（　　）

A. 疑子宫穿孔不能确诊者,应再探穿孔存在与否

B. 穿孔小无临床表现,可观察同时用抗生素

C. 穿孔小尚未刮宫者,可继续刮宫

D. 穿孔并发感染者,应立即剖腹探查

E. 穿孔创面经修补后可继续妊娠

64. 下列哪项不是人工流产手术近期可能发生的并发症（　　）

A. 子宫穿孔　　　　B. 子宫出血多

C. 吸宫不全　　　　D. 感染

E. 子宫内膜异位症

65. 无痛人工流产术常用的药物是（　　）

A. 利多卡因　　　　B. 普鲁卡因

C. 洛胺酮　　　　　D. 曲马多

E. 异丙酚

66. 胎儿娩出后立即出现的大量阴道出血,最佳的处理方法是（　　）

A. 立即手取胎盘

B. 检查有无软产道裂伤

C. 抽血做交叉配血

D. 检查凝血功能

E. 立即输新鲜血

67. 子宫穿孔临床表现不恰当的是（　　）

A. 剧烈腹痛　　　　B. 出血

C. 宫腔长度变长　　D. 血压下降

E. 心动过缓

68. 人工流产术时预防出血的措施错误的是（　　）

A. 遵守操作规章　　B. 负压不宜过低

C. 避免反复多次吸引　D. 反复刮吸以免漏吸

E. 加强术前检查

69. 已婚女性,35 岁,因性交后少量出血就诊。妇检发现宫颈呈红色,表面呈颗粒状,糜烂面占子宫颈面积 2/3,下列叙述不正确的是（　　）

A. 治疗前先作宫颈刮片

B. 宫颈刮片正常可选微波治疗,以防癌变

C. 宫颈刮片正常可选激光治疗,以防癌变

D. 宫颈刮片巴氏Ⅲ级,应行阴道镜检查

E. 应行宫颈锥形切除,以防癌变

70. 人工流产术中未吸出绒毛及胎囊,应警惕哪种疾病（　　）

A. 漏吸　　　　　　B. 滋养细胞疾病

C. 异位妊娠　　　　D. 残角子宫妊娠

E. 以上均有可能

71. 人工流产吸宫术中,出血较多,喷射状,适当的治疗是（　　）

A. 立即停止吸宫

B. 后穹隆穿刺明确诊断

C. 立即剖腹探查

D. 阴道内迅速填塞纱布止血

E. 宫颈局部、肌肉或静脉注射宫缩剂

72. 已婚妇女,24 岁,两天前因孕 6 周,在院外行人工流产术,手术经过顺利,术后阴道流血量少,无腹痛,24 小时前出现下腹坠痛并伴阴道血性分泌物增多,查体:T 39℃,P 110 次/分,心律齐。此时最恰当的处理是（　　）

A. 妇科检查　　　　B. 白带镜检

C. 尿妊娠试验　　　D. 立即清宫术

E. 后穹隆穿刺术

73. 假如药物流产失败,应采取的措施是（　　）

A. 加用缩宫素

B. 加大米非司酮剂量

C. 加大米索前列醇剂量

D. 行负压吸宫术

E. 继续观察

74. 米非司酮的作用正确的是（　　）

A. 使妊娠蜕膜坏死

B. 释放内源性前列腺素

C. 促进子宫收缩

D. 促进宫颈软化

E. 以上都是

75. 关于米非司酮正确的是 （   ）

A. 受体水平孕激素拮抗剂

B. 受体水平孕激素兴奋剂

C. 受体水平雌激素拮抗剂

D. 受体水平雌激素兴奋剂

E. 受体水平促黄体生成素拮抗剂

76. 米非司酮的禁忌证是 （   ）

A. 肺结核　　　　　B. 肾上腺疾病

C. 心功能不全　　　D. 贫血

E. 慢性胃炎

77. 卡孕栓用于抗早孕用药最多不超过

（   ）

A. 2 枚　　　　　　B. 4 枚

C. 6 枚　　　　　　D. 8 枚

E. 10 枚

78. 关于产褥期保健,错误的是 （   ）

A. 产后体操有助于盆底肌恢复,预防子宫脱垂

B. 阴道自然分娩者,在产后 2 日即可随意活动

C. 产后 42 天时,母婴应到保健院进行全面检查

D. 剖宫产者至少 1 年后方可再次妊娠

E. 产褥期禁止性生活,产后 42 天可恢复,但要注意避孕

79. 女性,25 岁,停经 45 天,尿 hCG（＋）,B 超提示早孕。服米非司酮 3 天,给米索前列醇口服,服用后阴道流血增多,有血块,掉出一烂肉样物伴下腹阵发性坠痛,宫口容 1 指,宫体稍大,软。最可能的诊断是 （   ）

A. 完全流产　　　　B. 不全流产

C. 异位妊娠　　　　D. 稽留流产

E. 难免流产

80. 各类避孕药的主要作用机制,下列说法错误的是 （   ）

A. 短效口服避孕药——抑制排卵

B. 长效避孕针——改变宫腔环境,不利于精子上游

C. 避孕药膏——杀精子或使其失去活力

D. 探亲避孕药——抗着床

E. 男用口服棉酚——阻止精子生成

81.《人口与计划生育法》的立法依据是什么

（   ）

A.《民法通则》　　　B.《行政法》

C.《宪法》　　　　　D.《刑法》

E.《中国共产党章程》

82. 妇女怀孕、生育和哺乳期间,按照国家有关规定享受什么特殊待遇,并可以获得帮助和补偿

（   ）

A. 社会保险　　　　B. 医疗保险

C. 劳动保护　　　　D. 生育保险

E. 劳动保障

83. 严禁什么样的人工终止妊娠 （   ）

A. 医学需要的选择性别

B. 计划生育

C. 避孕节育

D. 非医学需要的选择性别

E. 药学

84. 国家工作人员在人口和计划生育工作中,虚报、瞒报、伪造、篡改或者拒报人口与计划生育统计数据,尚不构成犯罪的,依法给予什么处罚

（   ）

A. 行政处分　　　　B. 逮捕

C. 治安处罚　　　　D. 管制

E. 拘留

85. 从事计划生育技术服务的机构的执业许可证明文件遗失的应当向什么地方申请补发

（   ）

A. 原发证机关　　　B. 主管部门

C. 司法机关　　　　D. 工商机关

E. 同级人民政府

86. 从事计划生育技术服务的机构的执业许可证明文件丢失的,应当自发现证明文件遗失之日起,几日内申请补发 （   ）

A. 15 日　　B. 20 日　　C. 30 日　　D. 60 日

E. 90 日

87. 从事计划生育技术服务的机构的执业许可证明文件几年检验一次 （   ）

A. 1 年　　B. 2 年　　C. 3 年　　D. 4 年

E. 5

88. 关于稽留流产的诊断,错误的是 （   ）

A. 胚胎或胎儿已经死亡

B. 多数患者曾有过先兆流产症状

C. 子宫小于停经周数

D. 可导致凝血功能障碍

E. 检查宫口开大并有胎盘组织堵塞

89. 从事计划生育技术服务的各类技术人员,应当经过相应的业务培训,熟悉相关的专业基础理论知识和实际操作技能,了解国家和地方的计划生育政策,掌握计划生育技术标准、服务规范,取得

《合格证》,按《合格证》注明的什么提供服务 （　　）

A. 服务标准　　　　　B. 服务项目

C. 技术标准　　　　　D. 技术规范

E. 业务范围

90.《合格证》有效期满前 3 个月,持证人应持有关文件材料到什么机关进行校验 （　　）

A. 计划生育　　　　　B. 卫生

C. 原发证　　　　　　D. 上级主管

E. 上级政府

91. 子宫壁的外层称为什么层 （　　）

A. 浆膜层　　　　　　B. 肌层

C. 黏膜层　　　　　　D. 功能层

E. 基底层

92. 阴蒂位于什么部位 （　　）

A. 小阴唇顶端的联合处

B. 大阴唇前端

C. 尿道口后方

D. 舟状窝内

E. 阴唇系带内

93. 属于孕激素的生理作用是什么 （　　）

A. 使增生期子宫内膜转化为分泌期

B. 促使子宫发育及肌层变厚

C. 使乳腺腺管增生

D. 使阴道上皮增生、角化

E. 促使水钠潴留

94. 女性内生殖器不包括下述哪项 （　　）

A. 阴道　　　　　　　B. 阴蒂

C. 子宫　　　　　　　D. 输卵管

E. 卵巢

95. 外阴局部受伤易形成血肿的部位是哪里

（　　）

A. 大阴唇　　　　　　B. 小阴唇

C. 阴阜　　　　　　　D. 阴道前庭

E. 阴蒂

96. 关于尖锐湿疣,错误的是 （　　）

A. 多数有不洁性生活史

B. 也可通过污染的衣物或器械传播

C. 一般不可能母婴传播

D. 可局部用 5-氟尿嘧啶软膏、干扰素等治疗

E. 冷冻、激光、手术切除有一定疗效

97. 受精一般发生在排卵后多长时间 （　　）

A. 6 小时　　　　　　B. 8 小时

C. 10 小时　　　　　　D. 12 小时

E. 24 小时

98. 人绒毛膜促性腺激素的分泌量达高峰的时间是什么时候 （　　）

A. 妊娠 5～7 周　　　　B. 妊娠 8～10 周

C. 妊娠 14～16 周　　　D. 妊娠 32～34 周

E. 妊娠 38～40 周

99. 月经周期为 30 天,末次月经为 4 月 2 日,B 超检查见到妊娠环的最早时间约在哪天 （　　）

A. 4 月 20 日　　　　　B. 4 月 30 日

C. 5 月 7 日　　　　　D. 5 月 15 日

E. 5 月 25 日

100. B 型超声检查,最早见到妊娠环的时期是什么时期 （　　）

A. 妊娠 4 周　　　　　B. 妊娠 5 周

C. 妊娠 6 周　　　　　D. 妊娠 7 周

E. 妊娠 8 周

101. 孕妇初感胎动的时间是妊娠第几周

（　　）

A. 16～18 周　　　　　B. 18～20 周

C. 20～22 周　　　　　D. 22～24 周

E. 24～26 周

102. 关于基础体温正确的是下列哪项 （　　）

A. 影响基础体温的激素为孕激素

B. 每天无论何时测一次体温的结果就可以

C. 体温正常为单相

D. 正常双相体温升高持续 8 天以上为正常

E. 每天晚上测体温比较准

103. 关于正常子宫颈的位置,正确的是

（　　）

A. 位于骨盆入口平面

B. 位于坐骨棘水平以上

C. 位于坐骨棘水平下 1～2 cm

D. 在阴道口上 1 cm 处

E. 不固定,随体位而变

104. 第一个合成的孕激素是什么 （　　）

A. 炔诺酮　　　　　　B. 异炔诺酮

C. 甲孕酮　　　　　　D. 甲地孕酮

E. 氯地孕酮

105. 下列哪种是口服短效避孕药 （　　）

A. 炔诺孕酮　　　　　B. 复方乙酸羟孕酮

C. 庚炔诺酮　　　　　D. 复方炔雌醚

E. 复方炔诺酮

106. 口服雌激素效应最强的是哪个 （　　）

A. 己烯雌酚　　　　　B. 戊酸雌二醇

C. 炔雌醇 3-甲醚　　　D. 乙炔雌二醇

E. 炔雌醇环戊醚

107. 黄体生成素的英文缩写正确的是哪项

（　　）

A. FSH　　B. LH　　C. PG　　D. PRL

E. GnRH

108. 关于口服避孕药的避孕机理,错误的是哪项　　　　　　　　　　（　　）

A. 干扰下丘脑—垂体系统抑制排卵

B. 抑制垂体促性腺激素的合成

C. 干扰子宫内膜细胞 DNA 合成

D. 抑制卵巢雌、孕激素的分泌

E. 改变输卵管的正常蠕动

109. 下列哪项可选用复方短效口服避孕药　　　　　　　　　　　　（　　）

A. 血栓性静脉炎　　　B. 慢性盆腔炎

C. 子宫肌瘤　　　　　D. 乳腺癌

E. 高血脂

110. 下列哪项是口服避孕药的不良反应　　　　　　　　　　　　　（　　）

A. 下腹疼痛　　　　　B. 经血过多

C. 生殖道炎症　　　　D. 痛经

E. 类早孕反应

111. 哪种药物和避孕药同时服用不影响避孕药效果　　　　　　　　　　（　　）

A. 青霉素　　　　　　B. 氯霉素

C. 利福平　　　　　　D. 苯巴比妥

E. 呋喃坦啶

112. 下列哪项不是缓释系统避孕药　（　　）

A. 皮下埋植剂　　　　B. 缓释阴道避孕环

C. 微球和微囊避孕针　D. 阴道避孕药膜

E. 透皮贴剂避孕

113. 妇女,36 岁,口服避孕药 2 号避孕已 5 年,最近 1 周出现下肢肿胀和疼痛,最可能的诊断是什么　　　　　　　　　　　　　　（　　）

A. 肾小球肾炎斑　　　B. 高血压病疾病

C. 下肢静脉炎　　　　D. 下肢淋巴管炎

E. 下肢静脉栓塞

114. 首次设计用作人类避孕的 IUD 者是谁　　　　　　　　　　　　（　　）

A. 波兰的 Richard Richter

B. 德国的 Ernst Grafenberg

C. 美国的 Jack Lippes

D. 以色列的 Avicenna

E. 日本的 Ota

115. TCu220C 宫内节育器建议使用的年限是多少年　　　　　　　　　　（　　）

A. 5 年　B. 10 年　C. 15 年　D. 20 年

E. 25 年

116. 下列哪种情况可以立即放置宫内节育器　　　　　　　　　　　　（　　）

A. 滴虫阴道炎　　　　B. 急性宫颈炎

C. 宫颈肥大　　　　　D. 急性盆腔炎

E. 慢性盆腔炎

117. 宫内节育器的避孕机理主要是什么　　　　　　　　　　　　　　（　　）

A. 阻止卵巢排卵

B. 阻止输卵管拾卵

C. 阻止精子进入输卵管

D. 阻止精子和卵子相遇

E. 阻止受精卵着床

118. 下列哪项不宜使用 IUD(除外含 LNG 的 IUD)　　　　　　　　　　（　　）

A. 月经过多

B. Ⅰ度宫颈糜烂样改变

C. 子宫内膜异位症

D. 贫血 Hb 90 g/L

E. 房间隔缺损

119. 放置 TCu220C IUD 的方法错误的是哪项　　　　　　　　　　　（　　）

A. 将 IUD 二横臂下折

B. 将横臂顶端插入套管内

C. 横臂下折时间不超过 5 分钟

D. 将 IUD 送达宫底部

E. 后退套管等待片刻后取出放置器

120. 放置 IUD 后忌房事的时间是多长时间　　　　　　　　　　　　　（　　）

A. 1 周　B. 2 周　C. 3 周　D. 4 周

E. 5 周

121. 与 IUD 位置无关的是哪项　　（　　）

A. 增加感染机会　　　B. 异位妊娠增多

C. 不规则阴道流血　　D. 下腹部坠痛

E. 白带增多

122. 左旋 18 甲基炔诺酮 T 形宫内节育器的有效期是多少年　　　　　　　（　　）

A. 10 年　B. 5 年　C. 20 年　D. 25 年

E. 30 年

123. 放置 IUD 后出血最常发生在什么时候　　　　　　　　　　　　　　（　　）

A. 3 个月内　　　　　B. 6 个月内

C. 9 个月内　　　　　D. 12 个月内

E. 15 个月内

124. 活性 γ 形 IUD 含吲哚美辛为多少（　　）

A. 10 mg　　　　　　B. 15 mg

C. 40 mg　　　　　　D. 25 mg

E. 30 mg

125. 下列不是第二代 IUD 的为哪项　（　　）

A. 带铜 V 形节育器

B. 左旋 18 甲基炔诺酮 T 形 IUD

C. 活性 γ 形 IUD

D. 含铜宫腔形 IUD

E. 硅胶 T 形 IUD

126. IUD 引起的子宫内膜炎症主要是什么原因 （ ）

A. 机械性压迫所致

B. 是一种有菌性炎症

C. 子宫内膜深层组织损伤

D. 炎症主要发生在宫颈部

E. 炎症在放置后 1 个月消失

127. 经期延长是指月经期大于多少天（ ）

A. ＞3 天　　　　　B. ＞4 天

C. ＞5 天　　　　　D. ＞6 天

E. ＞7 天

128. 卵巢癌手术治疗后首选的辅助治疗是 （ ）

A. 心理治疗　　　　B. 放射治疗

C. 化学药物治疗　　D. 生物免疫治疗

E. 中医药治疗

129. 关于宫内置 IUD 引起白带增多,下列说法正确的是哪项 （ ）

A. 压迫宫腔所致　　B. 子宫液分泌增多

C. 有菌炎症刺激　　D. 几天后逐渐减少

E. 多数需要治疗

130. 下列哪项不宜使用 IUD 避孕 （ ）

A. 宫颈糜烂样改变　B. Ⅰ度子宫脱垂

C. 月经不规则　　　D. 阴道炎治愈后

E. 子宫内膜异位症

131. 关于 IUD 不恰当的是哪项 （ ）

A. 孕产次多的妇女易于脱落

B. 带孕酮 IUD 可导致闭经

C. 金属单环支撑力与脱落有关

D. 宫颈内口松弛易于脱落

E. IUD 过小易于脱落

132. 女性,29 岁,停经 85 天,终止妊娠后要求放置宫内节育器,最佳时间应在术后多少天（ ）

A. 立即放置　　　　B. 3 天以后

C. 5 天以后　　　　D. 7 天以后

E. 1 个月以后

133. 女性,28 岁,有一 2 岁健康男孩,患糖尿病 8 年,每天需注射胰岛素治疗,尿蛋白＋＋＋,为避孕采取何种 IUD 适宜 （ ）

A. 不锈钢单环　　　B. 不锈钢麻花环

C. 孕酮 IUD　　　　D. LNG-IUD

E. TCu220C-IUD

134. 女性,52 岁,已绝经 2 年,宫内置环 25 年,B 超检查提示,节育器部分嵌入子宫肌壁中,最佳的处理方法是哪项 （ ）

A. 宫腔镜下取出　　B. 腹腔镜下取出

C. 不用处理　　　　D. 用血管钳取出

E. 用取环钩取出

135. 女性,30 岁,放置 VCu200-IUD 2 个月,出现性交痛应首先采取的处理方法是哪项 （ ）

A. X 线腹部检查　　B. B 超检查

C. 窥视 IUD 尾丝情况 D. 双合诊检查子宫

E. 口服止痛药物

136. 妇女,30 岁,有一小孩,放置 IUD 2 个月,出现阴道不规则流血,腰骶部坠痛。B 超检查提示 IUD 在宫腔内,上缘距宫底浆膜层的距离 2.5 cm。最可能的诊断是什么 （ ）

A. 异位　　　　　　B. 变形

C. 穿孔　　　　　　D. 断裂

E. 下移

137. 下列哪项是输卵管绝育术的禁忌证 （ ）

A. 先天性心脏病　　B. 慢性肾炎

C. 严重遗传病　　　D. 要求绝育

E. 盆腔炎症

138. 关于输卵管结扎术的消毒范围,不恰当的是哪项 （ ）

A. 上达剑突下　　　B. 下至阴阜、耻骨联合

C. 至大腿下 1/3　　D. 两侧至腋中线

E. 腹股沟以下

139. 输卵管吻合术后防止粘连措施,错误的说法是哪项 （ ）

A. 术后立即加强运动 B. 两周后通水

C. 抗炎　　　　　　D. 术中冲管

E. 适当运动

140. 为保证输卵管结扎手术安全,下列哪项是不恰当的 （ ）

A. 有腰腹痛、白带多、附件增厚者,暂缓手术

B. 神经官能症或对手术有极大顾虑者,暂缓手术

C. 非孕结扎应选在经后 16～22 天进行

D. 结扎前须确认输卵管,并追踪至伞端

E. 人工流产或刮宫术后可立即进行

141. 皮下埋植剂避孕药的载体是什么（ ）

A. 聚乙烯　　　　　B. 硅橡胶

C. 聚乙烯丙醋　　　D. 不锈钢

E. 金属铜

142. 人工流产负压吸宫术适用于妊娠多少天 （ ）

A. 10 周以内者　　　B. 8 周以内者
C. 14 周以内者　　　D. 16 周以内者
E. 18 周以内者

143. 人工流产术中,易致子宫穿孔的因素不包括下列哪项 （ ）

A. 妊娠合并子宫肌瘤
B. 剖宫产后子宫妊娠
C. 妊娠子宫极度前、后屈
D. 短期内 2 次人工流产
E. 哺乳期子宫妊娠

144. 人工流产综合征的原因是什么 （ ）

A. 体位的变化　　　B. 轻度羊水栓塞
C. 迷走神经兴奋　　D. 吸宫负压过大
E. 精神过度紧张

145. 下列哪项可行人工流产吸宫术 （ ）

A. 妊娠 14 周　　　B. 滴虫阴道炎
C. 急性肺炎　　　　D. 急性盆腔炎
E. 妊娠呕吐

146. 负压吸引适应证不恰当的是哪项 （ ）

A. 停经 10 周前　　B. 确诊为早孕
C. 要求终止妊娠　　D. 无急性病发作
E. 停经 13 周

147. 吸宫术后注意事项中错误的是哪项 （ ）

A. 休息两周　　　　B. 禁性生活
C. 定期复诊　　　　D. 抗炎对症
E. 多运动,防止宫腔积血

148. 子宫倾屈度发生变化的可能原因是哪项 （ ）

A. 反复刮宫　　　　B. 妊娠期感染
C. 哺乳期妊娠　　　D. 剖宫产手术
E. 多次分娩

149. 人工流产术中休克的处理错误的是哪项 （ ）

A. 输血　　　　　　B. 输液
C. 阿托品疗法　　　D. 侧卧位休息
E. 多巴胺的应用

150. 下列哪项不是人工流产术前必需的辅助检查 （ ）

A. 血常规＋血型　　B. 凝血常规
C. hCG 测定　　　　D. 白带常规
E. 肝功能、肾功能

151. 女性已婚,30 岁,G_4P_2,现孕 20 周,胎儿双顶径 5.0 cm,肝肾功能及心电图正常,拟结束妊娠收入院,下列方法正确的是哪项 （ ）

A. 负压吸宫术　　　B. 钳刮术
C. 缩宫素静滴　　　D. 剖宫取胎
E. 依沙吁啶羊膜腔内注射引产

152. 女性,26 岁,曾人工流产 4 次,末次人工流产后闭经 2 个多月,周期性下腹痛,子宫稍大饱满,宫口闭合,尿 hCG(－),最可能的诊断是( )

A. 子宫腺肌瘤　　　B. 宫外孕
C. 宫颈粘连　　　　D. 子宫内膜炎
E. 早期妊娠

153. 女性,30 岁,宫内置节育器,B 超检查宫腔内见胎儿影像,头臀长 7.8 cm,宫内节育器已部分脱落至子宫颈外口,最恰当的处理是什么( )

A. 不做任何处理　　B. 抗生素预防感染
C. 取出宫内节育器　D. 立即终止妊娠
E. 血 hCG 测定

154. 下列哪项不是米非司酮的药理特性 （ ）

A. 抗孕酮作用　　　B. 轻度抗雌激素作用
C. 轻度抗雄激素作用　D. 抗糖皮质醇作用
E. 促进子宫收缩

155. 下列哪项不是米非司酮的不良反应 （ ）

A. 恶心　B. 呕吐　C. 腹痛　D. 腹泻
E. 头晕

156. 关于米非司酮的作用,错误的是哪项 （ ）

A. 抗着床　　　　　B. 阻断妊娠
C. 促宫颈成熟　　　D. 诱导排卵
E. 诱导月经

157. 下列哪项可用前列腺素 （ ）

A. 糖尿病　　　　　B. 心脏病
C. 青光眼　　　　　D. 胃肠功能紊乱
E. 高血压

158. 关于米非司酮以下哪个说法是错误的 （ ）

A. 是一种合成的类固醇
B. 可用于紧急避孕
C. 与孕酮受体结合
D. 降低血孕酮水平
E. 用于终止早孕

159. 药物流产成功的标准是什么 （ ）

A. 腹痛　　　　　　B. 阴道流血
C. 昏厥　　　　　　D. 阴道流出烂肉样物
E. 胎囊完整排出,阴道出血停止

160. 女性,25 岁。因早孕 45 天,用米非司酮

配伍卡孕栓行药物流产,用药后 2 天,阴道有少许流血,流血的原因可能是什么 （　　）
 A. 子宫收缩的作用
 B. 抗雄激素的作用
 C. 孕酮作用减少的作用
 D. 雌激素减少的作用
 E. 雌激素和孕激素均减少的作用

161. 输精管结扎术中必须将输精管周围组织仔细剥离,暴露输精管外膜的目的是什么 （　　）
 A. 减少出血
 B. 便于切断输精管
 C. 减少术后附睾淤积症
 D. 减少痛性结节的发生
 E. 预防感染

162.《中华人民共和国人口与计划生育法》是什么时间在哪次会议上通过的 （　　）
 A. 2001 年 12 月 29 日经第八届全国人大常务委员会第 25 次会议审议通过
 B. 2002 年 9 月 1 日经第九届全国人大常务委员会第 25 次会议审议通过
 C. 2001 年 12 月 29 日经第九届全国人大常务委员会第 25 次会议审议通过
 D. 2002 年 9 月 1 日经第八届全国人大常务委员会第 25 次会议审议通过
 E. 2002 年 12 月 29 日经第八届全国人大常务委员会第 25 次会议审议通过

163. 患者,34 岁,既往有风湿性心脏病病史,心功能无改变,重复剖宫产术。关于结扎时间的正确选择是 （　　）
 A. 二次剖宫产时　　 B. 剖宫产后一个月
 C. 人流术后一周内　 D. 月经期 3～7 天
 E. 产褥期后

164. 农村育龄夫妇落实避孕、节育技术服务的费用应该由谁承担 （　　）
 A. 由中央财政承担
 B. 由节育人自己承担
 C. 由地方财政承担
 D. 卫生院或计生服务所承担
 E. 由夫妇双方单位分担

165. 经鉴定为计划生育技术服务并发症,其鉴定费由谁承担 （　　）
 A. 申请者个人
 B. 申请者所在工作单位或居委会、村委会
 C. 计划生育技术服务机构
 D. 计划生育行政管理机构
 E. 施术者本人

166. 关于子宫峡部形态学特征正确的是 （　　）
 A. 为子宫较宽的部分
 B. 上端为组织学内口
 C. 非孕时长度约为 2 cm
 D. 妊娠期长度不变
 E. 妊娠末期可达 7～10 cm,形成子宫下段,成为软产道的一部分

167. 持证人张某逾期未到原发证部门校验《计划生育技术服务人员合格证》,其《计划生育技术服务人员合格证》 （　　）
 A. 继续有效　　　 B. 自行作废
 C. 缓期校验　　　 D. 半年后失效
 E. 1 年后失效

168. 哪一项不是计划生育服务咨询的基本原则 （　　）
 A. 善待每一位服务对象
 B. 双向交流
 C. 提供对象所需方法
 D. 提供有关计划生育所有信息
 E. 帮助对象理解和记忆

169.《中华人民共和国母婴保健法实施办法》规定,进行胎儿性别鉴定几次以上的,由原发证机关撤销相应的母婴保健技术执业资格或者医师执业证书 （　　）
 A. 一次　 B. 两次　 C. 三次　 D. 四次
 E. 五次

170.《中华人民共和国母婴保健法》规定,从事医学技术鉴定的人员,必须具有临床经验和医学遗传学知识,并具有何种以上的专业技术职务 （　　）
 A. 住院医师　　　 B. 主治医师
 C. 副主任医师　　 D. 主任医师
 E. 以上均可以

171. 氯米芬的促排卵作用是 （　　）
 A. 促垂体分泌黄体生成素
 B. 促垂体分泌促卵泡素
 C. 具促卵泡素及促黄体生成素作用
 D. 竞争性结合下丘脑及垂体雌激素受体,促进 GnRH 和 Gn 分泌
 E. 以上均不是

172.《中国妇女发展纲要(2011—2020 年)》规定,孕产妇死亡率要控制在多少以内 （　　）
 A. 16/10 万　　　 B. 28/10 万
 C. 20/10 万　　　 D. 22/10 万
 E. 30/10 万

173. 计划生育技术服务机构未经批准擅自从事产前诊断，对没有违法所得的，执法主体责令改正，给予警告，没收有关药品和医疗器械，并处罚款的数额为　　　　　　　（　　）
　　A. 5 000 元以下
　　B. 2 万元以上 5 万元以下
　　C. 5 000 元以上 2 万元以下
　　D. 3 万元以上 5 万元以下
　　E. 5 万元以上

174. 侵蚀性葡萄胎多在葡萄胎后几个月内发生　　　　　　　　　　　　　　（　　）
　　A. 3 个月　　　　　B. 6 个月
　　C. 8 个月　　　　　D. 10 个月
　　E. 12 个月

175. 《计划生育手术情况年报表》报送时间和形式为　　　　　　　　　　　（　　）
　　A. 当年 12 月 25 日前，以网络直报方式上报
　　B. 下一年的 1 月 25 日前，以网络直报方式上报
　　C. 当年 12 月 25 日前，以纸质直报方式上报
　　D. 下一年的 1 月 25 日前，以纸质直报方式上报
　　E. 当年 12 月 25 日前，以纸质及网络方式上报

176. 中国 13 亿人口日是在什么时候（　　）
　　A. 2004 年 1 月 6 日　　B. 2005 年 1 月 6 日
　　C. 2004 年 6 月 1 日　　D. 2005 年 6 月 1 日
　　E. 2006 年 6 月 1 日

177. 《计划生育手术情况年报表》统计范围为　　　　　　　　　　　　　（　　）
　　A. 所有开展计划生育技术服务的医疗卫生机构和计划生育技术服务机构
　　B. 市级及以上开展计划生育技术服务的医疗卫生机构和计划生育技术服务机构
　　C. 市级开展计划生育技术服务的医疗卫生机构和计划生育技术服务机构
　　D. 辖区内社区卫生服务机构、乡镇卫生院、村卫生室、乡级计划生育技术服务机构
　　E. 辖区内计划生育指导站

178. 计划生育技术服务并发症鉴定结论成立，同意人数必须是参加鉴定人数的（　　）
　　A. 1/2 以上　　　　　B. 2/3 以上
　　C. 3/4 以上　　　　　D. 3/5 以上
　　E. 全部人员

179. 计划生育技术服务机构发生技术服务并发症后，下列处理错误的是　　　（　　）
　　A. 应立即进行治疗
　　B. 本机构是落实计划生育政策，无须承担负责
　　C. 如果自行就医，费用由当事人自负
　　D. 赔偿费用由计划生育经费支出
　　E. 治疗费用由计划生育经费支出

180. 外出打工持《婚育证明》的有效时限是　　　　　　　　　　　　　　（　　）
　　A. 1 年　　B. 3 年　　C. 2 年　　D. 4 年
　　E. 5 年

181. 人工流产的禁忌证，下列哪项是错误的　　　　　　　　　　　　　（　　）
　　A. 各种急性传染病或严重全身性疾病
　　B. 急性生殖器炎症
　　C. 妊娠剧吐，酸中毒未纠正者
　　D. 带器妊娠
　　E. 术前体温两次高于 37.5℃

182. 申请办理《计划生育技术服务人员合格证》时，申请人除提交学历证书外，还需提交的证明文件是　　　　　　　　　　（　　）
　　A. 合格证书　　　　　B. 技术职称
　　C. 技术等级　　　　　D. 行政职务
　　E. 身份证

183. 《计划生育技术服务管理条例》开始施行的日期是　　　　　　　　　（　　）
　　A. 2001 年 10 月 1 日　　B. 2001 年 6 月 13 日
　　C. 2002 年 10 月 1 日　　D. 2002 年 6 月 13 日
　　E. 2003 年 10 月 1 日

184. 输精管吻合术后，精液无精子复现提示输精管复通手术失败的时间是　　（　　）
　　A. 1 个月　　　　　B. 2 个月
　　C. 3 个月　　　　　D. 4 个月
　　E. 6 个月

185. 放置节育器术后注意事项哪项不妥　　　　　　　　　　　　　　（　　）
　　A. 术后休息
　　B. 术后 2 周禁止性交及盆浴
　　C. 术后经期或排便时注意有无节育器脱落
　　D. 金属节育器可放置 3～5 年，塑料节育器可放置 1 年
　　E. 未见尾丝可摄片或 B 超检查

186. 行于宫颈两侧和骨盆侧壁之间的韧带是　　　　　　　　　　　　（　　）
　　A. 韧带　　　　　B. 阔韧带
　　C. 主韧带　　　　　D. 宫骶韧带
　　E. 卵巢固有韧带

187. 有关宫颈的描述,下列哪项是错误的
( )
A. 主要由结缔组织构成
B. 宫颈腺体可分泌少量碱性黏液
C. 主韧带是固定宫颈的主要韧带
D. 宫颈内口是宫颈癌的好发部位
E. 宫颈管黏膜为单层高柱状上皮

188. 下列哪条血管不属于阴部内动脉的分支
( )
A. 痔下动脉　　　　B. 痔中动脉
C. 阴唇动脉　　　　D. 阴蒂动脉
E. 会阴动脉

189. 对于女性生殖器淋巴引流哪项是正确的
( )
A. 阴蒂周围淋巴汇入腹股沟浅淋巴
B. 阴道下段淋巴汇入腹股沟深淋巴
C. 阴道上段和宫颈淋巴汇入腹股沟浅淋巴
D. 子宫体两侧圆韧带汇入腹股沟深淋巴结
E. 子宫体、子宫底、输卵管和卵巢淋巴均汇入腰淋巴结

190. 构成盆膈的肌肉是 ( )
A. 肛提肌　　　　B. 会阴深横肌
C. 会阴浅横肌　　D. 坐骨海绵体肌
E. 球海绵体肌

191. 下列选项是无排卵性异常子宫出血原因的是 ( )
A. 缺乏雌激素　　B. 缺乏孕激素
C. 血管壁通透性下降　D. 凝血机制障碍
E. 血纤维蛋白原消耗过多

192. 为了了解雌激素水平进行阴道脱落细胞检查,正确的取材部位是 ( )
A. 阴道下段前壁　　B. 阴道中段后壁
C. 阴道侧壁　　　　D. 阴道上段侧壁
E. 阴道后穹隆

193. GnRH 促进下列哪组激素分泌 ( )
A. PRL,GH　　　　B. FSH,LH
C. GH,MSH　　　　D. ACTH,TSH
E. TSH,LH

194. 月经周期为 28 日,有排卵的妇女,于月经周期第 12 日刮宫,镜检子宫内膜应为 ( )
A. 增殖期中期　　B. 增殖期晚期
C. 分泌期早期　　D. 分泌期中期
E. 分泌期晚期

195. 月经周期为 28 日,宫颈黏液出现清晰而典型的羊齿植物叶状结晶,相当于月经周期的
( )

A. 第 6~7 日　　　　B. 第 9~10 日
C. 第 13~14 日　　　D. 第 16~17 日
E. 第 19~20 日

196. 正常月经来潮是由于体内 ( )
A. 雌激素的撤退性出血
B. 孕激素的突破性出血
C. 雌孕激素的撤退性出血
D. 雌孕激素的突破性出血
E. 孕激素的撤退性出血

197. 黄体功能达到高峰是在排卵后多少天
( )
A. 3~4 天　　　　B. 4~5 天
C. 7~8 天　　　　D. 9~10 天
E. 11~14 天

198. 排卵期下列哪一项是预测排卵的重要指标 ( )
A. LH/FSH　　　　B. FSH
C. hCG　　　　　　D. PRL
E. TSH

199. 对于雌激素的生理作用,哪项是不恰当的 ( )
A. 促进子宫发育并使子宫收缩力增强
B. 加强输卵管节律性收缩的振幅
C. 有助于卵巢积储胆固醇
D. 促进钠与水的排泄
E. 促进钙质沉积

200. 不孕症患者确切的检查输卵管病变的方法是 ( )
A. B 型超声检查　　B. 宫腔镜
C. 输卵管通液　　　D. 输卵管通气
E. 子宫输卵管造影

201. 孕激素含有多少碳原子 ( )
A. 18　　B. 19　　C. 21　　D. 23
E. 27

202. 下列哪项与阴道自净作用无关 ( )
A. 雌激素
B. 阴道内乳酸杆菌
C. 阴道黏膜上皮糖原含量
D. 宫颈黏液
E. 阴道上皮增生变厚

203. 卵泡产生雌激素是由于 ( )
A. FSH 作用　　　B. GnRH 的作用
C. LH 的作用　　　D. PRL 的作用
E. FSH 和 LH 的协同作用

204. 先天性肾上腺皮质增生引起 ( )
A. 真两性畸形　　B. 女性假两性畸形

C. 男性假两性畸形 D. 肾上腺功能亢进

E. 肾上腺功能减退

205. 正常月经周期时,取子宫内膜活检测定卵巢是否有排卵,最好是在月经周期的 ( )

A. 第7~9天 B. 第11~12天

C. 第13~15天 D. 第17~19天

E. 第27~28天

206. 下列依沙吖啶引产的绝对禁忌证不包括 ( )

A. 全身健康状况不良不能耐受手术者

B. 各种疾病的急性阶段

C. 有急性生殖道炎症或穿刺部位皮肤感染者

D. 中央性前置胎盘

E. 术前间隔4小时两次测量体温均在37.0℃以上者

207. 药物流产的禁忌证不包括 ( )

A. 过敏体质 B. 带器妊娠

C. 妊娠剧吐 D. 低血压

E. 产后哺乳期妊娠

208. 下列症状中,口服避孕药的不良反应是 ( )

A. 血压升高 B. 阴道流血

C. 体重减轻 D. 月经量增加

E. 引起继发不孕

209. 某女,32岁,避孕套破裂12小时,应采用的避孕措施是 ( )

A. IUD B. 安全期避孕

C. 短效口服避孕药 D. 皮下埋植

E. 紧急避孕

210. 女性,30岁,早孕拟行人工流产。近3天出现阴道分泌物增多伴外阴瘙痒等不适。查体:外阴及阴道黏膜无明显异常,阴道分泌物灰白色,稀薄,均匀一致,首选的辅助检查是 ( )

A. 生理盐水悬滴法查阴道分泌物滴虫

B. 分泌物查真菌

C. 分泌物查找线索细胞

D. 分泌物细菌培养

E. 阴道脱落细胞学检查

211. 人工流产漏吸的处理,下列错误的是 ( )

A. 发现漏吸时停经天数70天以内者,由有经验的医师行负压吸宫术

B. 发现漏吸时停经天数70天以上者,行钳刮术或中期引产术

C. 子宫过度屈曲者,应在B型超声监测下手术

D. 宫角妊娠者,应在B型超声监测下手术

E. 残角子宫妊娠者,应在B型超声监测下手术

212. 下列有关杀精剂的描述,不正确的是 ( )

A. 破坏精子膜,改变精子渗透压,使精子丧失活动能力

B. 杀精子化合物在性交时放入,即可迅速发挥作用

C. 多与屏蔽工具合用

D. 频繁使用杀精子剂可增加阴道感染的机会

E. 壬苯醇醚是常用的杀精剂

213. 宫内节育器失败表现为 ( )

A. 带器妊娠 B. 节育器嵌顿

C. 带器继发感染 D. 不规则阴道流血

E. 节育器异位

214. 某女,48岁,因阴道流血15天就诊,已放置避孕环15年,考虑为绝经过渡期排卵障碍性异常子宫出血,若诊刮病理诊断为增殖期子宫内膜,术后避孕方式应首选 ( )

A. 避孕套 B. 口服短效避孕药

C. 注射避孕针 D. 放置宫内节育器

E. 口服长效避孕药

215. 避孕节育咨询多采用GATHER框架,其中不包括 ( )

A. 问候(Greeting)

B. 详细询问年龄(Age)

C. 讲述和介绍几本知识和方法(Tell)

D. 帮助咨询对象做出合理的选择(Help)

E. 询问对象详细的情况(Asking)

216. 除了避孕作用外还有帮助治疗自身免疫不孕作用的避孕方法是 ( )

A. 宫内节育器 B. 阴茎套

C. 口服避孕药 D. 皮下埋植避孕

E. 安全期避孕

217. 长效口服避孕药服用的最适宜时间 ( )

A. 每天任何时候均可 B. 每天早晨起床后

C. 每天早饭前 D. 每天早饭后

E. 每天午饭后

218. 短效口服避孕药服用的最适宜时间 ( )

A. 每天任何时候均可 B. 每天早晨起床后

C. 每天早饭前 D. 每天早饭后

E. 每天晚饭后或临睡前

219. 女性,27岁,人工流产后5日出现发热,

体温 38℃。查体:外阴(一),阴道内少许血性分泌物,子宫颈充血,无举痛,子宫正常大,压痛明显。双侧附件区未触及明显增厚,无压痛。本病应首先考虑为 （　）

A. 盆腔腹膜炎

B. 不全流产

C. 输卵管卵巢炎

D. 子宫内膜炎及子宫肌炎

E. 吸宫不全

220. 女,35 岁,采用皮下埋植避孕,放置皮埋剂后有少量点滴出血,应给予处理正确的是（　）

A. 取出皮下埋植剂观察

B. 咨询解释,不必取出

C. 黄体酮

D. 雌孕激素合并用药

E. 雌孕激素序贯用药

221. 负压吸宫术中先阻断负压再将吸管从宫腔中撤出是为了避免 （　）

A. 子宫穿孔　　　 B. 不全流产

C. 人工流产综合征　 D. 术后感染

E. 宫颈粘连

222. 新婚夫妇欲半年后生育,应选用下列哪一种避孕方法 （　）

A. 宫内节育器　　 B. 阴茎套

C. 口服避孕药　　 D. 皮下埋植避孕

E. 安全期避孕

223. 有关炔雌醇屈螺酮长期服用带来的非避孕益处错误的是 （　）

A. 可治疗经前紧张综合征

B. 减少月经量,从而预防缺铁性贫血的发生

C. 减少宫颈癌的发生

D. 可缓解痛经

E. 可降低卵巢癌和子宫内膜癌的发病

224. 宫内节育器的并发症不包括下列哪项

（　）

A. 肺梗塞　　　　 B. 盆腔炎

C. 节育器嵌顿　　 D. 子宫穿孔

E. 节育器异位

225. 关于带器妊娠,下列错误的是 （　）

A. 易导致流产

B. 易导致早产和死产

C. 增加妊娠并发症

D. 早期带器妊娠可在人工流产术的同时取出 IUD

E. 早期带器妊娠取出 IUD 后可继续妊娠

226. 负压吸宫术中持扩条扩张宫颈口的手势是 （　）

A. 执笔式　　　　 B. 执弓式

C. 反挑式　　　　 D. 握持式

E. 指压式

227. 女,28 岁,G_3P_0,停经 40 天行负压吸宫术,术后 36 天月经未来潮,近 2 日下腹隐痛,患者平素月经规律,术后阴道少量出血 3 天,术后 3 周始有性生活,血 hCG(+),B 型超声显示宫内胎囊相当于孕 2+月大小,最可能的诊断为 （　）

A. 宫颈粘连　　　 B. 排卵延迟

C. 再次妊娠　　　 D. 盆腔感染

E. 人工流产漏吸

228. 输精管结扎的适宜部位是 （　）

A. 睾丸部　　　　 B. 精索部

C. 腹股沟部　　　 D. 盆部

E. 附睾部

229. 女,33 岁,G_2P_0,妊娠 12 周行钳刮术,术中见清出物里有黄色脂肪组织,患者腹痛剧烈,下列处理错误的是 （　）

A. 立即停止手术操作

B. 静脉或肌注缩宫素

C. 抗生素预防感染

D. 观察内出血情况,内出血多立即行剖腹探查术

E. 观察阴道出血情况,出血不多暂不开腹手术

230. 关于短效口服避孕药的避孕原理,正确的是 （　）

A. 加速孕卵在输卵管内的运行速度,使与子宫内膜的发育不同步

B. 雌激素使宫颈黏液量多,黏稠度增加,不利于精子穿透

C. 子宫内膜受药物中孕激素作用,增殖被抑制,腺体发育不良

D. 孕激素量少,使子宫内膜腺体发育不良

E. 影响丘脑下部的 GnRH,促进 FSH 和 LH 的分泌

231. 负压吸宫术常规消毒铺巾后的下一步骤是 （　）

A. 双合诊　　　　 B. 窥阴器扩张阴道

C. 拭净阴道分泌物　 D. 消毒宫颈及宫颈管

E. 宫颈钳钳夹宫颈

232. 含孕酮的活性宫内节育器的避孕机理是

（　）

A. 抑制排卵

B. 使子宫内膜产生非细菌性炎性反应,对胚

胎及精子具有毒害作用

C. 使子宫内膜腺体萎缩和间质蜕膜化,不利于受精卵着床

D. 使子宫内膜细胞代谢受到干扰

E. 能影响精子获能,增强避孕效果

233. 药物埋植避孕法的使用日期是在月经周期的 （ ）

A. 1～7 天　　　　B. 8～10 天

C. 15～20 天　　　D. 月经期

E. 月经前

234. 负压吸宫术最严重的并发症是 （ ）

A. 漏吸　　　　　B. 吸宫不全

C. 出血　　　　　D. 子宫穿孔

E. 空气栓塞

235. 放置宫内节育器术后注意事项正确的是 （ ）

A. 休息 2 周

B. 1 个月内忌性交及盆浴

C. 3 个月内易脱落,故 3 个月内每次经期或大便时注意有无脱落

D. 3 个月后不需再随访

E. 若放置后无不良反应可携带终生

236. 药物流产适用于终止妊娠的孕周是 （ ）

A. 5 周以内　　　　B. 6 周以内

C. 7 周以内　　　　D. 8 周以内

E. 9 周以内

237. 完全性葡萄胎最常见的临床症状是 （ ）

A. 停经后阴道出血

B. 子宫大小大于停经月份

C. 妊娠剧吐及妊高征征象

D. 下腹痛

E. 停经后阴道内排出葡萄状物

238. 关于利凡诺中期妊娠引产,哪项是不正确的 （ ）

A. 中期妊娠引产应用药物利凡诺安全有效,成功率在 90%～100%

B. 引产途径有羊膜腔内注射以及羊膜腔外注射

C. 子宫有疤痕者慎用

D. 有慢性肝肾疾病者也可使用

E. 肝功能异常者禁用

239. 下列哪种情况不能用作紧急避孕 （ ）

A. 宫内节育器　　B. 米非司酮

C. 左炔诺孕酮　　D. 长效避孕针

E. 雌、孕激素制剂

240. 目前国际公认性能最佳宫内节育器是 （ ）

A. 惰性宫内节育器

B. 带铜 T 形宫内节育器 380(TCU380A)

C. 带铜 V 型宫内节育器(VCU-IUD)

D. 含孕激素 T 型宫内节育器

E. 带锌 T 形宫内节育器

241. 某女,38 岁,G_2P_2,放置环型宫内节育器 2 年,现停经 49 天,恶心,呕吐,3 天不能进食,尿 hCG(＋),考虑为带器妊娠。哪种检查最必要 （ ）

A. B 超　　　　　B. 尿妊娠试验

C. 腹部 X 线检查　D. 探针探宫腔

E. CT 检查

242. 关于依沙吖啶羊膜腔内注射引产叙述错误的是

A. 选用 7～9 号带芯穿刺针

B. 从穿刺点垂直进针

C. 一般通过 3 个阻力(即皮肤、肌鞘、子宫壁)后有空落感

D. 当穿刺针进入羊膜腔后,拔出针芯即有羊水溢出

E. 如回抽未见羊水,需重新调整方向或穿刺部位,最多可穿刺 4 次

243. 水囊引产后应立即取出水囊的情况不包括 （ ）

A. 阴道少量出血　B. 宫缩过强

C. 胎膜破裂　　　D. 感染征象

E. 胎盘早剥

244. 中期妊娠引产采用利凡诺羊膜腔内注射方法最大缺点是 （ ）

A. 过敏反应　　　B. 感染几率高

C. 引产过程相对较长 D. 胎膜残留率较高

E. 易发生羊水栓塞

245. 输卵管结扎术时常见的并发症 （ ）

A. 感染　　　　　B. 出血与血肿

C. 脏器损伤　　　D. 绝育失败

E. 以上均是

246. 下列几种输卵管绝育术复孕率最低的是 （ ）

A. 经腹行双侧输卵管结扎术

B. 腹腔镜下输卵管弹簧夹阻断术

C. 腹腔镜下硅胶环环套术

D. 腹腔镜下输卵管峡部电激光烧灼术

E. 宫腔镜引导下输卵管粘堵术

247. 下列不是负压吸宫术的禁忌证的是
　　　　　　　　　　　　　　（　　）
A. 各种疾病的急性阶段
B. 子宫畸形
C. 生殖器炎症未经治疗
D. 全身健康状况不良不能耐受手术者
E. 妊娠剧吐酸中毒尚未纠正者

248. 下述哪种物质不属于活性宫内节育器含有的活性物质　　　　　　　　（　　）
A. 金属铜　　　　　B. 孕激素
C. 前列腺素　　　　D. 磁性物质
E. 塑料

249. 从事计划生育技术服务的医疗保健机构,由哪个部门审查批准　　　　（　　）
A. 县级地方人民政府计划生育行政部门
B. 设区的市级地方人民政府计划生育行政部门
C. 县级以上地方人民政府卫生行政部门
D. 设区的市级地方人民政府卫生行政部门
E. 县级地方人民政府卫生行政部门

250. 绝经期妇女绝经后多长时间取出宫内节育器为好　　　　　　　　（　　）
A. 半年以内　　　　B. 半年至1年内
C. 任何时候　　　　D. 两年左右
E. 3个月内

251. 解除宫腔粘连后为防止再次粘连可采取下列哪项措施　　　　　　　（　　）
A. 宫内放置宫内节育器3个月
B. 阴道局部置消炎药
C. 全身抗生素
D. 宫腔纱布填塞
E. 止痛剂

252. 关于输卵管结扎哪项是错误的　（　　）
A. 结扎部位在输卵管峡部较好
B. 抽心包埋法成功率高
C. 找到输卵管要追溯至伞端再结扎
D. 经阴道手术较复杂,易发生感染
E. 因手术时间短,不必排空膀胱

253. 关于产后计划生育指导,哪项是错误的
　　　　　　　　　　　　　　（　　）
A. 产褥期内禁忌性交
B. 产褥期首选的避孕措施为宫内节育器
C. 产后42日起应采取避孕措施
D. 哺乳者以工具避孕为宜
E. 不哺乳者可选用药物避孕

254. 雌激素的作用不包括　　　（　　）

A. 促进输卵管的发育和运动
B. 使宫颈腺分泌黏稠的液体
C. 增强阴道抗菌能力
D. 促进肾小管对水和钠的重吸收
E. 促进子宫内膜发生增生期变化

255. 精浆中锌离子浓度很高,主要来自
　　　　　　　　　　　　　　（　　）
A. 睾丸　　　　　　B. 附睾
C. 前列腺　　　　　D. 尿道球腺
E. 精囊

256. 下列哪项视网膜病变不是妊娠期高血压疾病的眼底改变　　　　　　　（　　）
A. 视网膜水肿　　　B. 视网膜剥离
C. 视网膜出血　　　D. 视神经乳头萎缩
E. 视网膜小动脉痉挛

257. 成熟精子的主要贮存部位是　（　　）
A. 睾丸　　　　　　B. 附睾尾部
C. 前列腺　　　　　D. 精囊
E. 输精管的近附睾段

258. 皮下埋植取出术,注入麻醉剂的部位是
　　　　　　　　　　　　　　（　　）
A. 胶棒切口端下方　B. 胶棒远端上方
C. 胶棒中段　　　　D. 胶棒之间
E. 胶棒内

259. 吸宫时对子宫穿孔进行处理,下列哪项是错误的　　　　　　　　　　（　　）
A. 穿孔小,人流已完成者,给缩宫素及抗生素
B. 穿孔小,出血不多者可继续刮宫
C. 出血多,人流未完成者,在B超监视下清宫
D. 出血不多,人流未完成者,治疗1周再清宫
E. 疑内脏损伤者应剖腹探查

260. 宫内节育器避孕效果最好的是　（　　）
A. 惰性宫内节育器　B. 母体乐
C. 带铜宫内节育器　D. 吉妮环
E. 曼月乐

261. 不宜服避孕药的疾病有　　　（　　）
A. 子宫内膜异位症　B. 血栓性静脉炎
C. 月经过多　　　　D. 宫颈糜烂样改变
E. 阴道炎

262. 丈夫突然由外地回家探亲,妻子应使用哪种避孕药　　　　　　　　　（　　）
A. 探亲避孕药　　　B. 短效口服避孕药
C. 长效避孕药　　　D. 长效针
E. 含孕激素的阴道环

263. 关于子宫肌瘤合并妊娠,错误的是
　　　　　　　　　　　　　　（　　）

A. 较为常见

B. 肌瘤加速生长

C. 肌瘤易发生红色样变

D. 分娩时应选择剖宫产

E. 产褥期也易发生红色样变

264. 女,妊娠 80 天施行钳刮术时出血量多。止血的主要措施是　　　(　　)

A. 注射催产素　　　B. 注射止血剂

C. 输液输血　　　　D. 迅速清理子宫腔

E. 按摩子宫

265. 人工流产吸宫不全可致　(　　)

A. 术中剧烈下腹痛

B. 术中心动过缓,面色苍白,出汗,血压下降

C. 术后持续阴道流血

D. 术后白带增多,下腹痛伴发热

E. 术后闭经,伴周期性下腹痛

266. 下列哪项不属于口服避孕药的避孕机理　　　　　　　　　(　　)

A. 抑制排卵

B. 改变宫颈黏液的黏稠度

C. 使子宫内膜出现不典型分泌期

D. 增加子宫对催产素的敏感度

E. 子宫内膜增殖变化受抑制

267. 关于宫内节育器下移脱落的原因及处理,下列选项错误的是　　　(　　)

A. 宫内节育器放置时未到宫底,由于宫缩可能造成 IUD 脱落

B. IUD 下移,可造成带器妊娠

C. IUD 脱落多发生在带器后 1 年内,尤其前 3 个月

D. 经常增加腹压会造成 IUD 脱落

E. 一旦发现下移应立即取出宫内节育器

268. 下述何项适宜放置宫内节育器　(　　)

A. 经常性白带多,下腹痛

B. 子宫脱垂

C. 月经规则,量不多

D. 宫颈重度陈旧裂伤,宫口松

E. 子宫畸形

269. 下列不是宫内节育器嵌顿原因的选项是　　　　　　　　　　(　　)

A. 放置 IUD 时损伤子宫壁

B. 选用的 IUD 过大

C. IUD 有棱角易损伤子宫壁

D. 宫腔深度 5 cm

E. 子宫内膜处于增生期

270. 计划生育技术服务的内容不包括(　　)

A. 避孕与节育

B. 计划生育手术及并发症的诊治

C. 生育生殖的其他保健项目

D. 选择性别的人工终止妊娠

E. 病残儿的医学鉴定

271. 醋酸甲羟孕酮作为避孕使用,下列描述错误的是　　　　　　　　(　　)

A. 醋酸甲羟孕酮为单纯孕激素

B. 乳腺癌患者可以减量使用

C. 通常每 3 个月肌注 1 次

D. 如发生停经超过 10 周必须立即停药

E. 其避孕效果达 98% 以上

272. 影响输卵管功能,使输卵管蠕动受到限制造成不孕的常见原因是　　　(　　)

A. 输卵管过长　　　B. 输卵管过短

C. 子宫内膜异位症　D. 子宫内膜结核

E. 子宫肌瘤

273. 关于宫内节育器的脱落,下列哪项是错误的　　　　　　　　　　(　　)

A. 与术者的技术水平有关

B. 与节育器的制作材料、重量和样式有密切关系

C. 与受术者从事重体力劳动有关

D. 多发生在放置一年之后

E. 与节育器的型号有关

274. 月经后子宫内膜由下述哪一层再生　　　　　　　　　　　　(　　)

A. 致密层　　　　　B. 功能层

C. 基底层　　　　　D. 子宫肌层

E. 海绵层

275. 国产三相避孕片含有的雌、孕激素为　　　　　　　　　　　　(　　)

A. 炔雌醇、炔诺酮

B. 炔雌醇、甲地孕酮

C. 炔雌醚、左炔诺孕酮

D. 炔雌醇、左炔诺孕酮

E. 己烯雌酚、左炔诺孕

276. 下列药物中,可用于紧急避孕的是　　　　　　　　　　　　(　　)

A. 前列腺素　　　　B. 左炔诺孕酮

C. 甲基睾丸素　　　D. 甲状腺素

E. 肾上腺素

277. 女性,24 岁,采用国产口服避孕片 2 号避孕,服药第一周即出现恶心、呕吐、头晕。下列哪项处理不恰当　　　　　　　　(　　)

A. 无需特殊处理,待其自然消退

B. 立刻停用,改用宫内节育器避孕

C. 每晚加服维生素 B6

D. 可以服用灭吐灵

E. 每晚睡前服用药物以减轻副反应

278. 负责全国人口计划生育工作和与人口和计划生育有关的人口工作的部门是哪个　　（　）

A. 国务院

B. 国务院卫生和计划生育行政部门

C. 国务院办公厅

D. 国务院其他行政部门

E. 中国共产党中央委员会

279. 公民实行什么手术,享受国家规定的休假,地方人民政府可以给予奖励　　（　）

A. 生殖保健　　　　B. 母婴保健

C. 生育调节　　　　D. 计划生育

E. 妇科手术

280. 某村医生李某没有取得执业证书,非法为他人施行计划生育手术,且构成犯罪,应依法追究其什么责任　　（　）

A. 民事责任　　　　B. 行政责任

C. 刑事责任　　　　D. 领导责任

E. 个人责任

281. 当事人对病残儿医学鉴定有异议的,可以向什么部门申请再鉴定　　（　）

A. 县级以上人民政府卫生部门

B. 县级以上人民政府计划生育部门

C. 省、自治区、直辖市人民政府计划生育部门

D. 设区的市级以上人民政府计划生育部门

E. 设区的市级以上人民政府卫生部门

282. 应当同时逐级向上一级人民政府计划生育行政部门、卫生行政部门和国务院计划生育行政部门、卫生行政部门报告什么　　（　）

A. 计划生育药具严重的不良反应

B. 计划生育药具的一般不良反应

C. 计划生育药具以前出现过的不良反应

D. 计划生育药具使用情况

E. 计划生育药具剩余

283. 对从事计划生育技术服务的机构逾期不校验计划生育技术服务执业许可证明文件,继续从事技术服务实施行政处罚的是什么部门　　（　）

A. 县级以上人民政府卫生行政部门

B. 县级以上人民政府计划生育行政部门

C. 设区的市级以上人民政府卫生行政部门

D. 原发证机关

E. 原发证上级机关

284. 从事计划生育技术服务的机构不得进行下列哪项　　（　）

A. 非医学需要的胎儿性别鉴定和选择性别的人工流产

B. 产前诊断

C. 计划生育手术并发症的报告

D. 计划生育手术并发症的诊断

E. 遗传咨询

285. 拟从事咨询指导、药具发放、手术、临床检验等各类计划生育技术服务的人员,均应申请办理下列哪项　　（　）

A.《上岗证》　　　　B.《资格证》

C.《执业证》　　　　D.《合格证》

E.《就业证》

286. 受理《合格证》申请办理、换发、校验的部门应当在收到申请之日起几个工作日内作出决定,并通知申请者　　（　）

A. 10 日　B. 15 日　C. 30 日　D. 60 日

E. 90 日

287. 下列哪对韧带与维持子宫位置无关　　（　）

A. 圆韧带　　　　B. 主韧带

C. 子宫骶骨韧带　　D. 骨盆漏斗韧带

E. 阔韧带

288. 女孩青春期开始的重要标志是什么　　（　）

A. 音调变高　　　　B. 乳房丰满

C. 月经初潮　　　　D. 阴毛出现

E. 骨盆变宽

289. 月经期是哪层子宫内膜剥脱　　（　）

A. 致密层　　　　B. 海绵层

C. 基底层　　　　D. 功能层

E. 肌层

290. 排卵后,由于孕激素对体温中枢的作用,基础体温可上升多少　　（　）

A. 0.1~0.2℃　　　B. 0.3~0.5℃

C. 0.6~0.8℃　　　D. 1℃

E. >1℃

291. 若月经周期32天,其排卵时间约在月经周期的第几日　　（　）

A. 第 16 日　　　　B. 第 18 日

C. 第 20 日　　　　D. 第 22 日

E. 第 24 日

292. 子宫有几对韧带维持其正常位置（　）

A. 1 对　B. 2 对　C. 3 对　D. 4 对

E. 5 对

293. 受精卵着床必备条件不恰当的是哪项
（　）

A. 透明带必须消失

B. 分化出合体滋养细胞

C. 囊胚与子宫内膜同步发育

D. 孕妇体内有足够量的孕酮量

E. 子宫内膜出现蜕膜反应时

294. 人绒毛膜促性腺激素的作用是什么
（　）

A. 维持妊娠黄体

B. 使绒毛发生水泡样变

C. 促进淋巴细胞的免疫

D. 抑制排卵功能

E. 促进胎儿的发育

295. 下列哪个部位的子宫内膜癌灶易转移至卵巢和腹主动脉淋巴结
（　）

A. 子宫底部　　　B. 子宫体后壁

C. 子宫体侧壁　　D. 子宫体前壁

E. 近子宫颈处

296. 初孕妇,末次月经日期不清,自觉一月前出现胎动,检查:宫高平脐,胎心 140 次/分。此时的妊娠时间最可能为多少周
（　）

A. 16～18 周　　B. 22～24 周

C. 18～20 周　　D. 14～16 周

E. 24～26 周

297. 采集妇科病史哪项是不恰当的　（　）

A. 病情越重,越要详细问病史,掌握病情后才开始抢救

B. 对外院转诊者,应阅读病情介绍,作为参考资料

C. 对患者询问病史时应避免暗示

D. 主诉简单明确,提出主要症状和发病时间

E. 有鉴别诊断意义的阴性体征应列入现病史

298. 哪一项不是咨询室必备的物品　（　）

A. 听诊器　　　　B. 血压计

C. 诊断床　　　　D. 身高、体重测量仪

E. 配备辅助教具

299. 中国研究成功的 1 号避孕药含下列哪项有效成分
（　）

A. 炔诺酮　　　　B. 复方炔诺酮

C. 甲地孕酮　　　D. 复方甲地孕酮

E. 复方 18 甲

300. 属于长效口服避孕药的是下列哪项
（　）

A. 复方甲地孕酮　　B. 炔诺孕酮

C. 复方炔雌醚　　　D. 复方炔诺酮

E. 复方己酸孕酮

301. 关于口服避孕药的避孕机制,正确的是哪项
（　）

A. 宫颈黏液受雌激素影响,量多、黏稠度增加,不利于精子穿透

B. 加速孕卵在输卵管内运行速度,使其与子宫内膜的发育不同步

C. 雌激素作用使子宫内膜发育不良,不利于受精卵着床

D. 抑制排卵

E. 影响下丘脑的 LHRH 释放,促进 FSH 和 LH 的分泌

302. 以下属于口服避孕药的避孕机理的是哪项
（　）

A. 前列腺素改变输卵管的正常蠕动,使受精卵与子宫内膜发育不同步

B. 甾体激素改变输卵管的正常蠕动,使受精卵与子宫内膜发育不同步

C. 子宫内膜纤溶活性增强,使囊胚溶解吸收

D. 子宫内膜白细胞、巨噬细胞增多,影响受精卵着床

E. 子宫内膜细胞代谢受影响,不利受精卵着床

303. 关于三相片口服避孕药,正确的是哪项
（　）

A. 前 6 片含高剂量雌、孕激素

B. 继之 5 片雌、孕激素剂量减少

C. 最后 10 片雌激素增加,孕激素量减少

D. 每月摄入甾体激素总量比单相片少约 40%

E. 避孕效果可靠,不良反应较重

304. 禁用复方短效口服避孕药的是哪项
（　）

A. 子宫内膜异位症

B. 糖尿病伴视网膜病变

C. 滴虫阴道炎

D. 重度宫颈糜烂样改变

E. 子宫Ⅱ度脱垂

305. 关于口服避孕药的不良反应,不恰当的是哪项
（　）

A. 突破性出血　　B. 经量过少

C. 体重增加　　　D. 子宫内膜癌

E. 色素沉着

306. 择期手术的妇女,术前至少应停用避孕药多长时间
（　）

A. 1 周　　B. 2 周　　C. 3 周　　D. 4 周

E. 5 周

307. 妇女，30 岁，口服避孕片 2 号避孕，服至第 10 天时漏服 1 次，应采取的最佳补救办法是哪项 （　　）

A. 立即补服 1 片

B. 补服 1 片同时加用其他避孕方法

C. 停药 5 天再服下一周期

D. 避孕失败，改用其他方法避孕

E. 2 天后开始服下一周期

308. 妇女，25 岁，无子女，在口服避孕药后，停经 40 天，尿 hCG（+），恰当处理是什么 （　　）

A. 立即行人工流产

B. 定期产前检查

C. 做产前诊断

D. 立即停药，慎重咨询决定是否继续妊娠

E. 行钳刮术

309. IUD 开始在我国推广使用的时间是哪年 （　　）

A. 1949 年　　　　　B. 1950 年

C. 1957 年　　　　　D. 1960 年

E. 1967 年

310. 排卵障碍性异常子宫出血时，使用性激素止血，下列说法错误的是 （　　）

A. 雌激素可用于黄体萎缩不全

B. 内膜增生过长，可采用孕激素

C. 绝经过渡期止血可用雄激素

D. 无排卵异常子宫出血萎缩型内膜，可采用雌激素

E. 无排卵异常子宫出血者可采用孕激素

311. 下列哪项是放置 IUD 的禁忌证 （　　）

A. 子宫 I 度脱垂　　B. 心功能 III 级

C. 钳刮术后　　　　D. 剖宫产时

E. 宫颈糜烂样改变

312. 宫内节育器避孕原理，错误的是哪项 （　　）

A. 异物刺激引起无菌性炎症反应

B. 异物反应产生前列腺素

C. 抑制下丘脑—垂体—卵巢轴作用

D. 子宫内膜受压缺血、缺氧，激活纤溶酶

E. 子宫液组成改变，使受精卵着床受阻

313. 我国优选 IUD 的标准是放置 1 年时的妊娠率是多少 （　　）

A. ≤1%　B. ≤2%　C. ≤3%　D. ≤4%

E. ≤5%

314. 关于 T 形 IUD，在宫颈外口尾丝的长度应是多少 （　　）

A. 0.5 cm　　　　　B. 1.5 cm

C. 2.5 cm　　　　　D. 3.5 cm

E. 4.5 cm

315. 放置 IUD 后属于正常现象的是下列哪些 （　　）

A. 下腹不适感　　　B. 出现发热

C. 白带异常　　　　D. 腹部疼痛

E. 阴道出血多

316. 下列哪项不是宫内节育器取出的适应证 （　　）

A. 带器妊娠　　　　B. 计划再次生育

C. 已行绝育术　　　D. 到期需更换

E. 闭经 3 个月者

317. T 形 IUD 的主要型号可分为几种 （　　）

A. 1 种　B. 2 种　C. 3 种　D. 4 种

E. 5 种

318. 放置 IUD 后出血原因错误的是哪项 （　　）

A. 机械性压迫子宫内膜

B. 血管内皮细胞损伤

C. 释放大量前列腺素

D. 纤溶系统活性减少

E. 血管通透性增加

319. 能够防止置器后月经增多的 IUD 是哪种 （　　）

A. TCu220C　　　　B. VCu200

C. MtCu375　　　　D. 不锈钢单环

E. 活性 γ 形 IUD

320. 关于第三代 IUD 错误的描述是哪项 （　　）

A. 体积偏小　　　　B. 质地较硬

C. 容易放置　　　　D. 减少出血

E. 减少疼痛

321. 关于带铜 IUD 的作用机理错误的是哪项 （　　）

A. 铜离子使子宫内膜损伤

B. 使子宫内膜锌含量增高

C. 碳酸酐酶活性受阻

D. β-葡萄糖醛酸酶活性增强

E. 细胞代谢受到严重影响

322. 关于 IUD 引起出血的机制，不恰当的是哪项 （　　）

A. 前列腺素产生增多

B. 纤维蛋白溶解活性增强

C. 溶酶体活性明显升高

D. 血小板聚集作用增强

E. 凝血因子Ⅳ活性增高

323. 放置 IUD 引起疼痛的发生率约为多少
（　　）

A. 2％　　B. 6％　　C. 10％　　D. 14％

E. 20％

324. 放置 IUD 后的感染一般发生在什么时期
（　　）

A. 10 天内　　　　　B. 20 天内

C. 30 天内　　　　　D. 40 天内

E. 50 天内

325. 下列哪项不是取出 IUD 的指征 （　　）

A. 节育器异位　　　B. 绝经后 1 年

C. 带器妊娠　　　　D. 滴虫阴道炎

E. 已做输卵管结扎术

326. 女性，45 岁，宫内置 TCu200 节育器 5 年，要求更换节育器，取器的最佳时期应是什么时候
（　　）

A. 月经前 7 天内　　B. 月经前 3 天内

C. 月经第 1 天　　　D. 月经第 3 天

E. 月经后 7 天内

327. 经产妇，产后半年月经未复潮，在哺乳中，要求避孕。检查：子宫颈光滑，子宫大小正常，双附件无异常。宜选用的避孕方法是哪种
（　　）

A. 避孕针　　　　　B. 宫内节育器

C. 口服避孕药　　　D. 安全期避孕

E. 阴道隔膜

328. 健康女性，25 岁，足月正常产，要求产后立即放置 IUD，何种 IUD 不宜使用 （　　）

A. TCu220C　　　　B. VCu200

C. LNG-IUD　　　　D. MLCu375

E. 活性 γ 形 IUD

329. 女性，28 岁，月经后第 3 天，拟置宫内节育器，探宫腔 6 cm，选择 VCu200 节育器最适宜的型号是哪种
（　　）

A. 20 号　B. 24 号　C. 26 号　D. 28 号

E. 30 号

330. 经产妇，30 岁，已有一 5 岁小孩，放置 IUD 4 年，停经 50 天，恶心、呕吐 1 周。妇科检查：子宫如孕 7 周大小，质软，双附件未见异常，尿 hCG（＋），尿酮体（±）。B 超检查，宫内见妊娠囊及节育环，恰当的处理方法是下列哪项 （　　）

A. 立即取环　　　　B. 立即人工流产

C. 应用止吐药物　　D. 继续妊娠

E. 人工流产同时取环

331. 女性，34 岁，宫内置 IUD 2 年，阴道不规则流血伴下腹痛 2 个月。化验血红蛋白 100 g/L，

查体子宫正常大小，B 超检查显示 IUD 上缘距宫底浆膜层 3 cm，首选的处置应是下列哪项 （　　）

A. 应用止血药　　　B. 应用止痛药

C. 纠正贫血　　　　D. 观察 1 个月

E. 取出节育器

332. 输卵管绝育术的适应证正确的是哪项
（　　）

A. 皮肤感染　　　　B. 盆腔炎

C. 休克　　　　　　D. 精神分裂症

E. 发热体温高于 38.5℃

333. 关于女性绝育，错误的是哪项 （　　）

A. 通过阻断输卵管达到避孕

B. 现在常用的方法有些是可逆的

C. 手术路径可经腹、腹腔镜、阴道、宫腔镜

D. 避孕原理为阻止受精卵通行

E. 通过注入化学药物也可达到绝育目的

334. 输卵管吻合术的时间应在什么时期
（　　）

A. 月经前 3～7 天　　B. 月经后 3～7 天

C. 月经前 5～9 天　　D. 月经后 5～9 天

E. 月经期 2～8 天

335. 输卵管结扎适应证错误的是哪项（　　）

A. 已婚妇女要求节育

B. 心脏病心功能 Ⅰ～Ⅱ 级

C. 严重的神经官能症者

D. 第 2 次剖宫产时

E. 严重遗传病不宜妊娠者

336. 下列哪项禁忌皮下埋植避孕剂 （　　）

A. 盆腔炎

B. 应用 IUD 二次脱落者

C. 轻度缺铁性贫血

D. 双子宫

E. 慢性肝炎

337. 输卵管妊娠的临床表现，下列说法正确的是
（　　）

A. 都有停经史

B. 都有腹部包块

C. hCG 阴性可以排除输卵管妊娠

D. 宫颈举痛或摇摆痛是主要体征之一

E. 后穹隆穿刺阴性可以排除输卵管妊娠

338. 妊娠 10 周内终止妊娠最常用的措施是什么
（　　）

A. 钳刮术

B. 负压吸引术

C. 依沙吖啶羊膜腔注射

D. 天花粉肌内注射

E. 缩宫素静脉滴注

339. 人工流产时突然发生血压下降,脉搏变慢,首先考虑为发生了什么 （　）

A. 羊水栓塞　　　　B. 人工流产综合征

C. 穿孔内出血　　　D. 宫颈裂伤

E. 空气栓塞

340. 预防人工流产并发症错误的是哪项 （　）

A. 瘢痕子宫吸宫前可给麦角新碱 0.2 mg 肌内注射,预防子宫穿孔

B. 吸管通过宫颈管时不带负压,手术结束前认真将子宫两角刮净

C. 吸宫负压不可过大,术中出血多时可静脉或宫颈局部注射催产素后再吸宫

D. 哺乳期吸宫要注意防止子宫穿孔

E. 需检查吸出物中绒毛及胎儿组织量是否与停经月份相符

341. 负压吸宫术禁忌证不包括下列哪项 （　）

A. 急性传染病　　　B. 阴道炎

C. 盆腔炎　　　　　D. 心肌缺血

E. 结膜炎

342. 关于负压吸宫术步骤错误的是哪项 （　）

A. 外阴阴道消毒

B. 内诊复查子宫位置

C. 扩宫器扩张宫颈

D. 探针探查宫腔

E. 必要时排空膀胱

343. 子宫穿孔治疗原则错误的是哪项 （　）

A. 穿孔小、症状轻的可保守治疗

B. 缩宫素应用

C. 症状重者手术疗法

D. 多处穿孔或感染者宜切除子宫

E. 即使有内出血亦可密切观察

344. 不全流产的处理错误的是哪项 （　）

A. 抗生素使用

B. 缩宫素使用

C. 立即清宫

D. 合并感染应立即刮宫

E. 刮出物送病理

345. 除了以下哪种情况外均应酌情住院或建议去综合性医院行人工流产手术 （　）

A. 高血压 BP≥150/100 mmHg 者

B. 妊娠呕吐

C. Hb≤80 g/L 者

D. 子宫肌瘤合并妊娠,子宫体在 11～12 周以上者

E. 生殖道畸形合并妊娠者

346. 女性已婚,35 岁,G_2P_1,现停经 80 天,超声显示胎囊 5.0 cm×4.1 cm×3.1 cm,可见胎芽胎心反射,肝肾功能及心电图正常,拟结束妊娠,下列方法正确的是哪项 （　）

A. 药物流产　　　　B. 负压吸宫术

C. 钳刮术　　　　　D. 缩宫素静滴

E. 依沙吖啶羊膜腔内注射引产

347. 女性,28 岁,人工流产术后 38 天无月经复潮,近 4 天下腹及肛门坠痛难忍。查体:子宫近鸭卵大,附件正常。检查尿 hCG(－)。首先应如何处置 （　）

A. 血常规检查　　　B. 再次吸宫

C. 剖腹探查　　　　D. 探查宫腔

E. 子宫造影

348. 女性,30 岁,平素月经规律,G_2P_1,停经 40 天,要求终止妊娠,下列何项检查可确诊为早孕 （　）

A. B超检查,在子宫腔内可见到有液性暗区的环形影像

B. 基础体温高温相持续 3 周以上

C. 妊娠免疫试验阳性

D. 黄体酮试验无阴道流血

E. 宫颈黏液涂片检查见羊齿状结晶

349. 米非司酮药物流产的机理是什么 （　）

A. 与孕酮竞争性结合子宫蜕膜的雌激素受体

B. 与孕酮竞争性结合子宫蜕膜的孕激素受体

C. 与雌二醇竞争性结合子宫内膜的雌激素受体

D. 与雌二醇竞争性结合子宫内膜的孕激素受体

E. 与雌三醇竞争性结合子宫蜕膜的雌激素受体

350. 药物流产的主要不良反应是什么 （　）

A. 出血时间长和感染

B. 出血时间长和栓塞

C. 出血量多和感染

D. 出血时间长和量多

E. 感染和栓塞

351. 药物流产的适应证,不恰当的是哪项 （　）

A. 停经 7 周以内,诊断宫内孕的健康妇女

B. 对人工流产吸宫术有顾虑者

C. 妊娠合并心脏病

D. 既往曾发生过人工流产综合征者

E. 哺乳期妊娠

352. 口服米非司酮后,出现阴道流血一般在服药后第几天 （　）

A. 第 1 天　　　　B. 第 2 天

C. 第 3 天　　　　D. 第 4 天

E. 第 5 天

353. 早早孕概念正确的是什么 （　）

A. 停经 50 天以内　B. 停经 40 天以内

C. 停经 38 天以内　D. 停经 42 天以内

E. 停经 30 天以内

354. 关于药物流产术后应注意的事项不恰当的是哪项 （　）

A. 腹痛情况

B. 阴道流血情况

C. 转经前禁止性生活

D. 定期随访

E. 可以坐浴

355. 下列人工流产中最易发生羊水栓塞的是哪项 （　）

A. 妊娠 5 周时作药物流产术

B. 妊娠 7 周时作负压吸宫术

C. 妊娠 9 周时作负压吸宫术

D. 妊娠 11 周时作钳刮术

E. 妊娠 13 周时作钳刮术

356. 钳刮术适用于终止妊娠的孕周是（　）

A. 8～10 周以内　B. 8～12 周以内

C. 10～12 周以内　D. 10～13 周以内

E. 10～14 周以内

357. 下列告知受术者的负压吸宫术后注意事项中错误的是 （　）

A. 注意休息、营养　B. 禁性生活两周

C. 禁盆浴两周　　D. 腹痛、发热随诊

E. 阴道出血超过月经量随诊

358. 负压吸宫术第一圈吸宫的负压通常开放为 （　）

A. 200～300 mmHg　B. 300～400 mmHg

C. 400～500 mmHg　D. 500～600 mmHg

E. 600～700 mmHg

359. 计划生育技术服务咨询要点中不包括 （　）

A. 相关避孕方法的优缺点

B. 相关避孕方法的不良反应及并发症

C. 预防性传播疾病的知识

D. 遗传咨询及产前诊断

E. 相关避孕方法定期回访的时间和内容

360. 下列有关男用避孕套的描述,不正确的是 （　）

A. 避孕套破裂和滑脱是导致避孕失败的主要原因

B. 生殖器炎性患者宜使用避孕套避孕

C. 忌用食用油或矿物油做润滑剂

D. 可以预防对精液的过敏反应,治疗精液过敏症

E. 可以预防 STIs

361. WHO 建议输精管绝育术后使用其他有效避孕方法避孕时间是 （　）

A. 1 个月　　　　B. 2 个月

C. 3 个月　　　　D. 4 个月

E. 5 个月

362. 剖宫产术后宫腔内放置节育器的时间应是 （　）

A. 2 个月后　　　B. 3 个月后

C. 4 个月后　　　D. 5 个月后

E. 6 个月后

363. 女,26 岁,月经规律,一直采用复方短效口服避孕药 1 号避孕,此前月经周期第 18 天开始阴道少量出血,前来就诊咨询,处理最适宜的是 （　）

A. 每晚加服炔雌醇 0.005 mg,直至出血停止

B. 每晚加服炔雌醇 0.005 mg,直至此周期药服完为止

C. 每晚加服避孕药 1 号 1 片,直至此周期药服完为止

D. 每晚加服避孕药 1 号 1 片,直至此周期出血停止

E. 每晚加服安宫黄体酮 1 片,直至此周期药服完为止

364. 女性,26 岁,已婚 2 年,G_1P_0,婚后一直服用短效口服避孕药避孕,但意外妊娠,于孕 50 天行人工流产术。追问病史,导致其意外妊娠的原因可能是 （　）

A. 每日口服维生素 B 和维生素 C

B. 婚后查出肺结核,口服利福平治疗

C. 因失眠经常口服安定

D. 因患滴虫阴道炎口服甲硝唑治疗

E. 每天晚饭后规律服药

365. 吉妮 IUD 的放置步骤正确的是 （　）

A. 放置时移动限位器下缘至宫腔深度位置

B. 持放置器轻柔通过宫颈管入宫腔,直至宫底正中

C. 一手持套管紧紧顶住宫底,另一手持内芯

柄向宫底肌层刺入 2 cm

D. 松解内芯上的尾丝后,轻轻退出套管,然后退出内芯

E. 在宫颈口外 1 cm 处或宫颈外口内剪去多余尾丝

366. 如需第二次依沙吖啶羊膜腔内注射引产至少应在 （ ）

A. 引产失败 24 小时后再行穿刺

B. 引产失败 36 小时后再行穿刺

C. 引产失败 48 小时后再行穿刺

D. 引产失败 60 小时后再行穿刺

E. 引产失败 72 小时后再行穿刺

367. 使用避孕针 1 号注意事项正确的是 （ ）

A. 发生视物模糊为药物正常反应,可予观察

B. 需定期做乳腺检查

C. 首次注射后无异常即可离院

D. 发现针剂中有固体物时,立即废弃

E. 不要做深部肌内注射,否则影响避孕效果

368. 探针或宫颈扩张器经宫颈管进入宫腔即发生出血,出血且持续性,有时呈喷射状,考虑诊断为 （ ）

A. 子宫收缩不良

B. 子宫剖宫产瘢痕妊娠

C. 流产不全

D. 子宫颈裂伤

E. 凝血机制障碍

369. 人工流产术大出血时宫腔填塞止血有效,可于术后多长时间取出宫纱,下列选项正确的是 （ ）

A. 术后 6 小时 B. 术后 12 小时

C. 术后 18 小时 D. 术后 24 小时

E. 术后 30 小时

370. 口服避孕药 2 号是 （ ）

A. 复方甲地孕酮 B. 甲地孕酮

C. 氯地孕酮 D. 炔雌醇

E. 戊酸炔雌醇

371. 关于 IUD 的消毒,正确的是 （ ）

A. 拆封后即可使用 B. 蒸汽高压消毒

C. γ 射线 D. 环氧乙烷气体

E. 75% 酒精浸泡

372. 某女,33 岁,有 3 次生产史。现查体:子宫颈陈旧性裂伤,颈口容指,宫颈外口达处女膜边缘,并有阴道前后壁Ⅰ度膨出,应采取何种方式避孕 （ ）

A. 宫内节育器 B. 外用避孕药

C. 长效口服避孕药 D. 阴茎套

E. 探亲避孕药

373. 关于宫内节育器放置后出血问题正确的是 （ ）

A. 常发生于放置后半年后

B. 表现为经量增多,经期延长或周期中点滴出血

C. 多由于感染引起

D. 治疗以大剂量抗生素为主,同时补充铁剂及非甾体类抗炎药

E. 经治疗 1 周期未见效者应该取出

374. 关于负压吸引术吸管的选择不正确的是 （ ）

A. 孕 6 周用 5 号吸管 B. 孕 7 周用 7 号吸管

C. 孕 8 周用 8 号吸管 D. 孕 9 周用 7 号吸管

E. 孕 10 周用 8 号吸管

375.《避孕方法知情选择咨询指南》的很多页面上有小图标,提醒您面对咨询者时非常重要的咨询技巧。这些图标不包括 （ ）

A. 认真倾听

B. 检查理解

C. 提供支持

D. 询问服务对象是否有问题

E. 帮助作出决定

376. 开展药物流产的必备条件,不恰当的是 （ ）

A. 能够输液 B. 能够供氧

C. 能急诊刮宫 D. 能够输血

E. 能够插管

377. 药物流产应禁用于 （ ）

A. 近期有流产史 B. 带器妊娠

C. 子宫畸形 D. 子宫极度前倾前屈

E. 子宫极度后倾后屈

378. 钳刮术的术前准备中哪项是正确的 （ ）

A. 术前 2 小时用 18 号专用无菌导尿管一根,放入宫腔内 1/2 以上,留下部分用呋喃西林纱布卷住,放于后穹窿

B. 术前 2 小时用灭菌宫颈扩张棒或清水棒扩张宫颈

C. 术前 12 小时用米索前列醇 0.4～0.6 mg 口服或阴道内使用

D. 术前 12 小时将卡孕栓 0.5～1 mg 置于阴道后穹窿

E. 术前须做血常规、血型、出凝血时间、血小板等检查

379. 某乡镇计生服务站实施假节育手术,违法所得 3 万元,应该由县计划生育行政部门依据职权,处以下罚款 （　　）

A. 1～3 万元　　　　B. 3～6 万元
C. 6～18 万元　　　　D. 18 万元以上
E. 1 万元以下

380. 计划生育技术服务包括计划生育技术指导、咨询以及与计划生育有关的 （　　）

A. 临床医疗　　　　B. 医疗保健
C. 妇幼保健　　　　D. 生殖保健
E. 临床医疗和生殖保健

381. 下列不属于药物不良反应的是 （　　）

A. 激素引起的水钠潴留
B. β受体阻滞药诱发的支气管哮喘
C. 血管紧张素转换酶抑制剂（ACEI）引起的干咳
D. 全麻时阿托品抑制腺体分泌
E. 硝酸酯类引起的头痛

382. 以下哪种观点是错误的 （　　）

A. 不同厂家生产的同一药品,不良反应发生率不同
B. 不同厂家生产的同一药品,疗效相同
C. 储存时间长短会影响药品的生物利用度
D. 杂质含量会影响不良反应的发生
E. 药品质量可影响药品的溶解度

383. 患者长期口服避孕药后失效,可能是因为 （　　）

A. 同时服用肝药酶诱导药
B. 同时服用肝药酶抑制药
C. 产生耐受性
D. 产生耐药性
E. 首过消除改变

384. TCu380A IUD 的形状能在 X 线下显影的原因是 （　　）

A. 含铜　B. 含钢　C. 含钡　D. 含锰
E. 含锌

385. TCu380AIUD 能延长使用年限的原因是 （　　）

A. 铜和银能形成新的化合物
B. 银能延缓铜的溶蚀
C. 银能缓慢释放抑制排卵
D. 铜能延长银的释放
E. 银能增强铜的作用

386. IUD 用于紧急避孕,需在无保护性生活后多长时间内放置 （　　）

A. 5 天　B. 6 天　C. 7 天　D. 8 天

E. 10 天

387. 目前在我国使用的皮下埋植剂均含左炔诺孕酮,均为非生物降解的皮下埋植剂,一般情况下 6 根型的可避孕多少年 （　　）

A. 3 年　B. 4 年　C. 5 年　D. 6 年
E. 7 年

388. 下列哪项不是皮下埋植剂避孕的优点 （　　）

A. 方法可逆、避孕效果好
B. 哺乳妇女可选择使用
C. 避孕时间较长
D. 继用率高
E. 简便、安全

389. 关于皮下埋植避孕,错误的是 （　　）

A. 为了健康,当出现闭经时立即取出皮埋剂
B. 闭经有可能为妊娠
C. 闭经可以是药物不良反应
D. 闭经者不宜使用黄体酮治疗
E. 闭经排除妊娠可不必处理

390. 输卵管绝育手术时间正确的是 （　　）

A. 经后 3～7 天　　　B. 经前 3～5 天
C. 月经的 3～7 天　　D. 经后 8～14 天
E. 经前 7～14 天

391. 坚持并正确使用男用避孕套其失败率约为 （　　）

A. 5%　　　　　　　B. 10%
C. 12%　　　　　　　D. 与女用避孕套相似
E. 与杀精剂相似

392. 有关男扎手术药械的准备,哪一项不正确 （　　）

A. 手术专用器械
B. 阴囊切开、止血器械
C. 双层孔巾
D. 1%利多卡因加肾上腺素
E. 1 号丝线

393. 输精管结扎术后 5 年内显微外科输精管吻合复孕率大约为 （　　）

A. 10%～20%　　　　B. 20%～30%
C. 50%～60%　　　　D. 70%～80%
E. 80%～100%

394. 输精管吻合术后首次精液检查应安排在术后 （　　）

A. 2 周　　　　　　　B. 1 个月
C. 2 个月　　　　　　D. 3 个月
E. 6 个月

395. 妊娠合并下列哪项不是人工流产的适

应证 （ ）

A. 甲状腺功能亢进

B. 因避孕失败要求终止妊娠者

C. 心脏病心功能Ⅲ—Ⅳ级

D. 慢性肾炎氮质血症期

E. 活动性肺结核

396. 有关人工流产下列不恰当的是 （ ）

A. 负压应在 400～500 mmHg

B. 吸管进出宫颈时不应带有负压

C. 术前可肌内注射麦角新碱 0.2 mg

D. 先吸刮子宫四壁,最后吸刮宫底

E. 注意手术中子宫位置的改变

397. 关于负压吸引术错误的是 （ ）

A. 取仰卧位　　　B. 无菌操作

C. 扩张宫颈　　　D. 探查宫腔

E. 术后检查绒毛

398. 药物流产最常用的药物是 （ ）

A. 卡孕栓　　　B. 米索前列醇

C. 炔诺酮　　　D. 米非司酮

E. 缩宫素

399. 下列哪项不是女用避孕套的禁忌证
（ ）

A. 阴道过紧　　　B. 生殖道畸形

C. 宫颈息肉　　　D. 子宫Ⅱ度脱垂

E. 生殖道急性炎症

400. 目前应用的甾体激素避孕药的种类除外
（ ）

A. 口服避孕药　　　B. 注射避孕针

C. 缓释系统避孕药　　　D. 抗雌激素避孕药

E. 抗孕激素避孕药

401. 女,32 岁,现产后 8 个月,正在哺乳。因妊娠 2 个月而来人工流产。当探针进入宫腔 14 cm 时术者仍感未到宫底,患者诉小腹疼痛,但不剧烈,阴道出血不多。应做下列哪项考虑和处理 （ ）

A. 子宫穿孔,立即停止手术,经观察 1 周后再行手术

B. 术前估计子宫大小有误,应用催产素后继续手术

C. 无到底感,请上级医师行手术

D. 手术继续,术后应用抗生素和宫缩剂

E. 立即宫腔镜完成手术

402. 患有高血压的妇女,以下避孕方法最好首选 （ ）

A. 安全期避孕

B. 阴茎套

C. 皮下埋植剂

D. 复方短效口服避孕药

E. 长效避孕针

403. 某女,30 岁,停经 45 天,人工流产术后 5 天,发热伴下腹痛 2 天,伴脓性白带,应做哪种急诊检查 （ ）

A. 血常规

B. 血液生化

C. 肝功能＋乙肝五项指标

D. 腹部 B 超

E. 腹部 X 线检查

404.《计划生育技术服务管理条例实施细则》是一部 （ ）

A. 地方法规　　　B. 部门规章

C. 法律文件　　　D. 文件汇编

E. 法典

405. 城市实行计划生育的育龄夫妇,没有参加生育保险、医疗保险和其他相关社会保险的,其接受避孕、节育技术服务的费用由所在单位或哪级财政负担 （ ）

A. 中央　　　B. 省级

C. 地方　　　D. 县级

E. 省级和县级

406. 负责组织实施推进与计划生育优质服务相关的科学研究、技术发展、新技术引入和推广项目的政府行政部门是 （ ）

A. 国家卫生计生委

B. 省、自治区、直辖市卫生计生委

C. 设区的市卫生计生委

D. 县卫生计生委

E. 国家卫生计生委和县卫生计生委

407. 造成胎儿生长受限最常见的原因是
（ ）

A. 脐带绕颈　　　B. 本身发育异常

C. 双胎　　　D. 臀位

E. 妊娠期高血压疾病

408.《计划生育技术服务管理条例实施细则》的制定依据是 （ ）

A.《人口与计划生育法》

B.《行政法》

C.《宪法》

D.《计划生育技术服务管理条例》

E.《行政法》和《宪法》

409. 实行计划生育的夫妻有权利使用国家哪类发放的避孕药具 （ ）

A. 免费　　　B. 半价

C. 提供　　　D. 定期

E. 按需

410. 设区的市级以上地方计划生育药具管理机构主要承担下列任务,除了以下哪项 （　　）

A. 拟定计划生育药具管理的规章制度和规范

B. 拟订药具专项经费分配和需求计划方案

C. 编制计划生育药具业务工作经费年度预算和决算

D. 承担本级的药具专项经费管理等工作

E. 承担药具使用的并发症诊疗

411. 流动人口计划生育药具免费发放服务区域协作要达到的目标:免费药具服务应达到以下哪项,以最大限度地满足流动人口对药具服务的需求 （　　）

A. 可及率 70%、知晓率 60%

B. 可及率 90%、获得率 85%

C. 获得率 85%、避孕节育率 90%

D. 获得率 90%、避孕节育率 85%

E. 政策生育率 90%、获得率 80%

412. 计划生育技术服务网络由下列哪项和从事计划生育技术服务的医疗、保健机构组成 （　　）

A. 计划生育技术服务站

B. 计划生育技术指导所

C. 计划生育技术服务机构

D. 计划生育技术指导中心

E. 计划生育技术指导服务中心

413. 我国使用 IUD 的人数占世界 IUD 使用总人数的多少 （　　）

A. 90%　　　　B. 80%

C. 70%　　　　D. 60%

E. 50%

414. 关于子宫,下列哪项是正确的 （　　）

A. 呈倒梨形,前面稍凸出,后面扁平

B. 成年人的子宫长约 7～8 cm,宽约 4～5 cm,厚约 2～3 cm

C. 子宫腔为一上窄下宽的三角形

D. 子宫体与子宫颈的比例,成人为 1:2

E. 属于软产道的一部分

415. 根据子宫腔大小,除哪种情况外,均可放置 IUD （　　）

A. <5.5 cm　　　B. ≥5.5 cm

C. ≥6.0 cm　　　D. ≥6.5 cm

E. ≥7.0 cm

416. 关于皮下埋植术后注意事项,错误的是 （　　）

A. 术后不能进行日常活动,以免伤口出血

B. 保持伤口干燥

C. 术后伤口局部可能出现肿胀、疼痛,无须特殊处理

D. 术后伤口可能出现轻度皮下淤血,无须处理

E. 术后 1～6 月应随访一次了解有无不良反应

417. 放置皮下埋植剂的常规时间是 （　　）

A. 药流术后立即　　B. 人流术后 7 天

C. 月经前 7 天内　　D. 月经开始 7 天内

E. 月经周期的任何一天均可

418. 皮下埋植剂的埋植部位,应在肘关节上 （　　）

A. 2～4 cm　　　B. 4～6 cm

C. 6～8 cm　　　D. 8～10 cm

E. 10～12 cm

419. 下列哪项不是皮下埋植剂抗生育的机制 （　　）

A. 影响排卵　　　B. 影响黄体分泌孕酮

C. 影响子宫内膜发育　D. 改变宫颈黏液性质

E. 杀死精子

420. 关于雌激素、孕激素的周期性变化,下列哪项正确 （　　）

A. 雌激素有 1 个高峰

B. 孕激素有 2 个高峰

C. 雌激素仅在排卵后 7～8 天出现一高峰

D. 孕激素在排卵前 2 天出现一高峰

E. 孕激素在排卵后 7～8 天出现一高峰

421. 关于输卵管结扎抽芯近端包埋法正确的是 （　　）

A. 钳夹壶腹部无血管区

B. 横行切开输卵管系膜

C. 折叠结扎输卵管

D. 切除中间一段 1～1.5 cm 输卵管

E. 用 7 号丝线结扎两端

422. 防止输卵管结扎术失败的技术要点是 （　　）

A. 避免损伤脏器

B. 防止输卵管系膜出血

C. 最好在壶腹部结扎

D. 找到输卵管追踪到伞端

E. 切断输卵管

423. 皮下埋植剂的孕激素成分为 （　　）

A. 炔雌醇　　　B. 炔诺酮

C. 黄体酮　　　D. 左炔诺孕酮

E. 甲地孕酮

424. 口服探亲避孕药作用是 （　　）

A. 非细菌性异物反应

B. 使宫颈黏液变稀薄,不利于精子通过

C. 减少子宫内膜前列腺素产生

D. 抑制排卵

E. 改变子宫内膜形态与功能,不利于受精卵着床

425. 下述哪一种情况不适宜使用避孕套 （ ）

A. 对乳胶或润滑剂过敏

B. 新婚夫妇

C. 输精管结扎术后

D. 哺乳期

E. 男性激素避孕 3 个月

426. 有关直接干扰睾丸内精子发生的方法,不正确的说法是 （ ）

A. 干扰生精细胞代谢活动

B. 干扰精子发生动力学

C. 干扰生殖激素平衡

D. 有诱发遗传突变的风险

E. 避孕作用起效缓慢

427. 关于干扰精子成熟的避孕方法,正确的说法是 （ ）

A. 提供对垂体促性腺激素的负反馈

B. 抑制精子功能成熟

C. 不干扰生精细胞的代谢

D. 节育效果不可逆转

E. 有诱发遗传突变的可能

428. 人工流产术后患者在观察室休息 2 小时,目的是 （ ）

A. 观察体温有无上升

B. 观察有无恶心、呕吐等反应

C. 观察阴道流血等情况

D. 观察有无呼吸困难

E. 观察血压变化

429. 人工流产术后 2 周内或血未干净前应禁止盆浴,1 个月内应避免性生活,目的是 （ ）

A. 预防子宫复旧不良

B. 预防生殖器官感染

C. 预防人工流产术后出血

D. 预防尿路感染

E. 预防宫缩痛

430. 人工流产术中未吸出绒毛及胎囊,以下说法哪项是正确的 （ ）

A. 如组织中见蜕膜,可不送病理检查

B. 动态观察血 hCG 结果

C. 复查超声,如无异常,可除外宫外孕等疾病

D. 因人工流产术后 hCG 不会立即转阴,术后复查 hCG 无意义

E. 给予促宫缩药物促进绒毛排出

431. 米非司酮药物流产最常用的配伍药物为 （ ）

A. 缩宫素   B. 前列腺素

C. 麦角新碱   D. 益母草

E. 雌二醇

432. 葡萄胎在清宫术后血 β-hCG 通常降至正常水平的时间是 （ ）

A. 2 周   B. 4 周

C. 8 周   D. 12 周

E. 4 周

433. 关于口服避孕药时间,最佳的是 （ ）

A. 早饭前服   B. 早饭后服

C. 晚饭前服   D. 晚饭后服

E. 午饭时服

434. 避免口服避孕药漏服的最佳方法是 （ ）

A. 起床后服   B. 睡前服

C. 饭中服   D. 饭前服

E. 饭后服

435. 女性,28 岁,已婚,生育 1 子。两地分居,丈夫最近将回家探亲,拟服用探亲片(甲地孕酮),正确的服药方是 （ ）

A. 月经来潮第 5 天服 1 片,12 天后再服 1 片

B. 月经周期第 5 天开始,每晚 1 片,连服 22 天

C. 性交前 8 小时服 1 片,当晚再服 1 片,以后每晚 1 片,至探亲结束次晨加服 1 片

D. 性交后即服 1 片,次晨加服 1 片

E. 探亲当日中午含服 1 片,以后每次性交后服 1 片

436. 下面哪一项不是让服务对象做出避孕方法知情选择的必要条件 （ ）

A. 服务提供者建议的选择

B. 获得适当的信息

C. 自愿的决策过程

D. 可获得足够的服务选项

E. 提供对象所需的避孕方法

437. 已婚未孕,25 岁,因工作忙,暂时不准备生育,平时月经周期正常,经量多。最合适的避孕方法是 （ ）

A. 安全期避孕   B. 阴茎套避孕

C. 外用避孕药   D. 宫内节育器

E. 复方短效口服避孕药

438. 宫内节育器的避孕原理不包括　（　）
A. 干扰着床
B. 影响受精卵发育
C. 改变宫腔内自然环境
D. 宫腔内炎性细胞增多
E. 反射性抑制排卵

439. 某女,32岁,足月分娩2次。月经周期正常。查阴道前后壁明显膨出,宫颈柱状上皮异位,宫口松,子宫后倾,正常大,附件未见异常。最合适的避孕方法是　（　）
A. 安全期避孕　　B. 阴茎套避孕
C. 外用避孕药　　D. 宫内节育器
E. 复方短效口服避孕药

440. 女性,46岁,患慢性肾炎多年。半年前曾因早孕行人工流产术,现要求避孕指导。本例最恰当的避孕措施是　（　）
A. 安全期避孕
B. 复方短效口服避孕药
C. 皮下埋植
D. 阴茎套
E. 输卵管绝育

441. 关于复方短效口服避孕药的不良反应,正确的是　（　）
A. 类早孕反应系孕激素刺激胃黏膜所致
B. 服药期间出现阴道出血,多发生在漏服药物之后
C. 能使经血量多,不适用于经量多的妇女
D. 白带增多系孕激素作用的结果
E. 体重减轻系因进食少、恶心所致

442. 女性,28岁,因妊娠2个月行人工流产术,在术中出现腹痛、冷汗、血压下降。下列哪项不是发生上述情况的原因　（　）
A. 人工流产综合征　B. 子宫穿孔
C. 手术操作粗暴　　D. 出血性休克
E. 感染性休克

443. 单纯孕激素口服避孕药由于不影响乳汁的数量和质量,非常适用于哺乳期妇女使用,可以在产后几周后开始服用　（　）
A. 3周　　　　B. 4周
C. 6周　　　　D. 8周
E. 12周

444. 输卵管结扎术后发生盆腔淤血综合征是因为　（　）
A. 结扎卵巢血管
B. 结扎时损伤了子宫动脉而影响血液循环
C. 手术损伤或术后粘连影响盆腔血液回流

D. 手术时损伤了伴随的淋巴管,使淋巴液回流受阻
E. 手术时误扎了圆韧带所致

445. 女性,38岁,宫内置聚乙烯V形节育器已4年,阴道不规则流血3个月。检查子宫大小正常,最常选择的处置方法是　（　）
A. X线腹部透视　　B. B超检查
C. 宫腔镜检查　　　D. 诊断性刮宫
E. 子宫碘油造影

446. 人工流产术后可能出现的远期并发症是　（　）
A. 漏吸　　　　B. 宫颈粘连
C. 月经失调　　D. 子宫穿孔
E. 羊水栓塞

447. 硫酸镁中毒的解毒剂是　（　）
A. 地西泮　　　B. 10%葡萄糖
C. 25%葡萄糖　D. 50%葡萄糖
E. 10%葡萄糖酸钙

448. 关于避孕药的描述,不正确的是　（　）
A. 避孕药的成分是人工合成的甾体激素
B. 左炔诺孕酮属于孕酮衍生物
C. 女用避孕药多数是雌孕激素复合制剂
D. 口服避孕药分为长效和短效
E. 紧急避孕药有激素类和非激素类两类

449. 短效口服避孕药应按时按量服用,服药不能中断,必须连续服　（　）
A. 10天　　　B. 16天
C. 22天　　　D. 24天
E. 27天

450. 少数妇女服用短效避孕药后几个小时有恶心、呕吐、头晕等反应　（　）
A. 0～1小时　　B. 3～4小时
C. 11～12小时　D. 9～10小时
E. 10～12小时

451. 如果在月经来潮的5天后,确认没有怀孕并开始服用单纯孕激素口服避孕药,在服用第一片药后的几小时内,应避免性生活或使用避孕套　（　）
A. 6小时　　　B. 8小时
C. 12小时　　　D. 24小时
E. 48小时

452. 如果短效口服避孕药引起闭经,其原因为　（　）
A. 未按规定服药
B. 药物使下丘脑—垂体—卵巢轴系受抑制
C. 漏服药物

D. 经产妇

E. 药片受潮

453. 关于短效口服避孕药,哪项叙述是错误的 （　）

A. 属甾体激素

B. 是雌、孕激素复合制剂

C. 正规用药有效率可高达 99.9%

D. 药物成分以雌激素为主

E. 停药后即恢复生育功能

454. 哪项不是服用口服避孕药失败造成怀孕的原因 （　）

A. 未按要求每日服药

B. 最近一段时间经常腹泻

C. 正在服用利福平

D. 药片受潮后继续服用

E. 35 岁以上

455. 复方左炔诺孕酮片从每次月经来潮的第几天开始服用 （　）

A. 5 天　B. 7 天　C. 10 天　D. 12 天

E. 14 天

456. 左炔诺孕酮炔雌醇三相片,首次服药从月经的第几日开始,每晚 1 片,连续 21 片,先服哪种颜色片 6 日,继服哪种颜色片 5 日,最后服哪种颜色片 10 日 （　）

A. 5,棕,黄,白　　　　B. 3,黄,白,棕

C. 5,黄,白,棕　　　　D. 3,棕,黄,白

E. 5,白,棕,黄

457. 妈富隆作为避孕药使用时,正确服法为 （　）

A. 月经第 1 天起,每日服 1 片,连服 21 天,停药第 7 天后服用下周期药物

B. 月经第 5 天起,每日服 1 片,连服 21 天,经血干净后第 5 天服下周期药物

C. 月经干净后第 5 天起,每日 1 片,连服 21 天,经血干净后第 5 天服下周期药物

D. 来月经的第 5 天起,每日 1 片,一直不间断服药

E. 来月经的第 1 天服药 1 片,第 28 天再服 1 片

458. 避孕药与下列哪种药物同时服用,不发生拮抗或降低避孕效果的作用 （　）

A. 利福平　　　　B. 抗真菌药

C. 维生素 C　　　　D. 抗癫痫药

E. 解热镇痛药

459. 醋酸甲地孕酮片的正确服法为 （　）

A. 月经周期第 5 天开始每天服 1 片,连服 22 天

B. 月经周期第 5 天服 1 片,第 12 天加服 1 片

C. 探亲当天中午服 1 片,当晚再服 1 片,以后每晚 1 片,直至探亲结束,不足 14 天,需连服 14 天

D. 月经干净后第 5 天开始每天 1 片,连服 22 天

E. 月经前 5 天开始每晚服 1 片,连服 22 天

460. 口服避孕药后,在月经周期前半期有阴道不规则出血现象,适宜的治疗药物是 （　）

A. 维生素 K　　　　B. 维生素 C

C. 炔雌醇　　　　　D. 止血环酸

E. 缩宫素

461. 口服甾体避孕药是由以下哪种成分组成 （　）

A. 天然雌激素　　　B. 天然孕激素

C. 雄激素　　　　　D. 米非司酮

E. 人工合成的雌、孕激素

462. 关于复方口服避孕药的利弊,错误叙述是 （　）

A. 减少经前紧张症

B. 减少缺铁性贫血的发生

C. 减少月经血量

D. 减少痛经

E. 增加卵巢癌和子宫内膜癌的发生

463. 下列哪种情况适宜用口服避孕药 （　）

A. 慢性肝炎　　　　B. 慢性肾炎

C. 糖尿病　　　　　D. 月经量过少

E. 子宫内膜异位症

464. 女性不孕的最常见原因是 （　）

A. 子宫颈因素

B. 子宫因素

C. 输卵管因素、排卵障碍

D. 外阴、阴道因素

E. 免疫因素

465. 全面落实科学发展观,构建社会主义和谐社会,要求人口和计划生育工作方式是什么 （　）

A. 由行政制约为主向依法管理、优质服务和综合施治转变

B. 由行政制约为主向依法管理、综合施治转变

C. 采用更严格的行政手段

D. 彻底摒弃行政手段

E. 完全由群众自己管理

466. 对符合社会救助条件的计划生育家庭,应通过城乡最低生活保障、医疗救助、农村五保户

供养以及下列什么制度予以帮助 （　　）

A. 新型合作医疗　　B. 特困户生活救助

C. 养老保险　　　　D. 住院分娩补助

E. 医疗保险

467. 下列选项不是输卵管妊娠破裂的临床表现的是 （　　）

A. 休克　　　　　B. 晕厥

C. 剧烈腹痛　　　D. 阴道大量出血

E. 移动性浊音阳性

468. 新时期必须建立健全人口和计划生育长效工作机制,是下列哪项 （　　）

A. 依法管理、村(居)民自治、免费服务、政策推动、重点治理

B. 依法管理、村(居)民自治、优质服务、政策推动、重点治理

C. 依法管理、村(居)民自治、优质服务、政策推动、综合治理

D. 人文管理、村(居)民自治、免费服务、政策推动、重点治理

E. 人性管理、村(居)民自治、优质服务、政策推动、重点治理

469. 依法行政的基本要求是下列哪项 （　　）

A. 职责法定,权责统一,程序公开

B. 职责法定,权责统一,程序公开,接受监督

C. 职责法定,权责统一,程序公开,重点监督

D. 职责法定,程序公开,接受监督

E. 职责法定,权责统一,接受监督

470. 人口和计划生育事业是政府履行什么职能的重要组成部分 （　　）

A. 宏观调控和产业调整

B. 宏观调控和社会管理

C. 行政管理和公共管理

D. 社会管理和公共管理

E. 社会管理和行政管理

471. 下列各项操作方法错误的是哪项 （　　）

A. 用放置管放置器放置 MCu375IUD

B. 用内藏式放置器放置宫腔形 IUD

C. 用放置管放置器放置 TCu200

D. 用放置叉放置 V-Cu200

E. 用放置管放置 γ 形 IUD

472. 女,28 岁,G_3P_0,负压吸宫术后 38 天月经未来潮,平素月经规律,术后阴道少量出血 5 天即止,下腹隐痛 2 天,术后 3 周始有性生活,血 hCG (+),最可能的情况为 （　　）

A. 宫颈粘连　　　B. 排卵延迟

C. 再次妊娠　　　D. 盆腔感染

E. 人工流产不全

473. 女,41 岁,G_4P_1,有剖宫产史,因停经 24 周要求终止妊娠,行利凡诺羊膜腔内注射引产,分娩过程中可疑先兆子宫破裂,下列处理不正确的是 （　　）

A. 立即备血

B. 积极行剖腹探查术前准备

C. 给予缩宫素加快产程进展,尽快结束分娩

D. 给予抗生素预防感染

E. 密切观察有无羊水栓塞表现

474. 下述哪项是输卵管结扎的禁忌证 （　　）

A. 已婚妇女要求绝育

B. 第二次剖宫产时

C. 滞产产后 48 小时内

D. 正常分娩后 48 小时内

E. 心脏病心功Ⅰ级

475. 正常子宫的长度是 （　　）

A. 1~2 cm　　　　B. 3~4 cm

C. 5~6 cm　　　　D. 7~8 cm

E. 9~10 cm

476. 女性患者,34 岁,平素体健。2 年前剖宫产分娩史,月经量多,有痛经。现要求避孕指导,下列哪项最适合该妇女选择 （　　）

A. 左炔诺孕酮 IUD

B. TCu 380A IUD

C. TCu 220C IUD

D. 吉妮 IUD

E. 左炔诺孕酮片(毓婷)

477. 在取出皮下埋植剂术中,错误的是 （　　）

A. 一定要夹住胶棒中间,可顺利取出

B. 取出困难时不要勉强

C. 必要时可行第二切口

D. 全部取出后清点根数、核对长度

E. 检查埋植剂的外观和有无缺损

478. 女,27 岁,计划服用短效口服避孕药炔雌醇屈螺酮(优思明)作为长期避孕的方法。在服药期间的监测随访中发现下列哪些情况下应考虑停用 （　　）

A. 轻度高血压

B. 查体发现乳房肿块不除外恶性

C. D-二聚体:0.4

D. 纤维蛋白原:3.2 g/L

E. 超声提示:子宫肌瘤 1 cm

479. 下列哪种情况不能行输卵管结扎术 （　　）

A. 心功能Ⅰ～Ⅱ级　　B. 滞产行剖宫产时

C. 产后出血产后即时　D. 只有1个子女

E. 中期引产行剖宫取胎时

480. 输精管结扎分离阴囊皮肤至输精管各层组织时裂口长度应为多少　　　　　（　　）

A. 约为输精管直径的2倍

B. 约为输精管直径的1倍

C. 约为输精管直径的1.5倍

D. 尽量小

E. 约为输精管直径的大小

481. 输精管结扎术后,阴囊皮下出血的首选处理是　　　　　　　　　　　　（　　）

A. 全层缝合　　　　B. 局部压迫

C. 局部冷敷　　　　D. 局部理疗

E. 应用抗生素

482. 女,28岁,体重70 kg,第一胎顺产后3个月,尚在哺乳中,已排除妊娠。最适宜选择的避孕措施为　　　　　　　　　　　　（　　）

A. 安全期避孕

B. 性交中断法

C. 短效口服避孕药

D. 复方甲地孕酮避孕针

E. 醋酸甲羟孕酮肌注

483. 女性,28岁,婚后足月产1次,因避孕失败行人工流产术3次。平素月经规律,月经过多伴轻度贫血。该妇女最宜选择的避孕方法　（　　）

A. 安全期避孕

B. 男用避孕套

C. 放置左炔诺孕酮宫内节育器(曼月乐)

D. 输卵管结扎

E. 放置吉妮

484. 下列适宜药物流产的是　　（　　）

A. 先兆流产　　　　B. 带宫内节育器妊娠

C. 过敏体质　　　　D. 妊娠剧吐

E. 患肝、肾疾病

485. 皮下埋植剂放置后,如果发生如下情况应立即取出　　　　　　　　　　（　　）

A. 首次发生异常剧烈的头痛

B. 腰酸不适,白带增多

C. 阴道不规则出血

D. 肝病症状

E. 血糖增高

486. 用前列腺素后子宫收缩一般在用药后　　　　　　　　　　　　　　　　（　　）

A. 0.5～1小时　　　B. 0.5～2小时

C. 0.5～4小时　　　D. 0.5～6小时

E. 0.5～8小时

487. 女性患者,34岁,4年前自然分娩史,曾2次放置T形IUD,但均自行脱落。现月经干净1天,要求避孕指导。最适宜该妇女选择的避孕方法　　　　　　　　　　　　　　（　　）

A. 左炔诺孕酮IUD　　B. TCu 380A IUD

C. TCu 220C IUD　　　D. 吉妮IUD

E. 左炔诺孕酮片(毓婷)

488. 关于激素避孕药,错误的是　（　　）

A. 皮埋后致闭经,应马上采用黄体酮治疗

B. 口服短效避孕药致闭经,可停药等其自然恢复,如半年仍无月经,可用黄体酮治疗

C. 口服避孕药致皮肤色素沉着,是雌、孕激素使用结果

D. 少数人服避孕药后可产生性欲改变

E. 狄波普维拉所致体重增加,主要是用药者食欲增加的结果

489. 女性,22岁,新婚,计划3年内不生育,月经周期欠规律,周期为30～50天不等,量中等,轻度痛经。下列避孕法最适合的是　　（　　）

A. 安全期避孕　　　　B. 男用避孕套

C. 宫内节育器　　　　D. 短效口服避孕药

E. 皮下埋植避孕

490. 服用复方长效口服避孕药1年后要求停用,为避免月经失调的处理应是　　（　　）

A. 服最后一次药后,加服炔雌醇0.005 mg/日,至下次月经前

B. 服最后一次药后,加服安宫黄体酮4 mg,每日2次,至下次月经前

C. 服最后一次药后,加服炔雌醚1 mg/日,至下次月经前

D. 服最后一次药后,自月经的第5天开始口服复方短效避孕药,连服21天

E. 停药后观察,出现症状对症治疗

491. 关于吉妮宫内节育器,下列正确的是　　　　　　　　　　　　　　　　（　　）

A. 一种新型宫内节育器,铜的表面积为380 mm²

B. 吉妮IUD无支架,是将5个铜套串联在一根尼龙丝上

C. 每日向宫腔内释放20 μg的左炔诺孕酮

D. 节育器被固定和悬吊在宫腔内,可以防止脱落

E. 放器时使用特制的放置器,将尼龙结植入子宫底内膜层

492. 下列哪项是需要在性生活前用专用注入

器注入体内的外用避孕药 （ ）

　　A. 避孕药膜　　　　B. 避孕药栓

　　C. 避孕药片　　　　D. 避孕药凝胶

　　E. 避孕隔膜

　　493. 女性,28 岁,2 年前足月顺产一女孩,行皮下埋植术后 1 年,月经基本规律,7～8/30～35天,现淋漓出血 1 个月前来就诊。检查提示:尿hCG(一),B 型超声检查提示子宫正常大小,左附件有一囊肿 58 mm×35 mm×42 mm,血常规未见异常,下列各项处理正确的是 （ ）

　　A. 做好解释,随访观察

　　B. 立即取出皮下埋植剂

　　C. 诊断性刮宫

　　D. 开腹探查术

　　E. 腹腔镜切除囊肿

　　494. 服用短效口服避孕药时,一旦漏服几片就应及时补服 （ ）

　　A. 1 片　B. 2 片　C. 3 片　D. 4 片

　　E. 5 片

　　495. 在下列什么情况下确认未怀孕,可随时开始服用单纯孕激素口服避孕药,但在服药后的 2天内应禁欲或采用其他避孕措施 （ ）

　　A. 月经期　　　　　B. 闭经

　　C. 产后哺乳　　　　D. 人工流产后

　　E. 药物流产后

　　496. 因不规则阴道出血而取出皮下埋植剂,目前最适宜该妇女的避孕方式是 （ ）

　　A. 改用速效口服避孕药

　　B. 改用短效口服避孕药

　　C. 改用长效避孕针

　　D. 取出皮下埋植剂的同时更换新的皮下埋植剂

　　E. 输卵管绝育术

　　497. 输卵管妊娠流产与黄体破裂的主要鉴别要点是 （ ）

　　A. 有无停经史　　　B. 后穹隆穿刺

　　C. B 型超声检查　　D. 血 β-hCG 检测

　　E. 有无阴道流血

　　498. 女,35 岁,孕 18 周 B 型超声提示胎儿畸形要求终止妊娠,G_3P_1,7 年前足月顺产,肾功能不全 5 年。终止妊娠方法宜采用 （ ）

　　A. 负压吸宫术　　　B. 药物流产术

　　C. 钳刮术　　　　　D. 水囊引产术

　　E. 依沙吖啶羊膜腔内注射引产

　　499. 疑诊输卵管妊娠破裂,以下辅助检查应首选的是 （ ）

　　A. 血常规　　　　　B. 腹腔镜检查

　　C. 诊断性刮宫　　　D. 后穹隆穿刺

　　E. B 型超声检查

　　500. 外用避孕栓、片、膜放置后多长时间同房为宜 （ ）

　　A. 1～2 分钟　　　　B. 5 分钟

　　C. 5～10 分钟　　　D. 1 小时后

　　E. 5 分钟内

　　501. 妈富隆所含雌、孕激素成分是 （ ）

　　A. 炔雌醇＋炔诺酮

　　B. 炔雌醇＋甲地孕酮

　　C. 炔雌醇＋左炔诺孕酮

　　D. 炔雌醇＋地索高诺酮(去氧孕烯)

　　E. 炔雌醇＋孕二烯酮

　　502. 新型避孕药——敏定偶所含雌、孕激素成分是 （ ）

　　A. 炔雌醇＋炔诺酮

　　B. 炔雌醇＋甲地孕酮

　　C. 炔雌醇＋左炔诺孕酮

　　D. 炔雌醇＋地索高诺酮(去氧孕烯)

　　E. 炔雌醇＋孕二烯酮

　　503. 复方醋酸甲地孕酮片所含雌、孕激素成分是 （ ）

　　A. 炔雌醇＋炔诺酮

　　B. 炔雌醇＋甲地孕酮

　　C. 炔雌醇＋左炔诺孕酮

　　D. 炔雌醇＋地索高诺酮(去氧孕烯)

　　E. 炔雌醇＋孕二烯酮

　　504. 阴道甲硅环含激素成分为 （ ）

　　A. 米非司酮　　　　B. 醋酸甲孕酮

　　C. 左炔诺孕酮　　　D. 甲地孕酮

　　E. 炔诺酮

　　505. 口服紧急避孕药服法哪项正确 （ ）

　　A. 48 小时内服 1 片,隔 48 小时再服一片

　　B. 72 小时内服 1 片,隔 12 小时再服一片

　　C. 96 小时内服 1 片

　　D. 72 小时内服 1 片,隔 12 小时再服一片,服药后 2 小时内不发生呕吐

　　E. 96 小时内服 1 片,隔 12 小时再服一片

　　506. 30 岁,G_4P_1,纵隔子宫,现产后 5 个月哺乳期,避孕方法最合适的是 （ ）

　　A. IUD　　　　　　B. 安全期避孕

　　C. 短效口服避孕药　D. 皮下埋植

　　E. 紧急避孕

　　507. 影响皮下埋植剂续用率最常见的不良反应为 （ ）

A. 恶心、呕吐　　　　B. 月经紊乱

C. 乳房胀痛　　　　　D. 头痛、头晕

E. 体重改变

508. 下列哪项不是狄波普维拉的副反应（　　）

A. 点滴出血　　　　　B. 月经血量增多

C. 不规则阴道出血　　D. 体重增加

E. 闭经

509. 关于狄波普维拉,下列哪项是不正确的（　　）

A. 使用 DMPA 停药后恢复生育力的时间较长

B. 对子宫内膜异位症有治疗作用

C. 使用 DMPA 者子宫内膜癌的发病率低

D. 使用 DMPA 者卵巢癌的发病率低

E. 哺乳者使用 DMPA 发生闭经应停药,以免影响卵巢功能恢复

510. 患者放置宫内节育器后 1 个月,月经量增多 1 倍,且月经间期有点滴出血。B 型超声检查提示环位置正常,血 Hb 105 g/L,对其处理错误的是（　　）

A. 立即取出宫内节育器

B. 给予治疗 3 个周期,如不见效取出 IUD

C. 补充铁剂

D. 吲哚美辛 25 mg,tid×7 d

E. 氨基乙酸 2g,tid×7 d

511. 单纯孕激素避孕针剂可以提前注射,提前时间不超过多少（　　）

A. 1 周　　　　　　　B. 2 周

C. 3 周　　　　　　　D. 4 周

E. 5 周

512. 如果不能在原定时间重复注射,雌孕激素复合的避孕针剂可以最多提前多长时间注射（　　）

A. 5 天　　　　　　　B. 6 天

C. 7 天　　　　　　　D. 8 天

E. 10 天

513. 含雌孕激素阴道环的正确放置方法是（　　）

A. 月经前放置

B. 放置于阴道内,只要不脱出即可

C. 放置于阴道深处,宫颈上,放置 3 周,取出 1 周,通常于月经干净后放置

D. 放置于阴道深处,宫颈上,放置 2 周,取出 2 周,通常于月经干净后放置

E. 于性交前临时放置于宫颈上,性交后可取出

514. 关于放置宫内节育器后发生感染的叙述,错误的是（　　）

A. 感染可能因为手术中无菌操作不严或节育器尾丝导致上行感染所致

B. 发生严重感染后应给予抗生素治疗,原则上不必取环

C. 造成感染的病原体除细菌外,衣原体感染也占重要地位

D. 生殖道本身存在感染灶,上环后可发生急性或亚急性发作

E. 放置宫内节育器后过早性生活可造成感染

515. 关于短效口服避孕药作用机制,不正确的是（　　）

A. 抑制排卵

B. 改变宫颈黏液性状

C. 影响精子获能

D. 抑制子宫内膜增殖变化

E. 使子宫内膜分泌不良

516. 关于放置 IUD 并发子宫穿孔的原因中,不正确的是（　　）

A. 手术者没有严格无菌操作

B. 术前子宫位置没有了解清楚

C. 没认真测量宫腔深度

D. 哺乳期子宫

E. 长期口服避孕药后的子宫

517. 女性,28 岁,现自然分娩后 2 月,坚持纯母乳喂养,每 3 小时吸吮 15 分钟,每天哺乳 6 次,月经未复潮。目前避孕首选（　　）

A. 复方短效避孕药　　B. 宫内节育器

C. 输卵管绝育术　　　D. 紧急避孕药

E. 哺乳闭经避孕法

518. TCu380A 中的"380"表示（　　）

A. IUD 的型号　　　　B. 含铜的表面积

C. 含铜的重量　　　　D. 含铜的长度

E. 含铜的铜丝或铜套的直径

519. 先兆流产与难免流产的主要鉴别要点是（　　）

A. 出血时间长短　　　B. 下腹痛的程度

C. 宫口扩张与否　　　D. 早孕反应是否存在

E. 妊娠试验是否阳性

520. 不能抑制排卵的避孕方法是（　　）

A. 含铜宫内节育器　　B. 口服短效避孕药

C. 口服长效避孕药　　D. 阴道避孕环

E. 皮下埋植剂

521. IUD 对下述哪些情况的妇女不适用
（ ）
A. 尚未生育且计划半年之后怀孕的已婚妇女
B. 已有一个孩子,想采用简便方法避孕直到绝经的妇女
C. 产后准备或正在哺乳的妇女
D. 年龄超过 35 岁并吸烟的妇女
E. 肥胖妇女

522. 女,30 岁,拟下一周期放置宫内节育器,平时月经周期为 28 天,于月经第 14 天时性交,阴茎套破裂,要求事后避孕。最适宜的避孕方法为
（ ）
A. 含铜宫内节育器　　B. 雌孕激素
C. 大剂量雌激素　　　D. 皮下埋植
E. 口服短效避孕药

523. 放置 IUD 后的早期疼痛是发生在（ ）
A. 10 天以内　　　　B. 14 天以内
C. 20 天以内　　　　D. 28 天以内
E. 48 天以内

524. 放置 IUD 合并感染最常见的病原体是
（ ）
A. 支原体　　　　　B. 沙眼衣原体
C. 巨细胞病毒　　　D. 疱疹病毒
E. 放线菌

525. 女性患者,31 岁,放置 TCu 380A 节育器后 3 天,复诊主诉置器后下腹痉挛性疼痛。引起患者疼痛的最可能原因 （ ）
A. 多为病理性疼痛
B. 宫内感染
C. 节育器嵌顿
D. 宫体受到机械和化学性物质的作用,产生宫缩
E. 节育器下移

526. 下列说法哪项是正确的 （ ）
A. 绝育术即表明绝对不会再育了
B. 绝育术后,尚需警惕宫外孕
C. 绝育术后腹痛一般为神经性的
D. 有腹腔粘连者可行经腹腔镜输卵管绝育术
E. 绝育术是一种安全、永久、不可逆性节育措施

527. 各类避孕药的主要作用机制错误的是
（ ）
A. 短效口服避孕药——抑制排卵
B. 探亲避孕药——防止受精
C. 避孕栓——杀精子或使其失去活力
D. 输卵管结扎——阻断精卵相遇

E. 男用口服棉酚——阻止精子生成

528. 男性患者输精管结扎术后 8 个月出现阴囊肿胀、疼痛,性生活后加重,无发热。查体:附睾肿大,明显压痛,附睾端输精管扩张,与精索无粘连。阴囊超声显示附睾肿大。该患者应考虑的诊断是 （ ）
A. 痛性结节　　　　B. 精子肉芽肿
C. 附睾淤积症　　　D. 精索炎
E. 附睾炎

529.《人口与计划生育》首次以国家的什么形式确立了计划生育基本国策地位 （ ）
A. 法则　　　　　　B. 法律
C. 宪法　　　　　　D. 条例
E. 制度

530. 对向农村实行计划生育的育龄夫妻提供避孕、节育技术服务收取费用的,应当责令退还所有费用,并给予什么处罚 （ ）
A. 并处 2 倍以上 5 倍以下罚款
B. 并处所收费用 5 倍以上的罚款
C. 并处所收费用 2 倍以下的罚款
D. 并处所收费用 10 倍以下的罚款
E. 行政拘留

531. 以下对知情同意权的正确理解是（ ）
A. 完全知情,只需签字同意
B. 不一定知情,只需签字同意
C. 完全知情,无需签字同意
D. 完全知情,可以选择签字同意,也可以选择不同意
E. 完全知情,口头同意即行,不需签字

532.《计划生育药具工作管理办法》开始施行的日期是 （ ）
A. 2006 年 9 月 1 日　B. 2006 年 10 月 1 日
C. 2007 年 9 月 1 日　D. 2007 年 10 月 1 日
E. 2008 年 01 月 01 日

533. 有闭经溢乳表现的不孕症妇女进行内分泌检查时,下列检查不必要的是 （ ）
A. LH　　　　　　　B. FSH
C. E2　　　　　　　D. PRL
E. β-hCG

534. 妇科器官与邻近器官的关系,下列叙述错误的是 （ ）
A. 阑尾炎可波及至附件
B. 阴道前穹隆易引起膀胱损伤
C. 膀胱充盈影响盆腔检查
D. 输尿管于宫颈内口水平外侧 2 cm 向前进入膀胱

E. 尿道长 6～7 cm,邻近阴道与肛门,易感染

535. 米非司酮的作用不正确的是 （ ）
A. 使妊娠蜕膜坏死
B. 释放内源性前列腺素
C. 促进子宫收缩
D. 促进宫颈软化
E. 改变皮质醇水平

536. 常用短效口服避孕药的远期影响 （ ）
A. 增加子宫颈癌的发病率
B. 增加子宫内膜癌的发病率
C. 增加乳腺癌的发病率
D. 增加卵巢癌的发病率
E. 文献报道与血栓性疾患有一定关系

537. 21 岁,停经 2 个月,2 天前在私人诊所堕胎,发热,突然阴道大量出血。查体:体温 38.8℃,脉搏 130 次/分,血压正常,白细胞 10×10^9/L,中性 0.90,子宫如孕 2 个月大小,软,有压痛。下列哪项处理为宜 （ ）
A. 催产素肌肉注射
B. 积极抗感染的同时,卵圆钳轻取胚胎,术后续用抗生素
C. 抗生素及催产素
D. 即刻刮宫除去病灶
E. 抗生素及止血药物

538. 假如采用宫内节育器,其避孕机制中下列哪项是不正确的 （ ）
A. 宫腔内的机械作用
B. 非特异性炎症反应
C. 抑制卵巢排卵
D. 阻碍受精卵着床
E. 宫腔内生化环境的变化

539. 下列哪项不属于避孕药的缓释系统 （ ）
A. 皮下埋植剂 B. 含铜 IUD
C. 微囊微球避孕针 D. 阴道环
E. 透皮避孕贴

540. 雌激素的降解产物是 （ ）
A. 雌二醇 B. 雌酮
C. 睾酮 D. 雌三醇
E. 雄烯二酮

541. 决定月经初潮早晚的控制因素,最主要的是 （ ）
A. 营养情况 B. 体重
C. 身高 D. 遗传
E. 生活环境

542. 对使用易受孕期知晓法避孕者,在流产后,至少应避免性生活或使用其他避孕方法几个月再使用标准日法 （ ）
A. 1 个月 B. 2 个月
C. 3 个月 D. 4 个月
E. 流产后即可使用

543. 使用长效避孕针 DMPA、NET-EN 者,重复注射时,延迟或提前在多少时间内,无需额外的避孕措施 （ ）
A. 1 周 B. 2 周
C. 3 周 D. 10 天
E. 20 天

544. 卵细胞从卵巢排出后被输卵管伞端捕获进入输卵管,多少小时内不受精则开始变化 （ ）
A. 5 小时 B. 8 小时
C. 48 小时 D. 24 小时
E. 36 小时

545. 下列说法中错误的是 （ ）
A. 新婚夫妻即使月经规律也不适宜选择自然避孕法
B. 哺乳期内产后 6 个月可选用单纯孕激素皮下埋植
C. 已有一个孩子的夫妇无特殊原因不提倡行绝育手术
D. 既往异位妊娠史的妇女避孕首选宫内节育器
E. 对铜过敏的妇女避孕避免选用含铜 IUD,但可选皮下埋植

546. "无痛人工流产"要求受术者术前禁食固体食物(包括牛奶)的时间是 （ ）
A. 2 小时 B. 6 小时
C. 1 小时 D. 24 小时
E. 12 小时

547. 长效避孕针 DMPA、NET-EN 分别是每几个月注射一次 （ ）
A. 3、2 B. 2、1 C. 3、1 D. 1、3
E. 2、3

548. 如在产后或中期引产后选择使用阴道隔膜避孕,一般要在多少时间后,根据子宫和宫颈恢复情况配置 （ ）
A. 1 个月 B. 2 个月
C. 3 个月 D. 6 个月
E. 12 个月

549. 女性输卵管绝育术后,要求恢复生育能力可以 （ ）
A. 服用消炎药 B. 吃维生素 E
C. 服促排卵药 D. 行输卵管复通术

E. 输卵管通气或通水

550. 依沙吖啶引产自给药到胎儿胎盘娩出需要的时间一般为 （ ）

 A. 8 小时内   B. 12 小时内

 C. 24 小时内 D. 30 小时内

 E. 48 小时内

551. 负压吸宫术中受术者心率比术前下降多少就应考虑发生了人工流产综合征,下列选项正确的是 （ ）

 A. 10 次/分 B. 30 次/分

 C. 20 次/分 D. 40 次/分

 E. 5 次/分

552. 稽留流产的临床特点,正确的是 （ ）

 A. 停经后无早孕反应

 B. 尿妊娠试验一定阴性

 C. 易发生凝血机制障碍

 D. 子宫与停经月份相符

 E. B 超提示可见胚芽搏动

553. 因生育出生缺陷儿而要求再生育的父母,应当首先向县级人民政府计划生育行政部门申请下列哪项 （ ）

 A. 医学鉴定 B. 再生育

 C. 进一步诊断 D. 治疗

 E. 生育指标

554. 复方三相口服避孕的配方组成,正确的是 （ ）

 A. 第一相,雌激素量高,孕激素量低

 B. 第二相,两种激素量均较第一相为高

 C. 第二相,两种激素量均低

 D. 第三相,雌激素量高,孕激素量低

 E. 第三相,两种激素量均低

555. 关于骨盆的组成哪项是正确的 （ ）

 A. 骨盆由骶骨、耻骨和左右髂骨组成

 B. 骨盆由骶骨、尾骨和左右髋骨组成

 C. 骶骨由 5~9 块骶椎组成

 D. 髋骨由髂骨和坐骨组成

 E. 骨盆由骶骨、尾骨和坐骨组成

556. 宫底呈"羊角"形,两角内可见分叶状宫腔线,宫体下段及宫颈形态正常,应诊为 （ ）

 A. 双子宫 B. 残角子宫

 C. 双角子宫 D. 纵隔子宫

 E. 单角子宫

557. 子宫先天性发育异常常伴有哪个器官异常 （ ）

 A. 肾脏 B. 消化道

 C. 颅脑 D. 心脏

E. 肺脏

558. B 超测量头臀长度是判断多少周孕龄的最准确方法 （ ）

 A. 4~6 周 B. 7~14 周

 C. 13~14 周 D. 15~16 周

 E. >16 周

559. 人工流产术后 2~3 天起下腹持续性钝痛,阴道分泌物呈血性有异味,最有可能是下列哪项 （ ）

 A. 人工流产综合征 B. 子宫损伤

 C. 宫腔积血 D. 感染

 E. 流产不全

560. 女性,28 岁,因停经 70 天行人工流产术,术中突然出现烦躁不安、寒战、咳嗽、呼吸困难等。最可能的诊断是

 A. 羊水栓塞 B. 人工流产综合征

 C. 子宫穿孔 D. 吸宫不全

 E. 子宫破裂

561. 目前的皮下埋植剂采用的激素是什么 （ ）

 A. 天然孕激素

 B. 合成孕激素

 C. 单纯雌激素

 D. 孕激素和雌激素的复合制剂

 E. 雄激素和孕激素复合制剂

562. 28 岁女性,正常产后 4 个月,哺乳期,因停经 60 天行负压吸宫术,术中探查宫腔时,术者突然出现"无底"的感觉,患者无明显不适症状。首先应采取的措施应是 （ ）

 A. 宫缩剂 B. 阿托品

 C. 氟美松 D. 止血药

 E. 开腹探查

563. 关于复方三相口服避孕药论述正确的是 （ ）

 A. 与单相片比较,雌孕激素含量均增大

 B. 服用第一周期应从月经周期第 1 日开始

 C. 服用第 2 周期后改为月经周期第 7 日开始

 D. 若停药 7 日无撤药性出血,应立即开始服用下周期药片

 E. 国内生产三相片主要由炔雌醇和炔诺酮组成

564. 关于取出宫内节育器下列哪项说法是正确的 （ ）

 A. 取环应在月经第 3~7 天进行

 B. 检查无尾丝者,取环前要详问病史,明确环型及有无脱落

C. 炎症急性发作期要立即取环以防感染加重

D. 带器早期妊娠手术时必须先取器后吸宫

E. 带器异位妊娠时,无需取出节育器

565. 妇女,39 岁,早孕人工流产术后两个月未来月经,无任何不适,未经诊治。患者首先接受的检查中哪项不恰当 （ ）

A. 尿 hCG 试验　　　B. 盆腔检查

C. 子宫探针试验　　D. 血 hCG 测定

E. 黄体酮撤退试验

566. 女,29 岁,G_2P_0,因停经 42 天要求终止妊娠行负压吸宫术,术后阴道间断少量出血 25 天,无明显腹痛,尿 hCG 弱阳性,最大的可能是（ ）

A. 吸宫不全　　　　B. 子宫内膜炎

C. 葡萄胎　　　　　D. 绒毛膜癌

E. 子宫复旧不良

567. 某女,37 岁,于 2 月前因早孕行人工流产术,术后月经未复潮,测基础体温呈双相曲线,高温相 18 日持续不降,盆腔检查无异常发现,最可能原因是 （ ）

A. 妊娠　　　　　　B. 垂体功能抑制

C. 下丘脑功能抑制　D. 卵巢早衰

E. 多囊卵巢综合征

568. 放置宫内节育器一周内,发生下列什么情况应去医院就诊 （ ）

A. 轻微下腹不适　　B. 少量阴道出血

C. 白带有血丝　　　D. 有发热和下腹疼痛

E. 腰酸

569. 下列哪项可放置宫内节育器 （ ）

A. 严重痛经者　　　B. 有宫外孕病史者

C. 双角子宫者　　　D. 高血压患者

E. 贫血患者

570. 女性,26 岁,已婚 2 年,G_1P_0,婚后一直服用短效口服避孕药避孕,但意外妊娠,于孕 50 天行人工流产术。打算 2 年后妊娠,希望继续避孕,下列建议正确的是 （ ）

A. 停用口服避孕药,改用 IUD 避孕

B. 停用口服避孕药,改用长效避孕针

C. 停用口服避孕药,改用皮下埋植

D. 停用口服避孕药,改用紧急避孕法

E. 停用口服避孕药,改用性交中断法

571. 女性患者,28 岁,放置宫内节育器 1 个月后复诊,主诉月经量较放置节育器前增加 l 倍。最佳的处理方法是 （ ）

A. 立即取出节育器

B. 消心痛口服

C. 氨甲环酸口服

D. 去氧孕烯炔雌醇片(妈富隆)口服

E. 米非司酮口服

572. 妇女,26 岁,放置宫内节育器 3 年,月经基本规律,末次月经 6 月 10 日,于 7 月 12 日阴道出血淋漓 10 天不净,咖啡样,伴下腹痛,不剧烈。为鉴别与妊娠有关的疾病,最可靠的检查是（ ）

A. B 型超声盆腔检查　B. 宫腔镜检查

C. 腹腔镜检查　　　　D. 血 hCG 测定

E. 孕酮测定

573. 患者女性,37 岁,停经 20 周,于停经 8 周时患"急性乙型肝炎",经治疗已好转,现要求终止妊娠。G_2P_1,4 年前阴道分娩。体检 T 36℃,P 72 次/分,BP 150/90 mmHg,心肺无异常。下腹隆起,肝脏肋下未触及,肝区无叩击痛。子宫底平脐,胎心 140 次/分。ALT 25 U/L,HBsAg(＋),抗－HBe(＋),B 型超声提示中期妊娠,胎儿双顶径 4.5 cm,胎盘位于宫底部。对患者目前采取的处理措施,正确的是 （ ）

A. 现在可行引产术

B. HBsAg 转阴性后方可行引产术

C. 抗-HBe 转阴性后方可行引产术

D. 为治疗高血压,术前常规应用镇静剂 1 周

E. 避免应用麻醉药

574. 利凡诺引产的禁忌证,哪项是错误的 （ ）

A. 未治愈的生殖器炎症

B. 剖宫产史

C. 有急、慢性肝肾疾患者

D. 急性传染病治愈后

E. 心脏病不能耐受手术者

575. 孕早期合并心脏病患者,决定是否能继续妊娠的重要依据是 （ ）

A. 心脏病种类　　　B. 心脏病变程度

C. 心功能分级　　　D. 以往有无心衰史

E. 以上都是

576. 患者 30 岁,G_5P_3,月经 4～5/28 天,量中等,阴道前后壁膨出,宫颈柱状上皮异位Ⅲ度,宫口松,子宫后位,正常大小,附件正常,要求避孕,何法最好 （ ）

A. 阴道隔膜　　　　B. 宫内节育器

C. 口服避孕药　　　D. 避孕套

E. 安全期避孕

577. 以下不属于复方阴道药环禁忌证的是 （ ）

A. 子宫脱垂　　　　B. 阴道后壁膨出者

C. 产后半年哺乳期　D. 患慢性咳嗽疾患者

E. 经常便秘

578. 女性，28 岁。停经 55 天，伴恶心、呕吐，妇科检查：子宫增大约妊娠 50 天，双侧附件（－）。该病例首选辅助检查是 （　　）

A. B 超　　　　　　B. 基础体温测定

C. 宫颈黏液检查　　D. 血 hCG 检测

E. 黄体酮试验

579. 《计划生育手术情况年报表》统计范围为本省（自治区、直辖市）户籍人口中哪个年龄段的妇女 （　　）

A. 20～50 岁　　　B. 20～64 岁

C. 30～50 岁　　　D. 30～64 岁

E. 40～60 岁

580. 在稳定低生育水平时期，我国人口和计划生育工作的主要任务是 （　　）

A. 降低生育水平、控制人口过快增长

B. 稳定低生育水平、统筹解决人口问题

C. 稳定低生育水平，适当兼顾其他人口问题

D. 控制人口数量，提高人口质量

E. 稳定低生育水平、控制人口性别比

581. 人口和计划生育技术服务机构从事公益服务，经费保障出自哪里 （　　）

A. 社会投入　　　　B. 社会抚养费

C. 经营收入　　　　D. 财政收入

E. 社会捐赠

582. 使用标准日法避孕，以下哪一项不是必须具备条件 （　　）

A. 周期规律，在 26～32 天以内

B. 受孕期，和配偶能够避免性生活或使用避孕套或其他屏障避孕法

C. 至少 3 个月月经周期在 26～32 天

D. 长效避孕针后，至少要有 3 个月月经周期在 26～32 天

E. 激素避孕法前月经规律且周期在 26～32 天，停用后即可使用标准日法

583. 女，43 岁，G_4P_1，因停经 42 天要求终止妊娠行负压吸宫术，术后阴道间断少量出血 25 天，妇科检查子宫增大如孕 50 天大小，血 hCG 308 620 mmol/L，最大的可能是 （　　）

A. 不全流产　　　　B. 子宫内膜炎

C. 妊娠滋养细胞疾病　D. 子宫内膜息肉

E. 子宫复旧不良

584. 女性，29 岁，停经 24 周，阴道反复无痛性流血，B 超提示中央型前置胎盘，现要求结束妊娠，应选择什么方法 （　　）

A. 依沙丫啶引产　　B. 水囊引产

C. 前列腺素引产　　D. 天花粉引产

E. 剖宫取胎

585. 正常妊娠 16 周时，子宫底高度为（　　）

A. 腹部不能触及

B. 耻骨联合上 2～3 横指

C. 脐耻之间

D. 脐下 2 横指

E. 耻骨联合上刚能触及

586. 输精管结扎术失败最常见的原因是 （　　）

A. 残余精子受孕　　B. 输精管自然再通

C. 误扎　　　　　　D. 先天性重复输精管

E. 术后过早活动

587. 女性，32 岁，停经 13 周，于 3 日前行钳刮术，术后一直流血少于月经量，伴有下腹痛。查体：子宫稍大，有压痛，宫口闭合，双侧附件区触痛。以下选项中首选的检查是 （　　）

A. 尿 hCG　　　　　B. 宫腔镜

C. 腹腔镜　　　　　D. 尿常规

E. 血常规

588. 某女，38 岁，于 5 个月前曾因妊娠 2 个月而行人工流产术，人流术后月经即停止来潮，无不适，测基础体温呈双相曲线，检查盆腔无异常发现。最可能引起闭经的原因是 （　　）

A. 妊娠

B. 宫颈粘连

C. 子宫内膜海绵层和致密层损坏

D. 子宫内膜基底层破坏

E. 卵巢功能早衰

589. 心脑综合征的原因是由于手术刺激哪种神经引起的反应 （　　）

A. 交感神经　　　　B. 迷走神经

C. 脑神经　　　　　D. 脊神经

E. 痛觉神经

590. 用于治疗避孕药物副作用的炔雌醇每片剂量是 （　　）

A. 1.5 mg　　　　　B. 1 mg

C. 0.5 mg　　　　　D. 0.05 mg

E. 0.005 mg

591. 醋酸甲羟孕酮作为避孕药使用，下列说法错误的是 （　　）

A. 醋酸甲羟孕酮为单纯孕激素

B. 哺乳期妇女不能使用

C. 通常每 3 个月肌注 1 次

D. 如发生停经超过 10 周必须立即停药

E. 其避孕效果在 98% 以上

592. 心脑综合征时释放的神经递质是（　　）

A. 乙酰胆碱　　　　　B. 5-羟色胺

C. 多巴胺　　　　　　D. 肾上腺素

E. 去甲肾上腺素

593. 下列口服避孕药中属于探亲避孕药的是

（　　）

A. 去氧孕烯炔雌醇片　B. 53 号避孕药

C. 复方炔诺酮 2 号片　D. 屈螺酮炔雌醇片

E. 复方去氧孕烯片

594. 负压吸宫术中受术者血压比术前下降多少应考虑发生了人工流产综合征，下列选项正确的是（　　）

A. 收缩压下降 20 mmHg，舒张压下降 10 mmHg

B. 收缩压下降 20 mmHg，舒张压下降 15 mmHg

C. 收缩压下降 30 mmHg，舒张压下降 10 mmHg

D. 收缩压下降 30 mmHg，舒张压下降 15 mmHg

E. 收缩压下降 30 mmHg，舒张压下降 20 mmHg

595. 婚后有正常性生活，未避孕同居期限达下列哪项而未孕才诊断为不孕症（　　）

A. 1 年　　　　　　　B. 半年

C. 2 年　　　　　　　D. 3 年

E. 5 年

596. 哪项不是常用的速效口服避孕药（　　）

A. 探亲避孕片 1 号

B. 炔诺酮探亲片

C. 52 号探亲避孕片

D. 18 甲速效口服避孕片

E. 53 号探亲避孕片

597. 下列哪个药物不能口服（　　）

A. 雌二醇　　　　　　B. 炔雌醇

C. 炔诺酮　　　　　　D. 己烯雌酚

E. 左炔诺孕酮

598. 利凡诺引产术后的注意事项，哪项是错误的（　　）

A. 宫缩发动后，要注意观察宫缩频率、强度及产程进展情况

B. 产后出血不多，可不进行胎盘排出后的例行刮宫术

C. 产后要注意软产道有无裂伤

D. 用药后体温高，大多数不需任何处理，短时间内可恢复正常

E. 遇到宫缩过强，产程过长时，应行进一步检查以明确胎位，避免造成损伤

599. 下列哪项不是人工流产漏吸的原因

（　　）

A. 子宫畸形　　　　　B. 异位妊娠

C. 手术者操作失误　　D. 子宫穿孔

E. 子宫位置过度倾屈

600. 与 Asherman 综合征无关的是（　　）

A. 术后黄体功能不足

B. 吸宫负压过高

C. 带负压进出宫颈管

D. 吸管进出宫腔次数过多

E. 术后感染

601. 达英-35 的成分组成（　　）

A. 地索高诺酮 0.15 mg＋炔雌醇 0.035 mg

B. 醋酸环丙孕酮 1.5 mg＋炔雌醇 0.035 mg

C. 醋酸环丙孕酮 2 mg＋炔雌醇 0.035 mg

D. 醋酸环丙孕酮 1.5 mg＋炔雌醇 0.03 mg

E. 醋酸环丙孕酮 2 mg＋炔雌醇 0.03 mg

602. 长效口服避孕药是（　　）

A. 复方炔诺酮　　　　B. 甲地孕酮

C. 复方炔诺孕酮甲片　D. 复方氯地孕酮

E. 炔诺酮

603. 某妇女，产后半年，哺乳期，无月经来潮，要求避孕。妇科检查，子宫颈光滑，外口稍松，宫颈外口位于阴道口上 4 cm，子宫大小正常，后倾，无压痛，活动好，双侧附件区无异常，应首选哪种避孕方法（　　）

A. 宫内节育器　　　　B. 口服避孕药

C. 阴茎套　　　　　　D. 安全期避孕法

E. 体外排精法

604. 36 岁，慢性乙肝病史，吸烟，适宜采用的避孕措施是（　　）

A. IUD　　　　　　　B. 安全期避孕

C. 短效口服避孕药　　D. 皮下埋植

E. 紧急避孕

605. 放置宫内节育器时间下述哪项是不正确的（　　）

A. 人工流产后宫腔 12 cm，如出血不多可立即放置

B. 哺乳期闭经，应排除早孕

C. 中期妊娠引产后 3 个月

D. 剖宫产术后半年以上

E. 月经干净后 3～7 天

606. 抗着床避孕药的主要优点是（　　）

A. 无类早孕反应

B. 不引起子宫不规则出血

C. 避孕成功率高

D. 应用不受月经周期的限制

E. 可长期服用

607. 输精管复通术后影响妊娠的因素不包括
（　　）

A. 精浆抗精子抗体的产生

B. 附睾和睾丸的改变

C. 交感神经末梢损伤

D. 输精管结扎时间的长短

E. 配偶的生育能力

608. 下列情况称黑加征（Hegar sign）的是
（　　）

A. 子宫呈前倾前屈位

B. 宫颈充血变软，呈紫蓝色

C. 子宫增大变软

D. 子宫峡部极软，感觉宫体与宫颈似不相连

E. 乳头及乳晕颜色加深，乳晕周围有褐色小结节

609. 某女，32岁，服用避孕1号3个周期，每周期中均于月经第7～9天有少量阴道流血，考虑和药物有关，其原因可能为
（　　）

A. 雌激素不足造成突破性出血

B. 孕激素不足造成撤退性出血

C. 雌、孕激素均不足造成子宫内膜剥脱

D. 漏服避孕药引起

E. 精神过度紧张

610. 女性，25岁，多性伴，早孕拟行人工流产。近3日出现尿频、尿急、尿痛，查见尿道口红肿、溢脓，挤压尿道有脓性分泌物溢出。以下诊断中，最可能的是
（　　）

A. 艾滋病

B. 二期梅毒

C. 淋菌性尿道炎

D. 非淋菌性非衣原体性尿道炎

E. 生殖器疱疹

611. 关于人工流产术后感染，下列哪种说法是错误的
（　　）

A. 初期多为子宫内膜炎

B. 若治疗不及时可扩散至子宫肌层、附件、腹膜甚至发展为败血症

C. 多因吸宫不全或流产后过早性生活引起

D. 主要症状为体温升高，下腹疼痛，白带混浊或不规则流血

E. 若有宫内残留妊娠物，应积极行刮宫术后再用大剂量抗生素治疗

612. 关于胎盘的功能，下列选项错误的是
（　　）

A. 防御功能　　　　B. 产生羊水

C. 合成激素和酶　　D. 排出胎儿代谢产物

E. 胎儿营养物质的供应及母儿气体交换

613. 人绒毛膜促性腺激素开始分泌的时间是
（　　）

A. 受精后4天　　　B. 受精后6天

C. 受精后8天　　　D. 受精后10天

E. 受精后12天

614. 妊娠20周时正常羊水量是　（　　）

A. 5～10 mL　　　B. 30 mL

C. 300 mL　　　　D. 400 mL

E. 1000 mL

615. 正常妊娠期间泌尿系统的改变，下列说法正确的是
（　　）

A. 仰卧位尿量增加

B. 夜尿量少于日尿量

C. 肾血浆流量增加，肾小球滤过率增加

D. 孕妇易患急性肾盂肾炎，以左侧多见

E. 肾小管对葡萄糖的再吸收能力与肾小球滤过率相应增加

616. 女性，28岁，既往健康，妊娠12周，行钳刮术，术中宫颈注射缩宫素10单位后破膜，患者突感胸闷、呼吸困难，咳嗽。首先应采取的措施是
（　　）

A. 阿托品0.5 mg静推

B. 鼻导管吸氧

C. 氨茶碱0.25 mg静推

D. 地塞米松10 mg静推

E. 西地兰0.2 mg静推

617. 胎盘的构成是
（　　）

A. 羊膜、真蜕膜、底蜕膜

B. 羊膜、平滑绒毛膜、真蜕膜

C. 羊膜、叶状绒毛膜、真蜕膜

D. 羊膜、叶状绒毛膜、底蜕膜

E. 羊膜、滑泽绒毛膜、底蜕膜

618. 避孕方法中成功率最高的是　（　　）

A. 安全期避孕　　　B. 使用阴茎套

C. 外用避孕药　　　D. 放置宫内节育器

E. 规范的口服短效避孕药

619. 人工流产时子宫穿孔可致　（　　）

A. 术中剧烈下腹痛

B. 术中心动过缓，面色苍白，出汗，血压下降

C. 术后持续阴道流血

D. 术后白带增多，下腹痛伴发热

E. 术后闭经，伴周期性下腹痛

620. 下列哪种情况下不是服用短效口服避孕药的禁忌证
（　　）

A. 冠心病

B. 慢性乙型肝炎

C. 患有再生障碍性贫血

D. 慢性支气管炎

E. 月经稀少或年龄＞45 岁者

621. 关于避孕药的安全性,下列哪项描述不正确 （　　）

A. 长期服药抑制排卵,可减少卵巢癌的发生

B. 长期服用可减少子宫内膜癌的发生

C. 长期服用可增加良性乳腺疾病的发生

D. 停药半年后怀孕并不增加胎儿畸形发生率

E. 早孕期继续服避孕药胎儿畸形率增加

622. 某患者吸宫流产术中,出现头晕、胸闷,考虑为人工流产综合反应,若心率 50 次/分,应首先选用何种药物抢救治疗 （　　）

A. 安定　　　　　　B. 阿托品

C. 杜冷丁　　　　　D. 苯巴比妥钠

E. 氯丙嗪

623. 关于羊膜腔内注依沙吖啶法引产的作用机理,正确的是 （　　）

A. 软化宫颈、扩张宫颈口导致流产

B. 刺激垂体分泌大量缩宫素引起宫缩

C. 直接刺激子宫并使蜕膜组织坏死引起宫缩

D. 刺激直肠,使孕妇有便意而加腹压

E. 增加宫腔压力,机械刺激引起子宫收缩

624. 抢救羊水栓塞的首要措施是 （　　）

A. 纠正 DIC 及继发纤溶

B. 抗过敏、解除肺动脉高压、改善低氧血症

C. 纠正肾衰竭

D. 立即终止妊娠

E. 切除子宫

625. 人工流产负压吸引术,关于吸管粗细及负压大小错误的是 （　　）

A. 孕 7 周以下用 5～6 号吸管,负压为 400 mmHg

B. 孕 7～9 周用 6～7 号吸管,负压为 400～500 mmHg

C. 孕 9 周以上用 7～8 号吸管,负压为 500～550 mmHg

D. 人工流产负压吸引术负压不宜超过 700 mmHg

E. 人工流产负压吸引术负压不宜超过 600 mmHg

626. 妇女,34 岁,子宫双角畸形,肾功能不全,有脉管炎史,应采取何种避孕方法更合适 （　　）

A. 阴茎套　　　　　B. 宫内节育器

C. 短效口服避孕药　D. 长效口服避孕药

E. 皮下埋植避孕药

627. 服务对象说"我刚刚有了一个孩子,我不想再怀孕了。"服务人员正确的反应是哪项 （　　）

A. 放心吧,你现在是在哺乳期不用避孕

B. 你丈夫知道你的想法吗

C. 那你就上环吧

D. 听起来你想要知道关于避孕的知识

E. 等月经来过再说吧

628. 妇女,34 岁,宫内置 IUD 1 年,阴道不规则流血 6 个月,伴有周身乏力。具有诊断意义的常用辅助检查是 （　　）

A. B 超检查　　　　B. X 线腹透

C. 宫腔镜检查　　　D. 子宫碘油造影

E. 诊断性刮宫

629. B 超显示 IUD 上缘与宫底浆膜层间的距离＜1.0 cm 时,多提示 （　　）

A. IUD 低置　　　　B. IUD 腹腔异位

C. IUD 脱落　　　　D. IUD 嵌顿

E. 带器妊娠

630. 女性,28 岁,月经量多,子宫内膜异位症合并轻度贫血,首选的避孕措施是 （　　）

A. 含铜 IUD　　　　B. 安全期避孕

C. 短效口服避孕药　D. 皮下埋植

E. 紧急避孕

631. 口服长效避孕药者至少应该在停药多少时间后再怀孕,才比较安全 （　　）

A. 1 个月　　　　　B. 3 个月

C. 6 个月　　　　　D. 9 个月

E. 1 年

632. 甾体激素避孕药抑制排卵,主要途径是什么 （　　）

A. 直接作用卵巢抑制卵泡发育

B. 抑制促性腺激素释放激素(GnRH)从而影响垂体促性腺激素分泌

C. 刺激催乳素分泌抑制排卵

D. 刺激甲状腺素分泌

E. 刺激肾上腺皮质激素分泌

633. 按规定服用避孕药,从服第几片药起就产生药效 （　　）

A. 第一片　　　　　B. 第二片

C. 第三片　　　　　D. 第四片

E. 第五片

634. 关于速效避孕药的描述,正确的是哪项 （　　）

A. 速效避孕药的服用时间不受经期限制,因此可用于短期探亲夫妇

B. 速效避孕药没有抗排卵作用

C. 速效避孕药均为孕激素类制剂或雌孕激素复合制剂

D. 速效避孕药的作用机制是使精子灭活

E. 双炔失碳酯具有弱的孕激素活性

635. 一产妇产后半年月经未复潮,仍在哺乳要求避孕。经查:宫颈口松,宫颈位于阴道口上2 cm,子宫大小正常,后倾,无压痛,活动,附件无异常。最佳的避孕方法是 （ ）

A. 口服避孕药　　　B. 输卵管结扎

C. 宫内节育器　　　D. 阴茎套

E. 避孕针

636. 复方短效口服避孕药的不良反应,以下哪项正确 （ ）

A. 能引起经血量增多,不适用于经量偏多的妇女

B. 孕激素引起宫颈黏液量增多致白带增多

C. 体重减轻系因食欲不佳、进食少

D. 孕激素刺激胃黏膜致类早孕反应

E. 能使水钠潴留

637. 人流术后72小时突然阴道流血,最可能的诊断是 （ ）

A. 吸宫不全　　　B. 子宫探针穿孔

C. 术后感染　　　D. 羊水栓塞

E. 空气栓塞

638. 25岁,停经10周,阴道少量流血1周,大量流血3天,伴下腹胀痛,昨日起有畏寒发热,查血压80/60 mmHg,脉搏120次/分,面色苍白,神清,阴道有活动性流血,子宫如50天孕大,软,宫口松,可容1指,宫口外仍有组织堵塞,子宫压痛明显,双侧穹隆未触及肿块,但有压痛。血红蛋白80 g/L,白细胞$18×10^9$/L,中性85%,除立即抗休克抗炎治疗外,应作何恰当处理 （ ）

A. 立即钳夹出残留的胚胎组织

B. 3天后再行刮宫术

C. 立即行刮宫术

D. 立即静滴催产素

E. 静滴止血药

639. 关于输卵管结扎时间选择不正确的是 （ ）

A. 非孕妇女月经干净后3～4天

B. 产后48小时内

C. 人工流产术后48小时内

D. 非孕妇女在月经来潮前3～7天

E. 哺乳期排除早期妊娠

640. 女性,25岁,平时月经规则,3个月前妇科检查有小肌瘤,现停经2个月余,阴道流血10天。妇科检查子宫如妊娠14周大,软,轻压痛,双侧附件区触及5 cm囊性包块,壁薄,活动好,无压痛。血hCG增高明显。此例最可能的诊断是 （ ）

A. 宫外孕　　　B. 卵巢巧克力囊肿

C. 葡萄胎　　　D. 子宫肌瘤红色样变

E. 早孕合并子宫肌瘤

641. 关于皮下埋植剂放置常规正确的是 （ ）

A. 经净后1～7天内放置

B. 人工流产术后立即埋植

C. 产后一月未转经,应排除妊娠后埋植

D. 埋置部位左上臂外侧为宜,左利者埋于右上臂

E. 患有子宫肌瘤,子宫腔大于9 cm,不适宜应用宫内节育器,可以选择皮下埋植剂

642. 患者平素月经7/28日,月经净后一周时有无保护性性生活,现月经净后第11天咨询避孕措施,推荐避孕方法 （ ）

A. 工具避孕　　　B. 放置宫内节育器

C. 米非司酮　　　D. 皮下埋置避孕剂

E. 妈富隆

643. 卵巢肿瘤最常见的并发症是 （ ）

A. 蒂扭转　　　B. 破裂

C. 感染　　　D. 出血

E. 恶性变

644. 维持阴道正常酸性环境的菌种为 （ ）

A. 肠球菌　　　B. 葡萄球菌

C. 乳酸杆菌　　　D. 链球菌

E. 革兰氏阴性菌

645. 滴虫阴道炎的典型临床表现是 （ ）

A. 血性白带,外阴瘙痒

B. 脓性白带,阴道酸痛

C. 灰黄色、脓性泡沫状白带伴外阴瘙痒

D. 白色豆渣样白带,奇痒

E. 水样白带,白带异味

646. 治疗滴虫阴道炎,下列哪种说法是错误的 （ ）

A. 常用药物为甲硝唑

B. 甲硝唑口服吸收好、疗效高

C. 甲硝唑不通过乳汁排泄,不影响哺乳

D. 性伴侣应同时治疗

E. 治疗时应注意有无其他性传播疾病

647. 外阴阴道假丝酵母菌病的典型临床表现是 （ ）

A. 脓性白带,外阴瘙痒

B. 白色凝乳状或豆渣样白带,外阴瘙痒

C. 白色水样白带,不痒

D. 黄色泡沫状白带,外阴瘙痒

E. 血性白带,外阴瘙痒

648. 37岁女性,因肺脓肿在内科进行治疗,近日出现难以忍受的外阴瘙痒,妇科检查,阴道黏膜红肿,有白色膜状物不易擦除,初步诊断　（　　）

A. 细菌性阴道病

B. 外阴阴道假丝酵母菌病

C. 淋球菌性阴道炎

D. 急性宫颈炎

E. 滴虫阴道炎

649. 下列哪项不符合细菌性阴道病的临床表现　（　　）

A. 10%～40%患者无临床症状

B. 有症状者主要表现为阴道分泌物增多且有腥臭味

C. 阴道分泌物呈灰白色、均匀一致、稀薄、黏度低

D. 阴道黏膜有充血的炎症表现

E. 细菌学检查无滴虫、真菌或淋病奈氏菌

650. 下列哪项检查结果不支持细菌性阴道病的诊断　（　　）

A. 阴道分泌物为匀质稀薄的白带

B. 小阴唇内侧和阴道黏膜上附着白色膜状物

C. 阴道 pH>4.5

D. 线索细胞阳性

E. 胺臭味试验阳性

651. 萎缩性阴道炎的治疗,以下哪项是正确的　（　　）

A. 口服或肌注抗生素以彻底治疗

B. 1%龙胆紫涂阴道

C. 用碱性液冲洗阴道可提高疗效

D. 阴道内用少量雌激素

E. 可选用氟康唑治疗

652. 宫颈息肉的最佳治疗方法是　（　　）

A. 电熨

B. 局部应用消炎药

C. 宫颈锥形切除

D. 息肉摘除并送病理检查

E. 微波治疗

653. 以下哪项不适合于慢性宫颈炎的治疗　（　　）

A. 激光治疗　　　B. 电熨治疗

C. 抗生素治疗　　D. 药物治疗

E. 冷冻治疗

654. 淋病奈瑟菌感染沿下列哪条途径扩散　（　　）

A. 经淋巴系统蔓延

B. 经血液循环传播

C. 直接蔓延

D. 沿生殖器黏膜上行蔓延

E. 沿子宫韧带蔓延

655. 关于盆腔炎的感染途径,不正确的是　（　　）

A. 链球菌感染多经淋巴系统蔓延

B. 葡萄球菌感染沿生殖器黏膜上行蔓延

C. 厌氧菌感染沿生殖器黏膜上行蔓延

D. 大肠埃希菌感染经淋巴系统蔓延

E. 阑尾炎可直接蔓延引起右侧输卵管炎

656. 最常见的盆腔炎症是　（　　）

A. 子宫内膜炎

B. 子宫肌炎

C. 输卵管炎及输卵管卵巢炎

D. 盆腔结缔组织炎

E. 卵巢炎症

657. 下列哪种疾病属慢性盆腔炎性疾病　（　　）

A. 输卵管卵巢囊肿　　B. 黄素囊肿

C. 巧克力囊肿　　　　D. 卵巢囊肿

E. 卵巢皮样囊肿

658. 生殖器结核最常见的部位是　（　　）

A. 子宫内膜结核　　　B. 输卵管结核

C. 卵巢结核　　　　　D. 盆腔腹膜结核

E. 盆腔结缔组织结核

659. 诊断子宫内膜结核最可靠的依据是　（　　）

A. 结核菌素试验呈阳性

B. 腹部 B 超

C. 腹腔镜检查

D. 子宫内膜病理检查

E. 腹部 CT 检查

660. 某女,32岁,尿频、尿痛,排尿困难,阴道流出黄色脓性白带,伴有外阴烧灼感。检查:阴道口和尿道口红肿、充血,并有脓性分泌物,应考虑为　（　　）

A. 急性泌尿系感染

B. 细菌性阴道病

C. 急性生殖和泌尿系感染

D. 急性淋病

E. 外阴阴道假丝酵母菌病

661. 某女,人工流产术后1周,腹痛伴有发热

1 天而入院。查体：T 38.8℃、P 101 次/分、BP 90/60 mmHg，下腹压痛及反跳痛，阴道后穹隆饱满、触痛、宫颈举痛，子宫略大，压痛，附件轻压痛。可能的诊断为 （ ）

A. 急性附件炎　　　B. 急性阑尾炎
C. 异位妊娠　　　　D. 急性盆腔炎
E. 急性子宫颈炎

662. 下列哪项检查可确诊子宫内膜异位症 （ ）

A. B超示一侧附件囊性肿块
B. 腹腔镜检查见到典型病灶
C. 输卵管通液检查示双侧输卵管阻塞
D. 性激素试验性治疗有效
E. 血清 CA125 轻度升高

663. 关于子宫内膜异位症，下列说法错误的是 （ ）

A. 常发生在生育年龄
B. 妊娠后症状可以缓解
C. 最常发生的部位是卵巢
D. 异位内膜容易发生恶变
E. 可引起不孕

664. 在考虑子宫内膜异位症的辅助检查中，下列哪项无意义 （ ）

A. CA125 测定　　　B. 超声检查
C. 宫腔镜检查　　　D. 腹腔镜检查
E. 妇科检查

665. 下列哪项疾病诊断不需要诊刮 （ ）

A. 闭经　　　　　　B. 子宫内膜癌
C. 子宫内膜异位症　D. 子宫内膜结核
E. 子宫异常出血

666. 关于子宫腺肌病的症状，下列哪项表现最典型 （ ）

A. 白带增多　　　　B. 不孕
C. 痛经进行性加重　D. 月经过多
E. 经期延长

667. 下列哪种疾病最适合腹腔镜检查方法 （ ）

A. 绒癌　　　　　　B. 子宫内膜异位症
C. 子宫颈癌　　　　D. 子宫体癌
E. 子宫肉瘤

668. 继发性痛经伴月经失调患者常发生于 （ ）

A. 卵巢囊肿　　　　B. 子宫肌瘤
C. 多囊卵巢综合征　D. 子宫内膜异位症
E. 子宫内膜结核

669. 下列哪项临床表现与子宫内膜异位症无直接关系 （ ）

A. 痛经　　　　　　B. 白带增多
C. 持续下腹疼痛　　D. 不孕
E. 月经异常

670. 关于子宫腺肌症的描述，下列哪项是正确的 （ ）

A. 子宫腺肌症是一种肿瘤
B. 与雌激素无关
C. 当子宫内膜侵入子宫肌层时，称子宫腺肌症
D. 多发生于未产妇
E. 病灶累及前壁居多

671. 体内睾丸和卵巢两种生殖腺同时存在属于 （ ）

A. 女性假两性畸形
B. 男性假两性畸形
C. 真两性畸形
D. 混合型生殖腺发育不全
E. 特纳综合征

672. 子宫脱垂最主要的发病原因 （ ）

A. 分娩损伤　　　　B. 手术损伤
C. 长期腹压增加　　D. 卵巢功能减退
E. 体力劳动

673. 患者诉阴道外有肿物脱出一年，查宫颈已脱出至阴道口外，宫体在阴道内，双附件无异常，诊断为 （ ）

A. 子宫脱垂Ⅱ度重型
B. 子宫脱垂Ⅱ度轻型
C. 子宫脱垂Ⅰ度轻型
D. 子宫脱垂Ⅰ度重型
E. 子宫脱垂Ⅲ度

674. 下列哪项非子宫脱垂病因 （ ）

A. 分娩损伤　　　　B. 营养不良
C. 腹压增加　　　　D. 早婚
E. 产后过早体力劳动

675. 患者，女，25 岁，G_1P_1，由于滞产压迫致尿瘘，漏尿开始出现时间多是在 （ ）

A. 产后 3~7 天　　　B. 产后 20 天
C. 产后 1 个月　　　D. 产后 2 个月
E. 分娩后立即出现

676. 预防子宫脱垂的措施不包括 （ ）

A. 积极开展计划生育
B. 选择性剖宫产
C. 推行科学接生和做好产褥期保健
D. 对老年人适当补充雌激素
E. 预防和治疗腹压增加的疾病

677. 以下预防子宫脱垂的措施中哪些是错误的 （　　）

A. 严密观察产程,避免滞产和第二产程延长

B. 产后绝对卧床休息,避免劳动

C. 对头盆不称者应及早剖宫产

D. 预防加重腹压的慢性疾病

E. 做好产褥期保健

678. 曼氏手术不包括哪项 （　　）

A. 阴道后壁修补术　　B. 阴道前壁修补术

C. 主韧带缩短术　　　D. 阴式子宫切除术

E. 宫颈部分切除术

679. CIN 的确诊靠 （　　）

A. 宫颈刮片细胞学检查

B. 阴道镜检查

C. 碘试验

D. 宫颈活组织检查

E. 高危型 HPV DNA 检测

680. 多数 CIN 与哪项病毒感染有关 （　　）

A. 疱疹病毒　　　　B. 人乳头瘤病毒

C. 巨细胞病毒　　　D. 风疹病毒

E. 人免疫缺陷病毒

681. 宫颈癌中哪种癌所占比例最多 （　　）

A. 鳞状细胞癌　　　B. 腺鳞癌

C. 黏液腺癌　　　　D. 恶性腺瘤

E. 未分化癌

682. 宫颈癌最常见的症状是 （　　）

A. 腹痛　　　　　　B. 水肿

C. 阴道出血　　　　D. 接触性出血

E. 贫血

683. 妇科筛查宫颈癌的方法是 （　　）

A. 妇科双合诊检查　　B. 宫颈细胞学检查

C. 阴道镜检查　　　　D. 宫颈活检病理检查

E. 分段诊刮

684. 患者出现一次同房后出血,最不可能的疾病是 （　　）

A. 宫颈糜烂样改变　　B. 宫颈乳头瘤

C. 宫颈癌　　　　　　D. 输卵管癌

E. 宫颈息肉

685. 51 岁,绝经后阴道流血 10 天,查:宫颈肥大,可见溃疡,三合诊左宫旁组织增厚,未达盆腔,阴道无病灶,活检为鳞癌,应为哪期 （　　）

A. ⅡA　B. ⅡB　C. ⅢA　D. ⅢB

E. ⅠB

686. 关于宫颈癌放疗,哪个不对 （　　）

A. ⅡB 以上需放疗

B. 腔内照射多用后装治疗机

C. 早期病例以体外照射为主

D. 近期反应一般多能自愈

E. 宫颈大块病灶可予术前放疗

687. 关于宫颈癌血行转移哪个描述不对 （　　）

A. 可至肝　　　　　B. 可至肺

C. 可至肾　　　　　D. 早期多可发生

E. 很少见

688. 关于子宫肌瘤下列哪个描述不对 （　　）

A. 发病与雌激素有关

B. 合并妊娠时其生长快

C. 发病与细胞遗传异常有关

D. 绝经后子宫肌瘤生长快

E. 好发于生育年龄

689. 下述哪项不符合子宫肌瘤实际情况 （　　）

A. 多发性子宫肌瘤最多见

B. 很少发生在子宫体部

C. 肉瘤变极少

D. 月经量多,经期延长,更多见于黏膜下肌瘤

E. 红色样变多见于妊娠期或产褥期

690. 常见的肌瘤变性是下列哪种 （　　）

A. 玻璃样变　　　　B. 囊性变

C. 红色样变　　　　D. 肉瘤样变

E. 钙化

691. 子宫肌瘤的临床症状与下述关系最密切的是哪一项 （　　）

A. 肌瘤大小

B. 肌瘤生长部位和大小

C. 肌瘤生长速度

D. 肌瘤囊性变

E. 肌瘤数目

692. 较早出现不规则阴道出血的子宫肌瘤是 （　　）

A. 浆膜下子宫肌瘤　　B. 黏膜下子宫肌瘤

C. 肌壁间子宫肌瘤　　D. 阔韧带内肌瘤

E. 多发性肌瘤

693. 黏膜下子宫肌瘤主要症状为 （　　）

A. 腰痛　　　　　　B. 尿频

C. 月经多　　　　　D. 排便困难

E. 腹部包块

694. 浆膜下子宫肌瘤常见症状为 （　　）

A. 月经过多　　　　B. 痛经

C. 贫血　　　　　　D. 下腹包块

E. 白带增多

695. 子宫肌瘤在妊娠期间容易发生的变性是 （ ）

A. 玻璃样变　　　　B. 囊性变
C. 红色样变　　　　D. 肉瘤样变
E. 钙化

696. 下面哪个不是子宫内膜癌易发因素 （ ）

A. 冠心病　　　　　B. 肥胖
C. 绝经延迟　　　　D. 高血压
E. 糖尿病

697. 子宫内膜癌主要的临床症状是 （ ）

A. 月经过多　　　　B. 阴道排液
C. 绝经后阴道流血　D. 疼痛
E. 贫血

698. 早期子宫内膜癌的治疗主要是 （ ）

A. 手术治疗　　　　B. 放射治疗
C. 化学治疗　　　　D. 孕激素治疗
E. 手术及化疗

699. 有关卵巢肿瘤不正确的是 （ ）
A. 卵巢恶性肿瘤是女性生殖器三大恶性肿瘤之一
B. 5 年存活率低
C. 卵巢肿瘤组织学类型不多
D. 位置较深，不易扪及
E. 早期常无症状

700. 下列哪项不属于卵巢上皮性肿瘤 （ ）

A. 浆液性肿瘤　　　B. 黏液性肿瘤
C. 子宫内膜样肿瘤　D. 颗粒细胞瘤
E. 透明细胞肿瘤

701. 下列哪项不属于卵巢生殖细胞肿瘤 （ ）

A. 畸胎瘤　　　　　B. 卵泡膜细胞瘤
C. 无性细胞瘤　　　D. 内胚窦瘤
E. 胚胎性癌

702. 卵巢囊肿蒂扭转的蒂的组成成分包括 （ ）

A. 骨盆漏斗韧带、卵巢固有韧带
B. 骨盆漏斗韧带、卵巢固有韧带和输卵管
C. 卵巢固有韧带和输卵管
D. 卵巢固有韧带
E. 骨盆漏斗韧带和输卵管

703. 属于卵巢良性肿瘤的是 （ ）

A. 颗粒细胞瘤　　　B. 卵泡膜细胞瘤
C. 无性细胞瘤　　　D. 库肯勃瘤
E. 卵黄囊瘤

704. 卵巢恶性肿瘤的预后与下列关系最密切的是 （ ）

A. 患者年龄　　　　B. 临床分期
C. 组织学分级　　　D. 组织学分类
E. 肿瘤标志物的高低

705. 卵巢肿瘤患者伴右侧胸水形成，最可能是 （ ）

A. 卵巢纤维瘤　　　B. 内胚窦瘤
C. 卵巢无性细胞瘤　D. 未成熟畸胎瘤
E. 卵巢颗粒细胞瘤

706. 关于库肯勃瘤错误的是 （ ）

A. 原发部位是胃肠道 B. 双侧性
C. 中等大　　　　　D. 少有腹水
E. 大多预后差

707. 20 岁未婚妇女，病理证实为卵巢浆液性囊腺瘤，此肿瘤来自于卵巢的 （ ）

A. 颗粒细胞　　　　B. 间质细胞
C. 生发上皮　　　　D. 卵泡内膜细胞
E. 支持细胞

708. 27 岁，女性，昨晚跳舞后突感右下腹痛剧烈，伴恶心、畏冷，无发热，月经正常。查：T 37.2℃，右下腹有压痛，子宫前位，常大，右宫角处压痛明显，右附件区触及一个张力大的囊性肿物，约 5 cm×6 cm×4 cm 大小，轻压痛，其最可能的诊断是 （ ）

A. 阑尾周围脓肿　　B. 输卵管脓肿
C. 输卵管妊娠　　　D. 卵巢囊肿蒂扭转
E. 卵巢黄体破裂

709. 原发输卵管癌起源于 （ ）

A. 输卵管黏膜　　　B. 输卵管肌层
C. 子宫内膜　　　　D. 输卵管浆膜
E. 输卵管系膜

710. 女性，78 岁，阴道流水 2 月，左附件区可及一包块，活动度差，最可能诊断为 （ ）

A. 卵巢癌　　　　　B. 宫颈癌
C. 输卵管癌　　　　D. 绒癌
E. 子宫肉瘤

711. 原发性输卵管癌出现的"三联症"是 （ ）

A. 腹痛、腹水、阴道流血
B. 腹水、腹痛、阴道排液
C. 腹痛、阴道排液、盆腔肿块
D. 腹痛、阴道流血、盆腔肿块
E. 腹痛、腹水、盆腔肿块

712. 输卵管癌的处理原则基本与哪种肿瘤的处理原则是一致的 （ ）

A. 宫颈癌　　　　　B. 卵巢癌

C. 子宫内膜癌　　　D. 子宫肉瘤

E. 绒癌

713. 关于子宫内膜癌化疗以下说法哪项不正确　　　　　　　　　　　　（　　）

A. 子宫内膜癌首选的治疗方式

B. 晚期子宫内膜癌综合治疗方式之一

C. 复发子宫内膜癌的治疗措施之一

D. 用于术后有复发高危因素的患者

E. 子宫浆液性癌术后应予化疗

714. 女性第二性征的最初特征　（　　）

A. 音调变高　　　　B. 乳房发育

C. 阴毛出现　　　　D. 腋毛出现

E. 胸、肩部皮下脂肪增多

715. 关于月经的临床表现，下列叙述哪项是正确的　　　　　　　　　　（　　）

A. 初潮的迟早与遗传、营养及体质强弱有关

B. 初潮年龄大多数在 18 岁左右

C. 正常月经呈鲜红色、易凝固

D. 决定月经周期长短的是黄体期

E. 每次月经持续时间称月经周期

716. 阴道具有自净作用，这种现象受哪种激素影响　　　　　　　　　　（　　）

A. 雌激素　　　　　B. 孕激素

C. 肾上腺皮质激素　D. 垂体促性腺激素

E. 甲状腺素

717. 围绝经期女性出现潮热、出汗与下列哪项激素变化最密切　　　　　（　　）

A. 雄激素　　　　　B. 雌激素

C. 孕激素　　　　　D. 催乳素

E. 垂体促性腺激素

718. 下列哪项不是雌激素的作用　（　　）

A. 促进子宫内膜增生

B. 促进钙质沉积

C. 促进水与钠的排泄

D. 有助于卵巢积储胆固醇

E. 促使乳腺管增生

719. 排卵大多发生于下次月经来潮前（　　）

A. 11 天　　　　　　B. 12 天

C. 10 天　　　　　　D. 8 天

E. 14 天

720. 排卵性月经来潮是由于　　（　　）

A. 雌激素撤退　　　B. 孕激素撤退

C. 雄激素撤退　　　D. 雌、孕激素撤退

E. 催乳素撤退

721. 关于无排卵性异常子宫出血的临床表现，下列哪个是错误的　　　　（　　）

A. 月经过多　　　　B. 月经周期紊乱

C. 腹部肿块　　　　D. 子宫不规则出血

E. 经期长短不一

722. 下列哪项不符合黄体功能不足　（　　）

A. 基础体温下降缓慢，逐渐下降

B. 常不孕或流产

C. 月经周期缩短

D. 基础体温呈双相型

E. 经前子宫内膜活检显示分泌反应落后 2 日

723. 子宫内膜出现哪种组织学表现时可能有排卵　　　　　　　　　　　（　　）

A. 子宫内膜萎缩期

B. 子宫内膜分泌期

C. 子宫内膜单纯性增生

D. 子宫内膜不典型增生

E. 子宫内膜复杂性增生

724. 最常见的排卵障碍性异常子宫出血类型是　　　　　　　　　　　　（　　）

A. 无排卵性异常子宫出血

B. 黄体功能异常

C. 黄体功能不足

D. 子宫内膜脱落不全

E. 围排卵期出血

725. 女性，35 岁，进行性痛经加重一年余。妇检：子宫后倾，质硬球状，附件未及异常。最可能的诊断　　　　　　　　　　　　　　（　　）

A. 子宫内膜异位症　B. 子宫肌瘤

C. 子宫肌炎　　　　D. 子宫腺肌症

E. 子宫肉瘤

726. 原发性痛经的治疗措施哪项不正确　　　　　　　　　　　　　　　（　　）

A. 子宫切除术

B. 抑制排卵药物

C. 宫颈管扩张术、神经切除术

D. 心理治疗、低脂素食

E. 前列腺素合成酶抑制剂

727. 闭经是指停经　　　　　　（　　）

A. 至少 3 个月　　　B. 至少 3 个周期

C. 至少 4 个月　　　D. 至少 4 个周期

E. 至少 12 个月

728. Asherman 综合征是指　　（　　）

A. 宫腔粘连闭经　　B. 染色体异常闭经

C. 垂体功能低下闭经　D. 高催乳激素血症

E. 下丘脑性闭经

729. 孕激素可用于哪种闭经患者　（　　）

A. 卵巢功能早衰

B. 幼稚型子宫

C. 子宫内膜高度萎缩

D. 子宫内膜已受雌激素影响

E. 子宫性闭经

730. 超声诊断多囊卵巢综合征的依据是一侧或双侧卵巢内各有小卵泡数 （　）

A. ≥12 个　　　　B. ≥16 个

C. ≥8 个　　　　D. ≥6 个

E. ≥10 个

731. 下列有关绝经综合征临床表现的叙述错误的是 （　）

A. 月经紊乱是绝经过渡期的常见症状

B. 血管舒缩症状的主要表现为潮热

C. 记忆力减退也较常见

D. 绝经后骨质疏松最常发生在绝经一年内

E. 可出现血压升高或血压波动

732. 妇女绝经相关骨质疏松症防治措施中，下列哪项更重要 （　）

A. 合理的膳食　　B. 性激素补充疗法

C. 充足的日光照射　D. 补充钙和维生素

E. 降钙素治疗

733. 下列哪项不是 HRT 的禁忌证 （　）

A. 已知或怀疑妊娠

B. 原因不明的阴道出血

C. 已知或怀疑患有乳腺癌

D. 胃肠道疾病

E. 动脉血栓栓塞性疾病

734. 关于性激素治疗，下列说法错误的是 （　）

A. 绝经期妇女 HRT 治疗者须了解绝经期方面的知识

B. 绝经期妇女 HRT 治疗者须随访

C. 绝经期妇女 HRT 治疗者应进行体育锻炼

D. HRT 治疗按规定予以统一剂量

E. 绝经期妇女 HRT 治疗应注意合理膳食

735. 老年女性，绝经 5 年后出现阴道流血，应首先排除 （　）

A. 生殖道恶性肿瘤　B. 子宫肌瘤

C. 阴道炎　　　　D. 宫颈息肉

E. 宫颈炎症

736. 女性患者，28 岁，停经 40 天，突发左下腹撕裂样疼痛伴肛门坠胀，应首先考虑 （　）

A. 黄体破裂　　　B. 卵巢囊肿蒂扭转

C. 难免流产　　　D. 异位妊娠

E. 先兆流产

737. 关于卵巢生理性囊肿不正确的是（　）

A. 直径通常小于 5 cm B. 需手术治疗

C. 多为单纯囊性　　D. 多为单侧

E. 可观察 2～3 个月

738. 女性患者，45 岁，发现附件区包块，与盆底及子宫广泛粘连，活动性差，无需考虑下列哪种疾病 （　）

A. 卵巢囊肿蒂扭转　B. 子宫内膜异位症

C. 盆腔炎症　　　D. 妇科恶性肿瘤

E. 盆腔结核

739. 下列哪项不是子宫内膜活组织检查的禁忌证 （　）

A. 急性、亚急性生殖道炎症

B. 不孕症

C. 可疑妊娠

D. 急性严重全身性疾病

E. 术前体温＞37.5℃

740. 下列哪项是目前公认的宫颈癌的主要病因 （　）

A. HPV 感染　　　B. 性生活过早

C. 免疫功能低下　　D. 多个性伴侣

E. 多产

741. 下列哪种情况不宜用宫腔镜检查或治疗 （　）

A. 子宫内膜息肉　　B. 疑宫腔粘连

C. 急性生殖道感染　D. 复发性流产

E. 异常子宫出血

742. 关于子宫切除术适应证的描述哪项是错误的 （　）

A. 排卵障碍性异常子宫出血

B. 植入性胎盘

C. 子宫腺肌症

D. 宫颈原位癌

E. 子宫肌瘤

743. 下列关于子宫切除术前评估正确的是 （　）

A. 术前常规预防性应用抗生素

B. 术前常规行胃肠镜检查

C. 术前常规行宫颈细胞学检查，排除隐匿性癌肿

D. 术前常规诊断性刮宫

E. 术前常规宫颈活检排除子宫颈癌

744. 关于卵巢切除术适应证正确的是（　）

A. 生育年龄，良性肿瘤

B. 卵巢囊肿蒂扭转

C. 子宫内膜异位囊肿

D. 卵巢上皮性肿瘤

E. 卵巢黄体破裂

745. 女性患者,45 岁,术中探查左侧输卵管卵巢脓肿,适宜的手术范围是 （　　）
A. 左侧附件切除
B. 双侧附件切除
C. 全子宫＋双附件切除
D. 脓肿剥除
E. 脓肿切开引流

746. 女性患者,30 岁,G_1P_0,妇检发现右侧卵巢囊肿,直径约 7 cm,活动度良好,怀疑为成熟性畸胎瘤,最适宜的手术是 （　　）
A. 右侧卵巢囊肿剥除术＋快速病检
B. 右侧输卵管切除术
C. 右侧附件切除术
D. 全子宫切除术
E. 全子宫＋右侧卵巢囊肿剥除术

747. 附件切除术中,在处理下列哪个部位时应注意避免损伤输尿管 （　　）
A. 圆韧带
B. 骶韧带
C. 固有韧带
D. 骨盆漏斗韧带
E. 阔韧带

748. 经腹全子宫切除术中,为防止盆底脱垂,可将阴道残端加固于 （　　）
A. 骨盆漏斗韧带
B. 圆韧带
C. 阔韧带
D. 骶主韧带
E. 卵巢固有韧带

749. 前庭大腺脓肿行前庭大腺造口术,切口应位于 （　　）
A. 大阴唇外侧
B. 大阴唇内侧
C. 囊肿表面皮肤与黏膜交界处
D. 小阴唇外侧
E. 小阴唇内侧

750. 附件切除术中出血常见于 （　　）
A. 骨盆漏斗韧带处理不当
B. 阔韧带处理不当
C. 固有韧带处理不当
D. 圆韧带处理不当
E. 输卵管峡部处理不当

751. 下列哪项不是经阴道子宫切除术的优点 （　　）
A. 术中出血少
B. 术后恢复快
C. 患者易于接受
D. 术后肠粘连少
E. 符合微创理念

752. 下面不属于阴道正常菌群的是 （　　）
A. 乳酸杆菌
B. 葡萄球菌

C. 支原体
D. 衣原体
E. 加德纳菌

753. 慢性宫颈炎的病理不包括 （　　）
A. 宫颈糜烂样改变
B. 宫颈肥大
C. 宫颈息肉
D. 宫颈上皮内瘤变
E. 宫颈腺囊肿

754. 鳞柱交界的描述哪项是正确的 （　　）
A. 此部位不变
B. 新生女婴柱状上皮内移
C. 幼女柱状上皮外移
D. 青春期柱状上皮外移
E. 绝经后柱状上皮外移

755. 子宫肌瘤的发生最可能与哪项有关 （　　）
A. 雌激素
B. 孕激素
C. 绒毛膜促性腺激素
D. 生长激素
E. 促性腺激素

756. 可引起子宫内膜增生的卵巢肿瘤是 （　　）
A. 浆液性肿瘤
B. 黏液性肿瘤
C. 颗粒细胞瘤
D. 无性细胞瘤
E. 内胚窦瘤

757. 绝经 6 年患者,阴道阵发性排血水样液体半月,伴右下腹隐痛,最可能诊断为 （　　）
A. 宫颈癌
B. 卵巢癌
C. 子宫内膜癌
D. 输卵管癌
E. 子宫肉瘤

758. 围绝经期排卵障碍性异常子宫出血患者子宫出血量特别大,面色苍白伴心慌,宜采取哪种紧急措施止血 （　　）
A. 黄体酮
B. 诊断性刮宫
C. 雌激素
D. 子宫切除术
E. 雄激素

759. 行全子宫加双附件切除,不需要切断的韧带是 （　　）
A. 主韧带
B. 卵巢固有韧带
C. 卵巢悬韧带
D. 阔韧带
E. 宫骶韧带

760. 行全子宫切除,不需要切断的韧带是 （　　）
A. 主韧带
B. 卵巢固有韧带
C. 卵巢悬韧带
D. 阔韧带
E. 圆韧带

761. 下列与保持子宫前倾位有关的韧带是 （　　）
A. 圆韧带
B. 阔韧带

C. 卵巢固有韧带　　　D. 骨盆漏斗韧带

E. 主韧带

762. 子宫峡部的下端是　　　　　（　　）

A. 解剖学内口　　　B. 宫颈外口

C. 鳞柱状上皮交界处　D. 组织学内口

E. 移行带

763. 关于生殖器解剖,下列说法错误的是

（　　）

A. 肛提肌位于盆底内层

B. 子宫肌层外层纵行,内层环行,中层交织

C. 阔韧带外 1/3 为骨盆漏斗韧带

D. 前庭大腺开口于阴道前庭前方

E. 主韧带起固定宫颈的作用

764. 输卵管的形态由内向外可分为　（　　）

A. 间质部、峡部、壶腹部、伞部

B. 间质部、壶腹部、峡部、伞部

C. 峡部、间质部、壶腹部、伞部

D. 峡部、壶腹部、间质部、伞部

E. 壶腹部、峡部、间质部、伞部

765. 关于卵巢的叙述,错误的是　（　　）

A. 是一对扁椭圆形的性腺

B. 成年妇女的卵巢约 4 cm×3 cm×1 cm

C. 卵巢门是指卵巢系膜连接于阔韧带的后叶的部位

D. 卵巢外侧以卵巢固有韧带连于骨盆壁

E. 卵巢表面无腹膜覆盖

766. 女,29岁,有进行性加重的经期右下腹胀痛 4 年及婚后不孕 2 年。查体:一般情况良好,子宫大小正常,后倾,粘连,右卵巢囊性增大直径约 6 cm,不活动,下述哪种疾病的可能性最大 （　　）

A. 子宫肌瘤　　　　B. 右卵巢卵泡囊肿

C. 子宫内膜异位症　　D. 右输卵管卵巢囊肿

E. 右卵巢畸胎瘤

767. 细菌性阴道病的病原体,不包括　（　　）

A. 加德纳菌　　　　B. 厌氧菌

C. 衣原体　　　　　D. 支原体

E. 消化链球菌

768. 女,30岁,有不洁性生活史,尿频、尿急、尿痛 2 天,轻度发热,伴外阴瘙痒、灼热感,白带增多,呈脓性,妇科检查示尿道口与阴道口充血伴多量脓性分泌物,引起该病最可能的病原体为（　　）

A. 支原体　　　　　B. 阴道毛滴虫

C. 淋病奈瑟菌　　　D. 假丝酵母菌

E. 加德纳菌

769. 尖锐湿疣的病原体是　　　（　　）

A. 人乳头瘤病毒　　　B. 苍白螺旋体

C. 人免疫缺陷病毒　　D. 白色念珠菌

E. 巨细胞病毒

770. 萎缩性阴道炎的治疗,应选用下列哪种药物治疗　　　　　　　　　　　　（　　）

A. 孕激素制剂　　　　B. 雌激素制剂

C. 雄激素制剂　　　　D. 糖皮质激素

E. 口服抗生素

771. 宫颈与阴道黏膜可见散在的红色斑点,宫颈似"草莓样",应考虑的诊断为　　　（　　）

A. 细菌性阴道病

B. 外阴阴道假丝酵母菌病

C. 链球菌性阴道炎

D. 滴虫阴道炎

E. 急性宫颈炎

772. 以下关于阴道炎的描述正确的是（　　）

A. 细菌性阴道病的分泌物特点是稀薄、呈泡沫状

B. VVC 时阴道 pH 值＞4.5

C. 滴虫阴道炎的显微镜检查特点是多量线索细胞

D. 细菌性阴道病氨试验呈阳性

E. 细菌性阴道病阴道分泌物 pH 值＜4.5

773. 淋病的首选治疗　　　　　（　　）

A. 青霉素类抗生素　　B. 头孢类抗生素

C. 抗厌氧菌类药物　　D. 抗真菌类药物

E. 大环内酯类抗生素

774. 下列哪种生殖器炎症是经生殖道黏膜上行蔓延传播　　　　　　　　　　（　　）

A. 梅毒　　　　　　B. 盆腔结核

C. 淋病　　　　　　D. 滴虫阴道炎

E. 阴道假丝酵母菌病

775. 梅毒的首选治疗药物为　　　（　　）

A. 青霉素类抗生素　　B. 头孢类抗生素

C. 抗厌氧菌类药物　　D. 大环内酯类抗生素

E. 喹诺酮类抗生素

776. 下列哪种生殖器炎症是经血行传播

（　　）

A. 梅毒　　　　　　B. 盆腔结核

C. 淋病　　　　　　D. 滴虫阴道炎

E. 衣原体感染

777. 排卵障碍性异常子宫出血的辅助检查,描述错误的为　　　　　　　　　（　　）

A. 均应行诊断性刮宫,以排除子宫内膜病变

B. 有性生活的女性应行妊娠试验排除妊娠

C. 应行凝血功能及血常规检查

D. 必要时行性激素测定

E. 超声检查以了解子宫大小、形状及宫腔内情况

778. 女性,15 岁,于 14 岁初潮,行经第 1 天腹痛最剧,持续 2～3 天缓解,伴恶心、呕吐。肛门检查:子宫正常大小,双侧附件(一),应诊断为(　　)

　　A. 无排卵性功血　　　B. 原发性痛经
　　C. 子宫内膜异位症　　D. 继发性痛经
　　E. 子宫腺肌症

779. 已婚育龄妇女,孕激素试验阴性者,需进一步行何种检查　　　　　　　　　(　　)

　　A. 雌孕激素序贯试验 B. 诊断性刮宫
　　C. 妊娠相关指标测定 D. 垂体兴奋试验
　　E. 性激素测定

780. 为了解卵巢功能,下列检查中最简便易行的是　　　　　　　　　　　　(　　)

　　A. 基础体温测定　　　B. 子宫内膜活检
　　C. 阴道细胞涂片　　　D. 性激素的测定
　　E. B 型超声检查

781. 多囊卵巢综合征的预防保健不包括下列哪项　　　　　　　　　　　　　(　　)

　　A. 快速减肥
　　B. 长期无排卵的 PCOS 可采用口服避孕药,监测子宫内膜厚度
　　C. 控制饮食
　　D. 坚持适合个人的体育锻炼
　　E. 戒烟、戒酒

782. 导致尿瘘的主要原因是　　　　(　　)

　　A. 产伤　　　　　　　B. 生殖道肿瘤
　　C. 放疗　　　　　　　D. 长期使用子宫托
　　E. 医源性损伤

783. 子宫肌瘤的变性,不包括的是　(　　)

　　A. 玻璃样变　　　　　B. 钙化
　　C. 凝固性坏死　　　　D. 红色样变
　　E. 囊性变

784. 对于已婚未育、患子宫肌瘤女性,需手术治疗,最佳手术方式是　　　　　(　　)

　　A. 子宫肌瘤剔除术　B. 子宫次全切除术
　　C. 子宫全切除术　　D. 次广泛子宫切除术
　　E. 筋膜外子宫切除术

785. 与宫颈癌密切相关的 HPV 病毒类型为　　　　　　　　　　　　　　　　(　　)

　　A. HPV16、18、31、45 B. HPV6、11、31、40
　　C. HPV6、16、33、42　D. HPV18、31、40、42
　　E. HPV11、42、43、52

786. 确诊早期宫颈癌的依据是　　(　　)

　　A. 白带多,性交后偶有血性白带

B. 阴道镜检查
C. 宫颈及宫颈管活组织检查
D. 宫颈刮片细胞学检查
E. HPV 检测

787. 50 岁女性,G_5P_5,绝经 3 年,阴道不规则流血 1 个月。妇科检查:外阴阴道正常,宫颈肥大、糜烂、触之易出血,子宫后屈、稍大,双侧附件未见异常。该病人绝经后最可能的出血原因是 (　　)

　　A. 子宫颈炎　　　　　B. 子宫内膜癌
　　C. 子宫颈癌　　　　　D. 子宫内膜炎
　　E. 输卵管癌

788. 关于卵巢良性肿瘤的特点,以下描述错误的是　　　　　　　　　　　　　(　　)

　　A. 病程长,肿块逐渐增大
　　B. 多为单侧
　　C. 多呈囊性
　　D. B 超下可见卵巢肿块边界不清
　　E. 肿瘤标志物多正常

789. 下列哪项操作可能会增加子宫内膜异位症的发生　　　　　　　　　　　(　　)

　　A. 人流吸宫术时不要突然降低负压,以防止宫内容物进入腹腔
　　B. 行输卵管通液术宜在月经干净后立即进行
　　C. 行妇科手术,注意保护手术切口
　　D. 宫颈管狭窄或子宫过度后屈者应纠正,防止经血倒流
　　E. 经期避免妇科检查

790. 子宫内膜异位症的最佳诊断方法是　　　　　　　　　　　　　　　　　(　　)

　　A. 盆腔 B 超
　　B. 诊断性刮宫活组织检查
　　C. 腹腔镜检查
　　D. 子宫输卵管碘油造影
　　E. 血 CA125 检查

791. 子宫内膜异位症的临床特征,以下描述错误的是　　　　　　　　　　　(　　)

　　A. 痛经进行性加重　B. 慢性盆腔痛
　　C. 本病不孕率达 10% D. 性交不适
　　E. 月经异常

792. 早绝经是指妇女　　　　　　(　　)

　　A. 30 岁以前绝经　　B. 35 岁以前绝经
　　C. 40 岁以前绝经　　D. 45 岁以前绝经
　　E. 48 岁前绝经

793. 围绝经期妇女内分泌变化主要表现为　　　　　　　　　　　　　　　　(　　)

　　A. FSH 升高,LH 升高,雌激素水平与孕激素

水平下降

  B. FSH 升高,LH 下降,雌、孕激素水平不变

  C. FSH 下降,LH 升高,雌、孕激素水平升高

  D. FSH 不变,LH 升高,雌、孕激素水平升高

  E. FSH 下降,LH 下降,雌、孕激素水平下降

794. 下列围绝经期症状可能不是因为雌激素下降所致的是 （　　）

  A. 月经紊乱

  B. 骨质疏松

  C. 潮红潮热

  D. 泌尿生殖道萎缩症状

  E. 萎缩性阴道炎

795. 围绝经期综合征的诊断标准不包括 （　　）

  A. FSH>40U/L,且 E2<(10~20)pg/mL

  B. FSH<40 U/L,且 E2<(10~20)pg/mL

  C. 排除生殖系统器质性病变

  D. 排除甲状腺疾病

  E. 排除心血管疾病

796. 围绝经期综合征典型的症状为 （　　）

  A. 潮红、潮热、出汗

  B. 月经期延长或缩短、经量增多或减少

  C. 腰背痛、水肿、单纯肥胖

  D. 外阴阴道炎、泌尿系感染

  E. 心血管病变

797. 下列哪项不是围绝经期综合征的临床表现 （　　）

  A. 血管舒缩症状:潮红、潮热、出汗、血压波动等

  B. 体重下降

  C. 外阴、阴道炎、泌尿系感染、关节痛

  D. 月经改变

  E. 关节痛

798. 下列哪项不是激素补充治疗用药过程中的注意事项 （　　）

  A. 用药期间监测基础体温

  B. 有条件者可考虑定期行肝肾功能及血脂检查

  C. 用药前详细询问病史

  D. 定期随访检查乳腺和子宫

  E. 定期行宫颈刮片检查

799. 围绝经期激素补充治疗可能增加下列哪种疾病的发生率 （　　）

  A. 卵巢肿瘤　　　　B. 乳腺癌

  C. 宫颈癌　　　　　D. 输卵管癌

  E. 子宫肉瘤

800. 关于激素补充治疗的适应证,正确的是 （　　）

  A. 血卟啉症

  B. 泌尿生殖道萎缩的问题

  C. 不明原因的子宫出血

  D. 子宫内膜异位症

  E. 系统性红斑狼疮

801. 激素补充治疗常用方法,错误的是 （　　）

  A. 绝经多年的妇女选用雌孕激素连续联合治疗

  B. 已切除子宫的妇女常规使用孕激素

  C. 泌尿生殖道症状可局部使用雌激素软膏

  D. 激素补充治疗需权衡利弊,制定个体化治疗方案

  E. 激素替代疗法应用最低有效剂量

802. 关于绝经后骨质疏松症的治疗,错误的是 （　　）

  A. 黄体酮　　　　　B. 激素补充治疗

  C. 降钙素　　　　　D. 双磷酸盐类

  E. 补充钙剂

803. 妇科病人手术前常需灌肠以清洁肠道,下列哪种病人术前严禁灌肠 （　　）

  A. 子宫肌瘤　　　　B. 子宫脱垂

  C. 宫颈癌　　　　　D. 宫外孕

  E. 卵巢癌

804. 拟做宫颈刮片或阴道涂片细胞学检查时,可用的润滑剂是 （　　）

  A. 液状石蜡　　　　B. 乙醇

  C. 生理盐水　　　　D. 肥皂水

  E. 碘伏

805. 急性盆腔炎的病因不包括 （　　）

  A. 产后或流产后感染　B. 宫腔内手术后感染

  C. 输卵管积水　　　D. 经期卫生不良

  E. 邻近器官炎症直接蔓延

806. 月经脱落的子宫内膜包括 （　　）

  A. 致密层　　　　　B. 海绵层

  C. 基底层　　　　　D. 致密层和基底层

  E. 海绵层和致密层

807. 下列哪种疾病的治疗首选雌激素 （　　）

  A. 子宫内膜异位症　B. 子宫肌瘤

  C. 绝经综合征　　　D. 卵巢肿瘤

  E. 宫颈癌

808. 继发性闭经是指曾建立正常月经,因某种病理性原因而月经停止几个月以上者 （　　）

  A. 4 个月　　　　　B. 6 个月

C. 8 个月　　　　　　 D. 12 个月

E. 10 个月

809. 基础体温测定至少必须连续测定（　　）

A. 1 个月　　　　　　 B. 2 个月

C. 3 个月　　　　　　 D. 4 个月

E. 6 个月

810. 正常妇女排卵后基础体温可升高（　　）

A. 0.1～0.2℃　　　　 B. 0.3～0.5℃

C. 0.6～1℃　　　　　 D. 1℃

E. 0.6～0.8℃

811. 激素替代治疗的适应证,以下哪项除外

（　　）

A. 血管栓塞性疾病　　 B. 泌尿道感染

C. 萎缩性阴道炎　　　 D. 潮热

E. 骨质疏松

812. 激素替代治疗的禁忌证,以下哪项除外

（　　）

A. 妊娠　　　　　　　 B. 原因不明子宫出血

C. 骨质疏松　　　　　 D. 乳癌

E. 子宫内膜癌

813. 治疗青春期排卵障碍性异常子宫出血最常用来止血的药物是（　　）

A. 雌激素　　　　　　 B. 孕激素

C. 雄激素　　　　　　 D. 三合激素

E. 缩宫素

814. 调整绝经过渡期排卵障碍性异常子宫出血病人月经周期最常采用的方法是（　　）

A. 人工周期

B. 雌、孕激素合并疗法

C. 后半周期疗法

D. 雄激素疗法

E. 雌激素疗法

815. 人工流产后的闭经首先考虑为哪种闭经

（　　）

A. 子宫性闭经　　　　 B. 卵巢性闭经

C. 垂体性闭经　　　　 D. 下丘脑性闭经

E. 中枢性闭经

816. 席汉氏综合征引起的闭经属于　（　　）

A. 子宫性闭经　　　　 B. 卵巢性闭经

C. 垂体性闭经　　　　 D. 下丘脑性闭经

E. 中枢性闭经

817. 患者 24 岁,已婚,停经 36 天后出现阴道流血,持续 7 天,基础体温测定呈单相型,应考虑诊断是（　　）

A. 无排卵异常子宫出血

B. 黄体萎缩不全

C. 黄体功能不足

D. 流产

E. 围排卵期出血

818. 预防子宫颈癌的内容,不正确的是

（　　）

A. 提倡晚婚晚育

B. 积极治疗宫颈疾病

C. 30 岁以上妇女每 3～5 年普查一次

D. 重视接触性出血的症状

E. 定期妇科普查

819. 筛查早期宫颈癌最常用的方法是什么

（　　）

A. 窥器检查

B. 阴道镜检查

C. 宫腔镜检查

D. 宫颈刮片细胞学检查

E. HPV 检测

820. 早期宫颈癌阴道出血的特点是　（　　）

A. 接触性出血　　　　 B. 不规则出血

C. 排卵期出血　　　　 D. 绝经后出血

E. 月经期延长

821. 子宫颈癌好发于哪个部位　　　（　　）

A. 子宫颈阴道部

B. 子宫颈鳞一柱状上皮交界处

C. 子宫颈管内

D. 子宫峡部

E. 子宫颈阴道上部

822. 以下哪项属于子宫颈癌Ⅱ期　　（　　）

A. 病变局限于宫颈

B. 癌浸润膀胱黏膜

C. 癌累及阴道,但未达阴道下 1/3

D. 癌累及阴道下 1/3

E. 病变侵犯宫体

823. 子宫颈癌手术治疗适用于　　　（　　）

A. ⅠA～ⅡA　　　　　 B. 各期

C. 晚期或复发　　　　 D. Ⅲ～Ⅳ

E. ⅡB～Ⅲ

824. 女性生殖器最常见的良性肿瘤为（　　）

A. 外阴脂肪瘤　　　　 B. 外阴纤维瘤

C. 黄体囊肿　　　　　 D. 子宫肌瘤

E. 卵巢纤维瘤

825. 子宫肌瘤病人最常见的症状是　（　　）

A. 腹部肿块　　　　　 B. 白带增多

C. 月经改变　　　　　 D. 压迫症状

E. 痛经

826. 子宫肌瘤继发贫血,最常见于　（　　）

A. 浆膜下子宫肌瘤　　B. 黏膜下子宫肌瘤

C. 肌瘤囊性变性　　　D. 肌瘤红色变性

E. 多发性肌瘤

827. 32 岁,子宫正常大小,子宫黏膜下肌瘤脱入阴道内,应行　　　　　　　　　　（　　）

A. 随访观察　　　　　B. 雄激素治疗

C. 经腹肌瘤剔除术　　D. 经阴道肌瘤摘除术

E. 腹腔镜手术

828. 关于子宫肌瘤,哪项描述正确　（　　）

A. 由子宫平滑肌组织增生而成

B. 常恶变

C. 无症状患者很少

D. 好发于 20 岁以下妇女

E. 很少多发

829. 关于子宫肌瘤,哪项描述是错误的

（　　）

A. 很少多发　　　　　B. 肌壁间肌瘤最常见

C. 恶变率低　　　　　D. 与雌激素有关

E. 育龄期妇女多见

830. 子宫内膜癌常用的诊断方法,哪项除外

（　　）

A. 阴道镜　　　　　　B. 宫腔镜

C. B 型超声波检查　　D. 诊断性刮宫

E. CT 检查

831. 子宫内膜癌早期白带的改变为　（　　）

A. 水样或水样血性　　B. 脓性

C. 脓血性　　　　　　D. 白带有臭味

E. 米泔水样

832. 60 岁妇女,主诉绝经 10 年之后重现阴道流血。妇科检查:子宫稍大,较软,附件（一）。首要怀疑的疾病是　　　　　　　　　　　　（　　）

A. 萎缩性阴道炎　　　B. 子宫肌瘤

C. 宫颈糜烂样改变　　D. 子宫内膜癌

E. 子宫肉瘤

833. 子宫内膜癌的治疗方法首选　（　　）

A. 手术治疗　　　　　B. 放射治疗

C. 化学治疗　　　　　D. 联合治疗

E. 孕激素治疗

834. 协助诊断子宫内膜癌经济有效的方法是

（　　）

A. 阴道后穹隆脱落细胞检查

B. 诊断性刮宫

C. 分段诊断性刮宫

D. 宫腔冲洗法

E. 宫颈刮片

835. 子宫内膜癌的高危因素不包括哪项

（　　）

A. 长期服用孕激素　　B. 肥胖

C. 高血压　　　　　　D. 糖尿病

E. 长期服用雌激素

836. 患者 50 岁,绝经 2 年,阴道不规则少许出血半个月,阴道不充血,宫颈光滑,宫体稍大,诊刮内膜为豆渣状。可能为　　　　　　　（　　）

A. 围绝经期无排卵异常子宫出血

B. 子宫内膜癌

C. 生殖器结核

D. 黏膜下子宫肌瘤

E. 子宫内膜息肉

837. 患者 50 岁,临床诊断为宫颈鳞状上皮癌 ⅠB 期,手术应选择　　　　　　　　（　　）

A. 宫颈锥形切除术

B. 全子宫切除术

C. 广泛性子宫切除术

D. 广泛性子宫切除术和盆腔淋巴结清除术

E. 次广泛子宫切除术

838. 卵巢肿瘤最常见的并发症是哪项（　　）

A. 肿瘤破裂　　　　　B. 盆腔感染

C. 蒂扭转　　　　　　D. 恶性变

E. 钙化

839. 属于卵巢上皮性肿瘤的是　　　（　　）

A. 浆液性囊腺瘤　　　B. 无性细胞瘤

C. 内胚窦瘤　　　　　D. 颗粒细胞瘤

E. 皮样囊肿

840. 最常见的多房性卵巢肿瘤是　　（　　）

A. 浆液性囊腺瘤　　　B. 黏液性囊腺瘤

C. 良性囊性畸胎瘤　　D. 卵泡膜细胞瘤

E. 子宫内膜样肿瘤

841. 临床常见的卵巢恶性肿瘤是　　（　　）

A. 浆液性囊腺癌　　　B. 子宫内膜样癌

C. 无性细胞癌　　　　D. 颗粒细胞瘤

E. 卵泡膜细胞瘤

842. 容易继发胸、腹水的卵巢良性肿瘤是

（　　）

A. 浆液性囊腺瘤　　　B. 皮样囊肿

C. 纤维瘤　　　　　　D. 卵泡膜细胞瘤

E. 颗粒细胞瘤

843. 生殖器恶性肿瘤对妇女威胁最大的是

（　　）

A. 外阴癌　　　　　　B. 阴道癌

C. 卵巢癌　　　　　　D. 子宫内膜癌

E. 子宫颈癌

844. 测定卵巢功能的手段不包括 （　）
　　A. 基础体温测定
　　B. 阴道细胞学检查
　　C. 宫颈黏液涂片检查
　　D. 宫颈黏液精液结合试验
　　E. B 型超声检查

845. 卵巢恶性肿瘤的特点符合的是 （　）
　　A. 肿瘤生长迅速　　B. 肿瘤表面光滑
　　C. 病程较长　　　　D. 多为囊性
　　E. 活动度好

846. 最常用于诊断卵巢肿瘤的辅助手段为下列哪项 （　）
　　A. CT 检查　　　　B. B 超检查
　　C. 腹部平片　　　　D. 腹腔镜检查
　　E. 核磁共振

847. 患者 31 岁,已婚,月经正常,妇科检查发现:子宫大小正常,右侧附件扪及拳头大小的表面光滑、活动的囊包块,最大可能是 （　）
　　A. 恶性卵巢癌　　　B. 良性卵巢肿瘤
　　C. 子宫肌瘤　　　　D. 黄素囊肿
　　E. 阔韧带肌瘤

848. 患者 39 岁,卵巢囊肿直径 4 cm,月经正常,恰当的处理措施为 （　）
　　A. 严密观察 1～2 个月,肿物继续增大则手术
　　B. 立即行患侧卵巢切除术
　　C. 按多囊卵巢处理,促排卵
　　D. 预防性化疗
　　E. 立即行患侧卵巢囊肿剥除术

849. 下列哪一项不是卵巢肿瘤并发症（　）
　　A. 红色变性　　　　B. 破裂
　　C. 感染　　　　　　D. 恶变
　　E. 蒂扭转

850. 关于卵巢肿瘤,下列哪项描述不正确 （　）
　　A. 是女性生殖器常见肿瘤
　　B. 缺乏有效诊断方法
　　C. 恶性肿瘤 5 年存活率 25%～30%
　　D. 肿瘤类型不多
　　E. 深居盆腔早期病变不易发现

851. 全身肿瘤类型最多的器官是 （　）
　　A. 子宫　B. 卵巢　C. 胃　　D. 肝脏
　　E. 输卵管

852. 患者 19 岁少女,自觉腹部包块半年,未见迅速增大,月经正常。查体:下腹偏右可触及囊性包块,如儿头大小,活动佳,腹部 X 光片见右下腹数块大小不等的钙化影。应诊断为 （　）

A. 结核性盆腔炎　　B. 卵巢皮样囊肿
C. 子宫肌瘤　　　　D. 卵巢癌
E. 卵巢无性细胞瘤

853. 镜下早期宫颈浸润癌为 （　）
　　A. 癌变局限于上皮内
　　B. 癌变未破坏基底膜
　　C. 癌变累及腺体
　　D. 癌变破坏基底膜但不超过 5 mm
　　E. 癌变破坏基底层但不超过 7 mm

854. 宫颈外口达以下哪个位置可诊断为子宫脱垂 （　）
　　A. 坐骨结节水平以上　B. 坐骨结节水平以下
　　C. 坐骨棘水平以上　　D. 坐骨棘水平以下
　　E. 处女膜缘

855. 子宫内膜异位症最典型的症状是什么 （　）
　　A. 继发性进行性加重的痛经
　　B. 肛门坠胀
　　C. 性交痛
　　D. 不孕
　　E. 月经失调

856. 子宫内膜异位症最常发生在 （　）
　　A. 子宫肌层　　　　B. 子宫直肠陷凹
　　C. 卵巢　　　　　　D. 子宫骶骨韧带
　　E. 输卵管

857. 阴道镜检查的适应证不包括 （　）
　　A. 有接触性出血
　　B. 慢性宫颈炎治疗无效
　　C. 可能有阴道肿瘤
　　D. 宫腔粘连
　　E. TCT 检查异常

858. 宫腔镜检查的禁忌证 （　）
　　A. 异常子宫出血
　　B. 不孕症
　　C. 急性及亚急性生殖道炎症
　　D. 宫腔粘连
　　E. 宫腔息肉

859. 关于子宫内膜异位症痛经的特点,错误的是 （　）
　　A. 多为原发性痛经
　　B. 继发性渐进性加重的痛经
　　C. 痛经伴有肛门坠痛和性交痛
　　D. 痛经与卵巢周期有明显的相关性
　　E. 疼痛程度不一定与病灶大小成正比

860. 下列哪项不是更年期妇女的社会心理特点 （　）

A. 焦虑心理反应　　B. 兴奋心理反应

C. 悲观心理反应　　D. 个性行为的改变

E. 性心理的改变

861. 下列哪一项关于内外生殖器检查前注意事项不正确 　　　　　　（　）

A. 受检者先排空大、小便

B. 重新核对普查表中有关内容

C. 月经期可做阴道检查

D. 每检查一人,应更换置于臀部下的垫单

E. 老年妇女宜用小号窥阴器

862. 卵巢分泌下列哪组类固醇激素 　（　）

A. 雌激素

B. 雌激素、孕激素

C. 雌激素、孕激素、雄激素

D. 前列腺素

E. 促性腺激素

863. 了解子宫内膜周期性变化的最可靠方法是 　　　　　　　　　　（　）

A. 镜检子宫颈黏液

B. 测定基础体温曲线

C. 测定雌激素在体内的含量

D. 诊断性刮宫行病理学检查

E. 阴道脱落细胞涂片检查

864. 关于女性外生殖器的解剖,正确的是

（　）

A. 女性外生殖器即会阴

B. 耻骨阜即阴阜

C. 双侧小阴唇前端为腹股沟韧带终止点

D. 前庭大腺称为斯氏腺

E. 阴道前庭为双侧大阴唇之间的菱形区

865. 雌激素分泌达高峰的时间是 　（　）

A. 排卵期和黄体中期

B. 排卵前 24～48 小时和黄体中期

C. 排卵后 24 小时和黄体中期

D. 排卵期和黄体末期

E. 排卵前 24 小时和黄体末期

866. 关于女性生殖器生理,正确的是 （　）

A. 排卵一般发生于月经周期第 14 天

B. 月经来潮时妇女的基础体温可升高 0.3～0.5℃

C. 月经来潮时子宫内膜自基底层剥脱

D. 排卵以后的卵泡称为闭锁卵泡

E. 正常月经第 23 天子宫内膜为晚分泌期

867. 女性生殖器的邻近器官下列哪项应除外

（　）

A. 膀胱　　　　　B. 输尿管

C. 阑尾　　　　　D. 乙状结肠

E. 直肠

868. 维持子宫在正常位置,是由于 　（　）

A. 盆底肌肉及其上下筋膜的支托

B. 膀胱和直肠的支托

C. 子宫 4 对韧带及盆底肌肉、筋膜的支托作用

D. 腹腔压力作用

E. 子宫 4 对韧带的作用

869. 宫体癌患者双卵巢有癌细胞侵犯,应选下列何种方法治疗 　　　　　　（　）

A. 手术治疗

B. 放射治疗

C. 放射治疗＋手术治疗

D. 化学治疗

E. 孕酮

870. 行子宫全切除术及左附件切除时应离断哪些韧带 　　　　　　　　　（　）

A. 双子宫圆韧带、双子宫阔韧带、左卵巢固有韧带

B. 双子宫圆韧带、双子宫阔韧带、双子宫主韧带、左卵巢固有韧带

C. 双子宫圆韧带、双子宫阔韧带、双子宫主韧带、双骶子宫韧带、右卵巢悬韧带、左卵巢固有韧带

D. 双子宫圆韧带、双子宫阔韧带、双子宫主韧带、双骶子宫韧带、左卵巢悬韧带、右卵巢固有韧带

E. 双子宫圆韧带、双子宫阔韧带、双骶子宫韧带

871. 妊娠足月胎盘的大体结构错误的是

（　）

A. 呈盘状,多为圆形或椭圆形

B. 重约 450～650 g

C. 中间厚,边缘薄,有胎儿面和母体面

D. 胎儿面有羊膜覆盖,脐带附着于中央附近

E. 母体面被绒毛膜隔形成若干浅沟分成母体叶

872. 关于子宫肌瘤下述正确的是 　（　）

A. 位于黏膜下的较浆膜下的多

B. 肌瘤组织中雌、孕激素受体的含量较低

C. 均需手术

D. 肌瘤肉瘤变性的较少

E. 子宫颈易发生肌瘤

873. 某患者,42 岁,因不规则阴道流血半年余,经诊断性刮宫未发现明显病变而行宫腔镜检查,在检查过程中出现恶心、呕吐、面色苍白、头晕、心率变慢、血压下降。此患者上述表现属于下列哪

种并发症 （ ）
    A. 子宫穿孔　　　　B. 精神过度紧张
    C. 宫颈损伤　　　　D. 心脑综合征
    E. 气体栓塞

874. 绝经后妇女出现血性白带,排除生殖器恶性肿瘤后,最常见的疾病是 （ ）
    A. 萎缩性阴道炎　　B. 宫颈息肉
    C. 宫颈糜烂样改变　D. 宫颈肥大
    E. 宫颈腺囊肿

875. 下列哪种不是治疗子宫内膜异位症的药物 （ ）
    A. 雌激素　　　　　B. 安宫黄体酮
    C. 孕三烯酮　　　　D. 丹那唑
    E. 口服避孕药

876. 下列哪项是治疗痛经的药物 （ ）
    A. 止血剂　　　　　B. 口服避孕药
    C. 促排卵药　　　　D. 雌激素
    E. 缩宫素

877. 患者,27 岁,近一年月经频发,经量多,月经周期 15～20 天,拟行诊断性刮宫,何时手术最恰当 （ ）
    A. 急诊当时
    B. 月经干净 3 天
    C. 月经前或月经来潮 6 小时内
    D. 排卵期
    E. 任意时间

878. 下列哪项是宫颈浸润癌的癌前病变 （ ）
    A. 宫颈纳氏囊肿　　B. 宫颈上皮内瘤变
    C. 宫颈肥大　　　　D. 宫颈糜烂样改变
    E. 宫颈息肉

879. 宫颈癌最常见的症状 （ ）
    A. 水肿　　　　　　B. 月经失调
    C. 黄色豆渣样白带　D. 接触性出血
    E. 腹痛

880. 宫颈癌最常见的转移途径是 （ ）
    A. 血行转移　　　　B. 种植转移
    C. 直接蔓延　　　　D. 播散性转移
    E. 沿生殖道黏膜转移

881. 上皮性卵巢癌的监测指标是 （ ）
    A. CEA　　　　　　B. CA125
    C. hCG　　　　　　D. AFP
    E. 性激素测定

882. 一女性,37 岁,体检发现左附件区一 8 cm×7 cm×5 cm 大小囊肿,肿瘤标志物正常,请问最佳处理是 （ ）

    A. 观察随访　　　　B. 腹腔镜探查术
    C. 化疗　　　　　　D. 活血化瘀中药治疗
    E. B超引导下囊肿穿刺术

883. 外阴阴道假丝酵母菌病的主要传播途径为 （ ）
    A. 母婴直接传播　　B. 体液传播
    C. 性交传播　　　　D. 内源性传染
    E. 接触污染衣物传播

884. 细菌性阴道病的典型临床表现为（ ）
    A. 阴道分泌物呈灰白色,稀薄均匀一致,有恶臭味
    B. 白色凝乳状或豆渣样白带,外阴瘙痒
    C. 黄色泡沫样白带,外阴瘙痒
    D. 血性白带,外阴痒、痛
    E. 脓性白带

885. 正常阴道中占优势的菌群是 （ ）
    A. 乳酸杆菌　　　　B. 加德纳菌
    C. 人型支原体　　　D. 葡萄球菌
    E. 棒状杆菌

886. 造成宫颈黏液涂片干后镜下见羊齿状结晶的激素是 （ ）
    A. 雌激素　　　　　B. 孕激素
    C. 雄激素　　　　　D. 催乳激素
    E. 甲状腺素

887. 采集妇科病史、临床思维过程中,以下哪项错误 （ ）
    A. 妇科最常见症状为阴道出血、下腹疼痛、下腹包块、异常排液
    B. 异常阴道出血常来自阴道、宫颈、子宫
    C. 异常阴道出血原因可有内分泌失调、异常妊娠、生殖器肿瘤、炎症或损伤
    D. 性交后出血,首先应考虑是否阴道损伤
    E. 下腹部实性包块,首先考虑子宫肌瘤的可能

888. 妇科检查的注意事项,以下哪项错误 （ ）
    A. 取膀胱截石位,先排空膀胱,必要时导尿
    B. 阴道流血必须检查时,应在消毒条件下检查
    C. 作宫颈细胞学检查或分泌物细菌培养时,应先检查后取材
    D. 未婚者,一般应行直肠腹壁检查
    E. 检查用器械必须消毒,臀部下垫清洁单,每人一块及时更换

889. 宫颈刮片细胞学检查,报告为巴氏Ⅱ级,应考虑为 （ ）

A. 正常 　　　　B. 炎症
C. 可疑癌 　　　D. 癌症
E. 以上都不是

890. 关于宫腔镜检查,以下哪项正确 （　　）
A. 主要用于探查异常子宫出血
B. 对诊断原发或继发不孕无帮助
C. 因为有冷光源指示,不会发生子宫穿孔
D. 有活动性出血时,应先检查然后刮宫
E. 必须在全身麻醉下进行

891. 关于淋病的描述,以下哪项错误 （　　）
A. 宫颈充血、水肿、脓性分泌物
B. 分泌物淋球菌培养阳性率低,不可靠
C. 分泌物涂片检查,找到革兰染色阴性双球菌,即可诊断
D. 作后穹隆穿刺,抽出液中可找到淋球菌
E. 淋病的治疗首选第三代头孢菌素

892. 淋菌性生殖道感染常见的传播途径为 （　　）
A. 经淋巴系统蔓延
B. 经血循环传播
C. 沿生殖道黏膜上行蔓延
D. 经血管和淋巴系统传播
E. 条件致病菌自发感染

893. 梅毒的传播途径,以下哪项正确 （　　）
A. 性行为直接接触感染
B. 输入污染的血制品
C. 通过胎盘传染给胎儿(垂直传播)
D. 阴道分娩,胎儿通过软产道被传染
E. 以上均可传染

894. 妊娠子宫颈的变化,下列选项错误的是 （　　）
A. 妊娠早期宫颈肥大
B. 宫颈呈紫蓝色,并变软
C. 接近临产时宫颈管变短,并出现轻度扩张
D. 宫颈鳞柱上皮交接部内移,出现假性糜烂
E. 宫颈管内腺体肥大,宫颈黏液分泌,形成黏液栓

895. 宫颈癌的好发部位是 （　　）
A. 宫颈鳞状上皮 　　B. 宫颈柱状上皮
C. 宫颈鳞状上皮化区 D. 宫颈移行带
E. 宫颈鳞状上皮化生区

896. 宫颈癌临床分期是根据 （　　）
A. 有无淋巴结转移 　B. 术后所见修订分期
C. 肉眼所见病灶大小 D. 病灶累及的范围
E. 临床症状严重程度

897. 关于分段刮宫哪项错误 （　　）

A. 是确诊子宫内膜癌最常用最可靠的方法
B. 先用小刮匙环刮宫颈管,再进宫腔刮内膜
C. 刮出物分瓶标记送病理检查
D. 必须进行全面、彻底刮宫
E. 当刮出多量豆渣样组织时应高度怀疑内膜癌

898. 关于宫颈癌早期症状下列哪项正确 （　　）
A. 阴道大量排液 　　B. 接触性出血
C. 反复阴道流血 　　D. 大腿及腰骶部疼痛
E. 排尿困难

899. 关于子宫肌瘤下述哪项正确 （　　）
A. 浆膜下肌瘤较黏膜下肌瘤发病率低
B. 肌瘤组织中雌激素含量少
C. 子宫肌瘤患者药物治疗效果差,均需手术
D. 发生肉瘤变者少见
E. 宫颈部位一般不会发生肌瘤

900. 适用于各期宫颈癌而疗效较好的是 （　　）
A. 手术治疗
B. 放射治疗
C. 化学疗法
D. 手术及放射综合治疗
E. 放疗及化疗综合治疗

901. 下列哪项不是子宫内膜癌的高危因素 （　　）
A. 肥胖 　　　　　B. 未婚
C. 糖尿病 　　　　D. 少产
E. 性生活紊乱

902. 下列哪项属于宫颈癌淋巴结转移的二级组 （　　）
A. 腹股沟浅淋巴结 　B. 输尿管旁淋巴结
C. 髂外淋巴结 　　　D. 闭孔淋巴结
E. 宫旁淋巴结

903. 依子宫肌瘤与子宫肌层的关系分类,子宫肌瘤可分为 （　　）
A. 宫体肌瘤与宫颈肌瘤
B. 带蒂肌瘤与无蒂肌瘤
C. 黏膜下肌瘤、浆膜下肌瘤、肌壁间肌瘤
D. 宫体肌瘤与阔韧带肌瘤
E. 平滑肌瘤与纤维瘤

904. 黏膜下子宫肌瘤最常见的症状是 （　　）
A. 下腹包块 　　　　B. 痛经
C. 月经过多,经期延长 D. 白带过多
E. 不育

905. 诊断性刮宫刮出多量豆腐渣样组织时,

应高度怀疑 （　　）

A. 无排卵异常子宫出血

B. 子宫内膜息肉

C. 不全流产

D. 子宫内膜癌

E. 子宫肉瘤

906. 子宫肌瘤与经血量增多关系密切的是

（　　）

A. 肌瘤的大小

B. 肌瘤的数目

C. 肌瘤生长的部位

D. 肌瘤与子宫肌层的关系

E. 发生的年龄

907. 子宫内膜癌Ⅱ期患者,首选的治疗措施

应是 （　　）

A. 放射治疗

B. 放疗后行全子宫及双附件切除术

C. 行扩大子宫全切及双附件切除术

D. 子宫广泛切除及双附件切除并行腹主动脉

及盆腔淋巴结清扫术

E. 大剂量孕激素类药物治疗

908. 子宫内膜癌癌前病变是 （　　）

A. 增生期子宫内膜

B. 子宫内膜单纯型增生

C. 子宫内膜复杂型增生

D. 子宫内膜不典型增生

E. 萎缩型子宫内膜

909. 宫颈糜烂样改变患者,活组织检查报告

鳞状上皮化,提示 （　　）

A. 癌前病变　　　　B. 不典型增生

C. 原位癌　　　　　D. 糜烂愈合过程

E. 宫颈息肉

910. 关于阴道炎,下列哪项是正确的 （　　）

A. 妊娠后不易发生滴虫阴道炎

B. 滴虫阴道炎夫妻间不会相互传染

C. 绝经后雌激素水平降低易引起萎缩性阴

道炎

D. 滴虫阴道炎用灭滴灵治疗,足量用药,一次

就可彻底治愈

E. 孕妇合并阴道假丝酵母菌病时为避免影响

胎儿,不用药物治疗

911. 较大的前庭大腺囊肿采用的治疗方法是

（　　）

A. 药物坐浴　　　　B. 应用抗生素

C. 局部热敷　　　　D. 囊肿造口术

E. 切开囊肿引流

912. 促进排卵和黄体生成的激素为 （　　）

A. FSH　　　　　　B. PRL

C. LH　　　　　　 D. PG

E. GnRH

913. 淋菌感染的潜伏期为 （　　）

A. 1～14 日　　　　B. 1 个月

C. 2 个月　　　　　D. 3 个月

E. 半年

914. 妊娠期子宫变化,下述选项错误的是

（　　）

A. 子宫各部的增长速度不一

B. 妊娠晚期大多数子宫不同程度左旋

C. 妊娠 12 周以后增大的子宫底超出盆腔

D. 妊娠 12～14 周后子宫有不规则的无痛性

收缩

E. 妊娠 12 周以后子宫峡部逐渐伸展、拉长、

变薄,逐渐形成子宫下段

915. 慢性宫颈炎与宫颈癌早期肉眼难以鉴

别,确诊方法应是 （　　）

A. 宫颈刮片细胞学检查

B. 宫颈碘试验

C. 氮激光肿瘤固有荧光诊断法

D. 阴道镜检查

E. 宫颈及宫颈管活组织检查

916. 慢性宫颈炎最常见的病变是 （　　）

A. 宫颈糜烂样改变　B. 宫颈肥大

C. 宫颈息肉　　　　D. 宫颈腺囊肿

E. 宫颈黏膜炎

917. 慢性盆腔病变主要存在于 （　　）

A. 子宫内膜及输卵管

B. 子宫肌层及输卵管

C. 子宫旁结缔组织及输卵管、卵巢

D. 子宫旁结缔组织及输卵管

E. 盆腔腹膜及输卵管、卵巢

918. 盆腔炎的合并症和后遗症极少是（　　）

A. 输卵管妊娠　　　B. 输卵管积水

C. 继发性不孕　　　D. 粘连性子宫后屈

E. 弥漫性腹膜炎

919. 细菌性阴道病正确的是 （　　）

A. 阴道分泌物为黏稠白带

B. 阴道 pH 值接近中性

C. 阴道黏膜充血明显

D. 病理特征无炎症改变

E. 加入 10%KOH 于阴道分泌物中无臭味

920. 下列哪项不是女性生殖器的自然防御

功能 （　　）

A. 阴道乳杆菌分解糖原使阴道呈酸性环境

B. 盆底肌肉的作用使阴道口闭合,防止外界的污染

C. 阴道上皮在雌激素作用下增生变厚,增加对病原体侵入的抵抗力

D. 子宫内膜周期性剥脱

E. 阴道内同时寄居需氧菌、厌氧菌,形成一种平衡的生态

921. 关于卵巢肿瘤常见的并发症,不包括以下哪项 ( )

A. 蒂扭转　　　　B. 囊肿破裂

C. 囊内出血　　　D. 感染

E. 恶变

922. 近年女性生殖系统恶性肿瘤中死亡率最高的是 ( )

A. 子宫颈癌　　　B. 外阴癌

C. 恶性滋养细胞肿瘤　D. 子宫内膜癌

E. 卵巢癌

923. 卵巢浆液性肿瘤来源于 ( )

A. 卵巢的生发上皮,向输卵管上皮分化

B. 卵巢的生发上皮,向宫颈黏膜分化

C. 卵巢的生发上皮,恶变

D. 卵巢的生发上皮,发生逆转现象

E. 卵巢的生发上皮,向子宫内膜分化

924. 卵巢上皮癌患者血清 CA125 检测值最具有特异性意义的是 ( )

A. 黏液性癌　　　B. 浆液性腺癌

C. 内膜样癌　　　D. 未分化癌

E. 透明细胞癌

925. 能引起子宫内膜增生过长的卵巢肿瘤是 ( )

A. 成熟囊性畸胎瘤　B. 卵泡膜细胞瘤

C. 内膜样肿瘤　　　D. 内胚窦瘤

E. 浆液性囊腺瘤

926. 女性生殖器恶性肿瘤放疗效果最好的是 ( )

A. 子宫肉瘤　　　B. 子宫内膜腺癌

C. 卵巢无性细胞瘤　D. 卵巢未成熟畸胎瘤

E. 绒毛膜癌

927. 晚期卵巢癌的首选治疗方法是 ( )

A. 肿瘤切除术

B. 肿瘤细胞减灭术+化学治疗

C. 激素治疗

D. 化学治疗

E. 放射治疗

928. 易发生蒂扭转的卵巢囊肿是 ( )

A. 皮样囊肿　　　B. 巧克力囊肿

C. 黏液性囊腺瘤　D. 浆液性囊腺瘤

E. 滤泡囊肿

929. 属于良性卵巢肿瘤的是 ( )

A. 内胚窦瘤　　　B. 库肯勃瘤

C. 颗粒细胞瘤　　D. 无性细胞瘤

E. 卵泡膜细胞瘤

930. 属于卵巢性索间质细胞肿瘤的是 ( )

A. 胚胎癌　　　　B. 颗粒细胞癌

C. 绒毛膜癌　　　D. 卵巢甲状腺肿

E. 畸胎瘤

931. 属于肿瘤的囊肿是 ( )

A. 前庭大腺囊肿　B. 宫颈腺囊肿

C. 卵巢巧克力囊肿　D. 输卵管卵巢囊肿

E. 卵巢皮样囊肿

932. 最常见于儿童及年轻妇女的卵巢肿瘤是 ( )

A. 黏液性囊腺瘤　B. 内胚窦瘤

C. 纤维瘤　　　　D. 颗粒细胞瘤

E. 浆液性囊腺瘤

933. 确诊子宫内膜癌最常用的检查方法是 ( )

A. 阴道细胞学检查

B. 分段诊断性刮宫

C. 宫腔镜检查

D. 宫颈刮片细胞学检查

E. B型超声检查

934. 月经中期正反馈作用于下丘脑—垂体系统的激素为 ( )

A. 雌激素　　　　B. 孕激素

C. 雄激素　　　　D. 前列腺素

E. 促性腺激素

935. 子宫内膜癌手术—病理分期Ⅱ期是指 ( )

A. 病变侵犯肌层>1/2

B. 侵犯宫颈间质,但无宫体外蔓延

C. 盆腔淋巴结阳性

D. 病变侵犯浆膜和/或附件

E. 癌累及阴道上 1/3 段

936. 子宫内膜癌早期最常见的症状是 ( )

A. 绝经后不规则阴道流血

B. 宫腔积脓

C. 下腹疼痛

D. 阴道排出大量脓血性分泌物

E. 低热

937. 子宫内膜癌最常见的病理类型是 ( )

A. 内膜样腺癌　　　B. 透明细胞癌

C. 鳞状细胞癌　　　D. 未分化癌

E. 小细胞癌

938. 妊娠 8 周,难免流产,首选的治疗原则是 （　　）

A. 卧床保胎　　　B. 尽快清宫

C. 肌注催产素　　　D. 给予止血药物

E. 给予大量雌激素

939. 外阴阴道假丝酵母菌病的治疗,错误的是 （　　）

A. 积极治疗糖尿病

B. 用 4% 碳酸氢钠液冲洗阴道

C. 克霉唑栓剂放置阴道

D. 甲硝唑栓剂放置阴道

E. 口服氟康唑

940. 子宫内膜腺上皮细胞的核下开始出现含糖原小泡,相当于月经周期的 （　　）

A. 增生期早期　　　B. 分泌期早期

C. 增生期中期　　　D. 分泌期中期

E. 增生期晚期

941. 黏膜下子宫肌瘤的主要临床表现是 （　　）

A. 闭经　　　B. 月经稀发

C. 经量过少　　　D. 经量正常

E. 经量过多

942. 月经量多或经期延长但周期基本正常,应首先考虑 （　　）

A. 子宫内膜癌

B. 子宫颈癌

C. 子宫肌瘤

D. 无排卵性异常子宫出血

E. 宫颈息肉

943. 子宫肌瘤发生红色样变常见于 （　　）

A. 妊娠期　　　B. 月经中期

C. 绝经前期　　　D. 红斑狼疮治疗期

E. 生育期

944. 最常见的子宫肌瘤类型是 （　　）

A. 肌壁间肌瘤　　　B. 浆膜下肌瘤

C. 黏膜下肌瘤　　　D. 宫颈肌瘤

E. 阔韧带肌瘤

945. 诊断细菌性阴道病的指标不包括 （　　）

A. 均质、稀薄的白带　　B. 阴道 pH 值>4.5

C. 氨臭味试验阳性　　　D. 线索细胞

E. 挖空细胞

946. 宫颈黏液开始出现羊齿状结晶,相当于月经周期的 （　　）

A. 第 6～7 天　　　B. 第 9～10 天

C. 第 12～13 天　　　D. 第 15～16 天

E. 第 18～19 天

947. 关于雌激素、孕激素的周期性变化,下列哪项正确 （　　）

A. 雌激素有 1 个高峰

B. 孕激素有 2 个高峰

C. 雌激素仅在排卵后 7～8 天出现一高峰

D. 孕激素在排卵前 2 天出现一高峰

E. 孕激素在排卵后 7～8 天出现一高峰

948. 关于月经的叙述,下列哪项正确 （　　）

A. 初潮时多为有排卵性月经

B. 两次月经第 1 日的间隔时间为 1 个月经周期

C. 月经周期的长短主要取决于分泌期的长短

D. 正常月经失血量不少于 80 mL

E. 月经血是凝固的,至少有小血块

949. 使子宫内膜从增生期转化为分泌期的主要因素是 （　　）

A. 下丘脑分泌 FSH-RH 和 LH-RH 的作用

B. 垂体分泌促性腺激素的作用

C. 卵巢分泌雌激素和孕激素共同作用

D. 卵巢分泌雌激素的作用

E. 卵巢分泌孕激素的作用

950. 下列哪项属于雌激素的生理作用 （　　）

A. 抑制输卵管肌节律性收缩的振幅

B. 促进水钠潴留

C. 使宫颈黏液减少,变稠,拉丝度减少

D. 使阴道上皮细胞脱落加快

E. 通过中枢神经系统产生升温作用

951. 下列哪项属于孕激素的生理作用 （　　）

A. 使增生期子宫内膜转化为分泌期内膜

B. 促使子宫发育及肌层变厚

C. 使乳腺腺管增生

D. 促使阴道上皮细胞增生、角化

E. 促使水钠潴留

952. 月经周期为 32 天的妇女,其排卵时间一般在 （　　）

A. 本次月经来潮后 16 天左右

B. 本次月经干净后 14 天左右

C. 下次月经来潮前 14 天左右

D. 两次月经来潮中间

E. 下次月经来潮前 16 天左右

953. 排卵障碍性异常子宫出血与子宫内膜息肉最好的鉴别诊断方法是 （　　）

A. 阴道脱落细胞涂片

B. 基础体温

C. 诊断性刮宫,内膜组织送病理

D. 子宫输卵管碘油造影

E. 根据病史及妇科检查鉴别

954. 关于痛经错误的是 ( )

A. 原发痛经多发生于青少年,无排卵月经一般不发生痛经

B. 原发痛经受精神、神经因素影响

C. 原发痛经与前列腺素分泌过多无关

D. 原发痛经妇科检查常无异常发现

E. 继发痛经常与盆腔器质性病变有关

955. 关于痛经的描述,以下哪项正确 ( )

A. 凡在行经前后出现下腹痛者为痛经

B. 继发痛经常由盆腔器质性疾病引起

C. 继发痛经与子宫内膜合成和释放前列腺素增加有关

D. 痛经不受精神、神经因素影响

E. 宫腔镜检查是最有价值的辅助诊断方法

956. 青春期与绝经过渡期排卵障碍性异常子宫出血的治疗原则,下列哪一项不同 ( )

A. 止血 B. 调整周期

C. 减少经量 D. 改善全身状况

E. 恢复卵巢功能

957. 为确定病人为子宫内膜脱落不全时,取子宫内膜行镜检的最合适时间是 ( )

A. 月经来潮 12 小时内

B. 排卵期前后

C. 月经来潮第 5～6 天

D. 月经前期

E. 月经期任何时间

958. 子宫内膜脱落不全的临床特征是 ( )

A. 月经间隔时间不规则

B. 经期 5～7 天

C. BBT 单相型

D. 月经第 5～6 天,内膜切片中尚有分泌反应

E. 黄体期 9～10 天

959. 月经周期 28 天,卵巢排卵后形成黄体,此时孕激素分泌旺盛,其高峰在月经周期的 ( )

A. 第 7～8 天 B. 第 12～13 天

C. 第 17～18 天 D. 第 21～22 天

E. 第 25～26 天

960. 盆腔器官手术前留置导尿的目的是 ( )

A. 收集尿培养标本

B. 保持会阴部清洁干燥

C. 放出尿液,减轻病人痛苦

D. 排空膀胱,避免术中损伤

E. 减轻手术切口张力,利于愈合

961. 卵巢性闭经不包括 ( )

A. 卵巢早衰

B. 卵巢切除

C. 卵巢功能性肿瘤

D. 低促性腺激素性闭经

E. 多囊卵巢综合征

962. 下列可诊断为子宫性闭经的项目是 ( )

A. 雌激素试验阳性 B. 孕激素试验阳性

C. 垂体兴奋试验阴性 D. 雌激素试验阴性

E. 孕激素试验阴性

963. 下列属于鉴别下丘脑、垂体性闭经的方法是 ( )

A. BBT

B. 经期诊刮

C. 垂体兴奋试验(GnRH 刺激试验)

D. 卵巢兴奋试验

E. 染色体检查

964. 下列激素促进卵泡的募集和生长的是 ( )

A. FSH B. LH C. PRL D. PG

E. GnRH

965. 因闭经行卵巢功能检查,下列无关的项目是 ( )

A. 测基础体温

B. 阴道脱落细胞学检查

C. 宫颈黏液结晶检查

D. 行子宫输卵管碘油造影

E. 测血中雌、孕激素值

966. 用孕激素治疗闭经病人,出现阴道出血是由于 ( )

A. 子宫内膜炎

B. 内膜高度萎缩

C. 内膜对雌激素不起反应

D. 内膜已受雌激素的影响

E. 子宫发育不佳

967. 原发性闭经是 ( )

A. 以往月经正常,现停经超过半年

B. 哺乳期无月经来潮

C. 已过 16 周岁,第二性征已发育,从无月经来潮

D. 垂体腺瘤导致月经停止

E. 怀孕时停经

968. 最常见的闭经是 ( )

A. 子宫性闭经　　　B. 卵巢性闭经
C. 肾上腺性闭经　　D. 垂体性闭经
E. 下丘脑性闭经

969. 下列不属于生殖道损伤性疾病的是
　　　　　　　　　　　　　　（　　）
A. 阴道前后壁膨出　B. 粪瘘
C. 宫颈息肉　　　　D. 陈旧性会阴裂伤
E. 子宫脱垂

970. 预防生殖器官损伤性疾病的主要措施是
　　　　　　　　　　　　　　（　　）
A. 提高妇科手术技术水平
B. 提高产科质量,正确处理异常分娩
C. 防止交通事故
D. 积极开展计划生育
E. 加强营养,增强体质

971. 会阴部手术后,阴道填塞纱布取出的时间是　　　　　　　　　　　　（　　）
A. 6 小时内　　　　B. 6～12 小时
C. 12～24 小时　　 D. 24～36 小时
E. 36～48 小时

972. 外阴手术前阴道准备内容,错误的是
　　　　　　　　　　　　　　（　　）
A. 术前应坐浴　　　B. 术晨阴道消毒
C. 术晨宫颈消毒　　D. 术前 1 日皮肤准备
E. 术前 1 日开始阴道冲洗

973. 女性,26 岁,孕 36 周,产前检查胎背位于母体腹部左侧,胎心位于左上腹,宫底可触及浮球感,诊断胎方位为　　　　　　　（　　）
A. LOA　　　　　　B. LOT
C. RSA　　　　　　D. LSA
E. LOP

974. 外阴癌的主要治疗手段是　　（　　）
A. 激光治疗　　　　B. 手术治疗
C. 冷冻治疗　　　　D. 放射治疗
E. 化学治疗

975. 外阴癌中最常见的病理类型是　（　　）
A. 基底细胞癌　　　B. 汗腺癌
C. 前庭大腺癌　　　D. 恶性黑色素瘤
E. 鳞状细胞癌

976. 外阴鳞状细胞癌的主要症状为　（　　）
A. 外阴瘙痒及肿块
B. 外阴色素沉着
C. 外阴皮下的巨大肿块
D. 无明显症状
E. 外阴溃疡

977. 最常见的外阴恶性肿瘤是　　（　　）

A. 恶性乳头瘤　　　B. 鳞状细胞癌
C. 恶性平滑肌瘤　　D. 腺癌
E. 鳞腺癌

978. 关于外阴白癜风的描述,正确的是
　　　　　　　　　　　　　　（　　）
A. 绝经后妇女多发
B. 由于黑色素细胞破坏引起的疾病
C. 仅在外阴部位出现病变
D. 病变区域皮肤溃烂
E. 表现为外阴角化皮肤脱屑呈白色

979. 以下可以预防外阴瘙痒发生的是（　　）
A. 经常热水烫洗外阴
B. 用肥皂清洁外阴
C. 穿宽大棉质内裤
D. 经常使用会阴护垫保持清洁
E. 经常酒精擦洗外阴保持清洁

980. 正常月经周期中有多少个成熟卵泡发生排卵　　　　　　　　　　　　（　　）
A. 1 个　　B. 2 个　　C. 3 个　　D. 4 个
E. 5 个

981. 白色假丝酵母菌对下列各项具有抵抗力,应除外　　　　　　　　　　　（　　）
A. 干燥　　　　　　B. 紫外线
C. 化学制剂　　　　D. 热
E. 日光

982. 外阴阴道假丝酵母菌病的诱发因素不包括　　　　　　　　　　　　　　（　　）
A. 糖尿病　　　　　B. 长期口服雌激素
C. 妊娠　　　　　　D. 长期使用抗生素
E. 长期服用维生素 C

983. 外阴阴道假丝酵母菌病常用的阴道冲洗液是　　　　　　　　　　　　　（　　）
A. 0.5%醋酸　　　　B. 1∶5 000 高锰酸钾
C. 1%乳酸　　　　　D. 2%～4%碳酸氢钠
E. 生理盐水

984. 外阴阴道假丝酵母菌病的处理要点,下列哪一项是正确的　　　　　　　（　　）
A. 坚持温水阴道灌洗
B. 孕期只能短期用药
C. 切断传染途径即可自然治愈
D. 治疗阴道炎同时治疗糖尿病
E. 顽固病例须加用激素治疗

985. 外阴阴道假丝酵母菌病患者,外阴阴道可见　　　　　　　　　　　　　（　　）
A. 白色膜状物　　　B. 小阴唇及阴道粘连
C. 黄色水样分泌物　D. 散在红色斑点

E. 边缘有不规则凸起的溃疡

986. 围绝经期综合征的原因主要是 （　）

A. 性激素分泌减少　B. 性激素分泌增多

C. 精神紧张　　　　D. 卵巢肿瘤

E. 环境改变

987. 绝经后补充雌激素可以预防骨质疏松的理由是 （　）

A. 减少骨吸收

B. 刺激骨形成增加

C. 使体重增加，从而增加骨密度

D. 增进食欲，促进钙的吸收

E. 改善睡眠状况，促进钙的吸收

988. 绝经后期的表现应除外 （　）

A. 阴道黏膜变薄　　B. 易导致膀胱炎

C. 性功能减退　　　D. 阴道分泌物增多

E. 生殖器官萎缩

989. 绝经已 2 到 3 年的妇女，体内性激素水平的变化特点是 （　）

A. FSH 升高，LH 降低，E2 降低

B. FSH 降低，LH 升高，E2 降低

C. FSH 降低，LH 降低，E2 降低

D. FSH 升高，LH 升高，E2 降低

E. FSH 升高，LH 降低，E2 升高

990. 关于子宫肌瘤，下述哪项不正确 （　）

A. 子宫体部肌瘤多于子宫颈部肌瘤

B. 各种肌瘤以肌壁间肌瘤最多见

C. 各类肌瘤均引起月经量增多

D. 绝经后肌瘤有萎缩趋向

E. 症状的轻重与肌瘤部位有关

991. 关于子宫肌瘤，正确的是 （　）

A. 浆膜下肌瘤向宫腔突出

B. 浆膜下肌瘤主要症状为月经过多

C. 黏膜下肌瘤常无症状

D. 带蒂的黏膜下肌瘤向肌层生长

E. 肌壁间肌瘤可致宫腔增大，内膜面积增加

992. 浆膜下肌瘤最常见的临床表现是 （　）

A. 阴道排液　　　　B. 白带增多

C. 下腹坠痛　　　　D. 下腹包块

E. 不孕

993. 黏膜下肌瘤最常见的临床表现是 （　）

A. 下腹包块

B. 痛经

C. 月经过多或经期延长

D. 白带过多

E. 腰酸，下腹坠胀

994. 黏膜下子宫肌瘤最常见的并发症是

（　）

A. 尿潴留　　　　　B. 感染

C. 心衰　　　　　　D. 贫血

E. 肝损害

995. 不宜用雌激素治疗的是 （　）

A. 子宫发育不良

B. 子宫肌瘤

C. 排卵障碍性异常子宫出血

D. 萎缩性阴道炎

E. 闭经

996. 下列哪一种肌瘤的月经改变最明显

（　）

A. 浆膜下肌瘤　　　B. 黏膜下肌瘤

C. 阔韧带肌瘤　　　D. 肌壁间肌瘤

E. 子宫颈肌瘤

997. 以下各选项中不属于肌壁间肌瘤临床特点的是 （　）

A. 发生率占子宫肌瘤总数的 60%～70%

B. 子宫增大并且表面不规则

C. 肌瘤增大后可使月经期延长，经量增多

D. 可使子宫内膜腺体分泌增加，白带增多

E. 质软，呈暗红色

998. 有关子宫肌瘤，下列说法错误的是

（　）

A. 多发性肌瘤多见

B. 易发生月经过多

C. 发生恶变低

D. 绝经后肌瘤一般不再长大

E. 子宫体部肌瘤比较少见

999. 与子宫肌瘤发病最相关的因素是（　）

A. 早婚早育，性生活紊乱

B. 高血压，糖尿病，肥胖

C. 体内雌激素水平过高

D. 饮食因素

E. 环境因素

1000. 诊断子宫肌瘤最常用的辅助检查是

（　）

A. B 超　　　　　　B. X 线

C. CT　　　　　　　D. 腹腔镜

E. 核磁共振

1001. 子宫肌瘤患者出现月经量增多与下述关系最大的是 （　）

A. 子宫肌瘤的大小

B. 子宫肌瘤的数目

C. 子宫肌瘤生长的部位

D. 子宫肌瘤伴变性

E. 子宫肌瘤伴感染

1002. 子宫体肌瘤的发病率占子宫肌瘤总数的 （ ）

A. 75% B. 80%

C. 85% D. 90%

E. 95%

1003. Ⅱ度轻型子宫脱垂是指 （ ）

A. 宫颈外口于阴道口即可见到

B. 宫颈及部分宫体脱出阴道口外

C. 宫颈与宫体全部脱出阴道口外

D. 子宫下降宫颈外口距阴道口 4 cm 以内

E. 宫颈脱出阴道口外，但宫体尚在阴道内

1004. 青春期少女双侧卵巢含有始基卵泡 （ ）

A. 10 万个 B. 30 万个

C. 35 万个 D. 50 万个

E. 60 万个

1005. Ⅲ度子宫脱垂病人，阴道脱出物的特点是 （ ）

A. 呈茄子状，末端为子宫颈外口

B. 有长蒂与肿物相连

C. 肿物呈球形，两侧见输卵管开口

D. 肿物表面呈暗红色海绵状

E. 肿物呈囊性位于阴道前壁，表面为阴道黏膜

1006. Ⅲ度子宫脱垂是指 （ ）

A. 子宫脱垂，直肠膀胱膨出

B. 子宫颈脱出于阴道，伴有直肠膀胱膨出

C. 子宫颈伴部分子宫体脱出阴道口

D. 子宫颈在坐骨棘以下水平

E. 子宫颈与子宫体完全脱出阴道口

1007. 当患者用力向下屏气时，子宫颈已脱出阴道口外，宫体尚在阴道内，临床诊断为 （ ）

A. 子宫脱垂Ⅰ度轻型

B. 子宫脱垂Ⅱ度轻型

C. 子宫脱垂Ⅰ度重型

D. 子宫脱垂Ⅱ度重型

E. 子宫脱垂Ⅲ度

1008. GnRH 促进下列激素分泌的是 （ ）

A. GH、MSH B. FSH、LH

C. PRL、GH D. ACTH、TSH

E. TSH、LH

1009. 放置子宫托的注意事项下列哪项不妥 （ ）

A. 选择大小适宜的子宫托

B. 子宫托应每晨起床后放入，睡前取出

C. 子宫托应每日睡前放入，每晨起床后取出

D. 久置不取可发生托嵌顿

E. 放托后 3～6 个月随访 1 次

1010. 关于子宫脱垂，正确的是 （ ）

A. 发生原因为盆底组织松弛

B. 初产妇比经产妇多见

C. 宫颈外口达处女膜缘为Ⅰ度轻型

D. 宫颈已脱出至阴道口外为Ⅱ度重型

E. 宫颈及部分宫体脱出于阴道口外为Ⅲ度

1011. 关于子宫脱垂的病因，以下说法错误的是 （ ）

A. 与长期咳嗽、便秘有关

B. 老年妇女盆底组织萎缩可发生子宫脱垂

C. 产后过早从事重体力劳动可引起子宫脱垂

D. 产妇分娩损伤未能及时修补可致子宫脱垂

E. 不可能发生于未产妇

1012. 下列不符合子宫脱垂的是 （ ）

A. 阴道外口见子宫颈，即可诊断为子宫脱垂

B. 子宫脱垂常引起月经失调

C. 重度子宫脱垂，必须与子宫内翻鉴别

D. 子宫脱垂常发生于产后过早参加重体力劳动的妇女

E. 子宫脱垂常伴发阴道前后壁膨出

1013. 下列有关子宫托的使用，不正确的是 （ ）

A. 护理人员应协助选择适应的型号

B. 指导病人放置子宫托前洗净双手

C. 子宫托必须由专业人员放置

D. 每天睡前应取出子宫托清洗消毒后备用

E. 上托后定期到医院检查

1014. 下列与子宫脱垂无关的因素是 （ ）

A. 盆底组织损伤

B. 卵巢功能减退

C. 子宫支持结构先天发育异常

D. 子宫增大以致压力增加

E. 长期腹压增加

1015. 与子宫脱垂无密切关系的是 （ ）

A. 阴道前后壁膨出 B. 陈旧性会阴裂伤

C. 前位子宫 D. 张力性尿失禁

E. 盆底肌肉松弛

1016. 预防子宫脱垂的措施中，错误的是 （ ）

A. 积极开展计划生育

B. 提高接生技术

C. 产褥期增加腹压活动

D. 加强营养,增强体质

E. 执行妇女劳保条例

1017. 预防子宫脱垂的主要措施是 ( )

A. 提倡晚婚晚育

B. 治疗老慢支

C. 积极治疗便秘

D. 推行科学接生和产褥保健

E. 加强营养,增强体质

1018. 子宫脱垂Ⅱ度重型是指 ( )

A. 子宫颈外口在坐骨棘水平以下

B. 子宫颈外口下降至处女膜缘内不足 4 cm

C. 子宫颈外口脱出阴道口外

D. 子宫颈及部分子宫体脱出阴道口外

E. 子宫颈及全部子宫体脱出阴道口外

1019. 子宫脱垂Ⅰ度重型是指 ( )

A. 宫颈达坐骨棘水平

B. 宫颈距处女膜缘小于 3 cm

C. 宫颈距处女膜缘小于 4 cm

D. 宫颈距处女膜缘大于 4 cm

E. 宫颈已达处女膜缘

1020. 子宫脱垂患者阴道前后壁修补手术后应采取的体位是 ( )

A. 头高脚低位 B. 平卧位

C. 半卧位 D. 侧卧位

E. 自由体位

1021. 子宫脱垂使用子宫托的患者,复查频率为 ( )

A. 1 个月复查一次 B. 3 个月复查一次

C. 2 个月复查一次 D. 8 个月复查一次

E. 12 个月复查一次

1022. 女,45 岁,不规则阴道流血半年。妇科检查:宫颈呈菜花状,阴道穹隆消失,宫体大小、质地正常,欠活动,双侧主韧带增厚,但未达到盆壁。宫颈活检为宫颈鳞状上皮癌。最可能的临床分期是 ( )

A. ⅠA 期 B. ⅠB 期

C. ⅡA 期 D. ⅡB 期

E. ⅢA 期

1023. 女,40 岁,因宫颈癌接受化疗。近 3 天来常发生牙龈出血,血小板计数 $20 \times 10^9/L$。遂给予血小板输注,输注后 20 分钟,患者突然寒战、发热、恶心,体温 39.5℃,尿色正常。该患者很可能发生的输血不良反应是 ( )

A. 非溶血性发热性输血反应

B. 溶血性输血反应

C. 过敏反应

D. 细菌污染反应

E. 循环超负荷

1024. 女,43 岁。近 2 到 3 年月经不调,表现为周期延长,经量增多且淋漓不净。此次停经 3 个月,阴道流血 10 余天,量多,给予诊刮止血,刮出物病理学检查为子宫内膜复杂型增生。最可能的诊断是 ( )

A. 无排卵性异常子宫出血

B. 黄体功能不足

C. 子宫内膜不规则脱落

D. 子宫内膜炎

E. 子宫内膜癌前病变

1025. 女,35 岁,G_3P_1。4 年前出现痛经,近 1 年进行性加重。妇科检查:子宫后倾屈,妊娠 8 周大小,质硬,活动差,子宫后壁及直肠子宫陷凹处扪及 2 个质硬结节,触痛明显。最可能的诊断是 ( )

A. 子宫肌瘤

B. 子宫腺肌病

C. 子宫腺肌病＋子宫内膜异位症

D. 子宫内膜异位症

E. 子宫内膜癌盆腔转移

1026. 女,37 岁,G_3P_3,近 3 年来月经周期规律,但经期逐渐延长,上次月经是 18 天前,近 2 天自觉腹部分娩样疼痛,伴少量阴道流血,子宫颈中度糜烂样改变,宫口开大 2 cm,并见一粉红色组织,表面光滑。最可能的诊断是 ( )

A. 宫颈癌

B. 子宫内膜癌

C. 不完全流产

D. 带蒂黏膜下子宫肌瘤

E. 子宫肉瘤

1027. 女,48 岁,绝经 1 年,阴道少许接触性出血。妇科检查:子宫颈中度糜烂样改变,子宫体大小正常。宫颈刮片 2 次均为阴性,阴道镜下活检未能确诊。若进一步确诊,应选下列哪项检查 ( )

A. 宫腔镜检查

B. 染色体检查

C. 宫腔冲洗液细胞学检查

D. 宫颈管内膜刮取术

E. 随访

1028. 女,60 岁,绝经 12 年,少量不规则阴道流血 3 次。妇科检查:外阴较丰满,阴毛较多,阴道松软,白带稍多,子宫前倾,大小质地正常,活动,右侧扪及儿头大小的肿块,活动。下列诊断以哪项可能性最大 ( )

A. 颗粒细胞瘤　　　　B. 无性细胞瘤

C. 库肯勃瘤　　　　　D. 畸胎瘤

E. 黏液性囊腺瘤

1029. 关于子宫内膜的说法正确的是 （　　）

A. 月经期子宫内膜全层脱落

B. 子宫内膜基底层有周期性变化

C. 表面 1/3 为功能层,下 2/3 为基底层

D. 表面 2/3 为功能层,下 1/3 为基底层

E. 表面 1/2 为功能层,下 1/2 为基底层

1030. 15 岁少女,腹部叩诊移动性浊音(＋)。肛诊左附件区触及新生儿头大实质肿瘤,血清甲胎蛋白值明显升高。本例最可能的诊断是 （　　）

A. 卵巢未成熟畸胎瘤　B. 卵巢内胚窦瘤

C. 卵巢浆液性囊腺瘤　D. 卵巢颗粒细胞瘤

E. 卵巢纤维瘤伴腹水

1031. 18 岁少女,2 小时前突然左下腹剧烈疼痛。恶心、呕吐 2 次,体温 37.4℃。肛查:子宫左侧有手拳大、稍活动、触痛明显的包块。本例最可能的诊断是 （　　）

A. 输卵管结核

B. 卵巢子宫内膜异位囊肿破裂

C. 子宫浆膜下肌瘤扭转

D. 卵巢肿瘤蒂扭转

E. 盆腔炎症性包块

1032. 35 岁女性,性交后阴道流血 2 个月,妇科检查见宫颈中度糜烂状,宫颈活组织检查示异型细胞占据上皮层的下 1/3～2/3,应如何处置 （　　）

A. 可暂时按炎症处理

B. 应行子宫全切除术

C. 可行宫颈锥切等治疗,术后定期随访

D. 应行子宫全切及双侧附件切除术

E. 暂时不需处理,随访观察

1033. 45 岁女性,接触性阴道流血 5 个月,查宫颈重度糜烂状,宫体前位,正常大小,宫旁主韧带有增厚感,未达盆壁。为确定诊断应作哪项检查 （　　）

A. 宫颈刮片细胞学检查

B. 阴道镜检查

C. 宫颈活组织检查

D. 宫颈锥形切除术

E. 碘试验

1034. 45 岁女性,体检时发现宫颈中度糜烂样改变,子宫正常大小,双附件未触及异常,宫颈活检示宫颈原位癌,应 （　　）

A. 宫颈锥切外浸润癌后,行子宫全切除术

B. 子宫全切除术

C. 子宫全切除术及双侧附件切除术

D. 子宫全切除术、双侧附件切除术及盆腔淋巴结清扫术

E. 放疗

1035. 52 岁女性,因月经不规则 2 年就诊,当地医院诊断为排卵障碍性异常子宫出血,给予人工周期治疗,效果欠佳。妇科检查:外阴阴道(－),宫颈光滑,子宫稍大,略软,双侧附件未触及异常。下述诊疗措施哪项最恰当 （　　）

A. 口服避孕 1 号　　　B. 应用甲基睾丸素

C. 应用孕酮　　　　　D. 分段诊刮

E. 阴道镜检查

1036. 54 岁妇女,10 年前右下腹部有一手拳大肿物,逐渐增大,现已达妊娠足月大小,仍能进行轻微家务活动。本例卵巢肿瘤最可能是 （　　）

A. 良性囊性畸胎瘤　　B. 颗粒细胞瘤

C. 黏液性囊腺瘤　　　D. 无性细胞瘤

E. 卵泡膜细胞瘤

1037. 55 岁女性,绝经 5 年,近 3 个月阴道水样白带,近半个月出现阴道间断少量流血。查宫颈光滑,宫体稍大且软,附件未扪及。诊刮出多量质脆内膜。本例最可能的诊断为 （　　）

A. 颈管腺癌　　　　　B. 子宫内膜增生过长

C. 子宫内膜息肉　　　D. 子宫内膜癌

E. 输卵管癌

1038. 女,24 岁,因停经 42 天,少量阴道流血 2 天,尿妊娠试验阳性,行人工流产术,吸刮出少量组织,未见绒毛,病理报告为"蜕膜组织"。首先应考虑为 （　　）

A. 先兆流产　　　　　B. 月经不调

C. 异位妊娠　　　　　D. 慢性子宫内膜炎

E. 滋养细胞疾病

1039. 下列韧带中,不是子宫韧带的是（　　）

A. 子宫圆韧带　　　　B. 子宫阔韧带

C. 子宫主韧带　　　　D. 宫颈膀胱韧带

E. 子宫骶骨韧带

1040. 44 岁已婚妇女,白带多伴有外阴痒 2 周。查外阴皮肤有抓痕,检查见阴道后穹隆处有多量稀薄泡沫状分泌物,阴道黏膜有多处多个散在红色斑点。该患者最可能的诊断是 （　　）

A. 念珠菌阴道炎　　　B. 滴虫阴道炎

C. 萎缩性阴道炎　　　D. 细菌性阴道炎

E. 慢性宫颈炎

1041. 某女,21 岁,未婚,因白带多、外阴疼痛、尿痛 2 天就诊。既往健康,月经正常,未生育过,一

周来与一商人同居。妇检：前庭充血,阴道有大量脓性分泌物,挤压阴道前壁尿道口有脓流出,宫颈充血水肿,有脓性分泌物流出,子宫前位,大小正常,活动好,附件(一)。首选的检查是 （ ）

A. 抽血查 ESR

B. 尿常规

C. 宫颈细胞学涂片防癌检查

D. 宫颈分泌物涂片革兰氏染色及淋菌培养

E. 滴虫真菌检查

1042. 28 岁妇女,主诉白带增多,检查宫颈阴道部宫口周围外观呈细颗粒状红色区,占整个宫颈面积的 2/3,宫颈刮片巴氏染色Ⅱ级。本例恰当处置应是 （ ）

A. 涂硝酸银腐蚀　　B. 阴道内放置药物

C. 物理治疗　　D. 宫颈锥形切除

E. 宫颈切除

1043. 30 岁已婚女性,患宫颈炎多年,时轻时重,检查宫颈中度糜烂样改变,充血水肿,脓性白带,以下的诊断和处理哪项错误 （ ）

A. 目前应诊断为急性宫颈炎

B. 应立即选用电灼、激光等物理治疗

C. 应口服或阴道用药治疗后行物理治疗

D. 急性宫颈炎与慢性宫颈炎可相互转化

E. 宫颈炎与宫颈癌早期难区别,需做宫颈细胞学检查

1044. 32 岁女性,白带增多 2 年,检查发现宫颈有 1/3 区域呈红色颗粒状,诊断为慢性宫颈炎。下列哪项不符合慢性宫颈炎表现 （ ）

A. 宫颈肥大　　B. 宫颈糜烂样改变

C. 宫颈息肉　　D. 宫颈腺体囊肿

E. 非典型增生

1045. 朱某,47 岁,子宫肌瘤患者,次日将在硬膜外麻醉下行子宫次全切术,目前病人病情稳定,术前准备工作已做好,但仍焦虑不安,忧郁。这可能是因为未能满足病人的哪一层次的需要 （ ）

A. 生理的需要　　B. 安全的需要

C. 爱与归属的需要　　D. 尊重的需要

E. 自我实现的需要

1046. 某妇女 52 岁绝经 3 年,要求防治骨质疏松,以下哪项不适用 （ ）

A. 多饮牛奶　　B. 多吃高脂肪食物

C. 多运动　　D. 补充激素

E. 使用降钙素

1047. 某妇女 47 岁月经异常,经检查以下哪项不符合绝经过渡期排卵障碍性异常子宫出血的表现 （ ）

A. 不规则子宫出血

B. 生化检查促黄体生成激素水平升高

C. 生化检查促卵泡生长激素水平升高

D. 基础体温呈双相型

E. 妇科检查未见异常

1048. 16 岁女孩发现右下腹包块 2 个月,肛诊子宫右侧触及约 10 cm×8 cm×7 cm 囊性肿物,光滑,活动佳,腹部平片显示右下腹有 3 个大小不等钙化点,最可能的诊断是 （ ）

A. 无性细胞瘤　　B. 良性囊性畸胎瘤

C. 内胚窦瘤　　D. 胀大的膀胱

E. 颗粒细胞瘤

1049. 某女,31 岁。既往体健,月经正常。3 年前生育 1 胎。近 1 年经常转换工作地方,工作十分繁忙,现在停经 4 个月,尿 hCG(一)。闭经最可能的原因为 （ ）

A. 子宫性　　B. 卵巢性

C. 垂体性　　D. 下丘脑性

E. 其他因素

1050. 某未婚妇女闭经,经常夜班,为了解卵巢功能,首选的检查是 （ ）

A. 周期性阴道细胞学涂片

B. 内膜活检

C. 基础体温测定

D. 宫颈黏液检查

E. 血中激素测定

1051. 关于子宫峡部的说法错误的是 （ ）

A. 峡部下端是组织学内口

B. 峡部上端为解剖学内口

C. 峡部下端是解剖学内口

D. 是子宫体和子宫颈之间最狭窄部

E. 子宫峡部于妊娠期晚期伸展为子宫下段

1052. 王女士,有糖尿病史,近日发现外阴瘙痒,阴道有大量白色稠厚豆渣样白带,最可能的疾病是 （ ）

A. 外阴阴道假丝酵母菌病

B. 滴虫阴道炎

C. 慢性宫颈炎

D. 子宫内膜炎

E. 输卵管炎

1053. 李女士,49 岁,自诉近月月经周期不定,行经 2～3 天干净,量极少,自感阵发性潮热,心悸,出汗,时有眩晕,妇科检查子宫稍小,余无特殊。护士应向其宣教哪项疾病的知识 （ ）

A. 排卵障碍性异常子宫出血

B. 绝经综合征

C. 黄体萎缩延迟

D. 黄体发育不全

E. 神经衰弱

1054. 成年妇女子宫颈管的长度应为 （　）

A. 1.0～2.0 cm　　　B. 2.0～2.5 cm

C. 2.5～3.0 cm　　　D. 2.0～3.5 cm

E. 3.0～3.5 cm

1055. 患者女性,45 岁,G_2P_1,因月经量增多,周期缩短,经期延长,诊断为子宫肌瘤。妇科检查:子宫为妊娠 11 周大小。此时最佳的治疗方法是 （　）

A. 定期随诊　　　　B. 采用药物治疗

C. 行子宫切除术　　D. 行子宫肌瘤剔除术

E. 全子宫＋双附件切除术

1056. 某 50 岁妇女普查时发现子宫增大如 6 周妊娠大小,B 超检查确诊为子宫肌瘤,月经尚正常。最好的处理方案是 （　）

A. 子宫全切　　　　B. 子宫次全切

C. 定期复查　　　　D. 雌激素治疗

E. 孕激素治疗

1057. 某患者,35 岁,月经量增多一年余,周期正常,白带和月经间歇期正常。妇科检查发现,子宫前位,增大约 2 个月妊娠大小,硬,活动度好,附件(一),该患者最大可能是 （　）

A. 宫内膜癌　　　　B. 子宫肌瘤

C. 绒毛膜癌　　　　D. 子宫颈癌

E. 子宫内膜异位症

1058. 溴隐亭治疗高催乳激素血症的机制是 （　）

A. 是多巴胺受体抑制剂

B. 是多巴胺受体激动剂

C. 与催乳激素竞争受体

D. 能拮抗促甲状腺激素对垂体的刺激

E. 直接杀死垂体微腺瘤细胞

1059. 王女士,41 岁,月经量增多,经期延长 2 年,妇科检查:子宫增大约孕 12 周大小,质硬,表面凸凹不平,双附件(一),最可能的诊断是 （　）

A. 葡萄胎

B. 子宫内膜癌

C. 子宫颈癌

D. 排卵障碍性异常子宫出血

E. 子宫肌瘤

1060. 欣女士,28 岁,已婚,未育,患单个较大宫体肌壁间肌瘤,经量大于 200 mL,最恰当的处理是 （　）

A. 随访　　　　　　B. 雄激素小剂量治疗

C. 经腹肌瘤切除术　　D. 子宫大部切除术

E. 子宫全切除术

1061. 一妇女近年来月经量多,经期长,白带增多,感头晕,乏力,腰背酸痛,疑为黏膜下肌瘤,最主要的依据应当是 （　）

A. 月经改变

B. 贫血

C. 腰背酸痛

D. 窥器检查宫口有瘤体

E. 白带增多

1062. 患者赵某,由于宫颈重度糜烂样改变需做物理治疗,以下描述正确的是 （　）

A. 治疗可在任何时间进行

B. 术后 2 个月内禁止性生活

C. 术后 1 个月内禁止阴道冲洗

D. 术后可嘱病人坐浴以促进康复

E. 物理治疗后创面涂抹 50％硫酸镁

1063. 李女士,28 岁,G_2P_1,近 1 周来阴道分泌物增多,黄色无臭味。妇科检查:宫颈轻度糜烂样改变,宫体正常大小,两侧附件阴性。阴道分泌物查滴虫及真菌阴性。宫颈刮片细胞学检查为巴氏Ⅱ级。提示为 （　）

A. 正常　　　　　　B. 炎症

C. 可疑癌症　　　　D. 高度可疑癌症

E. 癌症

1064. 梁女士,50 岁,诊断为宫颈鳞状上皮癌Ⅰb 期,手术选择 （　）

A. 宫颈锥形切除术　　B. 全子宫切除术

C. 次广泛子宫切除术　D. 广泛性子宫切除术

E. 广泛性子宫切除和盆腔淋巴结清除术

1065. 某 40 岁妇女,白带多,偶伴性交后出血,妇科检查:宫颈重度糜烂样改变。为排除宫颈癌首选的检查是 （　）

A. 宫颈刮片细胞学检查

B. 宫颈活检

C. 阴道镜

D. 分段诊断性刮宫

E. 碘试验

1066. 患者李女士,49 岁,G_3P_1,主诉腰骶部酸痛,有下坠感。妇科检查:病人平卧向下屏气用力,发现宫颈外口在处女膜缘,可回纳,诊断其子宫脱垂为 （　）

A. Ⅰ度轻型　　　　B. Ⅰ度重型

C. Ⅱ度轻型　　　　D. Ⅱ度重型

E. Ⅲ度

1067. 某女士,69 岁,子宫Ⅱ度脱垂合并阴道

前后壁膨出。行阴道子宫全切术加阴道前后壁修补术,术后护理措施正确的是 （ ）

A. 术后 3 天行盆浴

B. 术后进少渣半流食 8 天

C. 留置尿管 3～5 天

D. 术后平卧位 1 天,次日起半卧位

E. 术后每日测生命体征 2 次至正常

1068. 王女士,65 岁,G₃P₃,在家分娩,产后未很好休息。自感外阴有物脱出多年,近有加重,妇检:宫颈糜烂样改变,子宫与宫颈均脱出阴道口外,应诊断为 （ ）

A. 子宫脱垂Ⅰ度　　B. 子宫脱垂Ⅱ度

C. 子宫脱垂Ⅲ度　　D. 子宫脱垂Ⅰ度轻型

E. 子宫脱垂Ⅱ度轻型

1069. 一女病人,60 岁,诊断子宫脱垂,有慢性支气管炎病史,责任护士向其讲解防治要点,下列哪项是重点 （ ）

A. 增强体质　　　　B. 增加营养

C. 避免便秘　　　　D. 积极治疗咳嗽

E. 定期访视

1070. 女,16 岁,于高处取物时不慎摔下,呈骑跨式。伤及外阴部位,疼痛难忍,出现外阴血肿,其最易发生的部位在 （ ）

A. 阴阜　　　　　　B. 小阴唇

C. 大阴唇　　　　　D. 阴蒂

E. 阴道前庭

1071. 某膀胱阴道瘘患者,瘘口位于膀胱后底部,修补术后患者应采取的体位是 （ ）

A. 俯卧位　　　　　B. 左侧卧位

C. 右侧卧位　　　　D. 仰卧位

E. 半坐卧位

1072. 女,32 岁。下腹痛伴发热就诊,T 39.4℃,有寒战、脉快。妇科检查阴道黏膜充血,有宫颈举痛,宫体正常大小,有压痛,附件有压痛,未及包块。为了能够尽快确诊应作以下哪项检查 （ ）

A. 阴道分泌物悬滴检查

B. 阴道分泌物的培养

C. 后穹隆穿刺

D. 三合诊检查

E. 血培养

1073. 可在门诊了解胎儿储备功能,并可作为催产素激惹试验的筛选试验是 （ ）

A. 多普勒测胎心率　　B. 自测胎动

C. NST　　　　　　D. OCT

E. 尿 E3 测定

1074. 关于放置宫内节育器的时间,下列哪项是错误的 （ ）

A. 月经干净 3～7 天无性交者

B. 人工流产后立即放置,但术后宫腔深度应＜10 cm

C. 顺产后 30 天恶露已净,会阴伤口已愈合

D. 剖宫产后半年放置,哺乳期放置应先排除早孕

E. 用于紧急避孕,在无保护性性交后 5 天内放置

1075. 放置宫内节育器术后注意事项,下列哪项是错误的 （ ）

A. 术后休息 1 天,3 天内忌重体力劳动,1 周内禁性交及盆浴

B. 发放 IUD 随访卡,告知受术者注意事项

C. 术后如果血量比月经量多或持续时间超过 1 周,应到医院检查原因

D. 放置 IUD 3 个月内,每次月经期或排便时应注意有无 IUD 脱落

E. 放置节育器后出现停经时,应及早检查

1076. 下列哪项不是药物避孕的副反应 （ ）

A. 阴道出血　　　　B. 月经改变

C. 体重增加　　　　D. 腹痛和胸痛

E. 面部色素沉着

1077. 关于短效避孕药用法和注意事项,下列哪项是错误的 （ ）

A. 从月经周期的第 1 日开始,每晚服药 1 片,连服 22 日,不能间断

B. 若漏服可于第 2 日晨补服 1 片

C. 多数停药后 1～3 日发生撤药性出血

D. 如月经来潮,则于月经第 5 日再开始服下一周的药物

E. 若停药 7 日仍无月经来潮,仍可于第 8 日服用下一个周期的药物

1078. 关于长效避孕药用法和注意事项,下列哪项是错误的 （ ）

A. 常采用在月经来潮第 5 日服第 1 片

B. 第 10 日服第 2 片

C. 第 10 日后按第 1 次服药日期每月服 1 片

D. 拟停药时应服用短效口服避孕药 3 个月作为过渡

E. 停用长效避孕药后,最好半年以后怀孕

1079. 关于探亲避孕药用法和注意事项,下列哪项是错误的 （ ）

A. 探亲时间在 7 日以内,于性交当晚及以后每晚口服炔诺酮探亲片 1 片

B. 炔诺孕酮探亲避孕片于性交前 1～2 日开始服用

C. 探亲片 1 号于性交前 8 小时及当晚各服 1 片

D. 使用 53 号避孕药,探亲当日性交后服 1 片,次日晨加服 1 片

E. 使用 53 号避孕药,如探亲结束还未服完 12 片,则需每日服 1 片,直至服满 12 片

1080. 关于缓释避孕药用法和注意事项,下列哪项是错误的　　　　　　　　( )

A. 皮下埋植剂于月经来潮 7 日内埋植于左上臂内侧皮下

B. 皮下埋植剂埋植后 24 小时起避孕作用,可维持避孕效果 1 年

C. 缓释阴道避孕环,可连续使用 1 年,月经期不需取出

D. 微球和微囊避孕针,通过针头注入皮下,缓慢释放避孕药,不必取出

E. 微球和微囊避孕针,每 3 个月皮下注射 1 次,可避孕 3 个月

1081. 以下属于避孕原理的是　　　( )

A. 抑制精子和卵子的产生

B. 阻止精子和卵子的结合

C. 促进排卵

D. 使子宫内环境适合受精卵着床

E. 提倡晚婚、晚育

1082. 避孕最简单有效的措施是　　( )

A. 放置宫内节育器　　B. 安全期避孕

C. 人工流产吸宫术　　D. 引产

E. 钳刮术

1083. 哺乳期妇女适宜的避孕措施为 ( )

A. 服用探亲片一号　　B. 服用探亲避孕丸

C. 放置宫内节育器　　D. 注射长效针剂

E. 服用复方长效避孕药

1084. 产后 2 个月的哺乳期妇女,其避孕方法应首选　　　　　　　　　　　( )

A. 宫内节育器　　　　B. 口服避孕药

C. 阴茎套　　　　　　D. 安全期避孕

E. 闭经可不避孕

1085. 放置宫内节育器的并发症是　　( )

A. 类早孕反应　　　　B. 子宫穿孔

C. 体重增加　　　　　D. 颜面部色素沉着

E. 宫颈糜烂样改变

1086. 放置宫内节育器,下列措施错误的是　　　　　　　　　　　　　　　( )

A. 术中随时观察受术者情况

B. 术后如有出血多、腹痛、发热,嘱随时就诊

C. 术后休息 2 天

D. 1 周内禁盆浴、性生活

E. 术后 1、3、6 个月及 1 年复查

1087. 服用短效避孕药期间如漏服,补服的时间应在　　　　　　　　　　　( )

A. 4 小时内　　　　　B. 8 小时内

C. 12 小时内　　　　 D. 24 小时内

E. 36 小时内

1088. 服用复方短效避孕药的妇女,开始服第一片的时间是　　　　　　　　( )

A. 月经来潮前第 5 天 B. 月经来潮第 5 天

C. 月经来潮第 10 天　 D. 月经干净后第 3 天

E. 月经干净后第 5 天

1089. 宫内节育器避孕机制应除外　　( )

A. 子宫内膜的无菌性炎性反应

B. 宫内异物损伤子宫内膜产生前列腺素

C. 抑制排卵功能

D. 子宫液组成改变不利于孕卵着床

E. 非细菌性的异物反应

1090. 高催乳激素血症患者出现头痛、眼花及视觉障碍,主要是因为　　　　　( )

A. 月经量增多

B. 血催乳激素增高

C. 垂体微腺瘤增大明显

D. 血 LH 增高

E. 血 FSH 增高

1091. 宫内节育器的放、取时间是　　( )

A. 月经前 3～7 天内　B. 月经前 1～2 天内

C. 月经后 3～7 天内　D. 月经后 7～10 天内

E. 月经第 5 天

1092. 关于避孕套,以下说法正确的是( )

A. 每次使用前应高压消毒

B. 每次使用前吹气检查是否漏气

C. 用双层避孕套可增加保险度

D. 使用避孕套可预防阴道炎

E. 使用后洗净晾干可再用,以免浪费

1093. 关于放置节育器的时间,以下哪项错误
　　　　　　　　　　　　　　　　　( )

A. 纯不锈钢节育器可放置 15～20 年

B. 带铜节育器放置 6～10 年

C. 人工流产术后可同时放置节育器

D. 带环妊娠可于人工流产时同时取出

E. 手术在无菌手术室进行

1094. 关于宫内节育器放置时间哪项是不正确的　　　　　　　　　　　　　( )

A. 月经干净后 3～7 天

B. 人工流产后

C. 足月产或剖宫产后半年以上

D. 药物流产两次正常月经后

E. 哺乳期闭经者可随时放置

1095. 关于女用短效口服避孕药的副反应，正确的说法是 （ ）

A. 类早孕反应是孕激素刺激胃黏膜所致

B. 服药期间出现阴道流血，多因漏服药引起

C. 月经量多者，不宜服用短效口服避孕药

D. 体重增加是孕激素引起机体水钠潴留的结果

E. 面部皮肤出现色素沉着，是药物变质所致

1096. 口服长效避孕药期间若需怀孕，为避免药物影响而应在停药多长时间后受孕为妥 （ ）

A. 2 个月后 　　　　B. 3 个月后

C. 4 个月后 　　　　D. 5 个月后

E. 6 个月后

1097. 放置宫内节育器适应证是 （ ）

A. 月经周期正常，经血量不多

B. 严重的急、慢性系统疾病

C. 宫颈口过松或有重度陈旧性撕裂伤

D. 生殖器官炎症

E. 子宫畸形

1098. 宫内节育器避孕机理主要是 （ ）

A. 阻止精子和卵子相遇

B. 影响卵巢排卵

C. 阻止受精卵着床

D. 阻止精子进入输卵管

E. 影响卵子功能

1099. 关于中期妊娠检查与体征的表述，错误的是 （ ）

A. 子宫增大与孕月相符

B. 从孕早期至孕中期胎动逐渐增多

C. 孕妇自孕 18～20 周开始自觉有胎动

D. 孕 18～20 周后听诊可听到胎儿心音

E. 孕 20 周以后可经腹壁触及宫内胎体

1100. 根据健康状况选择避孕，下列哪项是错误的 （ ）

A. 有心、肝、肾和内分泌疾患者选择屏障避孕，必要时 IUD 或绝育术

B. 结核病服药期间不宜用激素避孕药

C. 生殖道感染、经量增多和延长者不宜用 IUD

D. 经量增多或经期延长者不宜用避孕药

E. 月经周期不规则者不宜选择安全期避孕

1101. 根据生育史和避孕目的选择避孕，下列哪项是错误的 （ ）

A. 已有 1 个子女、年轻需长期避孕的夫妇，首选 IUD

B. 已有两个或多个子女的夫妇，首选绝育术，其次为 IUD

C. 要求延长生育间隔者选择口服避孕药或 IUD

D. 已生育且采用多种避孕法失败者可考虑绝育术或皮下埋置法

E. 围绝经期妇女可选用 IUD、避孕套和口服避孕药

1102. 根据不同生理时期特点选择避孕，下列哪项是错误的 （ ）

A. 新婚夫妇可选用对生育无影响的屏障避孕法

B. 婚后推迟较长时间生育者，可用长效口服避孕药

C. 婚后不宜生育者可根据病情选用长效避孕措施

D. 哺乳期妇女选用 IUD 或避孕套

E. 节育期妇女应根据不同需求选用避孕法

1103. 关于药物避孕的禁忌证，下列哪项是错误的 （ ）

A. 重要器官病变

B. 子宫、乳房肿块或雌激素依赖性恶性肿瘤者

C. 精神病生活不能自理者

D. 月经量多或年龄＞40 岁者

E. 哺乳期、产后半年内或月经未来潮者

1104. 人工流产后出院指导哪项错误 （ ）

A. 每日清洗会阴并换内裤

B. 保持外阴清洁和干燥

C. 术后 1 个月禁止性生活及盆浴

D. 嘱其观察阴道出血及腹痛情况

E. 当阴道出血多于月经量伴腹痛不必就诊

1105. 人工流产后告知受术者禁止盆浴及性生活时间为 （ ）

A. 1 周内 　　　　B. 半月内

C. 1 个月内 　　　　D. 2 个月内

E. 3 个月内

1106. 人工流产综合征发生的主要原因是 （ ）

A. 受术者高度精神紧张

B. 受术者有心脏病

C. 人工流产术中出血过多

D. 人工流产术中对子宫颈局部刺激引起迷走神经反应

E. 人工流产术中吸宫不全

1107. 高催乳激素血症患者月经紊乱主要表现为 （ ）

A. 月经量多　　　　B. 月经频发

C. 阴道不规则流血　D. 月经量少

E. 痛经

1108. 吸宫术后健康指导注意事项,不正确的是 （ ）

A. 术毕,应在休息室休息 1~2 小时

B. 1 个月内禁止盆浴

C. 半个月内禁止性交

D. 保持外阴清洁

E. 持续阴道流血 10 天以上,须及时复诊

1109. 吸宫术适用于妊娠的周数是 （ ）

A. 10 周内　　　　B. 12 周内

C. 14 周内　　　　D. 16 周内

E. 18 周内

1110. 药物流产适用于妊娠 （ ）

A. 49 天内　　　　B. 52 天内

C. 56 天内　　　　D. 60 天内

E. 63 天内

1111. 以下关于米非司酮抗早孕原理的叙述错误的是 （ ）

A. 阻断雌激素的活性

B. 阻断孕酮的作用

C. 促进内源性前列腺素的释放

D. 有促进子宫收缩的作用

E. 有软化宫颈的作用

1112. 引产出一胎儿,身长约 40 cm,体重 1 500~1 700 g,此产妇妊娠已达 （ ）

A. 20 周末　　　　B. 24 周末

C. 28 周末　　　　D. 32 周末

E. 36 周末

1113. 有关吸宫术的描述,正确的是 （ ）

A. 适合妊娠早期要求终止妊娠者

B. 适用于妊娠 10 周内要求终止妊娠者

C. 多用于妊娠 11~14 周要求终止妊娠者

D. 用于妊娠剧吐伴酸中毒未纠正者

E. 用于疾病急性期不能继续妊娠者

1114. 在下列吸宫术流产的严重并发症中,发病率低的是 （ ）

A. 子宫穿孔　　　　B. 吸宫不全

C. 漏吸　　　　　　D. 术中出血

E. 人工流产综合征

1115. 引起高催乳激素血症最常见的原因是 （ ）

A. 神经胶质瘤　　　B. 脑膜瘤

C. 垂体微腺瘤　　　D. 糖尿病

E. 多囊卵巢综合征

1116. 口服米非司酮药物流产的主要机制是 （ ）

A. 抗雌激素作用　　B. 抗孕激素作用

C. 抗雄激素作用　　D. 抑制受精卵分裂

E. 抑制子宫收缩

1117. 可导致闭经的疾病是 （ ）

A. 神经胶质瘤　　　B. 脑膜瘤

C. 甲状腺功能亢进　D. 糖尿病

E. 多囊卵巢综合征

1118. 临床常用的药流方法是 （ ）

A. 米非司酮

B. 卡孕栓

C. 环磷酰胺

D. 米非司酮＋前列腺素

E. 卡孕栓＋前列腺素

1119. 一产妇产后半年月经未复潮,仍在哺乳,要求避孕,妇检:宫颈光滑,外口松,宫颈位于阴道口以上 2 cm,子宫大小正常,后倾,无压痛,活动,附件无异常。最佳的避孕方法是 （ ）

A. 口服避孕药　　　B. 输卵管结扎

C. 宫内节育器　　　D. 阴茎套

E. 阴道隔膜

1120. 32 岁女性,1~0~0~1。去外地丈夫处探亲 2 周,拟用探亲避孕片 1 号,正确的服法是 （ ）

A. 月经来潮第 5 天起每晚服 1 片,连服 22 天

B. 探亲前 1 天或当天中午服 1 片,以后每晚服 1 片至探亲结束

C. 月经来潮第 5 天开始每晚服 1 片,连服 12 天

D. 性交后即刻服 1 片,次早加服 1 片,以后每次性交后即服 1 片

E. 性交后即刻服 1 片,以后每晚服 1 片至探亲结束

1121. 44 岁女性,妇科检查发现子宫脱垂Ⅱ度重型,既往曾患乙型肝炎,首选的避孕方法是 （ ）

A. 宫内节育器　　　B. 口服避孕药

C. 注射长效针避孕　D. 皮下埋植避孕

E. 避孕套

1122. 用于治疗高催乳激素血症的药物是
（　　）
A. 达那唑　　　　　B. 孕三烯酮
C. 苯甲酸雌二醇　　D. 溴隐亭
E. 甲地孕酮

1123. 产后 5 个月哺乳妇女，月经未复潮，要求避孕。妇科检查：子宫正常大小，无压痛，活动，双附件（－）。下列哪种方法不宜选用（　　）
A. 口服避孕药　　　B. 宫内节育器
C. 阴道隔膜　　　　D. 阴茎套
E. 体外排精

1124. 管女士，30 岁，28 岁结婚。平时月经规律，去年生育一胎，现产后 52 天，正在哺乳。应该选择的避孕方法是（　　）
A. 放置宫内节育器　B. 口服短效避孕药
C. 口服长效避孕药　D. 输卵管结扎术
E. 肌注长效避孕针

1125. 何女士，46 岁，近年月经紊乱，咨询避孕措施，应指导其选用（　　）
A. 口服避孕药　　　B. 注射避孕针
C. 安全期避孕　　　D. 阴茎套
E. 宫内节育器

1126. 闭经半年，泌乳 3 个月，首选的检查为
（　　）
A. 孕激素试验　　　B. 血 hCG
C. 血 PRL　　　　　D. 蝶鞍 CT
E. 诊断性刮宫

1127. 林女士习惯性痛经多年，平时经量多，要求避孕，建议她采用的方法是（　　）
A. 安全期避孕　　　B. 口服短效避孕药
C. 使用避孕套　　　D. 放置宫内节育器
E. 经腹输卵管结扎术

1128. 某妇女，已有 8 个月大的孩子，身体健康，最好选用的避孕方法是（　　）
A. 口服避孕药　　　B. 安全期避孕
C. 使用阴茎套　　　D. 上节育环
E. 阴道隔膜

1129. 某女士，产后 8 周，现母乳喂养，乳汁充足，产妇要求对避孕方式进行指导，该产妇适宜的避孕方法为（　　）
A. 口服长效避孕药　B. 口服短效避孕药
C. 安全期避孕　　　D. 避孕套
E. 探亲避孕药

1130. 女，36 岁，口服短效避孕药避孕，因工作劳累昨日漏服一次，护士指导其补服的时间是漏服后的（　　）

A. 8 小时内　　　　B. 12 小时内
C. 16 小时内　　　D. 20 小时内
E. 24 小时内

1131. 探亲当日午饭后服 1 片，当晚再服 1 片，以后每晚服 1 片，末次房事次晨加服 1 片，是下述哪种避孕药的用药方法（　　）
A. 探亲片 1 号　　　B. 避孕针 1 号
C. 避孕片 1 号　　　D. 避孕片 2 号
E. 长效三合一片

1132. 翁女士，剖宫产分娩一健康男婴，非母乳喂养，拟采用宫内节育器避孕，手术时间应选择在剖宫产术后满（　　）
A. 1 个月　　　　　B. 2 个月
C. 6 个月　　　　　D. 8 个月
E. 12 个月

1133. 29 岁女性，人工流产术中突感胸闷、头晕、恶心。查体：面色苍白、大汗淋漓，血压 70/50 mmHg，脉搏 50 次/分。此时应首先给予（　　）
A. 输血补液
B. 阿托品静脉注射
C. 苯巴比妥钠肌注
D. 迅速消除宫腔内容物
E. 阿拉明静脉滴注

1134. 32 岁，药物流产后 5 天，高热伴右下腹痛 2 天。妇检：白带脓性，宫颈举痛，宫体如妊娠 6 周，右附件区有明显压痛。本例最可能的诊断是
（　　）
A. 急性阑尾炎
B. 宫外孕
C. 急性盆腔炎
D. 卵巢巧克力囊肿破裂
E. 以上都不是

1135. 患者人工流产术后 14 天，仍阴道流血较多，伴下腹疼痛，体温 38.5℃。双合诊子宫略大，呈球形，压痛明显。应考虑诊断是（　　）
A. 吸宫不全
B. 吸宫不全并发感染
C. 漏吸
D. 输卵管妊娠
E. 人工流产综合征

1136. 女性，27 岁，停经 40 天，人工流产术中诉心慌、胸闷，面色苍白，测血压 90/60 mmHg，心率 56 次/分，考虑诊断为（　　）
A. 子宫穿孔　　　　B. 人工流产综合征
C. 吸宫不全　　　　D. 漏吸
E. 羊水栓塞

1137. 妊娠 8 周行吸宫术后半月,阴道持续流血,量时多时少。妇科检查:宫口松,子宫如 40 天妊娠大小,较软,尿妊娠试验(+),应考虑的诊断为 ( )

　　A. 绒毛膜癌　　　　　B. 侵蚀性葡萄胎
　　C. 子宫内膜炎　　　　D. 吸宫不全
　　E. 子宫复旧不良

1138. 妊娠 9 周行吸宫流产术时,出血量多,首要的处理是 ( )

　　A. 输液输血　　　　　B. 按摩子宫
　　C. 排空宫腔内容物　　D. 静脉注射止血剂
　　E. 肌内注射止血剂

1139. 关于围生期范围的描述,下列正确的是 ( )

　　A. 分娩前的一段时期
　　B. 分娩时的一段时期
　　C. 分娩后的一段时期
　　D. 分娩前和分娩时的一段时期
　　E. 分娩前、分娩时和分娩后的一段时期

1140. 做妊娠试验留取晨尿是因为 ( )
　　A. 尿中有效成分不受饮食的影响
　　B. 尿中磷酸盐浓度较高
　　C. 尿内绒毛膜促性腺激素含量高
　　D. 尿中酸碱度尚未改变
　　E. 尿素、尿酸浓度较高

1141. 心脏病除了下列哪项外均不宜生育 ( )

　　A. 心功能Ⅲ~Ⅳ级,伴有明显的肺动脉高压
　　B. 心功能Ⅲ~Ⅳ级,既往有心衰病史者
　　C. 心功能Ⅰ~Ⅱ级且无并发症
　　D. 各种类型的心脏病导致肺动脉高压
　　E. 风湿性心瓣膜病伴肺动脉高压

1142. 孕妇,30 岁,G_3P_1,身高 150 cm,阴道分娩时,第二产程延长达 2 小时 30 分钟,行产钳助产。产后 8 天有阴道黄色流液,不能自控,考虑最可能的诊断 ( )
　　A. 产后子宫内膜炎　　B. 产后尿道口松弛
　　C. 产伤尿瘘　　　　　D. 产后恶露增多
　　E. 产后阴道炎

1143. 女,35 岁,已婚,停经 16 周,下腹剧痛,血压 90/60 mmHg,诊断为残角子宫妊娠,下列哪项是错误的 ( )
　　A. 残角往往不与另一侧宫腔相通
　　B. 残角子宫妊娠确诊后可不予处理
　　C. 该侧有正常输卵管和卵巢
　　D. 孕中期易发生残角破裂

　　E. 由于一侧副中肾管发育不全所致

1144. 女性,24 岁,葡萄胎刮宫术后 5 个月,阴道流血不净,时多时少,血 hCG 明显高于正常水平,胸片肺部有片状阴影,最可能的诊断为 ( )
　　A. 绒毛膜癌　　　　　B. 再次葡萄胎
　　C. 侵蚀性葡萄胎　　　D. 宫内妊娠
　　E. 肺结核

1145. 绒癌与侵蚀性葡萄胎在组织学上的主要区别是 ( )
　　A. 病灶中有绒毛结构
　　B. 病灶中无绒毛结构
　　C. 病灶中可见成团的滋养细胞
　　D. 滋养细胞侵及子宫肌层及血管
　　E. 绒毛结构也可退化,仅见绒毛阴影

1146. 诊断葡萄胎最有效的辅助检查手段是 ( )

　　A. 血清 hCG　　　　　B. B 超
　　C. 诊断性刮宫　　　　D. 胸部 X 光片
　　E. 流式细胞测定

1147. 关于妊娠滋养细胞疾病,下列哪项正确 ( )

　　A. 侵蚀性葡萄胎有部分是继发于流产后
　　B. 绒毛膜癌可继发于足月分娩
　　C. 绝经后妇女不会再患绒毛膜癌
　　D. 绒毛膜癌最早出现的是脑转移
　　E. 侵蚀性葡萄胎最常见的是肝转移

1148. 侵蚀性葡萄胎转移的最常见部位是 ( )

　　A. 肺　　　　　　　　B. 脑
　　C. 肝脏　　　　　　　D. 阴道
　　E. 盆腔

1149. 葡萄胎清宫时应注意以下事项,哪项除外 ( )
　　A. 做好充分准备的前提下
　　B. 充分扩张宫颈管
　　C. 术前应用缩宫素以减少术中出血
　　D. 选用大号吸管
　　E. 应由有经验医师操作

1150. 畸胎瘤的良恶性取决于 ( )
　　A. 肿瘤大小　　　　　B. 肿瘤质地
　　C. 胚层来源　　　　　D. 组织分化程度
　　E. 肿瘤活动度

1151. 关于内胚窦瘤哪个正确 ( )
　　A. 血中 AFP 不升高　B. 化疗敏感
　　C. 不易早期转移　　　D. 预后好
　　E. 属性索间质肿瘤

1152. 对内胚窦瘤的诊断有特异性价值的是
（ ）

A. CA125 测定　　　B. AFP
C. hCG　　　　　　D. P
E. CA199 测定

1153. 正常子宫的位置通常是 （ ）
A. 前倾略前屈　　　B. 前倾略后屈
C. 后倾略后屈　　　D. 后倾略前屈
E. 水平位

1154. 产后多少天检查时,要检查母乳喂养情况及婴儿生长情况,并给予指导咨询 （ ）
A. 7 天　　　　　　B. 14 天
C. 21 天　　　　　 D. 30 天
E. 42 天

1155. 关于哺乳期避孕下列哪项不正确
（ ）

A. 最好采用工具避孕
B. 产后 3～6 个月内放置节育器
C. 不宜采用避孕药物
D. 尽量延长哺乳期
E. 即使月经未来潮也要避孕

1156. hCG 的检测不能协助诊断的疾病
（ ）

A. 异位妊娠　　　　B. 葡萄胎
C. 子宫内膜异位症　D. 原发性卵巢绒癌
E. 流产

1157. 妊娠试验是检测受试者体内 （ ）
A. E3　　　　　　　B. LH
C. P　　　　　　　 D. β-hCG
E. E2

1158. 停经 3＋个月,子宫平脐,B 超示子宫增大,宫腔内无胎儿及其附属物,宫内充满弥漫分布的蜂窝状大小不等的无回声区,其间可见边缘不整、境界不清的无回声区,子宫一侧可探到 6 cm×8 cm×5 cm 大小的无回声区,最可能的诊断是
（ ）

A. 死胎　　　　　　B. 不全流产
C. 卵巢肿瘤　　　　D. 葡萄胎
E. 子宫肌瘤变性

1159. 绒癌与侵蚀性葡萄胎的主要治疗方法是 （ ）
A. 口服化疗　　　　B. 局部化疗
C. 静脉化疗　　　　D. 肌注化疗
E. 手术治疗

1160. 妊娠合并外阴阴道假丝酵母菌病的最佳治疗药物为 （ ）

A. 口服伊曲康唑　　B. 阴道用克霉唑栓
C. 口服氟康唑　　　D. 奥硝唑栓
E. 口服抗生素

1161. 妊娠、糖尿病患者及接受大量免疫抑制剂治疗者易患 （ ）
A. 细菌性阴道病
B. 外阴阴道假丝酵母菌病
C. 链球菌性阴道炎
D. 滴虫阴道炎
E. 非特异性阴道炎

1162. 难产损伤引起的尿瘘手术修补时间应是 （ ）
A. 立即修补　　　　B. 1～3 个月后修补
C. 3～6 个月后修补　D. 6～12 个月后修补
E. 12 个月后修补

1163. 妊娠滋养细胞疾病不包括 （ ）
A. 葡萄胎
B. 侵蚀性葡萄胎
C. 绒毛膜癌
D. 原发于卵巢的绒毛膜癌
E. 胎盘部位滋养细胞肿瘤

1164. 葡萄胎确诊后首选的处理方法下列哪项正确 （ ）
A. 化疗　　　　　　B. 清宫
C. 抗生素控制感染　D. 放疗
E. 子宫切除

1165. 葡萄胎清宫术后必须随访 hCG 每周几次,直至降至正常水平 （ ）
A. 1 次　 B. 2 次　 C. 3 次　 D. 4 次
E. 5 次

1166. 侵蚀性葡萄胎死亡原因多为 （ ）
A. 肺转移　　　　　B. 脑转移
C. 阴道、宫颈转移　D. 肝转移
E. 骨转移

1167. 绒毛膜癌治愈,随访观察年限为（ ）
A. 1 年　　　　　　B. 2 年
C. 3 年　　　　　　D. 4 年
E. 5 年

1168. 以下哪项是绒毛膜癌最可靠的确诊依据 （ ）
A. 阴道可见紫蓝色转移结节
B. X 线胸片见可疑阴影
C. 刮宫术后血 hCG 持续阳性
D. 子宫病理学检查仅见滋养细胞高度增生而无绒毛结构
E. 核磁共振见脑转移病灶

1169. 绒癌最常见的转移部位依次为 （　　）
A. 肺、脑、肝、阴道　　B. 阴道、肺、肝、脑
C. 肺、阴道、肝、脑　　D. 肝、脑、阴道、肺
E. 肺、肝、脑、阴道

1170. 关于妊娠滋养细胞肿瘤,下列哪项正确
（　　）
A. 侵蚀性葡萄胎可发生在流产后
B. 绒毛膜癌可发生在葡萄胎后
C. 前次妊娠为异位妊娠,不发生绒毛膜癌
D. 绒毛膜癌最早出现的是脑转移
E. 前次妊娠为足月妊娠,不发生绒毛膜癌

1171. 侵蚀性葡萄胎与绒毛膜癌均可发生于
下列哪种情况 （　　）
A. 自然流产后　　　　B. 人工流产后
C. 输卵管妊娠后　　　D. 葡萄胎排空后
E. 足月分娩后

1172. 侵蚀性葡萄胎与绒毛膜癌最主要的区
别是 （　　）
A. 活组织检查镜下见有无绒毛结构
B. 距葡萄胎排空后的时间长短
C. 子宫大小程度的不同
D. 尿中 hCG 值的高低
E. 是否合并黄素囊肿

1173. 患者 29 岁,葡萄胎手术后出院,嘱其随
访内容中哪项不对 （　　）
A. 定期测 hCG
B. X 线胸片检查
C. 有无咳嗽、咳血及阴道出血
D. 避孕宜用宫内节育器
E. 妇科检查必要时 B 型超声检查

1174. 正常产褥期,下列哪项符合子宫复旧
规律 （　　）
A. 产后子宫底每天下降 2 横指
B. 产后子宫体于产后 1 周降至骨盆腔
C. 胎盘附着部位以外的子宫内膜修复需要
4 周
D. 胎盘附着部位的子宫内膜修复需要 5 周
E. 子宫颈复旧比子宫体快

1175. 24 岁初产妇,规律宫缩 10 小时,连续观
察 2 小时,宫口由 6 cm 开大至 7 cm,胎头 +1,胎膜
存,胎心 140 次/分。本例恰当的处置应是 （　　）
A. 严密观察产程进展
B. 立即行剖宫产术
C. 肌注哌替啶
D. 立即行人工破膜
E. 立即静滴催产素加强宫缩

1176. 新生儿娩出后,首先应 （　　）
A. 断脐
B. 刺激新生儿足部
C. 清理呼吸道
D. 抓紧娩出胎盘及胎膜
E. 注意保暖

1177. 胎儿因素决定能否正常分娩,不包括
的是 （　　）
A. 胎方位　　　　　B. 双顶径
C. 胎体的长度　　　D. 胎儿体重
E. 胎儿畸形

1178. 妊娠期高血压疾病对母儿的主要危
害是 （　　）
A. 胎儿过大
B. 过期妊娠
C. 羊水过多
D. 孕产妇和围产儿死亡率的增加
E. 妊娠期水肿

1179. 孕中期胎盘前置状态的治疗原则,错误
的是 （　　）
A. 期待治疗　　　　B. 卧床休息
C. 抑制宫缩　　　　D. 剖宫取胎术
E. 纠正贫血

1180. 以下哪种产妇不是必须在分娩发动前
入院 （　　）
A. 横位　　　　　　B. 妊娠合并心脏病
C. 头位　　　　　　D. 重度子痫前期
E. 臀位

1181. 胎盘剥离的征象,不包括 （　　）
A. 子宫体部变硬呈球形
B. 阴道少量出血
C. 阴道口外露脐带延长
D. 产妇有排便感
E. 按压子宫下段,宫底上升,外露脐带不再
回缩

1182. 下列哪种情况不影响妊娠 （　　）
A. 心功能 I 级
B. 先天性心脏病合并肺动脉高压
C. 主动脉狭窄
D. 原发性肺动脉高压
E. 右向左分流性心脏病

1183. 下列哪项不是产前诊断的手段 （　　）
A. 羊水检查　　　　B. 胎心监护
C. 绒毛细胞检查　　D. 胎儿镜检查
E. 胎儿结构检查

1184. 下列哪项检查是无创的 （　　）

A. 超声检查　　　　B. 羊水细胞检查

C. 绒毛细胞检查　　D. 胎儿镜检查

E. 胎儿血细胞培养

1185. 孕早期卫生指导不包括　　　（　　）

A. 定期产前检查和指导

B. 生活起居要有规律

C. 注意乳房和会阴部卫生

D. 不必节制性生活

E. 避免不良环境接触和不良工作体位

1186. 下列哪一项不是孕早期首次检查内容

（　　）

A. 测量血压、体重

B. 检查甲状腺、心脏和乳房

C. 检查生殖道有无畸形、感染

D. 血、尿常规、血型和胸片

E. 乙肝 5 项和肝肾功能

1187. 高危妊娠范围内，不需要做产前诊断

的是　　　　　　　　　　　　　（　　）

A. 生过畸形儿或呆傻儿者，家族有遗传病或

畸形史

B. 原因不明的 1 次以上自然流产史

C. 年龄小于 18 岁或大于 35 岁

D. 既往有死胎、死产和新生儿死亡病史

E. 羊水过多或过少者

1188. 关于产褥期大小便情况，下列哪项是错

误的　　　　　　　　　　　　　（　　）

A. 产后 10 日内尿量明显增多，应鼓励产妇尽

早自解小便

B. 产后因腹肌松弛、肠蠕动减弱，常发生便秘

C. 产后用热水熏洗外阴或用温开水冲洗尿道

周围诱导排尿

D. 应鼓励产妇坐起排尿

E. 产后应多吃蔬菜并早日下床早活动

1189. 关于产褥期恶露情况，下列哪项是错

误的　　　　　　　　　　　　　（　　）

A. 恶露由血液、坏死蜕膜组织和黏液组成

B. 正常恶露无臭味，持续约 7～8 周

C. 分为血性、浆液和白色恶露

D. 血性恶露持续 3～4 日后变为浆液恶露，10

日左右变为白色恶露

E. 如恶露增多、血性恶露持续时间长应考虑

子宫复旧不全

1190. 关于产褥期心理保健，下列哪项是错

误的　　　　　　　　　　　　　（　　）

A. 重视健康教育

B. 母亲伤口疼痛，应推迟母婴接触时间

C. 关心、鼓励的保健作用

D. 医务人员要注意保护性医疗制度

E. 必要时精神医学诊治

1191. 关于产褥期子宫复旧情况，下列哪项是

错误的　　　　　　　　　　　　（　　）

A. 产后第 1 日宫底稍上升至平脐

B. 产后每日宫底下降 1～2 cm

C. 产后 10 日子宫降入骨盆腔内

D. 产后应每日定时测量子宫底高度

E. 测量宫底高度前应先排空膀胱

1192. 分娩期预防感染的措施不包括　（　　）

A. 坚持产房和手术室的消毒隔离制度

B. 如无发热，不一定预防性应用抗生素

C. 接生人员必须岗前培训合格

D. 纠正贫血，并注意防止产后出血

E. 严格执行无菌操作制度和按操作规程接生

1193. 高催乳激素血症的临床表现不包括

（　　）

A. 月经紊乱　　　　B. 不育

C. 溢乳　　　　　　D. 腹痛

E. 性功能改变

1194. 下列与先兆子宫破裂不符合的是

（　　）

A. 发现血尿　　　　B. 发现病理缩复环

C. 子宫下段压痛明显　D. 胎心节律不齐

E. 已下降的胎儿先露部分上升，宫颈口回缩

1195. 胎儿娩出后立即出现大量阴道出血，最

佳的处理方法是　　　　　　　　（　　）

A. 立即手取胎盘

B. 检查有无软产道裂伤

C. 抽血做交叉配血

D. 检查凝血功能

E. 立即输新鲜血

1196. 关于子宫收缩乏力性产后出血首选的

处理是　　　　　　　　　　　　（　　）

A. 子宫切除

B. 按摩子宫并注射宫缩剂

C. 双手压迫腹部按摩子宫

D. 压迫腹主动脉

E. 乙醚刺激

1197. 关于产后出血预防正确的是　（　　）

A. 宫口开全肌注催产素 10 U

B. 应在宫缩较强时娩出胎头

C. 双胎妊娠，在第一胎肩部娩出后肌注催

产素

D. 胎儿娩出后，应用手按摩子宫帮助胎盘

娩出

E. 产后观察宫缩及阴道流血情况 2 小时

1198. 关于产后出血的定义正确的是 （　　）

A. 胎儿娩出后的 24 小时内阴道流血＞500 mL

B. 胎盘娩出后阴道出血＞500 mL

C. 胎儿娩出后阴道流血＞500 mL

D. 分娩过程中的失血量＞500 mL

E. 产后 24 小时后到产后 42 天阴道流血＞500 mL

1199. 出现先兆子宫破裂时应立即 （　　）

A. 吸氧　　　　　B. 补液

C. 剖宫产　　　　D. 行穿颅术

E. 行产钳术

1200. 出现产后出血不易被立即发现的是 （　　）

A. 胎盘滞留　　　B. 胎盘嵌顿

C. 胎盘植入　　　D. 胎盘粘连

E. 胎盘剥离不全

1201. 与羊水过少有关的因素是 （　　）

A. 胎儿消化道闭锁　B. 胎儿泌尿道畸形

C. 妊娠合并糖尿病　D. 胎儿无脑畸形

E. 双胎妊娠

1202. 羊水过少是指妊娠晚期羊水量少于 （　　）

A. 500 mL　　　B. 400 mL

C. 300 mL　　　D. 200 mL

E. 100 mL

1203. 下列哪种情况不宜行人工流产术 （　　）

A. 慢性宫颈炎

B. 急性盆腔炎

C. 药物流产失败

D. 流产前有一次体温升高达 37.5℃

E. 慢性盆腔炎

1204. 绒癌最常见的转移部位是 （　　）

A. 阴道　　　　　B. 宫颈

C. 肝脏　　　　　D. 脑部

E. 肺部

1205. 了解胎儿宫内生长发育的情况,可根据 （　　）

A. 每天早、中、晚定时测胎动

B. 宫高、腹围及胎头双顶径测定

C. 羊水 L/S 值测定

D. 羊膜镜检查

E. 羊水泡沫试验

1206. 关于剖宫产的适应证,错误的是（　　）

A. 头盆不称

B. 胎儿窘迫

C. 部分性前置胎盘

D. 初产妇,足先露,胎儿较大

E. 达预产期胎头尚未入盆

1207. 关于女性骨盆,下列哪项是正确的 （　　）

A. 入口平面的前后径大于横径

B. 中骨盆平面横径大于前后径

C. 骨盆最大平面的横径是坐骨棘间径

D. 骨盆最小平面即中骨盆平面

E. 出口平面的大小决定于骨盆出口前后径

1208. 一患者,不规则阴道流血 2 月,妇检发现宫颈表面有紫蓝色结节,病理检查结果为大量坏死组织中散在一些异型的滋养层细胞团,无绒毛结构。考虑诊断是 （　　）

A. 子宫内膜癌　　B. 子宫内膜异位症

C. 侵蚀性葡萄胎　D. 绒毛膜癌

E. 宫颈癌

1209. 关于绝经综合征临床表现,错误的是 （　　）

A. 月经紊乱　　　B. 潮热、多汗

C. 心悸、失眠　　D. 黑棘皮征

E. 焦虑、易怒

1210. 28 岁女性,妊娠 6 个月,有接触性阴道流血及白带增多,窥器下见宫颈外观呈菜花状,宫颈活组织检查除外癌变,最可能的诊断是 （　　）

A. 宫颈糜烂样改变　B. 宫颈息肉

C. 宫颈乳头瘤　　　D. 宫颈结核

E. 宫颈囊肿

1211. 关于受精卵的发育、运行及着床,正确的是 （　　）

A. 卵子受精发生于输卵管的峡部

B. 受精后第 5 天受精卵分裂成为实心细胞团的桑葚胚

C. 精子获能是精子通过女性生殖道时接触子宫内膜白细胞而解除顶体酶上的去能因子

D. 受精后第 8 天进入宫腔,第 10 天开始植入

E. 受精后第 7～8 天形成晚期胚泡

1212. 进行 HRT 治疗时不会发生的不良反应或危险是 （　　）

A. 引起子宫出血　B. 诱发子宫内膜癌

C. 诱发乳腺癌　　D. 诱发子宫颈癌

E. 发生药物性肝炎

1213. 胎儿生理特点,错误的是 （　　）

A. 动脉导管出生后闭锁为动脉韧带

B. 肺循环阻力较大,体内无纯动脉血

C. 母儿血液在胎盘进行气体交换

D. 胎儿肾脏在 20 周后开始有排尿功能

E. 孕 11 周时 B 型超声可看到胎儿胸壁运动

1214. 正常足月妊娠时,羊水的量约为（　　）

A. 350 mL　　　　　B. 500 mL

C. 800 mL　　　　　D. 1 500 mL

E. 2 000 mL

1215. 正常足月妊娠脐带的平均长度是

（　　）

A. 35 cm　　　　　B. 45 cm

C. 55 cm　　　　　D. 60 cm

E. 70 cm

1216. 正常妊娠期血容量达高峰的时期是

（　　）

A. 妊娠 10～12 周　　B. 妊娠 20～24 周

C. 妊娠 26～28 周　　D. 妊娠 32～34 周

E. 妊娠 34～36 周

1217. 妊娠期血容量的改变,哪项描述是正确的（　　）

A. 妊娠期总血容量增加 40％～45％

B. 血容量增加是血浆增加少于红细胞增加

C. 妊娠期出现血液浓缩

D. 血红蛋白 100 g/L 以上为生理性贫血

E. 自孕 12 周母体血容量开始增加

1218. 妊娠后子宫的变化,不正确的描述是

（　　）

A. 子宫增大变软,肌纤维逐渐增生、肥大和伸长

B. 子宫腔容量变化,由非孕时的 50 mL,变为足月时的 5 000 mL

C. 子宫峡部渐渐伸展变长变薄

D. 子宫颈早期充血,变软,呈紫蓝色

E. 子宫重量变化,由非孕时的 70 g,变为足月时的 1 100 g

1219. 首次产前检查应在（　　）

A. 妊娠 8 周　　　　B. 确定妊娠时

C. 妊娠 16 周　　　　D. 妊娠 12 周

E. 妊娠 20～24 周

1220. 下列哪项可以确诊妊娠（　　）

A. 停经、呕吐

B. B 超见胎心搏动

C. 停经后子宫增大

D. 黄体酮试验无阴道出血

E. 基础体温呈双相型

1221. 初孕妇初次能感觉胎动的时间是

（　　）

A. 14～16 周　　　　B. 15～18 周

C. 18～20 周　　　　D. 20～22 周

E. 22～24 周

1222. 关于胎产式,下列描述错误的是（　　）

A. 在足月分娩过程中,横产式可转换为纵产式

B. 胎体纵轴与母体纵轴的关系轴称胎产式

C. 两者垂直称横产式

D. 两者交叉成角度称斜产式

E. 两者平行称纵产式

1223. 临床上最常见的胎方位是（　　）

A. 枕右前位　　　　B. 枕左前位

C. 枕左后位　　　　D. 骶左前位

E. 枕右后位

1224. 枕先露的指示点是（　　）

A. 骶骨　　　　　　B. 额骨

C. 枕骨　　　　　　D. 颏骨

E. 顶骨

1225. 左枕前位的英文缩写是（　　）

A. ROA　　　　　　B. LOA

C. LOT　　　　　　D. LOP

E. ROT

1226. 右枕前位时胎儿的枕骨在母体骨盆的

（　　）

A. 左前方　　　　　B. 右后方

C. 右前方　　　　　D. 左后方

E. 正前方

1227. 胎头矢状缝在母体骨盆入口右斜径上,小囟门在骨盆的左前方,其胎方位为（　　）

A. LOA　　　　　　B. ROA

C. LOT　　　　　　D. ROT

E. LOP

1228. 孕妇接受骨盆内测量的时间是（　　）

A. 20～22 周　　　　B. 24～26 周

C. 24～36 周　　　　D. 34～37 周

E. 38～40 周

1229. 妊娠 24 周末,宫底高度位于（　　）

A. 脐下一横指　　　B. 脐上一横指

C. 脐上二横指　　　D. 脐平

E. 剑突与脐连线的中间位置

1230. 正常情况下妊娠晚期孕妇体重每周增加（　　）

A. ＜0.5 kg　　　　B. ＞0.5 kg

C. ＜1 kg　　　　　D. 1 kg

E. <1.5 kg

1231. 妊娠 36 周末,胎儿发育的特点正确的是 （ ）

A. 胎儿身长 40 cm

B. 体重约 2 500 g

C. 皮下脂肪发育良好,皮肤呈粉红色

D. 有强烈的吸吮反射,四肢活动活泼

E. 顶臀长 28 cm

1232. 无并发症的妊娠足月孕妇的体重约增加 （ ）

A. 10.5 kg   B. 11.5 kg

C. 12.5 kg   D. 13.5 kg

E. 14.5 kg

1233. 某女士,停经 8 个月未做过产前检查,下列检查无助于判断其胎儿成熟度的是 （ ）

A. 测量子宫底高度及腹围

B. B 超测胎头双顶径

C. B 超测胎盘成熟度

D. 胎心监护观察胎心率、胎动

E. 羊水卵磷脂比鞘磷脂

1234. 为了解孕妇的胎盘功能,应检测（ ）

A. 血清甲胎蛋白值

B. 血清 β-hCG 值

C. 尿雌激素/肌酐比值

D. 羊水肌酐值

E. 血肌酐值

1235. 了解胎儿肺成熟度,可测定羊水的 （ ）

A. 肌酐比值

B. 胆红素比值

C. 卵磷脂/鞘磷脂比值

D. 脂肪细胞比值

E. 淀粉酶值

1236. 用胎心电子监测仪检查,结果显示每次宫缩后均有晚期减速的胎心率图形,说明 （ ）

A. 胎盘功能不全   B. 胎头受压

C. 胎体受压   D. 脐带受压

E. 胎儿良好

1237. 胎儿宫内窘迫的临床表现和诊断 （ ）

A. 羊水 I 度混浊

B. 160 次/分

C. NST 反应型

D. OCT 出现晚期减速

E. OCT 出现早期减速

1238. 不属于高危妊娠范畴的是 （ ）

A. 32 岁初产妇

B. 过期妊娠

C. 妊娠合并急性肾盂肾炎

D. 有子宫肌瘤切除术史

E. 既往有高血压史

1239. 美国 FDA 的妊娠期用药对胎儿危险度分类,对的是 （ ）

A. 以下都对

B. A 级药物对孕妇、胚胎、胎儿均无危害

C. B 级药物对孕妇较安全,对胎儿基本无危害

D. C 级药物仅在动物实验研究时证明对胎儿致畸或可杀死胚胎

E. 在妊娠前 3 个月,以不用 C、D、X 级药物为好

1240. 足月产是指在妊娠何时分娩 （ ）

A. 满 37 周至不满 42 周间

B. 满 38 周至不满 42 周间

C. 满 28 周至不满 37 周间

D. 满 33 周至不满 40 周间

E. 满 37 周至不满 40 周间

1241. 临产后的主要产力是指下列哪项 （ ）

A. 腹肌收缩力   B. 膈肌收缩力

C. 子宫收缩力   D. 骨骼肌收缩力

E. 肛提肌收缩力

1242. 下列哪项不是先兆临产的表现 （ ）

A. 子宫口开大

B. 阴道见红

C. 宫缩不规律,常夜间出现,清晨消失

D. 胎儿下降感

E. 用镇静剂后宫缩消失

1243. 产妇 G_1P_1,孕 40 周,因羊水Ⅲ度粪染产钳分娩,新生儿出生 1 分钟心率 90 次/分,呼吸 20 次/分,不规则,四肢屈肌张力略小,吸痰有喉反射、恶心,肤色青紫。正确的 Apgar 评分应是 （ ）

A. 4 分   B. 5 分

C. 6 分   D. 7 分

E. 8 分

1244. 产妇宫颈扩张的最大加速期处于 （ ）

A. 活跃期的前段   B. 活跃期的中段

C. 活跃期的末段   D. 潜伏期的前段

E. 潜伏期末段

1245. 临产的主要标志是 （ ）

A. 见红、规律性子宫收缩、胎头下降

B. 规律性子宫收缩、破膜、胎头下降

C. 见红、破膜、宫口扩张

D. 规律性子宫收缩、胎头下降、宫口扩张

E. 规律性子宫收缩、进行性宫颈管消失

1246. 关于第三产程处理的叙述,错误的是

（　　）

A. 胎儿娩出后即按摩子宫娩出胎盘

B. 检查胎盘胎膜是否完整

C. 第三产程超过 30 分钟,经一般处理无效应人工剥离胎盘

D. 子宫收缩乏力的产妇,可在胎肩娩出时静脉注射催产素

E. 检查软产道

1247. 正常分娩时,胎膜自然破裂多发生在

（　　）

A. 规律宫缩前　　　B. 宫口开大 2 cm

C. 宫口开大 6 cm　　D. 宫口近开全时

E. 规律宫缩开始时

1248. 观察产程时,关于听胎心音,正确的方法是

（　　）

A. 在宫缩时听胎心音

B. 潜伏期 3 小时听 1 次

C. 活跃期 1 小时听 1 次

D. 宫口开全 5～10 分钟听 1 次

E. 每次听诊半分钟以上

1249. 在第二产程,何时开始保护会阴（　　）

A. 宫口开全时　　　B. 胎头俯屈时

C. 胎头拨露时　　　D. 胎头着冠时

E. 胎头仰伸时

1250. 产褥期时限至

（　　）

A. 产后 1 日之内　　B. 产后 24 小时～7 日

C. 产后 6 周　　　　D. 产后 72 日

E. 产后 8 周

1251. 产后多长时间子宫降入骨盆腔内

（　　）

A. 10 天　　　　　　B. 9 天

C. 8 天　　　　　　 D. 7 天

E. 6 天

1252. 产后 1～3 天,产妇体内的激素水平呈

（　　）

A. 低雌激素、高泌乳激素

B. 高雌激素、高孕激素

C. 低雌激素、高孕激素

D. 高雌激素、低泌乳激素

E. 高孕激素、低泌乳激素

1253. 关于产褥期母体的生理变化,不正确的叙述是

（　　）

A. 因子宫肌纤维的缩复,产后 10 天子宫降到骨盆腔内

B. 产后 7～10 日宫颈内口关闭

C. 胎盘剥离面的子宫内膜再生、修复需 6 周

D. 妊娠血容量增加于产后 3 日恢复正常

E. 产褥早期血液仍处高凝状态

1254. 治疗不孕症的正确步骤是 （　　）

A. 男方体健不必检查,只需女方诊治

B. 男方只查精液常规,正常者只需检查女方

C. 女方只需了解输卵管是否通畅并治疗

D. 男、女双方同时全面检查,对因治疗

E. 女方只需了解有无排卵并治疗

1255. Ⅲ度胎盘早剥临床表现错误的是

（　　）

A. 突然发生的持续性腹痛

B. 多量阴道流血

C. 子宫呈板状硬,有压痛

D. 恶心、呕吐、出冷汗

E. 胎位扪不清,胎心听不清

1256. 下列哪项不属于辅助生殖技术 （　　）

A. 人工周期　　　　B. AIH

C. PGD　　　　　　D. IVF-ET

E. ICSI

1257. 治疗输卵管因素不孕,下列哪项是错误的

（　　）

A. IVF-ET

B. 宫腔配子移植

C. 人工授精

D. 输卵管造口或输卵管吻合术

E. IVM

1258. 人工授精不适合于

（　　）

A. 输卵管结扎术后

B. 男方性功能障碍

C. 男方有不良遗传因素

D. 女方有抗精子抗体

E. 男方少精、弱精、液化异常

1259. 女,30 岁,人工流产术后 4 年未孕,疑输卵管闭塞,首选做何检查

A. 子宫输卵管造影　B. 输卵管通液检查

C. 宫腔镜检查　　　D. 腹腔镜检查

E. 盆腔 X 线摄片检查

1260. 女,28 岁,人工流产术后 2 年未避孕,未孕,输卵管通畅试验显示不通。影响受孕的可能因素是

（　　）

A. 排卵障碍　　　　　B. 输卵管因素

C. 宫腔粘连   D. 免疫因素

E. 宫颈因素

1261. 女,28 岁,人工流产后 2 年未孕,月经正常,妇科检查发现盆腔包块,应选做哪项检查最为适宜 （ ）

A. 卵巢功能检查   B. 输卵管通畅试验

C. 性交后试验   D. 宫腹腔镜检查

E. 腹腔镜检查

1262. 受孕的必备条件不包括 （ ）

A. 男方可以产生数量足够的、功能正常的精子

B. 女方可以排出健康而成熟的卵子

C. 精子和卵子在腹腔内受精

D. 适时性交是卵子受精的先决条件

E. 卵子受精的机会只有在射精后 3 天内和排卵后 24 小时内

1263. 关于输卵管通畅试验,以下哪项错误

（ ）

A. 适用于原发或继发不孕症的诊断

B. 适用于输卵管粘连不通的治疗

C. 碘油造影的诊断准确性优于输卵管通液

D. 应在月经干净后 3～7 天进行

E. 腹腔镜下输卵管通液是判断输卵管是否通畅的金标准

1264. 正常精液密度值应为 （ ）

A. $20×10^9/L$ 以上   B. $20×10^8/L$ 以上

C. $20×10^7/L$ 以上   D. $20×10^6/L$ 以上

E. $20×10^5/L$ 以上

1265. 子宫因素不孕不包括 （ ）

A. 内膜息肉   B. 子宫纵隔

C. 宫腔粘连   D. 子宫浆膜下肌瘤

E. 子宫黏膜下肌瘤

1266. 女性,26 岁,结婚 2 年未孕,检查发现女方正常,男方为无精子症,应如何处理 （ ）

A. AIH   B. AID

C. IVF-ET   D. ICSI

E. PGD

1267. 女,28 岁,结婚 2 年未孕,月经不规律,BBT 单相,不孕的可能原因是 （ ）

A. 输卵管因素   B. 排卵障碍

C. 子宫因素   D. 宫颈因素

E. 免疫因素

1268. 首选促排卵药是 （ ）

A. 氯米芬   B. 绒促性素

C. 尿促性素   D. LHRH

E. 溴隐亭

1269. 女,30 岁,婚后 1 年,未避孕,与丈夫两地分居,至今未孕,最可能的诊断是 （ ）

A. 原发不孕   B. 继发不孕

C. 绝对不孕   D. 输卵管性不孕

E. 以上都不是

1270. 女性,29 岁,初婚生育一胎,再婚后 2 年未孕,BBT 双相,输卵管通畅试验显示通畅,可能的不孕因素是 （ ）

A. 输卵管因素   B. 子宫因素

C. 男方因素   D. 免疫因素

E. 排卵障碍

1271. 测定孕酮的时间应为 （ ）

A. 月经第 3 天   B. 月经中期

C. 黄体中期   D. 月经期

E. 月经前

1272. 正常精液在室温中完全液化的时间是

（ ）

A. 15 分钟内   B. 20 分钟内

C. 30 分钟内   D. 40 分钟内

E. 1 小时内

1273. 原发性痛经的主要机理是 （ ）

A. 促性腺激素升高   B. 前列腺素升高

C. 雄激素升高   D. 孕激素升高

E. 雌激素升高

1274. 某女,28 岁,婚后 3 年不孕,近半年来闭经,并有低热。妇科检查:子宫小,两侧宫旁组织增厚,子宫输卵管碘油造影显示为输卵管不通,有串珠样的改变,应考虑 （ ）

A. 子宫内膜异位症   B. 慢性输卵管炎

C. 幼稚子宫   D. 生殖器结核

E. 输卵管卵巢囊肿

1275. 单一雌激素治疗绝经综合征适用于

（ ）

A. 合并心血管疾病患者

B. 合并肝脏疾病患者

C. 子宫已切除患者

D. 严重骨质疏松患者

E. 合并糖尿病患者

1276. 关于先天性无阴道,下述哪项是错误的

（ ）

A. 常合并无子宫

B. 常合并卵巢发育不良

C. 外阴及第二性征发育正常

D. 为双侧副中肾管发育不全的结果

E. 可仅有始基子宫

1277. 下列哪项属于副中肾管衍化物发育

不全 （ ）
A. 无子宫　　　　B. 双子宫
C. 处女膜闭锁　　D. 阴道纵隔
E. 卵巢肿瘤

1278. 下列哪种不是不孕症患者行输卵管功
能检查的方法 （ ）
A. 输卵管通液
B. 子宫输卵管碘油造影
C. 女性激素测定
D. B型超声下输卵管通液
E. 腹腔镜下输卵管通液

1279. 输卵管通液常用的溶液是 （ ）
A. 蒸馏水　　　　B. 0.9%氯化钠液
C. 5%葡萄糖　　　D. 平衡液
E. 注射用水

1280. 排卵期的识别方法不包括 （ ）
A. 排卵期宫颈黏液变得黏稠,易拉断
B. 大部分妇女排卵发生于下次月经来潮前
12～16天
C. 宫颈黏液变得清澈透明,富于弹性,出现这
种黏液最后一天的前后48小时之间会发生排卵
D. 排卵后基础体温上升0.3～0.5℃,一直持
续到经前1～2日或月经第一天
E. 基础体温上升前后2天是排卵期,又称为
易孕期

1281. 先天性肾上腺皮质增生属于 （ ）
A. 女性假两性畸形
B. 男性假两性畸形
C. 真两性畸形
D. 混合型生殖腺发育不全
E. 单纯型生殖腺发育不全

1282. 一侧副中肾管发育正常,另一侧发育不
全,形成下列哪种异常子宫 （ ）
A. 双角子宫　　　　B. 幼稚子宫
C. 纵隔子宫　　　　D. 单角子宫
E. 双子宫

1283. 女性内、外生殖器官发育异常的病人应
做辅助检查进一步确诊,以下哪项检查不必要
（ ）
A. FSH、LH、E、P、T、检查
B. 超声检查
C. 染色体检查
D. 指压试验
E. 皮质醇等内分泌检查

1284. 雄激素不敏感综合征属于 （ ）
A. 女性假两性畸形

B. 男性假两性畸形
C. 真两性畸形
D. 混合型生殖腺发育不全
E. 单纯型性腺发育不全

1285. 对于不孕症夫妇的检查,以下描述错误
的是 （ ）
A. 只需检查女方
B. 女方可做B超排卵检测、输卵管碘油造影
C. 男方可行精子质量检查
D. 男女方必须同时进行检查
E. 必要时女方行宫腹腔镜检查

1286. 28岁不孕妇女,痛经3年且逐渐加重。
查子宫后壁有2个触痛性硬韧结节,右侧附件区扪
及鸭卵大、活动不良囊性肿物,压痛不明显。为进
一步确诊,最有价值的辅助检查方法是 （ ）
A. 腹腔镜检查
B. 盆腔B型超声检查
C. 子宫输卵管碘油造影
D. 诊断性刮宫活组织检查
E. 卵巢功能检查

1287. 下列不属于阴道发育异常的是 （ ）
A. 先天性无阴道　　B. 阴道纵隔
C. 阴道闭锁　　　　D. 处女膜闭锁
E. 阴道横隔

1288. 无孔处女膜的临床表现,错误的是
（ ）
A. 处女膜向外膨隆,呈紫色,但无阴道开口
B. 18岁女性月经未来潮
C. 日益加剧的周期性腹痛
D. 肛查可及阴道呈球状压向直肠,严重者子
宫扩大并推向腹部
E. 盆腔B型超声子宫腔内及阴道内均有积液

1289. 月经周期为28天的妇女,要取子宫内
膜活检测定是否有排卵,最好的时间为 （ ）
A. 周期的第7～9天
B. 周期的第11～12天
C. 周期的第14～16天
D. 周期的第17～19天
E. 周期的第26～27天

1290. 下列哪项属于排卵性月经失调 （ ）
A. 宫内节孕器放置术后
B. 青春期异常子宫出血
C. 围绝经期异常子宫出血
D. 子宫内膜不规则脱落
E. 子宫内膜增生症

1291. 年轻有生育要求的卵巢内膜异位囊肿

患者,最适宜的治疗方案是 （ ）

    A. 患侧卵巢囊肿剥除

    B. 患侧卵巢囊肿剥除＋药物治疗

    C. 患侧附件切除

    D. 药物治疗

    E. 保守观察

1292. 属于 HRT 适应证的是 （ ）

    A. 严重高血压

    B. 血栓性静脉炎

    C. 重症肝炎

    D. 患乳癌的绝经后期患者

    E. 骨质疏松

1293. 不孕患者月经不正常,应首选哪项检查

                     （ ）

    A. 卵巢功能检查   B. 超声波检查

    C. 腹腔镜检查   D. 宫腔镜检查

    E. 输卵管通畅试验

1294. 继发性不孕症患者月经正常,应首选哪项检查 （ ）

    A. 超声波检查   B. 输卵管通畅试验

    C. 腹腔镜检查   D. 性交后试验

    E. 宫腔镜检查

1295. 诊刮提示子宫内膜分泌反应不良造成的不孕属 （ ）

    A. 输卵管因素   B. 卵巢因素

    C. 子宫因素   D. 宫颈因素

    E. 免疫因素

1296. 性交后试验发现精子穿透黏液能力差或精子不活动,其不孕原因属于 （ ）

    A. 输卵管因素   B. 卵巢因素

    C. 子宫因素   D. 免疫因素

    E. 宫颈因素

1297. 适用于高泌乳素血症导致排卵障碍者的诱发排卵药物是 （ ）

    A. hCG   B. 氯米芬

    C. HMG   D. 溴隐亭

    E. GnRH

1298. 从绝经后妇女尿中提取,含 FSH 和 LH 各 75U,促使卵泡生长和发育成熟的是下列哪种物质 （ ）

    A. hCG   B. LHRH

    C. HMG   D. GnRHa

    E. 氯米芬

1299. 排卵障碍性异常子宫出血常见于

                     （ ）

    A. 产后   B. 流产后

    C. 不育患者   D. 育龄期

    E. 青春期及围绝经期

1300. 排卵障碍性异常子宫出血促进排卵的常用方法是 （ ）

    A. 人工周期疗法

    B. 雌激素周期方法

    C. 氯米芬治疗

    D. 黄体生成素释放激素

    E. 刮宫

1301. 排卵障碍性异常子宫出血是指 （ ）

    A. 子宫肌瘤引起出血

    B. 子宫内膜异位症引起月经过多

    C. 子宫内膜息肉出血

    D. 下丘脑—垂体—卵巢轴功能紊乱

    E. 妊娠并发症引起出血

1302. 关于无排卵性异常子宫出血,子宫内膜的病理哪项不符 （ ）

    A. 增殖期子宫内膜

    B. 子宫内膜单纯性增生

    C. 萎缩型子宫内膜

    D. 子宫内膜复杂性增生

    E. 子宫内膜不典型增生

1303. 最简单而可靠的子宫性闭经诊断方法是 （ ）

    A. 子宫输卵管碘油造影

    B. 阴道涂片

    C. 孕激素试验

    D. 雌孕激素序贯试验

    E. 诊断刮宫

1304. 黄体功能不足引起异常子宫出血多见于 （ ）

    A. 青春期   B. 育龄期

    C. 围绝经期   D. 绝经期

    E. 老年期

1305. 下列哪项不是无排卵性异常子宫出血的特点 （ ）

    A. 基础体温呈单相型

    B. 好发于青春期和绝经过渡期

    C. 阴道涂片提示雌激素中、高影响

    D. 子宫内膜病理提示增殖期变化

    E. 子宫内膜病理提示分泌不良

1306. 下列哪项说明胎儿储备能力不正常

                     （ ）

    A. NST 试验反应型

    B. 胎儿心率基线静止型

    C. 催产素激惹试验阴性

D. 胎儿头皮血 pH 值为 7.45

E. 胎动良好

1307. 导致青春期排卵障碍性异常子宫出血的原因是 （　）

A. 不能形成正常月经周期中的 FSH 和 LH 峰状分泌

B. 雌激素水平低落

C. 黄体功能不全

D. 内膜前列腺素含量过高

E. 雌、孕激素水平均低落

1308. 新生儿感染尖锐湿疣主要通过 （　）

A. 宫内垂直传播　　B. 软产道

C. 乳汁　　　　　　D. 羊水

E. 尿布

1309. 子宫输卵管碘油造影能诊断的疾病是 （　）

A. 子宫腺肌病　　　B. 子宫内膜异位症

C. 多囊卵巢综合征　D. 子宫浆膜下肌瘤

E. 输卵管结核

1310. 女方继发不孕的主要因素是 （　）

A. 排卵障碍　　　　B. 子宫因素

C. 宫颈因素　　　　D. 阴道因素

E. 输卵管因素

1311. 试管婴儿是指 （　）

A. 人工授精

B. 配子输卵管内移植

C. 宫腔配子移植

D. 体外受精与胚胎移植

E. 胚胎移植

1312. 关于孕激素测定的临床应用,错误的是 （　）

A. 滋养细胞肿瘤的诊断和监测

B. 观察胎盘功能

C. 监测排卵

D. 孕酮替代疗法的监测

E. 了解黄体功能

1313. 患者 26 岁,婚后 3 年不孕,月经周期不规则。妇科检查无异常发现,基础体温呈单相型。应考虑为

A. 无排卵性异常子宫出血

B. 围排卵期出血

C. 黄体发育不全

D. 黄体萎缩不全

E. 生殖器官畸形

1314. 患者 30 岁,半年来月经不规则,为 9～10/28～29 天,经量开始淋漓,然后增多。妇科检

查未发现异常,基础体温为双相型。应考虑为 （　）

A. 无排卵性异常子宫出血

B. 黄体萎缩不全

C. 正常月经

D. 宫颈息肉

E. 慢性盆腔炎

1315. 绝经期患者与雌激素下降无关的是 （　）

A. 潮热　　　　　　B. 易怒

C. 子宫内膜增生　　D. 性交困难

E. 骨质疏松

1316. 24 岁未婚妇女,减肥后月经稀发,继之闭经 6 个月,为了解卵巢功能,下述哪项检查最简便、易行、可靠 （　）

A. 测定血中性激素水平

B. 阴道细胞学检查

C. 内膜活检病理检查

D. 宫颈黏液检查

E. 基础体温测定

1317. 绝经期内分泌发生变化错误的是 （　）

A. 雌激素水平降低　B. 孕激素水平降低

C. FSH 水平降低　　D. 雄激素水平降低

E. GnRH 水平增高

1318. 围绝经期内分泌器官功能发生变化最早的是 （　）

A. 卵巢功能衰退

B. 下丘脑功能衰退

C. 垂体功能衰退

D. 卵巢分泌雌激素增加

E. 下丘脑分泌促性腺激素释放激素减少

1319. 关于孕妇进行产前诊断的适应证,下列哪一项不正确 （　）

A. 羊水过多或者过少的

B. 年龄超过 30 周岁的

C. 夫妻一方为染色体异常的

D. 原因不明多次流产的

E. 夫妇一方有先天性代谢病

1320. 下列哪一项保健服务是预防出生缺陷的一级预防措施 （　）

A. 孕期保健　　　　B. 哺乳期保健

C. 孕前保健　　　　D. 产后保健

E. 新生儿保健

1321. 产妇孕早期产前检查人数是指该地区

当月内妊娠多少周内接受产前检查的产妇人数
（　）

A. 8 周　　　　　　B. 10 周

C. 13 周　　　　　　D. 14 周

E. 16 周

1322. 目前,我省出生缺陷医院监测的对象是
（　）

A. 妊娠满 20 周至出生后 7 天的围产儿

B. 妊娠满 28 周至出生后 4 天的围产儿

C. 妊娠满 28 周至出生后 7 天的围产儿

D. 妊娠满 20 周至出生后 42 天的围产儿

E. 妊娠满 28 周至出生后 30 天的围产儿

1323. 国际出生缺陷监测情报交换所成立于
（　）

A. 1968 年　　　　　B. 1974 年

C. 1964 年　　　　　D. 1960 年

E. 1970 年

1324. "海豹畸形"属于以下哪种类型的肢体短缩
（　）

A. 横向型肢体短缩　　B. 纵向型肢体短缩

C. 中间型肢体短缩　　D. 多发型肢体短缩

E. 外周型肢体短缩

1325. 唐氏综合征最常见的表现是什么
（　）

A. 智力发育障碍　　　B. 先天性心脏病

C. 血液病　　　　　　D. 地中海贫血

E. 体格发育障碍

1326. 下列哪项不是造成不孕的原因　（　）

A. 子宫发育不良　　　B. 子宫肌瘤

C. 子宫内膜异位症　　D. 子宫颈松弛

E. 宫腔粘连

1327. 对有遗传病家族史或分娩史的孕妇应在何时做羊水染色体核型分析　（　）

A. 妊娠早期　　　　　B. 妊娠中期

C. 妊娠 28～30 周　　D. 妊娠 30～32 周

E. 妊娠 32～34 周

1328. 下列哪项不是目前临床广泛应用产前筛查的先天性疾病
（　）

A. 唐氏综合征　　　　B. 苯丙酮尿症

C. 神经管畸形　　　　D. 先天性心脏病

E. 胎儿结构畸形

1329. 多囊卵巢综合征引起无排卵性不孕的重要原因是
（　）

A. 孕激素不足　　　　B. 雄激素水平升高

C. 雌激素水平升高　　D. 雄激素水平降低

E. 雌激素水平降低

1330. 下列哪项不是子宫内膜活组织检查的禁忌证
（　）

A. 急性、亚急性生殖道炎症

B. 不孕症

C. 可疑妊娠

D. 急性严重全身性疾病

E. 术前体温＞37.5℃

1331. 关于宫内节育器副作用及并发症的描述,错误的是
（　）

A. 子宫穿孔

B. 感染

C. 宫颈糜烂样改变

D. 月经异常,经期延长、经量增多

E. 节育器嵌顿

1332. 宫内节育器取器的适应证不包括
（　）

A. 计划再生育者

B. 放置期限已满需更换者

C. 围绝经期妇女

D. 绝经两年以上者

E. 带器妊娠

1333. 围绝经期妇女避孕方法首选　（　）

A. 可以不再避孕　　　B. 避孕套

C. 口服避孕药　　　　D. IUD

E. 皮下埋植剂

1334. 新婚夫妇的避孕方法首选　（　）

A. 口服短效避孕药　　B. IUD

C. 避孕套　　　　　　D. 长效避孕针

E. 口服长效避孕药

1335. 使用短效口服避孕药开始服第 1 片的时间一般为
（　）

A. 月经来潮前第 5 天

B. 月经来潮第 5 天

C. 月经来潮第 10 天

D. 月经干净后第 5 天

E. 月经来潮第 7 天

1336. 剖宫产后 2 个月的哺乳期妇女,首选的避孕方法是
（　）

A. 宫内节育器　　　　B. 安全期避孕

C. 口服避孕药　　　　D. 避孕套

E. 长效避孕针

1337. 下列哪项不是放置宫内节育器的禁忌证
（　）

A. 轻度贫血　　　　　B. 急性盆腔炎

C. 月经过频　　　　　D. 生殖道肿瘤

E. 生殖器官畸形

1338. 有关使用避孕药的注意事项,下列哪项是错的 （ ）

A. 乳房有肿块者忌服

B. 针剂应深人肌肉注射

C. 肾炎病人忌服

D. 哺乳期妇女适宜服避孕药

E. 严重偏头痛者忌服

1339. 经腹输卵管结扎术的合适时间是 （ ）

A. 非孕妇女在月经来潮前 3～7 天

B. 人工流产阴道流血停止后

C. 正常经阴道分娩 48 小时内

D. 剖宫产术后 2～3 周

E. 月经净后 14 天

1340. 下列哪项不是甾体类避孕药的副反应 （ ）

A. 突破性出血　　　 B. 头痛

C. 溢乳　　　　　　 D. 体重增加

E. 闭经

1341. 避孕失败后最常用的补救措施 （ ）

A. 药物流产　　　　 B. 服避孕药

C. 放环　　　　　　 D. 吸宫术

E. 利凡诺羊膜腔内注射

1342. 下列哪种情况可选择药物避孕 （ ）

A. 月经稀少　　　　 B. 血栓性疾病

C. 哺乳期　　　　　 D. 宫颈糜烂样改变

E. 精神病患者

1343. 下列哪种情况不是输卵管结扎术的并发症 （ ）

A. 腹腔内出血和血肿　 B. 感染

C. 脏器损伤　　　　 D. 子宫内膜异位症

E. 输卵管再通

1344. 正常分娩的产妇,进行输卵管结扎的最佳时间是在 （ ）

A. 产后 24 小时内　 B. 产后 48 小时内

C. 产后 3 日　　　　 D. 产后 7 日

E. 产后 10 日

1345. 以下不属于避孕失败补救措施的是 （ ）

A. 药物流产　　　　 B. 紧急避孕药

C. 负压吸宫术　　　 D. 阴道杀精剂

E. 5 日内放置带铜节育器

1346. 人工流产时,部分病人出现心动过缓,血压下降,面色苍白,应首先考虑 （ ）

A. 羊水栓塞　　　　 B. 人工流产综合反应

C. 吸宫不全　　　　 D. 子宫穿孔

E. 失血性休克

1347. 以下关于人工流产并发症错误的是 （ ）

A. 吸宫不全及术中出血最常见

B. 哺乳期子宫于术中易发生子宫穿孔

C. 术后阴道流血停止后又有多量流血多为吸宫不全

D. 术中出血应停止操作

E. 子宫畸形、位置异常、操作不熟练易引起漏吸

1348. 有关药物流产叙述,错误的是 （ ）

A. 米非司酮配伍米索前列醇是目前最佳方案

B. 适用于妊娠 49 天内

C. 完全流产率为 90％ 以上

D. 药物流产失败大出血可继续使用药物流产

E. 哺乳期早孕者可选择药物流产

1349. 关于人工流产术后并发症,正确的是 （ ）

A. 子宫穿孔发生几率较高

B. 人工流产综合反应是患者有心脏病引起的

C. 宫腔粘连可造成闭经和周期性腹痛

D. 术后持续阴道流血主要是由于感染所致

E. 感染性流产应立即清宫以免感染扩散

1350. 人工流产综合反应的发生原因主要是 （ ）

A. 长时间仰卧截石位　 B. 精神过度紧张

C. 迷走神经兴奋　　 D. 疼痛刺激

E. 交感神经兴奋

1351. 关于人工流产术,正确的做法是（ ）

A. 妊娠 10 周以内行钳刮术

B. 妊娠 14 周以内行吸宫术

C. 子宫过软者,术前应肌注麦角新碱

D. 术后应检查吸出物中有无妊娠物,并注意量是否与妊娠周数相符

E. 出现人流综合征症状时应用哌替啶缓解症状

1352. 人工流产最常见的并发症是 （ ）

A. 吸宫不全　　　　 B. 子宫穿孔

C. 漏吸　　　　　　 D. 术后感染

E. 羊水栓塞

1353. 药物流产最常用的药物是 （ ）

A. 黄体酮　　　　　 B. 前列腺素

C. 米非司酮　　　　 D. 甲地孕酮

E. 缩宫素

1354. 患者,40 岁,人工流产后 2 月余,阴道中等量流血 2 周,尿妊娠试验(＋),子宫稍软,胸部平

片双肺散在粟粒状阴影,首先考虑的诊断为( )

A. 葡萄胎　　　　B. 恶性葡萄胎

C. 绒毛膜癌　　　D. 侵蚀性葡萄胎

E. 胎盘部位滋养细胞肿瘤

1355. 下列哪种情况下不宜行人工流产术

( )

A. 慢性宫颈炎

B. 冠心病,心功能Ⅱ级

C. 妊娠剧吐并有酸中毒

D. 药物流产失败者

E. 滴虫阴道炎已治疗

1356. 下列选项中,不是人工流产的远期并发症的是 ( )

A. 继发不孕　　　B. 习惯性流产

C. 宫腔粘连　　　D. 双胎

E. 月经失调

1357. 宫颈宫腔粘连综合征典型的临床症状为 ( )

A. 人流术后 3 天下腹剧痛

B. 人流术后流血,经久不止

C. 人流术后继发不孕

D. 人流术后闭经,周期性下腹痛

E. 人流术后月经失调

1358. 30 岁,G_5P_3,月经 3～4/24～34 天,量中等,阴道前后壁膨出,宫颈糜烂样改变Ⅲ度,宫口松,子宫后位正常大,附件正常,要求避孕,可选用

( )

A. 阴道隔膜　　　B. 宫内节育器

C. 口服避孕药　　D. 阴茎套

E. 安全期避孕

1359. 患者,30 岁,G_2P_1,月经过少一年,患滴虫阴道炎,选用何种方法避孕合适 ( )

A. 宫内节育器　　B. 安全期避孕

C. 避孕套　　　　D. 阴道隔膜

E. 口服长效避孕药

1360. 急性病毒性肝炎妇女,最好选择下列哪种避孕方法 ( )

A. 安全期避孕　　B. 使用避孕套

C. 放置宫内节育器　D. 口服短效避孕药

E. 口服长效避孕药

1361. 正常产妇产后落实避孕措施的时间,下列正确的是 ( )

A. 产后 2 周　　　B. 产后 4 周

C. 产后 6 周　　　D. 产后 8 周

E. 产后 10 周

1362. 综合节育措施主要是以下列哪项为主

( )

A. 结扎　　　　　B. 避孕

C. 人工流产　　　D. 中孕引产

E. 药物流产

1363. 避孕方法中成功率最高的是 ( )

A. 安全期避孕

B. 阴茎套

C. 宫内节育器

D. 复方短效口服避孕药

E. 阴道隔膜

1364. 以下哪种避孕方法作用时间长,适用于已有一胎,小孩尚小的妇女 ( )

A. 短效口服避孕药　B. 阴茎套

C. 宫内节育器　　　D. 输卵管结扎

E. 长效口服避孕药

1365. 男女一方或双方患有性传播疾病如衣原体、淋病、梅毒、尖锐湿疣等时,最合适的避孕方法为 ( )

A. 复方短效口服避孕药

B. 避孕套

C. 紧急避孕药

D. 宫内节育器

E. 安全期避孕

1366. 关于女用短效口服避孕药的副反应,错误的说法是 ( )

A. 类早孕反应系雌激素刺激胃黏膜所致

B. 服药期间的阴道流血,多因漏服药引起

C. 月经改变,如经量增多,经期延长

D. 体重增加是雌激素引起水钠潴留所致

E. 少数可发生闭经,常发生于月经不规则的妇女

1367. 关于宫内节育器禁忌证,下列哪项是错误的 ( )

A. 妊娠或妊娠可疑者

B. 月经稀少者

C. 生殖道急性炎症未治愈者

D. 生殖器官肿瘤或子宫畸形

E. 盆腔结核

1368. 宫内节育器放置时间正确的是 ( )

A. 月经干净 3～7 天无性交为最佳时间

B. 月经延迟或哺乳期闭经者,可直接放置

C. 剖宫产或阴道正常分娩后 3 个月

D. 人工流产后不能立即放置

E. 产后 30 日,恶露已净

1369. 以下哪项不是取出宫内节育器的指征（　）

A. 放置期满　　　B. 要求再生育

C. 绝经后半年至一年　D. 白带增多

E. 带器妊娠

1370. 以下哪项不是放置宫内节育器的禁忌证（　）

A. 严重的全身性疾病　B. 严重宫颈裂伤

C. 月经稀发　　　D. 子宫畸形

E. 宫腔深度 10 cm

1371. 以下放置宫内节育器的时间不正确的是（　）

A. 月经干净后 3～7 天

B. 人工流产后立即放置

C. 自然流产后立即放置

D. 产后满 3 个月

E. 剖宫产术后半年

1372. 人流术后 3 天,下腹坠痛并有血性分泌物,轻度发热,子宫稍大,触痛明显,附件正常,应考虑（　）

A. 吸宫不全　　　B. 子宫肌炎

C. 宫颈管粘连　　D. 子宫复旧不全

E. 子宫穿孔

1373. 患者,24 岁。人流术后一周,突然阴道流血量多,伴腹痛,无发热,查子宫稍大,软,压痛（±）,附件正常。上述病例,为确诊应行的检查是（　）

A. 血 hCG　　　B. 宫腔镜

C. B 超　　　　D. 腹部平片

E. 血常规

1374. 患者,34 岁。既往有风湿性心脏病病史,心功能无改变,重复剖宫产术。适宜的避孕措施是（　）

A. 上环　　　　B. 输卵管结扎术

C. 口服避孕药　　D. 工具避孕

E. 阴道隔膜

1375. 实施医学需要的胎儿性别鉴定应当经鉴定实施机构几名以上的专家集体审核同意（　）

A. 2　　B. 3　　C. 4　　D. 5

E. 6

1376. 下列哪个科室不属于妇幼保健机构的临床科室（　）

A. 妇科　　　　B. 产科

C. 儿科　　　　D. 病理科

E. 新生儿科

1377. WHO 规定青春期为（　）

A. 10～13 岁　　B. 13～16 岁

C. 16～19 岁　　D. 10～19 岁

E. 15～18 岁

1378. 下列哪项不属于妇女保健（　）

A. 青春期保健　　B. 围婚保健

C. 儿童期保健　　D. 哺乳期保健

E. 更年期保健

1379. 哺乳期是指产后（　）

A. 4 个月　　　B. 4～6 个月

C. 6～10 个月　　D. 6～8 个月

E. 10～12 个月

1380. 下述有关妇科检查准备和注意事项,不妥的是（　）

A. 检查时应认真、仔细

B. 防止交叉感染

C. 男医生进行妇科检查,必须有女医务人员在场

D. 检查前应导尿

E. 避免在月经期做盆腔检查

1381. 符合法定生育条件妊娠多少周的妇女,因非医学需要,不得选择性别人工终止妊娠（　）

A. 妊娠 12 周以上的妇女

B. 妊娠 20 周以上的妇女

C. 妊娠 14 周以上的妇女

D. 妊娠 18 周以上的妇女

E. 妊娠 16 周以上的妇女

1382. 我国目前围生期的定义（　）

A. 妊娠期满 20 周,至出生后 7 天内

B. 妊娠期满 20 周,至出生后 28 天内

C. 妊娠期满 28 周,至出生后 7 天内

D. 妊娠期满 28 周,至出生后 28 天内

E. 从胚胎形成至产后一周

1383. 女性患心脏病,除了下列哪项外均不宜生育（　）

A. 心功能Ⅲ～Ⅳ级,伴有明显的肺动脉高压

B. 心功能Ⅲ～Ⅳ级,既往有心衰病史者

C. 心功能Ⅰ～Ⅱ级且无并发症

D. 各种类型的心脏病导致肺动脉高压

E. 右向左分流型心脏病

1384. 患以下哪项疾病绝对不应妊娠（　）

A. 女方患心脏病,但心功能正常

B. 子宫肌瘤

C. 女方患法洛四联症

D. 女方患肝病,肝功正常

E. 女方患甲状腺功能亢进,病情稳定

1385. 下列不需要做遗传咨询的是 （　）

A. 曾生育过遗传病患儿的夫妇

B. 结婚后一年之内未受孕者

C. 年龄大于 35 岁的高龄孕妇

D. 发生不明原因的反复流产或有死胎死产等情况的夫妇

E. 夫妇一方有先天性代谢疾病

1386. 江苏省《关于禁止非医学需要胎儿性别鉴定和选择性别人工终止妊娠的决定》是何时开始施行的 （　）

A. 2005 年 11 月 1 日起施行

B. 2006 年 11 月 1 日起施行

C. 2005 年 8 月 1 日起施行

D. 2006 年 8 月 1 日起施行

E. 2005 年 4 月 1 日起施行

1387. 夫妻一方或者双方经县级以上医疗保健机构诊断胎儿可能患有伴性遗传性疾病需要进行胎儿性别鉴定的,应当由下列哪一级机构进行 （　）

A. 县卫生行政部门指定的医疗、保健机构进行

B. 市卫生行政部门指定的医疗、保健机构进行

C. 规模大的医疗、保健机构进行

D. 省卫生行政部门指定的医疗、保健机构进行

E. 区卫生行政部门指定的医疗机构

1388. 计划生育手术并发症统计标准中不包括 （　）

A. 膀胱损伤　　　B. 阴囊血肿

C. 阴道壁血肿　　D. 子宫破裂

E. 肠道损伤

1389. 多囊卵巢综合征所致的闭经属于 （　）

A. 子宫性闭经　　B. 卵巢性闭经

C. 垂体性闭经　　D. 下丘脑性闭经

E. 肾上腺性闭经

1390. 国家制定的各单位对妇女应定期进行的妇女病普查、普治是以什么为主 （　）

A. 以防职业病为主

B. 以性传播疾病为主

C. 以妇女病及恶性肿瘤为主

D. 以乳腺病为主

E. 以保健为主

1391. 对妇女进行防癌普查的时间为 （　）

A. 每半年一次　　B. 每 1 年一次

C. 每 1～2 年一次　　D. 每 2 年一次

E. 每 2～3 年一次

1392. 围绝经期保健的内容不包括 （　）

A. 注意锻炼身体、劳逸结合

B. 进行提肛运动

C. 采用激素替代治疗防治围绝经期综合征等疾病

D. 绝经后不再需要常规妇科体检

E. 补充钙剂防治骨质疏松

1393. 下列哪项不属于产时保健的"五防" （　）

A. 防产伤　　　　B. 防早产

C. 防滞产　　　　D. 防感染

E. 防产后出血

1394. 宫颈活检的病理报告为"鳞状上皮化生",临床上应认为是 （　）

A. 无病变　　　　B. 良性病变

C. 癌前病变　　　D. 低度恶性病变

E. 高度恶性病变

1395. 女性,24 岁,已婚,1 年前第一胎行早孕吸宫术。术后反复下腹及腰骶部疼痛,每于经期及劳累后加重。且经量较以往增多,时有低热,1 年中未避孕未再受孕。妇科检查:宫颈中度糜烂样改变,子宫后屈,正常大,双侧附件增厚、压痛。最可能的诊断是 （　）

A. 陈旧性宫外孕　　B. 子宫内膜异位症

C. 慢性盆腔炎　　　D. 生殖器结核

E. 卵巢恶性肿瘤

1396. 应用麻醉镇痛技术施行负压吸宫术的机构必须是 （　）

A. 县级及以上医疗保健机构

B. 市级及以上医疗保健机构

C. 省级及以上医疗保健机构

D. 综合性医院

E. 乡级以上医疗保健机构

1397.《医疗机构执业许可证》的有效期为几年 （　）

A. 4 年　　B. 3 年　　C. 5 年　　D. 1 年

E. 2 年

1398. 对怀孕几个月以上的女职工,不得延长工作时间,不得安排夜班劳动 （　）

A. 怀孕 4 个月以上　　B. 怀孕 5 个月以上

C. 怀孕 6 个月以上　　D. 怀孕 7 个月以上

E. 怀孕 8 个月以上

1399.《江苏省城市社区卫生服务机构设置和编制标准实施意见》规定我省城市社区卫生服务

中心 （ ）
A. 按每万名居民配备 1 名公共卫生医师
B. 按每万名居民配备 2 名公共卫生医师
C. 按每万名居民配备 3 名公共卫生医师
D. 按每千名居民配备 1 名公共卫生医师
E. 按每千名居民配备 2 名公共卫生医师

1400. 根据卫生部《妇幼保健机构管理办法》，各级妇幼保健机构人员编制应为 （ ）
A. 省（自治区、直辖市）级 121～160 人，市（地）级 61～90 人，县（区）级 41～70 人
B. 省（自治区、直辖市）级 161～220 人，市（地）级 91～120 人，县（区）级 71～90 人
C. 省（自治区、直辖市）级 161～220 人，市（地）级 61～90 人，县（区）级 71～90 人
D. 省（自治区、直辖市）级 121～160 人，市（地）级 91～120 人，县（区）级 41～70 人
E. 省（自治区、直辖市）级 121～160 人，市（地）级 91～120 人，县（区）级 71～90 人

1401. 根据卫生部《妇幼保健机构管理办法》，妇幼保健机构中 （ ）
A. 卫生技术人员占总人数的 60%～75%
B. 卫生技术人员占总人数的 60%～80%
C. 卫生技术人员占总人数的 70%～85%
D. 卫生技术人员占总人数的 75%～80%
E. 卫生技术人员占总人数的 65%～75%

1402. 江苏省《基本公共卫生服务项目》规定一岁以内儿童进行几次保健检查 （ ）
A. 5 次　　　　B. 4 次
C. 3 次　　　　D. 2 次
E. 1 次

1403. 托幼机构发生 1 例水痘患者，该患儿隔离时间为 （ ）
A. 皮疹全部干燥，结痂脱落
B. 皮疹全部干燥后 1 天
C. 皮疹全部干燥后 3 天
D. 皮疹全部干燥后 5 天
E. 皮疹全部干燥后 1 周

1404.《出生医学证明》的补发只适用于什么时间以后出生的新生儿 （ ）
A. 1990 年 1 月 1 日　B. 1992 年 1 月 1 日
C. 1994 年 1 月 1 日　D. 1996 年 1 月 1 日
E. 1998 年 1 月 1 日

1405. 开展产前诊断技术的医疗保健机构出具的产前诊断报告，应由几名以上经资格认定的执业医师签发 （ ）
A. 1 名以上　　　B. 2 名以上

C. 3 名以上　　　D. 4 名以上
E. 5 名以上

1406.《处方管理办法》规定处方 （ ）
A. 一般不得超过 7 日用量，急诊处方一般不得超过 3 日用量
B. 一般不得超过 5 日用量，急诊处方一般不得超过 2 日用量
C. 一般不得超过 6 日用量，急诊处方一般不得超过 3 日用量
D. 一般不得超过 7 日用量，急诊处方一般不得超过 1 日用量
E. 一般不得超过 7 日用量，急诊处方一般不得超过 2 日用量

1407.《江苏省助产技术服务评审标准》（苏卫社妇〔2008〕18 号）要求乡镇卫生院（社区卫生服务中心）妇产科 （ ）
A. 医护人员总数≥4 人，其中医生数（可含执业助理医师 1 人）≥2 人，中级以上职称≥1 人
B. 医护人员总数≥6 人，其中医生数（可含执业助理医师 1 人）≥3 人，中级以上职称≥1 人
C. 医护人员总数≥8 人，其中医生数（可含执业助理医师 1 人）≥5 人，中级以上职称≥2 人
D. 医护人员总数≥8 人，其中医生数（可含执业助理医师 1 人）≥3 人，中级以上职称≥2 人
E. 医护人员总数≥6 人，其中医生数（可含执业助理医师 1 人）≥2 人，中级以上职称≥2 人

1408.《江苏省爱婴医院评估标准》要求母亲在产后多长时间内开始母乳喂养 （ ）
A. 20 分钟　　　B. 30 分钟
C. 40 分钟　　　D. 60 分钟
E. 50 分钟

1409.《中华人民共和国母婴保健法》施行时间为 （ ）
A. 1994 年 10 月 27 日　B. 1995 年 10 月 27 日
C. 1995 年 6 月 1 日　D. 1996 年 6 月 1 日
E. 1996 年 10 月 27 日

1410. 2009 年颁布的《国家基本公共卫生服务规范》中"0～36 个月儿童健康管理服务规范"要求对 0～36 个月婴幼儿开展血常规的检查时间是 （ ）
A. 0～4 个月、12 个月、24 个月
B. 6～8 个月、18 个月、30 个月
C. 6 个月、12 个月、30 个月
D. 4～6 个月、12～15 个月、24 个月
E. 4～6 个月、12 个月、30 个月

1411.《母婴保健技术服务执业许可证》的有

效期为 （　　）

    A. 1 年　　　　　　　B. 2 年

    C. 3 年　　　　　　　D. 4 年

    E. 5 年

1412. 下列哪种母婴保健技术服务需要省级卫生行政部门的许可 （　　）

    A. 产前诊断　　　　　B. 婚前医学检查

    C. 助产技术　　　　　D. 计划生育技术服务

    E. 孕期保健

1413. 实施医学需要的胎儿性别鉴定应当经鉴定实施机构多少名以上的专家集体审核同意

（　　）

    A. 2　　　B. 3　　　C. 4　　　D. 5

    E. 6

1414. 母婴保健医学技术鉴定委员会进行医学鉴定时须有多少名以上相关专业医学技术鉴定委员会成员参加 （　　）

    A. 6　　　B. 5　　　C. 4　　　D. 3

    E. 2

1415. 关于女性外生殖器解剖,不正确的是

（　　）

    A. 女性外生殖器即外阴

    B. 女性阴毛呈倒三角形分布

    C. 阴道前庭为双侧小阴唇之间的菱形区

    D. 前庭大腺开口于阴道内

    E. 阴蒂为小阴唇前端的海绵体组织

1416. 阴道形态学的特征正确的是 （　　）

    A. 阴道下端比阴道上端宽

    B. 阴道下端开口于阴道前庭前部

    C. 阴道纤维组织膜与肌层紧密粘贴

    D. 黏膜层覆以单层鳞状上皮

    E. 阴道有腺体

1417. 子宫最狭窄的部分是 （　　）

    A. 组织学内口　　　　B. 解剖学内口

    C. 子宫颈外口　　　　D. 子宫颈管

    E. 子宫峡部

1418. 子宫能在盆腔维持正常位置,主要依靠

（　　）

    A. 子宫韧带及骨盆底肌和筋膜的支托

    B. 膀胱和直肠的支托

    C. 子宫四对韧带的作用

    D. 盆底组织的支托

    E. 腹腔内压力的作用

1419. 输卵管的组织解剖及生理作用正确的是 （　　）

    A. 全长约 6～8 cm

    B. 峡部为输卵管腔最狭窄的部分

    C. 伞部有"拾卵"的作用

    D. 内层为复层柱状上皮

    E. 输卵管肌肉的收缩不受性激素的影响

1420. 卵巢形态学的特征正确的是 （　　）

    A. 成年妇女卵巢重约 10 g

    B. 卵巢表面无腹膜

    C. 卵巢白膜是一层平滑肌组织

    D. 皮质内不包含卵泡

    E. 髓质内含数以万计的始基卵泡

1421. 右侧卵巢动脉来自 （　　）

    A. 腹主动脉　　　　　B. 髂总动脉

    C. 髂外动脉　　　　　D. 髂内动脉

    E. 肾动脉

1422. 下列有关骨盆的描述,哪一项是错误的

（　　）

    A. 骨盆由骶骨、尾骨及左右两块髋骨组成

    B. 骶岬是妇科腹腔镜手术的重要标志之一

    C. 大骨盆是胎儿娩出的骨产道

    D. 骨盆以耻骨联合上缘、髂耻缘及骶岬上缘的连线为界分为假骨盆和真骨盆两部分

    E. 骶尾关节有一定活动度,分娩时尾骨后移可加大出口前后径

1423. 临床最少见的女性骨盆类型是 （　　）

    A. 女型骨盆　　　　　B. 扁平型骨盆

    C. 男型骨盆　　　　　D. 类人猿型骨盆

    E. 混合型骨盆

1424. 骨盆底形态学特征正确的是 （　　）

    A. 外层为盆膈

    B. 内层为泌尿生殖膈

    C. 肛提肌构成骨盆底的大部分

    D. 球海绵体肌有松弛阴道作用

    E. 肛门外括约肌属盆膈范畴

1425. 输尿管解剖正确的描述是 （　　）

    A. 在骶髂关节处跨髂外动脉起点的前方进入腹腔内

    B. 在位于宫颈阴道上部的外侧 1.5～2.0 cm 处,斜向外穿越输尿管隧道进入膀胱

    C. 输尿管全长约 20 cm

    D. 内径最粗达 4 mm

    E. 在子宫颈部外侧约 2.0 cm,于子宫动脉下方穿过

1426. 关于卵巢激素,正确的是 （　　）

    A. 卵巢在排卵前以 Δ4 途径合成雌激素

    B. 在月经周期中,雌激素仅出现一次高峰

    C. 当卵泡成熟时,尿中孕二醇值明显增高

D. 成熟卵泡在 FSH 出现陡直高峰后出现排卵

E. 卵巢合成和分泌少量雄激素

1427. 关于排卵前卵泡,正确的是 （　　）

A. 颗粒细胞层血管丰富

B. 卵泡内膜层无血管存在

C. 卵泡外膜与卵巢间质有明显界限

D. 卵泡内膜细胞衍变为放射冠

E. 排卵前卵泡是卵泡发育的最后阶段

1428. 关于女性甾体激素,正确的是 （　　）

A. 因基本化学结构与胆固醇相同,又名胆固醇激素

B. 月经周期后期测血中黄体酮值能证明是否排卵

C. 卵巢主要合成及分泌雌酮和雌三醇

D. 卵巢可分泌雄酮

E. 孕激素含 18 个碳原子,雌激素含 21 个碳原子

1429. 月经周期中的激素变化错误的是 （　　）

A. 排卵前 24 小时,FSH 出现高峰

B. 排卵前 24 小时,LH 出现陡直高峰

C. LH 陡直高峰持续 24 小时后骤降

D. 雌激素在排卵前后各出现一个高峰

E. 孕激素在排卵前后各出现一个高峰

1430. 属于雌激素的生理作用是 （　　）

A. 降低子宫对缩宫素的敏感性

B. 使子宫内膜增生

C. 使宫颈黏液减少变稠,拉丝度增大

D. 使阴道上皮细胞脱落加快

E. 兴奋下丘脑体温调节中枢,有升温作用

1431. 属于雌激素生理作用的是 （　　）

A. 使子宫颈口闭合

B. 抑制输卵管肌节律性收缩的振幅

C. 促进子宫肌细胞增生和肥大

D. 兴奋下丘脑体温调节中枢,有升温作用

E. 促进水和钠排泄

1432. 属于孕激素生理作用的是 （　　）

A. 使子宫内膜增殖

B. 促使子宫肌层增殖

C. 使宫颈黏液易拉成丝状

D. 使阴道上皮细胞脱落加快

E. 有助于降低血液循环中胆固醇水平

1433. 使子宫内膜从增殖期转变为分泌期的激素是 （　　）

A. GnRH　　　　B. 促性腺激素

C. 雄激素　　　　D. 雌激素

E. 孕激素

1434. 关于催乳激素,正确的是 （　　）

A. 由神经垂体催乳细胞分泌

B. 为糖蛋白激素

C. 功能与促进乳汁合成有关

D. 促甲状腺激素释放激素能抑制催乳激素分泌

E. 由 166 个氨基酸组成

1435. 月经周期为 28 日,宫颈黏液出现清晰而典型的羊齿植物叶状结晶,相当于月经周期的 （　　）

A. 第 6~7 日　　　　B. 第 9~10 日

C. 第 13~14 日　　　D. 第 16~17 日

E. 第 19~20 日

1436. 月经周期为 28 日,宫颈黏液羊齿植物叶状结晶完全消失,相当于月经周期的 （　　）

A. 第 1 日左右　　　B. 第 14 日左右

C. 第 18 日左右　　　D. 第 20 日左右

E. 第 22 日左右

1437. 关于月经,错误的是 （　　）

A. 月经是指有规律的、周期性子宫出血

B. 月经是生殖功能成熟的外在标志之一

C. 有月经表示有排卵

D. 第一次来潮月经称月经初潮

E. 月经血的特点是不凝固

1438. 不属于甾体激素的是 （　　）

A. 雌二醇　　　　B. 雌酮

C. 黄体酮　　　　D. 睾酮

E. 卵泡刺激素

1439. 关于女性体内雄激素来源,错误的是 （　　）

A. 少部分来源于卵巢

B. 大部分来源于肾上腺

C. 脱氢表雄酮是卵巢合成雌激素的中间产物

D. 雄烯二酮在外周组织中能被转化为睾酮

E. 睾酮主要来自卵巢

1440. 关于女性性激素的合成与分泌,正确的是 （　　）

A. 孕烯醇酮激素是雌激素和雄激素的前体物质

B. 雌酮是雌二醇的前身

C. 雄激素主要来源于卵巢间质

D. 排卵后黄体只分泌孕激素

E. 排卵前卵泡内膜细胞分泌雌激素和少量孕激素

1441. 月经周期调节的描述,错误的是（　　）

A. 月经是子宫内膜周期性变化的临床表现

B. 子宫内膜的周期性变化受卵巢激素的影响

C. 卵巢周期性变化直接受垂体、下丘脑的控制

D. 孕激素对下丘脑产生正负反馈调节

E. 雌激素对下丘脑产生正负反馈调节

1442. 关于黄体,错误的是（　　）

A. 排卵后黄体分泌雌、孕激素

B. 排卵后 9～10 日黄体开始萎缩

C. 妊娠黄体在妊娠 18 周开始萎缩

D. 如卵子未受精,黄体退化为白体

E. 如无妊娠,黄体功能一般限于 14 日

1443. 卵子排出后未受精,黄体开始萎缩是在排卵后的（　　）

A. 5～6 日　　　　　　B. 7～8 日

C. 9～10 日　　　　　D. 11～12 日

E. 13～14 日

1444. 有关受精的描述错误的是（　　）

A. 获能的精子与次级卵母细胞相结合形成受精卵的过程称受精

B. 受精过程发生在输卵管壶腹部与峡部连接处

C. 多个精子可同时穿过透明带与次级卵母细胞融合

D. 输卵管粘连可干扰受精卵形成,导致不孕

E. 单倍体的卵原核与精原核融合后形成二倍体的受精卵

1445. 有关受精过程正确的是（　　）

A. 卵子完成第二次减数分裂形成卵原核后由卵巢排出

B. 精子获能的主要部位是阴道

C. 获能的精子与卵子相遇时发生顶体反应

D. 受精过程在排卵后 12 小时内完成

E. 精原核和卵原核融合,标志受精过程的开始

1446. 关于蜕膜正确的是（　　）

A. 受精卵着床后,子宫颈黏膜发生蜕膜变

B. 受精卵着床后,在孕激素、雌激素作用下子宫内膜发生蜕膜变

C. 底蜕膜为胎膜的组成部分

D. 包蜕膜最终发育成胎盘的母体部分

E. 分娩后,全部蜕膜组织随胎盘娩出

1447. 关于着床正确的是（　　）

A. 受精卵着床是妊娠的开始

B. 受精卵形成后 72 小时内着床

C. 受精卵形成后即能着床

D. 受精卵着床需要孕妇体内分泌足够量的孕酮

E. 晚期囊胚黏附在子宫内膜即完成了受精卵的着床过程

1448. 关于人胎盘生乳素(hPL)正确的是（　　）

A. 由绒毛细胞滋养细胞分泌

B. 是糖蛋白激素

C. 促进妊娠期乳汁分泌

D. 可以在孕妇血浆中测出

E. 有胰岛素拮抗作用

1449. 有关脐带的描述错误的是（　　）

A. 华通胶有保护脐血管的作用

B. 脐带过度扭曲可影响胎儿血供,导致胎儿生长受限

C. 脐带绕颈 1 周易导致胎儿宫内死亡

D. 脐带是母、胎之间物质交换的重要通道

E. 少数胎儿为单脐动脉

1450. 有关羊水的描述正确的是（　　）

A. 胎儿尿液是妊娠早期羊水的主要来源

B. 胎儿肺泡分泌羊水

C. 胎儿的消化道畸形可导致羊水过少

D. 胎儿角化前皮肤是吸收羊水的主要途径

E. 妊娠中期以后,羊水渗透压逐渐增高

1451. 脐带中的脐动脉有（　　）

A. 5 根　　　　　　　B. 4 根

C. 3 根　　　　　　　D. 2 根

E. 1 根

1452. 妊娠期母体血液的改变正确的是（　　）

A. 血容量于妊娠 10 周开始增加,妊娠 36 周时达高峰

B. 妊娠期血液处于高凝状态,血小板数轻度增加

C. 白细胞总数增高,中性粒细胞减少

D. 孕期血红蛋白的平均值低于非妊娠期

E. 生理性血液稀释,血浆纤维蛋白原含量降低

1453. 妊娠期母体循环系统变化错误的是（　　）

A. 心电图可出现轻度电轴左偏

B. 妊娠早期、中期血压偏低

C. 心排出量至妊娠 32～34 周达高峰

D. 侧卧位能避免低血压

E. 心尖区闻及Ⅰ～Ⅱ级收缩期杂音,提示孕

妇有心脏病

1454. 妊娠期母体乳房变化正确的是 （ ）

A. 大量雌激素刺激乳腺腺泡发育

B. 大量孕激素刺激乳腺腺管发育

C. 泌乳由垂体催乳激素调节

D. 乳头增大、乳晕变黑

E. 一般妊娠晚期即有乳汁分泌

1455. 关于胎儿发育过程正确的是 （ ）

A. 受精后 10 周内的人胚称胚胎,是器官分化、形成的时期

B. 妊娠 10 周末,胎儿外生殖器已可初辨性别

C. 妊娠 12 周末,部分孕妇已能自觉胎动,自该孕周起胎儿体重呈线性增长

D. 妊娠 24 周末,胎儿出生后可有呼吸,但生存力极差

E. 妊娠 28 周末,出生后能啼哭及吸吮,能很好存活

1456. 胎儿血液含氧量最低的血管是 （ ）

A. 静脉导管　　　 B. 脐动脉

C. 下腔静脉　　　 D. 肺静脉

E. 主动脉

1457. 胎儿附属物的构成错误的是 （ ）

A. 羊膜为光滑、无血管、无神经、无淋巴的半透明薄膜

B. 叶状绒毛膜是构成胎盘的主要部分

C. 胎膜由羊膜和平滑绒毛膜组成

D. 脐带一端连于胎儿腹壁脐轮,另一端附着于胎盘母体面

E. 胎盘由羊膜、叶状绒毛膜和底蜕膜构成

1458. 关于人绒毛膜促性腺激素(hCG)错误的是 （ ）

A. 是由绒毛合体滋养细胞分泌

B. 是糖蛋白激素

C. 至妊娠末期血清浓度达高峰

D. 其 α 亚基有与黄体生成激素类似的生物活性

E. 维持黄体继续发育成为妊娠黄体

1459. 以下乳房变化与妊娠无关的是 （ ）

A. 乳晕皮脂腺肥大形成蒙氏结节

B. 乳头增大并变黑

C. 可以挤出稀薄黄色液体

D. 乳头凹陷

E. 乳晕变黑

1460. 诊断宫内早孕最可靠的辅助检查方法是 （ ）

A. 阴道脱落细胞学检查

B. 基础体温测定

C. 尿妊娠试验

D. B 型超声检查

E. 宫颈黏液涂片干燥后镜检

1461. 胎儿心音听诊正确的是 （ ）

A. 为单音

B. 初孕妇在妊娠 18～20 周经腹壁可听到

C. 妊娠 24 周后,在胎儿肢体侧听得最清楚

D. 常伴有脐带杂音

E. 胎儿心率与孕妇心率近似

1462. 在孕妇腹壁上听诊,节律与母体心律相一致的声音是 （ ）

A. 胎心音　　　　 B. 子宫血流杂音

C. 脐带杂音　　　 D. 胎动音

E. 肠蠕动音

1463. 目前常用于推算预产期的方法是 （ ）

A. 开始胎动的日期

B. 开始早孕反应的日期

C. 末次月经第一日

D. 基础体温测定

E. 测量子宫大小

1464. 胎产式是指 （ ）

A. 最先进入骨盆入口的胎儿部分

B. 胎儿先露部的指示点与母体骨盆的关系

C. 胎儿纵轴与母体纵轴的关系

D. 胎儿身体各部分的相互关系

E. 胎儿先露部与胎儿身体各部分的相互关系

1465. 胎方位是指 （ ）

A. 最先进入骨盆入口的胎儿部分

B. 胎儿先露部的指示点与母体骨盆的关系

C. 胎儿纵轴与母体纵轴的关系

D. 胎儿身体各部分的相互关系

E. 胎儿先露部与胎儿身体各部分的相互关系

1466. 不能用来估计孕周的是 （ ）

A. 末次月经第 1 日

B. 早孕反应开始出现的日期

C. 开始察觉胎动的日期

D. 测量子宫长度值

E. 测量腹围值

1467. 早期自然流产最常见的原因是 （ ）

A. 孕妇生殖器畸形　 B. 孕妇内分泌异常

C. 胚胎染色体异常　 D. 孕妇免疫功能异常

E. 接触环境有害物质

1468. 以下不是复发性流产原因的是 （ ）

A. 夫妇一方轻型地中海贫血

B. 黄体功能不全

C. 宫颈功能不全

D. 血栓前状态

E. 甲状腺功能低下

1469. 流产合并感染最容易发生在 （ ）

A. 先兆流产 B. 复发性流产

C. 不全流产 D. 稽留流产

E. 早期流产

1470. 关于宫颈功能不全，以下错误的是

（ ）

A. 是导致晚期自然流产的重要原因

B. 非孕期宫颈内口顺利通过 8 号扩张器，考虑有宫颈功能不全

C. 宫颈功能不全者应在再次妊娠 14～18 周行宫颈环扎术

D. 若环扎术后宫缩频密，环扎线松开，应尽快行再次环扎手术

E. 宫颈锥切术可致宫颈功能不全

1471. 输卵管妊娠最多见的部位是 （ ）

A. 输卵管间质部 B. 输卵管峡部

C. 输卵管壶腹部 D. 输卵管伞部

E. 输卵管伞部和壶腹部

1472. 异位妊娠最常见的部位是 （ ）

A. 宫颈 B. 输卵管

C. 卵巢 D. 腹腔

E. 子宫瘢痕

1473. 下列不是输卵管妊娠辅助检查方法的是 （ ）

A. B 型超声检查 B. 血 β-hCG

C. 宫腔镜检查 D. 腹腔镜检查

E. 阴道后穹隆穿刺

1474. 异位妊娠诊断的金标准是 （ ）

A. B 型超声检查 B. 血 β-hCG

C. 阴道后穹隆穿刺 D. 腹腔镜检查

E. 诊断性刮宫

1475. 输卵管妊娠治疗中，下列不符合药物治疗条件的是 （ ）

A. 无明显腹腔内出血

B. 妊娠囊直径≤4 cm

C. 血 hCG<2 000 IU/L

D. B 型超声见胚芽及胎心搏动

E. 生命体征平稳

1476. 在我国早产的定义为 （ ）

A. 妊娠满 28 周至不足 37 周间分娩者

B. 妊娠满 24 周至不足 37 周间分娩者

C. 妊娠满 28 周至不足 40 周间分娩者

D. 妊娠满 24 周至不足 40 周间分娩者

E. 妊娠满 28 周至不足 36 周间分娩者

1477. 以下不是早产原因的是 （ ）

A. 宫颈功能不全 B. 子宫内膜异位症

C. 生殖道感染 D. 羊水过多

E. 子痫前期

1478. 早产治疗中下列不属于宫缩抑制剂的是 （ ）

A. 盐酸利托君 B. 地塞米松

C. 硝苯地平 D. 阿托西班

E. 硫酸镁

1479. 早产治疗中，以下需要使用糖皮质激素促胎肺成熟的是 （ ）

A. <37 周 B. <36 周

C. <35 周 D. <34 周

E. 以上均对

1480. 大剂量长时间使用吲哚美辛对胎儿的副作用是 （ ）

A. 可延缓胎肺成熟

B. 可致羊水过多

C. 使胎儿动脉导管提前关闭

D. 可致胎儿宫内生长受限

E. 可引起早产

1481. 关于过期妊娠以下不正确的选项是

（ ）

A. 巨大儿发生率增高

B. 羊水过少及粪染率增高

C. 新生儿肺透明膜病发生率增高

D. 产程延长及难产率增高

E. 胎盘钙化增加

1482. 关于子痫的描述正确的是 （ ）

A. 于分娩期发生者占绝大多数

B. 与是否定期做产前检查关系不大

C. 是妊娠期高血压疾病的最严重阶段

D. 先为全身肌肉强烈抽动，随后全身肌肉强直

E. 每次抽搐持续约 5 分钟

1483. 用硫酸镁治疗重度子痫前期及子痫时，最早出现的中毒反应是 （ ）

A. 血压降低 B. 尿量减少

C. 呼吸次数减少 D. 心率减慢

E. 膝反射减弱或消失

1484. 妊娠 39 周患重度子痫前期的初孕妇，恰当处理应是 （ ）

A. 积极治疗，等待产程发动

B. 静脉滴注缩宫素引产

C. 行人工破膜引产

D. 积极治疗 24～48 小时症状改善后终止妊娠

E. 积极治疗至预产期终止妊娠

1485. 重度子痫前期孕妇于孕晚期出现腹痛伴阴道流血,最可能的疾病是 （ ）

A. 边缘性前置胎盘　　B. 胎盘早剥

C. 子宫破裂　　　　　D. 子宫颈癌

E. 脐带帆状附着血管前置破裂

1486. 以下哪项不属于重度子痫前期并发症 （ ）

A. 急性肾衰竭　　　　B. 脑出血

C. 弥散性血管内凝血　D. HELLP 综合征

E. 肺炎

1487. 妊娠期糖尿病,单纯饮食控制血糖控制理想,无母儿并发症,终止妊娠的最佳时机为 （ ）

A. 妊娠 36 周

B. 妊娠 37 周

C. 妊娠 39 周

D. 不需要提早干预,可以等待至预产期

E. 以上处理均不正确

1488. 妊娠合并心脏病中最常见的类型是 （ ）

A. 风湿性心脏病

B. 妊娠期高血压疾病性心脏病

C. 先天性心脏病

D. 贫血性心脏病

E. 围生期心肌病

1489. 妊娠合并心脏病心功能 II 级的诊断依据是 （ ）

A. 能从事强体力劳动

B. 一般体力活动不受限

C. 一般体力活动显著受限

D. 一般体力活动稍受限

E. 休息时即有心功能不全症状

1490. 妊娠合并心脏病早期心衰的表现 （ ）

A. 踝部凹陷性水肿

B. 休息时心率>110 次/分

C. 心脏浊音界扩大

D. 心尖部闻及期前收缩

E. 颈静脉怒张

1491. 预防风心病产妇发生心力衰竭的错误措施是 （ ）

A. 产时及产后给予镇静剂

B. 为预防产后出血快速静滴给予缩宫素

C. 助产缩短第二产程

D. 胎儿娩出后在腹部放置沙袋

E. 吸氧

1492. 妊娠中期合并病毒性肝炎(中度)如何处理 （ ）

A. 立即终止妊娠

B. 积极内科治疗,如病情可控制,可继续妊娠

C. 内科治疗好转后终止妊娠

D. 视家人意见决定是否终止妊娠

E. 以上都不对

1493. 对于妊娠合并病毒性肝炎的并发症,错误的是 （ ）

A. 易出现早产、流产　B. 可出现胎儿窘迫

C. 易发生重型肝炎　　D. 易发生羊水过多

E. 子痫前期发生率增加

1494. 对于妊娠合并病毒性肝炎,正确的是 （ ）

A. 妊娠出现黄疸可诊断

B. 妊娠期 ALT 升高可诊断

C. 可疑妊娠合并肝炎者,产后如肝功能很快恢复正常可确诊

D. 妊娠期出现黄疸,且 ALT 升高才可诊断病毒性肝炎

E. 以上均不正确

1495. 胎儿在子宫内急性缺氧初期表现为胎动 （ ）

A. 减弱　　　　　　　B. 增强

C. 次数减少　　　　　D. 频繁

E. 消失

1496. 关于胎儿窘迫,下列描述正确的是 （ ）

A. 宫缩时胎心率为 108 次/分

B. 臀位临产后羊水有胎粪

C. 多次出现晚期减速

D. 20 分钟内胎动 3 次,每次胎动加速 15～20 bpm,持续 20 秒

E. 胎儿头皮血 pH 值为 7.25

1497. 导致慢性胎儿窘迫的原因是 （ ）

A. 脐带受压　　　　　B. 胎盘早剥

C. 孕妇休克　　　　　D. 胎盘功能不全

E. 宫缩过强或持续时间过长

1498. 评价胎儿宫内情况最简便有效的方法是 （ ）

A. 胎儿电子监护　　　B. 羊膜镜检查

C. 胎动计数　　　　　D. 胎儿影像学监测

E. 缩宫素激惹试验

1499. 双卵双胎的特点正确的是 （　　）

A. 胎儿死亡率高于单卵双胎

B. 两个胎儿体重悬殊

C. 有发生双胎输血综合征的可能

D. 发生率低于单卵双胎

E. 两胎囊间的中隔由两层羊膜和两层绒毛膜组成

1500. 与双胎妊娠关系不大的选项是 （　　）

A. 氯米芬　　　　　B. 缺铁性贫血

C. 产后出血　　　　D. 早产

E. 子宫破裂

1501. 关于双卵双胎的发生，与下述因素不相关的是 （　　）

A. 种族　　　　　　B. 遗传

C. 孕妇年龄　　　　D. 吸烟

E. 妊娠次数

1502. 下列为双胎输血综合征必要条件的是 （　　）

A. 双绒毛膜双胎

B. 单绒毛膜双胎

C. 两胎儿出现脐血流异常

D. 两胎儿之间一定有血红蛋白相差

E. 两胎儿之间一定有体重相差

1503. 与发生前置胎盘关系最小的病因是 （　　）

A. 受精卵滋养层发育迟缓

B. 胎盘面积过大

C. 曾患产褥感染

D. 此次患子痫前期

E. 多次行人工流产术

1504. 前置胎盘的腹部检查结果正确的是 （　　）

A. 耻骨联合上方听到胎盘杂音

B. 不易发生胎位异常

C. 胎位不易扣清

D. 胎心常听不清楚

E. 妊娠末期胎头多数已衔接

1505. 前置胎盘出现阴道流血正确的是 （　　）

A. 常发生在妊娠中期

B. 常伴有下腹部疼痛

C. 阴道流血量与贫血程度不成比例

D. 妊娠足月出现阴道流血多为部分性前置胎盘妊娠

E. 28 周出现阴道流血多为完全性前置胎盘

1506. 前置胎盘时阴道流血的特征是 （　　）

A. 有痛性阴道流血

B. 无痛性阴道流血

C. 阴道流血常与外伤有关

D. 宫缩时阴道流血停止

E. 阴道流血量与贫血程度不成正比

1507. 不属于前置胎盘的临床表现的是 （　　）

A. 胎先露下降受阻

B. 无痛性阴道流血

C. 子宫张力高，胎心音不易闻及

D. 子宫下端可闻及胎盘血流音

E. 宫缩呈间歇性

1508. 前置胎盘的正确处理是 （　　）

A. 有阴道流血即终止妊娠

B. 肛查了解宫口开大情况以决定分娩方式

C. 凡胎儿死亡均从阴道分娩

D. 禁止阴道检查及肛查

E. 完全性前置胎盘在妊娠达 38 周终止妊娠

1509. Ⅲ度胎盘早剥的临床表现正确的是 （　　）

A. 妊娠晚期无痛性阴道流血

B. 腹部柔软

C. 触诊胎位清楚

D. 听诊胎心率正常

E. 贫血程度与阴道流血量不成正比

1510. 胎盘早剥与先兆子宫破裂共有的项目是 （　　）

A. 子宫板状硬　　　B. 合并重度子痫前期

C. 跨耻征阳性　　　D. 剧烈腹痛

E. 出现病理缩复环

1511. 胎盘早剥的主要病理变化是 （　　）

A. 胎盘边缘血窦破裂　B. 胎盘血管痉挛

C. 底蜕膜出血　　　D. 真蜕膜出血

E. 包蜕膜出血

1512. 胎盘早剥诊断依据正确的是 （　　）

A. 出现无痛性无原因阴道流血

B. 多发生在分娩期

C. 多见于重度子痫前期孕妇

D. 阴道流血量与贫血程度成正比

E. 胎盘剥离面超过胎盘的 1/5

1513. 胎盘早剥的临床表现错误的是 （　　）

A. 破膜时流出血性羊水

B. 触诊子宫硬如板状

C. 胎位扣不清，胎心听不清

D. 阴道流血量与贫血程度成正比

E. 常伴发重度子痫前期

1514. 关于胎盘早剥的处理原则正确的是

( )

A. 纠正休克,适当补液

B. 确诊为轻型者可期待疗法

C. 产妇病情恶化,不论胎儿是否存活均应及时行剖宫产

D. 需阴道分娩者,不宜行人工破膜

E. 应及早使用肝素预防凝血功能障碍

1515. 胎盘早剥最严重的并发症是 ( )

A. 子宫卒中　　　　B. 产后出血

C. 失血性休克　　　D. DIC

E. 产后感染

1516. 胎膜早破的病因不包括 ( )

A. 创伤

B. 子宫颈内口松弛

C. 妊娠后期性交,产生机械性刺激或引起胎膜炎

D. 下生殖道感染,可由细菌、病毒或弓形体等引起

E. 胎儿巨大

1517. 胎膜早破对母儿的危害不包括 ( )

A. 早产　　　　B. 胎儿宫内窘迫

C. 新生儿肺炎　　D. 胎儿畸形

E. 脐带脱垂

1518. 关于诊断胎膜早破的方法,下列说法错误的是 ( )

A. 阴道后穹隆有羊水池

B. 阴道 pH 值偏碱性

C. 阴道液涂片见黏液细胞

D. 羊膜镜检查无胎膜,可直视胎先露部

E. 子宫颈分泌物中胎儿纤连蛋白浓度上升

1519. 胎膜早破,下列提示羊膜腔感染的是

( )

A. 羊水涂片计数白细胞:20 个白细胞/μL

B. 血 C-反应蛋白 9 mg/L

C. 羊水黄绿色

D. 羊水棕黄色

E. 羊水淡黄色

1520. 预测胎膜早破最好的方法是 ( )

A. 阴道酸碱度检查

B. 阴道液涂片检查

C. 羊膜镜检

D. 胎儿纤维结合蛋白测定

E. 阴道窥视

1521. 羊水过多是指 ( )

A. 妊娠晚期羊水量超过 2 000 mL

B. 妊娠晚期羊水量超过 1 000 mL

C. 妊娠期间羊水量超过 2 000 mL

D. 妊娠期间羊水量超过 1 000 mL

E. 妊娠晚期羊水量超过 2 500 mL

1522. 关于羊水过多正确的是 ( )

A. 容易合并子痫前期

B. 畸形胎儿多为男婴

C. 容易感觉到胎动

D. B 型超声检查价值不大

E. 常发生在患心脏病的孕妇

1523. 关于急性羊水过多正确的是 ( )

A. 多发生在妊娠晚期

B. 孕妇可出现呼吸困难,甚至发绀,不能平卧

C. 自觉症状轻微

D. 下肢及外阴水肿发生率不高

E. 胎心听诊清楚

1524. 超声诊断羊水过少的标准是羊水指数

( )

A. ≤5 cm　　　　B. ≤3 cm

C. ≤8 cm　　　　D. ≤10 cm

E. ≤12 cm

1525. 羊水过少的处理错误的是 ( )

A. 孕中晚期羊水过少可行羊膜腔灌注法

B. 若妊娠足月引产,临产后应尽早破膜,观察羊水性状

C. 剖宫产可降低围生儿病死率

D. 羊水过少确诊后,一律剖宫产

E. 多次羊膜腔输液可致绒毛膜羊膜炎

1526. 最易发生脐带脱垂的胎位是 ( )

A. 单臀先露　　　B. 枕后位

C. 枕横位　　　　D. 足先露

E. 完全臀先露

1527. 常用于判断胎盘功能的孕妇尿中甾体激素是 ( )

A. 皮质醇　　　　B. 孕二醇

C. 雌二醇　　　　D. 雌三醇

E. 醛固酮

1528. 检查能提示胎盘功能减退的是 ( )

A. 胎动 12 小时>10 次

B. 妊娠晚期孕妇 24 小时尿中雌三醇值>15 mg

C. NST 试验反应型

D. 妊娠足月时孕妇血清中胎盘泌乳素<4 mg/L

E. 胎儿生物物理评分 10 分

1529. 检查胎位的四步触诊法错误的是
（　　）

A. 可了解子宫的大小、胎先露、胎方位等

B. 第一步是双手置于子宫底部，判断是胎头还是胎臀

C. 第二步是双手分别置于腹部两侧，辨别胎背方向

D. 第三步是双手置于耻骨联合的上方，了解先露是头还是臀

E. 第四步是双手沿骨盆入口向下深按，进一步核实先露部，并确定入盆程度

1530. 电子胎儿监护胎心率（FHR）变化与子宫收缩完全无关的是
（　　）

A. 加速　　　　　　B. 早期减速

C. 变异减速　　　　D. 晚期减速

E. 正弦波型

1531. 不能诊断为胎儿窘迫的是
（　　）

A. 臀位临产后羊水粪染

B. 胎心监护出现正弦波型

C. 胎心监护出现晚期减速

D. 孕妇持续高热时，胎心加快大于 180 次/分

E. 胎儿头皮血 pH 值为 7.20

1532. 关于电子胎儿监测错误的是
（　　）

A. 胎心率基线包括每分钟心搏次数及 FHR 变异两种基本变化

B. FHR 基线表示胎儿储备能力

C. 无应激试验是宫缩时的 FHR 变化

D. 晚期减速是胎儿缺氧的表现

E. OCT 阳性提示胎儿窘迫

1533. 骨盆测量小于正常值的是
（　　）

A. 髂棘间径 25 cm

B. 髂嵴间径 28 cm

C. 骶耻外径 20 cm

D. 坐骨结节间径 7.5 cm

E. 对角径 12.5 cm

1534. 骨盆出口横径小于 8 cm，应进一步检查的径线是
（　　）

A. 髂嵴间径　　　　B. 对角径

C. 骶耻外径　　　　D. 骨盆出口前矢状径

E. 骨盆出口后矢状径

1535. 骨盆测量在正常范围的是
（　　）

A. 骨盆倾斜 70°

B. 耻骨弓角度 90°

C. 坐骨切迹可容 2 横指

D. 坐骨结节间径 7 cm

E. 对角径 12 cm

1536. 末次月经是 2007 年 3 月 22 日，预产期是
（　　）

A. 2007 年 12 月 29 日　B. 2007 年 12 月 31 日

C. 2008 年 1 月 2 日　　D. 2008 年 1 月 10 日

E. 2008 年 1 月 29 日

1537. 为判断胎儿成熟度，应测孕妇
（　　）

A. 血中 AFP

B. 尿中雌三醇

C. 尿中雌二醇

D. 羊水中卵磷脂/鞘磷脂比值

E. 羊水中 HPL

1538. 为了解妊娠 38 周孕妇的胎盘功能，应测定孕妇
（　　）

A. 血中 AFP　　　　B. 血或尿 hCG 值

C. 血或尿雌三醇值　D. 羊水肌酐值

E. 羊水中卵磷脂/鞘磷脂比值

1539. 有关妊娠的概念正确的是
（　　）

A. 妊娠 20 周以内分娩为流产

B. 妊娠 28～36 周分娩为早产

C. 妊娠 38～41 周分娩为足月产

D. 妊娠 43 周之后分娩为过期产

E. 在分娩过程中胎儿死亡称死产

1540. 正常骨产道的特征正确的是
（　　）

A. 骨盆入口前后径比横径长

B. 骨盆出口平面在同一平面上

C. 中骨盆横径比前后径长

D. 骨盆出口前后径小于横径

E. 中骨盆平面是骨盆最小平面

1541. 骨盆入口前后径的前端是
（　　）

A. 耻骨联合上缘　　B. 耻骨联合上缘中点

C. 耻骨联合下缘　　D. 耻骨联合下缘中点

E. 耻骨联合后面中点

1542. 骨盆入口前后径的正常值是
（　　）

A. 9 cm　　　　　　B. 10 cm

C. 11 cm　　　　　D. 12 cm

E. 13 cm

1543. 妇女骨盆倾斜度的正常值是
（　　）

A. 50°　　　　　　B. 55°

C. 60°　　　　　　D. 65°

E. 70°

1544. 枕前位的分娩机制正确的是
（　　）

A. 胎头进入骨盆入口时呈俯屈状态

B. 下降动作贯穿在整个分娩过程中

C. 下降动作呈连续性

D. 俯屈动作完成后，胎头以枕额径通过产道

E. 胎头颅骨最低点达骨盆最大平面时出现内

旋转动作

1545. 胎头矢状缝与骨盆入口右斜径相一致的胎位是 （ ）
A. 枕右前位　　　　B. 枕右横位
C. 枕左横位　　　　D. 枕左前位
E. 枕左后位

1546. 枕前位胎头经俯屈动作后,进行内旋转的部位是 （ ）
A. 骨盆入口平面　　B. 骨盆最大平面
C. 中骨盆平面　　　D. 骨盆出口平面
E. 骨盆底

1547. 比较可靠的先兆临产征象是 （ ）
A. 假临产　　　　　B. 见红
C. 胎儿下降感　　　D. 胎动活跃
E. 尿中 hCG 明显增多

1548. 正常时从胎儿娩出到胎盘娩出所需的时间为 （ ）
A. 5～10 分钟,不超过 15 分钟
B. 5～10 分钟,不超过 25 分钟
C. 5～15 分钟,不超过 30 分钟
D. 10～20 分钟,不超过 30 分钟
E. 20～30 分钟,不超过 60 分钟

1549. 正常分娩的临床表现正确的是 （ ）
A. 初产妇临产后胎头多已入盆
B. 胎膜破裂多在宫口开全时
C. 产妇屏气用力标志宫口开全
D. 生理缩复环常在平脐部位看到
E. 第三产程多超过 30 分钟

1550. 第一产程活跃期的减速期是指宫口扩张 （ ）
A. 5～6 cm　　　　B. 6～7 cm
C. 7～8 cm　　　　D. 8～9 cm
E. 9～10 cm

1551. 第一产程活跃期的加速期是指宫口扩张 （ ）
A. 0～3 cm　　　　B. 3～4 cm
C. 4～6 cm　　　　D. 6～7 cm
E. 7～8 cm

1552. 第一产程活跃期的最大加速期是指宫口扩张 （ ）
A. 2～7 cm　　　　B. 3～8 cm
C. 4～9 cm　　　　D. 5～10 cm
E. 7～10 cm

1553. 临产后肛门检查了解胎头下降程度时,最常用作骨性标记的是 （ ）
A. 骶岬　　　　　　B. 坐骨结节

C. 坐骨棘　　　　　D. 耻骨联合后面
E. 骶窝

1554. 进入第二产程的主要标志是 （ ）
A. 肛门括约肌松弛　B. 胎头拨露
C. 胎头着冠　　　　D. 宫口开大 10 cm
E. 外阴膨隆

1555. 在进行阴道检查时,结合囟门确定胎方位最有意义的颅缝是 （ ）
A. 人字缝　　　　　B. 矢状缝
C. 冠状缝　　　　　D. 颞缝
E. 额缝

1556. 产后出血是指胎儿娩出后 24 小时内出血超过 （ ）
A. 2 000 mL　　　　B. 1 000 mL
C. 500 mL　　　　　D. 400 mL
E. 300 mL

1557. 产后出血的最常见原因是 （ ）
A. 子宫收缩乏力　　B. 凝血功能异常
C. 贫血　　　　　　D. 胎盘残留
E. 软产道损伤

1558. 目前孕产妇死亡的常见原因中,排在首位的是 （ ）
A. 子痫　　　　　　B. 妊娠合并心脏病
C. 甲亢　　　　　　D. 产科出血
E. 羊水栓塞

1559. 胎儿娩出后 3 分钟,产妇出现多量阴道活动性流血,最可能的是 （ ）
A. 宫缩乏力　　　　B. 阴道静脉破裂
C. 宫颈裂伤　　　　D. 胎盘部分剥离
E. 凝血功能障碍

1560. 产后出血原因中首先考虑切除子宫以达到止血的是 （ ）
A. 宫缩乏力　　　　B. 胎盘植入
C. 胎盘嵌顿　　　　D. 胎盘粘连
E. 凝血功能障碍

1561. 不属于引起子宫收缩乏力原因的是
（ ）
A. 膀胱充盈
B. 胎位异常
C. 产妇精神过度紧张
D. 临产后产妇体内前列腺素过多
E. 临产后应用大剂量镇静药

1562. 导致孕产妇发生右心衰竭的疾病是
（ ）
A. 妊娠合并二尖瓣狭窄
B. 子痫

C. 羊水栓塞

D. 产褥感染

E. 败血症

1563. 与子宫破裂关系最密切的是 （ ）

A. 双胎妊娠   B. 子痫前期重度

C. 前置胎盘   D. 胎盘早剥

E. 瘢痕子宫

1564. 子宫破裂最典型的临床表现是 （ ）

A. 病理性缩复环形成

B. 肉眼血尿

C. 胎儿娩出后立即出现阴道流血

D. 胎动消失伴阴道大量流血

E. 子宫缩小,在腹壁下可清楚扪及胎体

1565. 关于子宫破裂,下列哪项是正确的

（ ）

A. 瘢痕子宫均可发生子宫破裂

B. 有血尿可诊断子宫破裂

C. 缩复环高过脐平面应考虑先兆子宫破裂

D. 阴道手术不会发生子宫破裂

E. 缩宫素的使用与子宫破裂无关

1566. 病理缩复环发生在 （ ）

A. 巨大胎儿   B. 双胎妊娠

C. 羊水过多   D. 胎盘早剥

E. 先兆子宫破裂

1567. 影响子宫复旧不良的因素是 （ ）

A. 初产妇   B. 授乳

C. 胎盘功能不良   D. 子宫炎症

E. 长时间卧床

1568. 产褥期的临床表现正确的是 （ ）

A. 产后第1日,宫底稍下降

B. 产后初期产妇脉搏增快

C. 产后宫缩痛多见于初产妇

D. 子宫复旧因哺乳而加速

E. 恶露通常持续1～2周

1569. 胎盘附着面的子宫内膜完全修复的时间是产后 （ ）

A. 2周   B. 3周

C. 4周   D. 5周

E. 6周

1570. 有促进乳汁分泌作用的是 （ ）

A. 大剂量雌激素制剂   B. 前列腺素

C. 吸吮动作   D. 口服溴隐亭

E. 孕激素制剂

1571. 产后血容量恢复至未孕状态的时间是

（ ）

A. 1～2周   B. 2周

C. 3～4周   D. 2～3周

E. 4周

1572. 产后72小时内血容量的变化是 （ ）

A. 增加15%～25%   B. 减少15%～25%

C. 增加25%～35%   D. 减少25%～35%

E. 增加20%～30%

1573. 母乳喂养时,防止乳头皲裂的最重要的措施是 （ ）

A. 保持新生儿正确吸吮母乳的姿势

B. 哺乳前清洗乳头

C. 哺乳后清洗乳头

D. 哺乳后涂鱼肝油防止皲裂

E. 让新生儿多吸吮

1574. 产后会阴水肿的处理正确的是 （ ）

A. 75%乙醇湿敷   B. 碘酒湿敷

C. 聚维酮碘湿敷   D. 苯扎溴铵湿敷

E. 50%硫酸镁液湿敷

1575. 初乳的特点正确的是 （ ）

A. 因含脂肪多呈淡黄色

B. 初乳含蛋白质、矿物质、脂肪比成熟乳少

C. 初乳含分泌性 IgA 较成熟乳多

D. 初乳是指产后1日内分泌的乳汁

E. 初乳乳糖含量比成熟乳多

1576. 符合产褥期产妇身体变化特点的是

（ ）

A. 产后1周,阴道黏膜上皮恢复至孕前状态

B. 产后2周内尿量增加

C. 产褥期肠胃肌张力及蠕动力减弱约需4周恢复

D. 哺乳产妇未见月经来潮仍有受孕可能

E. 产褥期不容易便秘

1577. 泌乳热的特点正确的是 （ ）

A. 多见于产后7～8日

B. 系乳房血管、淋巴管极度充盈、乳房胀大所致

C. 可能是感染引起

D. 属病态

E. 可持续4～5日

1578. 产褥期子宫的表现正确的是 （ ）

A. 产后第1日宫底降到脐下一指

B. 宫底平均每日下降3～4 cm

C. 产后宫缩痛于产后1～2日出现,常需用止痛药

D. 产后3周子宫降入盆腔

E. 哺乳可使产后宫缩痛加重

1579. 产后2小时重点观察的是 （ ）

A. 血压、脉搏、呼吸、子宫收缩情况、阴道流血量

B. 体温、血压、脉搏、呼吸、子宫收缩情况

C. 有无泌乳、呼吸、子宫收缩情况、脉搏、血压

D. 阴道壁血肿、阴道流血量、血压、脉搏、呼吸

E. 膀胱是否充盈、子宫收缩情况、呼吸、血压、脉搏、阴道流血量

1580. 会阴侧切患者于产后何时拆线为宜 （ ）

A. 产后 2～3 日　　B. 产后 3～5 日

C. 产后 5～7 日　　D. 产后 7～10 日

E. 产后 14 日

1581. 产褥感染中最常见的病原菌是 （ ）

A. 溶血性链球菌　　B. 厌氧链球菌

C. 大肠埃希菌　　D. 葡萄球菌

E. 支原体

1582. 产褥感染中最常见病理改变为 （ ）

A. 急性输卵管炎

B. 急性盆腔结缔组织炎

C. 急性子宫内膜炎

D. 急性盆腔腹膜炎

E. 败血症

1583. 下列不属于产褥感染的为 （ ）

A. 急性输卵管炎

B. 急性盆腔结缔组织炎

C. 急性子宫内膜炎

D. 血栓静脉炎

E. 急性乳腺炎

1584. 晚期产后出血是指 （ ）

A. 分娩 24 小时后在产褥期内发生的子宫大量出血

B. 胎儿娩出后 24 小时内子宫大量出血

C. 胎盘娩出后 24 小时内子宫大量出血

D. 分娩 12 小时内子宫大量出血

E. 分娩 12 小时后在产褥期内发生的子宫大量出血

1585. 不属于晚期产后出血的原因是 （ ）

A. 胎盘胎膜残留

B. 胎盘附着面血栓脱落

C. 剖宫产后子宫切口感染或裂开

D. 胎盘附着面复旧不全

E. 继发性子宫收缩乏力

1586. 前庭大腺病变的临床特点正确的是 （ ）

A. 多为双侧性

B. 绝经后妇女多见

C. 支原体是主要病原体

D. 病变位于两侧大阴唇前部

E. 形成囊肿直径一般不超过 6 cm

1587. 关于前庭大腺囊肿正确的是 （ ）

A. 囊肿直径多在 6～8 cm

B. 好发于围绝经期

C. 双侧居多

D. 腺管堵塞分泌物积聚形成

E. 易发生癌变

1588. 关于滴虫阴道炎正确的是 （ ）

A. 病原体具有滋养体及包囊期

B. 病原体最适合的 pH 是 3～4

C. 主要是性交直接传染

D. 可致阴道 pH 降低

E. 滴虫仅感染阴道黏膜

1589. 滴虫阴道炎的治疗正确的是 （ ）

A. 甲硝唑 2g，单次口服

B. 咪康唑栓剂，每晚 1 粒（200 mg），连用 7 日

C. 克霉唑栓剂，1 粒（500 mg），单次用药

D. 性伴侣不需要同时进行治疗

E. 2% 克林霉素软膏阴道涂布，每晚 1 次，连用 7 日

1590. 细菌性阴道病的治疗正确的是 （ ）

A. 甲硝唑 2g，单次口服

B. 咪康唑栓剂，每晚 1 粒（200 mg），连用 7 日

C. 甲硝唑 400 mg，每日 2 次，连服 7 日

D. 性伴侣需要同时进行治疗

E. 氟康唑 150 mg，单次口服

1591. 有关外阴阴道假丝酵母菌病的诱发因素错误的是 （ ）

A. 糖尿病　　B. 妊娠

C. 长期用抗生素　　D. 使用免疫抑制剂

E. 使用避孕套避孕

1592. 细菌性阴道病最主要的病原体是 （ ）

A. 大肠埃希菌　　B. 金黄色葡萄球菌

C. 溶血性链球菌　　D. 沙眼衣原体

E. 加德纳菌及厌氧菌

1593. 萎缩性阴道炎病因错误的是 （ ）

A. 雌激素水平下降

B. 阴道黏膜变薄

C. 上皮细胞内糖原含量上升

D. 阴道内 pH 上升

E. 局部抵抗力低

1594. 关于婴幼儿阴道炎正确的是 （ ）

A. 与外界接触少不易发生

B. 与不良卫生习惯关系密切

C. 以全身治疗为宜

D. 口服或外用雌激素有效

E. 主要病因是阴道异物

1595. 下列组合正确的是　　　（　）

A. 滴虫阴道炎,豆渣样阴道分泌物

B. 外阴阴道假丝酵母菌病,黄白色泡沫阴道分泌物

C. 细菌性阴道病,血性阴道分泌物

D. 萎缩性阴道炎,匀质稀薄阴道分泌物

E. 宫颈癌晚期,米汤样阴道分泌物

1596. 关于复杂性 VVC 的叙述不正确的是

（　）

A. 复发性 VVC 治疗前应行真菌培养

B. 复杂性 VVC 治疗应延长疗程

C. 根据真菌药敏试验选择抗真菌药物

D. 妊娠期 VVC 以口服用药为首选

E. 非白假丝酵母菌 VVC 治疗效果较差

1597. 目前急性子宫颈炎最常见的病原体是

（　）

A. 厌氧菌　　　　　B. 大肠埃希菌

C. 金黄色葡萄球菌　　D. 溶血性链球菌

E. 淋病奈瑟菌

1598. 沙眼衣原体感染,首先形成急性子宫颈炎的原因是　　　　（　）

A. 感染子宫颈管柱状上皮

B. 感染鳞状上皮

C. 感染阴道黏膜

D. 常同时感染柱状上皮、鳞状上皮

E. 感染尿道黏膜

1599. 诊断急性子宫颈炎的特征性体征是

（　）

A. 子宫颈举痛

B. 阴道脓性分泌物

C. 子宫颈柱状上皮异位

D. 子宫体压痛

E. 子宫颈管有黏液脓性分泌物

1600. 治疗沙眼衣原体的常用药物是　（　）

A. 青霉素　　　　　B. 头孢曲松

C. 干扰素　　　　　D. 红霉素

E. 大观霉素

1601. 急性子宫颈炎的诊断,叙述正确的是

（　）

A. 必须同时具备两个诊断性体征

B. 阴道分泌物白细胞增多,可诊断

C. 子宫颈分泌物涂片革兰染色查淋病奈瑟菌

敏感性强

D. 子宫颈分泌物涂片革兰染色,中性粒细胞＞30/高倍视野

E. 检测沙眼衣原体最常用培养法

1602. 关于子宫颈息肉正确的是　　（　）

A. 极易恶变

B. 质地较硬

C. 常为多发

D. 其根部可附在宫颈外口,也可在颈管内

E. 与子宫颈的恶性肿瘤容易鉴别

1603. 盆腔炎性疾病的病原体正确的是

（　）

A. 往往是需氧菌与厌氧菌混合感染

B. 以厌氧菌为主

C. 以需氧菌为主

D. 以兼性厌氧菌为主

E. 性传播疾病的病原体与需氧菌及厌氧菌的混合感染

1604. 盆腔炎性疾病多发生在　　　（　）

A. 围绝经期妇女　　B. 绝经后妇女

C. 性活跃期妇女　　D. 初潮前少女

E. 无性生活妇女

1605. 盆腔炎性疾病不包括　　　（　）

A. 子宫内膜炎　　　B. 输卵管炎

C. 输卵管卵巢脓肿　D. 盆腔腹膜炎

E. 直肠旁结缔组织炎

1606. 盆腔炎性疾病的高危因素不包括

（　）

A. 分段诊刮术　　　B. 阑尾炎

C. 细菌性阴道病　　D. 性伴侣使用避孕套

E. 性伴侣患性传播疾病

1607. 盆腔炎性疾病的最低诊断标准正确的是　　　　（　）

A. 下腹疼痛　　　　B. 下腹反跳痛

C. 下腹压痛　　　　D. 子宫颈举痛

E. 体温超过 38.3℃

1608. 盆腔炎性疾病的临床表现正确的是

（　）

A. 患者均出现腹痛

B. 月经通常没有改变

C. 可出现消化系统症状,如呕吐、腹泻

D. 均出现阴道分泌物增加

E. 均有发热

1609. 盆腔炎性疾病的附加诊断标准正确的是　　　　（　）

A. B型超声检查发现附件包块

B. 红细胞沉降率正常

C. 下腹压痛

D. 子宫颈举痛

E. 体温超过 38.3℃

1610. 盆腔炎性疾病的治疗正确的是 （ ）

A. 经验性选择抗生素

B. 根据药敏选择抗生素

C. 诊断不确定时,可待明确诊断后应用抗生素

D. 用药期间,为观察病情随时行妇科检查

E. 病情严重者,需平卧位休息

1611. 盆腔炎性疾病的后遗症不包括 （ ）

A. 不孕　　　　　B. 异位妊娠

C. 子宫内膜异位症　D. 慢性盆腔痛

E. 炎症反复发作

1612. 盆腔炎性疾病考虑手术治疗的是

（ ）

A. 呕吐、腹泻

B. 体温大于 38.3℃

C. 抗生素治疗 72 小时,病情加重

D. 病情严重出现电解质紊乱

E. B 型超声提示输卵管卵巢脓肿

1613. 盆腔炎性疾病的预防不正确的是

（ ）

A. 生殖道感染的卫生宣传

B. 严格掌握妇科手术指征,注意无菌操作

C. 治疗急性盆腔炎性疾病应及时、彻底

D. 宫腔操作选择在月经干净后 15 日进行

E. 注意性生活卫生

1614. 关于生殖器结核正确的是 （ ）

A. 原发感染居多

B. 输卵管病变多为双侧

C. 附件区触到包块应首先想到本病

D. 月经通常不受影响

E. 是继发不孕的主要原因

1615. 生殖器结核行子宫内膜病理检查错误的是 （ ）

A. 应选经前 1 周或月经来潮 6 小时内进行

B. 术前 3 日及术后 4 日每日肌内注射链霉素 0.75 g 及口服异烟肼 0.3 g

C. 术中注意刮取子宫角部内膜

D. 无组织物刮出可排除子宫内膜结核

E. 病理切片找到典型结核结节可确诊

1616. 女性生殖器结核病理正确的是 （ ）

A. 输卵管结核占多数,双侧性居多

B. 输卵管结核常由子宫内膜结核蔓延而来

C. 卵巢结核常侵犯卵巢深层

D. 宫颈结核较多见,与早期宫颈癌难鉴别

E. 盆腔腹膜结核多合并子宫内膜结核

1617. 生殖器结核好发年龄是 （ ）

A. 儿童　　　　　B. 青壮年

C. 围绝经期　　　D. 绝经期

E. 无好发年龄

1618. 生殖器结核首先侵犯的器官是 （ ）

A. 外阴　　　　　B. 阴道

C. 子宫颈　　　　D. 子宫

E. 输卵管

1619. 子宫内膜异位症的正确定义是 （ ）

A. 子宫内膜超过子宫范围生长

B. 子宫内膜组织出现在子宫体以外的部位

C. 子宫内膜种植于卵巢

D. 子宫内膜长入肌层

E. 异位内膜形成的肿物

1620. 被多数接受的子宫内膜异位症的发病学说为 （ ）

A. 遗传学说　　　B. 异位种植学说

C. 免疫因素　　　D. 良性转移学说

E. 炎症学说

1621. 确诊子宫内膜异位症的方法是 （ ）

A. 病史及妇科检查

B. B 型超声检查

C. 血 CA125 测定

D. 抗子宫内膜抗体检测

E. 剖腹或腹腔镜检查

1622. 盆腔子宫内膜异位症的典型体征是

（ ）

A. 子宫增大

B. 附件区压痛

C. 宫颈举痛

D. 直肠子宫陷凹触痛结节

E. 子宫压痛

1623. 关于子宫内膜异位症正确的是 （ ）

A. 异位内膜随卵巢激素变化而发生周期性出血

B. 该病具有远处转移和种植能力,故为癌前病变

C. 卵巢子宫内膜异位症较少见

D. 卵巢巧克力囊肿直径最大不超过 8 cm

E. 直接累及输卵管多见

1624. 关于盆腔子宫内膜异位症错误的是

（ ）

A. 痛经呈渐进性加剧

B. 痛经程度与病灶大小成正比

C. 周期性痛不一定与月经同步

D. 病变累及直肠陷凹及骶骨韧带时可有性交痛

E. 40%患者不孕

1625. 达那唑治疗子宫内膜异位症的药理作用错误的是 （　　）

A. 抑制垂体促性腺激素峰

B. 直接与子宫内膜雌孕激素受体结合

C. 抑制卵巢甾体激素的产生

D. 使子宫内膜萎缩，导致假绝经

E. 促使异位内膜转变为增殖期子宫内膜

1626. 对症状严重的 45 岁子宫腺肌病患者，首选治疗措施是 （　　）

A. 药物对症治疗

B. 假孕疗法

C. 高效孕激素治疗

D. 保留生育功能的保守治疗

E. 子宫切除术，保留双附件

1627. 关于子宫腺肌病正确的是 （　　）

A. 多数合并外在性子宫内膜异位症

B. 多发生在初产妇

C. 病灶中子宫内膜对卵巢激素极为敏感

D. 假孕疗法有效

E. 月经量增多，经期延长，继发痛经，子宫均匀增大和病灶较硬

1628. 对药物治疗效果较差的是 （　　）

A. 卵巢巧克力囊肿

B. 子宫直肠陷凹病灶

C. 膀胱的子宫内膜异位

D. 远处转移的子宫内膜

E. 子宫腺肌病

1629. 关于子宫内膜异位症错误的是 （　　）

A. 子宫腺肌病不属于子宫内膜异位症范畴

B. 发生在卵巢多见

C. 痛经进行性加重

D. 无排卵性月经合并此病较多见

E. 处女膜闭锁者易致此病

1630. 关于子宫内膜异位症正确的是 （　　）

A. 大多数子宫内膜异位症病灶局限

B. 子宫内膜异位症的病人都有痛经

C. 妊娠时，子宫内膜异位症加重

D. 痛经与病变的大小不成比例，而与病变的部位有关

E. 子宫内膜异位症患者易受孕但易流产

1631. 关于药物治疗子宫内膜异位症错误

的是 （　　）

A. 术前用药可使异位病灶缩小，利于手术实施

B. 假孕疗法的主要药物是雌激素

C. 假孕疗法的主要药物是高效孕激素

D. 药物治疗适用于保守性手术后有小块异位病灶残留者

E. 假绝经疗法的药物包括达那唑和孕三烯酮

1632. 应用孕激素治疗有效的是 （　　）

A. Ⅱ度闭经

B. 排卵障碍性异常子宫出血子宫内膜萎缩型

C. 子宫内膜结核

D. 子宫内膜异位症

E. 稽留流产

1633. 卵巢巧克力囊肿是 （　　）

A. 含有巧克力样物质的囊肿

B. 卵巢子宫内膜异位囊肿

C. 卵巢黄素化囊肿

D. 卵巢异位妊娠

E. 卵巢非赘生性囊肿

1634. 随访监测子宫内膜异位症病变活动及治疗效果的有效方法是 （　　）

A. B 型超声　　　　B. CA125 测定

C. 腹腔镜检查　　　D. 盆腔检查

E. 抗子宫内膜抗体检测

1635. 对于盆腔检查及 B 超检查均无阳性发现的不孕患者，为了解盆腔情况，进一步检查诊断手段是 （　　）

A. CA125 测定　　　B. 诊断性治疗

C. 宫腹腔镜检查　　D. 剖腹探查

E. 随诊

1636. 关于子宫内膜异位症的主要病理变化，错误的是 （　　）

A. 异位内膜随卵巢激素的变化而发生周期性出血

B. 病变伴有周围纤维组织增生和粘连形成

C. 病变的浆膜面可见粟粒结节

D. 病变区出现紫褐色斑点或小泡

E. 可发展为紫蓝色包块

1637. 不能预防尿瘘发生的临床处置是

（　　）

A. 认真进行定期产前检查

B. 临产后即应用抗生素

C. 正确处理异常分娩

D. 防止滞产和第二产程延长

E. 疑有损伤者，留置导尿管 10 日保持膀胱

空虚

1638. 与子宫脱垂发生无关的结构是 （ ）

A. 子宫颈周围　　　　B. 肛提肌

C. 主韧带　　　　　　D. 阔韧带

E. 宫骶韧带

1639. 关于压力性尿失禁症状,正确的是

（ ）

A. 咳嗽打喷嚏时不自主溢尿

B. 上厕所时不自主溢尿

C. 一直有溢尿

D. 咳嗽和尿急时不自主溢尿

E. 手术后有溢尿

1640. 外阴上皮内瘤变最有可能的病因为

（ ）

A. 人乳头瘤病毒(HPV)16 型感染

B. 外阴性传播疾病

C. 肛门—生殖道瘤病变

D. 免疫抑制

E. 吸烟

1641. 上皮内瘤变的病理特征为 （ ）

A. 鳞状上皮增生

B. 淋巴细胞和浆细胞浸润

C. 上皮层内细胞分化不良、核异常及分裂象增加

D. 有角化珠和细胞间桥

E. 常有淋巴管和神经周围的侵犯

1642. 关于子宫颈原位癌的特征,正确的是

（ ）

A. 好发部位为宫颈鳞状上皮区域内

B. 病变限于上皮层内,基底膜未穿透

C. 与子宫颈重度异型是不同的 CIN 级别

D. 阴道镜检查多能与微小浸润癌相鉴别

E. 多数伴有淋巴转移

1643. 关于子宫颈癌 2009 FIGO 临床分期,正确的是 （ ）

A. 多数 IB 期靠肉眼判断难诊断

B. 癌侵宫旁属于ⅡA 期

C. 癌扩展至盆壁时属于ⅢB 期

D. 癌使肾功能丧失时属于Ⅱ期

E. 膀胱黏膜有癌浸润属于Ⅲ期

1644. 子宫颈癌癌灶穿透直肠黏膜,按 2009 FIGO 的临床分期,应属于 （ ）

A. ⅡB 期　　　　　　B. ⅢA 期

C. ⅢB 期　　　　　　D. ⅣA 期

E. ⅣB 期

1645. 宫颈癌淋巴转移首先侵犯 （ ）

A. 左锁骨上淋巴结

B. 腹股沟浅淋巴结

C. 腹股沟深淋巴结

D. 子宫旁和盆腔淋巴结

E. 腹主动脉旁淋巴结

1646. 目前宫颈癌的 FIGO 临床分期是根据

（ ）

A. 临床症状严重程度

B. 有无淋巴结转移

C. 术中所见及术后病理分期

D. 治疗前病灶侵犯范围

E. 病理分级

1647. 关于子宫颈刮片细胞学检查,正确的是

（ ）

A. 目前多推荐采用 TBS 分类法

B. 能区分原位癌和微小浸润癌

C. 细胞阳性率与临床分期密切相关

D. 可由阴道镜检查所取代

E. 可用 HPV 检测取代

1648. 与子宫肌瘤的临床表现无明显相关的是 （ ）

A. 不孕　　　　　　　B. 反复早期流产

C. 排便困难　　　　　D. 尿频、尿急、尿痛

E. 贫血

1649. 子宫内膜癌中最易转移到腹股沟淋巴结的是 （ ）

A. 癌灶位于宫底部　　B. 癌灶位于子宫角

C. 癌灶位于子宫下段　D. 癌灶累及宫颈管

E. 癌灶位于子宫后壁

1650. 55 岁子宫内膜癌 IA 期、G1 患者,首选的治疗措施应是 （ ）

A. 放射治疗直线加速器

B. 放疗后行全子宫及双侧附件切除术

C. 筋膜外全子宫切除及双侧附件切除术

D. 根治性子宫切除及盆腔淋巴结切除术

E. 大剂量黄体酮类药物治疗

1651. 子宫内膜癌Ⅱ期患者,首选的治疗措施应是 （ ）

A. 放射治疗直线加速器

B. 放疗后行全子宫及双侧附件切除术

C. 行扩大子宫全切及双附件切除术

D. 改良根治性子宫切除及双附件切除术和盆腔及腹主动脉旁淋巴结切除术

E. 大剂量黄体酮类药物治疗

1652. 晚期子宫内膜癌患者,为暂时控制病情进展,常选用的措施是

A. 大剂量睾酮类制剂治疗

B. 大剂量孕激素类药物治疗

C. 化疗

D. 放疗

E. 手术行细胞减灭术

1653. 子宫黏膜下肌瘤的临床表现错误的是 （ ）

A. 经量过多,经期延长

B. 坏死感染可出现阴道不规则流血

C. 容易发生早期流产

D. 可致不孕

E. 肌瘤小时无临床症状

1654. 关于子宫肌瘤错误的是 （ ）

A. 多见于中年妇女

B. 浆膜下肌瘤常无经量增多症状

C. 肌壁间肌瘤占 60%~70%

D. 玻璃样变为癌前病变

E. 红色样变多发生在产褥期

1655. 子宫肌瘤手术治疗错误的是 （ ）

A. 肌瘤伴月经过多继发贫血,药物治疗无效应手术

B. 肌瘤生长较快,怀疑有恶变应手术

C. 肌瘤引起膀胱、直肠压迫症状应手术

D. 已有子女者为防肌瘤恶变应手术

E. 年轻患者可行肌瘤剔除术

1656. 卵巢恶性肿瘤中对放疗最敏感的是 （ ）

A. 内胚窦瘤　　　　B. 颗粒细胞瘤

C. 浆液性囊腺癌　　D. 卵巢未成熟畸胎瘤

E. 卵巢无性细胞瘤

1657. 有关卵巢交界性肿瘤的描述,错误的是 （ ）

A. 属于上皮性肿瘤

B. 是一种低度恶性潜能肿瘤

C. 常存在间质浸润

D. 临床表现为生长缓慢

E. 转移率低、复发迟

1658. 有关卵巢肿瘤蒂扭转的处理,错误的是 （ ）

A. 一经确诊即行手术切除肿瘤

B. 术时应先在扭转蒂部靠子宫的一侧钳夹,再切除肿瘤和扭转的瘤蒂

C. 避免术中将肿瘤弄破

D. 取下肿瘤后切开检查并病检

E. 钳夹前可先将扭转的蒂回复

1659. 原发性输卵管癌好发于 （ ）

A. 伞部　　　　　　B. 峡部

C. 间质部　　　　　D. 壶腹部

E. 峡部与壶腹交接部

1660. 常见的原发性输卵管恶性肿瘤是 （ ）

A. 鳞癌　　　　　　B. 腺癌

C. 腺鳞癌　　　　　D. 子宫内膜样癌

E. 恶性畸胎瘤

1661. 葡萄胎最常见的症状是 （ ）

A. 子宫异常增大,变软

B. 妊娠呕吐

C. 停经后阴道流血

D. 腹痛

E. 甲状腺功能亢进征象

1662. 葡萄胎清宫错误的是 （ ）

A. 葡萄胎一旦确诊应及时清宫

B. 清宫一般选用吸刮术,但当子宫增大至妊娠 6 个月大小时,应选用钳夹术

C. 为减少术中出血和预防子宫穿孔,可在术中应用缩宫素静脉滴注

D. 子宫小于妊娠 12 周时可以一次刮净

E. 葡萄胎每次刮宫的刮出物必须送组织学检查

1663. 葡萄胎清宫术后应可靠避孕 （ ）

A. 5 年　　B. 2 年　　C. 18 个月　D. 1 年

E. 6 个月

1664. 妊娠滋养细胞肿瘤的诊断错误的是 （ ）

A. 只要任一组织切片中见到绒毛结构,诊断为侵蚀性葡萄胎

B. 影像学证据不是必需的

C. 仅见成片滋养细胞浸润及坏死,未见绒毛结构,诊断为绒毛膜癌

D. 对于葡萄胎后妊娠滋养细胞肿瘤,血 hCG 是主要诊断依据

E. 确诊依靠组织学检查

1665. 低危妊娠滋养细胞肿瘤首选的化疗药物不包括 （ ）

A. MTX　　　　　　B. 5-Fu

C. Act-D　　　　　 D. KSM

E. Taxol

1666. 高危滋养细胞肿瘤患者首选的化疗方案是 （ ）

A. EMA-CO　　　　B. EP-EMA

C. PVB　　　　　　D. BEP

E. VIP

1667. 疑为无排卵性异常子宫出血,取内膜活检的时间应是 （　）

A. 月经第 1 日　　　B. 月经第 5 日

C. 月经干净后 3 日　D. 月经周期中间

E. 经前期或月经来潮 6 小时内

1668. 青春期无排卵性异常子宫出血患者,已知内膜呈萎缩型合并重度贫血,止血应选用（　）

A. 肌注黄体酮

B. 口服小剂量己烯雌酚

C. 肌注苯甲酸雌二醇

D. 肌注丙酸睾酮

E. 静脉滴注缩宫素

1669. 与排卵无关的选项是 （　）

A. 基础体温呈双相型

B. 测定血黄体酮值,其浓度≥3 ng/mL

C. 子宫内膜呈分泌反应

D. 卵巢内黄体形成

E. 子宫内膜脱落

1670. 测定基础体温不能用于 （　）

A. 协助诊断早期妊娠　B. 判断有无闭经

C. 判断黄体功能　　　D. 确定闭经部位诊断

E. 葡萄胎排出后的随访

1671. 与检查卵巢性闭经无关的选项是

（　）

A. 测基础体温呈单相曲线

B. 测血中雌孕激素值

C. 测血 FSH 值

D. 孕激素试验

E. 雌孕激素序贯试验无撤药性出血

1672. 多囊卵巢综合征的内分泌特征正确的是 （　）

A. 雄激素过多　　　B. 孕激素过多

C. 卵泡刺激素过多　D. 黄体生成激素过少

E. 胰岛素过少

1673. 多囊卵巢综合征卵巢的病理变化正确的是 （　）

A. 双侧卵巢均匀性萎缩

B. 卵巢表面坚韧,呈灰白色,包膜增厚

C. 卵巢有≥5 个囊性卵泡

D. 卵泡直径多<1 mm

E. 卵巢切面见包膜均匀性变薄

1674. 多囊卵巢综合征多起病于 （　）

A. 儿童期　　　　B. 青春期

C. 妊娠期　　　　D. 围绝经期

E. 哺乳期

1675. 多囊卵巢综合征患者月经失调多表现为 （　）

A. 月经频发　　　　B. 月经量多

C. 痛经　　　　　　D. 月经稀发或闭经

E. 不规则流血

1676. 多囊卵巢综合征患者行诊断性刮宫时机应选择在 （　）

A. 月经第 4 日

B. 月经干净后 3～5 日

C. 在月经前数日或月经来潮 6 小时内

D. 月经第 2 日

E. 无特殊要求

1677. 多囊卵巢综合征患者血清 FSH 和 LH的变化是 （　）

A. FSH 升高

B. LH 偏低

C. FSH/LH 比值≥3

D. LH 升高,LH/FSH 比值≥2～3

E. 无排卵前 FSH 峰值出现

1678. 关于多囊卵巢综合征错误的是 （　）

A. 雌酮高值

B. 体内 FSH 呈低水平

C. 体内 LH 呈持续高水平

D. 胰岛素减少与黑棘皮病有关

E. 雄激素过多持续无排卵

1679. 腹腔镜多囊卵巢打孔术错误的是

（　）

A. 术后恢复排卵率为 67%～100%

B. 术后妊娠率为 56%～84%

C. 术后超促排卵时卵泡过度刺激综合征的发生率降低

D. 术后无卵巢粘连的发生

E. 可降低多胎妊娠的发生率

1680. 治疗无排卵性异常子宫出血,以下说法不正确的是 （　）

A. 雌孕激素序贯法适用于青春期患者

B. 雌、孕激素合用适用于育龄期有避孕要求的患者

C. 雄激素有拮抗雌激素作用,单独应用效果良好

D. 促排卵治疗适用于青春期和育龄期患者

E. 口服避孕药可限制子宫内膜生长,使过度增生的内膜逐渐退化,可有效控制月经周期

1681. hCG 应用于排卵性月经失调的治疗,是由于 （　）

A. hCG 能使卵泡成熟并分泌雌激素

B. hCG 有类似黄体生成素的作用,可以促进

及支持黄体

C. 与雌激素竞争受体,解除雌激素的负反馈作用

D. 加强卵泡发育,诱导排卵

E. 抑制泌乳素的水平,调节垂体促性腺激素的分泌

1682. 黄体功能不足的发病机制不包括
( )

A. LH 不足　　　　B. 卵巢功能衰退

C. 卵泡期 FSH 缺乏　D. 孕激素分泌减少

E. 卵泡期雌激素分泌减少

1683. 下列不是多囊卵巢综合征常见临床表现的是
( )

A. 月经稀发、闭经　B. 多毛、痤疮

C. 不孕　　　　　　D. 痛经

E. 黑棘皮症

三、多项选择题

1. 女性不孕因素有
( )

A. 子宫因素　　　　B. 输卵管因素

C. 性功能异常　　　D. 免疫因素

E. 阴道因素

2. 人工授精指
( )

A. IVF-ET　　　　　B. ICSI

C. PGD　　　　　　D. AIH

E. AID

3. 控制人口数量的措施一般包括
( )

A. 法律措施　　　　B. 行政措施

C. 经济措施　　　　D. 技术措施

E. 惩罚措施

4. 学校应当在学生中,以符合受教育者特征的适当方式,有计划地开展下列哪些教育或者性健康教育
( )

A. 心理卫生教育　　B. 生理卫生教育

C. 人口知识教育　　D. 青春期教育

E. 心理健康教育

5. 妇女在以下什么期间,可按照国家有关规定享受特殊劳动保护并获得帮助和补偿
( )

A. 怀孕　　　　　　B. 生育

C. 患病　　　　　　D. 哺乳

E. 围绝经期

6. 非法为他人施行计划生育手术通常是指下列哪些情形
( )

A. 开展计划生育手术的机构未经计划生育行政部门或卫生行政部门批准,未获得相应的执业资格许可证书,不具备执业机构的资质、条件而施行计划生育手术的

B. 计划生育技术服务机构和医疗、保健机构的工作人员,未取得医师、护士执业资格和计划生育技术服务执业许可证书的人员,即施行计划生育手术的

C. 个体行医者施行计划生育手术的

D. 未经过地方计划生育法规规定的程序批准,施行某些计划生育手术的

E. 计划生育技术服务机构和医疗、保健机构的工作人员,已取得医师、护士执业资格和计划生育技术服务执业许可证书的人员,施行计划生育手术的

7. 与计划生育有关的临床医疗服务包括
( )

A. 避孕和节育的医学检查

B. 计划生育药具不良反应的治疗

C. 施行避孕、节育手术

D. 计划生育手术并发症的诊断

E. 全部妇产科手术

8. 下列关于《计划生育技术服务执业许可证》的说法,正确的是
( )

A. 颁发执业许可证是一种行政许可的行政行为

B. 执业许可证颁发必须有法律依据

C. 每三年校验一次

D. 执业许可证属于一种法律文书

E. 每四年校验一次

9. 买卖、出借、出租或者涂改、伪造计划生育技术服务执业许可证明文件的违法主体是
( )

A.《执业许可证》的买方

B.《执业许可证》的卖方

C.《执业许可证》的出租方、租入方

D.《执业许可证》涂改及伪造的参与者和受益者

E.《执业许可证》的制作者

10. 乡级计划生育技术服务机构经审查批准可以开展的与计划生育有关的临床服务项是
( )

A. 避孕和节育的医学检查

B. 放置和取出宫内节育器

C. 引产术

D. 人工流产术

E. 引产和流产术

11. 有关成年女性卵巢,正确的说法是( )

A. 是性腺器官

B. 呈扁椭圆形

C. 位于输卵管的前下方

D. 重5～6 g

E. 皮质是卵巢的主要成分

12. 卵巢可合成和分泌　　　( )

A. 雌激素　　　　B. 孕激素

C. 雄激素　　　　D. 黄体生成素

E. 促卵泡素

13. 阴道分泌物悬滴液检查可以诊断哪些疾病　　　( )

A. 滴虫阴道炎　　B. 阴道念珠菌感染

C. 细菌性阴道病　　D. 宫颈炎

E. 淋病

14. 输精管结扎术后,导致女性再孕的原因是　　　( )

A. 输精管自然再通

B. 残余活精子

C. 术时误扎其他组织(未结扎输精管)

D. 先天性重复输精管畸形,未结扎全部输精管

E. 未进行输精管残端包埋

15. 下列哪些是预防输精管结扎术后感染的措施　　　( )

A. 医务人员严格执行无菌操作

B. 术前洗浴,更换干净衣裤,局部皮肤消毒

C. 有皮肤湿疹、皮炎或精囊,前列腺炎、附睾炎者可以手术

D. 术后注意保护伤口

E. 术后应用抗生素

16. 钳刮术操作中正确的是　　　( )

A. 进入宫腔的任何器械,严禁触碰阴道,防止感染

B. 手术操作要稳、准、轻、巧,避免暴力,防止子宫壁穿孔和宫颈损伤

C. 出血较多时,应尽快查明原因及时处理

D. 术中出现有物嵌顿堵塞子宫颈内口上,取出困难时,应用力牵引钳夹取出以保持通畅

E. 如胎体较大,夹取困难,而其他部分均已取出,无活动性出血,可于3～4天后再夹取胎头或者

自然流出

17. 宫内节育器绝对禁忌证是　　　( )

A. 妊娠或可疑妊娠者

B. 生殖器官炎症,如阴道炎、急性或亚急性宫颈炎、急慢性盆腔炎、性传播疾病等,未经治疗及未治愈者

C. 3个月以内有月经频发、月经过多(左炔诺孕酮—IUD例外)或不规则阴道出血者

D. 生殖器官畸形,如子宫纵隔、双角子宫、双子宫者

E. 子宫脱垂Ⅰ度

18. 下列哪项是放置IUD月经异常表现　　　( )

A. 月经量增多　　B. 经期延长

C. 月经周期改变　　D. 阴道不规则流血

E. 阴道点滴样流血

19. 为青少年服务对象提供咨询服务时,需要记住的要点是　　　( )

A. 所有年轻的服务对象都拥有获得计划生育信息和服务的权利

B. 确保隐私和保密

C. 告诉服务对象可以讨论令人尴尬或困难的话题,并鼓励服务对象坦诚地说出来

D. 咨询过程中可以不考虑服务对象的感受

E. 评判服务对象的行为是否正确

20. 在下列情况下,服务对象也许要考虑紧急避孕　　　( )

A. 安全期外性生活

B. 漏服口服避孕药2片以上

C. 事后发现IUD脱落

D. 没有正确使用避孕套

E. 月经推迟

21. 下面哪些是皮下埋植术的绝对禁忌证　　　( )

A. 癫痫病患者

B. 胆囊疾病或胆汁淤积症者

C. 精神抑郁症者

D. 有不明原因的不规则阴道出血者

E. 高血压患者

22. 有关人工流产下列不恰当的是　　　( )

A. 负压应在400～500 mmHg

B. 吸管进出宫颈时不应带有负压

C. 术前可以肌内注射麦角新碱0.2 mg

D. 先吸刮子宫四壁,然后再吸刮宫底

E. 如果发现穿孔应尽快吸净残留,尽快完成手术

23. 下列哪些不是负压吸宫术吸引干净的征象 （　　）

A. 子宫收缩变小

B. 吸引管头窗口紧贴子宫壁,移动困难

C. 无组织吸出

D. 子宫颈外口有少许流血

E. 子宫颈外口有少许血性泡沫

24. 女性,28 岁,曾人工流产 3 次,末次人流后闭经 3 个月,周期性下腹痛,子宫稍大饱满,宫口闭合,尿 hCG(－),下列哪些是正确的 （　　）

A. 可能有宫颈粘连　　B. 可能再次妊娠

C. B 超检查　　　　　D. 查血 hCG

E. 请外科会诊

25. 子宫倾屈度发生变化的可能原因是 （　　）

A. 反复刮宫　　　　　B. 妊娠期感染

C. 哺乳期妊娠　　　　D. 剖宫产手术

E. 子宫及周边韧带手术

26. 关于宫内放置 IUD 引起白带增多,下列说法正确的是 （　　）

A. 压迫宫腔所致　　　B. 子宫液分泌增多

C. 有菌炎症刺激　　　D. 几天后逐渐减少

E. 多数不需要治疗

27. 复方短效口服避孕药包括 （　　）

A. 复方炔诺酮片　　　B. 口服避孕片 0 号

C. 复方左炔诺孕酮片　D. 皮埋剂

E. 紧急避孕药

28. 弥散性血管内凝血的原因可能有 （　　）

A. 感染　　　　　　　B. 羊水栓塞

C. 胎盘早剥　　　　　D. 死胎

E. 负压吸引人流术

29. 人工流产术中,下列哪项是易漏吸的原因 （　　）

A. 子宫过度倾屈

B. 妊娠合并子宫肌瘤

C. 双角子宫合并妊娠

D. 纵隔子宫合并妊娠

E. 妊娠合并卵巢囊肿

30. 下列哪些是负压吸宫术的高危因素 （　　）

A. 年龄≤20 岁或≥50 岁

B. 反复人流史

C. 剖宫产后半年

D. 哺乳期

E. 子宫极度倾屈

31. 皮下埋植剂放置后,如果发生下列哪些情况应及时取出 （　　）

A. 首次发生偏头痛型头痛及反复发生异常剧烈的头痛

B. 急性视觉障碍

C. 明显的血压升高、血栓性静脉炎或血栓栓塞症

D. 肝病症状、长期因病不起

E. 月经变化

32. 输卵管结扎术时可以采取以下哪些方法提取输卵管 （　　）

A. 指板法　　　　　　B. 吊钩法

C. 卵圆钳夹取法　　　D. 双折法

E. 血管钳直接钳取法

33. 输卵管结扎术中肠管损伤治疗原则包括 （　　）

A. 肠管切开必须及时修补

B. 肠管挫伤不需修补

C. 肠系膜损伤用 0 号丝线间断缝合

D. 肠道修补术后禁食 72 小时

E. 直肠损伤禁食 1 周

34. 药物流产者服药必须按时,不能漏服,用药期间不可同时服用 （　　）

A. 消炎痛　　　　　　B. 水杨酸

C. 镇静剂　　　　　　D. 广谱抗生素

E. 高血压药

35. 引产中羊膜腔穿刺时,一般需通过三个阻力后有落空感,即进入羊膜腔内。这三个阻力来自于下列哪些组织 （　　）

A. 皮肤　　　　　　　B. 肌鞘

C. 子宫壁　　　　　　D. 胎盘

E. 羊膜

36. 女用甾体避孕药主要由人工合成的哪些激素制成的 （　　）

A. 孕激素　　　　　　B. 雌激素

C. 雄激素　　　　　　D. 类固醇

E. 卵泡刺激素

37. 腺垂体分泌的激素有 （　　）

A. 生长激素　　　　　B. 生乳素

C. 促甲状腺激素　　　D. 促性腺激素

E. 孕激素

38. 引起性病的病原体有 （　　）

A. 淋球菌　　　　　　B. 梅毒螺旋体

C. 衣原体　　　　　　D. 艾滋病毒

E. 支原体

39. 外阴阴道假丝酵母菌病具有 （　　）

A. 外阴瘙痒

B. 白带呈凝乳块状或豆渣样

C. 显微镜下可见孢子或菌丝

D. 胺试验阳性

E. 有咸鱼腥臭味

40. 下列哪些出生缺陷可以在孕期被检查出来 （　）

A. 严重的先天性心脏病

B. 唇腭裂

C. 先天性耳聋

D. 地中海贫血

E. 庞贝氏综合征

41. 女性不孕特殊检查有哪些 （　）

A. BBT

B. 子宫输卵管造影

C. 性生活后精子穿透力试验

D. 子宫颈黏液、精液相合试验

E. 腹腔镜检查

42. 适用于男方不育因素治疗的方法有哪些 （　）

A. AID　　B. AIH　　C. PGD　　D. ICSI

E. IVF-ET

43. 负责人口和计划生育工作和与之相关工作的政府部门是哪些 （　）

A. 国家卫计委

B. 省卫计委

C. 设区的市卫计委

D. 乡镇计划生育办公室

E. 乡镇计划生育所

44. 夫妻双方在实行计划生育中负有共同的责任,主要包括以下含义 （　）

A. 夫妻双方地位平等,双方都有要求实行计划生育的权利,也有实行计划生育的义务

B. 夫妻有同等的参与权,平等协商

C. 夫妻要共同支持,平等协商,自觉执行计划生育法律法规

D. 生育控制的责任由男女双方共同承担

E. 生育控制的责任由女方承担

45. 对实行计划生育的贫困家庭,在哪些方面给予优先照顾 （　）

A. 扶贫贷款　　　　B. 以工代赈

C. 扶贫项目　　　　D. 社会救济

E. 致富贷款

46. 计划生育工作"三为主"工作方针是指 （　）

A. 宣传教育为主　　B. 避孕为主

C. 经常性工作为主　　D. 利益导向为主

E. 强制措施为主

47. 下列关于计划生育药具不良反应的说法正确的是哪些 （　）

A. 属于医疗事故

B. 不属于医疗事故

C. 属于产品质量事故

D. 不属于产品质量事故

E. 属于医疗差错

48. 计划生育技术服务人员,必须执行下列哪些 （　）

A. 按照批准的服务范围从事计划生育技术服务

B. 按照批准的服务项目从事计划生育技术服务

C. 遵守与执业有关的法律、法规、规章

D. 遵守与执业有关的技术常规和管理制度

E. 可不按照批准的服务范围从事计划生育技术服务

49. 从事计划生育技术服务的机构和人员,在提供避孕节育技术服务时应充分考虑服务对象的哪些情况 （　）

A. 健康状况　　　　B. 经济条件

C. 劳动强度　　　　D. 生理时期

E. 个人嗜好

50. 申请办理《合格证》应提交以下哪些文件 （　）

A. 申请人填写的合格证申请表

B. 基础知识考试合格的证明文件

C. 学历、专业技术职称证明文件

D. 操作技能考试合格的证明文件

E. 奖励证书

51. 构成骨盆入口平面周界的是什么 （　）

A. 耻骨联合下缘　　B. 骶岬

C. 髂耻线　　　　　D. 耻骨降支

E. 坐骨棘

52. 孕激素的生理作用有哪些 （　）

A. 促使输卵管蠕动

B. 使阴道上皮增生、角化

C. 使子宫肌松弛,活动力下降,对外界刺激的反应能力低下

D. 抑制宫颈内膜的分泌

E. 使排卵后的基础体温升高

53. 下面哪些表述说明服务人员在有效地倾听服务对象 （　）

A. 必要时复述或总结服务对象陈述的内容

B. 在服务对象述说的时候眼睛看着他

C. 考虑下一步要对服务对象讲什么

D. 打断服务对象的讲述给他提建议

E. 当服务对象述说的时候要点头或做出鼓励的表示

54. 有关男性绝育手术并发症,正确的说法是哪些 （ ）

A. 手术不良反应多在术后 1~2 周内自然缓解

B. 并发症包括血肿、感染、痛性结节、附睾淤积症

C. 总体发生率大约为 2%

D. 发生率高低与是否严格掌握适应证无关

E. 处理原则与一般外科手术大致相同

55. 下列哪些是男性绝育术较女性绝育术相比所具有的优点 （ ）

A. 手术部位表浅　　　B. 切口小

C. 恢复快　　　　　　D. 简单、安全

E. 不用麻醉

56. 下列哪些疾病应进行染色体检查 （ ）

A. 先天愚型　　　　　B. 苯丙酮尿症

C. 血友病　　　　　　D. 地中海贫血

E. 先天性聋哑

57. 服用叶酸可以有效地预防神经管缺陷的发生,下列哪些说法是正确的 （ ）

A. 服用的时间是孕前 3 个月及孕后 3 个月

B. 无家族史者每日 0.4 mg

C. 有家族史者每日服用剂量增加到 4.0 mg

D. 服用叶酸期间要注意同时补充维生素 B_{12}

E. 这样使用可以避免近 100% 的神经管缺陷的发生

58. 下列哪些出生缺陷的发生率位于我国的前 5 位内 （ ）

A. 先天性心脏病　　　B. 神经管畸形

C. 地中海贫血　　　　D. 多指（趾）

E. 唇腭裂

59. 下列概念正确的是哪些 （ ）

A. 用物理、化学、生物的方法杀灭或消除环境中的病原微生物的处理为消毒

B. 杀灭或消除传播媒介物上的一切微生物的处理为灭菌

C. 抑制媒介物上的病原微生物的处理为消毒

D. 杀灭或清除媒介物上的病原微生物,使其达到无害化水平的处理为灭菌

E. 杀灭或清除媒介物上的绝大部分病原微生物的处理为灭菌

60. 子宫的正常位置由下列哪些韧带维持 （ ）

A. 圆韧带　　　　　　B. 阔韧带

C. 宫骶韧带　　　　　D. 卵巢固有韧带

E. 主韧带

61. 关于子宫内膜下列哪些说法正确 （ ）

A. 内膜分基底层和功能层,功能层和子宫肌层相连

B. 功能层受激素影响,周期性脱落

C. 组织形态可分成增生期、分泌期和月经期

D. 孕激素在排卵后促进黏多糖的产生

E. 间质细胞能产生酸性黏多糖

62. 下列哪些说法是正确的 （ ）

A. 受精后第 7 天形成桑葚胚

B. 桑葚胚也称早期囊胚,大约由 16 个细胞组成

C. 受精后第 7 天形成晚期囊胚

D. 受精后第 7 天开始着床

E. 早期囊胚进入宫腔后分裂成晚期囊胚

63. 妇女,40 岁,口服避孕片 1 号避孕,服药的第 10 天,出现阴道少量流血。下列哪些是正确的 （ ）

A. 最可能的原因是子宫内膜增生过长

B. 恰当处理方法应是每晚增服炔雌醇 0.005 mg

C. 假如经量过少时,应采取每天加服炔诺酮 0.625 mg

D. 假如出血量少,发生在服药后半期时应采取每晚加服避孕药 1 片

E. 短效口服避孕药最好在早饭前服用

64. 关于短效口服避孕药漏服后的处理,下列哪些是正确的 （ ）

A. 第 5 天漏服 1 片,应 12 小时内补服 1 片,不必采取其他避孕方法

B. 第 5 天漏服 2 片,应 12 小时内补服 2 片,不必采取其他避孕方法

C. 第 5 天漏服 3 片,应 12 小时内补服 1 片,不必采取其他避孕方法

D. 第 10 天漏服 1 片,应 12 小时内补服 1 片,不必采取其他避孕方法

E. 第 10 天漏服 2 片,应 12 小时内补服 1 片,不必采取其他避孕方法

65. 下列哪些是使用避孕方法后可能发生的月经改变 （ ）

A. 使用宫内节育器易发生月经周期变长

B. 使用宫内节育器易发生月经量变多

C. 使用短效口服避孕药后易发生月经周期变长

D. 使用短效口服避孕药后易发生月经量变多

E. 使用皮埋后易发生不规则阴道出血

66. 妇女,34 岁,已有一子,宫内置 IUD 已 8 年。停经 40 天,阴道不规则流血 10 天,无腹痛。查体:宫颈无举痛,有紫蓝着色,宫体稍大,质软,双附件未见异常。以下叙述正确的是 （　　）

A. 最可能是使用宫内节育器合并早孕

B. 最简单的辅助检查是查尿 hCG

C. 最有价值的辅助检查是 B 超检查

D. 以后不能再选择 IUD 避孕

E. 恰当的处理方法是终止妊娠和 IUD 取出术

67. 我国优选 IUD 的标准是 （　　）

A. 放置 1 年的妊娠率为≤2%

B. 放置 2 年的妊娠率为≤3%

C. 放置 1 年的脱落率为≤4%

D. 放置 2 年的脱落率为≤6%

E. 放置 1 年的因症取出率≤4%

68. 关于 IUD 下列哪些说法是正确的 （　　）

A. TCu220C 依纵臂长度分为 28 和 32 两个型号

B. 28 号 TCu220C 适合于宫腔深 6 cm

C. 活性 γ 形宫内节育器分 24、26、28 三种型号

D. 26 号活性 γ 形宫内节育器适合于宫腔深 6 cm

E. 放置活性 γ 形宫内节育器能减少月经量

69. 关于皮下埋植剂下列哪些说法是正确的 （　　）

A. 皮下埋植剂含 LNG

B. 皮下埋植剂 6 根型含 LNG 216 mg,2 根型含 LNG 150 mg

C. 国外引进的 6 根型含 LNG 206 mg

D. 国外引进的 2 根型含 LNG 140 mg

E. 放置时期为月经干净后 3～7 天

70. 下列哪些是人工流产手术近期可能发生的并发症 （　　）

A. 子宫穿孔　　　　B. 子宫出血多

C. 吸宫不全　　　　D. 宫腔粘连

E. 慢性盆腔炎

71. 下列哪些是人工流产吸宫术的禁忌证 （　　）

A. 妊娠 14 周　　　　B. 滴虫阴道炎

C. 急性肺炎　　　　D. 急性盆腔炎

E. 妊娠呕吐

72. 下列哪些是药流禁忌证 （　　）

A. 糖尿病患者　　　　B. 带器妊娠

C. 哺乳期妊娠　　　　D. 哮喘患者

E. 妊娠剧吐

73. 关于人工终止妊娠下列哪些是正确的 （　　）

A. 负压吸引术适用于妊娠 8～12 周

B. 药物流产适用于妊娠 7 周以内

C. 钳刮术适用于妊娠 10～14 周

D. 水囊引产适用于妊娠 10～14 周

E. 依沙吖啶腔内注射引产适用于妊娠中期

74. 关于人工流产术时出血的诊断下列哪些是正确的 （　　）

A. 负压吸宫术时出血≥100 mL

B. 负压吸宫术时出血≥200 mL

C. 钳刮术时出血≥100 mL

D. 钳刮术时出血≥200 mL

E. 钳刮术时出血≥300 mL

75. 药物流产的适应证是下列哪些 （　　）

A. 妊娠 7 周以内的宫内妊娠

B. 非常害怕负压吸宫术

C. 既往有人流综合征发生者

D. 哺乳期妊娠

E. 妊娠合并心脏病

76. 有关人工流产时发生羊水栓塞下列哪些是正确的 （　　）

A. 人工流产时发生羊水栓塞多在大于妊娠 12 周钳刮术时

B. 多发生于破膜后

C. 破膜前使用宫缩剂可使发病率增加

D. 死亡率大于 80%

E. 表现为羊水进入母体血液的一系列病理改变

77. 钳刮术前必须进行宫颈准备,下列哪些宫颈准备是正确的 （　　）

A. 术前 2 小时用 18 号专用无菌导尿管一根,放入宫腔内 1/2 以上,留下部分用呋喃西林纱布卷住,放于后穹隆

B. 术前 24 小时用灭菌宫颈扩张棒或清水棒扩张宫颈

C. 术前 2～3 小时用米索前列醇 0.4～0.6 mg 口服或阴道内使用

D. 术前 1～2 小时将卡孕栓 0.5～1 mg 置入阴道后穹隆

E. 有出血体质、贫血者,做血常规、血型、出凝血时间、血小板等检查

78. 钳刮术后残留合并感染时,下列哪些处理是正确的 （　　）

A. 出血量不多时先控制感染

B. 出血量多时在控制感染同时将残留物清理干净

C. 出血量不多时清宫后再抗感染

D. 出血量多时在控制感染同时将大块残留物钳出

E. 控制感染后需彻底清宫

79. 关于依沙吖啶引产下列哪些是正确的 （　　）

A. 常用剂量为 100 mg

B. 用有芯腰穿针穿刺

C. 回抽有血液流出时要改变穿刺方向或更换穿刺部位

D. 注完药液后注射器连同穿刺针一次性迅速拔出

E. 穿刺次数不宜超过 3 次

80. 关于依沙吖啶引产术的引产机制，正确的是哪些 （　　）

A. 药物刺激可引起子宫收缩

B. 胎儿吸收依沙吖啶后，可因中毒死亡

C. 蜕膜与胎盘组织，随着注药时间的延长，发生不同程度的组织变性、坏死

D. 刺激胎盘产生并分泌缩宫素，引起宫缩

E. 内源性前列腺素升高

81. 有关人口与计划生育的"一法三规"是 （　　）

A.《中华人民共和国人口与计划生育法》

B.《计划生育技术服务管理条例》

C.《流动人口计划生育工作管理办法》

D.《社会抚养费征收管理办法》

E.《中华人民共和国母婴保健法》

82.《计划生育咨询随访服务情况年报表》中的下列表述哪项是正确的 （　　）

A. 查环：指服务对象到服务机构以及服务机构进村(社区)开展 B 超环情检查的人次

B. 查孕：指服务对象到服务机构以及服务机构进村(社区)开展试纸孕情检查的人次

C. 随访：指计划生育手术后第一次随访人次，与前 4 项的服务人次不重复填报

D. 发放避孕药具：指在统计期限内所有服务对象中使用免费供应的口服避孕药、注射避孕针、避孕套、外用避孕药的发放人次，包括非户籍人口

E. 门诊咨询：指服务对象到服务机构在咨询室接受咨询的人数，包括咨询后又接受其他服务的人群

83.《计划生育咨询随访服务年报表》需要上报的内容有 （　　）

A. 上门咨询人次

B. 门诊咨询人次

C. 计划生育手术并发症例数

D. 发放避孕药具人次

E. 随访人次

84. 实行计划生育的育龄夫妻可以免费享受哪些基本项目的技术服务 （　　）

A. 避孕药具的发放

B. 孕(环)情监测

C. 上(取)环、人流及引产

D. 输卵(精)管结扎术

E. 计划生育手术并发症诊治

85. 国家保障公民获得适宜的计划生育技术服务的权利,向农村实行计划生育的育龄夫妻免费提供避孕、节育技术服务。免费提供的技术服务项目包括 （　　）

A. 发放避孕药具，孕情、环情检查

B. 放置、取出宫内节育器及技术常规所规定的各项医学检查

C. 人工终止妊娠术及技术常规所规定的各项医学检查

D. 输卵管结扎术、输精管结扎术及技术常规所规定的各项医学检查

E. 计划生育手术并发症诊治

86. 从事计划生育技术服务的人员违反条例规定,擅自增加计划生育技术服务项目或在执业的机构外从事计划生育技术服务的,由原发证部门 （　　）

A. 责令改正　　　　B. 行政处分

C. 给予警告　　　　D. 没收违法所得

E. 拘留

87. 咨询人员在提供计划生育技术服务咨询时应该遵循的原则下列哪些是正确的 （　　）

A. 支持服务对象性与生殖健康的权利

B. 提及性和性别问题时表露出自然感

C. 提供可靠、真实、综合、易懂的信息

D. 对未婚先孕或婚外性行为者进行指责和批评,不进行道德评判

E. 创造保护隐私、尊重和信任的气氛,确保隐私保密性

88. 因生育病残儿经鉴定获准再生育者,经指定的机构鉴定确诊为伴性遗传病后,要求人工终止妊娠的,应出具省级病残儿医学鉴定组的 （　　）

A. 鉴定意见　　　　B. 治疗方案

C. 赔偿方案   D. 处理意见

E. 治疗方法

89. 我国计划生育基本国策的主要内容是

( )

A. 以避孕节育为主   B. 国家采取综合措施

C. 控制人口数量   D. 提高人口素质

E. 降低人口数量

90. 计划生育药具管理机构应当按下列哪些原则进行计划生育药具的发放与服务

( )

A. 渠道畅通   B. 保障供应

C. 方便群众   D. 提高效率

E. 有偿服务

91. 下列何种行为需依法追究刑事责任

( )

A. 未经本人或家属同意实施绝育手术并造成不良影响的

B. 利用超声技术和其他技术手段为他人进行非医学需要的胎儿性别鉴定或者选择性别的人工终止妊娠的

C. 实施假节育手术、进行假医学鉴定、出具假计划生育证明的

D. 计划生育手术出现严重并发症的

E. 非法为他人施行计划生育手术的

92. 伪造、变造、买卖计划生育证明,下列哪些处理是正确的

( )

A. 由计划生育行政部门没收违法所得

B. 违法所得五千元以上的,处违法所得二倍以上十倍以下的罚款

C. 没有违法所得或者违法所得不足五千元的,处五千元以上二万元以下的罚款

D. 构成犯罪的,依法追究刑事责任

E. 违法所得五千元以上的,处违法所得五倍以上十倍以下的罚款

93. 子宫输卵管造影显示宫内节育器位于子宫外,诊断为宫内节育器异位,处理应包括哪些措施

( )

A. 患者无症状,终止妊娠后异位节育器可暂不取出

B. 无论患者有无症状,终止妊娠后均应手术取出异位的节育器

C. 根据异位节育器的位置,可选择开腹手术或腹腔镜取出

D. 取出术中尽量注意避免膀胱和肠管损伤

E. 取出术后,如继续避孕可选择口服避孕药等其他方法避孕

94. IUD 脱落的原因可能为 ( )

A. 受术者过度紧张

B. 术前患者有生殖器炎症未予治疗而放器

C. 术前消毒不严格,术中未按无菌操作规程进行操作

D. 宫颈内口松弛

E. 手术者放置技术欠佳

95. 医生应告知患者服避孕药期间出现下列哪些情况考虑与避孕药有关 ( )

A. 下肢肿胀疼痛   B. 头痛

C. 视力障碍   D. 右上腹痛

E. 听力障碍

96. 吸宫手术中人流综合征的防治措施是

( )

A. 吸宫术中用宫缩剂使子宫出血减少,以减少人流综合征的发生

B. 减少对子宫的强烈刺激,勿反复吸刮宫壁

C. 术前应用升压药,避免发生人流综合征

D. 可用阿托品 0.5 mg 静脉注射,阻断迷走神经反射

E. 术前给予肾上腺素

97. 口服避孕药不含有下列哪种激素 ( )

A. 黄体生成素和促卵泡成熟素

B. 孕激素和雌激素

C. 绒毛膜促性腺激素和催乳素

D. 人类胎盘泌乳素和促甲状腺素

E. 雌三醇和催产素

98. 人工流产手术的并发症有 ( )

A. 子宫穿孔

B. 迷走神经兴奋引起心动过缓、血压下降

C. 宫腔粘连

D. 羊水栓塞

E. 术后腹部疼痛

99. 关于人工流产吸宫不全叙述正确的是

( )

A. 为人工流产的常见并发症

B. 宫体过度屈曲或技术不熟练容易发生

C. 术后阴道流血超过 10 日,血量过多或流血停止后又有多量流血,应考虑吸宫不全

D. 若吸宫组织中未见到绒毛及胚胎组织,应诊断吸宫不全

E. 若无感染征象应再次行刮宫术,术后抗生素预防感染

100. 下列哪些不是输卵管绝育术的远期并发症

( )

A. 感染   B. 切口血肿

C. 膀胱损伤　　　　D. 输卵管系膜撕裂

E. 盆腔静脉淤血综合征

101. 男,35 岁,输精管结扎术后 8 个月出现阴囊肿胀、疼痛,性生活后加重,无发热。查体:附睾肿大,明显压痛,附睾端输精管扩张,与精索无粘连。阴囊超声显示附睾肿大。该患者应考虑的可能诊断是　　　　　　　　　　　（　　）

A. 痛性结节　　　　B. 精子肉芽肿

C. 附睾淤积症　　　D. 精索静脉曲张

E. 附睾炎

102. 生殖器结核的临床表现有　　　（　　）

A. 月经失调

B. 月经期下腹坠痛显著

C. 不孕

D. 输卵管结核最常见

E. 全身症状

103. 下列哪项是受精卵着床的条件　（　　）

A. 透明带消失

B. 胚泡细胞滋养层细胞分化出合体滋养细胞

C. 胚泡和子宫内膜同步发育且功能协调

D. 孕妇体内有足够量的孕酮

E. 孕妇体内有足够量的雌激素

104. 为受孕具备的下列条件中,正确的是

（　　）

A. 卵巢排出正常的卵子

B. 精液正常并含有正常的精子

C. 卵子及精子能够在输卵管峡部相遇结合成为受精卵

D. 受精卵能顺利地进入子宫腔

E. 子宫内膜为受精卵着床做好充分准备

105. 关于宫内节育器论述哪些是错误的

（　　）

A. 宫内节育器是一种相对安全、有效、简便不可逆节育方法

B. 我国主要使用由惰性原料如金属、硅胶、塑料或尼龙等制成的宫内节育器

C. 放置宫内节育器一般不需扩张宫颈管,较紧者可以宫颈扩张器顺序扩张至 6 号

D. 人工流产后不能立即放置宫内节育器

E. 子宫畸形者可以放置宫内节育器

106. 女,32 岁,婚后 2 年未孕,男方精液检查无异常,女方妇科检查正常,为监测排卵情况,可以采取以下哪些措施　　　　　　（　　）

A. 基础体温测定　　B. 超声波检查

C. 腹腔镜检查　　　D. 宫颈黏液评分

E. 排卵试纸监测卵泡发育情况

107. 下述哪些情况应将节育器取出　（　　）

A. 带环妊娠

B. 月经量超过既往 2 倍

C. 绝经后半年到 1 年

D. 环嵌顿

E. 副作用虽较重,但治疗明显好转

108. 水囊引产时注意　　　　　　（　　）

A. 放入时如遇出血则停止手术

B. 使水囊位于胎囊与子宫壁之间

C. 注入的液量根据妊娠月份大小,酌情增减,一般 300～500 mL

D. 水囊结扎处最好放在宫颈内口水平之下

E. 一般放置 24 小时取出水囊

109. 有关皮下埋植避孕的表述哪些是正确的

（　　）

A. Norplant 的主要成分是醋酸甲地孕酮

B. 可在月经周期的任何时间埋入,并可随时取出

C. 一次埋入可避孕 5 年,有效率 99％以上

D. 部分病人可发生闭经

E. 不规则阴道出血是其主要副反应

110. 下列哪些是盆腔静脉淤血综合征的临床表现　　　　　　　　　　　　　（　　）

A. 腹痛、下腹部压痛　B. 腰痛、性交痛

C. 月经紊乱　　　　D. 自主神经功能紊乱

E. 白带增多

111. 以下哪些属于药物流产的禁忌证（　　）

A. 曾患心血管系统疾病

B. 米非司酮禁忌证者

C. 过敏体质

D. 前列腺素禁忌证

E. 疑诊宫外孕、带器妊娠

112. 以下哪些属于紧急避孕药物的种类

（　　）

A. 雌激素、孕激素复方制剂

B. 单孕激素制剂

C. 米非司酮

D. 黄体酮

E. 巴比妥类

113. 人流术中为预防子宫穿孔的措施有

（　　）

A. 术中严格无菌操作

B. 术者术前再次检查子宫位置、大小、软硬度

C. 禁止使用子宫探针

D. 扩张宫口时要均匀用力,不可过猛

E. 手术过程中发现子宫较软,可使用宫缩剂

114. 与避孕药同时服用,可能发生拮抗或降低避孕效果的药物是 （ ）
A. 利福平　　　　　B. 抗真菌药
C. 维生素 C　　　　D. 抗癫痫药
E. 解热镇痛药

115. 导致不孕的输卵管因素有 （ ）
A. 输卵管阻塞　　　B. 慢性输卵管炎
C. 输卵管发育不全　D. 输卵管伞端闭锁
E. 输卵管积脓

116. 置入吉妮环术中应注意的事项有哪些 （ ）
A. 在放器过程中,避免进入宫腔的器械和宫内节育器等与阴道壁接触
B. 遇宫颈较紧时,须扩张宫颈口,不能勉强放置
C. 操作轻柔,以防止心脑综合征等不良反应
D. 对有高危因素的妇女放器更宜小心,以防子宫损伤
E. 放置时如感到节育器未放至宫腔底部时,应取出节育器,待下次月经后重新放置

117. B 型超声检查提示子宫增大,宫腔内可见直径 10 mm×12 mm 的妊娠囊,胎囊下方有少量液性暗区,患者要求终止妊娠,下列方法哪些是错误的 （ ）
A. 等待自然流产
B. 负压吸宫术
C. 钳刮术
D. 依沙吖啶羊膜腔外注射引产
E. 依沙吖啶羊膜腔内注射引产

118. 下列哪些是避孕药的禁忌证 （ ）
A. 重要器官病变,急、慢性肝、肾及心脏疾病
B. 哺乳期妇女,产后未满半年或月经未复潮
C. 恶性肿瘤、癌前病变、子宫疾病
D. 精神病妇女,生活不能自理者
E. 月经稀少或年龄＞45 岁

119. 羊膜腔内(雷凡奴尔)引产术穿刺点选择正确的是 （ ）
A. 下腹部正中
B. 子宫底两、三横指下方中线或两侧
C. 囊性感最明显的部位
D. B 超定位选择穿刺点
E. 尽量避开胎盘附着处

120. 人流并发症(子宫穿孔)的预防要点是 （ ）
A. 扩张宫颈时需从小号循序渐进,切忌粗暴用力

B. 应用吸管吸引、卵圆钳钳取妊娠物时,操作幅度不宜过大
C. 器械进入宫腔突然出现"无底"感觉,应警惕子宫穿孔,应停止手术
D. 给予宫缩剂和抗生素
E. 严密观察患者的生命体征,有无腹痛、阴道流血及腹腔内出血征象

121. 避孕药物制剂大致包括 （ ）
A. 睾酮衍生物　　　B. 孕酮衍生物
C. 雌激素衍生物　　D. 前列腺素类制剂
E. GnRH 衍生物

122. 为了有效预防输精管结扎术并发症,应做到 （ ）
A. 仔细筛查受术者,严格把握适应证
B. 严格遵守无菌操作规程
C. 手术轻巧
D. 术中止血彻底
E. 结扎线松紧适宜

123. 为了确保经腹输卵管绝育术的成功,应注意 （ ）
A. 不要盲目追求小切口、一刀切、快速度
B. 结扎线不宜过紧,以防造成输卵管瘘
C. 结扎术与阑尾切除术同时进行,可省时省力
D. 应仔细结扎出血点,以防出血或血肿形成
E. 手术时间最好在月经后半期

124. 关于长效避孕针,下列哪些叙述不正确 （ ）
A. 避孕针均为雌孕激素复方制剂
B. 避孕针可以有效抑制排卵
C. 结核病患者不能使用避孕针
D. 子宫脱垂患者可以使用避孕针
E. 血栓性疾病不能使用避孕针

125. 长效避孕针使用过程中注意事项,叙述正确的是 （ ）
A. 定期做乳腺检查
B. 发生严重头痛、视物模糊等症状应及时就诊
C. 长效避孕针 1 号首次注射后为防止发生过敏反应,应观察 15 分钟无异常方可离院
D. 发现针剂中有固体物时,可置于热水中,待溶解后摇匀注射
E. 要做深部肌内注射,避免药物外漏

126. 女性,32 岁,放置宫内节育器后 10 个月,经量增多症状仍不见好转,要求取出 IUD,拟采用皮下埋植避孕。有关皮下埋植放置手术的步骤正

确的是　　　　　　　　　　　（　　）

A. 皮下埋植的部位,应在肘关节外上 4～6 cm

B. 麻醉剂应注入真皮皮下组织内

C. 套管针行进时,无需将皮肤挑起

D. 穿刺中如遇阻力,需改变方向

E. 后退套管必须固定针芯

127. 关于男性睾丸的检查,哪项描述是错误的　　　　　　　　　　　（　　）

A. 睾丸下降不全指睾丸位于阴囊颈部、腹股沟管内,扪不到

B. 小睾丸多见于脆性 X 综合征

C. 睾丸不对称肿大提示睾丸肿瘤

D. 睾丸小而硬多见于促性腺素低下性性腺功能减退

E. 睾丸小而硬应怀疑克氏综合征

128. 米非司酮抗早孕的作用机理是（　　）

A. 于子宫内膜细胞内的受体水平与孕酮竞争受体,米非司酮和受体的亲和力比孕酮高 3～5 倍

B. 米非司酮抗孕酮作用导致妊娠的蜕膜组织变性坏死,剥离出血,动摇胚胎发育基础

C. 蜕膜组织变性,内源性前列腺素产生

D. 促进宫颈胶原纤维的分解软化宫颈

E. 促进子宫收缩

129. 输卵管结扎术后,远期并发症有哪些
　　　　　　　　　　　　　　　（　　）

A. 膀胱损伤、肠管损伤

B. 感染、切口部位血肿

C. 输卵管系膜出血与血肿

D. 慢性盆腔炎

E. 肠粘连、大网膜粘连

130. 药具发放后,随访形式有哪些（　　）

A. 上门随访,到服务对象家里进行随访和指导

B. 约定随访,与服务对象约定下次回访时间和地点进行随访

C. 书面随访,在一定时间内发出信函或问卷,明确问题,请服务对象答或对问卷打√或×,待收到复函后再发函指导

D. 电话随访,采用现代电话技术进行随访

E. 跟踪随访,利用良好的人际关系进行点对点随访

131. 女性患者,放置宫内节育器 1 个月后复诊,主诉月经量较放置节育器前增加 1 倍。导致其月经增多的可能原因是　　　　　（　　）

A. 铜离子使子宫内膜过度增生

B. 子宫内膜表浅溃疡

C. 非溃疡区血管增多并充血,间质水肿和出血

D. 内膜前列腺素增加

E. 内膜凝血过程异常

132. 县级计划生育药具管理机构主要承担任务包括　　　　　　　　　　　（　　）

A. 拟定计划生育药具管理的规章制度和规范

B. 宣传、贯彻、执行计划生育药具管理的方针政策

C. 统计、编制、报送计划生育药具年度需求计划

D. 执行计划生育药具调拨计划和承担仓储与运输过程中的质量管理

E. 开展各类计划生育手术

133. 对未取得执业许可,擅自从事计划生育技术服务人员的处罚包括　　　　（　　）

A. 由市级以上地方人民政府计划生育行政部门责令改正

B. 没收违法所得

C. 违法所得 1 000 元以上的,并处违法所得 2 倍以上 5 倍以下的罚款

D. 没有违法所得或者违法所得不足 1 000 元的,并处 1 000 元以上 3 000 元以下的罚款

E. 吊销执业医师资格

134. 县级以上地方人民政府计划生育行政部门每年至少组织一次计划生育技术服务工作检查,检查的主要内容包括　　　　（　　）

A. 各级从事计划生育技术服务的机构执行条例和本细则的情况

B. 执行计划生育技术标准、服务规范的情况

C. 技术服务质量

D. 计划生育技术

E. 药具的应用情况

135. 女性在怀孕早期感染风疹,危害最大的是胎儿,可导致哪些疾病　　　（　　）

A. 先天性白内障　　　B. 先天性心脏病

C. 耳聋　　　　　　　D. 先天风疹综合征

E. 脊柱裂

136. 关于弓形虫病,下列哪些描述是正确的
　　　　　　　　　　　　　　　（　　）

A. 孕妇不宜与猫、狗、鸟等宠物亲密接触,以预防弓形虫病

B. 准备怀孕的妇女不必远离 猫、狗、鸟等宠物

C. 弓形虫病可造成婴儿先天性畸形和智力缺陷,甚至死亡

D. 孕早期感染弓形虫病可引起流产、胎儿死亡或出生缺陷等

E. 孕期弓形虫感染,不必治疗

137. 节育器取出时断裂,以下处理正确的是 （　）

A. 残留较大,可 B 超了解节育器有无嵌顿

B. 无嵌顿,或嵌顿较浅,可尝试 B 超监测下再次取环

C. 残留较小或嵌顿较浅,可宫腔镜下取器

D. 节育器异位,穿透子宫肌层,可腹腔镜下取器

E. 术后常规盆腔摄片,排除残留

138. 人工流产术中未吸出绒毛及胎囊,应警惕下列哪种疾病 （　）

A. 漏吸　　　　　　B. 异位妊娠

C. 滋养细胞疾病　　D. 残角子宫妊娠

E. 部分性葡萄胎

139. 卵巢功能检查方法有哪些 （　）

A. BBT

B. 子宫颈黏液结晶检查

C. 女性激素测定

D. 子宫颈细胞学检查

E. 子宫颈活组织检查

140.《人口与计划生育法》的立法宗旨是什么 （　）

A. 实现人口与经济、社会、资源、环境的协调发展

B. 推行计划生育

C. 维护公民的合法权益

D. 促进家庭幸福、民族繁荣与社会进步

E. 国富民强

141. 公民实行计划生育的义务有下列哪些 （　）

A. 自觉落实避孕节育措施,接受计划生育技术服务指导

B. 依法实行计划生育

C. 依法规范生育行为

D. 女方在计划生育中负有主要责任

E. 男方在计划生育中负有主要责任

142. 向实行计划生育的育龄夫妻免费提供国家规定的基本项目的计划生育技术服务所需经费,其解决途径是哪些 （　）

A. 个人自行负担

B. 列入财政预算

C. 由社会保险保障

D. 所在单位或者村(街道办事处)负担

E. 育龄夫妻自行负担

143. 国家建立什么制度,防止或者减少出生缺陷,提高出生婴儿健康水平 （　）

A. 优生监护　　　　B. 产前检查

C. 婚前保健　　　　D. 孕产期保健

E. 产褥期保健

144. 计划生育手术包括哪些 （　）

A. 避孕、节育手术　B. 子宫全切手术

C. 输卵管复通手术　D. 输精管复通手术

E. 宫颈切除术

145. 下列疾病者建议做产前诊断 （　）

A. 高危染色体异常孕妇

B. 曾分娩过染色体异常儿的孕妇

C. 某些遗传病高发地区的孕妇

D. 有先天性代谢病患儿的生育史或家族史的孕妇

E. 夫妇一方为染色体平衡易位者

146. 违反条例的规定,逾期不校验计划生育技术服务执业许可证明文件,继续从事计划生育技术服务的机构,由原发证部门如何处理 （　）

A. 责令限期补办校验手续

B. 违法所得 5 000 元以上的,处违法所得 5 倍以下的罚款

C. 没有违法所得的,处 5 000 元以下的罚款

D. 拒不校验的,吊销计划生育技术服务的执业资格

E. 没有违法所得的,处 1 万元以下的罚款

147. 免费提供的计划生育技术服务项目包括哪些 （　）

A. 孕产期保健

B. 孕情、环情检查

C. 计划生育手术并发症诊治

D. 发放避孕药具

E. 孕产期服务

148. 从事计划生育技术服务的机构必须按照国家制定的计划生育技术服务制度以及技术服务事故、计划生育手术并发症、计划生育药具不良反应报告制度,如实向所在地县级以上人民政府人口和计划生育行政部门和卫生行政部门报告计划生育技术服务的内容有哪些 （　）

A. 统计数据　　　　B. 事故

C. 并发症　　　　　D. 药具不良反应

E. 以上都不对

149. 融合成髋骨的有哪些骨骼 （　）

A. 髂骨　　B. 骶骨　　C. 尾骨　　D. 坐骨

E. 耻骨

150. 下列哪些不属于雌激素的作用　（　　）

A. 抑制输卵管蠕动

B. 使子宫颈黏液分泌增多而稀薄

C. 使阴道上皮增生和角化

D. 促进水钠潴留排泄

E. 对丘脑下部和垂体产生正负反馈调节

151. 胎儿出生后，由血管闭塞而形成的韧带
有哪些　　　　　　　　　　　　　　（　　）

A. 静脉韧带　　　　　B. 腹下韧带

C. 肝圆韧带　　　　　D. 脐正中韧带

E. 动脉韧带

152. 男性，患有某种疾病，但要求行男性绝育
术，下列哪些疾病在手术中可同时做输精管结扎术
　　　　　　　　　　　　　　　　　（　　）

A. 严重精索静脉曲张　B. 较大的腹股沟斜疝

C. 鞘膜积液　　　　　D. 阴囊皮肤病

E. 前列腺囊肿

153. 出生缺陷包括下列哪些　　　　（　　）

A. 残疾或变形缺陷

B. 宫内环境改变导致胎儿结构异常

C. 发育中断、异常

D. 畸形

E. 乙肝

154. 孕妇感染风疹病毒导致宫内感染能引起
的主要疾病是　　　　　　　　　　　（　　）

A. 白内障　　　　　　B. 先天性心脏病

C. 神经管畸形　　　　D. 多指

E. 耳聋

155. 下列哪些消毒方法可以达到灭菌（　　）

A. 环氧乙烷气体　　　B. 电离辐射

C. 新洁尔灭浸泡　　　D. 2％碘酊浸泡

E. 2％戊二醛浸泡 10 小时

156. 女性内外生殖器官的血液供应主要来自
　　　　　　　　　　　　　　　　　（　　）

A. 阴部内动脉　　　　B. 阴部外动脉

C. 子宫动脉　　　　　D. 阴道动脉

E. 卵巢动脉

157. 下列哪些说法是正确的　　　　（　　）

A. 卵子受精后 6～7 天，晚期囊胚被子宫内膜
覆盖，即着床

B. 解除精子顶体酶上的"去获能因子"过程叫
作"顶体反应"

C. 底蜕膜会发展成胎盘的母体部分

D. 受精后 8 周内的胚体称为胚胎

E. 着床前晚期囊胚透明带消失

158. 具有肯定病因而使精液质量异常引起的
男性不育，下列哪些病因是正确的　　（　　）

A. 隐睾症　　　　　　B. 腮腺炎引起睾丸炎

C. 精索静脉曲张　　　D. 阴茎勃起功能障碍

E. 附属性腺感染

159. 下列哪些属于直视钳穿法输精管结扎术
的手术步骤　　　　　　　　　　　　（　　）

A. 用分离钳钳尖，在输精管最突出处刺入输
精管前壁，张开分离钳，依次分开阴囊皮肤和输精
管各层组织

B. 分离钳穿过输精管迂曲部，与提出的输精
管呈平行方向张开钳尖，游离 1.5 cm

C. 用分离钳的一叶刺入输精管前壁，旋转
180°，闭合钳尖，夹住输精管前壁，用固定钳夹住光
裸的输精管，去除分离钳，提出输精管

D. 三指法固定输精管，用 1％利多卡因作精
索套式封闭麻醉

E. 用 1/3 000 新洁尔灭 5 mL 作精囊灌注

160. 关于精子肉芽肿下列哪些说法是正确的
　　　　　　　　　　　　　　　　　（　　）

A. 有精子自睾丸曲精小管、附睾管和输精小
管外溢

B. 是无菌性炎症反应

C. 抗生素治疗非常有效

D. 非一种稳定的损伤，组织学像随病程、精子
漏出程度而异

E. 附睾炎症、外伤和输精管结扎可能会引起
精子肉芽肿发生

161. 输精管结扎术的并发症包括　　（　　）

A. 精索血肿　　　　　B. 感染

C. 痛性结节　　　　　D. 阴囊血肿

E. 附睾淤积症

162. 男性节育的可能途径有哪些　　（　　）

A. 干扰精子发生　　　B. 干扰精子成熟

C. 阻断精卵结合　　　D. 直接杀死精子

E. 阻止精卵相互作用

163. 有关输精管结扎术后出血下列哪些是正
确的　　　　　　　　　　　　　　　（　　）

A. 输精管结扎术后出血是最常见的早期并发症

B. 常发生于术后 24 小时内

C. 与手术医生的熟练程度有关

D. 与患者自身情况无关

E. 严重者甚至出现失血性全身症状

164. 输精管绝育术的禁忌证有哪些　（　　）

A. 腹股沟斜疝

B. 各种疾病急性期

C. 泌尿生殖系统炎症

D. 性功能障碍

E. 鞘膜积液

165. 关于沙眼衣原体,下列哪些描述正确 （　　）

A. 沙眼衣原体感染不是常见的一种性病

B. 衣原体只感染黏膜的上皮细胞,不侵犯上皮下组织

C. 衣原体经性传播为主

D. 男性感染衣原体,表现为非淋菌性尿道炎

E. 孕妇生殖道衣原体感染可以发生垂直传播

166. 钳刮术中见黄色脂肪样组织,下列哪些是恰当的处理 （　　）

A. 抗感染

B. 停止宫腔操作

C. 肌内注射子宫收缩剂

D. 立即行剖腹探查术

E. 住院观察,有内出血征象或其他急腹症征象时行剖腹探查术

167. 放置宫内节育器后异常阴道出血的原因可能是什么 （　　）

A. 宫内节育器大小和宫腔不吻合

B. 机械压迫

C. 纤溶活性增加、血管通透性增加

D. 子宫内膜增生过长

E. 宫腔感染

168.《计划生育药具工作管理办法（试行）》是根据哪几部法律法规制定的 （　　）

A.《计划生育技术服务管理条例》

B.《计划生育技术服务执业许可证》

C.《中华人民共和国人口与计划生育法》

D.《中华人民共和国执业医师法》

E.《中华人民共和国药品管理法》

169. 计划生育药具工作的基本任务是哪些 （　　）

A. 计划管理　　B. 采购管理

C. 经费管理　　D. 质量管理

E. 供应发放

170. 国家卫生计生委药具管理中心主要承担的任务包括组织实施全国计划生育药具的哪些方面 （　　）

A. 政府采购　　B. 经费使用

C. 仓储调拨　　D. 质量监测

E. 发放服务

171. 国家卫生计生委药具管理中心主要承担的任务包括组织实施国家储备的计划生育药具的哪些方面 （　　）

A. 计划　　　　B. 措施落实

C. 采购　　　　D. 仓储

E. 调拨

172. 设区的市级以上地方计划生育药具管理机构主要承担的任务有下列哪些 （　　）

A. 拟定计划生育药具管理的规章制度和规范

B. 拟订药具专项经费分配和需求计划方案

C. 编制计划生育药具业务工作经费年度预算和决算

D. 承担本级的药具专项经费管理

E. 组织实施计划生育药具系统业务培训和避孕药具科普宣传

173. 以下哪几项为宫腔镜检查术的适应证 （　　）

A. 子宫穿孔　　B. 子宫大量出血

C. 疑有宫腔粘连　　D. 可疑子宫内膜病变

E. 疑有子宫畸形

174. 行宫腔镜检查时,属于异常宫腔镜像的是下列哪些 （　　）

A. 各种形式的宫腔粘连

B. 点、片状瘀斑或出血

C. 萎缩及纤维化

D. 肥厚

E. 增殖期

175. 宫腔镜治疗可用于以下哪些操作（　　）

A. IUD取出术　　B. 胎儿碎骨取出术

C. 输卵管绝育术　　D. 子宫纵隔切开术

E. 卵巢囊肿剥除术

176. 节育手术并发休克的类型包括 （　　）

A. 低血容量性休克　　B. 感染性休克

C. 神经性休克　　D. 过敏性休克

E. 羊水栓塞性休克

177. 根据休克的病理生理过程可分为（　　）

A. 休克前期　　B. 休克代偿期

C. 休克期　　　D. 休克失代偿期

E. 休克不可逆期

178. 盆腔静脉淤血综合征"三痛"指 （　　）

A. 腹痛　　　　B. 腰痛

C. 下肢痛　　　D. 头痛

E. 性交痛

179. 施行计划生育手术休假,具体规定为（　　）

A. 放置宫内节育器,手术后休息2天

B. 取宫内节育器,休息1天

C. 输精管结扎,休息7天

D. 单纯输卵管结扎,休息 21 天

E. 皮下埋置避孕剂,休息 1 天

180. 公民的生育权包括 （　）

A. 公民有生育的权利,也有不生育的自由

B. 人人享有法律上的平等生育权利

C. 公民有实行计划生育的权利

D. 公民有依法收养的权利

E. 公民投票有实行生殖保健的权利

181. 各级人民政府及其工作人员在推行计划生育工作中应当严格 （　）

A. 依法管理　　　　B. 文明执法

C. 依法行政　　　　D. 依法服务

E. 依法治理

182. 宫腔镜检查适应证的是 （　）

A. 异常子宫出血　　B. 输卵管脓肿

C. 可疑宫腔粘连　　D. 急性子宫内膜炎

E. 疑有宫腔异物

183. 下列哪些是宫内节育器取出的适应证

（　）

A. 带器妊娠　　　　B. 计划再次生育

C. 已行绝育术　　　D. 到期需更换

E. 宫内节育器下移

184. 下列哪种情况适宜放置宫内节育器

（　）

A. 子宫脱垂Ⅰ度　　B. 生殖器官炎症

C. 轻度贫血　　　　D. 心功能Ⅰ级

E. 房间隔缺损

185. 以下不是宫内节育器的主要避孕机理的是 （　）

A. 阻止卵巢排卵

B. 阻止输卵管拾卵

C. 阻止精子进入输卵管

D. 阻止精子和卵子相遇

E. 阻止受精卵着床

186. 宫内节育器避孕机理正确的是 （　）

A. 巨噬细胞增多

B. 炎症细胞增多

C. 产生前列腺素

D. 碱性磷酸酶活性降低

E. 下丘脑释放 LHRH 减少

187. 不是含铜避孕器的作用机理有哪些

（　）

A. 碱性磷酸酶的活性降低

B. 碳酸酐酶的活性增加

C. 促进宫颈黏液的合成作用

D. 乳酸脱氢酶的活性增加

E. 碱性磷酸酶活性增加

188. 在选择避孕方法时,如果服务对象心中没有打算,如何讨论以便寻找适合于她的办法

（　）

A. 计划生育经验或者听说过什么计划生育方法

B. 生育计划

C. 对性传播疾病或 HIV/AIDS 的防护

D. 伴侣或家庭的态度

E. 其他的需要和顾虑

189. 关于输卵管绝育术的禁忌证错误的有

（　）

A. 先天性心脏病　　B. 慢性肾炎

C. 严重遗传病　　　D. 要求绝育

E. 盆腔炎症

190. 输卵管绝育术的适应证错误的有（　）

A. 严重的神经官能症者

B. 盆腔炎

C. 休克

D. 精神分裂症

E. 24 小时内有 2 次间隔 4 小时的体温≥37.5℃

191. 关于输卵管结扎术正确的有 （　）

A. 术前咨询

B. 病史查体

C. 普鲁卡因作局麻时应做试敏

D. 术前排空膀胱

E. 术前必要时可给予镇静剂

192. 关于输卵管结扎术的术前检查,不必做的有 （　）

A. 血常规　　　　　B. 胸部 X 线片

C. 必要时肾功能检查　D. CT 检查

E. 核磁共振

193. 为保证输卵管结扎手术安全,下列哪些是正确的 （　）

A. 有腰腹痛,白带多,附件增厚者,暂缓手术

B. 神经官能症或对手术有极大顾虑者,暂缓手术

C. 非孕结扎应选在经后 3～7 天进行

D. 结扎前须确认输卵管,并追踪至伞端

E. 人工流产或刮宫术后可立即进行

194. 输精管绝育术前咨询包括 （　）

A. 术后效果评价

B. 可能的不良反应和并发症

C. 手术的永久性

D. 手术作用机制

E. 体重

195. 有关输精管结扎术前受术者的准备,哪一项正确 （ ）

A. 术前咨询

B. 剃去阴毛

C. 术前询问有关病史,做全身体检和局部检查

D. 用肥皂、流动温水清洗阴囊、阴茎及会阴部

E. 加强手术前沟通和说明,夫妇签署知情同意书,并在手术前任何时候均可拒绝手术

196. 人工流产术中未吸出绒毛及胎囊,应警惕哪些疾病 （ ）

A. 漏吸

B. 滋养细胞疾病

C. 异位妊娠

D. 残角子宫妊娠

E. 卵巢囊肿

197. 下列哪些是人工流产术前必需的辅助检查 （ ）

A. 血常规＋血型

B. 凝血功能

C. 尿 hCG 测定

D. 白带常规

E. 子宫附件 B 超

198. 以下哪些情况外均应酌情住院或建议去综合性医院行人工流产手术 （ ）

A. 高血压 BP≥150/100 mmHg 者

B. 妊娠呕吐

C. Hb≤80 g/L 者

D. 子宫肌瘤合并妊娠,子宫体在 11~12 周以上者

E. 生殖道畸形合并妊娠者

199. 不全流产的处理有 （ ）

A. 抗生素

B. 缩宫素应用

C. 立即清宫

D. 合并感染应立即刮宫

E. 刮出物送病理

200. 关于负压吸宫术正确的是 （ ）

A. 负压应在 400~500 mmHg

B. 绒毛吸出时吸管有震动感

C. 取出吸管时不带负压

D. 术后宫颈注射缩宫素

E. 负压不应超过 600 mmHg

201. 下列哪项是负压吸宫术吸引干净的征象 （ ）

A. 子宫收缩变小

B. 吸引管头窗口紧贴子宫壁,移动困难

C. 移动吸管感觉子宫壁粗糙

D. 子宫颈外口有少许流血

E. 子宫颈外口中有少许血性泡沫

202. 关于药物流产术后应注意的事项正确的有 （ ）

A. 腹痛情况

B. 阴道流血情况

C. 转经前禁止性生活

D. 定期随访

E. 可以坐浴

203. 关于米非司酮的作用,以下正确的是 （ ）

A. 抗着床

B. 促进子宫收缩

C. 促宫颈软化

D. 诱导排卵

E. 诱导月经

204. 停经 6 周,妊娠试验阳性,宫腔吸出物约 5 g,下沉于水中,应警惕哪种疾病 （ ）

A. 漏吸

B. 滋养细胞疾病

C. 异位妊娠

D. 残角子宫妊娠

E. 部分性葡萄胎

205. 宫腔镜检查的适应证 （ ）

A. 亚急性生殖道炎症

B. 绝经后子宫出血

C. 不孕症

D. 宫腔占位性病变

E. 月经期

206. 药物流产的适应证有哪些 （ ）

A. 停经 7 周以内,诊断宫内孕的健康妇女

B. 对人工流产吸宫术有顾虑者

C. 妊娠合并心脏病

D. 多次人工流产

E. 哺乳期妊娠

207. 关于短效口服避孕药的避孕原理,错误的是 （ ）

A. 宫颈黏液受雌激素影响,量多、黏稠度增加,不利于精子穿透

B. 加速孕卵在输卵管内运行速度,使其与子宫内膜的发育不同步

C. 雌激素作用使子宫内膜发育不良,不利于受精卵着床

D. 抑制排卵

E. 影响下丘脑的 LHRH 释放,促 FSH 和 LH 的分泌

208. 以下不属于口服避孕药的避孕机理的是 （ ）

A. 前列腺素改变输卵管的正常蠕动,使受精卵与子宫内膜发育不同步

B. 甾体激素改变输卵管的正常蠕动,使受精卵与子宫内膜发育不同步

C. 子宫内膜纤溶活性增强,使囊胚溶解吸收

D. 子宫内膜白细胞、巨噬细胞增多,影响受精卵着床

E. 改变宫颈黏液性状,不利于精子穿透

209. 甾体激素避孕药的作用机制不正确的是

（　　）

A. 促进下丘脑 GnRH 的释放

B. 促进垂体促性腺激素分泌细胞功能

C. 促进 FSH 和 LH 的合成与释放

D. 卵巢雌、孕激素分泌增加

E. 抑制排卵

210. 放置宫内节育器术后随访内容包括

（　　）

A. 主诉

B. 妇科检查 IUD 尾丝

C. B 超检查 IUD 的位置

D. 宫颈细胞学检查

E. 卵巢功能的检查

211. 取环的适应证包括　　　（　　）

A. 放置期满需要更换

B. 围绝经期停经半年后或月经紊乱

C. 不需要避孕或要求改用其他避孕方法避孕

D. 因副反应治疗无效及并发症需要取环

E. 带器妊娠者

212. 外用避孕药具包括　　　（　　）

A. 阴茎套

B. 女用避孕套

C. 阴道隔膜、宫颈帽和阴道避孕套

D. 阴道杀精剂

E. 避孕贴剂

213. 经腹输卵管结扎术的禁忌证包括（　　）

A. 急慢性盆腔感染,腹壁皮肤感染等

B. 合并巴氏腺囊肿患者

C. 全身情况不良不能耐受手术者

D. 严重神经官能症患者

E. 24 小时内有 2 次间隔 4 小时的体温在 37.5℃或以上者

214. 人工流产综合征的主要表现包括（　　）

A. 面色苍白、出汗、胸闷,甚至发生昏厥和抽搐

B. 心动过缓、心律失常

C. 心动过速

D. 血压下降

E. 发热

215. 人工流产术后合并感染的主要表现

（　　）

A. 体温升高

B. 下腹痛

C. 白带混浊或不规则阴道流血

D. 妇检子宫附件压痛

E. B 超检查提示宫内组织残留

216. 药物流产可应用于　　　（　　）

A. 妊娠小于 49 天,本人自愿要求使用药物终止妊娠的健康妇女

B. 手术流产的高危对象,如疤痕子宫、多次人工流产及严重骨盆畸形等

C. 对手术流产有顾虑或恐惧心理者

D. 带环受孕者

E. 合并肾上腺疾病者

217. 合并下列情况为宫内节育器取出的适应证　　　（　　）

A. 子宫不规则出血

B. 放置宫内节育器后月经量增多,保守治疗无效

C. 放置宫内节育器后合并宫内妊娠

D. 放置宫内节育器后合并异位妊娠

E. 宫内节育器下移

218. 下列哪些是妇幼卫生调查制度的主要内容　　　（　　）

A. 孕产妇与儿童保健和健康情况

B. 计划生育服务情况

C. 医疗保健机构经济情况

D. 孕产妇死亡监测工作情况

E. 出生医学信息

219. 全国流动人口计划生育工作"一盘棋"的基本原则是　　　（　　）

A. 各司其职、责任共担

B. 协调配合、多方共赢

C. 规范管理、优质服务

D. 突出重点、稳步推进

E. 达到人口人为调控

220. 遗传咨询的主要对象有　　　（　　）

A. 30 岁以上的高龄孕妇

B. 夫妇双方或家系成员患有某些遗传性疾病或先天性畸形者

C. 曾生育过遗传病患儿的夫妇,婚后多年不育的夫妇

D. 孕期接触不良环境因素以及患有某些慢性病的孕妇

E. 有反复原因不明流产史的孕妇

221. 下列哪些计划生育手术属于免费项目范围　　　（　　）

A. 放置、取出宫内节育器

B. 输精管结扎术

C. 输卵管复通术

D. 放置皮下埋植剂

E. 子宫切除

222. 下列哪些是第一代 IUD （　　）

A. 不锈钢单环　　　B. 硅胶 V 形 IUD

C. 塑料宫腔形 IUD　　D. 含铜 T 形 IUD

E. 母体乐 IUD

223. 哺乳期除了可以使用哺乳闭经避孕法外,还可以使用 （　　）

A. 避孕套

B. IUD

C. 单纯孕激素口服避孕药

D. 皮下埋植

E. 纯孕激素长效避孕针

224. 宫内节育器避孕原理有哪些 （　　）

A. 异物刺激引起无菌性炎症反应

B. 载铜 IUD 释放的铜离子具有杀精子作用

C. 抑制下丘脑—垂体—卵巢轴作用

D. 子宫内膜受压缺血、间质萎缩、腺上皮变性或坏死

E. 子宫液组成改变,使受精卵着床受阻

225. 关于带铜 IUD 的作用机理是 （　　）

A. 铜离子使子宫内膜损伤

B. 使子宫内膜锌含量增高

C. 碳酸酐酶活性受阻

D. 碱性磷酸酶活性降低

E. 细胞代谢受到严重影响

226. 皮下埋植避孕出现闭经时,分析正确的是 （　　）

A. 为了健康,当出现闭经时立即取出皮埋剂

B. 闭经有可能为妊娠

C. 闭经可以是药物不良反应

D. 闭经者使用黄体酮治疗

E. 闭经排除妊娠可不必处理

227. 输卵管结扎术禁忌证正确的有 （　　）

A. 24 小时内间隔 4 小时 2 次体温均高于 37.5℃

B. 风心病心功能Ⅱ级

C. 严重的神经官能症

D. 产后出血

E. 泌尿系统感染

228. 孕 20 周,选择水囊引产终止妊娠,术中正确的操作包括 （　　）

A. 用宫颈扩张器逐号扩张宫口至 8.5 号

B. 放入水囊时如遇出血时则应立即取出水囊,改用其他方法引产

C. 注入水囊的液体应是无菌生理盐水

D. 注入水囊的液量根据妊娠月份大小酌情增减,一般在 300～500 mL

E. 放置 48 小时后取出水囊,根据子宫收缩情况酌情加用缩宫素

229. 有关输精管残端包埋的操作,不正确的是 （　　）

A. 剪掉精囊端结扎线,保留附睾端结扎线

B. 捏住附睾端输精管向下牵扯拉,将残端还纳于精索内

C. 轻提附睾端保留线,再次暴露残端

D. 将精索筋膜裂口与附睾端输精管后面的组织一并钳夹结扎

E. 使精囊端包埋于精索筋膜内,附睾端置于筋膜外

230. 有关输精管绝育术,说法正确的是 （　　）

A. 失败率极低

B. 不影响生殖激素的平衡

C. 术后不能立即生效

D. 术后个例发生循环抗精子抗体

E. 输精管通道重建后恢复生育力的机会仅为 50%

231. 人工流产的禁忌证有 （　　）

A. 各种急性传染病及全身严重性疾病

B. 急性生殖器炎症

C. 妊娠剧吐酸中毒未纠正者

D. 阴道炎、急性或亚急性宫颈炎

E. 术前 2 次体温超过 37.5℃

232. 下列哪些是人工流产的禁忌证 （　　）

A. 急性肾炎　　　B. 急性盆腔炎

C. 卵巢囊肿　　　D. 妊娠剧吐酸中毒

E. 术前 2 次体温≥37.5℃

233. 关于米非司酮正确的是 （　　）

A. 是一种合成的类固醇

B. 轻度抗雄激素特性

C. 与孕酮受体结合

D. 降低血孕酮水平

E. 用于终止早孕

234. 药物流产应适用于 （　　）

A. 近期有人工流产史者

B. 带器妊娠

C. 子宫畸形

D. 子宫极度前倾前屈

E. 子宫极度后倾后屈

235. 下列不适宜药物流产的有 （　　）

A. 先兆流产　　　B. 带宫内节育器妊娠

C. 过敏体质　　　D. 妊娠剧吐

E. 哮喘

236. 下列哪些是前列腺素药物流产的原理
（　　）

A. 抑制宫颈胶原合成酶

B. 使胶原合成降低，软化宫颈，利于宫颈扩张

C. 兴奋子宫平滑肌，刺激子宫收缩

D. 溶黄体作用，降低黄体酮水平

E. 提高子宫内膜对米非司酮的敏感性

237. 输卵管结扎术前应做下列哪些检查
（　　）

A. 血常规　　　　　B. 尿常规

C. 出凝血时间　　　D. 肝功能

E. 白带常规

238. 手术流产的远期并发症包括　（　　）

A. 宫颈、宫腔粘连　B. 慢性盆腔炎

C. 月经异常　　　　D. 继发不孕

E. 宫颈裂伤

239. 宫内节育器的并发症有　　（　　）

A. 感染　　　　　　B. 出血

C. 节育器嵌顿　　　D. 节育器异位

E. 带器妊娠

240. 人工流产术的近期并发症有　（　　）

A. 吸宫不全　　　　B. 子宫穿孔

C. 月经失调　　　　D. 人工流产综合反应

E. 出血

241. 放置宫内节育器的适合时间是　（　　）

A. 月经干净后 3～7 天

B. 人工流产术后同时放入，子宫腔＜10 cm

C. 哺乳期闭经，妊娠试验阴性

D. 剖宫产 6 个月以上

E. 任何时间

242. 常用的工具避孕法有　　　（　　）

A. 阴道隔膜　　　　B. 避孕套

C. 宫内节育器　　　D. 输卵管绝育术

E. 人工流产

243. 预防人工流产并发症的措施是　（　　）

A. 核对吸出物是否与孕月相符

B. 子宫腔越大，使用的负压应越小

C. 器械进入子宫腔的方向和深度应符合子宫位置以及孕月大小

D. 吸头进入子宫颈时禁带负压

E. 术后酌情用抗生素预防感染

244. 输卵管结扎的并发症有　　（　　）

A. 感染　　　　　　B. 出血、血肿

C. 脏器损伤　　　　D. 内分泌失调

E. 再孕

245. 甾体激素避孕药包括下列哪几类（　　）

A. 口服避孕药　　　B. 注射避孕针

C. 缓释系统避孕药　D. 避孕贴剂

E. 含消炎痛的 IUD

246. 合并下列哪种疾病的育龄妇女不宜采用复方短效口服避孕药避孕　　　（　　）

A. 血栓性静脉炎　　B. 慢性盆腔炎

C. 甲状腺功能亢进症　D. 乳腺癌

E. 高血脂

247. 禁用复方口服避孕药的是　　（　　）

A. 子宫内膜异位症

B. 糖尿病伴视网膜病变

C. 慢性肝炎

D. 子宫Ⅱ度脱垂

E. 重度宫颈糜烂样改变

248. 口服避孕药的不良反应是　　（　　）

A. 停经或月经过少　B. 不规则阴道流血

C. 生殖道炎症　　　D. 痛经

E. 类早孕反应

249. 关于口服避孕药的类早孕反应，错误的是　　　　　　　　　　　　（　　）

A. 常在服药第 3～4 周期发生

B. 雌激素刺激胃黏膜引起

C. 症状不能自行消失

D. 孕激素刺激呕吐

E. 出现症状立即停药

250. 甾体激素避孕药包括　　　（　　）

A. 口服片剂　　　　B. 针剂

C. 阴道海绵　　　　D. 皮下埋植剂

E. 杀精剂

251. 屏障避孕法包括　　　　　（　　）

A. 避孕套　　　　　B. 宫颈帽

C. 阴道海绵　　　　D. 口服避孕药

E. 杀精剂

252. 甾体激素避孕方法主要通过下列什么环节发挥避孕作用　　　　　　　（　　）

A. 抑制生殖细胞的生成

B. 抑制排卵

C. 抗着床

D. 改变宫颈黏液的性状

E. 子宫内膜非细菌性炎症

253. 子宫内膜异位症的临床表现有（　　）

A. 不孕　　　　　　B. 性交痛

C. 继发性痛经　　　D. 阴道分泌物增多

E. 月经异常

254. 放置 IUD 术前，按知情选择原则给受术

者介绍 （ ）

  A. 告诉病人避免重体力劳动

  B. 告诉病人 IUD 的优缺点

  C. 告诉病人术后两周内禁房事和盆浴

  D. 告诉病人 IUD 的避孕原理

  E. 告诉病人下次随访时间

255. 年龄较大的服务对象前来避孕咨询时，考虑的重点有 （ ）

  A. 妊娠可能正好发生在绝经前

  B. 健康年长妇女可以安全地使用任何计划生育方法

  C. 何时停止使用避孕方法

  D. 继续防护 STIs/HIV/AIDS

  E. 是否愿意更多地讨论绝经期

256. 人工流产术中突然头晕、胸闷，血压下降，脉搏变慢，可能的情况是 （ ）

  A. 子宫穿孔   B. 人工流产综合征

  C. 术中出血   D. 羊水栓塞

  E. 空气栓塞

257. 卵巢功能检查方法有 （ ）

  A. 基础体温测定   B. 性交后试验

  C. 阴道镜检查   D. B 超检查

  E. 宫腔镜检查

258. 我国开展计划生育工作的基本方针是 （ ）

  A. 以宣传教育为主

  B. 避孕为主

  C. 以经常性工作为主

  D. 以宣传教育和综合服务为主

  E. 以科学管理为主

259. 国家推行计划生育的主要方式是什么 （ ）

  A. 坚持人口与发展综合决策，以人的全面发展为中心

  B. 制定符合我国国情，体现分类指导原则的计划生育政策，使之保持稳定并通过法律法规的形式予以明确

  C. 综合治理人口问题

  D. 国家指导与群众自愿相结合

  E. 整体推进和分类指导相结合

260. 计划生育优质服务的最终目标是什么 （ ）

  A. 提高避孕节育效果 B. 增加群众的满意度

  C. 避孕的有效性   D. 避孕的安全性

  E. 避孕的普及率、续用率

261. 放置宫内节育器后需定期随访，随访内容包括以下哪项 （ ）

  A. 月经情况

  B. 性生活情况

  C. 妇科检查

  D. 了解宫内节育器位置

  E. 如有不规则阴道出血取出宫内节育器

262. 女，34 岁，婚后 3 年未孕，男方精液检查无异常，女方妇科检查正常，为监测排卵情况，可以采取以下哪些措施 （ ）

  A. 基础体温测定   B. 超声波检查

  C. 腹腔镜检查   D. 宫颈黏液评分

  E. 宫腔镜检查

263. 下列哪些是第二代 IUD （ ）

  A. 带铜 V 形节育器

  B. 左旋 18 甲基炔诺酮 T 形 IUD

  C. 活性 γ 形 IUD

  D. 含铜宫腔形 IUD

  E. 硅胶 T 形 IUD

264. 关于第三代 IUD 正确的是 （ ）

  A. 体积偏小   B. 质地较硬

  C. 容易放置   D. 减少出血

  E. 减少疼痛

265. 咨询的主要特点有下列哪些 （ ）

  A. 双向性   B. 反复性

  C. 社会性   D. 渐进性

  E. 合作性

266. 良好的咨询关系必须与服务对象建立什么样的咨询关系，有助于双方积极合作，使服务对象抱有热情和信心，提高咨询效果 （ ）

  A. 信任   B. 真诚   C. 判断   D. 接纳

  E. 指导

267. 人工授精包括 （ ）

  A. IVF-ET   B. ICSI

  C. AIH   D. AID

  E. PGD

268. 避孕方法知情选择有特殊需要的服务对象是指 （ ）

  A. 年轻人

  B. 年龄大者

  C. 产后/妊娠者

  D. HIV 阳性者或 AIDS 患者

  E. 打算怀孕的服务对象

269. 某女，45 岁，因月经过多选用左炔诺孕酮宫内节育器（曼月乐），随访过程中发现 IUD 位置下移，取器后可选用的避孕方法最好是下列哪些 （ ）

A. 依托孕烯植入剂(依伴依)皮下埋植

B. TCu220

C. 男用避孕套

D. 口服炔雌醇环丙孕酮片(达英—35)

E. 口服去氧孕烯炔雌醇片(妈富隆)

270. 短效口服避孕药作用机制中与孕激素相关的是 （ ）

A. 抑制排卵

B. 改变宫颈黏液性状

C. 影响精子获能

D. 抑制子宫内膜增殖变化

E. 使子宫内膜分泌不良

271. 服用口服避孕药后仍会怀孕的原因（ ）

A. 漏服、迟服

B. 高烧

C. 严重腹泻、呕吐

D. 同时服用了其他某些药物

E. 饮酒

272.《中期引产情况年报表》所上报的内容有 （ ）

A. 胎儿性别　　　　B. 子宫穿孔例数

C. 感染例数　　　　D. 大出血例数

E. 胎残例数

273. 导致不孕的输卵管因素有 （ ）

A. 输卵管阻塞　　　B. 慢性输卵管炎

C. 输卵管发育不全　D. 输卵管伞端闭锁

E. 输卵管黏膜破坏

274. 人工流产时出血,采取的措施正确的是 （ ）

A. 首先迅速清除宫腔内容物

B. 给予静脉补液、抗生素预防感染

C. 应用宫缩剂

D. 宫颈妊娠、剖宫产疤痕处妊娠人工流产时大出血则应迅速填塞宫纱,压迫止血

E. 凝血机制障碍应在术前、术中作好预防出血的处理

275. 下列有关男用避孕套的描述,正确的是 （ ）

A. 避孕套破裂和滑脱是导致避孕失败的主要原因

B. 生殖器炎性患者宜使用避孕套避孕

C. 忌用食用油或矿物油做润滑剂

D. 可以预防对精液的过敏反应,治疗精液过敏症

E. 可以预防STIs

276. 计划生育技术服务咨询要点中包括 （ ）

A. 相关避孕方法的优缺点

B. 相关避孕方法的不良反应及并发症

C. 预防性传播疾病的知识

D. 遗传咨询及产前诊断

E. 相关避孕方法定期回访的时间和内容

277. 避孕套除了避孕作用外还有哪些益处 （ ）

A. 可预防性传播疾病,如梅毒、淋病、艾滋病等

B. 防止包皮垢对宫颈的刺激,降低宫颈癌发生的危险性

C. 对免疫因素造成不育的夫妇,用避孕套可降低女方体液内抗精子抗体的滴度,是治疗免疫不育的方法之一

D. 避孕套可降低龟头的敏感性,延长性交的时间,对早泄病人有治疗作用

E. 妊娠晚期使用避孕套还可预防宫内感染及由此引起的早产或新生儿死亡

278. 关于带器妊娠,下列正确的是 （ ）

A. 易导致流产

B. 易导致早产和死产

C. 增加妊娠并发症

D. 早期带器妊娠可在人工流产术的同时取出IUD

E. 早期带器妊娠取出IUD后可继续妊娠

279. 取出宫内节育器时下列错误的是（ ）

A. 取环应在月经第3～7天进行

B. 检查无尾丝者,取环前要详问病史,了解环型及有无脱落

C. 炎症急性发作期要立即取环以防感染加重

D. 带器早期妊娠手术时必须先取器后吸宫

E. 带器异位妊娠时,无需取出节育器

280. 有关放置宫内节育器并发症论述错误的是

A. 子宫穿孔原因为放置前子宫位置检查错误致使IUD经子宫角部穿出

B. 放置IUD时子宫大小检查错误,易经子宫峡部穿出

C. 放入IUD后发生严重宫内感染,应大剂量抗生素控制感染再取出IUD

D. 继发感染病原体除一般菌外,厌氧菌、衣原体尤其放线菌占重要地位

E. 子宫穿孔后造成节育器异位腹腔,需开腹(包括腹腔镜)取出

281. 短效口服避孕药的主要作用机制为（　）

A. 改变阴道酸碱度,杀死精子

B. 改变宫颈黏液性状,不利于精子穿透

C. 抑制甲状腺功能,使基础代谢低下

D. 抑制排卵

E. 阻止精子与卵子结合

282. 药具随访的形式 （　）

A. 上门随访　　　　B. 约定随访

C. 书面随访　　　　D. 电话随访

E. 网上随访

283. 目前国家免费提供避孕套的型号有（　）

A. 49 mm　　　　B. 51 mm

C. 52 mm　　　　D. 53 mm

E. 55 mm

284. 宫内节育器取出困难时,可采取的措施（　）

A. 扩张宫颈口

B. 环形节育器,可牵拉金属丝,见环连接处后剪断取出

C. 如节育器嵌顿、断裂、残留,可用特殊取出器夹取

D. 节育器异位于子宫外,B超监测下取出

E. 节育器残留,宫腔镜下取出

285. 下列各项与子宫脱垂发生有关的是（　）

A. 肛提肌　　　　B. 卵巢固有韧带

C. 主韧带　　　　D. 宫骶韧带

E. 阔韧带

286. 妇女现月经规律,5/30 天,经量正常,无痛经。性生活正常,体格检查无异常。术前检查中如有哪些情况存在暂时不适宜放置宫内节育器（　）

A. 月经干净 4 天　　B. 体温 37.7℃

C. 血红蛋白 100 g/L　D. 滴虫阴道炎

E. 5 日内有性生活史

287. 异位妊娠的临床表现正确的是 （　）

A. 可有腹痛

B. 有停经史

C. 有阴道流血

D. 阴道流血量与休克呈正比

E. 附件包块

288. 癫痫小发作,适宜的避孕方法为 （　）

A. TCu220

B. 去氧孕烯炔雌醇片(妈富隆)

C. 去氧孕烯炔雌醇片(美欣乐)

D. TCu380

E. 皮埋

289. 中共中央、国务院《关于全面加强人口和计划生育工作统筹解决人口问题的决定》中指出,目前人口与计划生育工作需要解决的问题是（　）

A. 稳定低生育水平

B. 提高出生人口素质

C. 综合治理出生人口性别比偏高问题

D. 加强流动人口管理

E. 积极应对人口老龄化

290. 女性患者,34 岁,平素体健。4 年前自然分娩史,曾 2 次放置 T 形 IUD,均自行脱落。该妇女 IUD 脱落的原因可能为（　）

A. 受术者过度紧张

B. 术前患者有生殖系炎症未予治疗而放器

C. 术前消毒不严格,术中未按无菌操作规程进行操作

D. 宫颈内口松弛

E. 手术者放置技术欠佳

291. 关于女性生殖系统生理,下列哪几项是正确的（　）

A. 排卵一般发生在月经周期的第 14 天

B. 月经来潮时,妇女的基础体温升高 0.3～0.5℃

C. 月经来潮为月经周期的第 1～4 天

D. 正常月经周期第 24 天子宫内膜为分泌期

E. 卵巢能分泌少量雄激素

292. 下列哪些药物可以影响避孕药效（　）

A. 青霉素　　　　B. 氯霉素

C. 利福平　　　　D. 苯巴比妥

E. 呋喃坦啶

293. 关于避孕药的类早孕反应恰当的处理是（　）

A. 睡前服药　　　　B. 维生素 B₆ 口服

C. 复合维生素口服　D. 维生素 C 口服

E. 山莨菪碱口服

294. 以下为药物流产的禁忌证的是 （　）

A. 青光眼

B. 长期服用抗抑郁药

C. 肝、肾功能异常

D. 子宫颈发育不全

E. 癫痫

295. 成功放置皮下埋植避孕剂后需告知患者可能出现的不良反应有哪些（　）

A. 避孕失败率高　　B. 乳房胀痛

C. 痤疮　　　　　　D. 体重增加

E. 月经紊乱

296. 患者女性,38 岁,G₂P₁,发现子宫肌瘤 5 年,现月经周期正常,但经量稍多,如选用左炔诺孕酮宫内节育器(曼月乐),随访过程中可能出现的情况有　　　　　　　　　　　　　(　)

A. 闭经　　　　　　B. 子宫不规则出血

C. 体重增加　　　　D. 恶心、呕吐

E. IUD 下移

297. 服用复方长效口服避孕药的过程中,患者出现一系列不适反应,下列各项症状的出现与服药有关的是　　　　　　　　　　(　)

A. 头晕、恶心、呕吐　B. 白带增多

C. 闭经　　　　　　D. 贫血

E. 面部色素沉着

298. 女性,28 岁,2 年前足月顺产一女孩,行皮下埋植术后 1 年,月经基本规律,7~8/30~35 天,现淋漓出血 1 个月前来就诊。需进行哪些检查
　　　　　　　　　　　　　　　　　(　)

A. 妇科检查　　　　B. B 型超声检查

C. 血孕酮检查　　　D. hCG 检测

E. 血常规检查

299. 输卵管结扎术中以下哪些措施可以减少膀胱损伤　　　　　　　　　　　　(　)

A. 手术切口选择耻骨联合上 2 横指

B. 有数次腹腔手术史不适宜行输卵管结扎术

C. 术前排空膀胱

D. 逐层切开皮肤、皮下脂肪、腹直肌前鞘,分离腹直肌,提取腹膜,仔细辨认确认腹膜后进腹

E. 尿潴留患者留置导尿管

300. 出现输精管结扎后并发症的正确治疗方法是　　　　　　　　　　　　　(　)

A. 局部理疗或热水坐浴

B. 附睾切开引流

C. 抗生素试验治疗

D. 非甾体抗炎止痛药

E. 尽早行附睾切除

301. 处理药物避孕引起的不规则阴道出血,正确的是　　　　　　　　　　　(　)

A. 服药前半期出血,每晚加服炔雌醇 1 片至停药

B. 服药后半期出血,每晚加短效片至停药

C. 突破性出血量多应停药,将此次出血算作月经处理

D. 连续发生突破性出血,经上述处理无效时可改用其他药物或其他避孕措施

E. 连续 2 个周期发生出血,且出血时间固定者,可于每次出血前 2 天开始,每天加服炔雌醇 1 片,至该服药周期结束

302. 服用口服避孕药失败造成怀孕的可能原因是　　　　　　　　　　　　　(　)

A. 服药后的第 7 天漏服一片,立即补服了

B. 正在服用利福平

C. 最近一段时间经常腹泻

D. 药片受潮后继续服用

E. 感冒,使用维生素 C

303. 为预防输精管结扎后可能出现的并发症,下列措施正确的是　　　　　　(　)

A. 输精管结扎部位不宜离附睾太近

B. 游离输精管时,应尽量游离的长一点

C. 严格无菌操作,避免术后感染发生

D. 手术操作应避开阴囊壁上的血管

E. 术中避免损伤精索、输精管动脉及过多结扎输精管周围组织,以免影响血管、神经供应

304. 置入吉妮环术中注意事项有哪些(　)

A. 在放器过程中,避免进入宫腔的器械和宫内节育器等与阴道壁接触

B. 遇宫颈较紧时,须扩张宫颈口,不能勉强放置

C. 操作轻柔,以防止心脑综合征等不良反应

D. 对有高危因素的妇女放器更宜小心,以防子宫损伤

E. 放置时如感到节育器未放至宫腔底部时,应取出节育器,待下次月经后重新放置

305. 关于侵蚀性葡萄胎与绒癌,下列说法正确的有　　　　　　　　　　　　(　)

A. 前者发病多在良性葡萄胎后半年之内,后者发病多在葡萄胎组织排出后 1 年以上

B. 前者病理检查有绒毛结构,后者则无

C. 绒癌可发生在正常妊娠之后,侵蚀性葡萄胎仅发生在良性葡萄胎之后

D. 前者治疗效果与预后均较后者好

E. 绒癌愈后差,在女性生殖系统恶性肿瘤中死亡率居高

306. 关于皮下埋植避孕法,以下哪些情况不适宜放置皮埋剂　　　　　　　　(　)

A. 糖尿病肾病

B. 血压 130/90 mmHg

C. 高血脂

D. 乙肝病毒携带者,肝功能正常

E. 频发偏头痛

307. 低分子右旋糖酐在抗休克治疗中的作

用为 （ ）

  A. 扩充血容量

  B. 增加血液黏稠度

  C. 解除红细胞聚集

  D. 改善微循环

  E. 疏通毛细血管

308. 输卵管结扎术后远期并发症有哪些
（ ）

  A. 膀胱损伤

  B. 输卵管系膜出血与血肿

  C. 慢性盆腔炎

  D. 肠粘连、大网膜粘连

  E. 盆腔静脉瘀血综合征

309. 排卵障碍性异常子宫出血常需要和下列哪些疾病鉴别 （ ）

  A. 流产、宫外孕

  B. 子宫黏膜下肌瘤

  C. 子宫体腺癌

  D. 血液病或高血压引致月经多

  E. 子宫内膜癌

310. 以下哪些是人工流产术前准备工作
（ ）

  A. 询问病史

  B. 测 T、P、BP、常规体格检查

  C. 妇科双合诊检查确定盆腔情况

  D. 辅助检查,血常规、血型、凝血功能、白带常规、尿 hCG、B 超

  E. 知情同意(签字),宣教

311. 下列哪些不宜使用单纯孕激素口服避孕药 （ ）

  A. 有乳腺癌病史   B. 黄疸

  C. 静脉曲张   D. 服用抗癫痫药

  E. 结核病活动期用药中

312. 在服务对象咨询某种避孕方法时,我们提供的信息应该包括 （ ）

  A. 该方法的特点、有效性、安全性以及是否具有双重保护作用

  B. 谁可以或不可以使用

  C. 可能的副反应情况

  D. 使用方法和开始使用时间

  E. 该记住什么

313. 以下什么情况下应禁止使用避孕药
（ ）

  A. 原因不明的阴道异常流血

  B. 糖尿病伴肾病或视网膜病变

  C. 可疑雌激素依赖性肿瘤

  D. 痛经患者

  E. 上呼吸道感染伴哮喘

314. 口服避孕药有助于预防哪些疾病（ ）

  A. 乳腺癌   B. 卵巢癌

  C. 宫颈癌   D. 子宫肉瘤

  E. 子宫内膜癌

315.《中华人民共和国母婴保健法实施办法》第四十一条规定,有下列情形之一的,由原发证部门撤销相应的母婴保健技术执业资格或者医师执业证书 （ ）

  A. 因延误诊治,造成严重后果的

  B. 出具非法出生医学证明的

  C. 给当事人身心健康造成严重后果的

  D. 胎儿性别鉴定的

  E. 造成其他严重后果的

316. 对于违反《产前诊断技术管理办法》,处罚正确的是 （ ）

  A. 医疗保健机构未取得产前诊断执业许可或超越许可范围,擅自从事产前诊断的,按照《中华人民共和国母婴保健法实施办法》有关规定处罚

  B. 由卫生行政部门给予警告,责令停止违法行为,没收违法所得

  C. 违法所得 5 000 元以上的,并处违法所得 3 倍以上 5 倍以下的罚款

  D. 违法所得不足 5 000 元的,并处 5 000 元以上 3 万元以下的罚款

  E. 情节严重的, 依据《医疗机构管理条例》依法吊销医疗机构执业许可证

317. 不适于有遗传性疾病的辅助生殖治疗方法有 （ ）

  A. IVF-ET   B. ICSI

  C. PGD   D. GIFT

  E. AIH

318. 以下哪些是取环术的禁忌证 （ ）

  A. 全身情况不良

  B. 处于疾病急性期

  C. 并发生殖道炎症

  D. 在其他疾病抗感染治疗期间

  E. 盆腔炎症严重者在积极抗感染时

319. 有关宫内节育器引起的改变,正确的是
（ ）

  A. 子宫内膜上皮细胞糖原颗粒增多

  B. 吞噬细胞活性增强

  C. 非细菌性炎症

  D. 子宫内膜前列腺素增加

  E. 纤维蛋白溶解酶活性增高

320. 关于子宫解剖结构,正确的是　　（　　）

A. 子宫长 7～8 cm,宽 4～5 cm

B. 子宫内膜基底层受激素影响而发生周期性变化

C. 子宫峡部非孕期长约 1 cm

D. 固定宫颈的韧带为主韧带

E. 子宫峡部上端为解剖学内口,下端为组织学内口

321. 无排卵异常子宫出血的临床表现是

（　　）

A. 月经周期紊乱　　　B. 出血量时多时少

C. 经期长短不一致　　D. 基础体温为双相型

E. 基础体温为单相型

322. 某女,25 岁,产后 2 月,哺乳期,无月经来潮,不应采用的避孕方式　　　（　　）

A. 宫内节育器　　　B. 短效口服避孕药

C. 长效口服避孕药　　D. 阴茎套

E. 探亲避孕药

323. 以下哪些是避孕药禁忌证　　（　　）

A. 重要器官病变,急、慢性肝、肾及心脏疾病

B. 血液及内分泌疾病

C. 恶性肿瘤、癌前病变、子宫疾病

D. 精神病妇女,生活不能自理者

E. 月经量较多的

324. 导致不孕的子宫性因素有　　（　　）

A. 子宫畸形

B. 子宫浆膜下肌瘤

C. 宫腔粘连

D. 子宫内膜分泌反应不良

E. 子宫黏膜下肌瘤

325. 为预防子宫内膜异位症的发生,应注意

（　　）

A. 及时矫正宫颈狭窄或子宫过度后屈,防止经血外流不畅

B. 月经期应避免不必要的盆腔检查

C. 人工流产吸宫手术时不要突然降低负压

D. 输卵管通液术在月经干净后 3～7 天进行

E. 月经期禁止性生活

326. 下列放置宫内节育器的时间哪些是正确的　　　　　　　　　　　　　（　　）

A. 自然流产正常转经后、药物流产 2 次转经后

B. 剖宫产 6 个月后放置

C. 用于紧急避孕,在无保护性房事后 5 天内放置

D. 产后 42 天恶露已净,会阴伤口已愈合,子宫恢复正常者

E. 任意一天

327. 人工流产综合征治疗原则包括哪些

（　　）

A. 吸氧

B. 取平卧位

C. 严密观察生命体征

D. 静脉或皮下注射阿托品

E. 开腹探查

328. 女,30 岁,人工流产术后 4 年未孕,疑输卵管闭塞,可做哪些检查　　　（　　）

A. 子宫输卵管造影　　B. 输卵管通液检查

C. 宫腔镜检查　　　D. 腹腔镜检查

E. 宫腹腔镜联合检查

329. 药物流产后随访频度包括哪几项（　　）

A. 用药后 1 周　　　B. 用药后 2 周

C. 用药后 6 周　　　D. 用药后 8 周

E. 用药后 12 周

330. 有关药物流产论述正确的是　　（　　）

A. 采用米非司酮配伍前列腺素是目前最佳方案

B. 适用于妊娠 7 周内孕妇,完全流产率达 90%～95%

C. 若药物流产失败可重复应用药物流产

D. 引起不全流产,出血量多者需急诊刮宫

E. 药物流产后出血时间长和流血量多是其主要副反应,目前尚无肯定和有说服力的疗效

331. 常用的速效口服避孕药片有哪些（　　）

A. 53 号抗孕片(双炔失碳酸酯片)

B. 探亲避孕片 1 号(醋酸甲地孕酮探亲片)

C. 18 甲速效避孕片(左炔诺孕酮探亲片)

D. 炔诺酮探亲片

E. 炔雌醚

332. 避孕药基本上可以分为哪几类　（　　）

A. 短效、长效口服避孕药

B. 紧急避孕药

C. 长效避孕针

D. 缓释系统避孕药

E. 探亲避孕药

333. 女性不孕特殊检查有　　　（　　）

A. 基础体温测定　　B. 子宫输卵管造影

C. 性交后试验　　　D. 体格检查

E. 腹腔镜检查

334. 某女,35 岁,人工流产后 2 月无月经来潮,无其他不适,既往月经正常。下列哪种情况与此病情有关　　　　　　　　　　（　　）

A. 流产后再次妊娠

B. 宫腔、宫颈粘连

C. 人流后排卵延迟

D. 子宫内膜基底层损伤

E. 卵巢功能早衰

335. 哺乳的妇女在同时具备以下哪些条件时可以使用闭经避孕法 （ ）

A. 婴儿小于 6 个月

B. 除母乳外，几乎或完全不给婴儿喂其他食物或饮料

C. 月经未恢复

D. 哺乳间隔白天不超过 6 小时，晚上不超过 4 小时

E. 母亲或婴儿生病时，也要坚持母乳喂养

336. 患者女性，32 岁，已婚，月经 6/30 天。现停经 46 天，阴道淋漓出血 3 天。G_2P_1，3 年前剖宫产史，1 年前人工流产史，安全期避孕。查体：BP 120/80 mmHg，P 72 次/分，心肺及腹部检查无异常。妇科检查示外阴正常，阴道内少量出血，宫颈光滑，无宫颈举痛，子宫增大如孕 6 周大小，质软，活动好，无压痛，双附件区未触及异常。尿 hCG（+）。下列应考虑到的诊断有 （ ）

A. 异位妊娠

B. 难免流产

C. 先兆流产

D. 功能性失调性子宫出血

E. 妊娠滋养细胞疾患

337. 避孕的原理主要在于 （ ）

A. 抑制精子产生

B. 抑制卵子的产生

C. 阻止精子与卵子的结合

D. 改变宫腔内环境不利于精子获能、生存

E. 阻碍受精卵的着床和成长

338. 辅助生殖技术包括哪几项 （ ）

A. 体外受精和胚胎移植 IVF-ET

B. 配子输卵管或宫腔内移植 GIFT 或 GIUT

C. 卵细胞浆内单精子注射 ISI

D. 人工授精

E. PGD

339. 输卵管结扎术时可以采取以下哪些方法结扎输卵管 （ ）

A. 抽芯近端包埋法

B. 银夹法

C. 输卵管折叠结扎切断法

D. 堵塞法

E. 抽芯远端包埋法

340. 不孕症女方可以选择的特殊检查方法为 （ ）

A. 输卵管通畅试验

B. 子宫颈黏液、精液相合试验

C. 宫颈黏液涂片检查

D. 阴道涂片脱落细胞检查

E. 白带常规检查

341. 输卵管绝育术的适应证错误的有 （ ）

A. 皮肤感染 B. 盆腔炎

C. 休克 D. 精神分裂症

E. 发热体温高于 38.5℃

342. 女，28 岁，G_1P_1，月经规则，经量稍多，身体健康。妇查：外阴阴道正常，宫颈光，子宫前位，大小正常，双附件（－）。可以选用的避孕方法有 （ ）

A. 口服避孕药 B. 阴道隔膜

C. 宫内节育器 D. 绝育

E. 阴茎套

343. 计划生育技术服务包括 （ ）

A. 计划生育技术指导

B. 计划生育技术咨询

C. 避孕和节育的医学检查

D. 扶贫解困

E. 计划生育手术并发症的诊断和治疗

344. 休克时有时需要进行特殊检测项目中心静脉压，中心静脉压是以下哪些项目的综合体现 （ ）

A. 血容量

B. 静脉血管张力

C. 左心室排血能力

D. 胸腔和心包内压力

E. 静脉回心血量

345. 下列哪些情况可不需进行遗传咨询 （ ）

A. 夫妇双方或家系成员患有某些遗传病或先天畸形者

B. 唐氏筛查为低风险人群

C. 曾有一次稽留流产史

D. 发生不明原因的反复流产史或有死胎死产等情况的夫妇

E. 35 岁孕妇前次妊娠产后出血史

346. 行羊膜腔内注药法引产术，下列做法错误的是 （ ）

A. 术前将依沙吖啶粉末用生理盐水稀释成 0.5% 浓度，备用

B. 孕妇平卧位，用碘酒、酒精消毒液消毒腹部

皮肤、铺消毒孔巾

C. 在子宫底两三横指下方中线(或其两侧,选择囊性感最明显的部位作为穿刺点)

D. 用6号长针头,从穿刺点垂直刺入

E. 当穿刺针确切进入羊膜腔后,拔出针芯见有羊水溢出,此时可以注药

347. 手术器械包灭菌后储存要求 （ ）

A. 放在干燥的无菌区

B. 存放时间7～14天

C. 放在无菌区的距地面最低的格不得小于20 cm

D. 放在无菌区的距天花板最高的格不得小于50 cm

E. 放在无菌区的距墙面最近不得小于或等于5 cm

348. 药物流产中使用前列腺素药物的禁忌证包括 （ ）

A. 心血管疾病　　　B. 青光眼

C. 哮喘　　　　　　D. 癫痫

E. 结肠炎

349. 产前诊断的方法,正确的是 （ ）

A. 羊水穿刺　　　　B. 胎儿镜检查

C. 母体染色体检查　D. 绒毛取样

E. 检测基因

350. 关于女性骨盆特点的叙述,下列哪些是正确的 （ ）

A. 骨盆入口呈横椭圆形

B. 入口横径较前后径稍长

C. 耻骨弓较宽

D. 坐骨棘间径<10 cm

E. 坐骨棘不突出

351. 慢性宫颈炎的治疗,下列哪些正确 （ ）

A. 局部用药

B. 全身大量抗生素治疗

C. 电熨治疗

D. 激光治疗

E. 微波治疗

352. 关于滴虫阴道炎,正确的是 （ ）

A. 可经性交传播

B. 阴道、子宫颈黏膜有散在红斑

C. 小阴唇内侧有白色膜状物

D. 常用2%～4%的苏打水冲洗阴道

E. 采用全身治疗和局部治疗相结合

353. 关于遗传咨询的目的,正确的是 （ ）

A. 减少遗传病患儿的出生

B. 及时确定遗传性疾病患者和携带者

C. 对遗传疾病再发风险率的评估

D. 提高人群遗传素质和人口质量

E. 降低遗传性疾病的发生率

354. 急性盆腔炎的手术指征下列哪些正确 （ ）

A. 盆腔脓肿　　　　B. 输卵管卵巢脓肿

C. 可疑脓肿破裂　　D. 急性子宫肌炎

E. 药物治疗无效,中毒症状加重

355. 关于女性骨盆,正确的是 （ ）

A. 入口平面为横椭圆形

B. 中骨盆平面为纵椭圆形

C. 坐骨棘突出

D. 骨盆呈漏斗状

E. 骶骨直而前倾

356. 关于宫颈癌,下列叙述哪些正确 （ ）

A. 为最常见的妇科恶性肿瘤

B. 发病率与宫颈炎无明显关系

C. 与雌激素水平密切相关

D. 非典型增生是癌前病变

E. 上皮内瘤变不发生转移

357. 宫颈癌术后的并发症包括 （ ）

A. 心力衰竭　　　　B. 感染

C. 淋巴囊肿　　　　D. 尿潴留

E. 输尿管瘘

358. 妊娠期泌尿系统变化,正确的是 （ ）

A. 孕妇与胎儿代谢物均由肾脏排出

B. 夜尿少于日尿量

C. 孕妇血中尿素、肌酐浓度低于非孕期

D. 孕妇易患急性肾盂肾炎

E. 孕妇易右侧肾盂积水

359. 关于妊娠期母体血液的变化,正确的是 （ ）

A. 红细胞增加多于血浆增加

B. 血液处于高凝状态

C. 白细胞稍增加

D. 血浆蛋白降低

E. 妊娠期血小板数轻度减少

360. 关于胎儿成熟度的判定正确的是 （ ）

A. 羊水卵磷脂/鞘磷脂值>2,提示胎肺成熟

B. 羊水肌酐测定≥2 mg/dL(177 μmol/L)为肾成熟

C. 羊水胆红素<0.02示胎儿肝脏成熟

D. 羊水脂肪细胞出现率达20%示胎儿皮肤成熟

E. 羊水泡沫试验或震荡试验如两管均有完整的泡沫环,提示胎肺成熟

361. 早期妊娠的辅助诊断,下列正确的是
（ ）
　　A. 尿妊娠试验阳性
　　B. 超声检查于妊娠第 5 周见妊娠环
　　C. 双相型体温的妇女,高温相持续 18 天不见下降
　　D. 黄体酮试验阴性
　　E. 宫颈黏液检查见羊齿植物叶状结晶

362. 推算胎龄主要依据的条件是 （ ）
　　A. 末次月经　　　　B. 早孕反应出现时间
　　C. 首次胎动时间　　D. L/S 比值
　　E. 胎头双顶径值

363. 高危儿包括 （ ）
　　A. 出生体重<2 500 g　B. 出生体重>4 000 g
　　C. 产时感染　　　　D. 早产或过期产
　　E. 出生后 1 分钟 Apgar 评分 8 分

364. 产前保健基本检查项目应包括 （ ）
　　A. 测量血压、体重　　B. 胎心、胎位
　　C. 尿蛋白、血红蛋白　D. 产前诊断
　　E. 适时 B 型超声检查

365. 关于胎动哪项是正确的 （ ）
　　A. 12 小时小于 10 次,提示胎儿宫内缺氧
　　B. 12 小时大于 30 次为正常
　　C. 胎动频繁,提示胎儿有急性缺氧可能
　　D. 观察 20 分钟无胎动,提示胎儿储备能力下降
　　E. 胎动可以通过孕妇自测或 B 型超声下监测

366. 胎盘功能检查方法包括 （ ）
　　A. 尿雌激素/肌酐(E/C)比值
　　B. 血清胎盘生乳素值
　　C. 缩宫素激惹试验
　　D. 胎动
　　E. 阴道脱落细胞检查

367. 初产妇,28 岁,孕 37 周,清晨醒来发现阴道流血约 200 mL,鲜红色,查血压 115/70 mmHg,胎心 140 次/分,LOA,无宫缩,B 超示中央性前置胎盘,正确的处理是 （ ）
　　A. 查血常规,血型,备血
　　B. 预防产后出血及感染
　　C. 静滴催产素
　　D. 立即行剖宫产
　　E. 期待疗法

368. 重型胎盘早剥可能发生下列哪些并发症
（ ）
　　A. 席汉氏综合征　　B. 胎心早期减速
　　C. 弥散性血管内凝血　D. 急性肾衰

　　E. 羊水栓塞

369. 异位妊娠的临床类型包括 （ ）
　　A. 输卵管妊娠　　B. 卵巢妊娠
　　C. 宫颈妊娠　　　D. 腹腔妊娠
　　E. 阔韧带妊娠

370. 重型胎盘早剥的主要临床表现,下列哪些正确 （ ）
　　A. 先出现阴道流血,随后剧烈腹痛
　　B. 阴道出血量与全身症状不成正比
　　C. 胎位、胎心清晰
　　D. 宫底升高
　　E. 子宫后壁胎盘早剥时压痛可不明显

371. 硫酸镁用于治疗妊娠期高血压疾病的原理包括 （ ）
　　A. 硫酸镁有松弛骨骼肌作用
　　B. 镁离子能抑制运动神经末梢释放乙酰胆碱,阻断神经肌肉传递
　　C. 镁离子使血管内皮合成的前列环素减少
　　D. 硫酸镁有扩张血管作用
　　E. 增加机体对血管紧张素 Ⅱ 的反应

372. 某患者停经 36 周,头痛、头昏 1 天,突然双目失明就诊,血压 180/110 mmHg,检查过程中发生全身抽搐,正确的处理包括 （ ）
　　A. 冬眠灵 Ⅰ 号镇静
　　B. 静滴硫酸镁
　　C. 出现肺水肿予速尿 20～40 mg 静注
　　D. 给予 20%甘露醇 250 mL 快速静滴降颅压
　　E. 地西泮 10 mg 静脉缓慢注射

373. 诊断输卵管妊娠的辅助检查包括 （ ）
　　A. 后穹隆穿刺　　B. 腹腔镜检查
　　C. 盆腔 B 超　　　D. 输卵管造影
　　E. hCG 测定

374. 下列有利于诊断子宫内膜异位症的辅助检查 （ ）
　　A. 腹部或阴道超声检查
　　B. 抗子宫内膜抗体
　　C. 腹腔镜检查
　　D. 血清 CA125 测定
　　E. AFP 测定

375. Apgar 评分范围的体征是 （ ）
　　A. 喉反射　　　　B. 体温
　　C. 肌张力　　　　D. 心率
　　E. 呼吸

376. 以下哪些是妊娠期高血压疾病的好发因素 （ ）
　　A. 初产妇、多胎妊娠

B. 慢性肾炎

C. 营养不良及低社会经济状况

D. 有妊娠期高血压病史及家族史

E. 抗磷脂抗体综合征

377. 关于流产的处理,下列哪些是正确的
（　　）

A. 流产一经确诊,必须立即清宫

B. 稽留流产容易发生凝血功能障碍

C. 原因不明的习惯性流产当有流产征兆,可按黄体功能不足处理

D. 宫颈内口松弛者应在妊娠 10~12 周行宫颈内口环扎术

E. 难免流产一旦确诊,应及时清宫

378. 下列哪些是急性输卵管妊娠破裂时的体征（　　）

A. 下腹明显压痛和反跳痛

B. 子宫稍大、软

C. 子宫颈举痛,子宫漂浮感

D. 移动性浊音阳性

E. 附件包块形成,边界清楚

379. B 超诊断羊水过少的指标（　　）

A. 最大羊水暗区垂直深度＜7 cm

B. 最大羊水暗区垂直深度≤2 cm

C. 羊水指数≤5 cm

D. 羊水指数＜20 cm

E. 羊水指数＜10 cm

380. 关于妊娠合并糖尿病对母儿的影响,正确的是（　　）

A. 孕早期自然流产增加

B. 产后出血增加

C. 巨大儿发生率高

D. 新生儿容易发生低血糖

E. 胎儿畸形率高

381. 关于妊娠期高血压疾病的说法,正确的是（　　）

A. 妊娠期高血压疾病的病理生理改变是全身小动脉痉挛

B. 妊娠期高血压疾病均发生于孕 24 周以后

C. 子痫多发生于妊娠晚期或临产前

D. 子痫前期分为轻、中、重度

E. 以高血压、蛋白尿为主要特征

382. 产前保健的内容包括（　　）

A. 对孕妇进行定期检查

B. 及早发现和治疗各种合并症及并发症

C. 监测胎儿生长发育情况

D. 常规预防接种

E. 常规产前诊断

383. 早期妊娠的诊断包括（　　）

A. 停经史

B. 尿妊娠试验阳性

C. B 超提示宫内见孕囊

D. 早孕反应

E. 宫颈黏液检查见羊齿植物叶状结晶

384. 下列关于孕前卫生指导,正确的是（　　）

A. 健康的生活方式

B. 孕前 TORCH 检查

C. 乙肝病毒表面抗体阴性者,在孕前 2 个月至半年接种乙肝疫苗

D. 戒烟戒酒,远离宠物

E. 孕前及妊娠早期补充叶酸

385. 下列哪些疾病属于高危妊娠（　　）

A. 先兆流产　　　　B. 妊娠期合并贫血

C. 妊娠期高血压疾病 D. FGR

E. ≥35 岁的孕妇

386. 产褥病的原因,可包括哪些（　　）

A. 乳腺炎

B. 尿路感染

C. 子宫肌炎和子宫内膜炎

D. 急性盆腔结缔组织炎

E. 呼吸系统感染

387. 葡萄胎的临床表现包括（　　）

A. 停经后阴道流血

B. 子宫异常增大、变硬

C. 卵巢黄素化囊肿

D. 妊娠呕吐及妊高征征象

E. 可发生妊娠期高血压疾病征象,子痫常见

388. 绒毛膜癌可继发于（　　）

A. 子宫肌瘤恶变后　 B. 葡萄胎后

C. 流产后　　　　　　D. 足月产后

E. 异位妊娠后

389. 病毒性肝炎对妊娠的影响正确的是
（　　）

A. 妊娠晚期患妊娠期高血压疾病发生率高

B. 易发生产后出血

C. 肝脏对醛固酮的灭活能力增加

D. 早产与围生儿死亡率明显增高

E. 易发生 DIC

390. 孕妇应禁用或慎用的药物包括（　　）

A. 烷化剂　　　　　 B. 肾上腺皮质激素

C. 华法林　　　　　 D. 己烯雌酚

E. 硫氧嘧啶

四、答　案

一、判断题

1. √　2. ×　3. √　4. √　5. √　6. √
7. √　8. √　9. √　10. ×　11. √　12. √
13. √　14. √　15. √　16. ×　17. √　18. √
19. √　20. ×　21. √　22. ×　23. √　24. √
25. √　26. ×　27. ×　28. √　29. √　30. √
31. ×　32. √　33. √　34. √　35. √　36. √
37. √　38. √　39. √　40. √　41. ×　42. ×
43. ×　44. ×　45. √　46. √　47. √　48. ×
49. ×　50. ×　51. √　52. √　53. √　54. ×
55. √　56. √　57. √　58. ×　59. √　60. √
61. ×　62. ×　63. ×　64. ×　65. √　66. ×
67. √　68. √　69. ×　70. √　71. ×　72. ×
73. √　74. ×　75. √　76. √　77. √　78. √
79. ×　80. √　81. √　82. ×　83. √　84. √
85. √　86. ×　87. √　88. √　89. ×　90. √
91. ×　92. √　93. ×　94. √　95. √　96. √
97. ×　98. ×　99. √　100. √　101. ×　102. ×
103. √　104. √　105. √　106. √　107. ×　108. √
109. √　110. ×　111. √　112. √　113. √　114. √
115. ×　116. √　117. √　118. √　119. √　120. ×
121. √　122. √　123. √　124. √　125. √　126. ×
127. √　128. ×　129. √　130. ×　131. ×　132. √
133. ×　134. √　135. √　136. √　137. √　138. ×
139. √　140. √　141. ×　142. √　143. ×　144. ×
145. √　146. √　147. √　148. √　149. √　150. ×
151. √　152. √　153. √　154. √　155. √　156. ×
157. ×　158. ×　159. ×　160. ×　161. √　162. ×
163. √　164. ×　165. ×　166. √　167. √　168. ×
169. ×　170. ×　171. √　172. √　173. √　174. √
175. ×　176. ×　177. √　178. √　179. √　180. √
181. √　182. √　183. √　184. ×　185. √　186. √
187. √　188. ×　189. √　190. √　191. √　192. √
193. √　194. √　195. √　196. √　197. √　198. √
199. √　200. √　201. √　202. √　203. ×　204. √
205. ×　206. √　207. √　208. √　209. √　210. √
211. √　212. √　213. √　214. √　215. √　216. √
217. ×　218. √　219. √　220. √　221. √　222. √
223. √　224. √　225. √　226. √　227. √　228. √
229. √　230. ×　231. ×　232. ×　233. √　234. ×
235. ×　236. √　237. √　238. √　239. √　240. √
241. ×　242. √　243. √　244. √　245. ×　246. √

247. ×　248. ×　249. √　250. √　251. ×　252. √
253. √　254. √　255. √　256. ×　257. √　258. √
259. √　260. √　261. √　262. √　263. ×　264. √
265. √　266. ×　267. ×　268. ×　269. √　270. √
271. ×　272. √　273. √　274. √　275. √　276. √
277. √　278. √　279. √　280. √　281. √　282. √
283. √　284. √　285. √　286. √　287. √　288. √
289. ×　290. √　291. √　292. √　293. √　294. √
295. √　296. √　297. √　298. √　299. √　300. √
301. ×　302. √　303. √　304. √　305. √　306. √
307. ×　308. √　309. √　310. √　311. ×　312. √
313. √　314. ×　315. √　316. √　317. √　318. √
319. ×　320. √　321. √　322. √　323. √　324. √
325. √　326. √　327. √　328. √　329. √　330. √
331. √　332. √　333. √　334. √　335. √　336. √
337. √　338. ×　339. √　340. √　341. √　342. √
343. √　344. √　345. √　346. √　347. √　348. √
349. √　350. √　351. ×　352. √　353. √　354. ×
355. √　356. √　357. ×　358. ×　359. √　360. √
361. ×　362. ×

二、单项选择题

1. D　2. D　3. C　4. D　5. B　6. B
7. C　8. B　9. A　10. B　11. E　12. D
13. B　14. E　15. A　16. C　17. C　18. C
19. B　20. D　21. B　22. A　23. D　24. A
25. E　26. E　27. E　28. C　29. C　30. D
31. A　32. B　33. E　34. A　35. C　36. B
37. A　38. D　39. D　40. B　41. C　42. A
43. C　44. D　45. E　46. E　47. C　48. A
49. B　50. A　51. E　52. E　53. C　54. D
55. D　56. B　57. E　58. C　59. C　60. C
61. C　62. A　63. B　64. E　65. E　66. B
67. E　68. D　69. E　70. E　71. E　72. A
73. D　74. E　75. A　76. B　77. C　78. D
79. B　80. B　81. C　82. C　83. D　84. A
85. A　86. C　87. C　88. E　89. B　90. C
91. A　92. A　93. A　94. B　95. A　96. C
97. D　98. B　99. C　100. B　101. B　102. A
103. B　104. B　105. E　106. D　107. B　108. C
109. B　110. E　111. A　112. D　113. E　114. A
115. B　116. C　117. E　118. A　119. C　120. B
121. B　122. B　123. A　124. D　125. E　126. A

127. E 128. C 129. B 130. C 131. A 132. A
133. E 134. A 135. C 136. E 137. E 138. C
139. A 140. C 141. B 142. A 143. A 144. C
145. E 146. E 147. E 148. D 149. D 150. E
151. E 152. C 153. C 154. B 155. D 156. D
157. A 158. D 159. E 160. C 161. D 162. C
163. A 164. C 165. C 166. E 167. B 168. D
169. B 170. B 171. D 172. C 173. C 174. B
175. A 176. B 177. A 178. A 179. B 180. B
181. D 182. B 183. A 184. E 185. D 186. C
187. D 188. B 189. E 190. A 191. B 192. D
193. B 194. B 195. C 196. C 197. C 198. A
199. D 200. E 201. C 202. D 203. E 204. B
205. E 206. E 207. E 208. B 209. E 210. C
211. E 212. B 213. A 214. A 215. B 216. B
217. E 218. E 219. D 220. B 221. E 222. B
223. C 224. A 225. E 226. A 227. E 228. B
229. E 230. C 231. A 232. C 233. A 234. E
235. C 236. C 237. A 238. D 239. D 240. B
241. A 242. E 243. A 244. D 245. E 246. D
247. B 248. E 249. C 250. B 251. A 252. E
253. B 254. B 255. C 256. D 257. B 258. A
259. B 260. E 261. B 262. A 263. D 264. D
265. C 266. D 267. D 268. C 269. E 270. D
271. D 272. C 273. D 274. C 275. D 276. B
277. B 278. B 279. C 280. C 281. C 282. A
283. D 284. A 285. D 286. C 287. D 288. C
289. D 290. B 291. B 292. D 293. E 294. A
295. A 296. B 297. A 298. C 299. B 300. C
301. D 302. C 303. C 304. B 305. D 306. D
307. A 308. D 309. D 310. A 311. B 312. C
313. B 314. B 315. A 316. E 317. C 318. D
319. E 320. B 321. B 322. D 323. C 324. B
325. D 326. E 327. B 328. C 329. B 330. E
331. E 332. D 333. D 334. B 335. C 336. E
337. D 338. B 339. B 340. A 341. E 342. E
343. E 344. C 345. B 346. C 347. D 348. A
349. B 350. D 351. C 352. B 353. D 354. E
355. E 356. E 357. B 358. C 359. D 360. B
361. C 362. E 363. C 364. B 365. B 366. E
367. B 368. B 369. D 370. A 371. A 372. C
373. B 374. C 375. E 376. E 377. B 378. E
379. C 380. A 381. D 382. B 383. A 384. C
385. B 386. A 387. C 388. D 389. A 390. A
391. A 392. D 393. C 394. D 395. A 396. C
397. A 398. D 399. C 400. D 401. A 402. B

403. A 404. B 405. C 406. B 407. E 408. D
409. A 410. E 411. B 412. C 413. B 414. B
415. A 416. A 417. D 418. C 419. E 420. E
421. D 422. D 423. D 424. E 425. A 426. C
427. B 428. C 429. D 430. B 431. B 432. C
433. D 434. B 435. C 436. A 437. E 438. E
439. E 440. D 441. B 442. E 443. C 444. C
445. B 446. C 447. E 448. B 449. C 450. B
451. E 452. B 453. D 454. E 455. A 456. C
457. A 458. C 459. C 460. C 461. E 462. E
463. E 464. C 465. A 466. B 467. D 468. B
469. B 470. D 471. C 472. C 473. C 474. C
475. D 476. A 477. A 478. B 479. C 480. A
481. D 482. E 483. C 484. A 485. D 486. D
487. D 488. C 489. D 490. D 491. D 492. D
493. A 494. A 495. B 496. B 497. D 498. D
499. D 500. C 501. D 502. E 503. B 504. D
505. D 506. D 507. B 508. B 509. E 510. A
511. B 512. C 513. C 514. B 515. C 516. A
517. E 518. B 519. C 520. A 521. A 522. A
523. A 524. E 525. D 526. B 527. B 528. C
529. D 530. A 531. D 532. A 533. E 534. E
535. E 536. E 537. B 538. C 539. B 540. D
541. D 542. C 543. B 544. D 545. D 546. B
547. D 548. C 549. D 550. E 551. C 552. C
553. A 554. B 555. B 556. C 557. A 558. B
559. D 560. A 561. B 562. A 563. B 564. B
565. C 566. A 567. A 568. D 569. D 570. A
571. C 572. D 573. A 574. D 575. E 576. C
577. C 578. A 579. B 580. B 581. D 582. D
583. C 584. E 585. C 586. B 587. E 588. D
589. B 590. E 591. B 592. A 593. B 594. D
595. A 596. C 597. A 598. B 599. B 600. A
601. C 602. D 603. A 604. A 605. A 606. D
607. D 608. D 609. A 610. C 611. E 612. B
613. B 614. D 615. C 616. D 617. D 618. E
619. A 620. D 621. C 622. B 623. C 624. B
625. D 626. A 627. D 628. A 629. D 630. C
631. C 632. B 633. A 634. A 635. D 636. E
637. A 638. A 639. D 640. C 641. B 642. B
643. A 644. C 645. C 646. C 647. B 648. B
649. D 650. B 651. D 652. D 653. C 654. D
655. C 656. C 657. A 658. B 659. D 660. C
661. D 662. B 663. D 664. C 665. C 666. C
667. B 668. D 669. B 670. C 671. C 672. A
673. B 674. D 675. A 676. B 677. B 678. D

679. D 680. B 681. A 682. D 683. B 684. D
685. B 686. C 687. D 688. D 689. B 690. A
691. B 692. D 693. C 694. D 695. C 696. A
697. C 698. A 699. C 700. D 701. B 702. B
703. B 704. B 705. A 706. D 707. C 708. D
709. A 710. C 711. C 712. B 713. A 714. B
715. A 716. A 717. B 718. C 719. E 720. D
721. C 722. A 723. B 724. A 725. D 726. A
727. B 728. A 729. D 730. A 731. D 732. B
733. D 734. D 735. A 736. D 737. B 738. A
739. B 740. A 741. C 742. A 743. C 744. B
745. A 746. A 747. D 748. D 749. C 750. A
751. A 752. D 753. D 754. D 755. A 756. C
757. D 758. B 759. B 760. C 761. A 762. D
763. D 764. A 765. D 766. C 767. C 768. C
769. A 770. B 771. D 772. D 773. B 774. C
775. A 776. B 777. A 778. B 779. C 780. A
781. A 782. A 783. C 784. A 785. A 786. B
787. C 788. D 789. B 790. C 791. C 792. C
793. A 794. C 795. B 796. A 797. B 798. A
799. B 800. D 801. B 802. A 803. D 804. C
805. C 806. E 807. C 808. B 809. C 810. B
811. A 812. C 813. A 814. C 815. A 816. C
817. A 818. C 819. D 820. A 821. B 822. C
823. A 824. D 825. C 826. B 827. D 828. C
829. A 830. A 831. A 832. D 833. A 834. C
835. A 836. B 837. D 838. C 839. A 840. B
841. A 842. C 843. C 844. D 845. A 846. B
847. B 848. A 849. A 850. D 851. B 852. B
853. D 854. D 855. A 856. C 857. D 858. C
859. A 860. B 861. C 862. C 863. D 864. B
865. B 866. E 867. D 868. C 869. C 870. D
871. E 872. D 873. D 874. A 875. A 876. B
877. C 878. B 879. D 880. C 881. B 882. B
883. D 884. A 885. A 886. A 887. D 888. C
889. B 890. A 891. B 892. C 893. E 894. D
895. D 896. D 897. D 898. B 899. D 900. B
901. E 902. A 903. C 904. C 905. D 906. D
907. D 908. D 909. D 910. C 911. D 912. C
913. A 914. B 915. E 916. A 917. C 918. D
919. D 920. E 921. C 922. E 923. A 924. B
925. B 926. C 927. B 928. D 929. E 930. B
931. E 932. B 933. B 934. A 935. B 936. A
937. A 938. B 939. D 940. B 941. E 942. C
943. A 944. A 945. E 946. A 947. E 948. B
949. E 950. B 951. A 952. C 953. C 954. C

955. B 956. E 957. C 958. D 959. D 960. D
961. D 962. D 963. C 964. A 965. D 966. D
967. C 968. E 969. C 970. B 971. C 972. E
973. D 974. B 975. E 976. A 977. B 978. B
979. C 980. A 981. D 982. E 983. D 984. D
985. A 986. A 987. A 988. D 989. D 990. C
991. E 992. D 993. C 994. D 995. B 996. B
997. E 998. E 999. C 1000. A 1001. C
1002. D 1003. E 1004. B 1005. A 1006. E
1007. B 1008. B 1009. C 1010. A 1011. E
1012. B 1013. C 1014. D 1015. C 1016. E
1017. D 1018. D 1019. E 1020. B 1021. B
1022. D 1023. A 1024. A 1025. C 1026. D
1027. C 1028. A 1029. D 1030. B 1031. D
1032. C 1033. C 1034. A 1035. D 1036. B
1037. D 1038. C 1039. D 1040. B 1041. D
1042. C 1043. B 1044. E 1045. D 1046. B
1047. A 1048. B 1049. C 1050. E 1051. B
1052. A 1053. B 1054. C 1055. C 1056. D
1057. A 1058. B 1059. E 1060. C 1061. D
1062. B 1063. B 1064. E 1065. A 1066. B
1067. C 1068. C 1069. D 1070. C 1071. A
1072. C 1073. C 1074. C 1075. A 1076. D
1077. A 1078. C 1079. A 1080. B 1081. B
1082. A 1083. C 1084. C 1085. B 1086. D
1087. C 1088. B 1089. C 1090. C 1091. C
1092. B 1093. B 1094. E 1095. B 1096. E
1097. A 1098. C 1099. B 1100. D 1101. E
1102. B 1103. D 1104. E 1105. C 1106. D
1107. D 1108. C 1109. A 1110. A 1111. A
1112. D 1113. B 1114. A 1115. C 1116. B
1117. E 1118. D 1119. D 1120. B 1121. E
1122. D 1123. A 1124. A 1125. D 1126. C
1127. B 1128. D 1129. D 1130. B 1131. A
1132. C 1133. D 1134. C 1135. B 1136. B
1137. D 1138. C 1139. E 1140. C 1141. C
1142. C 1143. B 1144. C 1145. D 1146. B
1147. B 1148. A 1149. C 1150. B 1151. B
1152. B 1153. A 1154. E 1155. C 1156. C
1157. D 1158. D 1159. C 1160. B 1161. B
1162. C 1163. D 1164. B 1165. A 1166. D
1167. E 1168. C 1169. C 1170. B 1171. B
1172. A 1173. D 1174. E 1175. C 1176. C
1177. C 1178. D 1179. D 1180. C 1181. D
1182. A 1183. B 1184. A 1185. D 1186. D
1187. B 1188. C 1189. B 1190. B 1191. D

1192. B	1193. D	1194. E	1195. B	1196. B
1197. E	1198. A	1199. C	1200. B	1201. B
1202. C	1203. B	1204. E	1205. B	1206. E
1207. D	1208. D	1209. D	1210. C	1211. C
1212. D	1213. D	1214. C	1215. C	1216. D
1217. A	1218. B	1219. B	1220. B	1221. C
1222. A	1223. B	1224. C	1225. B	1226. C
1227. A	1228. C	1229. B	1230. A	1231. B
1232. C	1233. D	1234. C	1235. C	1236. A
1237. D	1238. A	1239. A	1240. A	1241. C
1242. A	1243. C	1244. B	1245. D	1246. A
1247. D	1248. D	1249. C	1250. C	1251. A
1252. A	1253. D	1254. E	1255. B	1256. A
1257. C	1258. A	1259. A	1260. B	1261. D
1262. C	1263. B	1264. A	1265. D	1266. B
1267. B	1268. A	1269. E	1270. C	1271. C
1272. C	1273. D	1274. D	1275. C	1276. B
1277. A	1278. D	1279. D	1280. A	1281. A
1282. D	1283. D	1284. B	1285. A	1286. A
1287. D	1288. B	1289. E	1290. D	1291. B
1292. E	1293. A	1294. B	1295. B	1296. D
1297. D	1298. C	1299. E	1300. C	1301. D
1302. E	1303. D	1304. D	1305. E	1306. B
1307. A	1308. B	1309. E	1310. E	1311. D
1312. A	1313. A	1314. B	1315. C	1316. A
1317. C	1318. A	1319. B	1320. C	1321. C
1322. C	1323. B	1324. C	1325. A	1326. D
1327. B	1328. B	1329. B	1330. B	1331. C
1332. C	1333. B	1334. C	1335. B	1336. D
1337. A	1338. B	1339. C	1340. C	1341. D
1342. D	1343. B	1344. B	1345. D	1346. B
1347. D	1348. D	1349. C	1350. C	1351. D
1352. A	1353. C	1354. C	1355. C	1356. D
1357. D	1358. C	1359. C	1360. B	1361. C
1362. B	1363. D	1364. C	1365. B	1366. C
1367. B	1368. A	1369. D	1370. C	1371. C
1372. B	1373. C	1374. B	1375. B	1376. D
1377. D	1378. D	1379. E	1380. D	1381. C
1382. C	1383. C	1384. D	1385. B	1386. A
1387. D	1388. C	1389. D	1390. C	1391. C
1392. D	1393. B	1394. B	1395. C	1396. A
1397. A	1398. D	1399. A	1400. A	1401. D
1402. B	1403. A	1404. D	1405. B	1406. A
1407. B	1408. B	1409. C	1410. B	1411. C
1412. A	1413. B	1414. B	1415. D	1416. C
1417. E	1418. A	1419. C	1420. B	1421. A
1422. C	1423. C	1424. C	1425. E	1426. E
1427. E	1428. B	1429. E	1430. B	1431. C
1432. D	1433. E	1434. C	1435. C	1436. E
1437. C	1438. E	1439. E	1440. A	1441. D
1442. C	1443. C	1444. C	1445. C	1446. B
1447. D	1448. D	1449. C	1450. B	1451. D
1452. C	1453. E	1454. D	1455. D	1456. B
1457. D	1458. A	1459. D	1460. D	1461. B
1462. B	1463. C	1464. C	1465. B	1466. E
1467. C	1468. A	1469. C	1470. D	1471. C
1472. B	1473. C	1474. D	1475. D	1476. A
1477. B	1478. B	1479. D	1480. C	1481. C
1482. C	1483. C	1484. E	1485. C	1486. E
1487. D	1488. C	1489. D	1490. B	1491. B
1492. B	1493. C	1494. E	1495. D	1496. C
1497. D	1498. C	1499. E	1500. E	1501. D
1502. B	1503. D	1504. A	1505. E	1506. B
1507. C	1508. D	1509. E	1510. D	1511. C
1512. C	1513. D	1514. C	1515. D	1516. E
1517. C	1518. C	1519. B	1520. D	1521. C
1522. A	1523. B	1524. A	1525. D	1526. D
1527. D	1528. C	1529. D	1530. E	1531. A
1532. C	1533. C	1534. E	1535. B	1536. A
1537. D	1538. C	1539. E	1540. E	1541. B
1542. C	1543. C	1544. B	1545. D	1546. C
1547. B	1548. C	1549. A	1550. E	1551. B
1552. C	1553. C	1554. D	1555. C	1556. C
1557. A	1558. D	1559. D	1560. B	1561. D
1562. C	1563. E	1564. E	1565. C	1566. E
1567. D	1568. C	1569. E	1570. C	1571. A
1572. A	1573. A	1574. E	1575. C	1576. D
1577. B	1578. E	1579. E	1580. B	1581. A
1582. C	1583. E	1584. A	1585. E	1586. E
1587. D	1588. C	1589. A	1590. C	1591. E
1592. E	1593. C	1594. B	1595. E	1596. D
1597. E	1598. A	1599. E	1600. D	1601. D
1602. D	1603. E	1604. C	1605. E	1606. D
1607. D	1608. C	1609. E	1610. A	1611. C
1612. C	1613. D	1614. B	1615. D	1616. A
1617. B	1618. E	1619. B	1620. B	1621. E
1622. D	1623. A	1624. B	1625. E	1626. E
1627. E	1628. E	1629. D	1630. D	1631. B
1632. D	1633. B	1634. B	1635. C	1636. C
1637. B	1638. D	1639. A	1640. A	1641. C
1642. B	1643. C	1644. D	1645. D	1646. D
1647. A	1648. D	1649. B	1650. C	1651. D

1652. B　1653. E　1654. D　1655. D　1656. E
1657. C　1658. E　1659. D　1660. B　1661. C
1662. B　1663. D　1664. E　1665. E　1666. A
1667. E　1668. C　1669. E　1670. D　1671. E
1672. A　1673. B　1674. B　1675. D　1676. C
1677. D　1678. D　1679. D　1680. C　1681. B
1682. B　1683. D

三、多项选择题

1. ABDE　2. DE　3. ABCD　4. BD　5. ABCD
6. ABCD　7. ABCD　8. ABC　9. ABCD
10. ABD　11. ABDE　12. ABC　13. AB
14. ABCD　15. ABDE　16. ABCE　17. ABCD
18. ABDE　19. ABC　20. ABCD　21. DE
22. CE　23. CD　24. AC　25. DE　26. BE
27. ABC　28. ABCD　29. ABCD　30. ABCDE
31. ABCD　32. ABC　33. ADE　34. ABCD
35. ABC　36. AB　37. ABCD　38. ABCDE
39. ABC　40. ABD　41. ABCDE　42. ABD
43. ABC　44. ABCD　45. ABCD　46. ABC
47. BD　48. ABCD　49. ACD　50. ABCD
51. BC　52. CDE　53. ABE　54. ABCE
55. ABCD　56. AC　57. ABCD　58. ABDE
59. AB　60. ABCE　61. BCE　62. BDE
63. BD　64. AD　65. BE　66. ABCE
67. ABCDE　68. BCD　69. ABD　70. ABC
71. ABCD　72. ABDE　73. BCE　74. BE
75. ABCD　76. ABCE　77. BCD　78. ADE
79. ABC　80. ABCE　81. ABCD　82. ABCD
83. ABDE　84. ABCDE　85. ABCDE　86. ACD
87. ABCE　88. AD　89. BCD　90. ABCD
91. BCE　92. ABCD　93. BCDE　94. DE
95. ABCD　96. BD　97. ACDE　98. ABCD
99. ABCE　100. ABCD　101. CE　102. ABCDE
103. ABCD　104. ABDE　105. ABDE　106. ABDE
107. ABCD　108. BCE　109. CDE　110. BCDE
111. ABCDE　112. ABC　113. BDE　114. ABDE
115. ABCDE　116. ABCD　117. ACDE
118. ABCDE　119. BCDE　120. ABCDE
121. ABC　122. ABCDE　123. ABD　124. ABC
125. ABCDE　126. BDE　127. BD　128. ABCDE
129. DE　130. ABCD　131. BCDE　132. BCD
133. BD　134. ABCDE　135. ABCD　136. ACD
137. ABCDE　138. ABCD　139. ABC
140. ABCD　141. ABC　142. BC　143. BD
144. ACD　145. ABCDE　146. AD　147. BCD
148. ABCD　149. ADE　150. AD　151. ABCE

152. ABC　153. ABCD　154. ABE　155. ABE
156. ACDE　157. ACDE　158. ABCE
159. ABCDE　160. ABDE　161. ABCDE
162. ABCDE　163. ABCE　164. ABCDE
165. BCDE　166. ABCE　167. ABC　168. AC
169. ABCDE　170. ABCDE　171. ACDE
172. ABCD　173. CDE　174. ABCD　175. ABCD
176. ABCDE　177. ABDE　178. ABE　179. ABCD
180. ABCD　181. BC　182. ACE　183. ABCDE
184. ACDE　185. ABCD　186. ABCD　187. BCDE
188. ABCDE　189. ABCD　190. ABCE
191. ABCDE　192. BDE　193. ABCDE　194. ABCD
195. ABCDE　196. ABCD　197. ABCDE
198. ACDE　199. ABCE　200. ABCDE　201. ABCE
202. ABCD　203. ABCE　204. ABCD　205. BCD
206. ABDE　207. ABCE　208. ACD　209. ABCD
210. ABC　211. ABCDE　212. ABCD　213. ACDE
214. ABD　215. ABCD　216. ABC　217. ABCDE
218. ABDE　219. ABCD　220. BCDE　221. AB
222. ABC　223. ABCDE　224. ABDE　225. ACDE
226. BCE　227. ACDE　228. CD　229. ACDE
230. ABCE　231. ABCDE　232. ABDE　233. ABCE
234. ACDE　235. BCDE　236. ABCD
237. ABCDE　238. ABCD　239. ABCDE
240. ABDE　241. ABCD　242. ABC　243. ACDE
244. ABCE　245. ABCD　246. ACDE　247. BC
248. ABE　249. ACDE　250. ABD　251. ABC
252. BCD　253. ABCE　254. BD　255. ABCDE
256. BDE　257. AD　258. ABC　259. ABCDE
260. ABCDE　261. ACD　262. ABD　263. ABCD
264. ACDE　265. ABCD　266. ABD　267. CD
268. ABCDE　269. AC　270. ABDE　271. ABCD
272. ABC　273. ABCDE　274. ABCDE　275. ACDE
276. ABCE　277. ABCDE　278. ABCD　279. ACDE
280. ABC　281. BD　282. ABCD　283. ACE
284. ABCE　285. ACDE　286. BD　287. ABCE
288. AD　289. ABCDE　290. DE　291. CDE
292. BCDE　293. ABCE　294. ABCE　295. BCDE
296. ABCDE　297. ABCE　298. ABDE　299. ACDE
300. ACD　301. ABCDE　302. BCD　303. ACDE
304. ABCD　305. ABCD　306. ACE　307. ACDE
308. CDE　309. ABCDE　310. ABCDE　311. ABDE
312. ABCDE　313. ABC　314. BE　315. ACE
316. ABCE　317. ABDE　318. ABCD　319. BCDE
320. ACDE　321. ABCE　322. BCE　323. ABCD
324. ACE　325. ABCDE　326. ABCD　327. ABCD

328. ABCDE 329. ABC 330. ABDE 331. ABCD
332. ABCDE 333. ABCE 334. ABCD 335. ABCE
336. ACE 337. ABCDE 338. ABCDE 339. ABC
340. ABCD 341. ABCE 342. ABCE 343. ABCE
344. ABDE 345. BC 346. AD 347. ABCDE
348. ABCDE 349. ABDE 350. ABCE 351. ACDE
352. ABE 353. ABCDE 354. ABCE 355. AB
356. ADE 357. BCDE 358. ACDE 359. BCDE

360. ABCDE 361. ABCD 362. ABC 363. ABCD
364. ABCE 365. ABCE 366. ABCDE 367. ABD
368. ACDE 369. ABCDE 370. BDE 371. ABD
372. BCDE 373. ABCE 374. ABCD 375. ACDE
376. ABCDE 377. BCE 378. ABCD 379. BC
380. ABCDE 381. ACE 382. ABC 383. ABCD
384. ABCDE 385. BCDE 386. ABCDE 387. ACD
388. BCDE 389. ABDE 390. ABCDE